Mischo-Kelling/Zeidler
Innere Medizin und Krankenpflege

Mit Beiträgen von

H. J. Avenarius
M. Barthels
W. Bertram
H. Canzler
A. Drees
F. W. Elstermann v. Elster
J. Freise
W. Geisthövel

J. Haas
W. Hartmann
R. Hehrmann
G. Hennersdorf
H. Huchzermeyer
R. M. Lederle
J.-P. Malin
M. Mischo-Kelling

H.-J. Mitzkat
A. Müller
K. Possinger
R. Roos
F.-J. Vonnahme
W. Wilmanns
H. Zeidler

Innere Medizin und Krankenpflege

Herausgegeben von

Maria Mischo-Kelling und
Henning Zeidler

*Mit 230 meist zweifarbigen
Abbildungen*

Urban & Schwarzenberg · München · Wien · Baltimore

Anschriften der Herausgeber

Frau Dipl.-Soz., Dipl.-Sozialwirtin,
Krankenschwester M. MISCHO-KELLING
Ev. Amalie Sieveking-Krankenhaus e.V.
Haselkamp 33
2000 Hamburg 67

Prof. Dr. med. H. ZEIDLER
Leiter der Abt. Rheumatologie
Zentrum Innere Medizin und Dermatologie der MHH
Konstanty-Gutschow-Str. 8
3000 Hannover 61

CIP-Titelaufnahme der Deutschen Bibliothek

Innere Medizin und Krankenpflege / hrsg. von Maria Mischo-Kelling
u. Henning Zeidler. [Mit Beitr. von H. J. Avenarius ...]. – München ;
Wien ; Baltimore : Urban u. Schwarzenberg, 1989
    ISBN 3-541-13891-2
NE: Mischo-Kelling, Maria [Hrsg.]

Lektorat: Dipl.-Psych. Dr. med. Wulf Bertram, München
Redaktion: Dr. med. Stephan von Koskull und Dr. med. Brigitte Zakaria, München
Zeichnungen: Lob & Partner, Putzbrunn
Herstellung: Peter Sutterlitte, München

Satz und Druck: Druckerei Wagner GmbH, Nördlingen
Printed in Germany
© Urban & Schwarzenberg

ISBN 3-541-13891-2

In Dankbarkeit gewidmet

Gerhard Kelling
Ursula Zeidler

Geleitwort

Unter den Widersprüchen unserer hochentwikkelten Medizin, die sich auf ihre wissenschaftlichen, durch Forschung gesicherten Grundlagen beruft, wiegt einer besonders schwer: Ihr fehlendes Interesse an einer Erforschung der Pflege kranker Menschen. Dieses Defizit dokumentiert die Tatsache, daß wir – allen gegenteiligen Beteuerungen zum Trotz – eine Medizin für kranke Zellen, Gewebe und Organe, aber keine Medizin für kranke Menschen haben.

Für eine Medizin der Zellen, Gewebe und Organe ist es nur konsequent, die Ausbildung der Pflegekräfte ganz auf das Ziel eines reibungslosen Ablaufs technischer Routine auszurichten. Pflegekräfte sollen ärztliche Anordnungen ausführen, aber keine eigenständigen Aufgaben übernehmen, die einen Patienten als Persönlichkeit in einer individuellen Wirklichkeit mit individuellen Bedürfnissen in Rechnung stellen. Die Pflegeberufe sind in der Bundesrepublik daher unterprivilegiert, unattraktiv und durch eine hohe Fluktuation belastet. Die Erfahrung, daß in einer Zeit hoher Arbeitslosigkeit an vielen Kliniken von einem Pflege-Notstand aufgrund eines Mangels an Nachwuchskräften gesprochen werden muß, ist für diese Verhältnisse symptomatisch.

Wer erlebt hat, wie die verschiedenen Bemühungen, diese Zustände zu ändern, immer wieder an dem Widerstand und der Uneinsichtigkeit von Ärzten und Gesundheitspolitikern gescheitert sind, wird bescheiden in seinen Erwartungen auf Veränderungen. Auf diesem Hintergrund ist das Buch „Innere Medizin und Krankenpflege", das von Frau Mischo-Kelling und Herrn Zeidler herausgegeben wird, eine besonders erfreuliche Überraschung: Die Kombination der Bemühungen eines Internisten (Herrn Prof. Zeidler) und einer Diplom-Soziologin und Krankenschwester (Frau Mischo-Kelling), den Bereich der Inneren Medizin und den Bereich des Pflegeprozesses und der Pflegemaßnahmen im Zusammenhang darzustellen, ist ebenso einleuchtend wie für unsere Verhältnisse ungewöhnlich.

Frau Mischo-Kelling stellt ein im Zusammenhang mit dem von der WHO empfohlenen Pflegeprozeß in Großbritanien entwickeltes und von der WHO empfohlenes Pflegemodell vor, das sie aufgrund eigener Erfahrungen als Krankenschwester weiterentwickelt hat. Darin lernen die Mitglieder des Pflegeteams ihre pflegerische Tätigkeit als einen psychosozialen Prozeß zu verstehen, der den individuellen und ganzheitlichen Gesichtspunkten kranker Menschen Rechnung trägt. Darüber hinaus vermittelt das Buch ein fundiertes Wissen über die relevanten Probleme in dem Fachgebiet „Innere Medizin". Besonders instruktiv sind die Fallbeispiele, die aus der pflegerischen Praxis stammen und an denen die theoretischen Darstellungen lebendig illustriert werden.

Auf diese Weise wird im Rahmen eines Lehrbuchs „Innere Medizin und Krankenpflege" ein wichtiger Beitrag zur Umsetzung des Pflegeprozesses in eine individuelle Patientenversorgung geleistet.

Freiburg, im November 1988
Prof. Dr. med. Th. v. Uexküll

Vorwort

Es ist eine begrüßenswerte Neuerung, daß einem Lehrbuch der Inneren Medizin für Krankenpflegeberufe ein pflegetheoretisches Kapitel vorangestellt wird. Die von Maria Mischo-Kelling, einer Krankenschwester und Soziologin, gewählte Form der kritischen Auseinandersetzung mit einer pflegerischen Methode, dem Pflegeprozeß, und einem pflegerischen Konzept, dem Ansatz von Roper, Logan und Tierney, eignet sich besonders gut, die traditionelle Form der Auflistung von Pflegetechniken im Anschluß an die Darstellung klinischer Krankheitsbilder abzulösen. Dabei wurde das in Großbritannien entstandene Modell von Roper et al. nicht kritiklos übernommen, sondern in der Praxis erprobt und von der Verfasserin weiterentwickelt.

Durch die theoretische Einführung und die den Darstellungen einzelner (Dys-)Funktionsbereiche des Menschen folgenden Pflegepläne wird es möglich, kranke Menschen und nicht nur fehlkonstruierte und/oder reparaturbedürftige Maschinenmodelle zu erkennen. Dies um so mehr, als die Fallbeispiele aus der pflegerischen Praxis gewonnen und nicht theoretisch konstruiert wurden.

Sicher wäre es wünschenswert, daß diese Form auch für Lehrbücher anderer medizinischer Disziplinen gewählt oder als Monographie einer Lehrbuchreihe vorangestellt würde, doch bietet sich die Innere Medizin, als Pflanzstätte einer ganzheitlich psycho-somatischen Denkweise, im besonderen Maße als erstes Teilgebiet an.

Die Verfasserin leistet aber nicht nur einen Beitrag zur besseren, umfassenderen Betreuung kranker Menschen, sie fördert auch die Entwicklung eines professionellen Verständnisses von Krankenpflege, indem sie auf Klärung der pflegerischen Grundpositionen besteht und Wege dazu aufweist.

Stuttgart, im September 1988
Antje Grauhan, M. A., Krankenschwester
Schriftleitung der
„Deutschen Krankenpflege-Zeitschrift"

Einleitung

Die Weiterentwicklung der Inneren Medizin und ihre Fortschritte in Diagnostik und Therapie haben zunehmend eine Aufgliederung in Teilgebiete wie Kardiologie, Gastroenterologie, Nephrologie, Rheumatologie etc. bewirkt. Heute kann allenfalls noch der Spezialist einzelne dieser Fachgebiete in ganzer Breite überschauen. Andererseits wird immer deutlicher, daß die klinisch praktische Medizin mehr denn je eine Zusammenschau vieler verschiedener medizinischer, seelischer und sozialer Aspekte von Krankheit und Kranksein verlangt. So sind Fachgebiete wie die Psychosomatik und die Geriatrie entstanden, die einer ganzheitlichen und integrativen Sicht verpflichtet sind. In diesem Spannungsfeld einer fortschreitenden Spezialisierung einerseits und des Versuches einer Integration andererseits will das vorliegende Lehrbuch der Inneren Medizin für Krankenpflegeberufe eine Synthese aus der Vermittlung pflegerelevanter medizinischer Spezialkenntnisse und dem Bezug auf eine ganzheitliche Sicht in der Diagnostik und Behandlung von Patienten mit internistischen Erkrankungen leisten.

Auch in der Pflege läßt sich die oben beschriebene Spezialisierung feststellen. Dies hat, neben anderen Faktoren wie der Verkürzung der Wochenarbeitszeit, dem Schichtdienst u.a.m., die Funktionspflege als Arbeitsform begünstigt, derzufolge die pflegerische Tätigkeit in kleinste Einzeltätigkeiten aufgesplittert wird. In den letzten Jahren haben aber sowohl die Spezialisierung in Medizin und Pflege als auch die Funktionspflege zunehmend Kritik auf sich gezogen. Eine Neuorientierung bzw. Hinwendung zum „ganzen Menschen" und nicht nur zu seinen Körperfunktionen bzw. -teilen, wird gefordert.

Das Aufkommen solcher Begriffe wie der „patientenorientierten", „individuellen" oder „ganzheitlichen" Pflege wie auch der Ruf nach der „Gruppen-", „Zimmer-" oder „Bezugspersonenpflege" muß mit der o.g. Entwicklung in Verbindung gebracht werden. Auch die in den 80er Jahren aufgekommene Forderung nach deren Umsetzung in die pflegerische Praxis mittels des Pflegeprozesses oder der sog. Pflegeplanung stellt eine direkte Folge dieser Veränderungen dar.

Was Pflege ist und was sie zukünftig sein soll, steht heute mehr denn je zur Disposition. Die Diskussion um diese Fragen wird auch durch das Krankenpflegegesetz vom Juni 1985 und die Ausbildungs- und Prüfungsverordnung für die Berufe in der Krankenpflege (KrPflAPrV) vom Oktober 1985 gefördert. Nicht zuletzt werden in dieser Berufsgruppe hier und da Bestrebungen sichtbar, den Gegenstandsbereich der professionellen Pflege zu identifizieren, zu definieren und weiterzuentwickeln.

Ein Lehrbuch der Inneren Medizin für Krankenpflegeberufe nur von Medizinern und aus deren jeweiliger Sicht von Pflege geschrieben, kann den heutigen Gegebenheiten nicht mehr gerecht werden. Professionelle Pflege kann heute nicht mehr als die Summe einer Vielzahl beliebiger Tätigkeiten angesehen werden und schon gar nicht als der verlängerte Arm des Arztes. Um den gesundheitlichen Problemen der Patienten, insbesondere auch den zunehmenden chronischen Erkrankungen adäquat begegnen zu können, sind Pflegekraft und Arzt aufeinander, aber auch auf die anderen Gesundheitsberufe angewiesen. Ein medizinisches Lehrbuch für Krankenpflegeberufe muß diesen Aspekt des Aufeinanderangewiesenseins und somit den der Kooperation ebenso wie die beruflichen Realitäten in der Pflege reflektieren.

Wir haben deshalb die Idee des Verlages, dieses Buch als „ärztlich-pflegerisches Team" herauszugeben, gerne und mit Überzeugung aufgenommen. Unsere gemeinsame Arbeit wurde von dem Gedanken geleitet, eine möglichst enge, konzeptionelle und inhaltliche Verbindung zwischen moderner internistischer Krankheitslehre und ebenso zeitgemäßer Theorie und Praxis der Pflege herzustellen. Die Verfolgung dieses Ziels hat zu vielfältigen anregenden Diskussionen und zu einem intensiven fachlichen Gedankenaustausch geführt, aber auch zu einer Vertiefung des gegenseitigen Verständnisses für die ärztlichen und pflegerischen Belange in der Inneren Medizin. Diese positiven Erfahrungen lassen uns hoffen, daß eine solche medizinisch-pflegerische Zusammenarbeit auch im klinischen Alltag keine Utopie bleiben muß, sondern zu einer für alle Beteiligten – Patienten, Pflegekräfte und Ärzte – befriedigenden praktischen Realität wird. Sicherlich kann ein Lehrbuch hier neben dem theoretischen Hintergrund und gewissen didaktischen Hilfen nur Anregungen geben. Vieles muß in der Praxis selbst erprobt, erfahren und erweitert werden.

Die Gliederung und Auswahl des internistischen Stoffgebiets erfolgte nach Organsystemen und speziellen Fachgebieten, für deren Darstellung jeweils erfahrene Kliniker gewonnen werden konnten. Viele der Autoren sind oder waren im Zentrum Innere Medizin und Dermatologie in der Medizinischen Hochschule Hannover tätig, wo seit mehr als zwanzig Jahren die Untergliederung der Inneren Medizin in Subspezialitäten mit selbständigen Abteilungen praktisch erprobt ist, eine Verfahrensweise, die sich aufgrund der integrativen Organisationsstrukturen, die das Fachgebiet Innere Medizin als Dach und Klammer zusammenhalten, bestens bewährt hat. Auch die beiden Verfasser der Kapitel Psychosomatik und Geriatrie gehörten früher der Medizinischen Hochschule an, so daß sie mit den Möglichkeiten und Grenzen eines solchen modernen Kliniksystems vertraut sind. Ihre Darstellung rundet den Gesamtstoff ab und sucht die notwendige Zusammenschau und Synthese. Das Kapitel „Krankheiten des Nervensystems" wurde in das Buch aufgenommen, da viele Patienten vor allem mit zerebralen Insulten, aber auch anderen neurologischen Erkrankungen auf internistischen Stationen betreut werden, weshalb das Pflegepersonal über entsprechende Kenntnisse verfügen sollte.

Für die einzelnen medizinischen Kapitel wurde bei der Auswahl der Krankheitsbilder und bei ihrer Darstellung eine Gewichtung vorgenommen. Erkrankungen, die dem Pflegepersonal relativ häufig begegnen, wurden vollständig und nach einem immer wiederkehrenden Gliederungsschema – Definition, Epidemiologie, Ursachen und Pathogenese, Symptom, Diagnostik, Therapie, Prognose – geschildert. Der Beschreibung der einzelnen Krankheitsbilder geht jeweils ein allgemeiner Teil voraus, in dem auf die Bedeutung des intakten bzw. gestörten Organsystems für den Patienten eingegangen, Definitionen zentraler Krankheitsbegriffe gegeben und typische Leitsymptome der wichtigsten Erkrankungen des betreffenden Organsystems einschließlich der wichtigsten Untersuchungsmethoden dargestellt werden. Diejenigen Krankheiten, die epidemiologisch von geringer Bedeutung sind und deshalb nur der Vollständigkeit halber erwähnt werden, fanden eine eher summarische Darstellung. Damit soll dem Leser und besonders dem Lernenden aus der zunächst unüberschaubaren Stoffülle eine rasche Orientierung auf das Wichtigste und Häufigste ermöglicht werden. Jedem Kapitel vorangestellt wurden Lernziele, die als didaktische Hilfen und Hinweise auf die wesentlichen Inhalte gedacht sind.

Im einleitenden Kapitel über die theoretischen Grundlagen der Pflege wird dargelegt, warum es notwendig ist, die Pflege und somit auch das pflegerische Handeln theoretisch zu begründen. Begriffe wie „Pflegeprozeß", „Pflegetheorie" oder „Pflegemodell" werden aufgegriffen, und es wird der Versuch unternommen, ein aus dem angelsächsischen Raum stammendes Pflegemodell (das von Roper, Logan und Tierney) um bestimmte andere für die Pflege wichtige Konzepte zu erweitern.

Dieses modifizierte Pflegemodell wurde von der Herausgeberin zunächst für die innerbetriebliche Fortbildung im Hamburger Ev. Amalie Sieveking-Krankenhaus entwickelt. Mit seiner Hilfe wird hier seit 1987 die Umsetzung des Pflegeprozesses in den Krankenhausalltag versucht. Hierbei hat sich gezeigt, daß sowohl persönliche als auch professionelle und organisatorische Probleme zu überwinden sind. Für viele Mitarbeiter ist es zunächst ungewohnt und schwierig, eine Pflegeanamnese zu erheben. Darüber hinaus stellen sowohl die Problem- als auch die Zielbeschreibung bei der Erstellung eines individuellen Pflegeplans erhebliche Probleme dar. Es hat sich gezeigt, daß es bisher kaum eindeutige Kriterien gibt, nach denen eine Zielerreichung bzw. der Zielerreichungsgrad in bezug auf die verschiedenen Pflegeprobleme überprüft werden könnten. Außerdem läßt sich die Funktionspflege nicht ohne weiteres mit dem Pflegeprozeß verbinden, was eine Umstrukturierung der Arbeitsabläufe und -organisation notwendig macht. All dies kostet den Beteiligten viel Kraft und Energie und erfordert ein hohes Maß an Interaktionsbereitschaft und Konfliktfähigkeit.

In den 16 ausgewählten Fallbeispielen, die sich durchweg auf authentische Fälle stützen[1], wird

---

[1] Zum Schutz der Betroffenen wurden die entsprechenden Daten und Gegebenheiten (wie Namen, Daten, Alter, Anschriften, Berufe etc.) geändert.

versucht, die Umsetzung des Pflegeprozesses auf der Basis des oben genannten Modells darzustellen. Mit Hilfe der Pflegeanamnese und des Pflegeplans wird aufgezeigt, wie komplex die individuelle Pflege sein kann, wobei immer wieder Bezug auf die zentralen Konzepte des Pflegemodells genommen wird.

Aus diesem Grund wendet sich das vorliegende Lehrbuch der Inneren Medizin für Krankenpflegeberufe nicht nur an die Auszubildenden in der Krankenpflege, sondern auch an deren Lehrkräfte – die Unterrichtschwestern und -pfleger sowie die Ärztinnen und Ärzte – und nicht zuletzt auch an das examinierte Pflegepersonal sowie an alle an den medizinischen und pflegerischen Fragen Interessierten.

Mit Dankbarkeit möchten wir an dieser Stelle Herrn Dr. Richard Degkwitz gedenken, der vor mehr als zehn Jahren in Zusammenarbeit mit den Autoren der Medizinischen Hochschule Hannover die Planung dieses Buches begann. Seine Krankheit und früher Tod verhinderten zunächst die Fertigstellung des bereits weit fortgeschrittenen Projekts. Ein Neubeginn wurde 1986 gewagt, nachdem Herr Dipl.-Psych. Dr. med. Wulf Bertram die Betreuung des Projekts übernommen hatte. Ihm verdanken wir die Idee der gemeinsamen ärztlich-pflegerischen Herausgeberschaft sowie wesentliche Vorgaben für die Entwicklung des neuen, erweiterten Konzepts. Seine tatkräftige, stets verbindliche und einfühlsame Betreuung der Autoren hat es ermöglicht, daß das Buch in der vorliegenden Form entstehen konnte. Ohne die redaktionelle Mitarbeit von Frau Dr. med. Brigitte Zakaria und Herrn Dr. med. Stephan von Koskull hätten wir die vielen organisatorischen und technischen Probleme nicht bewältigen können. Wir möchten allen dreien an dieser Stelle herzlich danken.

Unser Dank gilt insbesondere aber auch den Autoren der medizinischen Kapitel, die bereit waren, sich auf das Konzept dieses Buches einzulassen. Ihre fachliche Kompetenz hat die Verwirklichung in relativ kurzer Zeit erlaubt.

Für die Möglichkeit, das Pflegemodell für die innerbetriebliche Fortbildung zu entwickeln und in der Praxis anzuwenden, möchten wir hier vor allem der ehemaligen Pflegedienstleitung des Ev. Amalie Sieveking-Krankenhaus e. V., Hamburg, Frau Gisela Vogt und ihrer Nachfolgerin Frau Karin Schroeder-Hartwig danken, ebenso wie der gesamten Leitung des Hauses, Herrn Prof. Dr. med. Braun, Herrn Franke sowie Herrn Pastor Krüger.

Für ihre freundliche Bereitschaft, den pflegetheoretischen Teil immer wieder zu diskutieren, und für ihre kritischen Anmerkungen und Hinweise möchten wir an dieser Stelle besonders Karin Wittneben danken. Ebenso seien hier Ursula Krause, Rüdiger Gies und alle anderen genannt, die das Manuskript auf Verständlichkeit und Lesbarkeit hin überprüft haben.

Unser Dank gilt weiter den Kolleginnen und Kollegen, mit denen wir die jeweiligen Pflegeanamnesen und Pflegepläne diskutiert haben. Besonders seien hier Nicole Bräutigam, Anneliese Garrels, Hildegard Gerken, Marlene Kackmann, Elisabeth Kiefer, Maja Leutenegger, Gilda Naused, Holger Pahl, Ursula Rieckmann, Andrea Schleifer und Klaus Wittmund genannt. Frau Monika Dietz danken wir für ihre Hilfe bei den Sekretariatsarbeiten.

Hamburg/Hannover, im November 1988

Maria Mischo-Kelling
Henning Zeidler

Inhalt

Autorenverzeichnis

Prof. Dr. med.
H. J. AVENARIUS
Abt. Hämatologie –
Onkologie
Zentrum Innere Medizin und
Dermatologie der MHH
Konstanty-Gutschow-Str. 8
3000 Hannover 61

Frau Prof.
Dr. med. M. BARTHELS
Abt. Hämatologie –
Onkologie
Zentrum Innere Medizin und
Dermatologie der MHH
Konstanty-Gutschow-Str. 8
3000 Hannover 61

Dipl.-Psych.
Dr. med. W. BERTRAM
Rebenreute 22
7000 Stuttgart 1

Prof. Dr. med. H. CANZLER
Arbeitsbereich für Ernährungs-
medizin und klinische Diätetik
Zentrum Innere Medizin und
Dermatologie der MHH
Konstanty-Gutschow-Str. 8
3000 Hannover 61

PD Dr. med. A. DREES
Leitender Arzt der
Psychiatrischen Klinik
Städt. Kliniken Duisburg
Bertha-Krankenhaus
Rheinhausen
Maiblumenstraße 3–7
4100 Duisburg 14

Dr. med. F. W. ELSTERMANN
v. ELSTER
Fachbereich klinische Geriatrie
Ev. Krankenhaus Oberhausen
Virchowstraße 20
4200 Oberhausen 1

Prof. Dr. med. J. FREISE
Abt. für Gastroenterologie
Zentrum Innere Medizin und
Dermatologie der MHH
Konstanty-Gutschow-Str. 8
3000 Hannover 61

PD Dr. med. W. GEISTHÖVEL
Chefarzt der Inneren Abteilung
Heilig-Geist-Krankenhaus
Graseggerstraße 105
5000 Köln 60

Frau PD Dr. med. J. HAAS
Neurologische Klinik und Poliklinik der MHH
Konstanty-Gutschow-Str. 8
3000 Hannover 61

Prof. Dr. med. W. HARTMANN
Med. Bereich Lungen- und
Atemwegserkrankungen Zentral-
krankenhaus Bremen-Ost
Züricher Str. 40
2800 Bremen 44

Prof. Dr. med. R. HEHRMANN
Leitender Arzt der Med. Klinik
Abt. I, Endokrinologie und
Gastroenterologie
Diakonissen-Krankenhaus
Rosenbergstraße 38
7000 Stuttgart 1

Prof. Dr. med.
G. HENNERSDORF
Chefarzt der Med. Klinik I
Kreiskrankenhaus Völklingen
Richardstraße 5
6620 Völklingen (Saar)

Prof. Dr. med.
H. HUCHZERMEYER
Leitender Chefarzt der
Med. Klinik
Klinikum Minden
Friedrichstraße 17
4950 Minden

Dr. med. R. M. LEDERLE
Med. Klinik I
Städt. Kliniken Dortmund
Beurhausstraße 40
4600 Dortmund 1

Prof. Dr. med. J.-P. MALIN
Neurologische Klinik und
Poliklinik der MHH
Konstanty-Gutschow-Str. 8
3000 Hannover 61

Frau Dipl.-Soz., Dipl.-Sozial-
wirtin, Krankenschwester
M. MISCHO-KELLING
Ev. Amalie Sieveking-Krankenhaus e. V.
Haselkamp 33
2000 Hamburg 67

Prof. Dr. med. H.-J. MITZKAT
Med. Klinik
Krankenhaus Oststadt
Podbielskistraße 380
3000 Hannover 51

Frau Dr. med. A. MÜLLER
Westenriederstraße 23
8000 München 2

PD Dr. med. K. POSSINGER
Med. Klinik III
Klinikum Großhadern der LMU
Marchioninistraße 15
8000 München 70

Prof. Dr. med. R. ROOS
Abt. für Antimikrobielle Thera-
pie und Infektionsimmunologie
Universitäts-Kinderklinik
Lindwurmstraße 4
8000 München 2

PD Dr. med. F.-J. VONNAHME
Med. Klinik am Klinikum
Minden
Friedrichstraße 17
4950 Minden

Prof. Dr. med. W. WILMANNS
Dir. der Med. Klinik III
Klinikum Großhadern der LMU
Marchioninistraße 15
8000 München 70

Prof. Dr. med. H. ZEIDLER
Leiter der Abt. Rheumatologie
Zentrum Innere Medizin und
Dermatologie der MHH
Konstanty-Gutschow-Str. 8
3000 Hannover 61

1 Theoretische Grundlagen der Pflege

M. Mischo-Kelling

1 Vorbemerkungen

Die Begriffe **Pflegeprozeß** und **Pflegeplanung** werden in der Bundesrepublik etwa seit Beginn der achtziger Jahre verstärkt diskutiert. Sie sollten laut Steppe [35] inzwischen zum allgemeinen Bildungsgut der Pflegekräfte gehören. Das bedeutet allerdings noch nicht, daß der Pflegeprozeß und als Bestandteil desselben die Pflegeplanung bzw. das Planen der Pflege eines individuellen Patienten Eingang in die pflegerische Praxis gefunden hätten. Denn sowohl die theoretische Unterweisung der Auszubildenden als auch die praktische Umsetzung auf Station oder in der Gemeinde sind bislang von Einzelinitiativen abhängig gewesen. Erst die Verabschiedung des Krankenpflegegesetzes vom Juni 1985 und der Ausbildungs- und Prüfungsverordnung für die Berufe in der Krankenpflege (KrPflAPrV) vom Oktober 1985 hat eine neue Situation geschaffen. Der Pflegeprozeß wird hier zum **Bestandteil des Lehrplans** erklärt, und die Krankenhäuser als Ausbildungsstätten sollen sich dem Gesetz zufolge verpflichtet fühlen, die Einführung der „Pflegeplanung" auf den Stationen sicherzustellen, damit die Aus-

zubildenden die unter § 4 KrPflG aufgeführten Ausbildungsziele erreichen können [13]:

„Die Ausbildung für Krankenschwestern und Krankenpfleger und für Kinderkrankenschwestern und Kinderkrankenpfleger soll die Kenntnisse, Fähigkeiten und Fertigkeiten zur verantwortlichen Mitwirkung bei der Verhütung, Erkennung und Heilung von Krankheiten vermitteln (Ausbildungsziel). Die Ausbildung soll insbesondere gerichtet sein auf

▷ die sach- und fachkundige, umfassende, geplante Pflege des Patienten,

▷ die gewissenhafte Vorbereitung, Assistenz und Nachbereitung bei Maßnahmen der Diagnostik und Therapie,

▷ die Anregung und Anleitung zu gesundheitsförderndem Verhalten,

▷ die Beobachtung des körperlichen und seelischen Zustandes des Patienten und der Umstände, die seine Gesundheit beeinflussen, sowie die Weitergabe dieser Beobachtungen an die an der Diagnostik, Therapie und Pflege Beteiligten,

> ▷ die Einleitung lebensnotwendiger Sofort-
> maßnahmen bis zum Eintreffen der Ärz-
> tin oder des Arztes,
> ▷ die Erledigung von Verwaltungsaufga-
> ben, soweit sie in unmittelbarem Zusam-
> menhang mit den Pflegemaßnahmen ste-
> hen."

Inwieweit diese gesetzlichen Regelungen allein die Umsetzung des Pflegeprozesses in den Pflege-alltag begünstigen oder initiieren können, ist der-zeit schwer einzuschätzen.

Im Rahmen des vorliegenden **Lehrbuchs Innere Medizin für Krankenpflegeberufe** soll ein Beitrag zur Umsetzung des Pflegeprozesses und einer in-dividuellen Patientenversorgung geleistet wer-den. Aus diesem Grund ist dem Buch ein Kapitel über die theoretischen Grundlagen der Pflege vorangestellt. Es werden zunächst einmal die in der Diskussion verwendeten Begriffe inhaltlich gefüllt. Dann werde ich ein **Pflegemodell** vorstel-len, mit dem ich in der Praxis Erfahrungen ge-sammelt und das ich modifiziert habe. Dieses Pflegemodell bildet zugleich den theoretischen Bezugsrahmen für die den einzelnen Kapiteln nachgestellten pflegerischen Fallbeispiele.

Diese Fallbeispiele sind jedoch nicht mit soge-nannten Standardplänen zu verwechseln, wie sie zur Zeit in der Fachliteratur verbreitet werden. Im Gegenteil, sie sollen die Vielfalt und Komple-xität von Pflegeproblemen verdeutlichen sowie aufzeigen, daß diese unabhängig von der medizi-nischen Diagnose von Patient zu Patient variieren können.

> Jeder Patient muß individuell betrachtet werden, wenn eine gezielte ganzheitliche Pflege beabsichtigt ist.

2 Pflegeprozeß

Die Auffassung, daß die Pflege als ein Prozeß betrachtet werden sollte, entstand in den fünfzi-ger Jahren in den USA. Unterschiedliche Vorstel-lungen über den Pflegeprozeß und über effektive Herangehensweisen im Rahmen dieses Prozesses sowie über die jeweiligen Zielsetzungen können laut MELEIS [21] aus den Arbeiten verschiedener Pflegetheoretikerinnen abgeleitet werden.

MELEIS zählt hierzu F. G. ABDELLAH, V. HENDERSON, D. E. OREM, I. J. ORLANDO, J. TRAVELBEE und E. WIE-

DENBACH, während YURA und WALSH [43], die 1967 das erste umfassende amerikanische Werk zum Pflege-prozeß veröffentlichten, H. PEPLAU (1952), L. HALL (1955), D. JOHNSON (1959), I. J. ORLANDO (1961) und E. WIEDENBACH (1964) als Urheber des Prozeßgedan-kens erwähnen.

Der *Pflegeprozeßgedanke* ist für die Pflege ent-wickelt worden. Der Ansatz, Prozeßabläufe zu betrachten, findet darüber hinaus auch in den Bereichen Pädagogik, Politik oder in der Wissen-schaft allgemein Anwendung. In ihn fließen theo-retische Annahmen aus unterschiedlichen Wis-senschaftsdisziplinen ein, wie z. B. aus der Sy-stemtheorie, aus Theorien über menschliche Mo-tivation und Wahrnehmung, aus Informations- und Kommunikationstheorien sowie aus Ent-scheidungsfindungs- und Problemlösungstheo-rien. Laut YURA und WALSH können Aspekte dieser Theorien zur theoretischen Begründung sowohl der Handlungen der Pflegekraft als auch des Patienten herangezogen werden, und sie kön-nen als theoretischer Bezugsrahmen dienen, in-nerhalb dessen der Pflegeprozeß analysiert und angewendet werden kann. Letzteres setzt jedoch eine genaue Kenntnis der dem Pflegeprozeß zu-grundeliegenden Theorien voraus.

> Der Pflegeprozeß kann als eine Summe von überlegten, logischen und rationalen Aktivitäten aufgefaßt werden, mittels de-rer die pflegerische Arbeit systematisch durchgeführt wird.

Es handelt sich hierbei um eine Art zu denken und zu handeln, die auf einer wissenschaftlichen Methode basiert und die angewendet wird, um das Ziel der Pflege – im weitesten Sinn die Wie-derherstellung und Beibehaltung des Wohlbefin-dens des Patienten – zu erreichen. Dieses Ziel der Pflege variiert je nach theoretischem Verständnis der Pflege.

Während der Dauer des Pflegeprozesses muß die Pflegekraft auf ein umfassendes Wissen und auf eine Reihe von verschiedenen Fähigkeiten und Fertigkeiten zurückgreifen können, die es ihr ermöglichen, den Gesundheitszustand und die Möglichkeiten des Patienten einzuschätzen und sich ein Urteil darüber zu bilden. Sie muß die entsprechenden Probleme identifizieren bzw. dia-gnostizieren können und in der Lage sein, einen Plan zu deren Beseitigung zu erstellen, ihn in die Tat umzusetzen sowie die ausgewählten Pflege-

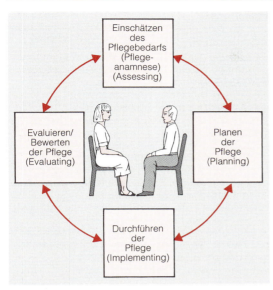

Abb. 1-1. Das Vier-Phasen-Modell der Pflege.

maßnahmen zu bewerten. Der Pflegeprozeß als sogenanntes Kernstück pflegerischer Praxis bietet den Rahmen, in dem die pflegerische Arbeit organisiert und strukturiert werden kann. Er wird im allgemeinen in vier, fünf oder sechs verschiedene Phasen untergliedert [11, 19, 43]. In Anlehnung an das von der Weltgesundheitsorganisation (WHO) favorisierte Modell wird im folgenden von einem Vier-Phasen-Modell ausgegangen (Abb. 1-1).

Diese vier Phasen stehen in einem engen Zusammenhang. Sie sollten nicht linear, sondern zirkulär gedacht werden. Weiter sollten all diejenigen Faktoren berücksichtigt werden, die Einfluß auf den Prozeß der Pflege haben. Als solche sind zu nennen [43]:

– Rollenzuschreibungen und Rollenerwartungen der an der Pflege Beteiligten,
– Qualifikation bzw. Bildungsstand der Interaktionspartner,
– Ort der Interaktion (z. B. Krankenhaus, Gemeinde),
– Wertvorstellungen,
– vorherrschende Traditionen und Rituale,
– historische Entwicklung des Gesundheitswesens,
– Trends in der Gesundheitsversorgung und -politik (z. B. „Kostendämpfung", Strukturreform im Gesundheitswesen),
– ökonomische Faktoren,
– Infrastruktur der Gesundheitsdienste sowie

Verfügbarkeit von Gesundheitsdienstleistungen (z. B. Erreichbarkeit, Anzahl der medizinischen Dienste).

Die ursprünglich in den USA geführte Diskussion über den Pflegeprozeß ist in den siebziger Jahren zunächst in Großbritannien aufgegriffen und in Europa insbesondere durch das mittelfristige Programm der WHO für Krankenpflege- und Hebammenwesen angeregt worden. Wie schon erwähnt, hat diese Diskussion die Bundesrepublik Deutschland mit erheblicher Verspätung erreicht.

Anforderungen an die Pflegekraft

Insbesondere werden die Fähigkeiten bzw. Fertigkeiten, die die Pflegekraft bei der Anwendung dieser Methode im Zuge der einzelnen Phasen benötigt, in der deutschsprachigen Literatur kaum erwähnt. Diese Fähigkeiten sind zunächst intellektuelle (im Bereich von Problemlösungen, beim kritischen und selbständigen Denken, beim Treffen von Entscheidungen), sodann interpersonelle (kommunikative Fähigkeiten im weitesten Sinn) sowie technische (z. B. verschiedene Methoden, Handreichungen und unterschiedliche Geräte bzw. Hilfsmittel sachgemäß anwenden zu können).

Tabelle 1-1 gibt eine Übersicht über die Komplexität und Vielfalt der Fähigkeiten, auf die die Pflegekraft zurückgreifen können sollte, wenn sie die Pflege der ihr anvertrauten Patienten nach dem Pflegeprozeß gestalten will.

2.1 Begriffsbestimmung

Mit dem Begriff **Pflegeprozeß** werden in der deutschen Literatur weitere Begriffe wie **Problemlösungsprozeß**, **Beziehungsprozeß**, **individuelle Pflege**, **ganzheitliche Pflege** oder **patientenzentrierte Pflege** in Verbindung gebracht. Vereinzelt fallen auch solche Begriffe wie **Pflegemodell** und **Pflegetheorie**. Was darunter jedoch im einzelnen zu verstehen ist, bleibt häufig unklar und ist abhängig vom Verständnis des jeweiligen Autors. Es fällt auf, daß die Autoren große Erwartungen knüpfen an diese neue Form, Pflege zu betreiben. Dieser Umstand schlägt sich z. B. in dem Glauben nieder, mittels des Pflegeprozesses eine wie auch immer geartete, ganzheitliche individuelle Pflege zu erreichen. Mit dem Stichwort „psychosozial" etwa sollen über das rein Körperliche hinausgehende Aspekte berücksichtigt werden. Ähnliches gilt für das Schlagwort „soziales Umfeld". Wie

Tabelle 1-1: Aufgaben der Pflegekraft im Rahmen des Pflegeprozesses.

Phase	Quellen	Elemente	Fähigkeiten/Fertigkeiten
1. Einschätzen des Pflegebedarfs	– Patient – Angehörige, Freunde, Bekannte; – Patientenakte (z. B. ärztl. Anamnese, Befunde, Aufzeichnungen anderer Gesundheitsberufe, Pflegeberichte usw.) – Aussagen von Angehörigen der verschiedenen Gesundheitsberufe (z. B. Sozialarbeiter/in, Krankengymnastin, Ergotherapeutin, Diätassistentin, Pflegekräfte anderer Stationen bzw. Abteilungen) – Literatur	– Herstellen einer Beziehung zwischen Pflegekraft und Patient – Definieren der jeweiligen Rollen im Rahmen der Pflege – Sammeln von Daten (subjektive/objektive) über den Gesundheitszustand, z. B. über körperliche, psychische und soziale Funktionsfähigkeit – Identifizieren der Probleme des Patienten (aktuelle und potentielle), der Defizite bei der Selbstversorgung und der zugrundeliegenden Ursachen	– Durchführen eines zielgerichteten Gesprächs/Interviews – Beobachten – Messen – Analysieren der gewonnenen Daten – die Bedeutung der Daten auf der Basis von Theorien und Forschungsergebnissen ableiten können – Entscheidungen anhand der Daten treffen – sich mit dem Patienten über die Daten auseinandersetzen
2. Planen der Pflege	– identifizierte Probleme und Defizite – Patient – institutionelle Möglichkeiten (personelle und materielle)	– Prioritäten analog der Probleme, Defizite und Fähigkeiten des Patienten mit diesem gemeinsam festsetzen – Ziele und Kriterien in bezug auf die erwarteten Ergebnisse mit dem Patienten festlegen – geeignete Pflegemethoden festlegen, um die eigenständige Pflege zu fördern, zu erhalten und zu ersetzen – Auswählen der Personen, die den Plan umsetzen sollen – den Plan im Team besprechen	– Hypothesen über die Wirkung unterschiedlicher Pflegemethoden und Vorgehensweisen aufstellen – Pflege auf der Basis von Erfahrung, Theorie und Forschungsergebnissen auswählen und verordnen – Pflege organisieren und mitteilen
3. Durchführen des Plans	– personelle und materielle Ressourcen – Patient	– den Plan in die Tat umsetzen	– Anwenden technischer und interpersoneller Fähigkeiten – Lehren – Beraten – die Arbeit organisieren und delegieren
4. Evaluieren/ Bewerten der Pflege	– Dokumentation – Patient – andere an der Versorgung Beteiligte	– die aktuellen Ergebnisse mit den erwarteten Ergebnissen vergleichen – Neueinschätzen und ggf. Modifizieren des Plans	– Analysieren der Ergebnisse – Messen – Beobachten – Erfragen

problematisch die simple Auflistung solcher Wörter ist, zeigt das folgende Beispiel:

Frau Winter ist aufgrund eines seit Tagen anhaltenden Durchfalls zur diagnostischen Abklärung ins Krankenhaus eingewiesen

worden. Pflegerische Probleme liegen bei der Patientin offensichtlich nicht vor. Sie kann sich selbst versorgen. Sie erwähnt im Gespräch mit Schwester Else, daß sie zu Hause ihre erwachsene, psychisch kranke Tochter versorgt, die ihr und ihrem Mann zur Zeit große Probleme bereitet. Schwester Else vermerkt diese Aussage in der Pflegeanamnese unter der Rubrik „psychosoziale Situation des Patienten". Sie strebt damit aber lediglich eine Vervollständigung ihrer Datensammlung an und begreift die Aussage nicht als ein Problem, das pflegerische Maßnahmen erfordert. Denn Pflege hat in ihren Augen den Schwerpunkt auf das körperliche Wohlbefinden zu legen.

Drei Tage später hat der Krankenpfleger Herr Müller Dienst. In der Übergabe wird Frau Winter als problemlos dargestellt; sie hat fast alle Untersuchungen hinter sich, und der Durchfall ist gebannt. Als Herr Müller sich im Verlauf seines Dienstes die Akte von Frau Winter ansieht, stößt er auf den Vermerk über die psychisch kranke Tochter. Während seiner Ausbildung haben ihn die sozialwissenschaftlichen Fächer sehr interessiert, und er bildet sich in seiner Freizeit auf diesem Gebiet durch die Lektüre entsprechender Bücher fort. Beim abendlichen Rundgang fängt er ein Gespräch mit Frau Winter an und erkundigt sich nach der Tochter. Sie erzählt ihm, wie belastend sie ihre häusliche Situation erlebt, und daß sie sich schon einer Selbsthilfegruppe angeschlossen habe. Nebenbei bemerkt sie, daß ihr Durchfall „wohl mit den Nerven zu tun habe", jedenfalls fühle sie sich hier im Krankenhaus wohl, und ihre Beschwerden habe sie nun im Griff. Das Gespräch mit Frau Winter stimmt Herrn Müller nachdenklich. Er fragt sich, inwieweit Frau Winter den Krankenhausaufenthalt benutzt, um sich von der Tochter zu erholen. In der Übergabe bringt er seine Überlegungen ein, doch halten seine Kollegen und Kolleginnen seine Schlußfolgerungen für weit hergeholt und sehen in der häuslichen Situation von Frau Winter keinen Anlaß für pflegerische Überlegungen oder gar Aktivitäten.

Das Beispiel macht deutlich, daß die Auflistung von Begriffen im Formular für die Pflegeanamnese allein nicht ausreicht, wenn die erforderlichen Kenntnisse und Fähigkeiten in der Ausbildung nicht vermittelt worden sind und im Alltag nicht abgefordert werden.

Darüber hinaus sollte zunächst einmal geklärt werden, was die jeweiligen Mitglieder des Pflegeteams unter Begriffen wie *psychosozial, individuelle* und *ganzheitliche Pflege* oder gar *Pflegeprozeß* usw. verstehen und welche Konsequenzen sie hieraus für ihr pflegerisches Handeln ziehen. Außerdem muß von ihnen bestimmt werden, welchen Inhalt sie dem Pflegeprozeß geben, wie sie die Rolle des Patienten und die der Pflegekraft sehen wollen und welches Ergebnis sie mit ihren Bemühungen anstreben.

Denn wie oben ausgeführt handelt es sich beim Pflegeprozeß lediglich um eine (systematische) Herangehensweise, eine (wissenschaftliche) Methode, mittels derer die Pflege, also die Arbeits- oder auch Handlungsabläufe strukturiert werden können. Ohne theoretischen Bezugsrahmen wird der Pflegeprozeß zum inhaltsleeren Instrument und kann die mit ihm verknüpften Erwartungen nicht erfüllen. Nach AGGLETON und CHALMERS [1] wird in der Literatur zum Pflegeprozeß lediglich gesagt, daß die Pflegekraft den Patienten im Rahmen der Pflegeanamnese einschätzen soll. Es wird aber nicht beschrieben, *was* eingeschätzt werden soll. Dieser Ansatz ermutigt zwar zur Planung der individuellen Pflege des Patienten, es findet sich jedoch kein Hinweis, *wie* geplant werden soll. Die Pflegekräfte werden zur Intervention aufgefordert, an Aussagen, in **welcher Weise** dies geschehen soll, mangelt es jedoch. Die Evaluation bzw. Bewertung der Pflege wird befürwortet, es wird aber wiederum nicht gesagt, **wann** und **wie** dies zu erfolgen hat.

Nun wird niemand behaupten wollen, daß die Pflegekräfte keine Vorstellungen von der Pflege oder ihrer Rolle als Pflegekraft haben. Diese Vorstellungen variieren jedoch von Pflegekraft zu Pflegekraft, und wie das Beispiel zeigt, kann es vorkommen, daß auf einer Station so viele Vorstellungen und Ideen über Pflege vorherrschen wie es Stationsmitglieder gibt. Inwieweit sich die einzelnen ihrer Sichtweise bewußt sind und sich über ihre unterschiedliche Sichtweise von Pflege verständigt haben, ist von vielen Faktoren abhängig, u. a. vom Stationsklima und der Kommunikation der Teammitglieder untereinander. Aber auch wenn die Verständigung gut ist, bedeutet das noch lange nicht, daß sich das Pflegepersonal auf ein gemeinsames Verständnis von Pflege geeinigt hat. Ist umgekehrt die Verständigung im Team schlecht oder gar gestört, kann es vorkommen, daß keiner die entsprechende Auffassung des anderen kennt und doch „atmosphärisch" eine bestimmte Sichtweise von Pflege vorherrscht. In all diesen Fällen kann es passieren, daß der Patient regelrechten pflegerischen Wechselbädern ausgesetzt ist, weil jede Pflegekraft ihm anders begegnet und von ihm andere Verhaltensweisen verlangt. So wird beispielsweise eine Pflegekraft, die ihr Verhalten am medizinischen Krankheitsverständnis ausrichtet, anders auf den Patienten reagieren als eine, die ihre Aufmerksamkeit mehr auf Sauberkeit und Ordnung (sowohl beim Patienten als auch auf der Station) lenkt oder als eine, die sich als höchstes Ziel die Selbständigkeit des Patienten gesteckt hat.

Für den Patienten kann eine solche Konfrontation mit unterschiedlichen Vorstellungen höchst unangenehm werden, da von ihm ebenfalls unterschiedliche Verhaltensweisen erwartet werden und er in einen Zustand permanenter Verhaltensunsicherheit gerät. Auch wenn die Pflege nach dem Pflegeprozeß organisiert wird, kann diese Unsicherheit des Patienten solange nicht verhindert werden, wie sich die Pflegekräfte nicht auf eine gemeinsame Sicht von Pflege oder auf einen pflegetheoretischen Bezugsrahmen geeinigt haben, in dem sowohl die Rolle des Patienten als auch die der Pflegekraft sowie der Zweck ihrer Tätigkeit deutlich wird.

Nach PEARSON und VAUGHAN [24] hat die Einigung des Pflegeteams auf eine gemeinsame Sicht bzw. auf ein theoretisches Modell eine Reihe von Vorteilen. Sie führt

▷ zur Stetigkeit in der Pflege und zu einer Kontinuität der Pflegemuster und Behandlungen,

▷ zur Reduzierung von Konflikten innerhalb des Teams,

▷ zu einer sinnvollen Pflege; die Mitarbeiter anderer Berufsgruppen wie Ärzte, Krankengymnastinnen und Hilfskräfte verstehen die der Pflege innewohnende Logik besser,

▷ zur Vereinheitlichung der Pflege in einer Versorgungseinheit (z. B. Station, Ambulanz), weil die Ziele der Pflegearbeit vom gesamten Team verstanden werden,

▷ zum Zustandekommen von Richtlinien, die der Stationsführung bzw. -politik zugrunde liegen, da die Komponenten des ausgewählten Modells als Anhaltspunkte genommen werden können, an denen Entscheidungen überprüft werden können,

▷ zur Bildung von Kriterien, nach denen neue Stationsmitglieder ausgewählt werden.

Das bisher Gesagte läßt den Schluß zu, daß das Verständnis von Pflege sich in der Art und Weise niederschlägt, wie eine Pflegeanamnese erhoben wird, welche Daten also als relevant für die Pflege erachtet werden. Außerdem bestimmt dieses Verständnis, wie die Pflege des individuellen Patienten geplant und durchgeführt und mittels welcher Kriterien Pflege ausgewertet wird. Es ist einsichtig, daß eine theoretisch begründete Vorstellung von Pflege zu einer gezielten und überprüfbaren Konzeption führen muß.

3 Was haben Modelle, Konzepte und Theorien mit Pflege zu tun?

3.1 Alltagstheorien

Ist bislang vorwiegend vom Verständnis der Pflege gesprochen worden, so vor allem, um auf das Vorliegen sogenannter Alltagstheorien aufmerksam zu machen. Die Kommunikation der Pflegekräfte untereinander erfolgt normalerweise im Sinn von Alltagstheorien. Man spricht aus bestimmten persönlichen Einstellungen heraus und ausgehend von einem bestimmten individuellen Wissensstand über die eigenen Erfahrungen mit dem Patienten oder seine Haltung zu ihm. Das gleiche gilt für die Verständigung über die Bedeutung anderer Gesundheitsberufe oder bestimmter Sachverhalte (z. B. Operationen oder andere Eingriffe).

Das persönliche Wissen, das von den Werten, Vorstellungen oder Haltungen gegenüber der Welt als der Summe der uns umgebenden Dinge und Vorgänge geprägt wird, bildet für die Menschen die Wirklichkeit ab. In diese Welt werden die Menschen hineingeboren, und sie eignen sie sich im Prozeß eines lebenslangen Lernens an, eines Prozesses des Sich-selbst-Erfahrens, des Erfahrens anderer und des Erfahrens der Welt. Weil diese schon im voraus gegliedert und strukturiert ist, lernt ein Kind, sich in seiner Umgebung zu orientieren und zu verhalten. So findet es etwa die Sprache schon vor, die in seiner Familie, in seiner sozialen und kulturellen Umgebung gesprochen wird. Auch bestimmte Handlungsabläufe des Alltags wie das tägliche Waschen oder die Eßgewohnheiten sind vorgegeben.

Das Wissen oder die Alltagstheorien, die die Menschen von der Welt haben, bilden einen **Orientierungsrahmen** für die Bewältigung des Alltags und für den Umgang mit anderen. Dies trifft auch für die Pflege zu. Das allgemeine Wissen, das die Pflegekraft und der Patient von ihrer jeweiligen Rolle haben, erlaubt ihnen, miteinander umzugehen. Sie wissen, welche Erwartungen sie in den anderen setzen können und wie sie den anderen und sich selbst in bezug auf das ganze System Krankenhaus einordnen können.

Dieses Wissen ist ein mehr oder weniger allgemeines, mit mehr oder weniger verschwommenen Grenzen. Erst in der konkreten Auseinandersetzung mit einer bestimmten Situation (z. B. einem Krankenhausaufenthalt) findet ein Mensch heraus, was er wissen und wie er handeln muß, um in dieser Situation zu bestehen. Das bezieht sich in der Regel auf die praktischen Erfordernisse der ihm begegnenden Probleme. Die Verfahrensregeln und Strategien, mit denen die angestrebten Ziele erreicht werden sollen, sind in der Regel gerade eben so gut, daß sie ausreichen, um das Problem zu lösen [44]. So wird ein Patient, der möglichst bald nach Hause entlassen werden will, schnell herausfinden, was er tun und wie er sich verhalten muß, um dieses Ziel zu erreichen. Eine Pflegekraft, die neu auf eine Station kommt, wird bemüht sein, die Umgangsformen der Station zu erkunden und ihr Verhalten danach auszurichten, damit sie in das Team integriert werden kann und nicht als „die Neue" aus der Gruppe hervorsticht.

Die Alltagstheorien, die das Handeln der Menschen leiten, entwickeln sich also aus dem Wissen, welches aus den alltäglichen Erfahrungen des Individuums abgeleitet wird. Sie werden deswegen keiner wissenschaftlichen Überprüfung unterzogen, sondern nur daraufhin überprüft, inwieweit sie für die Alltagsbewältigung hilfreich und nützlich sind.

3.2 Modelle

Eine nächste Stufe der Abstraktion besteht darin, die Wirklichkeit in Form von Modellen darzustellen. Modelle bilden die Realität ab, ohne jedoch selbst Realität zu sein. Modelle, die im Spiel von Kindern häufig benutzt werden, sind die Puppe (als Modell für ein Kind), das Spielzeugflugzeug, -auto oder die -eisenbahn (als Modelle für die „richtigen" Verkehrsmittel). Andere Modelle dienen Kindern bei der Einübung sozialer Verhaltensmuster und sozialer Rollen, etwa das

Bild, das sie von ihren Eltern haben. Während die Rollen des Vaters und der Mutter gedankliche Modelle darstellen, ist die Puppe materiell konkret vorhanden, wobei die der Puppe zugeschriebenen Verhaltensweisen gedankliche Vorstellungen widerspiegeln, die das Kind von sich selbst oder von anderen hat.

In der Ausbildung zur Krankenschwester und zum Krankenpfleger werden nun ebenfalls Modelle herangezogen, um den Aufbau des menschlichen Körpers, Abläufe im Körper oder in der sozialen Welt zu erklären. Beispiele sind hier das Skelett als Stützapparat oder das Herz als Pumpe. Ein Modell, das in der gegenwärtigen Medizin und Pflege sehr verbreitet ist, sieht den menschlichen Körper als eine hochkomplexe, physikalisch-chemische Maschine [40]:

„Krankheit ist nach diesem Modell eine räumlich lokalisierbare Störung in einem technischen Betrieb, der zwar eine sehr komplexe, aber aufgrund des technischen Vorbilds doch überschaubare Struktur besitzt. Von diesem allgemeinen Modell lassen sich Diagnosen für bestimmte Krankheiten als spezielle Spielregeln für den Umgang mit Kurzschlüssen, Rohrbrüchen, Transportproblemen oder ähnlichen technischen Fragen ableiten. Wie ein Techniker auf der Basis eines Schaltplans den Betriebsschaden eines Autos, eines Fernsehers oder Computers lokalisieren und danach die Reparatur planen kann, so kann ein Arzt eine Krankheit, die als Betriebsschaden im menschlichen Körper – als Klappenfehler im Herzen, als Geschwür im Magen oder als Enzymdefekt in einem Gewebe oder Transportsystem – lokalisiert wurde, mit gezielten technischen Eingriffen (chirurgischer und medikamentöser Art) reparieren."

3.3 Konzepte

Ein weiterer Begriff, der im Zusammenhang mit Pflegetheorien verwendet wird, ist der des Konzepts. CHINN und JACOBS verstehen hierunter eine komplexe geistige Vorstellung, welche, aus der unmittelbaren Erfahrung des Individuums abgeleitet, zur Beschreibung eines Gegenstands, einer Eigenschaft oder eines Ereignisses herangezogen wird [7]. Konzepte repräsentieren Ideen oder Abstraktionen der Wirklichkeit, ohne selbst Wirklichkeit zu sein. So stellt das Konzept „Messer" die Vorstellung eines Gegenstandes dar, der aus bestimmten geeigneten Materialien zu sein hat, mit dem man in andere Stoffe eindringen und sie schneiden kann usw. Heiß, kalt, dick, groß oder klein sind Konzepte, die Eigenschaften eines spezifischen Phänomens beschreiben. Bei den genannten Konzepten handelt es sich um konkrete Konzepte, die der direkten Erfahrung zugänglich sind. Dagegen können Konzepte wie *Gas* oder *Hämoglobinspiegel* nur indirekt mittels spezifischer Untersuchungen der Erfahrung zugänglich gemacht werden.

Begriffe wie *Gesundheit, Krankheit, Hygiene* oder *Symptom* sind Beispiele für Konzepte auf noch abstrakterem Niveau. Es handelt sich hierbei um theoretische Konzepte bzw. Konstrukte[1], die sich hinsichtlich ihres Grades an Abstraktheit unterscheiden. Je abstrakter und unbestimmter ein Konzept aber ist, desto wichtiger ist es, zu sagen, was darunter im konkreten Fall verstanden wird. Die inhaltliche Bedeutung eines Konzeptes kann je nach persönlichem, theoretischem, politischem, moralisch-ethischem, soziokulturellem usw. Bezugsrahmen variieren. Die Bedeutung ein und desselben Konzepts kann daher, je nachdem in welchem spezifischen Erkenntnisbereich es Verwendung findet und für welchen Zweck es eingesetzt wird, differieren.

So kann sich das Konzept „Gesundheit" aus ärztlicher Sicht anders darstellen als aus der Sicht eines potentiellen Patienten.

Eine weitere Vorstellung von Gesundheit, die von der WHO zur Zeit als „Gesundheit 2000" propagiert wird, definiert bestimmte konkrete Ziele, die mittels gesundheitspolitischer Strategien erreicht werden sollen [41]:
▷ Chancengleichheit,
▷ ein positiver Gesundheitsbegriff, der den Schwerpunkt auf die Förderung von Gesundheit und Verhütung von Krankheit legt,
▷ eine aktiv sich beteiligende Bevölkerung.
Das Verständnis eines Konzepts wie Gesundheit kann demnach nur aus dem Zusammenhang und in bezug auf den jeweiligen Anwendungsbereich verstanden werden.

Konzepte – so PEARSON und VAUGHAM [24] – stellen ein Klassifikationssystem dar, welches in einem bestimmten Erkenntnisbereich, z. B. in der Pflege, Anwendung findet. Es handelt sich hierbei um gedankliche Entwürfe, die Teilaspekte eines Phänomens beschreiben und denen – wie die folgenden Beispiele zeigen – unterschiedliche Bedeutungen beigemessen werden können: So kann eine Stationsleitung für ihre Station das Konzept

der *kollegialen Teamarbeit* bevorzugen. Sie kann hierunter z. B. verstehen, daß der Dienstplan und die Organisation der anfallenden Arbeit in einer wöchentlichen Besprechung gemeinsam mit allen Mitarbeitern erarbeitet wird. Eine andere Auslegung desselben Konzepts könnte hingegen den Schwerpunkt weniger auf das Organisatorische als auf ein tägliches informelles Zusammensitzen in angenehmer Atmosphäre legen. Auch wenn Konzepte mithin wenig allgemeinverbindlich sind, stellen sie doch geistige Einheiten dar, mit deren Hilfe die Sprache Ideen ausdrücken und mitteilen kann.

In der wissenschaftstheoretischen Diskussion wird teilweise eine scharfe Trennung zwischen solchen Konzepten vorgenommen, die auf beobachtbare Situationen anwendbar sind, und solchen, die theoretischer Natur sind. Erstere stellen nach CHALMERS Beschreibungen der Welt dar, wie sie wirklich ist, da sie sich auf beobachtbare Entitäten (Daseinsformen) beziehen. Beschreibungen von Systemen, die theoretische Konzepte beinhalten, leisten dieses nicht.

In der Pflegewissenschaft werden im Rahmen der verschiedenen Theorien über Pflege eine Reihe von Konzepten verwendet, die nach CHINN und JACOBS [7] auf einem Kontinuum von konkret bis abstrakt liegen. Auf der einen Seite befinden sich solche Konzepte, die der Erfahrung unmittelbar zugänglich sind, auf der anderen die abstrakten Konzepte, die mittels einer Reihe direkter und indirekter Beobachtungen abgeleitet werden. In den verschiedenen Pflegetheorien kommen Konzepte unterschiedlicher Abstraktheitsgrade zum Tragen, und zwar solche, die die jeweiligen Theoretikerin für den Erkenntnisbereich Pflege als wichtig erachtet. Die Art, wie diese Konzepte inhaltlich belegt werden, enthüllt laut CHINN [6] das Wesen der Pflege als eigenständige Disziplin und gibt demzufolge Hinweise darauf, welche Richtung bei der Weiterentwicklung des Wissens in der Pflege eingeschlagen wird oder werden kann.

In der theoretischen Diskussion besteht jedoch allgemein Einigkeit darüber, welche Konzepte als zentral für die Pflege angesehen werden können:
▷ das **Wesen** der Pflege: Pflege als Handlung;
▷ das **Individuum**: der Patient als menschliches Wesen oder als Empfänger von Pflege;
▷ die gesellschaftliche **Umgebung**: die engere und weitere Umgebung des Patienten bzw. der Pflegekraft-Patient-Beziehung;
▷ die **Gesundheit**.
Ein Blick in die Geschichte der theoretischen Fundierung der Pflege macht deutlich, wie sehr

---

[1] CHALMERS [5] verwendet die Begriffe „Konzept" und „Konstrukt" synonym.

diese vier Kernkonzepte im Laufe der Zeit einem Wandel unterworfen waren und noch sind. So hat FLORENCE NIGHTINGALE, die als Pionierin auf dem Gebiet der Theorieentwicklung in der Pflege gelten kann, als eine der ersten versucht, den Gegenstandsbereich der Pflege systematisch zu untersuchen und das Phänomen Pflege zu beschreiben. Ihrer Zeit entsprechend spielte bei ihr das Konzept „Umwelt/Umgebung" *(environment)* in bezug auf die Gesundheit des Patienten eine herausragende Rolle, während heute – wieder aus dem historischen Kontext – das Konzept *Gesundheit* im Vordergrund der verschiedenen Theorien steht [vgl. 6, 7, 21, 23]. Während die frühen Pflegetheorien das Konzept „Gesundheit" bevorzugt im Sinn eines Kontinuums von Gesundheit und Krankheit sahen (eine Betrachtungsweise, die inzwischen mehr und mehr einer kritischen Überprüfung unterzogen wird), richtet sich das Augenmerk heute auf **Gesundheit** als einen **dynamischen Prozeß** oder Zustand, der nach den jeweiligen Gegebenheiten mehr oder weniger variieren kann.

Wird die theoretische Begründung der Pflege im historischen Prozeß nachgezeichnet, erweist sich, wie stark die Betonung der verschiedenen Konzepte mit den jeweiligen Erfordernissen einer bestimmten Zeitepoche übereinstimmt.

3.4 Theorien

Die vorangegangene Beschreibung des Begriffs „Konzept" läßt den Schluß zu, daß Konzepte als die Bausteine bzw. Elemente einer Theorie verstanden werden können, und daß sie sozusagen notwendige Vorläufer für die Entwicklung einer Theorie sind. Die Theorie kann dabei als höchste Form der Abstraktion von der Wirklichkeit begriffen werden. Es ist daher nicht verwunderlich, wenn der Begriff **Theorie** allgemein mit dem der **Wissenschaft** in Verbindung gebracht wird. Darüber, was unter dem Begriff Theorie jedoch zu verstehen sei, gehen die Meinungen sowohl innerhalb als auch außerhalb der verschiedenen Wissenschaftsdisziplinen weit auseinander. Im Lexikon für Soziologie findet sich folgende Definition [10]:

„Theorie kann als ein theoretischer Bezugsrahmen verstanden werden, der aus einem System von Klassifikationen besteht, mit dessen Hilfe ein bestimmter Bereich von Sachverhalten hinreichend verstanden und erfaßt werden soll."

Auch in der pflegewissenschaftlichen Literatur läßt sich eine Vielzahl von Definitionen für den Begriff der Theorie finden. CHINN und JACOBS geben eine sehr allgemeine und weite. Für sie ist

„... Theorie eine Anordnung, die aus Konzepten, Definitionen, und Präpositionen besteht, die eine systematische Sicht eines Phänomens vermittelt. Die spezifischen Beziehungen zwischen den Konzepten werden mit dem Ziel benannt, ein Phänomen zu beschreiben, zu erklären oder vorauszusagen." [7]

Nach CHINN und JACOBS haben Theorien bestimmte gemeinsame Kennzeichen (eine sogenannte Struktur). Sie haben eine Tendenz und basieren auf Annahmen oder Vermutungen (Hypothesen). Sie sind nicht wertfrei, sondern basieren auf einer bestimmten Wertwahl und auf Werturteilen. Schließlich sind sie zielorientiert, d. h. sie verfolgen einen Zweck, der auf die Praxis, den Anwendungsbereich wirken soll.

Sie sind demnach handlungsleitend. Wie TSCHAMLER [39] für die Pädagogik fordert, hat die (theoretische) Pflegewissenschaft in bezug auf ihr Verhältnis zur (Pflege-)Praxis einen deskriptiven (beschreibenden) und normativen (handlungsleitenden) Charakter. Sie ist deskriptiv insofern, als sie den Versuch unternimmt, die Wirklichkeit als das Gegebene zu beschreiben, womit sie zum Verständnis der Gegenwart wie der Geschichte beiträgt. Sie ist normativ durch die in ihr formulierten Ziele (Abb. 1-2).

Die Theorie steht wiederum in enger Beziehung zur Forschung. Letztere hält die Mittel bereit, mit denen systematisch und kontrolliert Wissen erzeugt und überprüft werden kann.

Als Pflegetheorien können solche Theorien bezeichnet werden, die helfen, das Phänomen „Pflege" zu erklären, vorherzusagen, zu ändern oder auch nur zu verstehen. Für MELEIS ist dabei belanglos, ob die Pflegetheorien aus anderen Theorien oder Paradigmen (Erklärungsansätze) abgeleitet worden sind, ob sie über andere Disziplinen, aus Pflegeexperimenten oder -diagnosen,

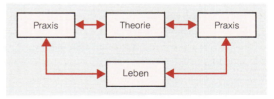

Abb. 1-2. Regelkreis von Theorie und Praxis.

aus dem Pflegeprozeß oder aus der Pflegepraxis entwickelt wurden. Es spielt auch keine Rolle, von wem sie entwickelt worden sind. Wenn eine Differenzierung zwischen verschiedenen Arten von Theorien sinnvoll ist, dann nur im Sinne der Zielsetzung, aber nicht in bezug auf ihre Entstehung. Nach MELEIS [21] gibt es beschreibende (deskriptive) Theorien sowie solche, die zum Ziel haben, die Praxis zu kontrollieren, zu entwickeln und zu ändern. Letztere nennt sie **Pflege-Praxis-** oder **verschreibende Theorien.**

Die in der Pflege existierenden Theorien und Modelle unterscheiden sich in mancherlei Hinsicht, und zwar sowohl in der Zielrichtung als auch darin, wieweit die Beziehungen zwischen den Konzepten geklärt sind. Dennoch können sie alle als inhaltliche Bezugsrahmen für die Ausgestaltung des Pflegeprozesses verwendet und empirisch überprüft werden. Auch das im folgenden darzustellende Pflegemodell von ROPER, LOGAN und TIERNEY stellt in seiner ursprünglichen wie in seiner modifizierten Form einen Handlungsrahmen dar, welcher es erlaubt, im Pflegeprozeß **Daten** zu erheben, **Probleme** zu identifizieren, **Ziele** und **Maßnahmen** zu formulieren und schließlich die **Bewertung** der Pflege vorzunehmen.

Dabei befindet sich dieses modifizierte Modell nach ROPER noch in der Entwicklung in Richtung auf eine Theorie, was hier bedeutet, daß die Beziehungen zwischen den jeweiligen Konzepten und deren Bedeutungen empirisch überprüft werden müssen.

4 Das Pflegemodell von ROPER, LOGAN und TIERNEY

Die wiederum zunächst in den USA geführte Diskussion über Pflegemodelle und -theorien erreichte Europa mit ungefähr 15jähriger Verspätung. Sie regte in der Folge auch hier – vor allem in Ländern, in denen Pflegewissenschaft studiert werden kann – die Entwicklung und empirische Überprüfung von Pflegemodellen an.

Da in diesem Kapitel nur ein kurzer Überblick über den Ansatz von ROPER, LOGAN und TIERNEY gegeben werden kann, wird empfohlen, das Pflegemodell vollständig nachzulesen, insbesondere wenn beabsichtigt wird, es in der Praxis anzuwenden.

4.1 Zur Geschichte des Modells

Das ursprünglich von ROPER allein entwickelte Modell ist Mitte der siebziger Jahre von ROPER, LOGAN und TIERNEY weiterentwickelt und 1980 in dem Buch „The Elements of Nursing" (Die Elemente des Pflegens)[1] erstmals veröffentlicht worden. Es ist das in Großbritannien bekannteste Pflegemodell und hat in den unterschiedlichsten Praxisfeldern Anwendung gefunden. Es ist zugleich das erste Pflegemodell, welches ins Deutsche übersetzt worden ist.

Mit ihren Forschungen in den Jahren 1970–74 hat ROPER die Basis für ihr Pflegemodell gelegt. Dabei hat sie den Versuch unternommen, Erkenntnisse aus der Physiologie, Psychologie und Pflege zusammenzubringen. Sie hat das Ziel verfolgt, beobachtbare und allen Menschen gemeinsame Schlüsseleigenschaften zu identifizieren.

Ihr Interesse richtete sich auf deren beobachtbare Eigenschaften. Sie vertrat die Auffassung, daß sich die Pflegekräfte bei einer systematischen Pflege an **beobachtbaren** und **meßbaren Phänomenen** orientieren sollten und sich nicht auf Intuition, Glück, Brauchtum, Traditionen oder Gewohnheiten in der Planung und Ausführung von Pflege verlassen sollten [1, 28].

Das veröffentlichte Modell wird von den Autorinnen ständig in der Praxis überprüft und weiterentwickelt. Denn wie LOGAN sagt, handelt es sich bei einem Modell stets um ein Artefakt (Kunstprodukt), welches dazu da ist, entwickelt, angepaßt, verändert oder fallengelassen zu werden, wenn es sich nicht als hilfreich erweisen sollte [18]. Dieser Entwicklungsprozeß ist anhand der Publikationen der „Erfinderinnen" des Modells nachzuvollziehen. Die vorläufig letzte überarbeitete Version findet sich in der zweiten Ausgabe des Buches „Elements of Nursing". Derzeit werden nach einer mündlichen Mitteilung von N. ROPER und A. TIERNEY Teilaspekte des Modells empirisch überprüft.

Die Notwendigkeit, Pflege theoretisch zu untermauern, leiten die Autorinnen aus der Kom-

---

[1] Der deutsche Titel lautet „Die Elemente der Krankenpflege" und ist 1987 bei RECOM, Basel, erschienen. Eine genaue Übersetzung würde lauten „die Elemente des Pflegens", da der Begriff Krankenpflege das Vorliegen von Krankheit impliziert und somit auch der Bereich der professionellen Pflege auf die Pflege Kranker beschränkt wäre. Diese Einschränkung widerspricht der Auffassung von Pflege, wie sie ROPER und Mitarbeiterinnen in ihrem Buch formulieren [32].

plexität der Pflege und der Notwendigkeit einer Spezialisierung ab. Sie heben hervor, daß zunächst die Elemente des Pflegens identifiziert und verstanden werden müssen. Mit ihrem Pflegemodell, welches auf dem „*Modell des Lebens*" basiert, wollen sie den Pflegekräften das zur Pflege benötigte Wissen liefern.

Daß ein „Modell des Lebens" zugrunde liegt, wird offenbar nicht immer verstanden, auch wenn deutlicher wird, daß *Pflege* und *Leben* miteinander in Beziehung stehen. Die Autorinnen sagen [31]:

„Pflegekräfte und andere an der Gesundheitsversorgung Beteiligte sind sich zunehmend des Zusammenhangs bewußt, daß die Gesundheit der Menschen und die Krankheiten, an denen sie leiden, untrennbar mit ihrer Lebensweise verknüpft ist. Die Entwicklung in Richtung auf eine ‚individuelle Pflege' erfordert die gebührende Berücksichtigung der jeweiligen Individualität, und nachdem die meisten Menschen eine *professionelle* Pflege im Verlauf ihres Lebens allenfalls episodisch in Anspruch nehmen, sollte das Ziel der Pflege darin bestehen, die etablierte Lebensweise eines Menschen so wenig wie möglich zu unterbrechen."

4.2 Konzepte und Bestandteile des Modells

Im Mittelpunkt des Modells des Lebens stehen zwölf **Aktivitäten des Lebens (ALs)**:
- für eine sichere Umgebung sorgen
- kommunizieren
- atmen
- essen und trinken
- ausscheiden
- für die persönliche Hygiene sorgen und sich kleiden
- die Körpertemperatur regulieren
- sich bewegen
- arbeiten und sich in der Freizeit beschäftigen
- seine Geschlechtlichkeit leben
- schlafen
- sterben

Die von ROPER, LOGAN und TIERNEY identifizierten Aktivitäten des Lebens erinnern an die 14 Komponenten der Pflege von HENDERSON. Der Einfluß HENDERSONS wird von ROPER und Mitarbeiterinnen nicht geleugnet, doch sie betonen, daß sie den Begriff und das Konzept der ALs anders verwenden. So haben sie den Begriff *Aktivitäten des Lebens* dem der *menschlichen Grundbedürfnisse* vorgezogen, der auf MAS-

LOWS Analyse der menschlichen Bedürfnisse basiert. Sie sehen den Vorteil der ALs darin, „daß sie beobachtbar sind und daß sie explizit beschrieben sowie bis zu einem gewissen Grad objektiv gemessen werden können" [30]. Der Begriff *Aktivitäten* weist dabei auf das aktive Element, aber auch auf ihre Komplexität hin. Auch wenn einige der Begriffe schon bei HENDERSON auftauchen, sind andere wie z.B. „seine Geschlechtlichkeit leben" neu aufgenommen.

Wenn die Pflege sich mit den Aktivitäten des Lebens auseinandersetzt, dann vor allem, um etwas über die jeweiligen alltäglichen Gewohnheiten und Verhaltensmuster eines Menschen zu erfahren. Erst wenn man weiß, wie jemand sich im Alltag zurechtfindet, kann man die persönlichen Besonderheiten im Rahmen der Pflege berücksichtigen, soweit der institutionelle Rahmen es zuläßt.

Weitere Bestandteile oder Konzepte des Modells sind die **Lebensspanne**, das **Abhängigkeits-/Unabhängigkeits-Kontinuum**, die die ALs beeinflussenden Faktoren (z.B. physische, psychische, soziokulturelle) sowie die **Einzigartigkeit** jedes Lebewesens. Alle beschriebenen Konzepte werden in das Pflegemodell übernommen, nur die *Einzigartigkeit der Individualität* wird durch das Konzept der **individuellen Pflege** ersetzt. Die Einbeziehung der Lebensspanne erlaubt die Berücksichtigung des Alters und des Entwicklungsstandes des jeweiligen Menschen im Hinblick auf seine Fähigkeit, die ALs auszuüben.

Das Kontinuum von Abhängigkeit/Unabhängigkeit ist in der Pflege nicht neu. Für sich allein ergibt es jedoch wenig Sinn. Der ergibt sich erst, wenn die Abhängigkeit/Unabhängigkeit mit Bezug auf die einzelnen Aktivitäten gesehen wird. Die diesbezügliche Einschätzung des Patienten legt offen, in welchen Bereichen er auf die Unterstützung der professionellen Pflege angewiesen ist. Das Ziel der Pflege kann demnach darin gesehen werden, den betreffenden Menschen bei dem Erwerb einer relativen Unabhängigkeit (in bezug auf die ALs) mittels eines auf seine individuellen Bedürfnisse abgestimmten Programms zu unterstützen. Diese relative Unabhängigkeit sieht bei jedem Menschen anders aus und setzt bei der Pflegekraft ein entsprechendes Urteilsvermögen voraus. So muß sie zwischen dem unterscheiden können, was der jeweilige Mensch kann, und dem, was außerhalb seiner Möglichkeiten liegt. Es gibt Patienten, die z. B. den Wunsch äußern, in bestimmten ALs unabhängig zu sein, was sie aber aufgrund ihres Zustandes objektiv nicht können. In so einem Fall ist der Gruppe um ROPER wichtig, den betreffenden Menschen dabei zu unterstützen, den Zustand einer vorübergehenden oder dauerhaften Abhängigkeit von anderen zu akzeptieren [30].

Schließlich müssen physische, psychische, soziokulturelle, politisch-ökonomische, Umwelt- und Umgebungsfaktoren sowie spirituelle Faktoren, soweit sie Einfluß auf die Aktivitäten des Lebens haben, ebenfalls in der Pflege berücksichtigt werden.

Das letzte Konzept des ROPERschen Modells ist das der individuellen Pflege. Es konzentriert sich darauf,

— *wie* ein Mensch die ALs ausübt,
— *wie oft* bzw. häufig er sie ausübt,
— *wo* er sie ausübt,
— *wann* er sie ausübt,
— *warum* er sie in einer bestimmten Weise ausübt,
— *was* er über sie weiß,

— *was* er in bezug auf die ALs glaubt,
— *welche Einstellung* er zu ihnen hat.

Wie gezeigt, kann die Pflegekraft erst dann individuell pflegen, wenn sie einen Einblick in den Alltag des von ihr zu pflegenden Menschen gewonnen und wenn sie Informationen bezüglich seiner Probleme und Bedürfnisse von ihm erhalten hat. Abbildung 1-3 macht deutlich, daß im Mittelpunkt des Pflegemodells von ROPER und Mitarbeiterinnen der Mensch steht. Die Rolle der Pflegekraft besteht darin, dem einzelnen bei der Vermeidung, Lösung, Erleichterung und Milderung von Problemen im Bereich der Aktivitäten des Lebens zu helfen.

> Die Pflegekraft ist im Bereich der unterstützenden und zum Wohlbefinden beitragenden Pflege unabhängig, während sie in anderen, den sogenannten arztabhängigen Bereichen auf die Anordnung des Arztes angewiesen ist [29].

4.3 Kritik des Modells

Im Mittelpunkt des Modells steht der Mensch als Individuum. Das Kriterium für die Arbeitsgruppe

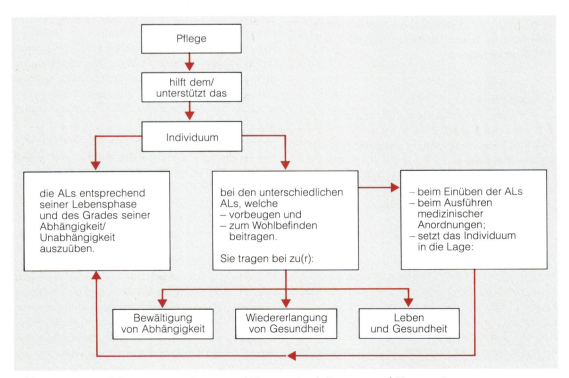

Abb. 1-3. Das Modell von ROPER, LOGAN und TIERNEY (nach PEARSON und VAUGHAN).

von ROPER, Pflege mit der Lebensweise in Beziehung zu setzen, war die Absicht, die Lebensgewohnheiten eines Menschen im Fall der Inanspruchnahme professioneller Pflege so wenig wie möglich zu unterbrechen [29]. Die Autorinnen betrachten ihr Modell als konzeptionellen Rahmen, der – in Verbindung mit dem Pflegeprozeß – der Pflegekraft die Möglichkeit gibt, die Pflege individuell zu gestalten. In diesem Zusammenhang konzentrieren sie sich schwerpunktmäßig auf die ALs und vernachlässigen mehr oder weniger die Rolle der Pflegekraft und des Patienten. Es wird dabei nicht deutlich, welche Bedeutung der **Interaktion** zwischen Pflegekraft und Patient im Laufe des Pflegeprozesses zukommt. Darüber hinaus berücksichtigt das Modell in seiner jetzigen Form die **Coping-**[1] bzw. **Bewältigungsstrategien** des Patienten nur unzureichend. Sie werden lediglich im Sinn der Reaktion auf einen streßauslösenden Reiz verstanden, was mit der Vorstellung von einem aktiv handelnden Menschen nicht vereinbar ist (vgl. Abschnitt 5.4).

Inwieweit die Faktoren, die laut ROPER, LOGAN und TIERNEY Einfluß auf die ALs haben, tatsächlich berücksichtigt werden, ist der Literatur zufolge offenbar dem Belieben und dem Wissen der einzelnen Pflegekraft freigestellt. Damit läuft das Modell Gefahr, sich bei der Interpretation der ALs wieder stark an das biomedizinische Modell anzulehnen.

5 Das modifizierte Modell von ROPER

Im folgenden soll der Versuch unternommen werden, das von ROPER und ihren Mitarbeiterinnen entwickelte Modell um einige Aspekte zu erweitern, die m. E. für die Pflege zentral sind. Grundlegend hierfür war die Auseinandersetzung mit den verschiedenen Pflegetheorien und den ihnen zugrundeliegenden, aus den unterschiedlichen Wissenschaftsdisziplinen wie Psychologie, Soziologie, Medizinsoziologie und Wissenschaftstheorie stammenden Theorien, sowie meine eigenen Erfahrungen in der Pflege. Diese Gedanken, die sich noch in einem relativ frühen Stadium befinden, können nicht losgelöst von der angewandten Pflege verstanden werden. Nur auf ihrer Basis können sie überprüft und weiterentwickelt werden. Entstanden ist das modifizierte Modell auf der Grundlage eines Unterrichtskonzepts für die innerbetriebliche Fortbildung. Ziel ist hierbei die Einführung und Umsetzung des Pflegeprozesses auf der Basis eines Pflegemodells [vgl. 42].

5.1 Das Selbst-Konzept – ein Schlüsselbegriff

Im Mittelpunkt des modifizierten Modells steht das Konzept des **Selbst**, auch **Selbst-Konzept**. Der Begriff des „Selbst" spielt in der neueren psychoanalytischen Literatur, wie etwa bei KOHUT und WINNICOTT, eine zentrale Rolle. Er findet sich auch in systemtheoretischen Arbeiten und verstreut in verschiedenen Pflegetheorien.

Der Begriff „Selbst-Konzept" taucht in der amerikanischen Pflegeliteratur [vgl. 8, 38] im Zusammenhang mit dem Begriff „Selbst-Wahrnehmung" als sogenanntes *Pattern* (Muster) einer Pflegediagnose auf. Unter diesem Muster werden vier Bereiche verstanden, in denen eine Störung des Selbst-Konzepts vorkommen kann. Diese sind:

– Störungen im Körperbild *(body image)*
– Störungen in der Rollenausübung *(role performance)*
– Störungen im Selbstwertgefühl *(self-esteem)*
– Störungen in der persönlichen Identität *(personal identity)*

Im Hinblick auf das Pflegemodell interessiert nun die Frage, welchen Einfluß die jeweiligen Selbst-Konzepte der an einer Pflegesituation Beteiligten (klassischerweise Pflegekraft und Patient) auf das Interaktions- und Kommunikationsgeschehen haben. Das Aufeinandertreffen dieser Interaktionspartner kann dabei nicht losgelöst vom sozialen und gesellschaftlichen Kontext betrachtet werden. Wie dieses im einzelnen zu verstehen ist, soll im Anschluß an die Klärung des Begriffs des Selbstkonzepts näher erläutert werden.

Im Zusammenhang mit der psychischen Entwicklung des Menschen sprechen ROPER, LOGAN und TIERNEY von der Herausbildung eines Selbst-Konzepts. Für eine gesunde psychische Entwicklung des Säuglings und Kleinkindes ist das Erleben und Erfahren fester Beziehungen zu Bezugspersonen notwendig. Denn die Reaktionen von anderen erlauben dem Kind, ein Selbst-Konzept zu entwickeln. Damit es sich durch Selbstakzeptierung und Selbstwertgefühl auszeichnen kann, braucht das Kind die Erfahrung, durch Eltern und Freunde akzeptiert und ge-

---

[1] to cope with (engl.): = mit etwas fertig werden

schätzt zu werden. Welche Bedeutung die Herausbildung des Selbst-Konzepts für den einzelnen in seiner Auseinandersetzung mit sich selbst, d. h. mit seinem sozialen, psychischen, körperlichen Selbst, und mit seiner Umwelt im weitesten Sinn hat, geht aus den weiteren Ausführungen der ROPER-Gruppe nicht hervor. Demgegenüber wird der Begriff des Selbst-Konzepts in anderen Pflegetheorien, wie z. B. in denen von ROY, KING, WATSON, TRAVELBEE und RIEHL, aufgegriffen und in den jeweiligen theoretischen Ansätzen mehr oder weniger als wichtiges Konzept bzw. wichtiger Bestandteil der Theorie nutzbar gemacht [20, 34].

So greift ROY bei ihrem Entwurf des Selbst-Konzepts auf die Arbeit von MARIE DRIEVER zurück. Selbst-Konzept wird bei ROY definiert „als Komposition von Einstellungen und Gefühlen, die ein Mensch mittels der Wahrnehmung, wie andere auf ihn reagieren, zu einem gegebenen Zeitpunkt bildet und die sein Verhalten leiten" [34]. Es setzt sich zusammen aus einem physischen und einem personalen Selbst. Letzteres läßt sich wiederum unterteilen: in das moral-ethische Selbst, die Selbst-Konsistenz (Beständigkeit), das Selbst-Ideal und die Selbst-Achtung [33]. Das Selbst-Konzept dient ROY zufolge zwei Grundfunktionen, die miteinander in enger Beziehung stehen. Einmal müssen zur Aufrechterhaltung der psychischen Integrität sogenannte Grundbedürfnisse befriedigt werden, und zum anderen fördert es die Möglichkeit der ganzen Person, sich anzupassen (zu adaptieren).

> Für die Pflegesituation bedeutet dies, daß die Pflegekraft mit der ganzen Person konfrontiert ist und nicht nur mit deren kranken Anteilen.

Das Selbst-Konzept wird beeinflußt durch Zustände von Gesundheit und Krankheit und spielt eine wichtige Rolle bei der Bewältigung dieser Zustände. So wird etwa das Selbst-Konzept einer Frau, die sich selbst bis zum Ereignis eines Schlaganfalls mit der Folge einer Hemiparese als attraktiv, anziehend und sportlich erlebt hat, in starkem Maße beeinträchtigt sein. Um weiterleben zu können, muß sie ein neues Selbst-Konzept aufbauen. Dabei kann die Pflegekraft sie unterstützen, wenn sie in der Lage ist, die Probleme dieser Frau bei der Bewältigung ihres Zustandes zu erkennen.

Eine andere Vorstellung hat IMOGEN KING entwickelt. Sie begreift das Selbst-Konzept im Rahmen des personalen Systems als *ein* Konzept neben anderen, wie dem Konzept der Wahrnehmung, des Wachstums, der Entwicklung, des Körpergefühls, des Raumes und der Zeit. Das personale System steht danach in Wechselbeziehung mit interpersonalen Systemen (Interaktion zweier oder mehrerer Personen/Gruppen) und sozialen Systemen (z. B. Familie, religiöse Gruppen/Gemeinschaften, Schule, Gesundheitswesen, Organisationen, Arbeitswelt). Sie sagt [16]:

„Wissen über das Selbst ist ein Schlüssel zum Verständnis menschlichen Verhaltens, denn das Selbst umfaßt die Art und Weise, wie ich mich mir selbst und anderen gegenüber definiere. Das Selbst umfaßt alles, was ich bin, ich als ganzheitliche Person. Das Selbst ist das, was ich von mir denke, zu was ich mich in der Lage fühle zu sein und zu tun. Das Selbst ist subjektiv, insoweit es das repräsentiert, was ich denke, wer ich sein sollte oder die ich gerne sein möchte."

Auch wenn das Selbst bestrebt ist, eine gewisse Stabilität aufrechtzuerhalten, muß es als eine dynamische und nicht als statische Größe betrachtet werden – dynamisch, weil neue Erfahrungen eine Änderung des Selbst hervorrufen können. Das Selbst ist ein **offenes System**. Es muß in Relation mit den anderen genannten Systemen, d. h. mit anderen Menschen und in Beziehung zu Objekten der Umgebung gesehen werden. Denn wie sich jemand als Selbst begreift, offenbart er in seinem Verhalten anderen und der Umwelt im weitesten Sinn gegenüber [9]. Ein weiteres Charakteristikum des Selbst ist das der **Zielgerichtetheit**. Das Selbst ist nach KING das »... ich, das mich zu dem macht, was **ich** bin und was **ich** sein möchte". Sie schreibt weiter, daß sich jeder Mensch im Prozeß des Wachstums und der Entwicklung ein System, bestehend aus Werten, Bedürfnissen und Wünschen, aneignet, welches ihm das Bewußtsein vermittelt, sich von anderen zu unterscheiden. Das Wertsystem einer Person spiegelt also den Einfluß wichtiger Bezugspersonen *(significant others)* und ihrer Reaktionen in bezug auf das Selbst dieser Person wider. Die Zielgerichtetheit des Selbst leitet alle Aktivitäten, die zur Selbsterfüllung führen [16].

Die Bedeutung des Selbst-Konzepts für die Pflege besteht nach KING darin, daß sowohl der Patient als auch die Pflegekraft ein Selbst-Konzept von sich haben.

Wenn die Pflegekraft sich mit dem Patienten als menschlichem Wesen auseinandersetzen will, ist es unabdingbar, den einzelnen als den zu akzeptieren, der er ist, selbst dann, wenn er nicht dem Prototyp eines „guten Patienten" entspricht. Geschieht dies aber, so werden sich die Pflegekraft und der Patient gegenseitig in ihrem Selbstbewußtsein und beim Verständnis menschlichen Verhaltens, besonders in kritischen Lebenssituationen, unterstützen.

5.2 Die Bedeutung des Selbst-Konzepts für die Pflege

Die Bedeutung des Selbst-Konzepts für das Verständnis pflegerischer Situationen liegt auf der Hand.

Sowohl für die Pflegekraft als auch für den Patienten ist es von fundamentaler Wichtigkeit, im Rahmen der Interaktion in Erfahrung zu bringen, welches Selbst-Konzept das Gegenüber von sich hat, wie es sich selbst wahrnimmt und an welchen Kriterien es sein Verhalten ausrichtet.

Das im Laufe der persönlichen Entwicklung und der ständigen Auseinandersetzung mit der gesellschaftlichen Umwelt aufgebaute Selbst-Konzept hat Auswirkungen auf die Denk- und Wahrnehmungsprozesse, die Gefühle, das Verhalten insgesamt, sowie auf Wünsche, Werte und Ziele.

Zentral für die Herausbildung des Selbst-Konzepts sind demnach die Erfahrungen mit den anderen, aber auch solche, die aus der Auseinandersetzung mit der gesellschaftlichen Umwelt resultieren.

In dieser Umwelt existieren bestimmte Produktionsverhältnisse, und sie ist nach sozialen Normen und kulturellen Konventionen strukturiert. All diese Bedingungen beeinflussen das körperliche, psychische und soziale Erleben und Handeln des Individuums. Aber auch der einzelne wirkt auf seine Umwelt zurück und beeinflußt sie seinerseits. Damit ist er sowohl Handelnder als auch Betroffener, sowohl Subjekt als auch Objekt [vgl. 9].

Für die Beziehung, die eine Pflegekraft während der Inanspruchnahme ihres professionellen Wissens durch den Patienten mit diesem eingeht, bedeutet das, daß sie das jeweilige Selbst-Konzept des Patienten und ihr eigenes reflektieren muß. Das Selbst-Konzept eines Menschen umfaßt somit das eigene Bewußtsein von der Existenz und läßt sich grob in vier verschiedene, für die Pflege relevante Aspekte unterteilen:
- das Körperbild
- die Selbstachtung
- die Fähigkeit, soziale Rollen auszuüben
- die persönliche Identität

Die Pflegekraft muß Fähigkeiten und Fertigkeiten entwickeln, die es ihr ermöglichen, im Rahmen des Pflegeprozesses das aus verschiedenen Komponenten bestehende Selbst-Konzept des Patienten aus seiner Sicht einzuschätzen und gemeinsam mit ihm Strategien zu entwerfen, die zum Abbau von Beeinträchtigungen oder Störungen in seinem Selbst-Konzept beitragen [38]. Geschieht dies nicht, und ignoriert sie in der Folge die Bedeutung des Selbst-Konzepts eines Patienten in bezug auf sein Gesundheits- und Krankheitsverhalten, läuft sie Gefahr, daß ihre pflegerischen Maßnahmen nicht die gewünschte Wirkung zeigen. Weiter entgeht ihr, daß das Selbst-Konzept des Patienten auch der Bezugsrahmen ist, nach dem er die ihm zugefügte Pflege beurteilt und sein zukünftiges Gesundheitsverhalten ausrichtet.

5.2.1 Die Rolle der Pflegekraft – ein Aspekt ihres Selbst-Konzepts

Aber nicht nur für einen angemessenen Umgang mit dem Patienten hat dessen Selbst-Konzept eine zentrale Bedeutung. Wie bereits angedeutet, hat natürlich auch die Pflegekraft ein Konzept von sich selbst, und dieses beeinflußt die Wahrnehmung der eigenen Rolle, die mit ihr verknüpften Vorstellungen, Werte und Ziele. Es wird gespeist durch frühe Sozialisationserfahrungen und durch die berufliche Sozialisation. Unter letzterer wird ein „permanenter Prozeß der Ausbildung von Persönlichkeitsstrukturen in der Auseinandersetzung mit den sich aus dem Produktionsprozeß ableitenden (zum Teil widersprüchlichen) Anforderungen" [12] verstanden. Darüber hinaus werden auch gesellschaftliche Vorstellungen von der Rolle der Pflegekraft, wie sie z.B. von Eltern, von Medien, während der Ausbildung, in der Klinik usw. vermittelt werden, im Selbst-Konzept der individuellen Pflegekraft wirksam.

Um den Einfluß des Selbst-Konzepts auf die Herausbildung des Rollenverständnisses der Pflegekraft zu verstehen, sollte die geschichtliche Entwicklung der beruflichen Krankenpflege im

Auge behalten werden. Diese ist zum einen eng mit der Entwicklung der Medizin als einer naturwissenschaftlichen Disziplin, zum anderen mit der Herausbildung sogenannter Geschlechtscharaktere verbunden. Letztere werden gerne zur Legitimierung der geschlechtsspezifischen Arbeits- und Aufgabenteilung sowie von Machtverhältnissen herangezogen [26]. So ist es – historisch gesehen – auch nicht verwunderlich, wenn bei den mit der Rolle der Pflegekraft in Verbindung gebrachten Fähigkeiten und Fertigkeiten auf die sogenannten spezifischen weiblichen Eigenschaften zurückgegriffen wurde und wird [22].

Die Vorstellungen von der Rolle der Pflegekraft können bei den einzelnen Pflegekräften, in der Berufsgruppe, bei Mitgliedern anderer Berufsgruppen und in der Gesellschaft als ganzer stark variieren, sie können einander widersprechen oder auch gegenseitig ergänzen. Die Zuweisung spezifischer Rollen mit den entsprechenden Rollenattributen sowie Kompetenzbereichen steht in engem Zusammenhang mit dem gesellschaftlichen Status des jeweiligen Geschlechts, mit Unterschieden in der Qualifikation oder der Ausbildung, sowie dem in der jeweiligen Kultur vorherrschenden Verständnis von Pflege [14].

Die Kritik an einer Pflege, die sich einseitig an der Medizin ausrichtet und ihr nichts Eigenes entgegensetzt, wird zu einer Zeit laut, wo mit dem Aufkommen des Pflegeprozeßmodells und sogenannter patientenorientierter Konzepte die Rolle der Pflegekraft neu zur Disposition steht. Bei der Diskussion des Pflegeprozesses wird zwar auf das veränderte Verhältnis zwischen Patient und Pflegekraft eingegangen, zugleich wird aber versäumt, neue Rollenbilder zu entwerfen. Auch werden die möglichen Widerstände nicht aufgezeigt, die einem neuen Rollenverständnis entgegenstehen, und zwar sowohl im Hinblick auf die eigene Person als auch auf die Beziehung zu anderen Berufsgruppen oder zum Patienten[1].

In der deutschsprachigen Literatur wird gelegentlich der Eindruck erweckt, daß die Rolle der Pflegekraft statisch und somit nicht veränderbar sei. Der traditionelle Rollenbegriff läßt dem Rolleninhaber aber keinerlei Handlungsspielraum.

---

[1] Vgl. BISCHOFF [3]: Ihr entgeht, daß das Pflegeprozeßmodell an sich kein eigenes inhaltliches Konzept darstellt, sondern daß es sich hier darum handelt, mit Hilfe einer wissenschaftlichen Methode die Pflegearbeit zu strukturieren. Diese Methode sieht Pflegekraft und Patient als eigenständig denkende und handelnde Personen.

Das zugrundeliegende Menschenbild sieht ihn als passives Wesen ohne Willen und Bewußtsein. Der Pflegekraft wird per Rollendefinition keinerlei Möglichkeit der Änderung zugestanden. Wenn man berücksichtigt, daß die vorherrschenden Rollenklischees und Geschlechterrollen im Gesundheitssystem besonders gut überdauern und ein Ausbrechen für die einzelne Pflegekraft eine enorme Arbeit an sich selbst und ihrem Selbst-Konzept bedeutet, wird offenbar, daß hier schwere Konflikte vorprogrammiert sind.

Die hier zu leistende Arbeit wird von STRAUSS und Mitarbeitern als **Gefühlsarbeit** beschrieben. Gefühlsarbeit insofern, als „dieser Teil der Arbeit vom Arbeitenden an sich selbst oder anderen Arbeitenden geleistet wird" [36].

Die Rolle der Pflegekraft besteht nach dem modifizierten Pflegemodell darin, im Verlauf des Pflegeprozesses gemeinsam mit dem Patienten dessen Gesundheitsprobleme zu lösen. Zu diesem Zweck muß die Pflegekraft sich ihrer selbst, ihrer eigenen Gefühle, Wertvorstellungen, Motivationen und Handlungen bewußt sein und verstehen, warum sie sich in einer bestimmten Situation so und nicht anders verhält. Sie muß sich selbst akzeptieren und ihre Fähigkeiten und Fertigkeiten realistisch einschätzen. Sie muß ein Bewußtsein davon entwickeln, wie sie selbst die Aktivitäten des Lebens ausführt, von welchen Faktoren diese Aktivitäten beeinflußt oder beeinträchtigt werden, und wie sie damit fertig wird [37]. Erst das Wissen von der eigenen Person, den persönlichen Stärken und Schwächen ermöglicht es der Pflegekraft, eine helfende bzw. therapeutische Beziehung zum Patienten aufzubauen und ihn als den zu akzeptieren, der er ist.

5.2.2 Die Rolle des Patienten – ein Aspekt seines Selbst-Konzepts

Wie sich das Selbst-Konzept der Pflegekraft in der Interaktion mit dem Patienten offenbart, so offenbart sich auch dasjenige des Patienten in der Art, wie er sich der Pflegekraft und den Mitgliedern anderer Gesundheitsberufe gegenüber verhält. Er bringt darin seine bisherigen Erfahrungen mit dem Gesundheitssystem und den verschiedenen Gesundheitsberufen sowie seine Einstellung sich selbst und seinem Körper gegenüber zum Ausdruck.

Die klassische Patientenrolle, wie sie im Zusammenhang mit der Entwicklung der Medizin gewachsen ist, kann als eine inaktive bezeichnet werden. Nach dem in der Medizin vorherrschenden Maschinenmodell wird der Patient zum Objekt ohne sinnliche, psychische, soziale oder körperliche Erfahrungen degradiert, ihm wird die Verantwortung für sein Tun entzogen [2]. Diese Haltung wird in der Regel von der Pflegekraft übernommen [27]. Sie drückt sich beispielsweise darin aus, daß die Pflegekraft von vornherein weiß, was gut für den Patienten ist und was nicht. Begünstigt wird die kritiklose Übernahme des Bildes der Patientenrolle durch die im Krankenhaus wirkenden Organisationsprinzipien, nach denen die Pflege einen reibungslosen Arbeitsablauf zu garantieren hat. Ihre Aufgabe kann laut BISCHOFF so interpretiert werden, daß sie den Patienten für die Zwecke der Institution und Medizin anzupassen und verfügbar zu machen hat, was mit einem Patienten, der sich in die passive Rolle fügt, leichter geht [4].

> Erst im Zusammenhang mit dem Pflegeprozeß wird über die Veränderung der Patientenrolle nachgedacht. Der Patient trägt nun aktiv zu seiner Gesundung bei, indem er in die Entscheidungsprozesse und Handlungsabläufe des Pflegeprozesses einbezogen wird.

Inwieweit seine aktive Rolle in der konkreten Situation realisiert werden kann, ist sicher auch eine Frage sowohl der Einstellung des Patienten als auch seiner Handlungsspielräume und der institutionellen Rahmenbedingungen. Es wird nach wie vor Patienten geben, die sich in der passiven Rolle wohl fühlen oder sich objektiv nicht in der Lage sehen, aktiv auf den Gesundungsprozeß einzuwirken, z. B. aufgrund fehlenden Wissens, mangelnder Fähigkeiten/Fertigkeiten, des Nichtakzeptierenkönnens ihres Gesundheitszustandes, fehlender finanzieller Ressourcen oder aufgrund des Fehlens eines gut funktionierenden sozialen Netzes wie Familie, Freundes- und Nachbarschaftskreis.

5.3 Interaktion und Kommunikation

Wie gezeigt, wirken auf die Patienten- und Pflegekraft-Rollen institutionelle Zwänge ein, die Einfluß auf die jeweiligen Selbst-Konzepte und die Ausübung der jeweils zugewiesenen Rollen haben. Die in der theoretischen Begründung zum Pflegeprozeß konzipierte „aktive" Rolle des Pa-

tienten sowie die „eigenverantwortliche" Rolle der Pflegekraft stehen häufig im krassen Widerspruch zur erfahrbaren Realität.

Im Prozeß der Interaktion zeigt sich, inwieweit beide in der Lage sind, sich in der neuen Rolle zurechtzufinden. Im Zusammenhang mit dem modifizierten Modell ist behauptet worden, daß die Pflegekraft sich zunächst einmal ihrer selbst bewußt sein muß, um den Patienten als eigenständig denkenden und handelnden Menschen akzeptieren zu können. Dies gilt umgekehrt auch für den Patienten. Sich seiner selbst bewußt zu sein, erlaubt beiden, eine Beziehung zum anderen aufzunehmen oder aufzubauen. So sagt KING [16]:

„Der Prozeß der Interaktion zwischen zwei oder mehreren Menschen stellt sich dar in einer Sequenz von verbalen und nonverbalen Verhaltensweisen, die zielgerichtet sind. In der spezifischen Situation bringt jedes Individuum (z. B. die Pflegekraft, aber auch der Patient) sein persönliches Wissen, seine Bedürfnisse, Ziele, Erfahrungen, Wahrnehmungen sowie vergangenen Erfahrungen ein, die Einfluß auf die Interaktion haben."

Interaktionen erfolgen in den unterschiedlichsten Situationen. So gestaltet sich die Interaktion zwischen Pflegekraft und Patient auf einer Intensivstation anders als auf einer peripheren Station oder im häuslichen Milieu. Unabhängig von der Situation aber kann davon ausgegangen werden, daß beide bestimmte Absichten und Ziele haben, wenn sie aufeinandertreffen. Wenn der Zweck der Interaktion in einer gegebenen Pflegesituation darin besteht, daß die Pflegekraft den Patienten unterstützt, seine Gesundheitsprobleme oder -anliegen zu bewältigen, ist es erforderlich, daß beide sich über die anzustrebenden Ziele austauschen. Indem sie dies tun, bauen sie eine Beziehung zueinander auf. Diese Beziehung sollte als eine wechselseitige betrachtet werden, in der das Verhalten des einen das des anderen beeinflußt. Das Ziel der Interaktion muß immer wieder neu zur Disposition gestellt und verhandelt werden. Um eine Beziehung zu erreichen, bei der sich beide Partner wechselseitig beeinflussen, ist es erforderlich, daß sich alle an der Interaktion beteiligten Personen aktiv und engagiert einbringen.

Kommunizieren heißt Informationen, Gedanken, Meinungen und Haltungen austauschen. Den betreffenden Interaktionspartnern steht dabei die Möglichkeit offen, das Schwergewicht auf die verbalen, also sprachlichen oder nonverbalen Äußerungen wie Mimik, Gestik, Körperausdruck usw. zu legen. Im Krankheitsfall oder im Fall einer körperlichen Beeinträchtigung bzw. Behinderung kann es jedoch dazu kommen, daß die Kommunikation auf das Nonverbale beschränkt ist, was dem anderen ein hohes Maß an Sensibilität abverlangt.

In der heutigen Pflege wird die Bedeutung der Kommunikation in bezug auf die Beziehung Patient – Pflegekraft zwar betont, doch wird auf den Erwerb von Kommunikationsfähigkeiten in Form von Kommunikationstechniken wie aktives Zuhören, Reflektieren oder Spiegeln, Konfrontieren, Bestätigen usw. bislang wenig Wert gelegt. Diese Fähigkeiten werden als natürlich gegebene vorausgesetzt bzw. im Krankenhausalltag wenig abgefordert, da hier die Ansicht vorherrscht, daß *mit dem Patienten sprechen* keine Arbeit sei. Das Wissen über Kommunikationsprozesse und der Einsatz solcher Kommunikationsfertigkeiten ist aber eine Voraussetzung für die therapeutische Kommunikation und damit für eine effektive Interaktion, wie sie im Pflegeprozeß angestrebt wird [15, 37].

Die Beziehung zwischen Pflegekraft und Patient, so wie sie im Pflegeprozeß aufgebaut wird, verläuft in vier Phasen [25],

▷ Phase der **Orientierung** – Patient und Pflegekraft treffen aufgrund eines vom Patienten empfundenen Gesundheitsproblems zusammen, d. h., es liegt erstens ein Problem vor, und zweitens wird professionelle Hilfe zur Lösung desselben gesucht;

▷ Phase der **Identifikation** – der Patient hat seine ersten Eindrücke der Situation klären können und weiß, was ihm geboten wird. Er kann auf die angebotene Hilfe der verschiedenen Personen selektiv reagieren;

▷ Phase der **Nutzung** – sie setzt voraus, daß der Patient sich in der Beziehung zu einer Pflegekraft verstanden und angenommen fühlt. Dies versetzt ihn in die Lage, die verfügbaren Dienste in Anspruch zu nehmen;

▷ Phase der **Ablösung** – wenn die Probleme gelöst sind und den Bedürfnissen des Patienten entsprochen worden ist, erfolgt die Loslösung von der Hilfe der Pflegekraft. Diese Phase kann als eine befreiende verstanden werden, insofern als der Patient nicht mehr auf die professionelle Hilfe angewiesen ist.

5.4 Das Copingverhalten von Patient und Pflegekraft

Das Erfahren, Erleben oder Erleiden einer gesundheitlichen Beeinträchtigung kann vom Individuum als eine Gefährdung seiner persönlichen Integrität und als Streßsituation empfunden werden, die er mit den ihm zur Verfügung stehenden Möglichkeiten beseitigen muß. Zur Kritik des ROPERschen Modells ist deshalb gesagt worden, daß Streß hier als etwas aufgefaßt wird, worauf der Patient nur zu reagieren habe. Er kann nach diesem Modell bei der Bewältigung der von ihm erlebten Streßsituationen auf körperliche Anpassungsreaktionen vertrauen, wie sie etwa vom Immunsystem geleistet werden, und die zur Herstellung eines körperlichen Gleichgewichts, der Homöostase, beitragen. Darüber hinaus stehen ihm Reaktionen zur Verfügung, die ihn sein seelisches Gleichgewicht wiederfinden lassen, die sogenannten „geistigen Mechanismen". Dies sind Mechanismen, die der Körper in Gang setzt, wenn es zur Überschreitung der Streß-Toleranzgrenze des betreffenden Menschens kommt.

In bezug auf die Rolle des Patienten, die sowohl im Pflegeprozeßmodell als auch im ROPERschen Modell als eine primär *aktive* beschrieben wird, erscheint ein derart verkürzter Streß- und somit Copingbegriff als unzureichend. Der Patient *reagiert* hier lediglich auf die Situationen, anstatt *aktiv einzugreifen*. Auch ist es problematisch, Streß und Coping nur mit Blick auf den Patienten zu betrachten. Statt dessen müssen sowohl die Situation, in der eine als streßvoll erlebte Gesundheitsbeeinträchtigung bewältigt werden soll, als auch die in der Situation handelnden Menschen ins Blickfeld gerückt werden.

Das Begriffspaar *Streß* und *Coping* stellt ebenso wie der Begriff *Selbst-Konzept* ein weiteres wichtiges Konzept dar. Damit die von Patient und Pflegekraft formulierten Ziele erreicht werden können, ist es wichtig zu wissen, welche Situation als Streß erlebt wird und über welche Copingstrategien der Patient bzw. die Pflegekraft in der gegebenen Situation verfügen.

In Anlehnung an LAZARUS wird unter Streß die Auseinandersetzung eines Menschen mit bestimmten Umweltbedingungen verstanden, wobei die auslösenden Bedingungen und die ent-

sprechenden Reaktionen nicht losgelöst vonein-
ander gesehen werden können. Als streßrelevante
Beziehungen bezeichnet er solche, die bewertet
werden als [17]:
- Schädigung/Verlust
- Bedrohung
- Herausforderung

So kann z. B. die Pflege eines lebensbedrohlich
erkrankten Patienten von einer Pflegekraft als bedrohlich und von einer anderen als etwas erlebt
werden, das zum beruflichen Alltag gehört. Die
Beziehung zwischen Personen und Umwelt, die
sich in der Bedrohung äußert, stellt nach LAZA-
RUS ein Gleichgewicht der Kräfte zwischen Anforderungen und Fähigkeiten dar, wobei die Anforderungen der Umwelt bei der ersten Pflegekraft offenbar ihre Fähigkeiten übersteigen.

Wie ein Mensch auf Streß reagiert und ihn bewältigt, hängt nicht zuletzt von seiner **Bewertung
der Streßsituation** ab. LAZARUS unterscheidet zwischen der primären und sekundären Bewertung.
Die **primäre Bewertung** bezieht sich darauf, wie
die Situation erlebt und in Hinblick auf das
Wohlbefinden der betreffenden Person interpretiert wird, z. B. als irrelevant, günstig/positiv oder
als stressend. Wird die Situation als stressend bewertet, kann sie in den oben beschriebenen drei
Formen auftreten. Die **sekundäre Bewertung** hingegen bezieht sich auf die verfügbaren Bewälti-
gungsfähigkeiten und -möglichkeiten *(coping re-
sources and options)*. Beide Bewertungsformen
sind zeitlich nicht aneinander gebunden, müssen
also nicht nacheinander ablaufen, stehen aber in
einem wechselseitigen Verhältnis, insofern als die
eine Form der Bewertung die andere beeinflußt
und umgekehrt. Darüber hinaus kommt es aufgrund der Reflexion des Bewältigungsprozesses
zu einer Neueinschätzung und Neubewertung
der Situation. Coping ist mithin ein fortlaufender
Prozeß. Nach LAZARUS gibt es vier Arten der Bewältigung:
- die Informationssuche,
- die direkte Aktion (Handlung),
- die Aktionshemmung,
- intrapsychische Formen der Bewältigung, wie
  z. B. die der Verleugnung, Rationalisierung,
  Projektion u. a. m.

Welche Art der Bewältigung ein Mensch in einer
konkreten Situation vorzieht, wird von verschiedenen Faktoren beeinflußt, wie etwa vom Grad
der Ungewißheit oder auch Mehrdeutigkeit der
Situation, vom Grad der Bedrohung, vom Vorliegen von Konflikten und vom Grad der Hilflosigkeit.

Bezogen auf die Pflegesituation laufen Coping-
prozesse sowohl bei der Pflegekraft als auch beim
Patienten ab. Steht für letzteren die Bewältigung
der Gesundheitsbeeinträchtigung im Vordergrund, muß die Pflegekraft die durch den Patienten an sie gestellten Anforderungen mit denen
ihrer Arbeitssituation in Einklang bringen und in
irgendeiner Form bewältigen. Für die Erreichung
des Ziels ist erheblich, daß und wie beide mit der
Situation fertig werden. Beide können sich in ihren Bemühungen, die Situation zu meistern, sowohl gegenseitig hemmen als auch fördern.

6 Zusammenfassung

Im Mittelpunkt des modifizierten Pflegemodells steht das **Konzept des Selbst**, wie es
die beteiligten Personen vor dem Hintergrund ihrer Lebenserfahrung und -erwar-
tung entwickelt haben und entwickeln.
Dabei offenbaren die an einer Pflegesituation beteiligten Personen ihre jeweiligen
Selbst-Konzepte in der Interaktion. Die
Pflegekraft entnimmt, wenn sie im Rahmen der Pflegeanamnese anhand der **Aktivitäten des Lebens** den individuellen Pflege-
bedarf eines Patienten einschätzt, seinen
Aussagen, wie, wann und unter welchen
Bedingungen er die ALs ausführt, welchen
Wert er den einzelnen Aktivitäten beimißt
und welchen Stellenwert die einzelnen ALs
in seinem Leben haben. Zusammengenom-
men erlauben diese Informationen, sich ein
Bild vom Selbst-Konzept des Patienten zu
machen.

So kann die Pflegekraft etwa bei der Aktivität *„für seine persönliche Hygiene sorgen und sich kleiden"* erfahren, welches
Körperbild der Betreffende hat, welche Beziehung er also zu seinem Körper hat. Informationen aus dem Bereich der Aktivität
*„arbeiten und sich in der Freizeit beschäf-
tigen"* können Hinweise darauf geben,
wieweit der Patient in der Lage ist, die verschiedenen sozialen Rollen den gesellschaftlichen Normen entsprechend auszuführen. Das Selbst-Konzept des Patienten
hat demnach Einfluß darauf, wie er die
Aktivitäten des Lebens ausführt, welche

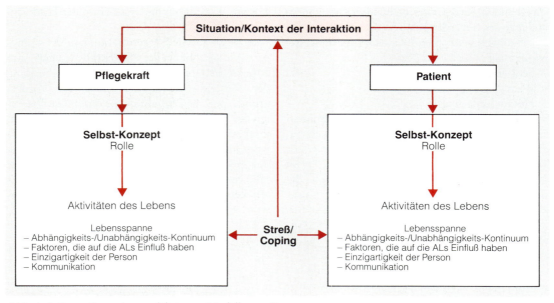

Abb. 1-4. Darstellung des modifizierten Modells von Roper.

Faktoren (z. B. physische, psychische, soziokulturelle, ökonomische usw.) ihn dabei beeinflussen oder beeinträchtigen und wie abhängig bzw. unabhängig er ist.

Letzteres hängt nicht zuletzt davon ab, was sich der Patient selbst zutraut und welche Fähigkeiten er entwickelt, mit bestimmten Situationen umzugehen. Insofern kann man sagen, daß in einer spezifischen Situation, in der bestimmte gesundheitliche Beeinträchtigungen vorliegen, die geplanten oder gewählten **Copingstrategien** maßgeblich vom Selbstkonzept des Patienten sowie von den gesellschaftlichen Rahmenbedingungen und der jeweiligen Situation abhängig sind. Die Berücksichtigung dieser zentralen Aspekte ist — wie ausgeführt — bei der Planung der individuellen Pflege und bei der gemeinsamen Festlegung der anzustrebenden Ziele unabdingbar. Darüber hinaus muß das Selbst-Konzept des Patienten auch bei der durchgeführten Pflege stets reflektiert werden.

Im Rahmen dieser Prozesse steht aber nicht nur das Selbst-Konzept des Patienten zur Disposition, sondern auch das der Pflegekraft. Ihr Selbst-Konzept stellt zwangsläufig den Bezugsrahmen dar, innerhalb welchem sie im Laufe des Pflegeprozesses das Verhalten des Patienten und seine Informationen einschätzt und bewertet und wonach sie ihr Verhalten ausrichtet. Umgekehrt bewertet der Patient das Verhalten der Pflegekraft wiederum nach seinem Selbst-Konzept. Für den Pflegeprozeß ist von Bedeutung, wieweit es der Pflegekraft und dem Patienten gelingt, das Verständnis für den jeweils anderen, für seine Situation, seine Möglichkeiten und Fähigkeiten zu entwickeln und für die Pflege nutzbar zu machen. Diese Zusammenhänge werden in Abbildung 1-4 dargestellt.

Literatur

[1] Aggleton, P., H. Chalmers: Nursing models and the nursing process. MacMillan Education Ltd., Houndsmills—Basingstoke—Hampshire—London 1987.

[2] Bartholomeyczik, S., E. Bartholomeyczik: Der Patient in den Institutionen des Gesundheitswesens. In: Geissler, B., P. Thoma (Hrsg.): Medizinsoziologie. Einführung in ihre Grundbegriffe und Probleme. Campus, Frankfurt 1975.

[3] Bischoff, C.: Frauen in der Krankenpflege. Zur Entwicklung von Frauenrolle und Frauenberufstätigkeit im 19. und 20. Jahrhundert. Campus, Frankfurt 1984.

[4] Bischoff, C.: Hat die „patientenorientierte Pflege" Durchsetzungschancen? In: Jahrbuch für kritische Medizin 11, Argument-Verlag, Berlin, S. 97—114.

[5] Chalmers, A. F.: Wege der Wissenschaft. Einführung in die Wissenschaftstheorie. Springer, Berlin–Heidelberg–New York–Tokyo 1986.

[6] Chinn, P. L.: Nursing Theory Development: Where we have been and where we are going. In: Chaska, N. L. (ed.): The Nursing Profession. A Time to Speak. McGraw-Hill Book Comp., New York 1983.

[7] Chinn, P. L., M. K. Jacobs: Theory and nursing – a systematic approach. 2nd ed., Mosby Comp., St. Louis–Washington–Toronto 1987.

[8] Doenges, M., M. Moorhouse: Nurse's Pocket Guide: Nursing Diagnosis with Interventions. F. A. Davies Comp., Philadelphia 1985.

[9] Erben, R., P. Franzkowiak, E. Wenzel: Die Ökologie des Körpers. Konzeptuelle Überlegungen zur Gesundheitsförderung. In: Wenzel, E. (Hrsg.): Die Ökologie des Körpers. Suhrkamp TB, Frankfurt/M. 1986.

[10] Fuchs, W., R. Klima, R. Lautmann, O. Rammstedt, H. Wienold: Lexikon der Soziologie, rororo TB, Reinbek 1977.

[11] Griffith-Kenney, J. W., P. J. Christensen: Nursing process. Application of theories, frameworks and models. Mosby Comp., St. Louis–Toronto–Princeton 1986.

[12] Großkurth, P.: Arbeit und Persönlichkeit: Berufliche Sozialisation in der arbeitsteiligen Gesellschaft, Rowohlt, Reinbek 1979.

[13] Harsdorf, H., W. Raps: Krankenpflegegesetz und Ausbildungs- und Prüfungsverordnung für die Berufe in der Krankenpflege. Heymanns, Köln––Berlin–Bonn–München 1986.

[14] Henderson, V., G. Nite: The principles and practice of nursing. 6th ed., MacMillan Publishing Co., Inc., New York 1978.

[15] Kasch, C. R.: Interpersonal competence and communication in the delivery of nursing care. In: Advances in Nursing Science, Vol. 6 (1984) 71–88.

[16] King, I. M.: A theory for nursing. Systems, Concepts, Process. Wiley & Sons, New York–Chichester–Brisbane–Toronto–Singapore 1981.

[17] Lazarus, R. S., R. Launier: Streßbezogene Transaktionen zwischen Person und Umwelt. In: Nitsch, J. R. (Hrsg.): Streßtheorien, Untersuchungen, Maßnahmen. Huber, Bern–Stuttgart–Wien 1981.

[18] Logan, W. W., zit. in: Cowens, S.: Care plan for a woman with an ectopic pregnancy, based on Roper's Activities of Living Model. In: Webb, Ch. (ed.): Women's Health. Midwifery and Gynaecological Nursing. Hodder and Stoughton, London–Sydney–Auckland–Toronto 1986.

[19] Long, B. C., W. J. Phipps: Essentials of medical-surgical nursing. A nursing process approach. Mosby Comp., St. Louis–Toronto–Princeton 1985.

[20] Marriner, A.: Nursing theorists and their work. Mosby Comp., St. Louis–Toronto–Princeton 1986.

[21] Meleis, A. I.: Theoretical nursing. Development and progress. Lippincott, Philadelphia–London–Mexico City 1985.

[22] Mischo-Kelling, M.: Das Arbeitsbewußtsein von Krankenschwestern – eine empirische Untersuchung mit qualitativen Methoden. Unveröffentlichte Diplomarbeit, Hamburg 1985.

[23] Newman, M. A.: The continuing revolution: A history of nursing science. In.: Chaska, N. L. (ed.): The Nursing Profession. A Time to Speak. McGraw-Hill Book Comp., New York 1983.

[24] Pearson, A., B. Vaughan: Nursing models for practice. Heinemann nursing, London 1986.

[25] Peplau, H.: Interpersonal relations in nursing. A conceptual frame of reference for psychodynamic nursing. Putnam's Sons, New York 1952.

[26] Prokop, U.: Weiblicher Lebenszusammenhang. Von der Beschränktheit der Strategien und der Unangemessenheit der Wünsche. Suhrkamp, Frankfurt/M. 1976.

[27] Rein, Th.: Thesen zur Krankenpflege. In: Jahrbuch für kritische Medizin 11, AS 131. Argument, Berlin (1986) 90–96.

[28] Roper, N., W. W. Logan, A. J. Tierney: The elements of nursing. First ed., Churchill Livingstone, Edinburgh–London–Melbourne–New York 1980.

[29] Roper, N., W. W. Logan, A. J. Tierney: A nursing model. In: Nursing Mirror, May 25th (1983) 17–19.

[30] Roper, N., W. W. Logan, A. J. Tierney: The elements of nursing. 2nd ed., Churchill Livingstone, Edinburgh – London – Melbourne – New York 1985.

[31] Roper, N., W. W. Logan, A. J. Tierney: Nursing models: A process of construction and refinement. In: Kershaw, B., J. Salvage (eds.): Models for Nursing. Wiley & Sons, Chichester–New York–Brisbane–Toronto–Singapore 1986.

[32] Roper, N., W. W. Logan, A. J. Tierney: Die Elemente der Krankenpflege. Recom, Basel 1987.

[33] Roy, C.: Introduction to nursing: An adaptation model. Prentice-Hall Inc., Englewood Cliffs, N. J. 1976.

[34] Roy, C., Sh. L. Roberts: Theory construction in Nursing. An adaptation model. Prentice-Hall Inc., Englewood Cliffs, N. J. 1981.

[35] Steppe, H.: Ganzheitliche Krankenpflege. In: Dr. med. Mabuse, Heft 51, 12. Jg., 1987, S. 18–21.

[36] Strauss, A., S. Fagerhaugh, B. Suczek, C. Wiener: Gefühlsarbeit. Ein Beitrag zur Arbeits- u. Berufs-

soziologie. In: Kölner Zeitschrift für Soziologie und Sozialpsychologie, 32. Jg., 1980, 629–651.

[37] Sundeen, S. J., G. W. Stuart, E. D. Rankin, S. A. Cohen: Nurse-Client Interaction. Implementing the nursing process. Mosby Comp., St. Louis–Toronto–Princeton 1985.

[38] Thompson, J. M., G. K. McFarland, J. E. Hirsch, S. M. Tucker, A. C. Bowers: Clinical Nursing, Mosby Comp., St. Louis–Toronto–Princeton 1986.

[39] Tschamler, H.: Wissenschaftstheorie. Eine Einführung für Pädagogen. Klinkhardt, Bad Heilbrunn 1983.

[40] Uexküll, Th. v., W. Wesiack: Wissenschaftstheorie und Psychosomatische Medizin, ein bio-psycho-soziales Modell. In: v. Uexküll et al. (Hrsg.): Psychosomatische Medizin, 3. Aufl., Urban & Schwarzenberg, München–Wien–Baltimore 1986.

[41] WHO: „Gesundheit 2000": Einzelziele für „Gesundheit 2000". Kopenhagen 1985.

[42] Wittneben, K.: Der Pflegeprozeß im Spannungsfeld zwischen Pflegewissenschaft und Pflegepraxis. In: Deutsche Krankenpflegezeitschrift 5 (1988) 338–342.

[43] Yura, H., M. B. Walsh: The nursing process – assessing, planning, implementing, evaluation. 4th ed., Appleton-Century-Crofts, Norwalk 1983.

[44] Zimmerman, D. H., M. Pollner: Die Alltagswelt als Phänomen. In: Weingarten, E., F. Sack, E. Schenkein (Hrsg.): Ethnomethologie – Beiträge zu einer Soziologie des Alltagshandelns. Suhrkamp, Frankfurt 1979.

Zusammenstellung der in Pflegeplänen benutzten Abkürzungen:

KH	= Krankenhaus	HI	= Herzinfarkt
AL	= Aktivitäten des Lebens	KG	= Krankengymnastin
AT	= Atemtherapie	AF	= Atemfrequenz
Whg	= Wohnung	US	= Unterschenkel
OS	= Oberschenkel	MS	= Magensonde

2 Krankheiten des Herzens

G. Hennersdorf

Auf Grundlage einer kurzen Wiederholung der anatomischen und physiologischen Gegebenheiten informiert dieses Kapitel über:

▷ die wichtigsten Untersuchungsmethoden, besonders Messung des Pulses und Blutdrucks;

▷ die wichtigsten angeborenen und erworbenen Erkrankungen des Herzens mit ihren grund-
  legenden Behandlungsprinzipien;

▷ die koronare Herzkrankheit als Vorbote des Herzinfarktes, der zu den häufigsten Todesursachen in der westlichen Welt gehört und dem durch Vermeiden der Risikofaktoren vorge-
  beugt werden kann;

▷ spezielle kardiologische Behandlungsmethoden, bei denen häufig assistiert werden muß und
  zu denen die meisten Fragen von Patienten und Angehörigen auch an das Pflegepersonal
  gestellt werden.

I Allgemeiner Teil

Das Herz stellt nicht nur durch seine Lage, sondern auch durch seine Funktion das zentrale Organ des Organismus dar. Durch seine Aktion
setzt es das Blut in Bewegung, welches Sauerstoff
und andere Stoffe zu den Organen transportiert
und von dort Kohlensäure und Stoffwechselend-
produkte wieder mit zurücknimmt. Schlägt das
Herz nicht mehr, sistiert die Atmung, und es tritt
der klinische Tod ein. Das Herz ist aber nicht nur
im organischen Sinn das Zentrum, sondern es gilt
auch als Sitz der Gefühle, und seine Erkrankungen haben für den Patienten eine tiefgreifende
somatische sowie psychosoziale Bedeutung.

1 Aufbau und Funktion des Herzens

1.1 Anatomie

Das menschliche Herz ist eine Muskelpumpe (Hohlmuskel), die sich während der embryonalen Entwicklung des Herz-Kreislauf-Systems aus dem venösen und
arteriellen Gefäßrohr differenziert. Im Verlauf komplizierter Drehungen kommt es zur Unterteilung in ein
rechtes und ein linkes Herz mit Vorhof und Kammer
(Atrium und Ventrikel). Die beiden Herzhälften sind
durch die bindegewebige Vorhof- und zum Teil muskuläre Kammerscheidewand (Septum) geteilt. Das Or-

gan liegt im Brustraum mittelständig, wobei es die Mittellinie links mehr als rechts überragt. Es füllt das sog.
vordere untere Mediastinum aus und liegt in einem
bindegewebigen Sack, dem Perikard. Darauf folgt der
eigentliche Muskel, das Myokard, dem auf der Innenseite wiederum eine bindegewebige Schicht anliegt, das
Endokard. Dieses hat direkt mit dem Blut Kontakt.
Das Endokard bildet die Herzklappen.

Während das rechte Herz das aus dem
Körper zurückströmende venöse, sauerstoffarme Blut in die Lungen befördert,
pumpt das linke Herz arterielles, sauerstoffreiches Blut in den Körperkreislauf
(Abb. 2-1).

Die Muskulatur der Vorhöfe ist schwächer als die der
Ventrikel, diejenige des rechten Ventrikels ist schwächer als die des linken Ventrikels. Der Kammermuskel
besteht aus mehreren Muskellagen, die zum Teil ringförmig, zum Teil spiralig verlaufen. Die innere Lage
verteilt sich in das Trabekelwerk und die durch Seh-
nenfäden mit den Herzklappen verbundenen Papillar-
muskeln. Die Vorhofmuskulatur ist dagegen normalerweise glattwandig und für die Aufnahme von größeren
Blutmengen geeignet. Zwischen die einzelnen Herzanteile sind zur Erzielung eines gerichteten Blutstroms
Klappenventile geschaltet, Atrioventrikularklappen

(AV-Klappen) sowie Taschenklappen: die **Trikuspidal-** oder dreizipflige AV-Klappe zwischen rechtem Vorhof und rechter Kammer, die **Pulmonalklappe** (Taschenklappe) zwischen rechter Kammer und Lungenschlagader, die Mitral- oder zweizipflige AV-Klappe zwischen linkem Vorhof und linkem Ventrikel, die Aortenklappe (Taschenklappe) zwischen linkem Ventrikel und der Aorta.

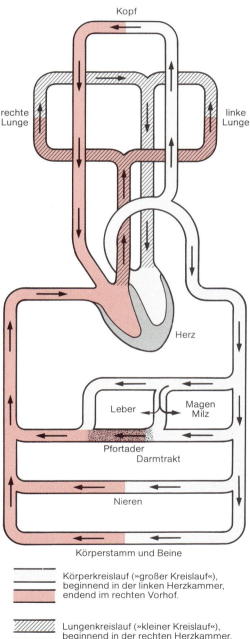

Abb. 2-1. Schema des Blutkreislaufes.

> Den Kontraktionsvorgang, der die Pumpleistung erbringt, nennen wir **Systole**, den Erschlaffungsvorgang **Diastole**.

Während der Systole wird das Blut durch die geöffneten Aorten- und Pulmonalklappen ausgeworfen, während der Diastole fließt es durch die geöffneten Mitral- und Trikuspidalklappen in die Ventrikel. Dies geschieht zum Teil passiv entlang einem Druckgefälle, zum Teil wird das Blut aktiv durch die Vorhofkontraktion hineingepreßt. Der Rückfluß des venösen Blutes aus dem großen Kreislauf erfolgt über die großen Hohlvenen (Vena cava superior und inferior) in den rechten Vorhof; der Rückfluß des arteriellen, sauerstoffangereicherten Blutes aus der Lunge erfolgt über die Lungenvenen in den linken Vorhof. Der venöse Rückfluß wird entgegen der Schwerkraft gefördert durch

▷ die sog. *Muskelpumpe* (s. Kap. 5)
▷ den *Atmungssog* im Thoraxraum
▷ den *Pumpenstempel-Effekt* durch Tiefertreten der AV-Klappenebene in der Kammersystole

1.2 Funktion

Das Herz ist ein automatisch tätiges Organ, bei welchem mit regelmäßigem Rhythmus Systole und Diastole abwechseln. Dies wird ermöglicht durch ein Antriebs- und Leitungssystem, das den gesamten Muskel zeitgerecht und koordiniert zur Kontraktion veranlaßt. Die Reizbildung und Reizleitung in diesem *Reizleitungssystem* des Herzens funktioniert ebenso wie im Nervensystem.

Die Impulsbildung und -weitergabe ist gekoppelt an den Kationenaustausch von Kalium und Natrium an der Zellmembran während des sog. *Aktionspotentials.* Hierbei fließen zunächst explosionsartige Natriumionen in die Zelle, während nachfolgend Kaliumionen austreten. Danach wird durch aktiven Rücktransport von Natrium nach außen und Kalium nach innen die Ruhephase durch die sog. *Repolarisation* wiederhergestellt. Es handelt sich um schwache elektrische Spannungsänderungen.

Das Reizleitungssystem ist aufgebaut aus: Sinusknoten (Impulsbildung), Atrioventrikularknoten (AV-Knoten), His-Bündel, TAWARA-Schenkel und den sich in die Ventrikelmuskulatur aufzweigenden PURKINJE-Fasern. Wie aus Abbildung 2-2 ersichtlich, bestehen zwischen dem Sinusknoten und dem AV-Knoten mehrere unspezifische Verbindungsbahnen; die Leitung des Sinusknotenreizes zum AV-Knoten erfolgt durch die Muskelfasern der Vorhöfe. Vom AV-Knoten an erfolgt die Weiterleitung des Reizes zur Kammermuskulatur durch das His-Bündel und die TAWARA-Schenkel. His-Bündel und TAWARA-Schenkel verlaufen im Ventrikelseptum.

Kopf

rechte Lunge   linke Lunge

Herz

Leber   Magen Milz

Pfortader
Darmtrakt

Nieren

Körperstamm und Beine

Körperkreislauf (»großer Kreislauf«), beginnend in der linken Herzkammer, endend im rechten Vorhof.

Lungenkreislauf (»kleiner Kreislauf«), beginnend in der rechten Herzkammer, endend im linken Vorhof.

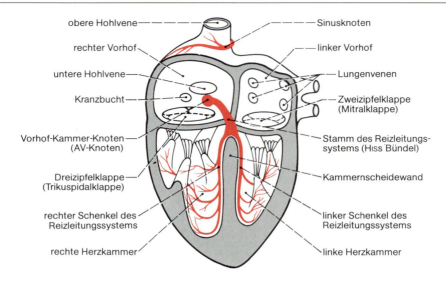

obere Hohlvene — Sinusknoten
rechter Vorhof — linker Vorhof
untere Hohlvene — Lungenvenen
Kranzbucht — Zweizipfelklappe (Mitralklappe)
Vorhof-Kammer-Knoten (AV-Knoten) — Stamm des Reizleitungssystems (His Bündel)
Dreizipfelklappe (Trikuspidalklappe) — Kammernscheidewand
rechter Schenkel des Reizleitungssystems — linker Schenkel des Reizleitungssystems
rechte Herzkammer — linke Herzkammer

Abb. 2-2. Das Reizleitungssystem des Herzens.

> Die Impulsbildung erfolgt im Sinusknoten regelmäßig, rhythmisch mit einer Normalfrequenz von ca. 70 Schlägen pro Minute und völlig automatisch.

Dieser Eigenrhythmus des Herzens unterliegt einer außerhalb des Herzens befindlichen Steuerung durch das vegetative Nervensystem und diesem übergeordnete zerebrale Kreislaufzentren, die die Herzaktion an die wechselnden Bedürfnisse des Organismus anpassen. Die beiden Anteile des vegetativen Nervensystems, der Nervus sympathicus und der Nervus parasympathicus (Nervus vagus), wirken gegensinnig.

> Während der Sympathikusnerv eine Frequenzbeschleunigung und eine Kraftsteigerung des Herzens bewirkt, kommt es unter Vaguswirkung zu einer Frequenzverlangsamung.

Die geordnete Kontraktion, die zur Pumpleistung führt, beruht auf einem spezifischen Zellenaufbau, der die sog. kontraktilen Elemente enthält.

Ähnlich wie beim Skelettmuskel bestehen diese aus den **Myofilamenten** Aktin und Myosin, die in einem Gleitsystem miteinander verbunden sind. Sie sind durch das Hinzutreten von Calcium in der Lage, ihre Länge zu verkürzen oder ihre Spannung zu erhöhen (isotonische oder isometrische Kontraktur), indem sie sich gegeneinander verschieben. Sie bilden zusammen das **Sarkomer,** das zum Außenraum durch das **Sarkolemm** abgegrenzt ist. Das Calcium tritt in die Zelle über Einstülpungen (Tubuli) während des Aktionspotentials

zusammen mit Natrium ein, es erfährt während der Repolarisation ebenfalls eine Rückbewegung, so daß der Ruhezustand wiederhergestellt wird.

Die Pumpleistung des Herzens besteht darin, den **systolischen Druck** aufzubauen und ein Blutvolumen entlang eines Druckgefälles vom Herzen bis zu den Gewebekapillaren zu bewegen. Die Kombination von Druckaufbau und Volumenverschiebung nennt man **Herzarbeit.** Der systolische Druck in den großen Arterien beträgt normalerweise **16 kPa (120 mmHg);** er fällt nach Beendigung der Auswurfphase ab, die Aortenklappen schließen sich. Damit hat die diastolische Phase begonnen, während welcher der Druck langsam bis auf ca. **10,7 kPa (80 mmHg) (diastolischer Blutdruck)** abfällt. Daran schließt sich die neue systolische Auswurfphase an. Das pro Herzschlag ausgeworfene Volumen, das sog. **Schlagvolumen,** beträgt ca. 70 ml, daraus errechnet sich ein sog. **Herzzeit-** oder **Herzminutenvolumen** von ca. 5 l/Minute (Herzzeitvolumen = Schlagvolumen × Herzfrequenz). Bei diesen Werten handelt es sich um Normal- oder Ruhewerte, die vom Organismus selbsttätig gehalten werden. Abweichungen nach oben oder unten sind außerhalb bestimmter Grenzen pathologisch.

Die schwachen elektrischen Spannungsänderungen im Reizleitungssystem und bei der Reizung und Kontraktion der Herzmuskelfasern pflanzen sich bis an die Körperoberfläche fort.

Mit einem hochempfindlichen Meßgerät lassen sich die von den Herzmuskelfasern in einer Kontraktionsphase verursachten Spannungsänderungen als Summenphänomen an der Körperoberfläche messen und in Form einer Kurve aufschreiben. Dies ergibt das sog. **Elektrokardiogramm** (s. S. 29 ff.).

1.3 Koronarkreislauf

Die Blutversorgung des Herzens bildet eine eigenständige anatomische und funktionelle Einheit. Hinter den Aortenklappen, ausgehend vom Anfangsteil der Aorta, entspringen eine rechte und eine linke Kranzarterie. Während die rechte Kranzarterie im wesentlichen das rechte Herz und die Hinterwand des linken Ventrikels versorgt, ist die linke Kranzarterie in zwei Hauptäste geteilt, die die Vorderwand und Seitenwand des linken Ventrikels versorgen. Das gesamte aus den Versorgungsgebieten der rechten und linken Kranzarterie zurückfließende Blut sammelt sich in der großen Herzvene, die sich in den rechten Vorhof ergießt.

Die Durchblutung des Herzmuskels wird von einer Reihe wichtiger Einzelfaktoren beeinflußt:

▷ systolischer Blutdruck
▷ Strömungswiderstand der Herzkranzgefäße
▷ Sauerstoffbedarf des Herzmuskels

Der Sauerstoffbedarf wiederum hängt von den Arbeitsbedingungen des Herzens ab, nämlich der Herzarbeit, der Herzfrequenz und der Kontraktionskraft. Unter vielen Bedingungen kann die Durchblutung des Herzens herabgesetzt sein: diffus durch einen allgemeinen Sauerstoffmangel, lokal durch Gefäßverengungen oder Verschlüsse bei Koronarsklerose (s. Abschnitt II, 6: Koronare Herzkrankheit).

Zusammenfassung: Das Herz ist ein automatisch tätiger Hohlmuskel mit regelmäßigem Rhythmus. Ein Herzyklus besteht aus Systole und Diastole. In der Systole wirft das Herz Blut aus (HZV = 5 l/min) und baut den arteriellen Druck auf (16/10,7 kPa; 120/80 mmHg). Die elektrische Herztätigkeit wird durch die Impulsabgabe des Sinusknotens gesichert; dieser wird durch das vegetative Nervensystem gesteuert. Die Blutversorgung des Herzmuskels geschieht über die Herzkranzgefäße, die Muskeldurchblutung wird reguliert über Blutdruck, Gefäßwiderstand und Sauerstoffbedarf.

2 Kardiologische Untersuchungsmethoden

2.1 Standard-Methoden

Zur routinemäßigen Überprüfung des Herzens bei jeder klinischen Aufnahme gehören folgende Untersuchungen, die anschließend besprochen werden:

▷ Blutdruckmessung
▷ Pulsuntersuchung
▷ Perkussion und Auskultation des Herzens und der Lungen
▷ röntgenologische Beurteilung von Form und Größe des Herzens
▷ Elektrokardiographie

2.1.1 Blutdruckmessung

Der arterielle Blutdruck wird durch das Herz erzeugt. Das Blut strömt als pro Schlag ausgeworfenes Volumen (**Schlagvolumen**) in die Aorta, wodurch die Aortenwand ausgewölbt wird. Der Einstrom des Blutes in die Aorta in der Systole erfolgt viel rascher als der Abstrom in das periphere Gefäßsystem. Daher ist der Blutdruck in der Aorta am Ende der Systole am höchsten (**systolischer Blutdruck**). Mit Abfluß des Blutvolumens in die Peripherie sinkt der Druck in der Aorta ab bis auf einen tiefsten Wert, den man als **diastolischen Blutdruck** bezeichnet. Die Aorta ist für das vom Herzen ausgeworfene Blut eine Art Speicher, aus dem das Blut langsamer und gleichmäßig abfließen kann; man spricht von *Windkesselfunktion* der Aorta.

Die Höhe des Blutdrucks ist abhängig von:
▷ Schlagvolumen
▷ Gefäßbeschaffenheit
▷ Gefäßwiderstand

Bei der Messung des Blutdrucks geht es vor allem um die Blutdruckerhöhung. Es handelt sich also nicht um eine Untersuchung des Herzens selbst, sondern um die Suche nach einem der häufigsten und wichtigsten Schadensfaktoren für das Herz: dem Bluthochdruck (s. Kap. 3: Arterielle Hypertonie).

Der normale Blutdruck beträgt 16/10,7 kPa (120/80 mmHg).

Die normalen systolischen Druckwerte schwanken zwischen 13,3 und 20 kPa (100 und 150 mmHg). Es gibt keine eindeutige Altersbeziehung, so daß die früher formulierte Größe Alter + 100 heute keine Berechtigung mehr hat.

Systolische Blutdruckwerte über 20 kPa (150 mmHg) nennen wir **Hypertonie,** unter 13,3 kPa (100 mmHg) **Hypotonie.**

Die arterielle Hypertonie (der Hypertonus; die Hochdruckkrankheit) ist eine heute sehr weit verbreitete Zivilisationskrankheit und gehört zu den wichtigsten **Risikofaktoren** des Herzinfarktes und des Schlaganfalles. Auch die diastolische Druckerhöhung über 12,7 kPa (95 mmHg) wird (diastolische) Hypertonie genannt; sie hat häufig Beziehung zu Nierenerkrankungen.

Wichtig ist auch die normalerweise 5,3 kPa (40 mmHg) betragende **Blutdruckamplitude** (Differenz zwischen systolischem und diastolischem Blutdruck). Eine Erhöhung ist meist Ausdruck einer pathologischen Schlagvolumensteigerung (Fieber, Hypertyhreose, Klappenfehler). Eine Erniedrigung entspricht dem Gegenteil, sie wird beispielsweise im Schock angetroffen (Näheres im Kap. 4: Arterielle Hypertonie und Schock. Zur Technik der arteriellen Blutdruckmessung nach RIVA-ROCCI s. Kap. 3).

2.1.2 Bewertung des Pulses

Das Tasten des Pulses war bereits für die Ärzte des klassischen Altertums eine wichtige Untersuchungsmethode zur Kreislaufbeurteilung und darüber hinaus zur Beurteilung des Gesamtzustandes des Patienten.

Arzt und Pflegekraft beurteilen bei der Prüfung des Pulses:
▷ Frequenz
▷ Rhythmus
▷ Qualität

Frequenz: Die erste Fragestellung betrifft die Herzfrequenz:

> **Der Normalbereich liegt zwischen 60 und 100 Schlägen pro Minute.**

Abweichungen müssen dem Arzt sofort gemeldet werden (Herzfrequenz unter 60/min wird als **Bradykardie**, Frequenz über 100/min als **Tachykardie** bezeichnet).

Bei unregelmäßigem Herzschlag kann man die Herzfrequenz zuverlässig nur durch Auskultation des Herzens bestimmen.

Rhythmus: Die zweite Fragestellung gilt der Regelmäßigkeit.

Extraschläge (Extrasystolen) können häufig getastet werden; sie sind in der Qualität weniger gefüllt als die Normalschläge. Der nächste folgende Normalschlag ist in der Regel kräftiger gefüllt. Die wichtige sogenannte **absolute Arrhythmie** ist durch Abwesenheit jeglicher Regelmäßigkeit zu erkennen. Hier ist zusätzlich die Messung des sog. zentralen Pulses (Herztätigkeit) durch

Auskultation notwendig, um das Verhältnis von tatsächlicher Herztätigkeit zu peripherer Wirksamkeit zu überprüfen, denn einige Herzaktionen treiben so wenig Blut in den Kreislauf, daß die Pulswelle für die Peripherie oft verlorengeht. Dadurch kommt ein Pulsdefizit zustande (s. Abschnitt II, 2: Herzrhythmusstörungen).

Qualität: Die Beurteilung der Qualität des Pulses setzt große Erfahrungen voraus. Man unterscheidet den großen und kleinen Puls (Gefäßfüllung) vom harten und weichen Puls (Gefäßbett). Der schnelle und verzögerte Puls betrifft den Anstieg der Pulskurve (Herzkraft, Klappenfehler).

2.1.3 Perkussion und Auskultation

Trotz beachtlicher Fortschritte der Medizintechnik steht am Anfang jeder Herzuntersuchung die klinische Beurteilung des Herzens mit Hilfe der Auskultation und Perkussion.

Die **Perkussion** (lateinisch percutare = schlagen, klopfen) erfolgt in der Regel nach *Finger-auf-Finger-Methode:* Mit dem im Mittel- und Endgelenk leicht gebeugten Mittelfinger einer Hand schlägt man aus dem lockeren Handgelenk heraus auf das Mittelglied des flach aufgelegten Mittelfingers der anderen Hand. Diese Methode beruht auf dem Unterschied des Klopfschalls über der lufthaltigen Lunge *(Lungenschall)* gegenüber der *Dämpfung* über dem Herzen, soweit dieses der vorderen Brustwand anliegt. Sie erlaubt, die Grenzen und damit Größe, Lage und Form des Herzens festzustellen.

Die Genauigkeit der Perkussion wird allerdings durch verschiedene zusätzliche Bedingungen sehr eingeschränkt, und so erreicht der Perkussionsbefund nicht die Zuverlässigkeit anderer Untersuchungsmethoden, wie Röntgen oder Ultraschall. Doch für die Beurteilung des Flüssigkeitsgehalts der Lunge und der Pleura (s. a. Kap. 9) stellt die Perkussion noch eine wesentliche Untersuchungsmethode dar (Lungengrenzen, Dämpfungszonen, Atemverschieblichkeit).

Zur **Auskultation** (lateinisch: auscultare = horchen) verwendet man ein Schlauchstethoskop. Unter Notfallbedingungen kann man das Herz auch direkt abhorchen, indem man das Ohr an die vordere Brustwand legt.

Verbunden mit der Herzarbeit entstehen normalerweise zwei hörbare Herztöne:
▷ Der 1. Herzton entsteht am Beginn der Systole hauptsächlich durch den Schluß *(Zuknallen)* der Klappen zwischen den Vorhöfen und Herzkammern.
▷ Der 2. Herzton entsteht am Beginn der Diastole durch den fast gleichzeitigen Schluß der Pulmonal- und Aortenklappe.

Pathologische Herzgeräusche hängen in den meisten Fällen mit Störungen der Herzklappenfunktion zusammen: Wenn das Blut durch eine verengte Klappe (Klappenstenose) gepreßt wird, entstehen rauschende oder fauchende Geräusche; ähnliche Geräusche entstehen, wenn durch eine undichte Klappe (Klappeninsuffizienz) Blut zurückströmt. Es kann zum Auftreten eines 3. Herztones kommen; dann spricht man von *Galopprhythmus*, weil die Folge der drei Töne an den Eindruck beim Galopp eines Pferdes erinnern (meist Zeichen für eine schwere Herzinsuffizienz).

Für die Analyse der Bedeutung pathologischer Herztöne ist es besonders wichtig, herauszuhören, in welcher genauen Phase der Herzaktion der Ton entsteht. Dies wird sehr erleichtert, wenn man die Geräuschphänomene mit einem empfindlichen Mikrofon aufnimmt und durch ein Gerät als Kurve aufzeichnen läßt. Diese Methode wird als Phonokardiographie bezeichnet.

2.1.4 Röntgenuntersuchung des Herzens

Das **posterior-anteriore Thorax-Röntgenbild** (p.a.-Bild) ist eine Routineuntersuchung. Es handelt sich um eine normalerweise im Stehen durchgeführte Herzfernaufnahme, bei der die Strahlrichtung den Patienten von hinten durchdringt. Der Film befindet sich vor dem Patienten (Abb. 2-3a). Die Herzgröße, der Zustand der Lungengefäße, pneumonische Infiltrationen sowie Pleuraergüsse können dabei erkannt werden. Ergänzend wird dann meist die **seitliche Aufnahme mit Speiseröhren-Breischluck** durchgeführt (Abb. 2-3b). Sie gestattet Aussagen über die Abmessungen des linken Vorhofes (wichtig bei Mitralklappenfehlern) und der Kammern sowie über die Lokalisation von Pleuraergüssen (s. Kap. 9).

Eine **Durchleuchtung** wird (selten) durchgeführt, wenn die Pulsationen des Herzens, die sog. Randbewegungen, oder wenn verkalkte Herzklappen kontrolliert werden sollen.

Eine Herzvergrößerung (Dilatation) kann im Röntgenbild sicher erkannt und ihre Veränderung im Laufe der Therapie kontrolliert werden.

Die Strahlenschutzbestimmungen müssen eingehalten werden, nach denen nur die unbedingt nötigen Röntgenuntersuchungen ohne Doppelaufnahmen oder unzulässige Wiederholungen vorgenommen werden dürfen. Bei gebärfähigen Frauen muß nach der letzten Periode gefragt und gegebenenfalls ein Schwangerschaftstest durchgeführt werden.

2.1.5 Elektrokardiogramm (EKG)

An der Körperoberfläche kann nach entsprechender Verstärkung eine Spannungsschwan-

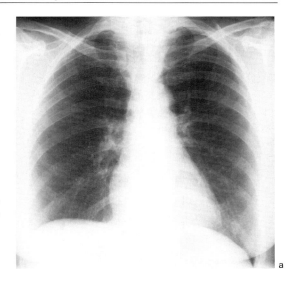

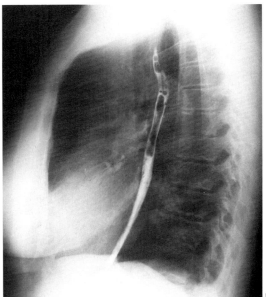

Abb. 2-3. Röntgenuntersuchung des Herzens.
a) Posterior-anteriores Thorax-Röntgenbild (p.a.-Bild).
b) Seitliche Aufnahme mit Speiseröhren-Breischluck.

kung im Verlauf der Herzaktion aufgezeichnet werden, die als Elektrokardiogramm bezeichnet wird. Es ergibt sich eine charakteristische Kurvenform, deren einzelne Abschnitte mit den Buchstaben, P, Q, R, S und T bezeichnet werden (Abb. 2-4).

Bestimmte Anteile des EKGs lassen sich bestimmten Vorgängen am Herzen zuordnen; daraus können Zeit-

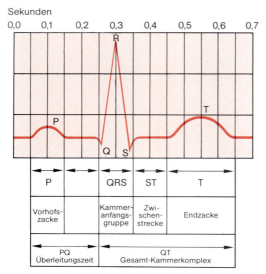

Sekunden

Abb. 2-4. Schema des normalen Elektrokardiogramms in einer peripheren Standard-Ableitung.

werte gewonnen werden, die innerhalb bestimmter Normalgrenzen liegen müssen:

P   = Vorhoferregung (Dauer 0,1 Sekunde)
PQ   = Zeit bis zur Erregung des AV-Knotens (0,2 Sekunden)
QRS = Kammerkomplex; Erregungsausbreitung in der Kammer (Q-Zacken dürfen nur in bestimmten Ableitungen auftreten)
ST   = gleichmäßiger Erregungszustand aller Kammerendteile
T   = Kammererregungsrückbildung

Eine vollständige Herzaktion besteht aus allen diesen EKG-Anteilen. Aus dem Fehlen bestimmter Anteile lassen sich wichtige Schlüsse auf die Herztätigkeit ziehen; aus Formänderungen kann man auf wichtige pathologische Veränderungen schließen.

Für die umfassende Analyse der elektrischen Herztätigkeit wird heute ein standardisiertes EKG-Registrierprogramm durchgeführt, auf das man sich international geeinigt hat.

An den vier Extremitäten und an der vorderen Thoraxwand werden Elektroden angelegt, nachdem man die Haut gesäubert, entfettet und deren Leitungsfähigkeit durch Auftragen von Kontaktpaste verbessert hat.

Extremitätenableitungen: Jeder EKG-Apparat besitzt heute ein farbiges und ein weißes Kabelbündel. Für die Extremitätenableitungen benutzt man das rote, gelbe, grüne und schwarze Kabel (Abb. 2-5):

rot   = rechter Arm
gelb   = linker Arm
grün   = linkes Bein
schwarz = rechtes Bein

Dieses Ableitungsprogramm heißt bipolares Extremitäten-EKG oder EINTHOVEN-Dreieck (EINTHOVEN 1896, holländischer Physiologe).

Durch entsprechende Schaltung des Gerätes, also ohne Veränderung der Elektrodenlage an den Extremitäten, lassen sich zusätzliche Ableitungen gewinnen, die als unipolares Extremitäten-EKG nach GOLDBERGER bezeichnet werden.

Die einzelnen Ableitungen des EINTHOVEN-Dreiecks werden mit römischen Ziffern bezeichnet:

I (rot-gelb), II (rot-grün), III (gelb-grün). Die schwarze Elektrode dient zur Stabilisierung der Null-Linie. Man kann die Ableitungsreihenfolge auch mit den Farben einer Verkehrsampel vergleichen. Die unipolaren Ableitungen werden mit dem großen Buchstaben V bezeichnet. Die unipolaren Extremitätenableitungen haben die Bezeichnungen aVR (verstärkte V-Ableitung vom rechten Arm), aVL (verstärkte V-Ableitung vom linken Arm), aVF (verstärkte V-Ableitung vom linken Fuß).

Das Standardprogramm der Extremitätenableitungen umfaßt also sechs Einzelableitungen.

Brustwandableitungen: Zur Ableitung an der Thoraxwand werden ebenfalls sechs Elektroden in bestimmter Reihenfolge angebracht. Sie werden, da es sich ebenfalls um unipolare Ableitungen handelt, mit den Buchstaben V1 bis V6 bezeichnet. Ihre Lage ist vorgeschrieben (Abb. 2-5):

V1 = 4. Interkostalraum rechts neben dem Sternum
V2 = 4. Interkostalraum links neben dem Sternum
V4 = 5. Interkostalraum in der Herzspitzenregion (Medioklavikularlinie)
V3 = in der Mitte zwischen V2 und V4
V5 = vordere Axillarlinie
V6 = mittlere Axillarlinie

Die letzten beiden Ableitungen liegen auf einer horizontalen Linie mit V4.

Das Standardprogramm des klinischen Ruhe-EKGs besteht also aus zwölf Ableitungen.

Unter bestimmten Bedingungen kann man ein erweitertes Standardprogramm schreiben (NEHB-Dreieck, zusätzliche Brustwandableitungen).

Verwendung des EKG: Das EKG ist das wichtigste diagnostische Hilfsmittel für die Erkennung und Verlaufsbeobachtung von:

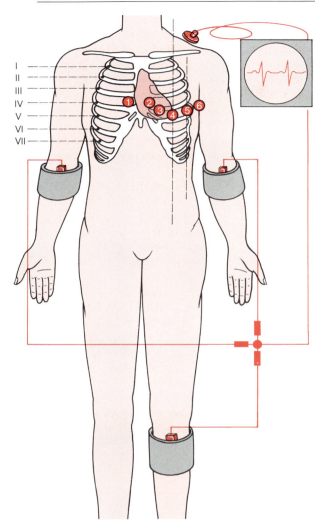

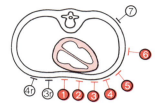

◀ *Abb. 2-5.* Lage der Extremitäten- und Brustwandableitungen.

Fahrradergometer. Die **Ergometrie** ohne fortlaufende EKG-Schreibung ist ein grundsätzlicher
Fehler.

Besonders bei der Rehabilitation, in der Ar-
beitsmedizin, der Flug- und Weltraummedizin
hat die drahtlose EKG-Überwachung (**Teleme-
trie**) eine Bedeutung gewonnen.

Das **Langzeit-EKG** (HOLTER-Monitoring) ist
durch Aufnahme auf ein Magnetband über 24
Stunden (Kassettenrecorder) zu gewinnen und
zeitgerafft abzuspielen. So erhält man Informationen, z. B. über die Herztätigkeit während des
häuslichen Alltags von Herzpatienten. Es dient
auch dem Nachweis von lebensbedrohlichen
Rhythmusstörungen und ihrer Therapiekontrolle
unter dem Einfluß der sog. Antiarrhythmika.

2.2 Spezielle Untersuchungsmethoden

Als spezielle Untersuchungsmethoden des Herzens schildern wir nachstehend zunächst Laboruntersuchungen bei Herzkranken; dabei geht es
einerseits um Elektrolytstörungen (als Folge anderweitiger schwerer Allgemeinerkrankungen,
die die Herzfunktion beeinträchtigen) sowie um
die Blutuntersuchung auf Enzyme des Herzmuskels, die bei einer Herzmuskelnekrose (Herzinfarkt) frei werden.

Bei den weiteren Untersuchungsmethoden
handelt es sich im wesentlichen um Vorunter-
suchungen vor Herzoperationen (Herzkatheteruntersuchung).

2.2.1 Laboruntersuchungen

Zum allgemeinen Routineprogramm bei allen
Patienten gehören Laboruntersuchungen wie
Blutbild, Elektrophorese, Serum-Elektrolyte (Na-
triumionen, Kaliumionen, Chloridionen) und die
Enzyme. Für den Herzpatienten sind letztere von
besonderer Bedeutung.

▷ Rhythmusstörungen des Herzens
▷ Herzinfarkt
▷ Lungenembolie
▷ Medikamenteneinfluß
Das Ruhe-EKG gehört zum Routineprogramm
der Untersuchungen bei Aufnahme eines jeden
Patienten im Krankenhaus.

Dabei muß das Standardprogramm abgeleitet
werden. Auf der Intensivstation gehört die fortlaufende EKG-Überwachung, das sog. **EKG-Mo-
nitoring** in Form besonderer Ableitungen (sog.
herznahe bipolare Extremitätenableitungen),
ebenfalls zur Routine.

Eine wichtige Verwendung findet das EKG
auch bei der sog. Belastungsuntersuchung (Ar-
beitsversuch), d. h. unter definierter und dosierter körperlicher Beanspruchung, z. B. mit dem

Serum-Elektrolyte: Von den Serum-Elektrolyten ist besonders das Kalium wichtig, weil mit Schwankungen seiner Werte lebensbedrohliche Rhythmusstörungen verbunden sein können.

Abweichungen vom Normwert sollten daher erkannt und korrigiert werden. Der normale Serum-Kaliumspiegel liegt in der Größenordnung zwischen 4,0 und 4,5 mmol/l. Besondere Beachtung verdienen Kaliumschwankungen bei gleichzeitiger Therapie mit Digitalis.

Enzyme: In der Kardiologie sind die Zellenzyme (Enzyme = Fermente; Stoffe, die die chemischen Prozesse innerhalb der Zelle steuern und nur bei Zellzerstörung in meßbarer Menge ins Blut übertreten) von sehr großer Wichtigkeit.

Für das Herz haben folgende Enzyme Bedeutung erlangt:
▷ Creatinkinase (CK)
▷ Glutamat-oxalacetat-transaminase (GOT)
▷ Lactat-dehydrogenase (LDH)

Kommt es zur Zellzerstörung, z.B. nach einem Herzinfarkt, einer sog. **Zellnekrose**, so verlassen diese Enzyme die Herzmuskelzelle und können im Blut nachgewiesen werden. Da GOT und LDH auch bei Lebererkrankungen im Blut erhöht sind, gelten sie als nicht herzspezifisch. Die CK ist zwar im Herzen besonders konzentriert, jedoch gilt sie ebenfalls nicht als herzspezifisch, denn sie kommt in großen Mengen auch im Skelettmuskel und im Gehirn vor. Dennoch sind Herzmuskelnekrosen bei Infarkt mit größter Sicherheit für eine CK-Erhöhung verantwortlich, wenn nicht Skelettmuskelzerstörungen, z.B. nach i.m.-Injektionen, hinzutreten.

CK (Normwert bis 50 mU/ml) soll bei einem Herzinfarkt in Abständen von jeweils sechs Stunden abgenommen werden, da Anstieg, Maximum und Abfall gute Hinweise auf die Infarktgröße und damit auf die Komplikationshäufigkeit zulassen.

Auch als Kontrolle der neuerdings durchgeführten Thrombolysen (Auflösungsbehandlung, s. S. 59) gilt die Creatinkinase als wichtige Meßgröße.

Neuerdings gestattet die Bestimmung der MB-CK, eines tatsächlich herzspezifischen Unterenzyms der CK, noch genauere Hinweise auf den Infarktverlauf und seine Diagnose. Der Zeitverlauf im Anstieg und Abfall der Enzyme ist unterschiedlich: Die CK ist das am frühesten nachweisbare Enzym bei Infarkt (nach 2–4 Stunden), dann folgt die GOT mit 4–6 Stunden, danach steigt die LDH mit 8–10 Stunden an. Sie ist das am längsten, noch über Tage erhöht nachweisbare Enzym.

2.2.2 Bildgebende Untersuchungen

Ultraschall-Echokardiographie (UKG): Diese Untersuchungsmethode, die sich des Ultraschall-Echo-Prinzips (Echolotverfahren, Schallreflektion) bedient, ist heute eine bei Herzkranken oft verwendete nicht-invasive Untersuchungstechnik geworden. Es gelingt dabei, Abbilder des schlagenden Herzens im eindimensionalen TM-Verfahren (TM = time motion) oder zweidimen-

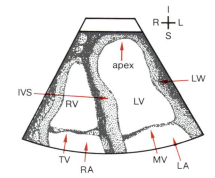

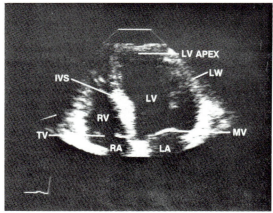

Abb. 2-6. Zweidimensionales Echokardiogramm. Im Unterschied zum eindimensionalen Echokardiogramm liefert diese Methode ein räumliches Bild. Die obenstehende Schemazeichnung erläutert die abgebildeten Strukturen. (Aus Jadonić, B., H. X. Wieser: Ein- und zweidimensionale klinische Echokardiographie. Urban & Schwarzenberg, München-Wien-Baltimore 1983.)

Abkürzungen: (RV) rechter Ventrikel; (LV) linker Ventrikel; (IVS) Kammerseptum; (LW) laterale Wand des linken Ventrikels; (TV) Trikuspidalklappe; (MV) Mitralklappe; (RA) rechter Vorhof; (LA) linker Vorhof.

sionalen Verfahren (2-D-Verfahren) zu gewinnen und auf Registrierpapier festzuhalten.

Im eindimensionalen Bild können insbesondere Strukturen des linken Ventrikels sichtbar gemacht werden, nämlich Kammerseptum, Mitralklappe, Kammerhinterwand, aber auch linker Vorhof und Aortenklappe sowie die epi- und perikardialen Strukturen. Wirklichkeitsgetreuer sind jedoch die zweidimensionalen Bilder aller vier Herzhöhlen im sog. Vierkammerblick des 2-D-Verfahrens (Abb. 2-6).

Die Methode dient zur Vorfelddiagnostik und Verlaufsbeobachtung bei Klappenfehlern, primären Herzmuskelergüssen (Kardiomyopathien), Herztumoren sowie Perikardergüssen. Der Vorteil liegt in der Zumutbarkeit und Gefahrlosigkeit für den Patienten, denn schädigende Einflüsse des Ultraschalls auf den Menschen (auch auf den Föten) sind bisher nicht nachgewiesen worden.

Als neue Entwicklung gilt die Doppler-Echokardiographie, bei der ein weiterer physikalischer Effekt (der sog. Dopplereffekt) zur Sichtbarmachung der Strömungsrichtung des Blutes dient. Besonders bei computergestützter *Farbkodierung* (Farbdoppler) können Klappen-Undichtigkeiten sichtbar gemacht werden.

Herzkatheteruntersuchung: Unter den kardiologischen Spezialuntersuchungen nimmt die Herzkatheteruntersuchung heute einen wesentlichen Platz ein, da häufig erst mit ihrer Hilfe die endgültige Diagnose zu stellen ist, und so klinische Unsicherheiten bei der Beurteilung einer Herzerkrankung beseitigt werden. Es handelt sich dabei um eine Kombination von Druckmessung im Herzen mit der röntgenologischen Darstellung aller Herzhöhlen und der Herzkranzgefäße durch eine schnell laufende Kamera mittels Kontrastmittel (Angiographie, Kinofilm-Angiographie, Koronarangiographie). Man spricht von einem *Rechtsherzkatheter* zur Druckmessung und Darstellung des rechten Herzens und der Lungenstrombahn und von einem *Linksherzkatheter,* der zur Beurteilung der Funktion des linken Herzens und zu seiner Röntgendarstellung benutzt wird. In der Regel wird dabei von der Leistenbeuge oder auch der Ellenbeuge aus der Herzkatheter unter Röntgensicht in den jeweiligen Herzteil vorgeschoben. Im Falle der Linksherzkatheterisierung und Koronarangiographie kommen zwei Methoden zur Anwendung: die Koronarangiographie nach SONES, bei der der Katheter über eine Arteriotomie vom Arm aus vorgeschoben wird, oder die Methode nach JUDKINS, bei der man den Koronarkatheter von der Leistenbeuge aus vorschiebt.

Eine solche Untersuchung, die am wachen, aber sedierten Patienten durchgeführt wird, verlangt große Erfahrung und eine gute Beherrschung der Technik, damit das unvermeidbare Risiko für den Patienten möglichst klein gehalten wird. Die gewonnenen Ergebnisse sind von großer Bedeutung für den Patienten, da

heute in aller Regel Herzoperationen ohne eine vorherige Herzkatheteruntersuchung nicht durchgeführt werden.

Neuerdings wird durch Computer-Umwandlung und besondere Verarbeitung des Röntgenbildes (digitale Subtraktionsangiographie; DSA) eine Verminderung des Untersuchungsrisikos bei besserer Bildqualität erreicht.

Dies erleichtert die Anwendung der Methode mit sehr geringen Kontrastmittelmengen.

Nuklearmedizinische Untersuchungen: Ebenfalls erst in neuerer Zeit finden Untersuchungsmethoden in der Kardiologie Verwendung, bei denen radioaktive Substanzen, sog. **Isotope**, in die Blutbahn gegeben werden. Diese reichern sich im Herz- oder Lungengewebe an und können in speziellen Sichtgeräten optisch erkennbar gemacht werden (**Szintigraphie**). Die Lungenszintigraphie dient der Darstellung von Defekten, z. B. durch Lungenembolien oder Tumoren. Die Herzszintigraphie ermöglicht die Erkennung von Infarktzonen oder durchblutungsgestörten Gebieten. Die Untersuchungen sind in gut eingerichteten nuklearmedizinischen Abteilungen möglich und gehören heute zum Routineprogramm. Sie haben aber den Vorteil, als nichtinvasive Methoden zumutbar zu sein.

Als Isotope werden vor allem Technetium-99 (^{99}Tc) sowie Thallium 201 (^{201}Tl) verwendet. Die Untersuchung verläuft als Belastungstest wie bei der Ergometrie.

3 Patientenüberwachung auf der Allgemeinstation

In der Regel sollten vor allem akut lebensbedrohlich erkrankte Patienten zur bestmöglichen Überwachung der Vitalfunktionen auf einer Intensivstation betreut werden. Doch auch eine Allgemeinstation muß in der Lage sein, die Überwachung mit einem Mindestprogramm durchzuführen; das kann angebracht oder erforderlich sein, wenn eine Intensivstation fehlt, auf der vorhandenen alles belegt ist, oder man unter mehreren Patienten eine Auswahl auf Grund von Alter, Art der Erkrankung und den Gesundungsaussichten zu treffen gezwungen ist.

Das Mindestprogramm der Überwachung besteht in regelmäßiger Überprüfung und Dokumentation von:
▷ Blutdruck
▷ Puls
▷ Atemfrequenz und evtl. Veränderungen des Atemtypus

Tabelle 2-1: Beobachtungsbogen zur Patientenüberwachung auf der Allgemeinstation.

Kardiologie
Kreiskrankenhaus Völklingen

Name: _____   Station: _____

Datum: _____   Zimmer-Nr.: _____

Zeit	Puls	RR	Tempe-ratur	ZVD	Ein-fuhr	Aus-fuhr	Bilanz	Monitor	Medikamente	Bemerkungen/Beobach-tungen

▷ Flüssigkeitsausscheidung: Urinmenge, sonstige Ausscheidungen (z. B. Erbrechen)
▷ Flüssigkeitszufuhr
▷ Bewußtseinsgrad
▷ evtl. Messung des zentralen Venendrucks

Die Kontrollabstände – meist stündlich – werden vom Arzt festgelegt.

Die Güte der Überwachung hängt ab von der personellen Situation auf der Station, vor allem dem Ausbildungsstand und der Zuverlässigkeit der überwachenden Pflegekräfte. Die Messungen müssen sorgfältig durchgeführt werden. Besonderer Wert ist auf eine übersichtliche Dokumentation, d. h. Führung eines vorbereiteten Protokolls, zu legen (Tab. 2-1 und 2-2). In diesem sollte zeitgerecht und genau der aktuelle Zustand des Patienten zu erkennen sein. Sehr wichtig ist die Flüssigkeitsbilanzierung, die meist über 24 Stunden zu berechnen ist. Hierbei müssen alle zugeführten Mengen allen ausgeschiedenen Mengen gegenübergestellt werden. Eine Bilanz, die eine Flüssigkeitsretention (zuviel Flüssigkeit im Organismus) anzeigt, heißt **positive Bilanz** (Plusbilanz), dagegen eine solche, die einen vermehr-

ten Verlust anzeigt, **negative Bilanz**. Beides kann mit dem zentralen Venendruck (ZVD) in Beziehung gebracht werden.

3.1 Venendruck

Das Kreislaufsystem ist funktionell zweigeteilt: Es werden eine arterielle Seite (Blutdruck 16/10,7 kPa (120/80 mmHg) und die venöse Seite, auf der wesentlich weniger Druck aufgebaut wird (zwischen 1,1 und 1,6 kPa [8 und 12 mmHg]), unterschieden. Die arterielle Seite des Kreislaufs dient der möglichst raschen Versorgung der Körperperipherie mit sauerstoffreichem Blut, während das venöse Gefäßgebiet der langsameren Rückführung des sauerstoffarmen Blutes zum Herzen dient. Hierbei handelt es sich um ein Sammelbecken mit hoher **Volumenkapazität**, d. h. es nimmt sehr viel mehr Volumen auf als das arterielle System, ohne daß sich der Druck wesentlich erhöht. Eine übermäßige Belastung des venösen Systems durch Volumen, sei es durch vermehrtes Trinken, durch übermäßige venöse Zufuhr oder durch verminderte Nierenausscheidung, ist an einer Zunahme des Druckes im venösen Gefäßbereich erkennbar. Er wird aber nicht in kPa oder mmHg gemessen, da seine Än-

Tabelle 2-2: Beispiel eines Beobachtungsbogens für 24 Stunden (gekürzt).

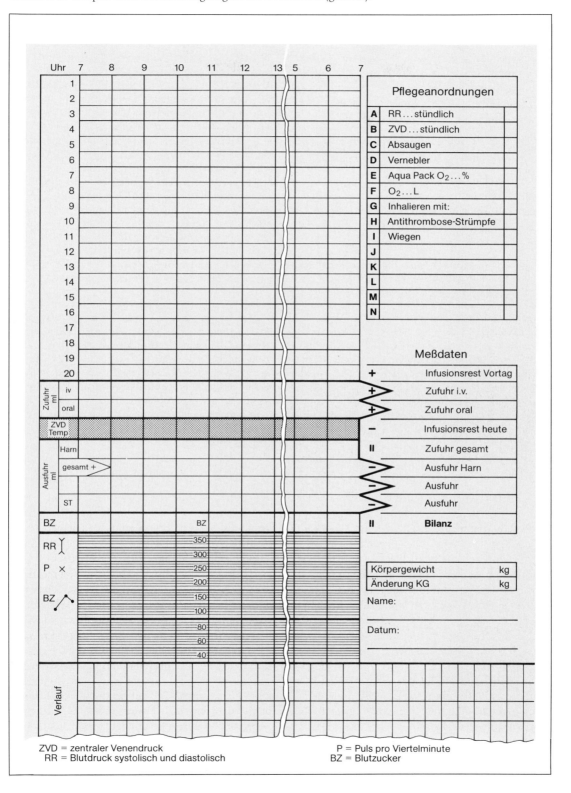

ZVD = zentraler Venendruck
RR = Blutdruck systolisch und diastolisch

P = Puls pro Viertelminute
BZ = Blutzucker

derungen dann nur gering sichtbar würden, sondern in Zentimeter Wassersäule. Es wird dabei ein Kunststoffkatheter in die obere Hohlvene eingelegt (sog. **Kavakatheter**). Damit wird der **zentrale Venendruck** gemessen. Nur diese Methode ist wirklich verläßlich, wenn bestimmte Meßbedingungen eingehalten werden. Sie ist eine der häufigsten blutigen Druckmessungen auf den Intensivstationen.

> **Normwert** des zentralen Venendrucks (ZVD): 8–10 cmH$_2$O.

Abweichungen nach unten können durch eine Hypovolämie (zu geringes Kreislaufvolumen), Abweichungen nach oben durch eine Hypervolämie oder durch eine Rechtsherzinsuffizienz hervorgerufen sein.

Technik: Die Einlegung eines handelsüblichen sog. Kavakatheters erfolgt entweder über eine periphere Vene (Vena basilica des Ellenbogengelenks) oder die Vena subclavia in die obere Hohlvene. In seltenen Fällen erfolgt auch die Punktion der Vena jugularis. In allen Fällen ist auf absolute Sterilität zu achten. Die Kontrolle der Lage der Katheterspitze muß röntgenologisch erfolgen: entweder, indem das Vorschieben unter einem Bildwandler erfolgt, oder dadurch, daß kurz nach der Beendigung der Punktion eine Thorax-Röntgenaufnahme angefertigt wird. Wenn der Katheter korrekt liegt, d. h. in der Vena cava, nicht im rechten Vorhof, wird der an seiner Austrittsstelle durch die Haut in ganzer Länge mit entsprechendem geeignetem Pflaster fixiert. Die Stichstelle selber wird steril abgedeckt.

Messung: Zur Messung des zentralen Venendrucks ist die Festlegung eines Bezugspunktes als Nullpunkt notwendig. Dies geschieht in der Regel mit einer Schublehre nach Burri, die am horizontal liegenden Patienten den Thorax-Transversaldurchmesser in einen Zwei- bzw. Dreifünftelabschnitt unterteilt. Eine weitere Möglichkeit ist die Festlegung des Nullpunktes 5 cm unterhalb des Sternums in der mittleren Axillarlinie. Nun wird die Meßlatte, auf der der mit physiologischer Kochsalzlösung gefüllte Meßschlauch angebracht ist, justiert, d. h. auf den ermittelten Nullpunkt ausgerichtet, und über einen Dreiwegehahn die Meßflüssigkeit (physiologische Kochsalzlösung) eingebracht. Der Katheter liegt richtig, und die Messung ergibt richtige Resultate, wenn
▷ die Flüssigkeitssäule rasch sinkt,
▷ Atemschwankungen sichtbar werden,
▷ geringe Pulsschwankungen vorhanden sind.

3.2 Pulmonalisdruck

Bei manchen Patienten mit Linksherzinsuffizienz ist die Messung des Pulmonalisdruckes und des Herzzeitvolumens als Maß der Förderleistung notwendig. Hierbei werden besondere Katheter (z. B. Swan-Ganz-Katheter) in die Pulmonalarterie eingelegt und fortlaufend Meßwerte gewonnen, die der therapeutischen Steuerung dienen (hämodynamische Überwachung). Dies ist aber einer Intensivstation vorbehalten.

II Spezieller Teil

1 Herzinsuffizienz

Definition

Herzinsuffizienz bedeutet: das Unvermögen des Herzens, den Durchblutungsbedarf der peripheren Kreislaufabschnitte in Ruhe oder unter Belastung zu decken.

Herzinsuffizienz ist eine Störung, die
▷ durch unterschiedliche Grundkrankheiten verursacht wird,
▷ akut auftreten kann oder sich allmählich als chronische Herzinsuffizienz entwickelt,
▷ einen mehr oder weniger stark ausgeprägten Schweregrad aufweist.
Hinsichtlich des Schweregrades unterscheidet man begrifflich zwischen kompensierter (ausgeglichener) Herzinsuffizienz einerseits oder dekompensierter (nicht mehr ausgeglichener) Herzinsuffizienz andererseits.

Bei latenter (**kompensierter**) Herzinsuffizienz sind unter Ruhebedingungen keine Symptome zu erkennen (bzw. sie ist nur mit besonderen diagnostischen Methoden wie eine Herzkatheteruntersuchung nachzuweisen). Manifest wird die Herzinsuffizienz dann erst unter mehr oder weniger starker körperlicher Belastung. In diesem Zusammenhang spricht man auch von **Belastungsinsuffizienz**.

Im Gegensatz dazu sind bei manifester (**dekompensierter**) Herzinsuffizienz schon in Ruhe die Symptome der Herzinsuffizienz offensichtlich.

In den meisten Fällen beginnt eine Herzinsuffizienz latent und wird erst nach einem Zeitraum, der Jahre betragen kann, manifest, wenn die Ausgleichsmöglichkeiten des Herzens versagen. Den Übergang von latenter in manifeste Herzinsuffizienz bezeichnet man auch als *Dekompensation*. Eine akute Herzinsuffizienz tritt als lebensbedrohliches Krankheitsbild in Erscheinung und bedarf sofortiger intensiver Behandlung; wird die akute Herzinsuffizienz überlebt, so geht sie meist in ein chronisches, oft über lange Zeit noch latentes Stadium über.

Die New York Heart Association hat 1965 eine klinisch erprobte Stadieneinteilung eingeführt, deren sich auch die WHO (Weltgesundheitsorganisation) bedient:

Stadium I: Keine subjektiv erlebte Belastungseinschränkung; nur durch Messungen mögliche Diagnose.

Stadium II: Belastungseinschränkung bei hohen überdurchschnittlichen Belastungen.

Stadium III: Belastungseinschränkung schon bei alltäglichen Belastungen.

Stadium IV: Keine Belastung mehr möglich, Patienten sind meist bettlägerig.

Pathophysiologie

Herzinsuffizienz bedeutet immer eine Schwäche oder ein Versagen der Herzmuskulatur. Diese Herzmuskelinsuffizienz kann auf zweierlei Weise zustande kommen: erstens durch eine unmittelbare Schädigung des Herzmuskels, zweitens durch eine (meist langfristige) Überlastung des Herzmuskels, die ebenfalls zu einer Schwäche führt.

Unmittelbare Schädigung des Herzmuskels

Die häufigste Ursache, die durch unmittelbare Wirkung auf den Herzmuskel zur Herzinsuffizienz führt, ist Mangeldurchblutung und Sauerstoffnot infolge von Arteriosklerose der Herzkranzarterien. Dabei kommt es durch Einlagerung von Fettstoffen und Kalk in die Gefäßinnenhaut zur Einengung und ggf. zum Verschluß von Kranzarterienästen. Abgeleitet von der lateinischen Bezeichnung *Koronararterien* nennt man diese Erkrankung **koronare Herzkrankheit (KHK)**.

Infolge der erschwerten Blutversorgung des Herzmuskels durch die verengten und starrwandigen Herzkranzarterien kommt es bei der koronaren Herzkrankheit, zumal unter besonderen Belastungen, zu akuten Mangelzuständen, die die Patienten als Herzschmerz-Anfälle erleben (sog. **Angina pectoris**). Als Folge akuter und chronischer Mangeldurchblutung gehen immer wieder einzelne Herzmuskelfasern zugrunde und werden durch funktionsloses Bindegewebe ersetzt.

Beim plötzlichen Verschluß eines Kranzarterienastes stirbt der von diesem Ast versorgte Teil des Herzmuskels innerhalb von Minuten ab, es entsteht ein sog. **Herzinfarkt** (klinisch ein akutes, lebensbedrohliches Krankheitsbild). Wird der Herzinfarkt überlebt, so wird der abgestorbene Teil des Herzmuskels durch eine Bindegewebsnarbe ersetzt, und es kann sich eine Herzinsuffizienz entwickeln.

Die mangelhafte Blutversorgung schädigt nicht nur die Arbeitsmuskulatur des Herzens, sondern unter Umständen auch das Reizbild und Leitungssystem. Dies ist eine wichtige Ursache der **Herzrhythmusstörungen**, die im Abschnitt II, 2 besprochen werden.

Andere unmittelbare Schädigungen des Herzmuskels und des Reizleitungssystems können durch Medikamente oder durch toxische Wirkungen entstehen, letztere oft im Zusammenhang mit schweren infektiösen Erkrankungen. Diese Formen von Herzmuskelschädigung heilen in der Regel mit Beseitigung der Ursache aus und führen nicht zu einer chronischen Herzinsuffizienz.

Herzinsuffizienz durch chronische Überlastung des Herzens

Die wichtigsten Ursachen für eine langfristige Überlastung des Herzens sind:

▷ die Bluthochdruckkrankheit (**Hypertonie**), bei der die linke Herzkammer wegen des erhöhten Widerstandes im peripheren Kreislauf chronisch überlastet ist; häufigste Ursache der chronischen Überlastung;

▷ **Herzklappenfehler**, die durch Störung der Ventilfunktion der Klappen zu chronischer Überlastung des Herzens führen;

▷ chronische koronare Herzerkrankung;

▷ das **chronische Lungenemphysem**, bei dem durch chronische Überblähung und Schwund von Lungengewebe die Gesamtzahl der Lungenkapillaren vermindert wird, so daß das rechte Herz gegen einen erhöhten Gefäßwiderstand arbeiten muß;

▷ Verlegung zahlreicher Lungenarterienäste durch **Lungenembolien**, d. h. durch aus den peripheren Venen stammende und durch das rechte Herz hindurchgepumpte Blutgerinnsel; selten.

Hochdruckkrankheit: Die chronische Überlastung der linken Herzkammer führt dazu, daß diese kompensatorisch, d. h. ausgleichend, an Muskelmasse zunimmt (sog. **Hypertrophie**) und dadurch die Mehrarbeit über lange Zeit bewältigen kann. Bei schwerem Bluthochdruck kommt es aber im Laufe von Jahren früher oder später doch zur Herzinsuffizienz. Gefördert wird dieses Versagen des Herzens noch dadurch, daß die Hochdruckkrankheit eine Arteriosklerose der Herzkranzarterien fördert, so daß oft eine koronare Herzkrankheit hinzutritt. Die Hochdruckkrankheit wird in diesem Buch in einem eigenen Kapitel besprochen (s. Kap. 14: Arterielle Hypertonie).

Herzklappenfehler: Die Herzklappenfehler werden im Abschnitt II, 5 im Zusammenhang besprochen. Im Grundprinzip resultiert die Überlastung des Herzens bei Herzklappenfehlern aus zwei Ursachen: Entweder schließen die Klappen nicht mehr, d. h., sie machen einen Rückfluß des Blutes entgegengesetzt der normalen Strömungsrichtung möglich (Klappeninsuffizienz), oder die Klappenränder sind miteinander narbig verwachsen, so daß eine Enge entsteht, die durch vermehrte Herzarbeit überwunden werden muß (Klappenstenose). Beide Defekte können sich kombinieren, d. h., eine Herzklappe kann verengt und schlußunfähig sein.

Erhöhung des Widerstandes im Lungenkreislauf: Die Möglichkeiten der rechten Herzkammer, eine Überlastung durch Hypertrophie auszugleichen, sind sehr viel geringer als die der linken Herzkammer, weil die rechte Herzkammer in ihrer Muskulatur viel schwächer angelegt ist. Das Lungenemphysem als häufige Ursache eines erhöhten Strömungswiderstandes im Lungenkreislauf wird im Rahmen der Lungenkrankheiten näher besprochen, ebenso sind Venenthrombosen und Lungenembolie in anderen Kapiteln dieses Lehrbuches näher abgehandelt (s. Kap. 6: Krankheiten der Atmungsorgane, und Kap. 5: Krankheiten der peripheren Gefäße).

Durch eine **Lungenembolie** kann es zu einer ganz akuten, oft binnen Minuten tödlichen Insuffizienz des rechten Herzens kommen, nämlich dann, wenn große Blutgerinnsel den Stamm der Lungenarterie oder ihre Hauptäste mehr oder weniger vollständig verlegen. Dies ist die gefürchtetste Komplikation von Venenthrombosen.

1.1 Folgen einer Herzinsuffizienz

Dilatation des rechten und linken Ventrikels: Wenn ein Herzabschnitt insuffizient wird, z.B. der linke Ventrikel bei der Hochdruckkrankheit, dann kann er sich in der Systole nicht mehr vollständig entleeren; es bleibt eine Restblutmenge in der Herzkammer zurück. In der Diastole wird der linke Ventrikel jedoch neu gefüllt. Infolge des zurückgebliebenen Restblutes wird die Blutmenge übermäßig groß, und die linke Herzkammer wird gedehnt (dilatiert). Am Ende der Diastole ist der Druck in der Herzkammer erhöht (die Erhöhung des sog. enddiastolischen Druckes, der durch Herzkatheteruntersuchung gemessen werden kann, beweist die Insuffizienz). Es stellt sich also ein Zustand ein, in dem die überdehnte Herzkammer bei jedem Schlag nur einen Teil ihrer Blutfüllung auswerfen kann. Die vorgeschalteten Herzabschnitte müssen ihrerseits erhöhte Arbeit aufwenden, um das Blut in die dilatierte insuffiziente Herzkammer hineinzupumpen. So wird der linke Vorhof überlastet und wird insuffizient, und es ergibt sich auch eine Mehrbelastung für das rechte Herz.

Zunahme der Herzfrequenz und Atemfrequenz: Da bei eingetretener Herzinsuffizienz die pro Herzschlag geförderte Blutmenge zu gering wird, nimmt die Schlagfolge (Herzfrequenz) fast regelmäßig zu, um das zu kleine Schlagvolumen auszugleichen. Früher oder später wird aber auch trotz erhöhter Herzfrequenz in der Zeiteinheit nicht mehr genug Blut gefördert, d. h., das sog. Herzminutenvolumen (s. S. 26) fällt ab. Folge davon ist eine mangelhafte Blut- und Sauerstoffversorgung, die der Körper durch Zunahme der Atemfrequenz auszugleichen versucht, die je nachdem nur bei Anstrengungen oder bereits in Ruhe zum Ausdruck kommt.

Blutstauung vor dem insuffizienten Herzen: Eine weitere sehr wichtige Folge der Herzinsuffizienz ist die Entstehung einer Blutstauung vor dem insuffizienten Herzabschnitt. Um die Entstehung dieser Blutstauung zu veranschaulichen, wurde der Satz geprägt: *Das insuffiziente Herz wird zum Strömungshindernis, vor dem sich das Blut staut.* (Natürlich ist diese Veranschaulichung eine starke, ja übermäßige Vereinfachung, denn strenggenommen kann vor dem Herzen nicht mehr Blut ankommen, als am anderen Ende ausgeworfen wird). Folge davon ist eine mangelhafte

Blut- und Sauerstoffversorgung, die der Körper durch Zunahme der Atemfrequenz auszugleichen versucht. Diese Kurzluftigkeit (**Dyspnoe**) kommt zunächst nur bei Anstrengung zum Ausdruck.

Diese Blutstauung vor dem insuffizienten Herzen bedeutet eine Zunahme des Venendruckes entweder in den Venen des peripheren Kreislaufes oder in den Lungenvenen. Als Folge des erhöhten Venendruckes kommt es zum Austritt von Wasser aus den Blutkapillaren ins Gewebe; man nennt dies **Ödem** (s. nächster Abschnitt). Ödeme im peripheren Kreislaufbereich bilden sich zuerst an den Füßen, weil dort der Venendruck ohnehin am höchsten ist; bei Zunahme der Ödeme können die gesamten Beine anschwellen, bei extremen Fällen findet man Wasseransammlungen in der Bauchhöhle und Brusthöhle, dem Herzbeutel (Aszites, Pleuraerguß, Perikarderguß).

Bei einer venösen Stauung im peripheren Kreislauf ist die Blutzirkulation verlangsamt; die Sauerstoffausschöpfung in den Blutkapillaren ist infolgedessen erhöht, und das dunkel gefärbte Blut schimmert in bläulichem Farbton durch die Haut und die Schleimhäute. So entsteht beim Herzinsuffizienten oft eine **bläuliche Hautfarbe,** die besonders an den Lippen und im Gesicht erkennbar ist (Zyanose; sog. Ausschöpfungszyanose).

Entstehung von Ödemen: Zum Verständnis der Ödementstehung benötigt man etwas nähere Kenntnisse über den Kreislauf im Kapillarbereich (es soll daher hier ein Teil der in das Kapitel 5 gehörenden Darstellung vorweggenommen werden).

Die Blutkapillaren sind keine wasserdichten Röhrchen, sondern ihre Wände haben feinste Lücken, durch die Wasser und im Wasser gelöste kleine Moleküle je nach den Druckverhältnissen hindurchtreten können. Am arteriellen Ende der Kapillare besteht noch ein Blutdruck von ca. 4,3 kPa (32 mmHg), und dieser Druck preßt etwas von dem wässerigen Anteil des Blutes – jedoch kein Bluteiweiß und keine Blutzellen – aus den Kapillaren heraus (**Filtration**). Diese Flüssigkeit sickert in das umgebende Gewebe und fördert so dessen Stoffwechsel. Am venösen Schenkel der Kapillare wird der größte Teil der ausgepreßten Flüssigkeit wieder in die Blutbahn aufgenommen (**Reabsorption**). Die Kraft, die dies bewirkt, ist der sog. **osmotische Druck.** Stark vereinfacht gesagt, hat eine konzentrierte Lösung das Bestreben, Wasser aufzunehmen und sich zu verdünnen. Wenn aus dem Blutplasma, welches eine Eiweißlösung darstellt, am arteriellen Kapillarschenkel Wasser hinausfiltriert wird, dann wird die Eiweißlösung

konzentrierter, und es steigt die Gegenkraft des osmotischen Drucks. Im arteriellen Schenkel ist der Blutdruck stärker als der osmotische Gegendruck, deshalb wird Wasser herausgepreßt. Am venösen Kapillarschenkel ist der Blutdruck jedoch normalerweise auf 1,6 kPa (12 mmHg) abgesunken; hier überwiegt der osmotische Gegendruck, und das Wasser strömt zurück (Abb. 2-7a).

Dieser Strom der Gewebsflüssigkeit im Bereich der Kapillaren ist bei Herzinsuffizienz gestört: Wenn infolge einer Herzinsuffizienz der venöse Druck ansteigt, reicht der osmotische Gegendruck nicht mehr aus, um die Gewebsflüssigkeit

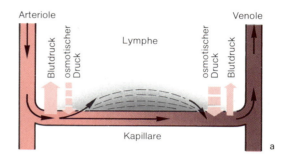

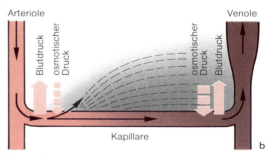

Abb. 2-7.

Entstehung von Ödemen bei Herzinsuffizienz.

a) Normale Verhältnisse: Am arteriellen Ende der Kapillare ist der Blutdruck (→) größer als der entgegengerichtete osmotische Druck (−−→), daher tritt Flüssigkeit in das umliegende Gewebe aus (Filtration) und wird größtenteils über das Lymphsystem abtransportiert. Am venösen Ende ist der osmotische Druck dagegen größer als der Blutdruck (s. Text); daher strömt Flüssigkeit aus dem Gewebe in die Kapillare zurück (Reabsorption).

b) Ödementstehung bei venöser Stauung: Da die Blutdruckerhöhung am venösen Ende der Kapillare auf Grund eines venösen Staus vor dem rechten Herzen den osmotischen Druck übersteigt, kann die am arteriellen Ende ausgetretene Flüssigkeit nicht in die Kapillare zurückströmen, d. h.; die Reabsorption ist gestört und der Lymphstrom genügt nicht mehr zum Abtransport; daher sammelt sich dann Flüssigkeit als Ödem im Gewebe an.

in die Blutbahn *zurückzuholen:* Mehr und mehr Flüssigkeit bleibt im Gewebe liegen, es entsteht ein **Ödem** (Abb. 2-7b).

Zunächst dient bei venöser Stauung das **Lymphgefäßsystem** als *Sicherheitsventil,* d. h. daß bis zu einer gewissen Grenze die vermehrte Gewebsflüssigkeit noch durch Steigerung des Lymphstroms abtransportiert werden kann. Wird diese Grenze überschritten, dann kommt es zur Ödembildung.

Aus der Darstellung in späteren Kapiteln sei hier vorweggenommen, daß nicht nur eine Herzinsuffizienz zur Bildung von Ödemen führen kann, sondern auch folgende Erkrankungen:
1. Nierenerkrankungen: Eiweißmangelödeme (s. Kap. 16);
2. Venenerkrankungen: Stauungsödeme (s. Kap. 5);
3. Lymphgefäßerkrankungen: Lymphödeme (s. Kap. 5).

1.2 Rechtsherz- und Linksherzinsuffizienz

Rechtsherzinsuffizienz: Wenn das rechte Herz insuffizient wird, findet man venöse Stauungen im peripheren Kreislauf mit mehr oder weniger ausgeprägten Ödemen bis hin zur schweren Wassersucht und mit einer durch die Blutstauung bedingten Vergrößerung der Leber. Die Zyanose ist meist sehr ausgeprägt. Das linke Herz ist nicht betroffen und unverändert. Wenn eine alleinige Insuffizienz des rechten Herzens vorliegt, ist diese – wie geschildert – meist Folge einer Lungenerkrankung (Emphysem, Verlegung von Lungenarterienästen); man bezeichnet diesen Zustand daher auch als *Cor pulmonale* (frei übersetzt: lungenbedingte Herzerkrankung).

Linksherzinsuffizienz: Wenn die linke Herzhälfte insuffizient wird, kommt es zunächst zu einer Stauung in den Lungenvenen, aber noch nicht zu einer Stauung im peripheren Kreislauf. Zu einem Ödem in der Lunge kommt es in der Regel bei plötzlichem Versagen des linken Herzens, z. B. bei einem Herzinfarkt, nicht selten bei akuten Verschlechterungen von Mitralklappenfehlern. Ein **Lungenödem** ist immer ein sehr schweres Krankheitsbild, bei dem die Atmung durch die in die Atemwege ausgetretene Flüssigkeit stark erschwert ist. Man hört bei der Atmung lautes *Brodeln,* und die Patienten husten Schaum aus. Bei chronischer Linksherzinsuffizienz kommt es kaum zu einem Lungenödem, weil sich die Lun-

genkapillaren unter dem chronisch erhöhten Druck verändern und undurchlässiger werden. In den aufgestauten Lungenkapillaren ist der Gasaustausch jedoch stark erschwert, und dies führt zu ausgeprägter Kurzluftigkeit (Dyspnoe).

Die durch Insuffizienz des linken Herzens entstehende Lungenstauung bürdet dem rechten Herzen eine Mehrarbeit auf, die allmählich auch zur Rechtsinsuffizienz führt, zumal die rechte Herzhälfte geringere Ausgleichsmöglichkeiten besitzt.

So kommt es zur **Globalinsuffizienz**, d. h. zur kombinierten Insuffizienz des linken und des rechten Herzens (Spätstadium).

Symptome

Aus der vorangehenden Darstellung gehen die Symptome der Herzinsuffizienz bereits hervor:
▷ Dyspnoe (vermehrte Sauerstoffaufnahme über den Lungen)
▷ Zyanose (gesteigerte Sauerstoffausschöpfung des Blutes)
▷ Tachykardie (erhöhter Blutauswurf, d. h. erhöhtes Herzzeitvolumen)
▷ Ödeme (Einlagerung von Flüssigkeit in das Zwischenzellgewebe [Interstitium])

Diagnostik

Die Diagnose der Herzinsuffizienz ergibt sich aus den geschilderten klinischen Symptomen, ergänzt durch die Röntgenuntersuchung des Herzens, welche Hypertrophie und Dilatation der Herzhöhlen erkennen läßt.

Zur Differentialdiagnose der Ursache einer vorliegenden Herzinsuffizienz wird man u. U. aufwendigere Methoden heranziehen, wenn es in Betracht kommt, die Herzinsuffizienz durch operative Korrektur eines Herzklappenfehlers zu bessern, oder als Voruntersuchung für die mögliche Herztransplantation sowie zur objektiven Abschätzung der Belastbarkeit. Hierzu dienen:
▷ die sog. komplette Herzkatheteruntersuchung (s. S. 33)
▷ die sog. Einschwemmkatheteruntersuchung

Die Aufdeckung von rezidivierenden **Lungenembolien** kann ebenfalls größeren diagnostischen Aufwand erfordern.

Therapie der Herzinsuffizienz

Die auf eine Schwächung der Muskelkraft des Herzens zurückgehende Herzmuskelinsuffizienz muß in einer seit langem gesicherten klassischen Weise behandelt werden.

Hierbei ist eine stadienorientierte Vorgehensweise angebracht.

Die Stadien I und II sollten ausschließlich durch Behandlung der Grundkrankheit gebessert werden, wozu auch eingehende **Gesundheitsberatung** dient.

Lediglich für die Stadien III und IV ist auch heute noch die klassische Therapie der Herzinsuffizienz vorgeschrieben.

Die klassische Therapie der Herzinsuffizienz besteht aus den drei wichtigsten Faktoren:
▷ körperliche Schonung und Diät
▷ Digitalis
▷ Diuretika
Man bezeichnet diese Kombination auch als Therapie der drei großen D.

Schonung und Diät: Der Kranke muß auf eine ihm und seinen Umweltbedingungen entsprechende Beschränkung der körperlichen Belastung eingestellt werden. Er muß diese Grenze selbst erfahren. Dies erfordert besonders außerhalb des Krankenhauses einfühlendes Geschick und gute Beobachtung. Im Alltagsleben kann dies recht schwierig sein, da die Schwere der Herzinsuffizienz subjektiv vom Kranken unterschiedlich erlebt wird. Im Krankenhaus befinden sich größtenteils Patienten mit schwerer Herzinsuffizienz, die strikte Bettruhe und unter Umständen die sog. Herzbettlagerung erforderlich macht. Eine besondere Beachtung verdient die Diät. Diese ist flüssigkeitsbeschränkt und kochsalzarm zu gestalten, da Natrium die Wassereinlagerung begünstigt. Die Kochsalzzufuhr sollte unter 3 g pro Tag liegen. Dann kann der Basisflüssigkeitsbedarf (30–40 ml/kg Körpergewicht) zwischen 2 und 2,5 l täglich gehalten werden. Grobe Zellulose, blähendes Obst und Hülsenfrüchte sollten vermieden werden. Bohnenkaffee, auch Alkohol in kleinen Mengen, kann unter Umständen gestattet werden.

  Nikotin ist strikt zu verbieten.

Digitalis: Das weitaus wichtigste Medikament zur Behandlung der Herzinsuffizienz ist Digitalis, das eigentliche Herzglykosid. Es handelt sich um den von WITHERING 1785 eingeführten giftigen Bestandteil der Fingerhutblätter (Digitalis lanata = weißer Fingerhut, Digitalis purpurea = roter Fingerhut).

Die Gifte der Strophanthusblätter (Strophanthin), des Maiglöckchens (Convallatoxin), der Meerzwiebel (Scillaren), des Oleanders und anderer Pflanzen sind ebenfalls brauchbar.

Heute beschränkt man sich aber auf die Gifte der Fingerhutblätter: Digoxin (Digitalis lanata) und Digitoxin (Digitalis purpurea).

Während die Stärkung der Herzkraft therapeutisch erwünscht ist, stellen die übrigen Effekte unerwünschte Nebenwirkungen dar (Vorsicht: Digitalisintoxikation bei Überdosierung!).

Aufnahme und Ausscheidung: Die Aufnahme erfolgt entweder intravenös oder peroral, meist lebenslang. Die orale Aufnahmeform ist abhängig von der Resorption durch die Darmschleimhaut. Die Ausscheidung erfolgt über die Nieren (Digoxin) oder über den Darm (Digitoxin).

Besonders die modernen Digoxine (Betamethyl- und Betaacetyldigoxin (z. B. Lanitop® oder Novodigal®) werden normalerweise zu 90 bis 95 % resorbiert. Da sie aber vorwiegend über die Nieren ausgeschieden werden, ist bei ihrer Verwendung die Dosierung sorgfältig auf die Nierenfunktion abzustimmen. Dies kann man heute mit Hilfe der sog. Serum-Digoxinspiegelbestimmung erreichen (Normwert 0,8–1,5 ng/ml).

Der herzinsuffiziente Patient wird je nach Schwere schnell, mittelschnell oder langsam mit Digoxin aufgesättigt und auf eine individuelle Erhaltungsdosis eingestellt, die er häufig lebenslang einhalten muß. Auf die regelmäßige Einnahme ist insbesondere bei alten Menschen zu achten.

Wenn Resorption und Nierenfunktion sich ändern, kann es zu ungenügender Anreicherung oder zu Intoxikationserscheinungen kommen. Eine mangelhafte Resorption ist insbesondere bei der Rechtsherzinsuffizienz mit ihrer Stauungsgastritis zu bedenken.

Vorübergehendes Absetzen des Glykosids und die Behandlung lebensbedrohlicher Rhythmusstörungen sind therapeutische Konsequenzen. Normalerweise sind aber die wünschenswerten Digitaliseffekte deutlich sichtbar: Die Herzfrequenz nimmt ab, die Stauungszeichen in Lungen oder Extremitäten werden geringer, es setzt eine vermehrte Wasserausscheidung ein, und die Dyspnoe verschwindet. Ist dieser Zustand erreicht, so spricht man vom Stadium der Kompensation. Dieses ist meist auch im Röntgenbild am

Verschwinden der Stauungszeichen und einem Kleinerwerden der Herzsilhouette erkennbar.

Diuretika: Wenn Digitalis allein zu keiner befriedigenden Kompensation des Herzkranken führt, muß zusätzlich eine Herzentlastung durch aktive Steigerung der renalen Ausscheidung herbeigeführt werden. Diese Aufgaben lösen die Diuretika. Sie greifen an unterschiedlichen Abschnitten des Nierenausscheidungssystems an. Man unterscheidet:

▷ schnell wirkende Diuretika für den Notfalleinsatz (Furosemid, z. B. Lasix®);
▷ mittelschnell wirkende Substanzen (Thiazide, z. B. Hygroton®);
▷ langsam wirkende Pharmaka (Spironolacton, z. B. Aldactone®).

Alle Diuretika mit Ausnahme von Spironolacton bewirken neben der erwünschten vermehrten Ausscheidung von Natrium und Chlorid eine unerwünschte Steigerung der Kaliumausscheidung. Der Kaliumverlust schafft eine für den Herzkranken sehr bedenkliche Lage, da die Reizbarkeit des Myokards gesteigert und dieses so für Rhythmusstörungen empfänglicher wird. Besonders gegenüber Digitalis ist die Empfindlichkeit gesteigert. Hier sollten sorgfältige Serum-Kaliumkontrollen und erforderlichenfalls Kaliumsubstitution den Behandlungseffekt steuern.

Therapie des Lungenödems

Die lebensbedrohliche Situation der schweren Linksherzinsuffizienz mit Wasseransammlung in den Lungenalveolen wird wie folgt behandelt:

▷ Sedierung (Morphium i.v.)
▷ Sauerstoffgabe durch Nasensonde
▷ Furosemid-Diurese (80–100 mg i.v.)
▷ bei hohen Blutdruckwerten Blutdrucksenkung (Nifedipin 10 mg Zerbeißkapsel, Nitroglycerin, Natriumnitroprussid)
▷ Aderlaß (blutig oder unblutig)
▷ Überdruckbeatmung

Durch diese Maßnahmen gelingt es in aller Regel, das Lungenödem zu beseitigen, wenn nicht eine zusätzliche Grunderkrankung, wie z. B. ein frischer Herzinfarkt, die Besserungsbedingungen verschlechtert.

In der Regel erfolgt die Behandlung auf der Intensivstation.

Unblutiger Aderlaß: Anlegen von drei Blutdruckmanschetten an drei Extremitäten, Aufstau über den diastolischen Blutdruckwert, Entlasten nach

jeweils fünf Minuten, Wechsel der freien Extremität im Uhrzeigersinn.

2 Herzrhythmusstörungen

Alle Störungen der normalen Herzschlagfolge, die als Sinusrhythmus mit einer Frequenz zwischen 60 und 100 pro Minute bezeichnet wird, werden Arrhythmien genannt. Man unterscheidet nach dem Entstehungsort Arrhythmien in den Vorhöfen (supraventrikuläre Arrhythmien) oder Arrhythmien in den Kammern (ventrikuläre Arrhythmien). Die gemeinsame klinische Bedeutung der Arrhythmien liegt in der zum Teil ernsten und lebensbedrohlichen Beeinträchtigung der Förderleistung des Herzens. Zwar kann ein gesundes Herz Frequenz- oder Rhythmusänderungen in sehr weitem Umfang ertragen und kompensieren, Patienten mit Herzerkrankungen sind hierzu jedoch nur in sehr begrenztem Maße fähig, so daß die Folge von Rhythmusstörungen Herzinsuffizienz, Schock oder plötzlicher Herztod sein können.

Da häufig auch die Hirndurchblutung leidet, kann es als Folge einer Rhythmusstörung auch zu Schwindel, Gleichgewichtsstörungen sowie plötzlichen Ohnmachtsanfällen (Synkopen) kommen.

2.1 Extrasystolie

Jeder Herzanteil kann unter abnormen Bedingungen selbständige Reize bilden, die normalerweise im Sinusknoten entstehen und abnorme Reizbildungen unterbinden. Solche *fehlortigen* (ektopen) Reizbildungen können durch Sauerstoffmangel, Streß und Sympathikusantrieb, Herzinfarkt, Elektrolytstörungen (besonders Kalium) sowie unter Digitalis auftreten. Ein daraus entstehender Reiz, der sich in die regelmäßige Schlagfolge unerwartet einfügt, also einen Extraschlag auslöst, wird Extrasystole genannt. Man unterscheidet Vorhof- und Kammerextrasystolen. Sie können harmlos sein, wenn sie durch Aufregung und Genußgifte bei meist jüngeren Menschen auftreten.

Extrasystolen können aber auch Vorboten gefährlicherer Rhythmusstörungen sein, z. B. des Kammerflimmerns. Letzteres ist eine gefürchtete Komplikation beim frischen Herzinfarkt.

Diagnostik

Für die Beurteilung von Extrasystolen sind das Wesentliche die elektrokardiographische Analyse des Entstehungsortes (Vorhofextrasystolen, Kammerextrasystolen) und der Zeitpunkt ihrer Entstehung im Arbeitszyklus des Herzens.

> Merke: Regelmäßige Puls-Doppelschläge oo-oo-oo (sog. Bigeminus) sind stets verdächtig auf Digitalisüberdosierung.

Therapie

Die Behandlung von Kammerextrasystolen besteht in der Verabreichung von reizunterdrückenden Medikamenten (Antiarrhythmika), die in vier Klassen eingeteilt werden:

I. Lidocain (z.B. Xylocain®), nur intravenös Chinidin; Nebenwirkung: Reizleitungsstörungen, Wirkungssteigerung von Digitalis; Disopyramid (z.B. Rythmodul®, Norpace®); Mexiletin (z.B. Mexitil®)

II. sog. Beta-Rezeptorenblocker (z.B. Dociton®, Tenormin®, Prent®, Kerlone®), die die Empfänglichkeit des Herzens für Adrenalin herabsetzen; Nebenwirkung: Pulsverlangsamung, Blutdrucksenkung, Asthmaauslösung, Herzinsuffizienz

III. Amiodarone (z.B. Cordarex®); Nebenwirkung: Schilddrüsenstörungen, Linsentrübungen, Hautveränderungen

IV. Calcium-Antagonisten: Verapamil (z.B. Isoptin®). Diese hemmen insbesondere die schnellen Vorhofarrhythmien; Nebenwirkung: Reizleitungsstörungen.

Die Antiarrhythmika sollen wegen ihrer vielfältigen Nebenwirkungen auf das Leber-Magen-Darm-System sowie auf Haut und blutbildendes System nur bei dringender Notwendigkeit eingesetzt werden.

2.2 Vorhoftachykardien

Eine rasche Vorhofschlagfolge mit einer Frequenz zwischen 250 und 300 pro Minute kann auch zu einer regelmäßigen Überleitung auf die Kammern führen. Meist ist dabei jeder 2. Schlag blockiert, so daß für die Kammern eine Tachykardie von ca. 150 pro Minute resultiert. Dies kann *aus heiterem Himmel* in Form eines Anfalls auftreten, ohne daß äußere Ursachen erkennbar sind (**paroxysmale Vorhoftachykardie**). Patienten, die keine andere Erkrankung des Herzens haben, empfinden diese Anfälle als lästig, sind aber sonst nicht wesentlich in ihrer Leistungsbreite beeinträchtigt. Dennoch muß man eine längerdauernde Tachykardie behandeln. Dies gelingt durch Vagusreiz (Druck auf die Karotisgabel, Trinkenlassen von Eiswasser o.ä.) oder durch die intravenöse Gabe von Verapamil (z.B. Isoptin®).

2.3 Vorhofflattern und Vorhofflimmern

Eine besondere Form der absoluten Arrhythmie kann durch das **Vorhofflattern** bedingt sein, welches durch eine regelmäßige rasche Vorhofschlagfolge mit Frequenzen zwischen 300 und 400 pro Minute gekennzeichnet ist; es bildet meist die Vorstufe zum Vorhofflimmern, so daß die gleichen Therapieformen anzuwenden sind (s. u.).

Eine völlig ungeordnete Tätigkeit der Vorhöfe, die normalerweise in der Frequenz des Sinusknotens schlagen, nennt man **Vorhofflimmern** (Abb. 2-8). Es kann durch Vorhofextrasystolen

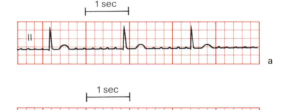

Abb. 2-8. Vorhofflimmern.

a) Langsame Form des Vorhofflimmerns: Die Abstände der R-Zacken sind unregelmäßig, P-Zacken sind nicht erkennbar; bei genauem Hinsehen erkennt man zwischen den Kammerkomplexen feinschlägige Flatterwellen als Ausdruck des Vorhofflimmerns.

b) Schnelle Form des Vorhofflimmerns (Tachyarrhythmie): Die Bezeichnung *schnell* bezieht sich auf die Kammerfrequenz (hier etwa 150/min). Flimmerwellen sind nicht erkennbar, die Diagnose gründet auf dem Fehlen der P-Zacken und den (bei genauem Hinsehen!) ungleichen Abständen der R-Zacken. Bei so schneller Herzaktion kommt es in der Diastole immer wieder zu ungenügender Ventrikelfüllung mit der Folge, daß einzelne im EKG oder durch Herzauskultation erkennbare Kammeraktionen zu keiner tastbaren Pulsewelle führen (sog. Pulsdefizit).

ausgelöst werden und entsteht meist dann, wenn durch Überdehnung und Überlastung des Vorhofs, z. B. bei bestimmten Herzklappenfehlern (Mitralstenose, s. S. 52), die Erregungsbildung und -leitung im Vorhof erheblich gestört wird. Dann können nur noch unregelmäßige Vorhoferregungen auf die Kammern übergeleitet werden: Es entsteht die **absolute Arrhythmie**, die am peripheren Puls getastet werden kann (s. S. 28: Puls und Pulsqualität). Es gibt schnelle und langsame absolute Arrhythmien mit langen und kurzen diastolischen Pausen. Da die Herzfüllung in der Diastole stattfindet, werden bei schnellen Arrhythmien nicht alle Pulswellen in der Peripherie ankommen; man zählt an der Arteria radialis weniger Pulsschläge als über dem Herzen (**Pulsdefizit**).

Je langsamer die Arrhythmie wird, desto geringer wird das Pulsdefizit. Dies kann also ein Maß für die Therapie, z. B. mit Digitalis, sein.

Liegt der Rhythmusstörung ein zu großer Vorhof oder ein vergrößerter Ventrikel zugrunde, so können sich darin Thromben bilden, die als arterielle Embolien in den großen Kreislauf verschleppt werden können (Hirn, Arme, Beine, Nieren).

Therapie

Bei der schnellen Arrhythmie (Tachyarrhythmie) besteht das erste Behandlungsziel darin, die Herzfrequenz mit Hilfe von Digitalis in den Normalbereich zu senken.

Manchmal kann ein plötzlich aufgetretenes Vorhofflimmern durch Elektroschock (sog. **Kardioversion**, s. Abschnitt III, 3) in einen regelmäßigen Sinusrhythmus überführt werden. Man gibt dann zur Erhaltung dieses Zustandes Chinidin. Zusätzlich ist häufig die Verabreichung von gerinnungshemmenden Medikamenten (Cumarinderivate, z. B. Marcumar®) notwendig. Bei alten Menschen reicht jedoch die konsequente Digitalisierung meist aus, um tachykarde Formen der absoluten Arrhythmie zu verhindern und die Herzkraft zu stärken.

2.4 Leitungsunterbrechungen

Die normale Erregungsausbreitung im Herzen vom Sinusknoten über die Vorhofbahnen, den AV-Knoten, das His-Bündel, die Kammerschenkel und die Endverzweigungen (s. Abb. 2-2) auf das Arbeitsmyokard kann überall verlangsamt

und unterbrochen werden. Man nennt solche Zustände, die in der Regel mit Bradykardien einhergehen, Blockierungen. Die Grunderkrankung ist oft keine Koronarsklerose (s. Abschnitt II, 6), sondern es handelt sich um eigenständige Erkrankungen des Erregungsleitungssystems oder Medikamenteneinfluß. Bei jungen Menschen kann eine Leitungsstörung durch eine Myokarditis, eine entzündliche Erkrankung des Herzens, hervorgerufen werden. Auch der akute Herzinfarkt kann Blockierungen hervorrufen. Es gibt auch noch angeborene Blockierungen sowie solche, die durch chirurgische Eingriffe am Herzen entstehen. Nach Eintritt einer Blockierung kommt es zum Einspringen eines Ersatzrhythmus, dessen Frequenz niedriger liegt als die des Normalrhythmus. Dauert die Zeit bis zum Ersatzrhythmus länger als zwei bis drei Sekunden, so kommt es zur kurzdauernden Ohnmacht, dem sog. Morgagni-Adams-Stokes-Anfall. Am häufigsten sind die Blockierungen im AV-Bereich, wobei verschiedene Schweregrade unterschieden werden.

AV-Block I. Grades: Meist harmlose, aber auf Gefahren hinweisende Leitungsverzögerung, die im EKG an der PQ-Zeit sichtbar wird. Sie ist dann länger als 0,2 Sekunden; Ursache ist nicht selten eine Digitalis-Überdosierung.

AV-Block II. Grades: Wechselnde Leitungsunterbrechung, bei der in regelmäßigen Abständen nach einer übergeleiteten Erregung eine nicht übergeleitete folgt. Man unterscheidet nach der Art der Überleitungsstörung einen AV-Block II. Grades Wenckebach sowie einen AV-Block II. Grades Mobitz.

AV-Block III. Grades (totaler AV-Block, kompletter Herzblock): Dauernde Leitungsunterbrechung zwischen Vorhöfen und Kammern, die völlig unabhängig voneinander schlagen.

Die Frequenz der Vorhöfe kann normal sein, während die der Kammern in der Regel recht langsam ist und zwischen 20 und 40 pro Minute beträgt (Beispiel: Abb. 2-9).

Therapie

Die Blockierungen I. und II. Grades bedürfen meist nur medikamentöser Therapie, wobei Atropin insbesondere bei Hinterwandinfarkt erfolgreich sein kann. Die totalen Blöcke, beson-

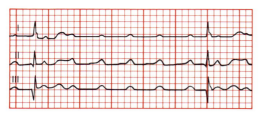

Abb. 2-9. Totaler AV-Block (als Folge eines Herzinfarktes). Vorhöfe und Kammer schlagen vollkommen unabhängig voneinander. In Ableitung II und III erkennt man sehr gut die P-Zacken, auf die keine Kammerkomplexe folgen. Die Ventrikel schlagen in der sehr langsamen *Kammer-Automatie*, hier 24/min. In der Anamnese des Patienten sind gehäuft ADAMS-STOKES-Anfälle aufgetreten, vermutlich, weil einzelne Kammeraktionen völlig ausgefallen sind.

ders wenn sie mit ADAMS-STOKES-Anfällen einhergehen, werden mit temporären (nur vorübergehend angelegten) oder permanenten (dauernd angelegten) Schrittmachern versorgt, die für die Aufrechterhaltung einer Normalfrequenz sorgen (s. Abschnitt III, 2).

2.5 Elektrisches Versagen

Ein plötzlicher Zusammenbruch der elektrischen Tätigkeit des Herzens stellt sich dar als:
▷ Kammerflimmern oder
▷ Asystolie.
Beides führt zu einem akuten Kreislaufstillstand, der nach ca. 4 Minuten den biologischen Tod nach sich zieht. Innerhalb dieser Zeit muß daher die Reanimation (s. unten) einsetzen, um den Kreislaufstillstand beheben zu können. Den meisten plötzlichen Todesfällen liegt ein solches elektrisches Versagen zugrunde, besonders häufig beim frischen Herzinfarkt.

Kammerflimmern: Wie beim Vorhofflimmern besteht plötzliche, vollständige unkoordinierte Muskeltätigkeit, bei der die Förderleistung gleich Null ist. Ausgelöst wird das Kammerflimmern häufig durch eine ventrikuläre Extrasystole, die in die sog. vulnerable Phase, d.h. in das Ende eines Normalschlages, einfällt (im EKG am Ende der T-Zacke).
Sofort nach Erkennung der Rhythmusstörung muß die **elektrische Defibrillation** durchgeführt werden (s. Abschnitt III, 3). Meist kommt es danach zu einem normalen Sinusrhythmus, und der Kreislaufstillstand ist behoben. Notwendig ist

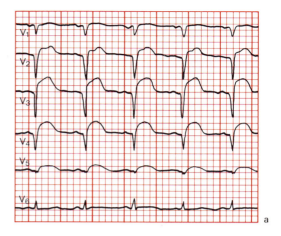

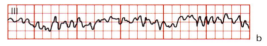

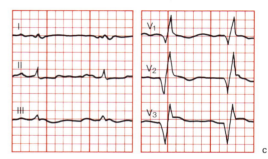

Abb. 2-10. Kammerflimmern bei akutem Herzinfarkt.
a) Brustwandableitungen eines 56jährigen Patienten mit akutem Herzinfarkt (die tiefen Q-Zacken und die bogenförmige ST-Anhebung sind Ausdruck eines Vorderwandinfarktes).
b) Am 7. Tag nach Klinikaufnahme plötzlicher Kreislaufstillstand, der Patient ist *klinisch tot*, das EKG zeigt Kammerflimmern.
c) Durch sofort angewendete Defibrillation kann der Patient gerettet werden, das EKG zeigt Sinusrhythmus. (Das Bild der Brustwandableitungen V_1–V_3 hat sich deutlich verändert und zeigt jetzt einen sog. Rechtsschenkelblock; das Kammerflimmern war demnach wahrscheinlich durch einen Reinfarkt ausgelöst.)

dann eine Überwachung und Nachbehandlung auf der Intensivstation (Beispiel: Abb. 2-10).

Asystolie: Das Aufhören jeder elektrischen Aktivität des Herzens ist im EKG als sog. *Nullinie* zu erkennen. Ihr liegt meist ein völliger Verbrauch der kardialen Stoffwechselreserven zugrunde, so daß dieser Zustand meist ein Endzustand ist, der nicht mehr behoben werden kann. So kann z. B. Kammerflimmern nach Defibrillation in eine Asystolie übergehen, die dann den biologischen Tod markiert. Als Therapieversuch sollte ein temporärer Schrittmacher Anwendung finden.

Bei akutem Kreislaufstillstand muß also binnen weniger Minuten nach Einsetzen primärer Reanimationsmaßnahmen durch EKG geprüft werden, ob Kammerflimmern oder Asystolie vorliegt, und entsprechend mit Elektroschock oder elektrischer Stimulation des Herzens behandelt werden.

3   Angeborene Herzerkrankungen

Unter angeborenen (kongenitalen) Herzerkrankungen werden Fehlentwicklungen (Mißbildungen) des Herzens und der großen Gefäße verstanden, die entweder durch Schädigungen während der Schwangerschaft (z. B. Röteln-Infektion, Tabletteneinnahme) oder durch vererbbare, d. h. in den Chromosomen lokalisierte Störungen (sog. Chromosomen-Aberrationen) hervorgerufen werden. Häufig ist dabei nicht nur das Herz betroffen, sondern auch andere Organe und Organsysteme weisen Mißbildungen auf (z. B. beim sog. Mongolismus, der Trisomie 21, auch DOWN-Syndrom genannt). Die kongenitalen Herzfehler teilt man ein in solche mit einer von Beginn an bestehenden Zyanose* (Frühzyanose, zyanotische Herzfehler) sowie in solche ohne anfängliche Zyanose, die gleichwohl im Verlauf der Erkrankung auftreten kann (azyanotische, spätzyanotische Herzfehler).

Kongenitale Herzfehler ohne Zyanose:
▷ Septumdefekte
  – Vorhofseptumdefekt
  – Ventrikelseptumdefekt
▷ Kurzschlußverbindungen zwischen den großen Gefäßen
  – offener Ductus BOTALLI
Kongenitale Herzfehler mit Zyanose
▷ FALLOT-Tetralogie
▷ EISENMENGER-Komplex
▷ Aortenisthmusstenose
▷ Pulmonalstenose

Viele solcher Herzfehler sind extrauterin mit dem Leben nicht vereinbar, so daß die Säuglinge nach der Geburt sofort sterben. Die moderne Kinderchirurgie ist jedoch heute mehr und mehr in der Lage, schon im Säuglingsalter selbst extreme Mißbildungen zu operieren, d. h., den angeborenen Defekt zu korrigieren.

3.1   Defekte in der Herzscheidewand (Septumdefekte)

Die Entwicklung der Herzscheidewände ist kompliziert: Im Bereich des Vorhofs entstehen im Rahmen der Differenzierung der rechten und linken Herzanteile zwei Septumpartien, die mit dem muskulären Ventrikelseptum in der Gegend der Atrioventrikularklappen zusammenwachsen. Im ganzen Verlauf dieser Septen können Defekte auftreten, die eine Kurzschlußverbindung (Shunt) zwischen dem rechten und linken Herzen herstellen.

Je nach Lokalisation unterscheidet man Vorhof- und Ventrikelseptumdefekte.

3.1.1   Vorhofseptumdefekt

Man unterscheidet einen Vorhofseptumdefekt des Typs I und II. Während der Typ I meist mit Veränderungen auch der AV-Klappenregion (s. a. Abb. 2-2) verbunden ist, handelt es sich beim Typ II um höher gelegene Defekte, die häufig das ganze Leben über unerkannt bleiben können. Am häufigsten handelt es sich um einen Defekt im Bereich des ovalen Fensters, dessen Schließung einmal ausbleiben kann (80% aller Vorhofseptumdefekte). Dieser Defekt liegt mitten im atrialen Septumbereich.

Symptome

Die entstehende Kurzschlußverbindung zwischen rechtem und linkem Herzen (Links-Rechts-Shunt) führt zu einem von der Größe des Defektes abhängigen Blutfluß von links nach rechts, da der Druck im linken Vorhof höher ist als derjenige im rechten Vorhof. Dadurch erhält das rechte Herz eine arterielle Blutbeimischung, die zu einer Mehrbelastung des Herzens und zu einem erhöhten Blutdurchfluß durch die Lungen

---

* Zyanose = Blausucht; bläuliche Verfärbung der Haut und Schleimhäute infolge relativer Vermehrung nicht sauerstoffangereicherten Hämoglobins.

führt. Bei größeren Defekten trägt dies zur vermehrten Infektanfälligkeit der Lunge und zur bakteriellen Infektion des Herzens bei (Endokarditis). Später steht eine schwere Rechtsherzinsuffizienz im Vordergrund, die dann meist das Endstadium darstellt. Dann kommt es auch zur Zyanose durch Shuntumkehr.

Diagnostik

Auskultation und EKG sowie das Röntgenbild des Thorax machen die Diagnose wahrscheinlich. Die Größe des Defektes und seine Lokalisation lassen sich nur durch eine Herzkatheteruntersuchung feststellen.

Therapie

Defekte des Typs II sind durch Verschluß unter Zuhilfenahme der Herz-Lungen-Maschine korrigierbar. Solche Operationen sollten etwa zwischen dem achten und zehnten Lebensjahr durchgeführt werden. Korrekturen von Typ-I-Defekten sind technisch schwieriger durchzuführen, da sie meist mit Veränderungen an den Mitral- und Trikuspidalklappen einhergehen und häufig weitere Mißbildungen die Operation komplizieren.

3.1.2 Ventrikelseptumdefekte

Diese liegen entweder unmittelbar unter dem rechten und hinteren Aortensegel (menbranöse Defekte) oder im muskulären Anteil des Septums ohne besondere bevorzugte Lokalisation. Sie können klein sein und klinisch nicht in Erscheinung treten, oder sie sind so groß, daß sie einem völligen Fehlen des Ventrikelseptums gleichkommen (gemeinsamer Ventrikel).

Symptome

Es handelt sich wie bei den Vorhofseptumdefekten um einen Links-Rechts-Shunt, wenn nicht noch zusätzliche Mißbildungen vorliegen (z. B. bei der FALLOT-Mißbildung). Kinder mit kleinen Shunts sind in der Regel beschwerdefrei und normal entwickelt. Beim großen Defekt zeigt schon der Säugling entsprechende Symptome. Er ist blaß, zart und knochig, wächst und gedeiht schlecht. Er erliegt häufig banalen Bronchialdefekten.

Diagnostik

Die Diagnose kann durch Auskultation, EKG und Röntgenbild gestellt und durch die Herzkatheteruntersuchung gesichert werden.

Therapie

Abhängig von Größe und Alter des Kindes können heute auch Säuglinge durch den operativen Verschluß des Defektes geheilt werden, bevor durch Druckerhöhung im Lungenkreislauf eine Umkehr der Kurzschlußverbindung erfolgt. Dann fließt das Blut nicht mehr von links nach rechts, sondern es kommt, da der Druck im rechten Ventrikel zeitweise den des linken Ventrikels übersteigen kann, zu einer Blutflußrichtung von rechts nach links und damit zum Auftreten einer Spätzyanose. Dann ist die Operation nicht mehr angezeigt, da die Rechtsherzinsuffizienz nicht mehr aufzuhalten ist. Der gemeinsame Ventrikel ist nicht korrekturfähig, hat aber eine recht günstige Prognose, da die Anpassungsmechanismen des Kreislaufs offenbar günstiger zum Tragen kommen.

3.2 Offener Ductus BOTALLI

Normalerweise ist der offene Ductus BOTALLI (BOTALLO, ital. Anatom, um 1530) eine Verbindung zwischen Aorta und Arteria pulmonalis, die während der Embryonalzeit das mütterliche Blut unter Umgehung des linken Herzens und der noch nicht entfalteten Lunge in die embryonale Peripherie leitet. Nach der Geburt kommt es beim ersten Atemzug zum Kollabieren dieses Ductus. Dieser Verschluß kann ausbleiben, was typischerweise bei einer Rötelnerkrankung der Mutter der Fall ist.

Symptome

Im frühen Kindesalter macht der offene Ductus BOTALLI keine Beschwerden. Später kommt es zur Herzvergrößerung, besonders des linken Herzens.

Die Diagnose wird gestellt durch Auskultation (typisches sog. *Maschinengeräusch*) und durch Herzkatheteruntersuchung mit Angiographie.

Therapie

Operative Durchtrennung des Ductus, sog. *Banding*. Diese hat nur Sinn, solange der Shunt von links nach rechts gerichtet ist.

3.3 FALLOT-Tetralogie

Diese multiple Herzmißbildung ist die häufigste der zyanotischen Formen. Sie besteht aus einem Komplex von vier einzelnen Mißbildungen:

▷ Pulmonalstenose
▷ Rechtsherzhypertrophie
▷ Ventrikelseptumdefekt
▷ reitende Aorta

Pulmonalstenose ist die Verengung der Ausflußbahn des rechten Ventrikels und seiner Klappe. Rechtsherzhypertrophie bedeutet Muskelverdickung des rechten Ventrikels.

Beim Ventrikelseptumdefekt handelt es sich, wie beschrieben, um einen Defekt im Bereich des membranösen Septums, die reitende Aorta besteht in einer Verlagerung der Aortenwurzel über den Ventrikelseptumdefekt.

Verlauf und Prognose

Der Verlauf wird bestimmt durch die Schwere der Pulmonalstenose, wodurch der Druck im rechten Ventrikel so stark erhöht wird, daß es zu einem Rechts-Links-Kurzschluß kommt: Es tritt venöses, sauerstoffarmes Blut durch das defekte Ventrikelseptum in den linken Ventrikel über. Hierdurch entsteht eine großflächige Zyanose, die mit den Lebensjahren zunimmt. Die Kinder nehmen eine typische Hockstellung ein; es bilden sich Trommelschlegelfinger aus.

Die Prognose ist ungünstig, meist wird das erste Lebensjahr nicht überlebt.

Therapie

Die operative Therapie wird heute in der Regel zweizeitig durchgeführt. Die Frühoperation besteht in den Maßnahmen zur Verbesserung der Lungendurchblutung (Shuntoperationen zur Umgehung der Pulmonalstenose). Damit wird die Sauerstoffaufnahme verbessert, und die Patienten kommen in ein Lebensalter, in welchem sich eine Totalkorrektur lohnt. So wird z. B. als Früh- oder Palliativoperation eine End-zu-Seit-Anastomose zwischen Arteria subclavia und einem Pulmonalisast angelegt, wodurch das Blut aus der Arteria subclavia (hoher Druck) in die Arteria pulmonalis (niedriger Druck) umgeleitet wird (Operation nach BLALOCK-TAUSSIG).

3.4 EISENMENGER-Komplex

Hierbei handelt es sich um einen großen Ventrikelseptumdefekt mit reitender Aorta und einen mehr oder weniger großen Rechts-Links-Kurzschluß, der durch die Druckerhöhung im kleinen Kreislauf zustande kommt. Die klinische Bedeutung ist abhängig vom Grad der Zyanose und der Größe des Defektes.

Therapie

Die Korrektur sollte möglichst vor Eintritt in das Stadium der Ruhezyanose durchgeführt werden; danach droht die Gefahr der Rechtsherzüberlastung.

3.5 Pulmonalstenose

Man unterscheidet eine Klappenstenose, bei der die Anatomie der Pulmonalklappe im Sinne einer Verengung (valvuläre Stenose) verändert ist, von einer Verengung im Ausflußtrakt des rechten Ventrikels (sog. Infundibulumstenose). Die Folge dieser Veränderungen ist eine erhebliche Druckbelastung des rechten Ventrikels, der an Muskelmasse zunimmt (Muskelhypertrophie). Da infolge der hohen Drücke im rechten Herzen häufig das ovale Fenster offenbleibt, kann sich auch hier später ein Rechts-Links-Shunt mit Zyanose entwickeln.

Symptome

Bei Kindern ohne Shunt ist die körperliche und geistige Entwicklung in der Regel nicht gestört. Tritt jedoch eine Zyanose hinzu, so entwickeln sich die gleichen Zeichen wie beim FALLOT-Syndrom oder dem EISENMENGER-Komplex.

Therapie

Operative Korrektur mit Einsatz der Herz-Lungen-Maschine.

3.6 Aortenisthmusstenose

Hierbei handelt es sich um eine angeborene Verengung der absteigenden Aorta in ihrem Anfangsteil, d. h. in der Nähe des Ductus BOTALLI. Es kommt zur Ausbildung eines charakteristischen Umgehungskreislaufs, der meist durch Erweiterung der sog. Interkostalarterien entsteht. Da diese Verengung dem Blutzufluß vom Herzen einen erhöhten Widerstand entgegensetzt, entwickelt sich in diesem Kreislaufabschnitt ein Bluthochdruck.

Symptome

Wachstum und Entwicklung der Kinder gehen meist normal vor sich. Im Erwachsenenalter zeigen sich häufig Beschwerden infolge mangelhafter Durchblutung der unteren Extremitäten. Oft wird die Krankheit zufällig entdeckt, wenn bei der Blutdruckmessung bei jungen Patienten an den Armen ein hoher Druck auffällt.

Bei Hochdruckpatienten im jungen Erwachsenenalter ist immer auch nach Aortenisthmusstenose zu forschen.

Diagnostik

Der Arzt kann die Verdachtsdiagnose durch vergleichende Blutdruckmessung an Armen und Beinen stellen. Im Thorax-Röntgenbild fällt eine typische Unterbrechung der knöchernen Rippenstrukturen durch die Interkostalarterien auf (sog. *Rippenusuren*). Die Herzkatheteruntersuchung gestattet die endgültige Diagnose. Dabei werden meist auch Aortenklappenveränderungen und andere Herz- und Gefäßmißbildungen aufgedeckt (multiple Mißbildungen), die häufig zusammen mit der Aortenisthmusstenose auftreten.

Therapie

Zu einem günstigen Operationszeitpunkt – meist frühes Erwachsenenalter – kann die Stenose reseziert und eine End-zu-End-Anastomose der beiden Aortengefäßabschnitte vorgenommen werden. Die Operation gilt als risikoarm.

4 Entzündliche Herzerkrankungen

Die **Entzündung** ist eine durch äußere Einwirkung (Bakterien, Viren, Antigene, chemische fremde oder körpereigene Stoffe) hervorgerufene örtliche Gewebsreaktion, bei der der Organismus mit Fieber, Leukozytose und Blutsenkungsbeschleunigung mitreagiert (Namengebung: Organ + *itis*, s. a. Kap. 22). Eine Herzentzündung (Karditis) kann durch derartige Schäden hervorgerufen werden, insbesondere durch Infekte mit sog. Streptokokken, die das **rheumatische Fieber** (s. u.) erzeugen.

Die entzündlichen Herzerkrankungen stehen nicht mehr an der obersten Stelle in der Häufigkeitsstatistik der Herzerkrankungen, und zwar dank der Antibiotikatherapie; doch stellen ihre Folgezustände (erworbene Herzklappenfehler, s. S. 51 ff.) noch immer einen wichtigen Teil der chirurgischen Behandlungsaufgaben dar.

4.1 Kardiale Folgen des rheumatischen Fiebers

Das rheumatische Fieber ist Folge eines Infektes mit sog. beta-hämolysierenden Streptokokken, die meist eine schwere Angina tonsillaris (Man-

delentzündung) auslösen (s. Kap. 22). Nach Abklingen einer unbehandelten Angina kann es in einem kleinen Prozentsatz der Fälle nach ca. zwei bis drei Wochen unter erneutem Fieberanstieg zu einer Folgeerkrankung, dem rheumatischen Fieber, kommen mit Entzündungen an:
▷ großen Gelenken (Arthritis), siehe Kapitel 20
▷ Herz (Karditis)
▷ Haut (Erythema anulare, rheumatische Knoten)
▷ Nieren (Glomerulonephritis), siehe Kapitel 19
▷ Gehirn (Chorea minor), siehe Kapitel 23
Diese Entzündungen sind Folge der Auseinandersetzung des Körpers mit spezifischem Streptokokkenantigen, daher ist ein erhöhter sog. **Antistreptolysin-Titer** stets nachweisbar. (Antistreptolysin ist ein vom Immunsystem gebildeter humoraler Antikörper; sein Vorhandensein beweist lediglich, daß eine Auseinandersetzung mit Streptokokken stattgefunden hat, er beweist nicht, daß ein rheumatisches Fieber vorliegt.)

Es ist an und für sich ja ganz normal, daß das Immunsystem gegen einen eingedrungenen Erreger oder dessen Toxine reagiert, und es ist bisher nicht klar, warum und auf welche Weise diese immunologische Abwehrreaktion gegen Streptokokken bei einem Teil der Patienten schädliche, krankheitsverursachende Auswirkungen hat.

Das rheumatische Fieber ist vor allem eine Erkrankung von Kindern und jugendlichen Erwachsenen.

Während die bisher erwähnten Organmanifestationen des rheumatischen Fiebers in der Regel abheilen, läßt die rheumatische Entzündung des Herzens oft schwere Folgeerscheinungen in Form von Herzklappenfehlern zurück.

Die rheumatische Entzündung kann alle anatomischen Teile des Herzens betreffen. Je nach Lokalisation spricht man von
▷ Perikarditis (Herzbeutelentzündung)
▷ Myokarditis (Herzmuskelentzündung) oder
▷ Endokarditis (Herzinnenhautentzündung)
Wenn alle drei Bereiche betroffen sind, spricht man von einer Pankarditis.

Diagnostik

Typische Organbeteiligung, Angina in der Vorgeschichte, stark beschleunigte Blutsenkung (sog. rheumatische Senkung), d. h. in der ersten Stunde über 100 mm n. W., Leukozytose (nicht regelmäßig), erhöhter Antistreptolysin-Titer, Fieber mit morgendlichen Spitzen.

Therapie

Da bei Beginn des rheumatischen Fiebers bei der Mehrzahl der Patienten noch Streptokokken nachweisbar sind, ist eine antibiotische Behandlung grundsätzlich indiziert. Man gibt 500 000 bis 1 Million Einheiten Penicillin pro Tag bis zur Fieberfreiheit. Die rheumatischen Entzündungen werden dadurch nicht beeinflußt, aber man verhütet dadurch eine Verschlimmerung durch weitergehende Strepktokokkeneinwirkung. Für die Behandlung der rheumatischen Entzündungen gelten hohe Cortisondosen und andere entzündungshemmende Substanzen (Acetylsalicylsäure, Phenylbutazon) als geeignet. Der Beweis, daß diese Mittel die rheumatischen Entzündungen wirklich beeinflussen, ist allerdings bisher nicht sicher erbracht. Strenge Bettruhe bis zur Fieberfreiheit sowie sorgfältige Beobachtung des Herzens gehören zur therapeutischen Pflicht.

Nach Abklingen des rheumatischen Fiebers wird für mindestens ein Jahr eine Penicillinprophylaxe gegen Rückfälle oder neue Streptokokkeninfektionen durchgeführt, da man bei erneutem Streptokokkenkontakt erneute rheumatische Entzündungen und Verschlimmerungen insbesondere der Herzklappenveränderungen befürchten muß.

4.1.1 Rheumatische Perikarditis

Austritt von fibrinöser Flüssigkeit in den Perikardsack und Ausbildung eines Perikardergusses können bei rascher Entwicklung und je nach Ausmaß zur lebensbedrohenden Funktionseinbuße des Herzens führen. Häufiger sind jedoch Verklebung und Verdickung der Perikardblätter, die ebenfalls die Herztätigkeit erschweren. Klinisch stehen starke linksthorakale oder retrosternale Schmerzen im Vordergrund, die auch an einen Herzinfarkt denken lassen. Die Schmerzen sind jedoch atem- und lageabhängig. Im Röntgenbild ist das Herz vergrößert; mit dem Stethoskop ist häufig **Perikardreiben** zu hören. Die Diagnose wird durch Echokardiogramm gestellt. Der Perikarderguß wie auch Verklebung und Verdickung des Perikards können unter Umständen das Herz so stark umschließen, daß seine Bewegung stark behindert wird (Pericarditis constrictiva = *Panzerherz*). Es kommt zur Atemnot und zu einer Stauung im venösen Kreislaufteil. Die **Pericarditis constrictiva** ist jedoch als Folge des rheumatischen Fiebers extrem selten und

wird häufiger im Rahmen einer Tuberkulose-Erkrankung beobachtet.

4.1.2 Rheumatische Myokarditis

Die rheumatische Myokarditis ist gekennzeichnet durch entzündliche Vorgänge im Muskel mit Beeinträchtigung der Arbeitsleistung (Herzinsuffizienz, s. S. 36 ff.) oder Schädigung bzw. Unterbrechung des spezifischen Reizleitungssystems (Blockierung, s. S. 42 ff.). Entsprechend diesen Vorgängen wird man im Röntgenbild und bei der Untersuchung des Patienten Herzvergrößerung, verbunden mit EKG-Störungen, beobachten können.

4.1.3 Rheumatische Endokarditis

Die entzündliche Reaktion spielt sich an den Klappenrändern ab, bei denen entweder Verengungen (Stenosen) oder Schlußunfähigkeiten (Insuffizienzen) auftreten. Das unbehandelte rheumatische Fieber kann immer wieder aufflackern (exazerbieren) und zu neuen Veränderungen besonders dort führen, wo schon eine entzündliche Reaktion stattfand (Rezidiv). Die Klappenfunktion wird dadurch weiter eingeschränkt. Später kann es dann zu Verkalkungen der Klappen kommen. Klinisch kann eine Endokarditis am Auftreten vorher nicht bekannter Herzgeräusche, besonders wenn es sich um diastolische Geräusche handelt, erkannt werden. Die Therapie der rheumatischen Karditis richtet sich nach den Zeichen der Herzinsuffizienz (s. Abschnitt II, 1: Herzinsuffizienz) sowie nach den Grundsätzen zur Behandlung des rheumatischen Fiebers (s. o.).

4.2 Bakterielle Karditiden

Während bei der rheumatischen Karditis die Schädigung des Herzens nicht unmittelbar durch die ursächlichen Streptokokken bedingt ist, sondern durch eine anormale immunologische Reaktion, die ihrerseits zur Krankheitsursache wird, gibt es auch entzündliche Herzerkrankungen durch direkte Besiedlung mit Bakterien.

4.2.1 Septische Endokarditis

Bei einer Sepsis, d. h. bei einem Eindringen von pathogenen Bakterien aus einem Krankheitsherd in die Blutbahn, können sich die Bakterien auf den Herzklappen ansiedeln (besonders wenn diese durch eine rheumatische Endokarditis vorgeschädigt sind). Dies führt zu einer raschen geschwürigen Zerstörung der Herzklappen, so daß der operative Klappenersatz während der akuten Entzündung die einzige Rettung darstellt.

4.2.2 Endocarditis lenta

Es kommen normalerweise immer wieder kleine Mengen von Bakterien in die Blutbahn, z. B. durch eine Zahnfleischverletzung oder dergleichen. Sind Herzklappen durch eine rheumatische Endokarditis vorgeschädigt, so ist es möglich, daß sich solche Erreger auf den Herzklappen ansiedeln und zu warzenartigen Wucherungen führen; besonders neigen dazu die sog. vergrünenden Streptokokken (Streptococcus viridans). Es kommt dadurch zu immer erneuter Streuung von Bakterien und kleinen Thromben von den befallenen Herzklappen und dadurch zu dem Bild einer schleichend verlaufenden Sepsis. Die bakterielle Zerstörung der Herzklappen ist ebenfalls ein langsamer Prozeß und vollzieht sich nicht so schnell wie bei der septischen Endokarditis. Durch wiederholte Blutkulturen gilt es den Erreger zu identifizieren und seine Empfindlichkeit gegen die verschiedenen Antibiotika zu testen; dann läßt sich die Krankheit in der Regel mit einer hochdosierten Antibiotikatherapie ausheilen.

4.2.3 Tuberkulöse Perikarditis

Die Ansiedlung von Tuberkelbakterien im Perikard als Folge einer Streuung von Tuberkelbakterien in die Blutbahn ist heute selten geworden. Es entsteht eine chronische Herzbeutelentzündung, die zu starker Narbenbildung und Kalkeinlagerung führt und dadurch das Herz einschnürt und in seiner Funktion stark behindert (sog. Pericarditis constrictiva, s. S. 50).

4.3 Viruskarditis

Myokarditiden und Perikarditiden im Gefolge von Viruserkrankungen scheinen in neuerer Zeit zuzunehmen. Die Influenzaviren, die die echte Grippe hervorrufen, bedingen recht häufig Perikard- und Myokarderkrankungen, wobei die Virusmyokarditis nicht selten einen schweren, sogar tödlichen Verlauf nehmen kann. Ein solcher Verlauf läßt sich therapeutisch kaum beeinflussen, weil die Therapie von Viruserkrankungen heute nur begrenzt möglich ist. Die Vorbeugung durch Grippeschutzimpfung hat die damit anfänglich verbundenen Erwartungen nur be-

schränkt erfüllt; das liegt daran, daß die Grippeviren im Laufe der Jahre, offenbar durch Mutation, Veränderungen unterliegen, so daß der Impfschutz häufig unwirksam ist.

Häufiger als solche schweren, lebensbedrohenden Virusmyokarditiden beobachtet man monatelang schwelende Myokarditiden im Anschluß an Virusinfektionen mit Mattigkeit und Leistungsunfähigkeit.

> Die Diagnose der chronischen Virusmyokarditis ist nicht einfach, und es gibt keine andere Behandlung als genügend lange Schonung.

5 Erworbene Herzklappenfehler (Klappenvitien)

Die Herzklappen reagieren auf entzündliche Vorgänge mit Verengungen oder Schlußunfähigkeit ihrer Ränder, so daß typische Krankheitsbilder entstehen, die mit dem Grad und der Dauer der Klappenfunktionseinschränkung sowie deren Rückwirkung auf die Herzleistung zusammenhängen. Die Rückwirkung auf die Herzleistung kann lange Zeit durch Hypertrophie des Herzmuskels (d. h. Zunahme der Muskelmasse) ausgeglichen werden, bis eine klinisch sichtbare Herzinsuffizienz (s. S. 36 ff.) auftritt. Die häufigste Ursache für erworbene Herzklappenfehler ist das rheumatische Fieber (s. S. 49 ff.). Betroffen sind vorwiegend die Klappen des linken Herzens – also Aorten- und Mitralklappe –, weniger häufig sind auch die Klappen des rechten Herzens mitbeteiligt (Pulmonal- und Trikuspidalklappen).

Eine besondere Bedingung für eine Störung des Mitralklappenschlusses stellt der sog. **Mitralprolaps** dar, eine nicht seltene und auskultatorisch sowie durch Echokardiographie diagnostizierbare Funktionsstörung. Hierbei wölben sich eines oder beide Mitralsegel während der Systole in den Vorhof hinein, da ihnen die notwendige Festigkeit des bindegewebigen Aufbaus fehlt. Es handelt sich um eine meist angeborene Erkrankung, die häufig als Folge einer generalisierten Bindegewebsdegeneration (z. B. Marfan-Syndrom) auftritt und die neben anderen Organen auch andere Klappen, wie die Aortenklappe, betreffen kann.

Im folgenden werden nur die Auswirkungen von Fehlern einzelner Klappen geschildert. Wenn mehrere Klappen gleichzeitig befallen sind (sog. kombinierte Vitien), entstehen komplizierte klinische Bilder, auf deren Darstellung verzichtet wird.

5.1 Mitralstenose

Eine Verengung der Mitralklappe allein oder in Kombination mit einer Schlußunfähigkeit (Insuffizienz) ist der häufigste Klappenfehler. Frauen sind häufiger betroffen als Männer. Da das Blut vom linken Vorhof während der Diastole nur schwer in den linken Ventrikel abfließen kann, kommt es zu einer dauernden Druckerhöhung im Vorhof, der an Größe zunimmt. Die Druckerhöhung findet auch in den Lungengefäßen statt und pflanzt sich auf das rechte Herz fort. Hierdurch entsteht eine Hypertrophie (Muskeldickenzunahme) des rechten Ventrikels, die schließlich zur Rechtsherzinsuffizienz führt. Dann staut sich das Blut im venösen Zuflußbereich bis hin zu den vorgeschalteten Organen (insbesondere Leber und Niere), die dann erkranken. Demgegenüber ist bei der reinen Mitralstenose der linke Ventrikel unterbelastet, d.h., seine Muskulatur nimmt an Dicke ab, er wird kleiner, und seine Auswurfleistung ist nur gering.

Klinischer Verlauf

Im Beginn der Erkrankung sind rezidivierende Lungenödeme häufig, wegen der Druckerhöhung und Dehnung der Vorhofmuskulatur kann Vorhofflimmern auftreten. Die Rechtsherzinsuffizienz zieht eine Lebervergrößerung und Störung der Nierenfunktion nach sich. Die Leber kann im akuten Stadium schmerzhaft sein. Es treten Beinödeme auf. Als Komplikation kann es durch Thrombenbildung in den Vorhöfen zu arteriellen Embolien, z.B. in das Gehirn, kommen (Apoplex). Schließlich kann die Klappe verkalken und dadurch ihre Funktion weiter eingeschränkt werden.

Diagnostik

Die Diagnose wird durch die Auskultation typischer Geräuschphänomene, insbesondere des sog. Mitralöffnungstons, sowie durch die Echokardiographie gestellt und das Ausmaß der Erkrankung durch die Herzkatheteruntersuchung gesichert. Insbesondere vom Ausgang dieser Untersuchung ist die Indikation zu einer operativen Therapie abhängig.

Therapie

Solange die Klappe gut beweglich ist, keine Embolien aufgetreten sind und möglicherweise noch Sinusrhythmus besteht, kann man durch eine einfache Auftrennung ihrer Verklebungen (Mitralkommissurotomie) den Durchfluß bessern. Es entsteht eine geringfügige Klappeninsuffizienz. Wenn die Klappe dagegen verkalkt ist oder bereits eine Insuffizienz besteht, ist heute mit Hilfe der Herz-Lungen-Maschine ein Mitralklappenersatz durchzuführen.

Die Basistherapie der Herzinsuffizienz (Digitalis und Diuretika, s. S. 41) versteht sich von selbst. Auch sollte eine Behandlung mit gerinnungshemmenden Medikamenten zur Vermeidung von Embolien nicht unterbleiben, falls der Vorhof stark dilatiert ist und ein Vorhofflimmern hinzukommt.

5.2 Mitralinsuffizienz

Kommt es im Verlauf einer bakteriellen Endokarditis oder nach einem rheumatischen Fieber zu einem Auseinanderweichen der Klappenränder, so daß in der Systole, in der diese Klappe normalerweise geschlossen sein sollte, eine Restöffnung verbleibt, so kann das vom Ventrikel bewegte Blut nur zum Teil in die Aorta ausgeworfen werden, während ein anderer Teil in den Vorhof zurückfließt. Wieviel Blut zurückfließt, hängt von der Größe der Restöffnung ab. während der Kammersystole fließt in den linken Vorhof aus den Lungenvenen die normale Blutmenge ein, zusätzlich fließt aber Blut aus der linken Kammer zurück; dadurch wird der Vorhof übermäßig gefüllt. Ein Teil dieses Blutvolumens wird in der Diastole in die linke Kammer hineingedrückt, die zusätzliche Arbeit leisten muß, weil ein Teil des Schlagvolumens stets durch Rückfluß in den Vorhof *verlorengeht*. Durch die Mehrarbeit wird der linke Ventrikel veranlaßt, mehr Muskulatur zu bilden, er hypertrophiert. Auch bei der Mitralinsuffizienz kommt es zur Druckerhöhung im linken Vorhof und in den Lungengefäßen, doch ist diese weniger stark ausgeprägt, kann aber in späten Stadien das Bild der Mitralstenose nachahmen.

Klinischer Verlauf

Der Verlauf einer Mitralinsuffizienz ist gutartiger, aber auch schleichender als der der Stenose.

Wiederauftretendes rheumatisches Fieber oder bakterielle Infektionen an der geschädigten Klappe bewirken jedoch weitere Veränderungen, die zu kombinierten Klappenfehlern führen können. Die Komplikation der Mitralinsuffizienz besteht in einer chronischen Herzinsuffizienz, die sowohl rechts als auch links ausgeprägt sein kann.

Diagnostik

Die Diagnose wird wie bei der Mitralstenose mit Hilfe von Röntgenaufnahmen des Thorax, EKG und sorgfältiger Auskultation sowie Sonographie gestellt und das Ausmaß des Klappenfehlers durch eine Herzkatheteruntersuchung geklärt.

Therapie

Wiederum ist die Basistherapie der Herzinsuffizienz (s. S. 41) notwendig. Wenn mit der Insuffizienz eine Verkalkung einhergeht oder wenn sich der klinische Zustand verschlechtert, sollte eine Operation erwogen werden. Dabei kann entweder der Klappenersatz durch eine Kunstklappe erfolgen, oder es gelingt durch eine Stützung und Raffung des Klappenansatzringes, die Insuffizienz operativ zu bessern.

5.3 Aortenstenose

Eine Verengung der Aortenklappe ist meist rheumatisch bedingt. Im Alter kann eine Verkalkung des Aortenklappenringes auftreten, die jedoch auch bei ausgeprägter Arteriosklerose der Aorta vorhanden sein kann. Häufig liegt der Erkrankung eine erhöhte Anfälligkeit der Klappe durch eine anatomische Besonderheit, die sog. Zweizipfligkeit, zugrunde. Dadurch wird der Auswurf des Blutvolumens in der Systole behindert, und es entsteht eine frühzeitige schwere Druckbelastung des linken Ventrikels ohne Beteiligung des linken Vorhofs. In der Peripherie des Kreislaufs fällt eine Minderdurchblutung auf. Diese kann insbesondere das Gehirn betreffen, so daß Müdigkeit, Abgeschlagenheit, Konzentrationsschwäche und ähnliche Symptome vorhanden sein können. Da die aufsteigende Aorta direkt hinter den Klappen einen geringen Druck ertragen muß, weitet sie sich aus, was im Röntgenbild sichtbar wird.

Klinischer Verlauf

Dieser Klappenfehler macht frühzeitig Beschwerden, da die Körpermangeldurchblutung zu typi-

schen Symptomen führt. Häufig sind dies Schwindelanfälle und Ohnmacht, besonders während oder nach körperlicher Belastung. Es kann zu Anfällen von Angina pectoris und zum plötzlichen Lungenödem sowie chronischer Herzinsuffizienz kommen. Schon bevor schwerere Stadien mit AV-Blockierungen erreicht werden, können Herzrhythmusstörungen zum plötzlichen Tod führen. Die AV-Blockierungen haben ihre Ursache in der nicht unerheblichen Septumverdickung, die zu einer möglicherweise schweren Mangeldurchblutung im Bereich des Reizleitungssystems führt.

Diagnostik

Die Diagnose ist wiederum nach dem Auskultationsbefund, dem Röntgenbild und dem EKG zu stellen. Die Herzkatheteruntersuchung beweist eine Aortenstenose dann, wenn der Druck im linken Ventrikel, also vor der Stenose, sehr hoch und hinter der Stenose, also in der Aorta, besonders niedrig gemessen wird. Ein solcher Druckgradient, der mehr als 13,3 kPa (100 mmHg) betragen kann, ist ein Maß für den Schweregrad der Aortenstenose.

Therapie

Neben der obligaten Therapie der Herzinsuffizienz tritt heute der operative Klappenersatz in den Vordergrund. Im Anschluß daran ist eine Dauerbehandlung mit gerinnungshemmenden Medikamenten unerläßlich, um von der Kunstklappe ausgelöste Thromboembolien zu vermeiden.

5.4 Aorteninsuffizienz

Ursache einer Schlußunfähigkeit der Aortenklappe können die rheumatische Endokarditis, der bakterielle Infekt, aber auch die Syphilis oder ein angeborener Stützgewebefehler (MARFAN-Syndrom) sein, der zur Klappenschwäche und damit zur Insuffizienz führt. Funktionell bedeutet die Aorteninsuffizienz, daß in der Diastole, während der die Klappen normalerweise geschlossen sein sollten, eine bestimmte Menge bereits ausgeworfenen Blutes in den linken Ventrikel zurückströmt. Die Menge ist abhängig von der Größe des Defektes, der Dauer der Diastole sowie vom peripheren Gefäßwiderstand.

Es ergibt sich für den linken Ventrikel nicht wie bei der Aortenstenose eine Druck-, sondern eine Volumenbelastung, woraus aber mit der Zeit ebenfalls eine Muskelhypertrophie resultiert. Das effektive Auswurfvolumen ist in der Systole gesteigert, d. h., es kommt zu einer nicht unbeträchtlichen Steigerung des Schlagvolumens, da das in der Diastole zurückgeströmte Blut in der Systole zusätzlich mit ausgeworfen werden muß.

Klinischer Verlauf

Die reine Aorteninsuffizienz kann recht lange ohne Symptome bleiben. Erst bei erheblicher Belastung des linken Ventrikels, die durch Einstrombehinderung auch zu einer Belastung des linken Vorhofs führt, kommt es zu einem charakteristischen Leistungsknick und zum Auftreten von Linksherzinsuffizienz und Angina pectoris.

Diagnostik

Bei der Untersuchung fällt die pulsierende Blutfülle der Arterien auf, die besonders am **Radialispuls** *(groß und schnell)* sowie an der großen Blutdruckamplitude sichtbar wird. Die starken Pulsschwankungen kann man sehen *(Kopfnicken)*, man kann sie fühlen, wenn man den Unterarm des Patienten mit der Hand umfaßt *(Wasserhammerpuls)*. Vergrößerte Blutdruckamplituden treten allerdings auch bei fieberhaften Zuständen sowie bei Anämie und Hyperthyreose auf.

Hohe Blutdruckamplitude, Wasserhammerpuls sowie ein hauchendes diastolisches Geräusch über der Aorta lassen die Verdachtsdiagnose Aorteninsuffizienz stellen.

Bei der Herzkatheteruntersuchung deckt eine Aortenangiographie den Rückstrom des Kontrastmittels in den linken Ventrikel auf und beweist damit die Aorteninsuffizienz und ihren Schweregrad.

Therapie

Auch ohne subjektive Symptome sollte der Patient geschont werden. Die Herzinsuffizienz muß konsequent behandelt werden. Die in schweren Fällen angezeigte Therapie der Wahl ist die operative Behandlung durch Klappenersatz auch schon im nicht deutlich kompensierten Stadium.

Zusammenfassung: Herzklappenfehler sind zumeist entzündlich bedingte, erworbene *Ventilstörungen*, bei denen je nach Klap-

penbefall eine typische klinische Symptomatik mit Rechtsherzinsuffizienz (Mitralklappe) und Linksherzinsuffizienz (Aortenklappe) auftritt. Die Diagnostik umfaßt immer Anamnese, Auskultation, Röntgenbild, EKG und unbedingt das Echokardiogramm.

Da heute relativ frühzeitig eine rekonstruierende oder korrigierende Operation (meist Klappenersatz) angestrebt wird, ist die präoperative Diagnostik durch Herzkatheterangiographie meist angezeigt. Eine medikamentöse Therapie tritt dann meist in den Hintergrund.

6 Koronare Herzkrankheit

Definition

Als koronare Herzkrankheit (KHK) bezeichnet man das klinische Bild einer Koronarinsuffizienz mit ihren Folgen für das Herz, d. h. ein Mißverhältnis zwischen Durchblutung und Blutbedarf (Sauerstoffbedarf) des Herzmuskels.

Epidemiologie

Die KHK ist die häufigste zum Tode führende Erkrankung in der westlichen Welt. Männer zwischen 45 und 50 Jahren erkranken wesentlich häufiger als gleichaltrige Frauen. Es konnte festgestellt werden, daß bei Patienten mit KHK bestimmte Erkrankungen bzw. Risikofaktoren gehäuft vorliegen:

▷ Fettstoffwechselstörungen, insbesondere ein hoher Cholesterinspiegel (z. T. als Folge von Fehlernährung), Übergewicht
▷ Nikotinabusus
▷ Bluthochdruck
▷ Diabetes mellitus
▷ Bewegungsmangel
▷ Psychische Faktoren (Persönlichkeitsstruktur, Streß)
▷ Alter
▷ männliches Geschlecht
▷ erbliche Belastung

Ursachen und Pathogenese

Ursache der koronaren Herzkrankheit ist eine Verminderung der Blutzufuhr an den Herzmuskel, überwiegend durch arteriosklerotisch veränderte Herzkranzgefäße. Außerdem können Koronarspasmen und entzündlich veränderte Koronargefäße zu einer Minderdurchblutung führen.

Die Arteriosklerose (Sklerose = Verhärtung) steht ursächlich an erster Stelle; die Risikofaktoren, die zu ihrer Entstehung führen, sind mit denen der KHK identisch. Ablagerungen von Blutfetten oder ihren Abbauprodukten in der Gefäßinnenwand der Arterien führen zur Lichtungseinengung und erschweren den freien Blutfluß (Atherombildung, Abb. 2-11). Hierdurch wird eine Reihe von Folgereaktionen ausgelöst:
▷ zunehmende Lichtungseinengung bis zum Verschluß
▷ momentane Verkrampfungen des befallenen Segments (Spasmen)
▷ akuter Aufbruch der unter Spannung stehenden Gefäßintima (Fissuren)
▷ Auflagerung von thrombotischem Material (Blutplättchen oder Fibrin)
All dies führt zum Gefäßverschluß, der jederzeit die akute Gefahr in sich birgt, daß wichtige Versorgungsbereiche von der direkten O_2-Zufuhr abgeschnitten sind.

Dieser Vorgang kann sich in allen Gefäßabschnitten abspielen. Er ist ein im frühen Erwachsenenalter, manchmal sogar schon im Kindesalter beginnender Prozeß, der lange Zeit ohne Beschwerden verlaufen kann, dann jedoch relativ plötzlich zu ernsten, zum Teil tödlichen Folgeerkrankungen führt. Diese äußern sich je nach dem vorwiegend betroffenen Organ unterschiedlich:
▷ beim Gehirn als Apoplex
▷ beim Herzen als KHK bis hin zum Herzinfarkt
▷ bei der Niere als Hochdruckkrankheit
▷ an den Extremitäten als periphere arterielle Verschlußkrankheit
Da die Folgeerkrankungen der Arteriosklerose durch Beeinflussung dieser Risikofaktoren zu

vermeiden sind, nimmt die Präventiv-(Vorbeuge-)Medizin dabei einen vorrangigen Platz ein. Sie steht in der Bundesrepublik zur Zeit erst in den Anfängen.

> Man muß jedem im Gesundheitsbereich Tätigen, also gerade den Pflegepersonen, die Aufgabe stellen, durch informierende und vorbildhafte Beratung im Rahmen dieser Präventionsmedizin einen Beitrag zu leisten. Dies setzt die notwendigen Kenntnisse und die Bereitschaft, Vorbild zu sein, voraus.

Symptome und klinischer Verlauf

Man unterscheidet folgende Verlaufsformen der durch Arteriosklerose bedingten KHK:
▷ **Diffuse Koronarsklerose:** Befall sämtlicher Äste des Koronarsystems ohne sichtbare Bevorzugung spezieller Abschnitte; sie tritt besonders bei Diabetikern oder Patienten mit Bluthochdruck auf.
▷ **Einzelgefäßerkrankung:** Bevorzugung einzelner Gefäßabschnitte oder eines einzelnen Gefäßes, bei jugendlichen Patienten häufiger.

Klinisch zeigt sich die KHK in Form folgender Erkrankungen:
▷ akute, belastungsabhängige Koronarinsuffizienz (typische Angina pectoris)
▷ akuter Herzinfarkt
▷ Herzmuskelinsuffizienz
▷ Herzrhythmusstörungen

Der klinische Verlauf der koronaren Herzerkrankung ist schleichend und heimtückisch. Die Erkrankung verursacht jahrelang keine Symptome, so daß das Auftreten von Krankheitszeichen bereits oft mit einem fortgeschrittenen Stadium der

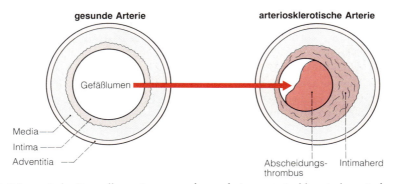

Abb. 2-11. Schematische Darstellung einer gesunden und einer arteriosklerotisch veränderten Arterie.

Erkrankung gleichzusetzen ist. Die dann geäußerten Beschwerden sind allerdings typisch (Angina pectoris) und lassen oft die Anhiebsdiagnose einer koronaren Herzerkrankung zu.

Da die koronare Herzerkrankung meist ein fortgeschrittenes Stadium erreicht hat, wenn sie klinisch in Erscheinung tritt, kann sie in ihrem Fortschreiten günstigstenfalls zum Stillstand gebracht, aber nicht geheilt werden. Allerdings sprechen neuere Untersuchungen auch für eine in bestimmten Fällen (jüngere Patienten) eintretende Rückbildungsfähigkeit der Koronarsklerose.

6.1 Angina pectoris

Symptomatik

Die Durchblutungsnot des Herzens, die sich als Herzschmerz-Anfall (Angina pectoris vera) in dramatischer Weise äußert, ist eines der wichtigsten Alarmzeichen des Herzens.

Der Anfall wird in typischer Weise als Enge in der Brust linksseitig oder hinter dem Brustbein empfunden (Angina, lat. = Enge), mit einer sehr charakteristischen Ausstrahlung in Richtung Schulter, Unterkiefer, zwischen die Schulterblätter, besonders aber in die Innenseite des linken Armes bis in die ulnaren Fingerspitzen. Dem Anfall liegt ein akutes Mißverhältnis zwischen Sauerstoffangebot und Sauerstoffbedarf zugrunde. Dieses Mißverhältnis ist am häufigsten durch eine mangelhafte Sauerstoffversorgung infolge Herzkranzarterienverengung bedingt (s. S. 54). Die Steigerung des Sauerstoffbedarfs wird normalerweise durch eine Angebotssteigerung bedient. Verengungen stellen ein limitierendes Hindernis für diesen Dienst dar. Daher ist die häufigste Erscheinungsform der Angina pectoris die **Belastungs-Angina-pectoris** (typische Angina pectoris). Ruheanginen können als ernstere Anfälle einem Herzinfarkt vorausgehen und durch Spasmen, Fissuraufbrüche oder vorübergehende Thrombenbildung ausgelöst sein.

Die Angina pectoris tritt also nach körperlichen Anstrengungen (Treppensteigen, Laufen, Radfahren) oder psychischen Belastungen (Ärger, Schrecken) auf. Sie kann ferner durch raschen Übergang von warmer in kalte Umgebung, fettreiche Mahlzeiten, überreichlichen Tabakgenuß ausgelöst werden.

Schwere Angina-pectoris-Anfälle in Ruhe und über Minuten anhaltend, sind verbunden mit To-

desangst, der Patient ist kaltschweißend, dyspnoisch, tachykard.

> Ein schwerer Anfall ist klinisch meist von einem Herzinfarkt nicht zu unterscheiden und muß daher sofort zur Krankenhauseinweisung auf die Intensivstation führen.

Diagnostik

1. **Schmerzanamnese** (Belastungsabhängigkeit, Häufigkeit erfragen): Sie ist sehr sorgfältig zu erheben und gibt meist schon recht eindeutige Aufschlüsse über das Vorliegen der Erkrankung.

2. **Ruhe-EKG:** Dies ist obligatorisch, obwohl außerhalb des Schmerzanfalls nur wenig aufschlußreich, wenn man von Hinweisen auf durchgemachte Infarkte absieht. Jedoch ist es z. B. von großer Wichtigkeit, ein EKG im Schmerzanfall zu schreiben; dort sieht man dann häufig Zeichen der akuten Koronarinsuffizienz (ST-Senkungen oder auch Hebungen).

3. **Belastungs-EKG (Ergometrie):** Diese wohl wichtigste Methode zur klinischen Untersuchung der Angina pectoris deckt charakteristische EKG-Veränderungen (ST-Senkungen) ab einer bestimmten Belastungsstufe auf, so daß individuelle Rückschlüsse auf den Schweregrad der Erkrankung möglich sind.

4. **Langzeit-EKG:** Dies dient in zunehmendem Maße der Sichtbarmachung von ST-Veränderungen ohne Angina pectoris (stumme Ischämie).

5. **Thallium-Myokardszintigraphie:** Die Anreicherung des radioaktiven Isotops Thallium 201 im ischämischen Gebiet nach Belastung ist besonders wertvoll bei unklarem Belastungs-EKG und hat sich als Routinemethode etabliert.

6. **Herzkatheteruntersuchung:** Heute können der Schweregrad der koronaren Veränderungen und die Funktionsfähigkeit des Herzens mit großer Zuverlässigkeit durch eine Herzkatheteruntersuchung festgestellt werden; sie umfaßt Druckmessung, Messung des Herzzeitvolumens, Ventrikulographie, Koronarangiographie. Die große Bedeutung dieser Untersuchung liegt:

▷ in der Zuverlässigkeit, mit der eine derartige Erkrankung bestätigt oder ausgeschlossen werden kann;

▷ in der genauen Lokalisierung;
▷ in der Funktionsanalyse.

Das Risiko der Herzkatheteruntersuchung bei diesen Patienten ist gering, sollte aber immer bei der Indikationsstellung berücksichtigt werden (Mortalität 0,1%).

Die Kranzgefäßchirurgie oder Stenosendilatation ist ohne diese Untersuchung nicht möglich, und auch die Entscheidung, ob einem Patienten eine klinische Rehabilitation, d. h. eine Heilbehandlung im Anschluß an den Krankenhausaufenthalt zuzumuten ist, wird heute in zunehmendem Maße von einer Herzkatheteruntersuchung abhängig gemacht. Die Untersuchung sollte nur in solchen Zentren durchgeführt werden, die genügend Erfahrungen mit Katheteruntersuchungen nachweisen können und die mit einem herzchirurgischen Zentrum zusammenarbeiten.

Die Herzkatheteruntersuchung stellt heute ein sicheres diagnostisches Verfahren dar, das mehr und mehr an den Anfang der Erkrankung gestellt werden sollte, wenn die Symptomatik besonders bei jüngeren Patienten eine Klärung auch einer frühzeitigen Operation erfordert. Bei Patienten älter als 65 Jahre gilt die Regel, daß nur bei Versagen der medikamentösen Therapie eine Herzkatheteruntersuchung mit dem Ziele der Kranzgefäßoperation durchgeführt werden sollte.

Therapie

Die Therapie der Angina pectoris ist auf folgende Ziele gerichtet:
▷ Schmerzbeseitigung durch akute Therapie
▷ Verhinderung weiterer Anfälle durch Dauertherapie
▷ Wiederherstellung des Sauerstoffangebotes
▷ flankierende Maßnahmen

Dazu bedienen wir uns folgender Möglichkeiten:
▷ Verringerung oder Aufhebung körperlicher Tätigkeiten
▷ Verabreichung von Nitroglycerin
▷ Gabe von Beta-Rezeptorenblockern
▷ Gabe von Calcium-Antagonisten
▷ operative Behandlung (aortokoronarer Venenbypass)
▷ dilatative Behandlung (PTCA)

Der Kranke lernt, seine Körperarbeit an seine Schmerzgrenze sehr gut anzupassen, was lange Zeit ohne wesentliche medikamentöse Therapie möglich ist. Erst die Verschlimmerung des Grundleidens kann den Kranken zu einer so starken Einschränkung seiner körperlichen Aktivität, ja sogar zu Bettlägerigkeit zwingen, so daß eine weitergehende medikamentöse oder chirurgische Behandlung notwendig ist.

Meist ist jedoch eine frühzeitige Herzkatheteruntersuchung zur Beurteilung des Schweregrades angezeigt, weil bestimmte Stenoseformen zur raschen Operationsentscheidung zwingen (sog. linke Hauptstammstenose).

Nitroglycerin: Die Anwendung sog. Nitropräparate stellt einen wesentlichen Teil der Behandlung dar. Man gibt sie **oral-bukkal** (unter die Zunge) im akuten Anfall (0,4–0,8 mg) als Zerbeißkapsel, **oral** als Langzeittherapie (ihre Wirkung soll einem Angina-pectoris-Anfall vorbeugen) oder **intravenös** als Infusionstherapie in der Intensivbehandlung. Diese Anwendung dient dann der Schmerzbeseitigung beim akuten Herzinfarkt nur unter besonderen Vorsichtsmaßnahmen (blutige Druckmessung in der Arteria pulmonalis). Auch eine Anwendung als **Pflaster** (Nitroglycerin dringt durch die Haut) ist möglich.

Nebenwirkungen: Kopfschmerzen, Blutdruckerniedrigung, Tachykardie.

Beta-Rezeptorenblocker: Diese Medikamentengruppe (Dociton®, Tenormin®) dient ausschließlich der Langzeittherapie, nicht der Anfallsbeseitigung. Es kommt zu einer Hemmung der Sympathikuswirkung am Herzen selbst (Pulsverlangsamung). Dabei wird der Überträgerstoff (z. B. Adrenalin) von dessen Haftstellen, den sog. Beta-Rezeptoren, verdrängt (Adrenalinblockade, daher Beta-Rezeptorenblocker). Da die Entstehung der Angina pectoris besonders unter streßbedingten Alarmsituationen unter vermehrter Adrenalinausschüttung begünstigt wird, trägt die Gabe von Beta-Blockern zu ihrer Verhütung bei. Diese wirken gleichzeitig noch blutdrucksenkend, so daß auch die meistens im Anfall erhöhten Blutdruckwerte nicht erreicht werden. Die Dosierung ist je nach Präparat verschieden, sie kann zwischen 15 und 120 mg schwanken.

Nebenwirkungen: Asthma-bronchiale-Auslösung, Begünstigung von Herzinsuffizienz. Blockierungen des Erregungsleitungssystems. Liegen solche Störungen bereits vorher vor, ist eine Behandlung mit Beta-Rezeptorenblockern nicht angezeigt.

Calcium-Antagonisten: Hierbei handelt es sich um Medikamente, die durch Beeinflussung des Calciumstoffwechsels in der Lage sind, spastische Verengungen der Herzkranzgefäße zu verhindern und so der Angina pectoris vorzubeugen. Auch sie wirken blutdrucksenkend und gelten als das z. Zt. primäre Mittel zur Behandlung des Lungenödems.

Chirurgisch-operative Therapie: Eine medikamentös nicht beeinflußbare Angina pectoris ist heute durch eine operative Verbesserung des Sauerstoffangebotes gut zu beeinflussen. Durch die Herzkatheteruntersuchung und Darstellung der Herzkranzgefäße wird die Versorgung lokalisiert. Der Chirurg führt dann eine Umgehungsoperation durch, die eine Venenverbindung zwischen der Aorta und dem peripheren Kranzgefäßstück herstellt (s. Abb. 2-16, S. 68). Die Vene wird meist aus dem Oberschenkel (Vena saphena) entnommen. Man nennt diese Operation aortokoronaren Venenbypass oder **Bypass-Operation.** Durch die Umgehung der Stenose kommt es zu einer besseren Blut- und damit Sauerstoffversorgung des Gewebes, und die Folge ist eine meist dauerhafte Schmerzbeseitigung und bessere Belastbarkeit.

Eine Bypass-Operation kommt nur bei lokalisierten Einengungen der Herzkranzarterien in Betracht, bei einer diffusen, generellen Koronarsklerose ist eine operative Besserung nicht möglich (Herzchirurgie, Abschnitt III, 5).

Katheterdilatation: Seit etwa 10 Jahren bedient man sich einer sehr eindrucksvollen Methode, der sog. perkutanen transluminalen Koronarangioplastie (PTCA), bei welcher mittels eines dünnen, aufblasbaren Ballons, der in die Stenose eingeführt wird, die Verengung ausgedehnt werden kann (s. S. 69).

6.2 Akuter Herzinfarkt

6.2.1 Akutphase des Herzinfarktes

Definition und Pathogenese

Der Herzinfarkt stellt die Endphase einer Entwicklung der koronaren Herzerkrankung dar, die sich über lange Jahre hinweg unbemerkt verschlimmert hat und meistens schon sehr weit fortgeschritten ist. Durch plötzlichen oder mehr schubweisen Verschluß eines Kranzgefäßes wird die Blut- und damit die Sauerstoffzufuhr zu ei-

nem bestimmten Gewebeabschnitt des Herzmuskels unterbrochen. Dieser Abschnitt stirbt ab (Nekrose). Der Verschluß betrifft in der Regel, d. h. in über 90%, nur den linken Ventrikel, da der rechte gegenüber Kranzgefäßverschlüssen unempfindlicher reagiert als der muskelstärkere und für die Pumpleistung wichtigere linke Ventrikel.

Herzinfarkt bedeutet: Absterben eines Bezirkes des Herzmuskels infolge Unterbrechung der Blutversorgung. Die häufigste Ursache eines Kranzgefäßverschlusses ist die Bildung eines Blutgerinnsels (Thrombose) in einem schon vorher durch Arteriosklerose verengten Gefäßabschnitt.

Prognose

Wenn der Patient das Infarktereignis überlebt, wird der nekrotische Bezirk des Herzmuskels im Laufe der Heilung in Narbengewebe umgewandelt, das sich nicht mehr aktiv an der Muskeltätigkeit beteiligt. Je nach Lokalisation unterscheidet man einen Vorderwand- von einem Seiten- oder Hinterwandinfarkt.

Die Sterblichkeit nach eingetretenem Infarkt betrug vor Einführung der Intensivstationen Ende der 60er Jahre 30% und konnte danach insbesondere durch die bessere Beherrschung der Rhythmusstörungen auf 20% gesenkt werden. Durch die moderne Therapie der Reperfusion mittels Thrombolyse ist eine weitere Sterblichkeitssenkung wahrscheinlich. Im ersten Jahr versterben 5–10%, in den nachfolgenden Jahren nur noch 2–5%. Aus diesem Grunde kommt der vorbeugenden Medizin wahrscheinlich eine größere Bedeutung zu, als heute angenommen wird. Als Hinweis kann die Tatsache gelten, daß die Infarkthäufigkeit in den USA bis 1974 eine Zunahme, seit 1975 einen Rückgang verzeichnet. Dort hat man sich systematisch mit prophylaktischen Maßnahmen befaßt.

Klinische Zeichen

Es entsteht ein schwerer, sich rasch verschlimmernder und nicht mehr durch Medikamente (Nitroglycerin) beeinflußbarer **Angina-pectoris-Anfall** in schwerster Verlaufsform mit Übelkeit, Erbrechen, ausstrahlenden Schmerzen in Halsregion und linken Arm, Schweißausbruch, Herzklopfen, Blutdruckabfall.

Sofortige Klinikeinweisung ist bei Verdacht auf Herzinfarkt notwendig. Die weitere Versorgung des Patienten sollte auf der Intensivstation erfolgen.

Diagnostik

Die Diagnose eines frischen Infarktes gründet sich auf folgende drei Faktoren:

▷ Angaben des Patienten oder Angehörigen (sog. Schmerzanamnese)
▷ Standard-EKG (12 Ableitungen) bei Klinikaufnahme und in 6stündigem Abstand. Das typische Infarkt-EKG zeigt die ST-Streckenhebungen in den Extremitätenableitungen bei Hinterwandinfarkt (Abb. 2-12), in den Brustwandableitungen bei Vorderwandinfarkt.
▷ Erhöhung des herzspezifischen Enzyms, der Kreatinphosphokinase (CK) auf über 50 mU/ml. Eine Verfälschung durch intramuskuläre Injektionen, Muskeltraumen oder starke muskelbeanspruchende Anstrengungen ist möglich (Freisetzung von Skelettmuskel-CK, s. S. 32).

Heute wird ganz besonderer Wert auf die Schmerzanamnese und den Zeitabstand bis zur Krankenhausaufnahme gelegt. Die sich ausbil-

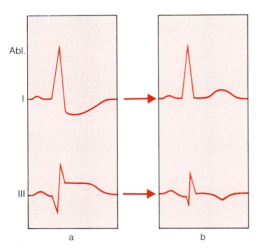

Abl.

I

III

a   b

Abb. 2-12.
Schematisiertes EKG bei Hinterwandinfarkt.
a) Abl. III zeigt eine charakteristische Anhebung der ST-Strecke (T-Zacke und ST-Strecke zusammen erinnern an die Form eines Kirchdaches mit Kirchturmspitze), Abl. I zeigt eine spiegelbildliche Senkung der ST-Strecke.
b) Einige Wochen später hat sich Abl. I wieder normalisiert, in Abl. III ist an die Stelle der ST-Hebung ein charakteristisches »spitz negatives« T getreten.

dende Nekrose ist zeitabhängig und kann bei Wiederherstellen der Blutzufuhr (Thrombolyse) innerhalb von 3 Stunden vermindert oder gar verhindert werden.

Die *herzspezifischen* Enzyme lassen eine Diagnose erst nach 4–8 Stunden zu, so daß sich eine Thrombolysetherapie auf Schmerzanamnese und typisches EKG stützen muß. Eine angiographische Gefäßdarstellung und damit eine sichere Diagnose bleibt kardiologischen Zentren vorbehalten. Als Grundsatz gilt, daß der Patient mit schwerer Angina pectoris so rasch wie möglich in Intensivbehandlung kommen muß.

Komplikationen

In der Akutphase des Herzinfarktes kann es zu folgenden Komplikationen kommen (s. Abschnitte II, 6.2.2 bis 6.2.7):

▷ Herzrhythmusstörungen bis hin zu Kammerflimmern, Asystolie
▷ Reinfarkt
▷ Thromboembolien (Lungenembolie)
▷ Herzmuskelinsuffizienz, kardiogener Schock
▷ Herzmuskelruptur

Therapie

Die Behandlung des Herzinfarktes besteht aus fünf Schritten:

▷ *Basistherapie*
▷ Reperfusionsmaßnahmen (rasche Wiederherstellung des Blutflusses)
▷ Akuttherapie der Komplikationen
▷ Langzeittherapie

Basistherapie

Die Grundbehandlung besteht aus:

▷ Sedierung
▷ Schmerzbekämpfung (Morphium)
▷ Sauerstoffzufuhr (2 l O_2/Minute)
▷ venösem Verweilkatheter
▷ Blutgerinnungshemmung mit Heparin, später mit Marcumar oral (Grund für diese blutgerinnungshemmende Behandlung s. weiter unten).

Eine Marcumar-Therapie sollte nicht durchgeführt werden bei: lange bestehendem exzessivem Hochdruck, Magengeschwür-Anamnese und häufigen Nierensteinkoliken.

Reperfusionstherapie

Bei richtigem Zeitabstand kann in 60–90% durch die intravenöse oder intrakoronare Verabreichung von thrombolytischen Substanzen

(Streptokinase, Urokinase, Gewebsaktivator TPA) der Thrombus aufgelöst werden. Meist bleibt eine schwere Reststenose übrig, die durch PTCA oder Bypass-Operation behandelt werden sollte.

Die thrombolytische Behandlung ist Intensivstationen mit kardiologischen Erfahrungen vorbehalten. Im Anschluß an die Behandlung findet eine Heparin-Marcumar-Therapie statt.

Langzeittherapie

> Nach Überstehen der Akutphase (mindestens 3 Tage *Immobilisation*) erfolgt eine stufenweise Mobilisation *(Frühmobilisation)*, die unter täglicher Kontrolle des Herzleistungszustandes bis in ein Stadium führen soll, in dem der Patient die ihm angemessenen Alltagsbelastungen ertragen kann.

In den ersten 3 Tagen ist der Patient vollständig zu immobilisieren. Bei unkompliziertem Verlauf wird ab 4. Tag der Mobilisationsplan angewendet, dessen Stufen auf besonderen, den Patienten informierenden Kärtchen festgelegt sind. Die Mobilisation sollte unter Aufsicht einer Krankengymnastin erfolgen. Meist erfolgt eine zweitägige Steigerung.

Diätetisch steht am Anfang eine flüssige Nahrung, die gefüttert wird. Diese wird dann langsam durch eine kochsalzarme, nicht belastende, aber kalorisch ausreichende Schonkost ersetzt. Auf die Regulation der Darmtätigkeit (insbesondere Vermeidung von Obstipation) ist unbedingt zu achten.

Bei Weiterbestehen oder Neuauftreten von Angina pectoris oder nach klinisch erfolgreicher Thrombolyse ist eine rasche diagnostische Klärung der Gefäßsituation durch Herzkatheteruntersuchung notwendig.

An die Entlassung nach etwa drei bis vier Wochen kann direkt ein kurmäßiges Heilverfahren (sog. *Anschlußheilbehandlung*, AHB) angeschlossen werden, das an einer dafür geeigneten Klinik durchgeführt werden sollte. Danach ist die weitere Betreuung am Wohnort in einer sog. *Herzsportgruppe* möglich. Flankierend sollen und müssen immer die individuellen Risikofaktoren beeinflußt und die Arbeit den körperlichen Möglichkeiten der Patienten angepaßt werden.

Etwa ein Drittel aller Infarktgeschädigten erreicht ein Stadium weitgehender Wiederherstellung. Die restlichen Patienten versterben in der nachakuten Phase oder behalten bleibende Defekte:

▷ Herzmuskelinsuffizienz durch ein sich ausbildendes Ventrikelaneurysma (narbige Aussackung des Infarktbezirks),
▷ Herzrhythmusstörungen durch das Narbengewebe,
▷ embolische Komplikationen durch Verschleppung von thrombotischem Material aus dem Narbengewebe in Hirn- oder Körperkreislauf.

Aus diesem Grunde sollten Infarktpatienten, bei denen ein solches Aneurysma nachgewiesen ist, über längere Zeit, etwa zwei bis drei Jahre, mit gerinnungshemmenden Medikamenten behandelt werden (Marcumar®).

> Derjenige, der seinen ersten Infarkt überlebt hat, schwebt immer in Gefahr, einen Reinfarkt zu erleiden.

Es ist die Aufgabe des Akutkrankenhauses, die Patienten mit besonderem Risiko zu identifizieren und einer gezielten Diagnostik (Herzkatheteruntersuchung) und Nachbehandlung (PCTA; Bypass-Operation) zuzuführen. Die hierfür notwendigen Hinweise werden durch Anamnese *(Nach-Infarktangina!)*, EKG-Kontrollen (sog. *Schmerz-EKG*), Langzeit-EKG sowie Ergometrie vor Entlassung und echokardiographische Untersuchung geliefert. Auch eine Einschwemmkatheteruntersuchung kann notwendig sein.

6.2.2 Rhythmusstörungen

Über die Hälfte von Infarktpatienten versterben akut durch Kammerflimmern innerhalb der ersten Stunde nach Eintritt des Infarktes. Das Kammerflimmern wird durch Extrasystolen ausgelöst, die erkannt und behandelt werden müssen. Ist es zum Kammerflimmern gekommen, dann kann nur noch eine elektrische Defibrillation helfen, die innerhalb weniger Minuten erfolgen muß, denn Kammerflimmern bedeutet Stillstand des Blutkreislaufes (s. a. Abb. 2-10, S. 45).

Die zweite und wichtigste Rhythmusstörung bei akutem Infarkt besteht in Blockierungen der Erregungsleitung (AV-Blockierungen). Die Herzkammern erhalten dann keine Impulse mehr, und es resultiert der Herzstillstand (Asystolie). Bildet sich nicht innerhalb kürzester Zeit (ca. 30–60 Sekunden) ein Eigenrhythmus der Herzkammern, dann kann nur noch der Herzschrittmacher Rettung bringen; die Schrittmacherbehandlung muß aber innerhalb weniger Minuten einsetzen.

Nicht selten sind Kammerflimmern oder Asystolie das erste Symptom des Herzinfarktes: der Betroffene bricht tot zusammen. Der Herzinfarkt ist in über 90% der Fälle für den plötzlichen Tod eines Menschen verantwortlich.

Diagnostik

Zur frühzeitigen Erkennung und Behandlung solcher Komplikationen ist die fortlaufende EKG-Registrierung und EKG-Überwachung nötig. Technische und personelle Voraussetzungen zum **Monitoring** (fortlaufende EKG-Überwachung, evtl. computergestütztes Arrhythmiemonitoring) müssen daher erfüllt sein (Intensivstation).

Therapie

Zur Bekämpfung von **Extrasystolen**, durch die das Kammerflimmern ausgelöst werden kann, und zur Dämpfung der Flimmerbereitschaft der Herzkammern stehen folgende Medikamente zur Verfügung (s. a. Abschnitt II, 2.1):
▷ Lidocain
▷ Beta-Rezeptorenblocker (Dociton®, Visken®)
▷ Mexiletin (Mexitil®)
▷ Propafenon (Rytmonorm®)
▷ Chinidin

Treten Störungen in der Erregungsleitung auf, können diese evtl. durch Atropin gebessert werden. Erforderlichenfalls muß ein temporärer Herzschrittmacher eingesetzt werden. Bereitschaft zur sofortigen Defibrillation bei Auftreten von Kammerflimmern ist wesentlich (s. Abschnitt II, 2.4).

6.2.3 Reinfarkt

Vor dem Thrombus, der einen Koronararterienast verlegt hat, ist die Blutzirkulation gestört, und es kommt daher nicht selten durch Anlagerung von Blutplättchen und Fibrinmassen zu einer Vergrößerung des Thrombus in der Richtung *stromaufwärts,* wodurch es zur Verlegung von weiteren Koronararterienästen kommen kann. Dann kann ein nochmaliger Herzinfarkt entstehen, ein *Reinfarkt.* Zur Verhütung dieser Komplikation dient blutgerinnungshemmende Be-

handlung beim frischen Herzinfarkt, wenn nicht vor Beginn der blutgerinnungshemmenden Behandlung durch eine thrombusauflösende Behandlung (fibrinolytische Therapie) der ursächliche Thrombus verkleinert oder gar beseitigt wurde.

6.2.4 Thromboembolien

Wie bei jeder schweren Krankheit mit Kreislaufbeeinträchtigung besteht auch beim Herzinfarkt eine große Gefahr der Thrombose in den Bein- und Beckenvenen mit Abriß von Thrombusmassen, die mit dem venösen Strom durch das rechte Herz hindurch in die Lungenarterienäste hineingeraten und diese verlegen (sog. Lungenembolie, s. Kap. 5 und Kap. 9). Eine weitere Möglichkeit für thromboembolische Komplikationen besteht darin, daß sich in der linken Herzkammer im Infarktbereich Thrombusmassen an der Herzwand ablagern; diese können dann leicht abreißen und mit dem arteriellen Blutstrom verschleppt werden. Es kommt dann zu arteriellen Embolien, z. B. ins Gehirn, in die Nieren usw. Diese Gefahren sind ein weiterer Grund, beim akuten Herzinfarkt, wenn immer möglich, eine blutgerinnungshemmende Behandlung durchzuführen, um dieser Thrombusbildung vorzubeugen.

6.2.5 Herzmuskelinsuffizienz

Etwa 30% aller Infarktpatienten haben mehr oder weniger ausgeprägte Zeichen der Linksherzinsuffizienz, zum Teil mit Lungenödemsymptomatik. Ein Teil von ihnen gerät bei großem Infarkt oder Zweitinfarkt (Reinfarkt) in den weitgehend infausten Zustand des kardiogenen Schocks (s. Kap. 14), dessen Prognose sich aber durch die Thrombolyse sehr verbessert hat. Zur besseren Überwachung der Patienten mit frischem Infarkt ist daher die sog. *hämodynamische Überwachung* notwendig geworden. Sie besteht in einer kontinuierlichen Pulmonalisdruckmessung sowie einer Messung des Herzzeitvolumens durch das sog. Kälteverdünnungsverfahren (Thermodilution). Die Frühzeichen der Linksherzinsuffizienz (erhöhter Pulmonalisdruck) sowie erniedrigtes Herzzeitvolumen lassen sich so besser erkennen und therapeutisch steuern.

Therapie

Digitalis und Diuretika gehören bei der manifesten Herzinsuffizienz zum Behandlungsplan (s.

Abschnitt II, 1, S. 41). Beim frischen Infarkt ist man allerdings mit Digitalis zurückhaltend, da es die Entstehung von Rhythmusstörungen begünstigt. Statt dessen werden heute Medikamente benutzt, die durch Schonung des Herzens die Entwicklung einer Herzinsuffizienz verhindern sollen: Nitroglycerin, evtl. Nitroprussid intravenös. Auch die Gabe von Beta-Rezeptorenblockern kann notwendig sein, wenn ein erhöhter Sympathikustonus vorliegt.

6.2.6 Herzmuskelruptur

Eine seltene, aber fast immer tödliche Komplikation ist der Kammerriß in der Gegend des Infarktes. Meist handelt es sich um ältere Patienten oder Patienten mit Bluthochdruck. Während einer plötzlichen Belastung, z. B. bei starkem Pressen zur Stuhlentleerung, bricht die Kammerwand in das Perikard durch, und es kommt zur tödlichen Tamponade (d. h. Verhinderung effektiver Herzaktion durch Blutfüllung des Herzbeutels). Manchmal kann der Riß auch das Kammerseptum betreffen, dann entsteht ein akuter Ventrikelseptumdefekt, der meist zum Tode durch Rechtsherzinsuffizienz führt. Hier hilft oft eine Akut-Operation.

6.2.7 Perikarditis

Durch Mitreaktion der Perikardblätter kann es zu einer sterilen Entzündung kommen, die sich in schmerzhaftem und hörbarem Perikardreiben äußert. Auch dadurch können Rhythmusstörungen hervorgerufen werden. Es handelt sich nicht um eine bedrohliche Komplikation.

Zusammenfassung: Die **koronare Herzkrankheit** ist eine hauptsächlich auf dem Boden der Arteriosklerose ablaufende Erkrankung, die durch die sogenannten Risikofaktoren (Rauchen, Cholesterin, Hypertonus etc.) begünstigt wird. Eine Späterscheinung ist die **Angina pectoris**, die durch ein Mißverhältnis von O_2-Angebot und O_2-Bedarf hervorgerufen wird. Die Behandlung erfolgt durch Nitrate, Beta-Blocker, Calcium-Antagonisten sowie durch PTCA oder Bypass, nachdem die Diagnose durch Herzkatheteruntersuchung gesichert wurde. Der **akute Herzinfarkt** stellt eine akut lebensbedrohliche Erkrankung dar, die meist durch den thrombotischen Verschluß eines Hauptkranzgefäßes verur-

sacht wird. Der Schmerzanfall ist meist schwerer als bei der Angina pectoris, tritt in Ruhe auf und muß zur sofortigen Krankenhauseinweisung führen. Die entstehende Herzmuskelnekrose ist zeitabhängig. Daher kann eine Thrombolyse-Therapie (Streptokinase) nur innerhalb drei Stunden zum Erfolg führen. Die weitere Therapie bekämpft die komplexen Rhythmusstörungen (Extrasystolen, Leitungsstörungen, Kammerflimmern, Asystolie), Herzinsuffizienz, Schock, Reinfarkt, Ruptur. Nach der dreitägigen Akutphase erfolgt die Frühmobilisation, nach welcher durch geeignete Untersuchungen Patienten mit Reinfarktgefahr weiteren Untersuchungen zugeleitet werden (Herzkatheteruntersuchung) und gegebenenfalls durch PTCA oder Bypass-Operation weiterbehandelt werden. Die übrigen werden einer Anschlußheilbehandlung zugeführt, an die sich eine Wohnortrehabilitation (Herzsportgruppe) anschließt.

7 Idiopathische Herzmuskelerkrankungen

Neben den häufigsten degenerativen und entzündlichen Herzerkrankungen werden Verlaufsformen beobachtet, bei denen weder Veränderungen an den Herzkranzgefäßen noch Entzündungsprozesse im Herzmuskel selbst als Ursache angeschuldigt werden können. Bei diesen Erkrankungen handelt es sich um primäre Erkrankungen des Herzmuskels, die man als Kardiomyopathien bezeichnet (myo = Muskel). Man unterscheidet primäre Kardiomyopathien, bei denen eine Ursache bisher nicht gefunden werden konnte, von sekundären Kardiomyopathien, die z. B. durch Einlagerung von Fremdstoffen oder durch Vitaminmangel entstehen. Man nannte sie früher Myokardosen. Durch die verbesserte Diagnostik, insbesondere der Echokardiographie, werden diese Erkrankungen häufiger erkannt und stellen eine der wesentlichen Indikationen für die Herztransplantation dar (s. S. 49).

7.1 Primäre Kardiomyopathien

7.1.1 Hypertrophische Kardiomyopathie

Definition und Pathogenese

Bei dieser Erkrankung kommt es schleichend zu einer in ihrer Ursache ungeklärten Muskelverdickung, vorwiegend des linken Ventrikels, ohne daß Strömungshindernisse an den Klappen, wie z. B. bei der Aorten-

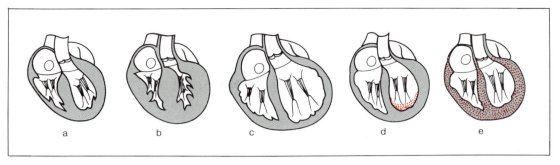

Abb. 2-13.
Schematische Darstellung der verschiedenen Formen der Myokardiopathien (modifiziert nach Abelman):
a) hypertrophische Myokardiopathie ohne Obstruktion;
b) hypertrophische Myokardiopathie mit Obstruktion der Ausflußbahn des linken Ventrikels;
c) kongestive Myokardiopathie mit Dilatation der Ventrikel;
d) obliterative Myokardiopathie mit parietalen Thromben im linken Ventrikel;
e) restriktive Myokardiopathie mit interzellulären Ablagerungen von Stoffwechselprodukten.

klappenstenose, vorhanden sind. Die Verdickung kann diffus alle Myokardanteile betreffen (irregulär hypertrophische Kardiomyopathie), oder sie kann auf das Septum und den Ausflußtrakt des linken Ventrikels lokalisiert sein als sog. idiopathische hypertrophische Subaortenstenose (I.H.S.S), oder auch hypertrophisch-obstruktive Kardiomyopathie (H.O.C.M). Hierbei ergibt sich für den linken Ventrikel ein ähnliches Bild wie bei der Klappenstenose, d. h., der Muskel muß wesentlich mehr Arbeit leisten und hypertrophiert auch in den anderen Wandabschnitten (Abb. 2-13). Das Strömungshindernis liegt innerhalb des Ventrikels.

Klinisches Bild

Während die irreguläre Form der hypertrophischen Kardiomyopathie kein charakteristischen Beschwerden, sondern eher allgemeine Symptome, wie Herzstiche, Herzklopfen oder Druckgefühl, was der Angina pectoris sehr ähnlich sein kann, verursacht, macht die Subaortenstenose schwere Symptome: echte Angina-pectoris-Anfälle, Kollapszustände und sehr laute, lageabhängige systolische Herzgeräusche. Am Ende der Erkrankung stehen Herzinsuffizienz und Rhythmusstörungen, die zum plötzlichen Tod führen können.

Therapie

Frühzeitige Behandlung mit Beta-Rezeptorenblockern oder Calcium-Antagonisten. Kein Digitalis (Kontraktionsverstärkung). In schweren Fällen und nach Katheterdiagnostik: operative Beseitigung der Verdickung.

7.1.2 Kongestive Kardiomyopathie

(Syn.: dilatative Kardiomyopathie)

Hierbei steht nicht die Hypertrophie, sondern eine allmähliche und allgemeine Dilatation (Ausweitung) aller Herzhöhlen im Vordergrund. Das Herz weitet sich aus, es nimmt mehr Volumen auf, als es auswirft, d. h., vor dem Herzen, besonders vor dem rechten Herzen, kommt es zur Blutstauung (Kongestion). Diese führt klinisch zu den klassischen Zeichen der Rechts-Links-Herzinsuffizienz. Das Leiden zieht sich über eine lange Zeit hin, die Patieten sterben meist an ihrer Herzinsuffizienz; eine ursächliche Behandlung existiert nicht, wenn man von einer Herztransplantation absieht. Man führt die klassische Therapie der Stauungsherzinsuffizienz durch.

7.2 Sekundäre Kardiomyopathien

Allgemeinerkrankungen nichtkardiologischer Natur können sich auf den Herzmuskel auswirken und eine Herzinsuffizienz erzeugen. Folgende Erkrankungen kommen in Frage:
▷ Alkoholmißbrauch (toxisch oder Vitaminmangel?)
▷ Vitaminmangel (Beriberi, Skorbut)
▷ Hyperthyreose (Schilddrüsenüberfunktion)
▷ Stoffwechselerkrankungen (z. B. Speichererkrankungen, bei denen ein pathologisches Stoffwechselprodukt im Herzen abgelagert wird: z. B. Glykogen, Amyloid, Eisen)
Auch diesen Erkrankungen ist ein meist schleichender Verlauf mit dem Endstadium einer ausgeprägten Rechts- und Linksherzinsuffizienz gemeinsam. Die Therapiemöglichkeiten sind ebenfalls beschränkt, abgesehen von Fällen, in denen unter Berücksichtigung der Grundkrankheit z. B. eine Vitamingabe (Vitamin-B-Komplex) oder strikter Alkoholentzug geboten erscheinen.

III Spezielle kardiologische Behandlungsmethoden

1 Die primäre Reanimation (kardiopulmonale Wiederbelebung)

Der Kreislaufstillstand infolge von Kammerflimmern oder Asystolie kann durch umgehende Sicherstellung einer Notventilation und eines Notkreislaufs unterbrochen werden. Diesem Ziel dient die primäre Reanimation, deren Ablauf sich aus einer praktisch-technischen und einer organisatorischen Komponente zusammensetzt.

1.1 Praktisches Vorgehen

Bevor die Reanimationsmaßnahmen begonnen werden, muß eine einfache, aber sichere, eindeutige Diagnostik vorausgehen, da im Ablauf der Reanimation schwere, lebensbedrohliche Verletzungen auftreten können, die nur bei der Diagnose des klinischen Todes zu rechtfertigen sind und dann in Kauf genommen werden müssen.

Der klinisch Tote wird auf eine harte Unterlage (Erdboden, Bettbrett) gelegt und von der Kleidung, soweit möglich, befreit. Die Diagnosestellung erfolgt in folgender Weise:
▷ Bewußtlosigkeit (Rütteln, Schütteln, lautes Anrufen)
▷ Atemstillstand (Beobachtung von Brust- und Bauchbewegungen, evtl. kontrolliert durch Handauflegen)
▷ Pulslosigkeit (Tasten des Carotispulses)

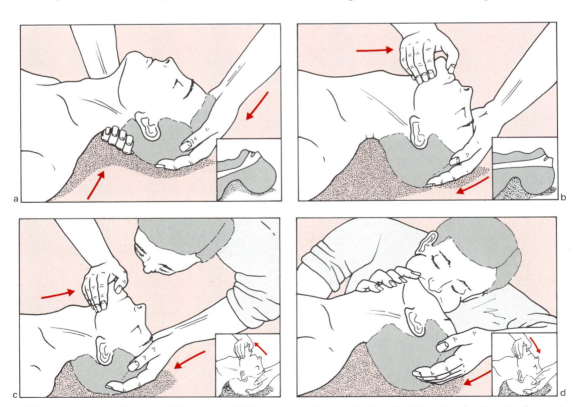

Abb. 2-14a–d. Mund-zu-Mund-Beatmung: Rückenlage, Reklination des Kopfes, Vorziehen des Unterkiefers und etwa querfingerbreite Mundöffnung. Der Beatmende atmet tief ein, hält den Atem zurück, dichtet durch leichten Lippendruck das Mundgebiet bei dem Verletzten oder Erkrankten gut ab und verschließt die Nasenöffnung entweder mit seiner Wange oder mit Daumen und Zeigefinger der auf der Stirn liegenden Hand. Nun Beatmung (Erwachsene: Inspirationsvolumen 500 ml, Frequenz 12–15mal/min) mit Beobachtung der Thoraxexkursionen und des Karotispulses.

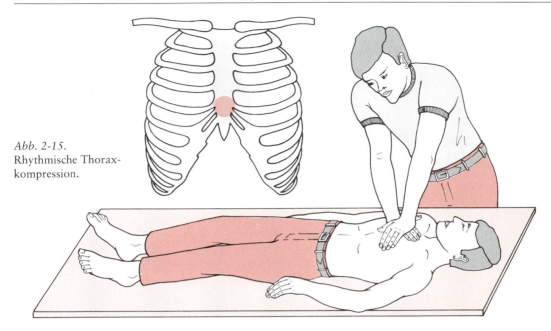

Abb. 2-15.
Rhythmische Thorax-
kompression.

Sofort nach Stellung der Diagnose (Zeitfaktor: Hirnüberlebenszeit 4 Minuten !!!) muß mit der Reanimation begonnen werden.

Nach SAFAR (amer. Anästhesist, 1962) hat sich folgendes Vorgehen (**ABC-Programm**) bewährt (Abb. 2-14):

A = **Atemwege freimachen,** d. h. Beseitigung von Fremdkörpern im Nasen-Rachenraum (z. B. Erbrochenes), Überstreckung des Halses, so daß der Zungengrund von der Epiglottisregion abgehoben wird.

B = **Beatmung,** d. h. in der Regel Mund-zu-Mund- oder Mund-zu-Nase-Beatmung, beim Geübten besser Ambu-Beutelbeatmung mit oder ohne Intubation.

C = **Circulation:** Notkreislauf durch rhythmische Thoraxkompression mit einer Frequenz von 60–90/Minute (Abb. 2-15). Typische Stellung seitlich vom Patienten, senkrecht über dessen Thorax mit einer Druckrichtung auf das untere Drittel des Brustbeins. Die beiden Hände des Helfers werden dabei übereinander unter Abspreizen der Finger so bewegt, daß der Daumenballen der drückenden Hand der Druckpunkt auf dem Sternum ist. Dabei sollen die Ellenbogengelenke durchgestreckt sein. Um eine gute Entleerung des Herzens zu bewirken, soll das Sternum jeweils um ca. 5 cm bewegt werden, was dem

Aufbringen eines Gewichtes von ca. 60–70 kg entspricht.

Für das Verhältnis von Beamtung zu Thoraxkompression sollte ein Verhältnis von 1:5, mindestens aber 1:4 eingehalten werden, d. h., nach fünf (oder vier) Thoraxkompressionen sollte einmal die Lunge beatmet werden. Ist nur ein Helfer vorhanden, der Thoraxkompression und Beatmung allein durchführen muß, so kann das Verhältnis auf 10:2 oder 15:3 verändert werden, d. h. also zweimalige Beatmung nach 10 Thoraxkompressionen oder dreimalige Beatmung nach 15 Thoraxkompressionen.

Vor Wiederbelebungsmaßnahmen bei Kreislaufstillstand sollte der einfache Präkordialschlag (mit der geballten Faust auf die Brust des Patienten) vorgenommen werden.

1.2 Organisation

Die Beherrschung der eigentlich einfachen Technik von Wiederbelebungsmaßnahmen kann nur durch regelmäßiges und intensives Training erreicht werden.

Das oberste Gesetz ist Ruhe während der

Maßnahmen. Im Krankenhaus wird in der Regel eine Dreiergruppe vorhanden sein, die tätig wird:

Zwei Helfer nehmen die Maßnahmen vor (Zwei-Helfer-Methode), ein Helfer assistiert und/oder ruft das Intensiv- oder Anästhesieteam, das über eine isolierte, stets frei gehaltene, leicht einprägsame Telefonnummer erreichbar sein muß.

Ansonsten richtet sich das Ablaufschema nach den örtlichen Gegebenheiten. Grundsatz ist, daß die Maßnahmen an Ort und Stelle des Zwischenfalls durchgeführt werden. Dort muß, wenn der Zwischenfall nicht auf der Intensivstation eintritt, die Transportfähigkeit hergestellt werden. Wiedereintritt von Atmung, Spontanbewegungen oder Meßbarwerden des Blutdrucks sind Kriterien der Transportfähigkeit. Wenn nach angemessener Zeit, die sich nach Alter, Bekanntwerden der Vorgeschichte und Entscheidungsfähigkeit des Arztes richtet, kein Spontankreislauf in Gang kommt, werden die Reanimationsmaßnahmen abgebrochen. Dies ist der amtliche Todeszeitpunkt. Der Erfolg von primären Reanimationsmaßnahmen im Krankenhaus hängt ab von der Schnelligkeit der Helfer und ihrem Trainingszustand, von der Grundkrankheit und dem Allgemeinzustand des Patienten.

> Die Grundregel ist, daß Reanimationsmaßnahmen nur im Falle des **unerwarteten** Kreislaufstillstandes durchgeführt werden dürfen und vom Arzt eine krankheitsabhängige Vorentscheidung (keine Reanimation im Ernstfall; NR) bei bestimmten Grundkrankheiten (maligne Erkrankungen, fortgeschrittene Zweiterkrankungen, schlechter Allgemeinzustand) getroffen wird.

Der primäre Erfolg liegt im Krankenhaus bei 30%, eine Entlassung reanimierter Patienten (sog. Sekundärerfolg) liegt leider nur bei 10%, da hier meist bereits ein schwerer geschädigtes Herzkreislaufsystem vorliegt.

2 Herzschrittmacher

Der temporäre Schrittmacher: Schrittmacherbehandlung bedeutet künstliche elektrische Reizung des Herzens mittels eines Impulsgebers, dessen Impulse über eine in das Herz eingeführte Sonde übertragen werden. So können akut aufgetretene Bradykardien, etwa mit Bewußtlosigkeit wie beim ADAMS-STOKES-Anfall (s. S. 44), überbrückt werden. Dabei wird über eine periphere Vene (Vena basilica) oder über die Vena subclavia eine Metallsonde unter Röntgensicht in die rechte Herzkammer vorgeschoben. Die normalfrequente Impulsübertragung wird automatisch unterbrochen, wenn das Herz genügend Eigenaktionen aufbringt (sog. *Demandfunktion*). Diese Stimulationsart wird nur solange betrieben, wie die Akutsituation es erfordert, was insbesondere bei Herzinfarkten der Fall sein kann, bei denen sich die Eigenaktionen meist wieder einstellen, wenn der Infarkt ausheilt. Sonst wird die Einpflanzung eines permanenten Schrittmachers erwogen.

Neuerdings werden auch tachykarde Rhythmusstörungen durch besondere Impulsgeber mittels eines temporären Schrittmachers behandelt (Hochfrequenzstimulation, Einzelimpulsstimulation, programmierte Impulsratensteuerung).

Im akuten Kreislaufstillstand mit Asystolie (Nullinie im EKG) kann es notwendig sein, eine Schrittmachersonde transthorakal auf direktem Wege in eine der beiden Herzkammern einzubringen. Dies geschieht entweder von der Herzspitze oder vom Epigastrium (LARREY-Spalte) aus. In der Regel handelt es sich nur um eine Endmaßnahme, die als letzte Möglichkeit zur Wiederbelebung genutzt werden kann.

Der permanente Schrittmacher (engl.: pacemaker): Patienten mit ADAMS-STOKES-Anfällen oder solche, die unter Digitalis bradykard werden und bei denen die Hirnfunktion infolge Schwindels leidet, können durch Implantation eines bleibenden (permanenten) Schrittmachers behandelt werden. Dieser wird unter dem Schutz eines temporären Schrittmachers unter chirurgisch-sterilen Kautelen eingepflanzt. Die Reizsonde wird meist über die Vena cephalica rechts unter Röntgensicht in das rechte Herz eingeführt (endokardialer Schrittmacher). Sie wird im Trabekelwerk der Kammer verankert, wozu sich die besondere Kopfform der Sonde (z. B. Widerhakensonde) eignet. Dann erfolgt der Anschluß an den Impulsgeber, der anschließend unter der Brusthaut rechts eingebettet wird. Seltener können auch Reizsonden durch eine Thorakotomie auf das rechte oder linke Herz aufgenäht werden (epikardialer Schrittmacher), wenn die Verankerung im Herzen selber nicht gelingt. Nach der Entlassung sind regelmäßige Kontrollen notwendig, da die **Lebensdauer der Impulsgeneratoren** *(Batterien)* begrenzt ist.

Neben der transvenös-endokardial-rechtsventrikulären Sondenverankerung gibt es heute auch rechtsatriale Verankerungen. Solche Schrittmacher zusammen mit einer rechtsventrikulären Sondenverankerung werden bei jungen Patienten mit totalem AV-Block eingepflanzt (sog. physiologische Zweikammerstimulation). Neuentwicklungen sind sog. *antitachykarde Systeme* sowie *aktivierbare Schrittmacher*, die mit Frequenzanpassung bei körperlicher Belastung antworten.

3 Defibrillation und Kardioversion

Während die Schrittmacherbehandlung vorwiegend bei Patienten mit bradykarden Rhythmusstörungen angewendet wird, ist der Gebrauch des lebensrettenden Defibrillators Patienten mit Kammerflimmern, Kammertachykardien vorbehalten. Außerdem dient das Verfahren der Erzeugung eines normalen Sinusrhythmus bei Vorhofflimmern.

Die Behandlung eines Kammerflimmerns heißt Defibrillation, die Regularisierungsbehandlung bei Vorhofflimmern Kardioversion.

Defibrillation: Ein aus dem Netz der normalen Stromversorgung entnommener gleichgerichteter Strom (Gleichstrom-Defibrillator) lädt einen Kondensator auf maximal 400 bis 500 Wattsekunden (Wattsekunde = Maß für eine Arbeitsenergie) auf. Diese Energie kann durch einen Knopfdruck plötzlich über zwei großflächige Elektroden entladen werden. Wenn diese Elektroden längs der anatomischen Herzachse (Basis–Spitze) aufgesetzt werden, durchfließt der Energiebetrag das Herz schockartig und setzt dessen elektrische Tätigkeit schlagartig außer Betrieb. Jetzt kann der normale Eigenrhythmus die Herztätigkeit wieder übernehmen.

Die Defibrillation ist eine Notfallmaßnahme und wird auf Intensivstationen, in Notarztwagen sowie bei Rettungsaktionen jeder Art nach Stellung der Diagnose durchgeführt.

Kardioversion: Bei der Kardioversion eines Vorhofflimmerns muß der meist nicht schwerstkranke Patient vorbereitet werden. Er hat nüchtern zu sein, Digitalis muß 48 Stunden vorher abgesetzt werden, unter Umständen erfolgt eine Marcumarisierung zur Vermeidung von arteriellen Embolien. Die Kardioversion wird in Kurznarkose vorgenommen, wobei möglichst ein Anästhesist anwesend sein sollte. Eine Notfallausrüstung (Medikamente, Intubationsbesteck) muß vorhanden sein. Vor der Maßnahme wird ein venöser Zugang gelegt. Mit zunächst geringen Energien (Achtung: Brandverletzungen!) von etwa 50 bis 100 Wattsekunden wird der Kondensator entladen. Dabei wird Kammerflimmern durch eine EKG-gesteuerte Verzögerung der Entladung *(Triggereffekt)* verhindert. Nach erfolgreicher Kardioversion wird eine medikamentöse Behandlung mit Chinidin angeschlossen.

4 Die kardiologische Intensivstation

Besonders die Infarktkranken sind vom Sekundenherztod und dem kardiogenen Schock bedroht, wenn sie nicht unverzüglich und gezielt mit den Methoden behandelt werden können, die oben besprochen wurden. Aus diesem Grunde und zur Verhütung der genannten Komplikationen faßt man seit ca. 15 Jahren diese und andere kardiologisch Schwerkranken (Lungenembolien, Rhythmusstörungen usw.) zu besonderen Behandlungseinheiten zusammen. Diese umfassen etwa 8–9 Betten, die im Arzt-Schwestern-Schichtdienst eines standardisiert ausgebildeten Personals versorgt werden. Das Intensivpersonal wird dabei nach bereits gültigen und staatlich anerkannten Richtlinien ausgebildet. Voraussetzung ist eine einjährige klinische Weiterbildung außerhalb der Intensivstation. Den Abschluß bildet eine staatliche Prüfung.

Die Intensivstationen dienen heute nicht nur der Überwachung von Infarktkranken, sondern auch anderer lebensbedrohlich Erkrankter aus dem internistischen Bereich; jedoch stehen immer noch Herzrhythmusstörungen und der Herzinfarkt an der Spitze der Behandlungshäufigkeiten.

Apparativ muß die Möglichkeit zur fortlaufenden EKG-Überwachung, blutigen Druckmessung, zur automatischen Rhythmusauswertung in einer Zentrale gegeben sein. Außerdem sollte die Station eine strahlenschutzgerechte Röntgenmöglichkeit (Thoraxaufnahmen und Bildwandlerkontrolle) besitzen. Solche Stationen, die in der Regel in Schwerpunktkrankenhäusern, Schwerpunktabteilungen und Universitätskliniken eingerichtet sind, müssen in der Lage sein, die akute Infarktsterblichkeit um 20% zu halten. Diese betrug vor Einführung der Intensivstationen über 30%.

5 Herzchirurgie

Die meisten operativen Maßnahmen am Herzen oder an den herznahen Abschnitten der großen Gefäße sind nur mit Hilfe der Intubationsnarkose und der Herz-Lungen-Maschine (Abb. 2-16) möglich. Die Intubationsnarkose erlaubt eine kontrollierte, bei Bedarf maschinelle Beatmung bei offenem Brustkorb. Die Herz-Lungen-Maschine dient der Blutumleitung während eines Eingriffes und sichert den Kreislauf, und zwar in folgender Weise: Das Blut wird aus den Hohlvenen oder dem rechten Herzen mit Hilfe einer Pumpe über einen Oxigenator geleitet, in dem der sonst in der Lunge erfolgende Gasaustausch (Sauerstoff gegen Kohlendioxid) stattfindet, und

dann dem arteriellen System (Aorta ascendens) wieder zugeführt. Diese **extrakorporale Zirkulation** kann, abhängig von Art und Verlauf des Eingriffes, zur vollständigen oder teilweisen Blutumleitung eingesetzt werden. Es ist auch möglich, die Herz-Lungen-Maschine für einige Stunden, unter bestimmten Bedingungen sogar für einige Tage, im Anschluß an eine Operation zur Unterstützung des Herz-Kreislauf-Systems zu verwenden. Eine weitere wichtige Maßnahme, ohne die die Operation am offenen Herzen nicht möglich wäre, ist die künstliche Herzlähmung (Kardioplegie) mit Unterkühlung auf 25 Grad Kerntemperatur.

5.1 Herzchirurgie bei angeborenen Herzfehlern

Man unterscheidet **korrigierende** (d. h. den Fehler beseitigende) und **palliative** (d. h. die Symptome – z. B. Zyanose – beseitigende) chirurgische Maßnahmen.

Der **offene Ductus BOTALLI** stellt eine häufige Fehlbildung dar, die sehr erfolgreich behandelt

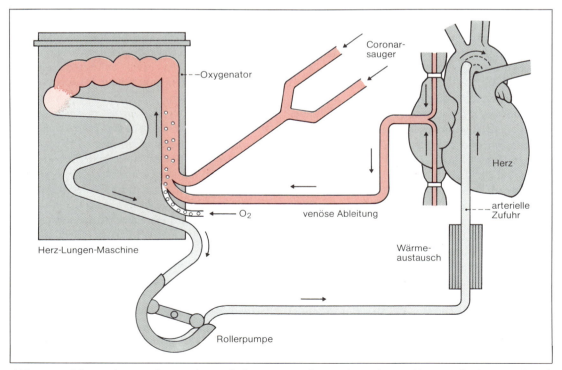

Abb. 2-16. Schema der extrakorporalen Zirkulation. Das Blut wird aus den Hohlvenen abgeleitet und nach Passieren des Oxigenators über die Aorta (oder A. femoralis) in den Organismus zurückgeführt. Zwei Sauger mit entsprechenden Pumpen befördern das im Herz anfallende Blut in den Oxigenator.

werden kann (s. S. 47). Diese Verbindung zwischen dem Isthmus aortae und der Arteria pulmonalis schließt sich beim Neugeborenen in der Regel spontan nach der Geburt.

Die Korrektur besteht in der operativen Unterbindung oder Durchtrennung. Dieser Eingriff kann ebenso wie auch andere herzchirurgische Maßnahmen schon beim Säugling vorgenommen werden. Verbesserungen in der Operations- und Narkosetechnik, der Vor- und Nachsorge machen es möglich, eine Reihe herzchirurgischer Eingriffe schon im Neugeborenenalter mit gutem Erfolg vorzunehmen. Weitere häufig vorkommende angeborene Fehlbildungen, die für eine operative Behandlung in Frage kommen, sind der **Ventrikelseptumdefekt (VSD)**, der **Vorhofseptumdefekt** (s. S. 46) und die **Aortenisthmusstenose**. Die übrigen Formen kommen seltener vor. Bei komplizierten Fehlern sind Palliativoperationen häufig (z. B. FALLOT-Operation: die sog. BLALOCK-TAUSSIG-Anastomose). Anomalien der Koronargefäße als Ursache für die koronare Herzkrankheit werden zunehmend häufiger beobachtet. Hier ist die Bypass-Operation angezeigt (s. Abschnitt III, 5.2).

5.2 Herzchirurgie bei erworbenen Herzfehlern

Die Konstruktion künstlicher Herzklappen, die als Kugel-, Scheiben- oder Doppelflügelprothesen oder aber aus biologischem Gewebe (Schweineaorta) – Bioprothesen – hergestellt werden, hat der Chirurgie der Klappenfehler entscheidende Anstöße gegeben. Weitere chirurgische Möglichkeiten sind die *Aufsprengung* von verklebten (nicht erheblich verkalkten) Stenosen (Mitral-Kommissurotomie) sowie die *Raffung* von insuffizienten Klappen (sog. rekonstruktive Klappenchirurgie).

Verbreitung und Zunahme der Durchblutungsstörungen des Herzmuskels (Koronarinsuffizienz) und ihre bedrohlichen Folgen geben der Chirurgie der Herzkranzgefäße eine große Bedeutung. Es handelt sich in erster Linie um Operationen, die der Revaskularisierung dienen, d. h. eine ausreichende Gefäßversorgung des Herzens wiederherstellen sollen. Das geschieht in der Weise, daß man ein Venentransplantat, meist aus der großen Unterschenkelvene (V. saphena magna), zur Überbrückung des verengten oder verschlossenen Kranzgefäßabschnittes zwischen Aorta und der Koronararterie einpflanzt, sog.

aortokoronarer Venenbypass (bypass = engl.: Umgehung). Man kann auch die Brustwandarterie, die Arteria mammaria, mit der entsprechenden Koronararterie der gleichen Seite verbinden. Für alle diese Eingriffe ist die Herz-Lungen-Maschine unentbehrlich; das gleiche gilt für die Abtragung eines Ventrikelaneurysmas, das als Folge eines Herzinfarktes entstehen kann.

Heute steht die Bypasschirurgie an der Spitze aller Eingriffe am offenen Herzen (70–80%) und wird in zahlreichen herzchirurgischen Zentren routinemäßig durchgeführt.

5.3 Herztransplantation

Sie stellt eine außergewöhnliche Maßnahme dar, die nur in ganz bestimmten Fällen (bei therapierefraktärer Herzinsuffizienz, Patienten bis zum Alter von 50 Jahren und Fehlen von anderen oder lebenbegrenzenden Grundkrankheiten, sowie bei psychosozialer Intaktheit) in Frage kommt, einen ungewöhnlichen personellen und technischen Aufwand verlangt und daher überhaupt nur an wenigen Zentren vorgenommen wird. Das Verfahren befindet sich jedoch bereits im Stadium der klinischen Anwendung. Schwierigkeiten ethischer, technischer und immunologischer Art ergeben sich bei der Entnahme eines Herzens.

6 Interventionskardiologie

Unter diesem Begriff faßt man mehrere Behandlungsformen zusammen, die als nicht-operative Eingriffe meist unter Röntgensicht im Herzkatheterlabor der Beseitigung oder Korrektur von Herzerkrankungen dienen. Erwähnt wurden:

▷ Perkutane Katheterdilatation (s. S. 58); zur meist bleibenden Beseitigung von umschriebenen Einzelstenosen (Erfolgsrate 70–80%).

▷ Intrakoronare Thrombolyse; Injektion von thrombolytischen Medikamenten direkt in das Kranzgefäß, zugunsten einer intravenösen Therapie heute seltener geworden, da mit großem Aufwand verbunden und nur im Herzkatheterlabor möglich.

▷ Aufdehnung und Sprengung von Klappenstenosen mittels vorgeformter Ballons (Valvuloplastie).

▷ Verschluß von angeborenen Shuntvitien, z. B. des Ductus BOTALLI über Ballonkatheter.

▷ Eingriffe zur vorübergehenden Besserung und Entlastung des rechten Herzens bei Pulmonalstenose und FALLOT-Tetralogie (s. S. 47) durch die sog. Ballon-Atrio-Septostomie.

Literatur zum medizinischen Teil

Kaltenbach, M.: Kardiologie-Information. Steinkopff, Darmstadt 1988.

Löllgen, H.: Kardiopulmonale Funktionsdiagnostik. Ciba-Geigy, Basel 1983.

Riecker, G.: Klinische Kardiologie. Springer, Berlin–Heidelberg–New York 1982.

Schölmerich, P., H.-P. Schuster, H. Schönborn, P. P. Baum: Interne Intensivmedizin. 2. Aufl., Thieme, Stuttgart–New York 1980.

Schuster, H.-P., T. Pop, L. S. Weilemann: Checkliste Intensivmedizin. Thieme, Stuttgart–New York 1985.

IV Pflegerischer Teil

M. MISCHO-KELLING

1 Einbruch in das Leben

Wie im vorangegangenen Kapitel dargestellt, handelt es sich bei den Krankheiten des Herzens sowohl um chronisch verlaufende wie um akute und lebensbedrohliche Krankheitszustände. Während der Arzt in erster Linie mit der Behandlung der Krankheit und der Symptome beschäftigt ist, kann die Pflegekraft aufgrund ihrer ständigen Präsenz erfahren, wie der betroffene Mensch auf die durch die jeweilige Krankheit erlittenen Schädigungen und die damit einhergehenden Behinderungen und Benachteiligungen reagiert, und wie er sie bewältigt.

So kommt für viele zum Beispiel der Herzinfarkt unerwartet. Er bricht plötzlich und meist dramatisch in ihre tägliche Lebensroutine ein. Die Krankheit wirkt sich auf soziale Beziehungen und Aktivitäten aus. Sie ruft Ängste und Betroffenheit hervor und stellt Hoffnungen und Pläne in Frage. Die Pflegekraft hat die Möglichkeit, den Patienten bei der Bewältigung des Krankheitsgeschehens und bei der Umstellung seiner allgemeinen Lebensgewohnheiten (der ALs) zu unterstützen. Dazu ist es jedoch erforderlich, daß sie einen Einblick in den Alltag des Patienten bekommt und erfährt, welche Bedeutung die einzelnen Krankheitssymptome für den Patienten haben, wie stark sie in sein Leben eingreifen und welchen Einfluß die Krankheit auf sein Selbst-Bild bzw. -Konzept hat.

In dem nachstehenden Fallbeispiel wird ein Patient vorgestellt, der infolge eines Herzinfarktes an einer Linksherzinsuffizienz leidet und maßgeblich in der Ausübung seiner *Aktivitäten des Lebens* beeinträchtigt ist. Allgemeine Symptome des Linksherzversagens sind: *Angina pectoris, Dyspnoe, Orthopnoe, Husten, Müdigkeit, Ängste, Konzentrationsschwäche* und *eingeschränktes Selbstvertrauen.* Sie bedingen alle mehr oder weniger eine Minderung des individuellen Leistungsvermögens. Dennoch sollte das Ziel des pflegerischen Bemühens die Förderung der weitgehenden Unabhängigkeit des Patienten im Rahmen seiner Möglichkeiten sein. Die Einbeziehung der Familienangehörigen kann sich hierbei als sinnvoll erweisen.

2 Fallbeispiel: Herr Peter Pektus[1]

Herr Peter Pektus ist 56 Jahre alt und lebt mit seiner Ehefrau in einem Einfamilienhaus am Rande einer Großstadt. Er unterhält ein gutgehendes Geschäft für Baumaterialien. Das Geschäft befindet sich in unmittelbarer Nähe der Wohnung. Sein Sohn, der vor zwei Jahren sein betriebswirtschaftliches Studium abgeschlossen hat, unterstützt ihn in der Geschäftsführung. Er soll später den Betrieb übernehmen.

Bis zu seinem Herzinfarkt Anfang des Jahres habe sich Herr Pektus in seiner Gesundheit trotz seines Übergewichtes nicht eingeschränkt gefühlt. Er führe dies darauf zurück, daß er seit seiner Jugend sportlich aktiv sei. Er laufe an den Wochenenden viel und gehe regelmäßig schwimmen. Vor seinem Herzinfarkt sei er regelmäßig zum Arzt gegangen, um sich durchchecken zu lassen. Dieser habe ihm immer wieder gesagt:

---

[1] Die Pflegeanamnese und der Pflegeplan von Herrn Pektus sind von Frau MARLENE KACKMANN erstellt worden.

Patientenerhebungsbogen

Tag der Aufnahme:	*7. 8. 87*
Tag der Erhebung:	*10. 8. 87*

Name:	*Pektus, Peter*
Geschlecht:	*männl.*
Geburtsdatum:	*5. 6. 31*
Alter:	*56 Jahre*
Familienstand:	*verheiratet*
Beschäftigung:	*selbständiger Kaufmann*
Religion:	*protestantisch*

Anschrift:	*Im Weiher 10,*
	2444 Fliegenbüttel
Tel.:	*4 04 72 34*
Art der Wohnung:	*Einfamilienhaus*
Personen,	
die dort wohnen:	*Ehefrau, Marie Pektus*
Nächster Angehöriger:	*Ehefrau*
Andere	
Bezugsperson(-en):	*Sohn*

Wie nimmt der Patient/die Patientin seinen/ihren gegenwärtigen Gesundheitszustand wahr:

Pat. hat sich 2 × jährl. ärztl. durchuntersuchen lassen/findet seinen Zustand nicht rechtzeitig erkannt

Gründe der Einweisung/Überweisung:

zunehmende Leistungsminderung/Ödeme/ Wiederherstellung zur Kurfähigkeit

Medizinische Diagnose:

Linksherzinsuffizienz/Adipositas

Krankheitsgeschichte:

früher rez. Duodenalulkus; Herzinfarkt 3/87; Vorderwandaneurysma; Herzschwäche

Allergien:

keine bekannt

Bedeutsame Lebenskrisen:

Herzinfarkt

„Sie sind zu dick, und Sie rauchen zu viel!" Er habe das aber selber gewußt, und die Ärzte hätten sich die guten Ratschläge sparen können. Zu seinem Herzinfarkt sei es „zufällig" gekommen. Er habe früher nichts am Herzen gehabt; Ärger habe er auch nicht gehabt. Zum Arzt sei er gegangen, als sein Puls so unregelmäßig gewesen sei. Dies sei morgens beim Einkaufen gewesen. Der Internist habe ihn untersucht, nichts gefunden und ihn nach Hause geschickt. Zu Hause habe er dann starke Schmerzen bekommen, die von der Brust in den linken Arm ausstrahlten und so gewesen seien, daß er an die Decke hätte gehen können. Er sei nochmals zum Arzt gegangen; dieser habe ihm ein Spray gegeben, davon seien die Schmerzen weggegangen. Nach einigen Tagen seien sie jedoch wiedergekommen, so daß er nachts den Notarzt gerufen habe. Dieser habe ihn dann mit der Diagnose *Herzinfarkt* ins Krankenhaus eingewiesen. Im Krankenhaus habe er sich von dem Herzinfarkt nur schwer erholt. Nach einigen Wochen sei er nach Hause entlassen worden, wo es die ersten Monate mit ihm „bergauf" gegangen sei. Dann habe er „Wasser" bekommen und eine Darmträgheit mit der Folge, daß er sich nur noch im Bett aufgehalten habe.

Jegliche körperliche Anstrengung sei ihm zuviel gewesen. Als sich nach mehreren Monaten sein körperlicher Zustand weiter verschlechtert habe, sei er mit den Zeichen einer ausgeprägten Linksherzinsuffizienz erneut ins Krankenhaus eingewiesen worden. Er habe den Eindruck, daß etwas schiefgelaufen sei.

Die vorliegenden Pflegedaten sind wenige Tage nach der Krankenhauseinweisung erhoben worden. Erste Daten wurden auf der Aufnahmestation erhoben, wo auch ein erster vorläufiger Pflegeplan erstellt worden ist. Auf der neuen Station führte dann die zuständige Pflegekraft ein Gespräch mit Herrn Pektus, einmal, um ihn kennenzulernen, zum anderen, um die weitere Pflege mit ihm gemeinsam abzustimmen.

Im Verlauf desselben Tages ergab sich die Gelegenheit, mit der Ehefrau zu sprechen. Es wurden mit ihr all die Pflegemaßnahmen abgestimmt, die ihr Mann nur von ihr ausgeführt haben wollte.

Im weiteren Gespräch gibt Frau Pektus zu erkennen, daß ihr Mann das Gefühl hat, noch bis zum 65. Lebensjahr arbeiten zu müssen, um ausreichend vorzusorgen. Er fühle sich seinem Sohn gegenüber verpflichtet, solange „durchzuhal-

Pflegeanamnese: Herr Pektus „Einschätzung der Aktivitäten des Lebens"

		Gewohnheiten im Bereich der Aktivitäten des Lebens (AL)	Beeinträchtigungen in den ALs	Coping (Bewältigungsstrategien)
1	**Für eine sichere Umgebung sorgen**	Telefon verbindet ihn mit der Außenwelt; macht sich Gedanken übers Geschäft, ist finanziell abgesichert; Sohn führt z. Zt. das Geschäft; sie reden viel darüber: KH gibt in bezug auf Krankheitssymptome gewisse Sicherheit	Herzinfarkt, kann seitdem nicht mehr ganz arbeiten, denkt viel ans Geschäft (s. auch Pkt 2)	versucht einige geschäftliche Angelegenheiten per Telefon zu erledigen
2	**Kommunizieren**	Pat. hört während des Gesprächs alles; spricht teilweise undeutlich (durch Atmung bedingt); Kontakt zur Außenwelt, insbesondere Geschäft per Telefon; ist im Sportverein aktiv (1. Vorsitzender); Verhältnis zu Frau + Sohn beschreibt er als gut; spricht gern von sich; berichtet ausführlich über sich + seinen Herzinfarkt, zu dem er „zufällig gekommen sei"	Reden fällt von der Atmung her schwer, ist nervös – verspürt Kribbeln, denkt viel ans Geschäft	
3	**Atmen**	hat vor HI 60 Zigaretten geraucht, hat Rauchen eingestellt: „jetzt bin ich Gott sei Dank darunter, da kriegt mich auch keiner wieder ran!" KH: hat Dyspnoe schon bei schnellem Reden sowie Aufrichten im Bett; hat eine oberfläch. beschleunigte Atmung durch den Mund; hat kein auffälliges Atemgeräusch bei Beobachtung ohne Hilfsmittel; zyanotische Lippen	Atemnot (Dyspnoe) Zyanose	schnappt nach Luft; verschafft sich Ruhepause; flache Lagerung;
4	**Essen und Trinken**	Pat. ist laut Aussagen der Ärzte „zu dick"; wog vor HI 132 kg; hat im KH 30 kg abgenommen; seit HI leidet er an Appetitlosigkeit → ist seit ca. 4 Wo vorbei, etwas ist noch nachgeblieben; kann Essen i. KH vertragen, aber nicht viel essen, ca. ⅓ der Portion; trinkt gerne Fruchtsäfte, legt Wert auf vitaminreiche Kost, ißt gerne Milchreis + Cornflakes mit Milch	Appetitlosigkeit: „alles hat bestialisch gestunken"; Zwölffingerdarmgeschwüre: „die spielen ein kleinwenig in dies ganze Theater mit rein"; „morgens ab und zu Schmerzen verbunden mit einer Gastritis"; z. Zt. keine Schmerzen	Frau bringt ihm Fruchtsäfte versucht nicht zuviel Apfelsinensaft zu trinken; → Tabletten – Antazidum
5	**Ausscheiden**	5–6× tgl. unterschiedl. Mengen, nachts muß er auch mal raus, aber recht selten; muß zu Hause 9 Treppen steigen um auf's Klo zu kommen, hat jetzt große Schwierigkeiten dahin zu kommen; leidet zeitweise an Verstopfung; jetzt geregelt	körperliche Schwäche; Atemnot; Ödeme; Abszeß am Gesäß	benutzt zu Hause seit HI „Bettpfanne" und Urinflasche; Abführmittel
6	**Für die persönliche Hygiene sorgen und sich kleiden**	seit HI ist Pat. auf Hilfe der Ehefrau angewiesen; kann sich Gesicht und Hände selber waschen; traut sich nicht zu duschen, würde es aber gern; Haut ist zyanotisch, schlaff durch atrophische Extremitäten + Gewichtsabnahme, hat Abszeß am Gesäß	Unterschenkelvenen gestaut, Haut ist i. d. Bereich angespannt, aber intakt Abszeß am Gesäß	Ehefrau wäscht ihn → versorgt Ehefrau
7	**Die Körpertemperatur regulieren**	friert leicht, hat es immer gerne warm gehabt; hier im KH bevorzugt er leichte Decken, und es muß immer wieder gelüftet werden	Neigung zu kalten Füßen und Händen KH: Heizungsluft (zu trocken)	immer wieder lüften
8	**Sich bewegen**	hat früher viel Sport getrieben: läuft viel; ging regelmäßig schwimmen (2× die Wo.) bis zum „HI" im März; nach KH-entlassung 20 h/Tag Bettruhe bzw. Sofa, kleine Spaziergänge von 10–15 Min. mit Ehefrau; mußte zur Toilette 9 Stufen steigen, was teilweise nicht mehr möglich war; setzt sich hier (KH) i. d. Sessel; geht ein paar Schritte ins Bad	Herzinfarkt 3/87; schon beim Aufsitzen im Bett oder bei schnellem Sprechen kurzatmig; Muskelschwäche i. d. Beinen	
9	**Arbeiten und sich in der Freizeit beschäftigen**	hat ein Geschäft; Sohn arbeitet seit 2 Jahren mit im Geschäft; nach HI hat er etwas wieder im Geschäft gearbeitet; jetzt (im KH) erledigt er einige Dinge über's Telefon; guckt Fernsehen, hört Radio; braucht zwischendrin Ruhe, um sich zu erholen		
10	**Seine Geschlechtlichkeit leben**	hat Kontakt zur Ehefrau; kommt ihn tgl. besuchen; sie wäscht ihn, sie sieht ihn tgl. und „da ist der Rhythmus des Waschens schon bekannt"	körperliche Schwäche	
11	**Schlafen**	Pat. schläft schlecht; ist hier im KH schon besser geworden; wird ca. gegen 5 Uhr wach, schläft danach noch etwas ein; muß nachts Wasser lassen – selten	im KH: Störungen durch's Personal: „ist man gerade eingeschlafen, kommt jemand rein"; „bin innerlich noch sehr nervös"	guckt abends Fernsehen, hört Radio; nimmt später Schlaftabletten, um „über die Bühne zu kommen"
12	**Sterben**	Pat. äußert, daß es bergab gehe ...		denkt viel nach

Pflegeplan „in bezug auf die ALs"

Probleme des/r Patienten/in	Patienten- und Pflegeziele	Pflegemaßnahmen in bezug auf die ALs	Kontrolle (Bewertung, Evaluation)
- ist nicht mehr ganz einsatzfähig im Geschäft - denkt viel ans Geschäft, kann nicht abschalten (s. Pkt 2) - ist abhängig von anderen (s. Pkt 2)	- möchte lernen, sich frei zu machen von innerem Druck - möchte seine körperlichen Grenzen akzeptieren lernen	- hat Gelegenheit, mit Frau und Sohn per Telefon zu sprechen, flexible Besuchszeit verabreden mit Berücksichtigung der Ruhepausen - Gespräche anbieten und auf Wunsch andere Gesprächspartner (z. B. Seelsorger, Psychologe) vermitteln	tgl. tgl.
- ist nervös – kribbelig	- möchte über seine Gefühle in bezug auf Nervosität + Krankheit sprechen können (s. Pkt 1) - möchte in Ruhe ohne Atemnot sprechen	- Gespräche (s. Pkt 1) - zur Atemtechnik anleiten (s. Pkt 3)	tgl. nach einer Woche überprüfen
- hat Atemnot bei geringer körperlicher Belastung - atmet oberflächlich und beschleunigt	- hat Gefühl, ausreichend Luft zu bekommen - möchte ruhig + tief durchatmen können - möchte richtige Atemtechnik erlernen, um Atmung zu kontrollieren	- bei Bedarf O$_2$ Gabe; max. 10 Min. lang 2 l/min (s. auch ärztl. Anordnung), RR-Puls-Kontrolle 3x tgl. - tgl. 3–5× lüften - Atemtechnik mit KG absprechen - Pat. zur Atemtechnik anleiten und auffordern - Pat. mehrmals tgl. hochlagern, aus d. Bett setzen (s. auch Pkt 8)	tgl. tgl. ab sofort Fortschritte + Reaktionen tgl. notieren
- kann nicht „viel essen" - verträgt nicht alle Speisen - wiegt 103 kg	- ißt ausreichend und was er mag im Rahmen der Diät - möchte keine Magenbeschwerden mehr haben - möchte Einnehmeart und Wirkung der Medikamente kennenlernen	- Diätberatung planen - beobachten, was und wieviel Pat. ißt - Flüssigkeitseinfuhr dokumentieren (s. Pkt 5) - Gewicht tgl. kontrollieren (morgens v. d. Frühstück) - Medikamente nach ärztl. Anordnung verabreichen - Sinn + Einnahmeart + Wirkung erklären, Verständnis überprüfen	bis morgen tgl. 1 x tgl. tgl. tgl. bis zur nächsten Woche
- hat US-Ödeme - hat wegen eingeschränkter Beweglichkeit Probleme, Wasser zu lassen (s. Pkt 8) - hat zeitweise Verstopfung	- möchte ohne Beschwerden Wasser lassen + abführen - möchte Wirkung der Medikamente kennen	- Ein- und Ausfuhrkontrolle; Stuhlgang erfragen - ausschwemmende Medikamente n. ärztl. Anordnung verabreichen, Wirkung erklären - Umfang der US messen - Alternativen für zu Hause eröffnen, z. B. Toiletten-Stuhl etc., mit Frau sprechen - Beobachten des Allgemeinzustandes	tgl. alle 2 Tage bis vor Entlassung tgl.
- kann die Körperpflege nicht alleine durchführen - mag sich nicht duschen, hat Angst - hat aufgrund gestauter US i. d. Bereich gespannte Haut	- möchte einen Teil der Körperpflege selbständig durchführen - möchte sich mit Hilfe duschen - Haut der US möge intakt werden	- mit Ehefrau Körperpflege abstimmen, ihr Wichtigkeit der Selbstpflege entsprechend den körperl. Fähigkeiten erläutern - Pat. nach Absprache mit Arzt duschen, evtl. Häufigkeit erhöhen - Ehefrau anleiten, Haut der US intakt zu halten	in regelmäßigen Abständen mit Ehefrau sprechen (ca. alle 3 Tage) tgl. mit Arzt abstimmen am 11. 8.
- klagt über kalte Füße und Hände - friert leicht	- möchte sich angenehm fühlen - möchte Bewegungsübungen lernen + sie dem körperl. Zustand anpassen	- Temp. im Zimmer regulieren - Pat. tgl. zu Bewegungsübungen der Hände und Füße entsprechend seinem AZ anleiten, und mit KG abstimmen	tgl. nach einer Woche überprüfen
- ist in seiner Beweglichkeit durch Muskelschwäche und Atemnot eingeschränkt (s. Pkt 3) - kann sich wenig körperlich belasten - kann Leistungseinschränkung schwer akzeptieren	- möchte entsprechend Körperzustand Bewegungsübungen ausführen (s. Pkt 7); möchte dabei keine Atemnot haben - möchte zur Toilette und über den Flur gehen - möchte Leistungseinschränkung akzeptieren und sich realistische Ziele setzen	- tgl. Anleitung zu Bewegungsübung (s. Pkt 7) - mit Pat. 2× tgl. gehen, Strecke tgl. erhöhen und mit KG absprechen - Pat. Gespräche anbieten, damit er über seine Gefühle hinsichtlich der körperl. Leistungsminderung sprechen kann, mit ihm Ziele absprechen	tgl. tgl. wöchentlich neu
- braucht Ruhe - möchte nicht so oft gestört werden	- möchte lernen zu sagen, wann er seine Ruhe braucht	- Ruhepausen mit Pat. absprechen - mehrere Pflegemaßnahmen miteinander verbinden, abends Programm für den anderen Tag absprechen	tgl. jeden Abend
- schämt sich seines Körpers aufgrund seiner Gebrechlichkeit		- Ehefrau übernimmt Körperpflege (s. Pkt 6)	
- kann aufgrund innerer Unruhe „schlecht einschlafen"	- möchte nachts ein- und durchschlafen können - möchte ohne Mittel schlafen können - möchte lernen, Störungen anzusprechen	- Gespräche anbieten - evtl. abends einreiben – Schlaf fördern - Heparinspritze erst beim Bettenmachen geben, 7.30 Uhr - Störungen nachts vermeiden! - nach Schlafqualität fragen	tgl. Reakt. notieren tgl. jeden Morgen
- Pat. beschäftigt sich mit Krankheitszustand, macht sich Sorgen	- möchte lernen, Ängste in bezug auf seinen Zustand zu äußern	- Gesprächsbereitschaft signalisieren - bei Bedarf mit ihm sprechen	ständig

ten". Dieser empfinde die materielle Großzügigkeit seines Vaters eher als „unangenehm". Sie, aber auch ihr Sohn möchten es ihm aus Angst, ihn zu verletzen, aber nicht direkt sagen. Die Ehefrau beschreibt ihren Mann als einen verschlossenen Menschen, der seine Probleme „in sich hineinfrißt". Bestimmte Dinge könne sie nicht mit ihm besprechen.

Im weiteren Verlauf stellte sich heraus, daß Herr Pektus körperlich stärker zu belasten war, als zunächst angenommen. Dies brachte die Modifikation eines Teils der Pflegeziele und der Pflegemaßnahmen mit sich. Nachdem es Herrn Pektus zunächst soweit besser ging, daß die Entlassung ins Auge gefaßt werden konnte, verschlechterte sich der Zustand von Herrn Pektus erneut. Er erlitt eine Lungenembolie und verstarb.

Literatur zum pflegerischen Teil

Badura, B.: Krankheitsbedingte Belastungen und Unterstützungen: Das Beispiel Herzinfarkt. In: Badura, B. (Hrsg.): Soziale Unterstützung und chronische Krankheit. Zum Stand sozialepidemiologischer Forschung. Suhrkamp, Frankfurt/M. 1981.

Long, B. C., W. S. Phipps: Essentials of medical-surgical nursing: A nursing process approach. The C. V. Mosby Company, St. Louis-Toronto-Princeton 1985.

Thompson, J. M., G. K. McFarland et al.: Clinical nursing. The C. V. Mosby Company, St. Louis-Toronto-Princeton 1986.

Ziegler, G.: Individuelle und familiale Bewältigungsstrategien am Beispiel von Herzinfarkt und Diabetes. In: Angermeyer, M. C.; H. Freyberger (Hrsg.): Chronisch kranke Erwachsene in der Familie. Enke, Stuttgart 1982.

3 Chronisch-arterielle Hypertonie

R. M. LEDERLE

Das folgende Kapitel informiert über:

▷ Ursachen und Entstehungsmechanismen der Hypertonie;
▷ die Technik der Blutdruckmessung und was es dabei stets zu beachten gilt;
▷ wichtige Untersuchungen bei der Hypertonie;
▷ schädigende Auswirkungen dieser Erkrankung auf wichtige Organe des Körpers;
▷ vielfältige Behandlungsmöglichkeiten durch Änderungen der Lebensweise und, wenn erforderlich, durch blutdrucksenkende Medikamente;
▷ therapiebedingte Verbesserung der Lebensqualität und der Lebenserwartung der betroffenen Menschen;
▷ Möglichkeiten der Prävention und Versuche, solche Verhaltensweisen im privaten, beruflichen und sozialen Lebensbereich abzubauen, die zur Hypertonie führen;
▷ Formen der Selbsthilfe in der Liga zur Bekämpfung des hohen Blutdrucks;
▷ pflegerische Probleme, die sich insbesondere aus der chronischen Erkrankung für die Aktivitäten des Lebens ergeben.

I Allgemeiner Teil

Das arterielle Blut des Menschen wird durch das Herz in den Körperkreislauf gepumpt und kann durch die engen Blutgefäße nur dann fließen, wenn dies mit ausreichend hohem Druck (Blutdruck) geschieht. Dieser arterielle Blutdruck schwankt bei jedem Herzschlag zwischen einem Maximalwert (**systolischer Blutdruck**) während der Systole des Herzens und einem Minimalwert (**diastolischer Blutdruck**) während der Diastole des Herzens. Während der systolische Blutdruck hauptsächlich durch die **Herztätigkeit** bestimmt ist, wird der diastolische Blutdruck stark von der **Abflußgeschwindigkeit** des Blutes, d. h. vom totalen peripheren Widerstand beeinflußt.

Epidemiologie

Etwa jeder fünfte Mensch von über 40 Jahren hat einen zu hohen Blutdruck, bei jedem zehnten ist dadurch das Herz geschädigt. Weil der hohe Blutdruck häufig lange Zeit zu keinen Beschwerden führt, weiß nur etwa die Hälfte aller betroffenen Personen, daß sie einen zu hohen Blutdruck hat.

1 Definitionen und Normalwerte

Als **chronisch-arterielle Hypertonie** werden dauernd erhöhte Werte des intraarteriellen Blutdrucks bezeichnet.

Als obere Grenze des normalen Blutdrucks des Erwachsenen wird ein Wert von 18,7/12 kPa (140/90 mm Hg) und eine Hypertonie bei Werten ab 21,3/12,7 kPa (160/95 mm Hg) angenommen (WHO). Dazwischen liegende Blutdruckwerte werden als **Grenzwerthypertonie** bezeichnet. Bei Kindern werden für das Alter von zwei bis vier Jahren Obergrenzen des normalen Blutdrucks von 14,6/10,7 kPa (110/80 mm Hg), für das Alter von sechs bis elf Jahren von 16,7/11,3 kPa (125/85 mm Hg) und für das Alter über zwölf Jahre von 18,7/12 kPa (140/90 mm Hg) angegeben. In der erwachsenen Bevölkerung liegt die Prävalenz (Häufigkeit) des Bluthochdrucks bei 12–15%. Dies entspricht einer Zahl von ca. 6 000 000 Hypertonikern in der Bundesrepublik Deutschland.

2 Pathophysiologie

Bei der Entstehung der **essentiellen** Hypertonie sind **genetische Faktoren** und **Umweltfaktoren** von Bedeutung. Letztere wirken beim Vorliegen einer genetischen Prädisposition auslösend für eine essentielle Hypertonie. Unter diesen Umweltfaktoren ist die diätetische Kochsalzzufuhr von überragender Bedeutung; außerdem sind kaliumarme Kost, Adipositas, Alkoholkonsum und psychosozialer Streß pathogenetisch wirksam. Diese Einflüsse bewirken im Frühstadium der essentiellen Hypertonie ein erhöhtes Herzzeitvolumen infolge vermehrter sympathischer Aktivität, einer vermehrten myokardialen Kontraktilität und eines vermehrten venösen Rückstroms. Danach etabliert sich die Erkrankung unter Abnahme des Herzzeitvolumens und bedeutsamer Erhöhung des peripheren Gefäßwiderstandes. Für die Pathogenese der **renovaskulären** (lat.: ren = Niere; vasculum = kleines Gefäß) Hypertonie spielt zu Beginn der Erkrankung das **Renin-Angiotensin-System** eine entscheidende Rolle. In der Entwicklung einer **renoparenchymalen** Hypertonie spielen zu Beginn eine positive **Natrium-** und **Flüssigkeitsbilanz** mit Volumenexpansion sowie Abnormalitäten der **Reninsekretion** und eine Hyperaktivität des **autonomen Nervensystems** eine entscheidende Rolle. Schließlich führt die pathogenetische Entwicklung der genannten Hypertonieformen über eine Stimulation der Sympathikusfunktion sowie des Renin-Angiotensin-Aldosteron-Systems und eine positive Natriumbilanz zu einer Erhöhung der intrazellulären Calciumkonzentration, die dann den Tonus der glatten Gefäßmuskulatur und damit den peripheren Gefäßwiderstand erhöht. Die **endokrinen** Hochdruckformen entwickeln sich unter vermehrter Hormonausschüttung bestimmter Organsysteme; die vermehrte Produktion von Aldosteron bewirkt so den Hochdruck beim primären Aldosteronismus, die beträchtlich gesteigerte Catecholaminausschüttung beim Phäochromozytom und die erhöhte Cortisolproduktion beim CUSHING-Syndrom führen ebenfalls zur Hypertonie.

3 Einteilung

Nach Ursache und pathogenetischen Kriterien unterscheiden wir die **essentielle** (primäre) Hypertonie von den **symptomatischen** (sekundären) Hypertonien, zu denen der renoparenchymale, der renovaskuläre, der endokrine und der kardiovaskuläre Hochdruck zählen. Tabelle 3-1 zeigt die prozentuale Häufigkeit der Hochdruckformen. Die essentielle Hypertonie ist mit 80–85% die häufigste von ihnen. Die renoparenchymale Hypertonie ist die häufigste Form der sekundären Hypertonie. Untersuchungen in den Industrieländern geben Hinweise darauf, daß bei drei bis vier Prozent der Hypertoniker Alkohol als Ursache in Frage kommt.

Von der chronisch-arteriellen Hypertonie sind temporäre Blutdrucksteigerungen zu unterscheiden, die nur vorübergehend bei bestimmten Erkrankungen des zentralen Nervensystems, bei respiratorischer Insuffizienz, bei akuten Vergiftungen oder unter Einnahme bestimmter Medikamente wie nichtsteroidaler Antirheumatika und Ovulationshemmer vorübergehend meßbar werden.

Tabelle 3-1: Einteilung der chronischen arteriellen Hypertonie und Häufigkeit der einzelnen Formen in Prozent.

essentielle (primäre) Hypertonie	80–85%
symptomatische (sekundäre) Hypertonie	15–20%
▷ renoparenchymale Hypertonie	10–14%
– chronische Glomerulonephritis	
– chronische Pyelonephritis	
– Zystennieren	
– Gichtniere und Analgetikanephropathie	
– diabetische Glomerulosklerose	
– Nierenamyloidose	
▷ renovaskuläre Hypertonie	2–4%
– Nierenarterienstenose	
▷ endokrine Hypertonie	0,5%
– primärer Aldosteronismus	
– CUSHING-Syndrom	
– Phäochromozytom	
▷ kardiovaskulärer Hochdruck	0,5%
– Aortenisthmus-Stenose	
– isolierte systolische Hypertonie	
▷ Hypertonie durch Alkohol	2–4%

Als **systolische Hypertonie** wird eine Erhöhung des systolischen Blutdrucks über 21,3 kPa (160 mm Hg) bei normalem oder erniedrigtem diastolischem Blutdruckwert bezeichnet. Sie tritt gehäuft im Alter auf und ist durch einen arteriosklerotisch bedingten Elastizitätsverlust der Aorta bedingt.

Neben der Unterscheidung verschiedener Hochdrucksformen nach ihrer Ursache und Pathogenese ist eine Einteilung des *Schweregrades* wichtig. Entsprechend einer Empfehlung der WHO (1978) lassen sich drei Schweregrade unterscheiden:

Schweregrad I: Hochdruck ohne nachweisbare Organschäden.

Schweregrad II: Hochdruck mit leichten Organschäden wie linksventrikuläre Hypertrophie, Einengung der Retinalarterien, Proteinurie und/oder geringfügige Erhöhung der Serum-Kreatinin-Konzentration, wobei bereits der Nachweis einer einzigen dieser Veränderungen die Zuordnung bedingt.

Schweregrad III: Hypertonie mit schweren Organschäden wie Linksherzversagen, retinale Blutungsherde mit oder ohne Stauungspapille, zerebrale Blutungen und hypertensive Enzephalopathie.

Ohne Berücksichtigung von Organveränderungen wurde 1982 durch die WHO eine Schweregradeinteilung in **milde** Hypertonie (diastolischer Blutdruck 12–13,9 kPa; 90–104 mm Hg), **mittelschwere** (diastolischer Blutdruck 14–15,2 kPa; 105–114 mm Hg) und **schwere** Hypertonie (diastolischer Blutdruck ab 15,3 kPa; 115 mm Hg) vorgenommen. Eine bei essentieller Hypertonie wie auch bei sekundären Hochdruckformen auftretende ungünstige Verlaufsform ist die **maligne Hypertonie**, die durch ständige diastolische Blutdruckerhöhungen über 16 kPa (120 mm Hg), retinale Blutungen mit oder ohne Stauungspapille, eine Einschränkung der Nierenfunktion mit Arteriolonekrosen und einen insgesamt rasch progredienten Verlauf gekennzeichnet ist.

4 Diagnostik

4.1 Technik der Blutdruckmessung

Klinisches Standardverfahren ist die indirekte Messung des systolischen und diastolischen Blut-

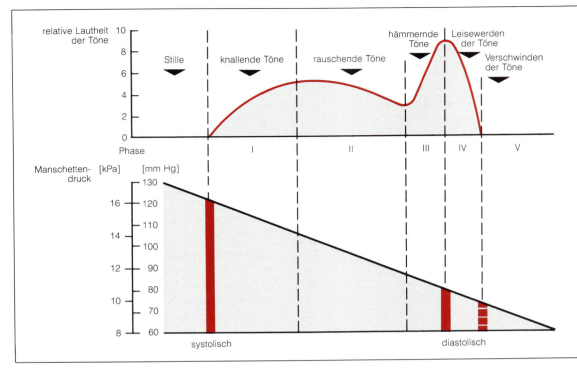

Abb. 3-1.
△ Die KOROTKOW-Töne bei der Blutdruckmessung.

drucks nach RIVA-ROCCI und KOROTKOW (s. a.
Kap. 2). Abbildung 3-1 zeigt den Ablauf einer
Blutdruckmessung und die Unterscheidbarkeit
der KOROTKOW-Töne. Bei Erwachsenen wird der
diastolische Blutdruck beim Aufhören der KO-
ROTKOW-Geräusche (Phase V), bei Kindern und
Schwangeren schon beim Leiserwerden der KO-
ROTKOW-Geräusche (Phase IV) bestimmt. Der
Blutdruck kann am sitzenden oder liegenden
Menschen gemessen werden. Die Ellenbeuge und
der leicht im Ellbogengelenk gebeugte Unterarm
sollen sich dabei in Herzhöhe befinden. Die
Breite des aufblasbaren Gummiteils sollte zwei
Drittel der Oberarmlänge, die Länge zwei Drittel
des Oberarmumfanges betragen. Das untere
Ende der Manschette sollte 2,5 cm oberhalb der
Ellbeuge liegen; die Manschette wird luftleer angelegt, die Ablaßgeschwindigkeit beträgt
0,3–0,4 kPa (2–3 mm Hg) pro Sekunde (Abb.
3-2). für einen Oberarmumfang von 24–36 cm ist
eine Abmessung des aufblasbaren Teils der Manschette von 12 × 24 cm erforderlich; bei einem

Abb. 3-2. Unblutige Blutdruckmessung nach
RIVA-ROCCI und KOROTKOW. ▷

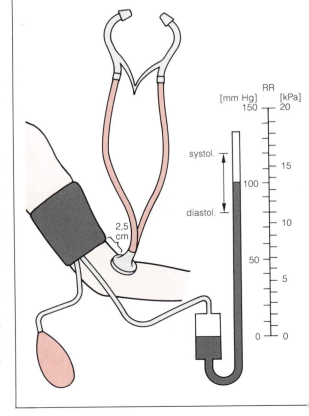

Tabelle 3-2: Häufige Fehler in der Praxis der Blutdruckmessung.

▷ unzureichende Ruhepause vor der Messung;
▷ abschnürende Kleidung oberhalb der Manschette;
▷ fehlende Entspannung des Armes;
▷ falsche Armlagerung;
▷ Bildung einer Faust (wie bei Blutentnahme);
▷ herabhängender Arm im Liegen (10 cm = 1,1 kPa [8 mm Hg] systolisch);
▷ Ablaßgeschwindigkeit des Manschettendruckes höher als 0,3–0,4 kPa/s (2–3 mm Hg/s);
▷ automatischer Druckablaß zu rasch (systolischer Druck zu niedrig, diastolischer Druck zu hoch)

Oberarmumfang von 32–42 cm sollte das aufblasbare Gummiteil 17×32 cm betragen, ab 42 cm Oberarmumfang sollte ein aufblasbares Teil von 18×36 cm gewählt werden. Häufige Fehler in der Praxis der Blutdruckmessung sind in Tabelle 3-2 zusammengefaßt. Der Blutdruck sollte wenigstens einmal an beiden Oberarmen gemessen werden; ergeben sich Seitenunterschiede, sollte für Diagnostik und Therapie der Hypertonie der höhere Wert gewählt werden. Für die Messung am Oberschenkel ist die Verwendung einer großen Manschette mit einem aufblasbaren Gummiteil von 18×36 cm empfehlenswert, wobei die KOROTKOW-Töne über der A. poplitea in der Kniekehle verfolgt werden. Bei Kindern müssen entsprechend kleinere Manschetten gewählt werden.

Die empfohlene Messung des **basalen Blutdrucks** unmittelbar nach der Nachtruhe in einem ruhigen, abgedunkelten Zimmer ist nicht generell durchführbar. Der in der Sprechstunde, am Tag zu Hause oder während der Arbeit gemessene Blutdruck liegt höher und wird als **Gelegenheitsblutdruck** bezeichnet. Zur Eliminierung der Schwankungen des Gelegenheitsblutdrucks und zur besseren Einschätzung von Therapieeffekten wird in jüngster Zeit die **kontinuierliche Blutdruckmessung** über 24 Stunden mit tragbaren automatischen Geräten durchgeführt (Abb. 3-3). Die Bestimmung des **Belastungsblutdrucks** findet zunehmend Verbreitung, wobei überwiegend dynamische Belastungsmethoden (Ergometrie) angewandt werden (Abb. 3-4). Die **Selbstmessung** des Blutdrucks stellt eine wertvolle Hilfe im Therapieverlauf dar und hilft Fehleinschätzungen der tatsächlichen Blutdruckverhältnisse vermeiden.

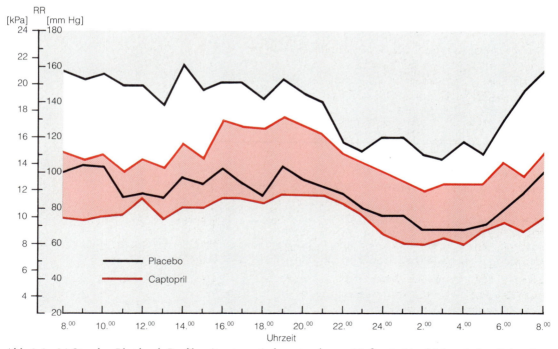

Abb. 3-3. 24-Stunden-Blutdruck-Profile mit automatischem, tragbarem Meßgerät. Vergleich zwischen Behandlung mit einmal täglich 50 mg Captopril und Placebogabe bei Patienten mit renoparenchymaler Hypertonie (Stundenmittelwerte).

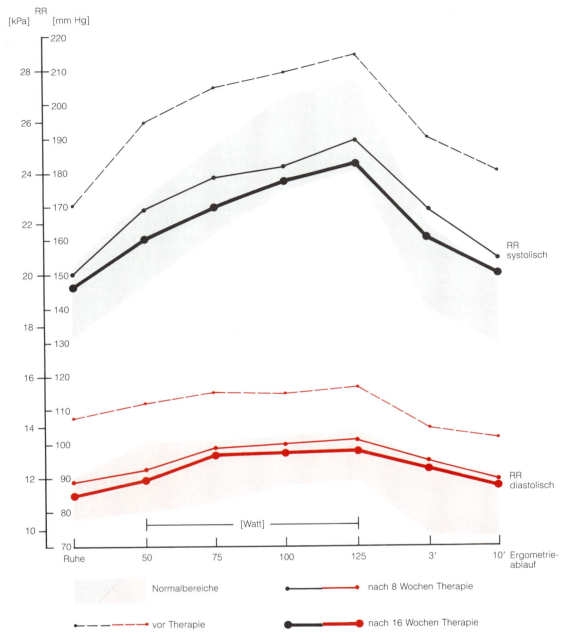

Abb. 3-4. Verlauf des systolischen und diastolischen Blutdrucks während dynamischer Belastung unter Therapie mit Captopril und Hydrochlorothiazid bei Patienten mit essentieller Hypertonie.

4.2 Diagnostisches Basisprogramm

Der diagnostische Weg bei Hypertonie ist schematisch in Abbildung 3-5 gezeigt. Eine sorgfältige **Anamnese** liefert wichtige Hinweise auf eine familiäre Hochdruckbelastung oder Folgekrankheiten eines Hochdrucks wie zerebrale Ischämie oder Myokardinfarkt.

Von besonderer Bedeutung sind außerdem Angaben über:

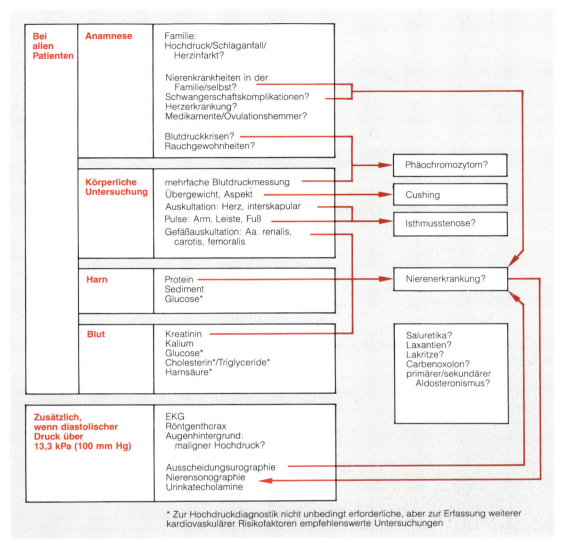

Abb. 3-5. Empfehlungen zur Basisdiagnostik des Hochdrucks (modifiziert nach einem Schema der Deutschen Liga zur Bekämpfung des hohen Blutdrucks; aus: Ganten, R., D. Ritz: Lehrbuch d. Hypertonie. Schattauer 1985).

▷ hereditäre Erkrankungen (z. B. Zystennieren);
▷ Diabetes mellitus, Gicht oder Hyperlipidämie in der Familie;
▷ Dauer der Hypertonie;
▷ Medikamenteneinnahme (z. B. Ovulationshemmer, Antirheumatika, Carbenoxolon, Corticosteroide, Sexualhormone, Laxantien);
▷ ggf. Störungen im Schwangerschaftsverlauf;
▷ Herzerkrankungen, Blutdruckkrisen;
▷ Genußgifte (Alkohol, Nikotin).

Die **körperliche Untersuchung** hat neben mehrfachen Blutdruckmessungen besonderes Augenmerk zu richten auf vorhandenes **Übergewicht**, auf **Herzauskultation** und periphere **Pulse** zur Klärung der Frage einer Aortenisthmusstenose, auf paraumbilikale **Gefäßgeräusche** zum Ausschluß einer Nierenarterienstenose und auf eine bimanuelle Palpation der Nierenlager, um einen ersten Hinweis auf eine renale Genese der Hypertonie nicht zu übersehen. Unter den **laborchemischen Untersuchungen** ist bei der Erhebung des Urinstatus die Untersuchung von frisch gelöstem Morgenurin auf Proteinurie, Erythrozyturie, Leukozyturie, Zylindrurie, und Bakteriurie zum Ausschluß einer renoparenchymalen Hypertonie-Ursache angezeigt. Weitere Aufschlüsse geben die

Serum-Kreatinin- und die Serum-Kalium-Konzentration, sowie die Bestimmungen von Cholesterin, Triglyceriden und Glucose.

An zusätzlichen **apparativen Untersuchungen** ist die Sonographie der Nieren unerläßlich, um eine Aussage über verschiedene Nierenerkrankungen zu erhalten. Ein Elektrokardiogramm ist notwendig, um Herzschäden aufzudecken. Beim jugendlichen Hypertoniker läßt das Röntgenbild des Thorax Anomalien der Aorta erkennen. Schließlich ist eine **Untersuchung des Augenhintergrundes** bei diastolischen Druckwerten über 13,3 kPa (100 mm Hg) obligatorisch. Deren Wert besteht vor allem in der Erkennung der prognostisch ungünstigen malignen Verlaufsform der Hypertonie.

4.3 Spezielle Untersuchungsverfahren

In seltenen Fällen ist neben der Sonographie eine **Ausscheidungsurographie** zur Beurteilung der ableitenden Harnwege erforderlich. Liegt ein mittelschwerer oder schwerer Hochdruck vor, sollte als Suchtest die Bestimmung der freien **Catecholamine im Urin** durchgeführt werden. Zur genaueren Bestimmung des Glomerulumfiltrats sollte bei grenzwertiger oder leicht erhöhter Serumcreatinin-Konzentration eine **endogene Kreatinin-**

Clearance veranlaßt werden. Insbesondere wenn eine seitengetrennte Beurteilung der Clearance-Leistung ansteht, wird die **Isotopen-Nephrographie** mit ^{99m}Tc-DTPA oder ^{131}J-ortho-Hippurat zur Messung des renalen Blutflusses durchgeführt. Der Verlauf der Aktivitätszeitkurve über der Niere wird mit Spezialkameras (Anger-Kamera) registriert, gleichzeitig wird ein szintigraphisches Bild angefertigt und eine Aktivitätszeitkurve errechnet. Bei Verdacht auf Nierenarterienstenose kommt die Durchführung einer konventionellen **Renovasographie** in Frage; für die Patienten weniger belastend ist bei dieser Fragestellung unter intravenöser Gabe des Kontrastmittels eine **digitale Subtraktionsangiographie** (DSA). Um zu klären, ob ein primärer Aldosteronismus vorliegt, ist die Bestimmung von **Renin und Aldosteron** im Plasma erforderlich. Ist die Diagnose Phäochromozytom gesichert, erfolgt zur Lokalisation eine **Computertomographie**. Zur Klärung des Verdachts einer Glomerulonephritis, einer benignen Nephrosklerose, einer Nierenamyloidose und einer Glomerulosklerose oder zum Nachweis einer Nierenbeteiligung zu Beginn oder im Verlauf eines Lupus erythematodes disseminatus ist die Durchführung einer **Nierenbiopsie** indiziert.

II Spezieller Teil

1 Essentielle Hypertonie

Definition

Die essentielle Hypertonie ist eine wahrscheinlich multigenetisch bedingte und durch Umgebungsfaktoren manifest werdende chronische Blutdruckerhöhung, deren Ursache noch nicht faßbar ist. Dementsprechend liegt eine essentielle Hypertonie vor, wenn bei mehrmaliger Messung unter Standardbedingungen der normale Blutdruck von 18,7/12 kPa (140/90 mm Hg) überschritten wird und sich keine sekundäre Hypertonie nachweisen ließ. Der weitaus größte Teil der Hypertoniker (ca. 80–85%) leidet an essentieller Hypertonie.

Symptome

Viele Patienten mit essentieller Hypertonie fühlen sich zunächst über lange Zeit beschwerdefrei. Es können jedoch auch Beschwerden vielfältiger

Natur auftreten; sie lassen sich vor allem auf die Auswirkungen des Hochdrucks auf das Gehirn, das Herz und die Nieren zurückführen. Häufige Beschwerden sind diffuser **Kopfschmerz, Nervosität, Herzklopfen, Schwindelgefühl, Belastungsdyspnoe** und **Beklemmungsgefühl** in der Herzgegend. Nicht selten treten **Sehstörungen, Ohrensausen, Gedächtnisstörungen** sowie eine Minderung der körperlichen und geistigen Leistungsfähigkeit auf. Manche Patienten klagen über **Nykturie, Pollakisurie** und ziehende **Schmerzen in der Lendengegend**. Auch **Nasenbluten** und **konjunktivale Blutungen** sind zu beobachten.

Die **Untersuchung** zeigt häufig einen adipösen Habitus mit dem Bild des *roten Hochdrucks*. Unter körperlicher Belastung steigt der Blutdruck stärker an als beim Gesunden. Die Auskultation des Herzens kann Hinweise auf die Dauer der Hypertonie und mögliche Herzschäden geben. Weitere klinische Erscheinungen kommen hinzu

Tabelle 3-3: Komplikationen bei Hypertonie.

Gehirn	Enzephalopathie
	Hirninfarkt
	Ischämie
	Massenblutung
	Aneurysmen
	Kopfschmerzen
	Nasenbluten
Herz	Linksherzhypertrophie
	Linksherzdilatation
	Herzinsuffizienz
	koronare Herzkrankheit
	Herzinfarkt
Nieren	Einschränkung der Konzen-trationsfähigkeit
	benigne Nephrosklerose
	Schrumpfnieren
	Niereninsuffizienz
Augen-hintergrund	Blutungen
	Exsudate
	Papillenödem
	Gefäßveränderungen der Netzhaut

im Rahmen der sich als Hochdruckfolgen ausbildenden Organschäden.

Komplikationen

Ein erhöhter arterieller Druck begünstigt die Entwicklung der **Arteriosklerose** in den großen Gefäßen, führt zur **Arteriolosklerose** der Nieren, zur Ausbildung von **Aneurysmen** im Gehirn und zur **koronaren Beeinträchtigung** des Herzens. Die Arteriosklerose wird auch von anderen Risikofaktoren begünstigt. Einen Überblick über die wichtigsten Komplikationen der Hypertonie gibt Tabelle 3-3.

Verlaufsformen

Bei der Untersuchung vieler Patienten, insbesondere jüngeren Alters, wird eine **Grenzwerthypertonie** mit systolischen Blutdruckwerten von 18,7–21,2 kPa (140–159 mm Hg) sowie diastolischen Werten von 12–12,5 kPa (90–94 mm Hg) gemessen; Langzeituntersuchungen über zehn bis 30 Jahre haben gezeigt, daß Grenzwerthypertoniker nur zu maximal 25% eine manifeste Hypertonie entwickeln. Nicht selten zeigen Hypertoniker besonders in der Frühphase der Erkrankung eine **labile Hypertonie**, wobei der Blutdruck zeitweise eindeutig erhöht und zeitweise normal ist. Andere Patienten weisen jedoch schon bei der ersten Untersuchung eine **stabile Hypertonie** auf, deren Blutdruckwerte bei allen Messungen systolisch über 21,3 kPa (160 mm Hg) und diastolisch über 12,7 kPa (95 mm Hg) liegen. Dieser Begriff soll jedoch nicht bedeuten, daß der Blutdruck eines Patienten mit stabiler Hypertonie durch therapeutische Maßnahmen nicht gesenkt bzw. normalisiert werden könnte, sondern gibt an, daß der Patient zum Zeitpunkt der Diagnosestellung bei mehreren Messungen an verschiedenen Tagen stets erhöhte Blutdruckwerte aufweist.

Eine **maligne Hypertonie** ist klinisch durch eine meist dauernde Erhöhung des **diastolischen Blutdrucks über 16 kPa (120 mm Hg)**, eine progrediente **Niereninsuffizienz** sowie ausgeprägte **Fundusveränderungen** (Exsudat und/oder Blutungen mit oder ohne Papillenödem) definiert. Unbehandelt führt die maligne Hypertonie infolge progredienter Gefäßschäden innerhalb weniger Monate zum Tode. Führende Todesursachen sind Niereninsuffizienz, Herzinsuffizienz und Apoplexie. Die maligne Verlaufsform betrifft etwa ein Prozent der Hypertoniker.

Unabhängig von der Ursache einer Hypertonie und unabhängig von dem zuvor erzielten Therapieeffekt kann bei einem Hochdruckkranken infolge krisenhafter Blutdruckerhöhungen ein **hypertensiver Notfall** auftreten; dies bedeutet einen vital bedrohlichen Zustand und erfordert sofortige therapeutische Maßnahmen. Die Folgen des hypertensiven Notfalls betreffen die Gehirn- und Retinagefäße, die Myokardfunktion, den Koronarkreislauf und das Nierengefäßsystem. Die Erscheinungsformen umfassen Linksherzversagen, Präinfarktangina, Myokardinfarkt, akute Aortendissektion, hypertensive Enzephalopathie und Amaurose. Das Auftreten eines hypertensiven Notfalls ist nicht davon abhängig, daß ein kritischer Blutdruckwert überschritten wird; neben der absoluten Blutdruckhöhe und dem Tempo des Blutdruckanstiegs sind vielmehr kardiovaskuläre Vorschädigungen dafür verantwortlich, welche Akutsymptomatik zustande kommt.

Prognose

Die essentielle Hypertonie beeinträchtigt die Lebenserwartung parallel dem Anstieg des systolischen **und** diastolischen Blutdrucks, bei Männern stärker als bei Frauen. Mit zunehmender Höhe der absoluten Blutdruckwerte findet sich ein kontinuierlicher Risikozuwachs.

Tabelle 3-4: Hypertonie und Lebenserwartung (nach: Build and Blood-Pressure-Study. Society of Actuaries, 1959).

Alter	Blutdruck	Lebens-erwartung		Lebens-verkürzung	
Jahre	kPa (mm Hg)	Jahre		Jahre	
		♂	♀	♂	♀
45	16/10,7 (120/80)	32	37	–	–
	17,3/12 (130/90)	29	35,5	–3	–1,5
	18,7/12,7 (140/95)	26	32	–6	–5
	20/13,3 (150/100)	20,5	28,5	–11,5	–8,5
55	16/10,7 (120/80)	23,5	27,5	–	–
	17,3/12 (130/90)	22,5	27	–1	–0,5
	18,7/12,7 (140/95)	19,5	24,5	–4	–3
	20/13,3 (150/100)	17,5	23,5	–6	–4

So beträgt z.B. die Lebenserwartung eines 35 Jahre alten Mannes mit einem Blutdruck von 20/13,3 kPa (150/100 mm Hg) nur noch 25 Jahre und ist damit um 40% reduziert (Tab. 3-4). Bedeutsam ist dabei, daß nicht nur die Höhe des diastolischen Blutdrucks die Lebenserwartung beeinflußt, sondern daß auch die systolische Blutdruckhöhe, entgegen früher weitverbreiteter Auffassung, einen bedeutsamen Einfluß ausübt, was aus Abbildung 3-6 zu entnehmen ist.

Diagnostik

Die **Patienten** zeigen häufig einen adipösen Habitus mit dem Bild des *roten Hochdrucks* (gerötetes

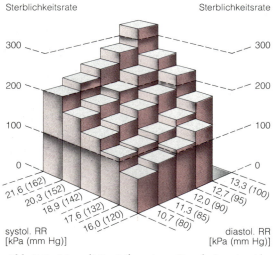

Abb. 3-6. Mortalitätsrisiko einer Population in Abhängigkeit von der Höhe des systolischen und diastolischen Blutdrucks. Das Risiko steigt ohne erkennbaren Schwellenwert parallel zum Blutdruckanstieg.

Gesicht). Unter körperlicher Belastung steigt der Blutdruck stärker an als beim Gesunden. Die Auskultation des Herzens kann Hinweise auf die Dauer der Hypertonie und mögliche Herzschäden geben. Weitere klinische Erscheinungen kommen hinzu im Rahmen der sich als Hochdruckfolgen ausbildenden Organschäden.

Die Diagnose der essentiellen Hypertonie basiert auf dem **Ausschluß einer sekundären Hypertonie.**

> Die Suche nach sekundären Hypertonieformen ist besonders für Hochdruckkranke jüngeren Alters relevant, da einige dieser Hochdruckformen ursächlich behebbar sind.

Um eine sekundäre Hypertonie auszuschließen, werden die oben bereits genannten diagnostischen Maßnahmen angewendet (s. S. 80 ff. und Abb. 3-5). Zudem muß die essentielle Hypertonie von anderen Zuständen abgegrenzt werden, die ebenfalls zu einer Erhöhung des Blutdrucks führen können, so z.B. vom hyperkinetischen Herzsyndrom, von einer gesteigerten Erregbarkeit des Sympathikus und von temporären Blutdrucksteigerungen.

2 Renoparenchymale Hypertonie

Definition

Einer renoparenchymalen Hypertonie liegen ursächlich ein- oder doppelseitige Erkrankungen des Nierengewebes zugrunde. Zu den doppelseitigen Nierenerkrankungen mit Hochdruck zählen chronische Glomerulonephritis, chronische Pyelonephritis, polyzystische Nierendegeneration (Zystennieren) und Analgetikanephropathie (s. Kap. 19). Außerdem werden hierzu gerechnet Nierenbeteiligungen mit renaler Funktionseinschränkung im Rahmen von Allgemeinerkrankungen wie Diabetes mellitus, Gicht u.a. (s. Tab. 3-1). Unter den einseitigen parenchymatösen Erkrankungen der Niere sind chronische Pyelonephritis, Nierentumoren, Harnstauungsniere und einseitig kleine hypoplastische oder dysplastische Nieren zu nennen. Die Häufigkeit des renoparenchymalen Hochdrucks wird auf 10–14% aller Hochdruckkranken geschätzt. Patienten mit einer chronischen Glomerulonephritis entwickeln zu 40%, solche mit einer chronischen Pyelonephritis zu 60% eine renoparenchymale Hypertonie.

Der renoparenchymale Hochdruck ist klinisch in seiner Symptomausprägung vom essentiellen Hochdruck nicht zu unterscheiden. Auch die oben genannten Verlaufsformen (s. S. 83) sind die gleichen; der Übergang in die maligne Verlaufsform scheint jedoch häufiger vorzukommen als bei der essentiellen Hypertonie.

Symptome

Der klinische Aspekt liefert zwar keine eindeutigen Beweise für das Vorliegen einer renoparenchymalen Hypertonie, kann aber doch Hinweise darauf geben. Zeigen die Patienten eine auffallende **Gesichtsblässe**, so ist dies möglicherweise ein Indiz für eine renale Anämie. Doch auch eine unauffällige oder sogar **gerötete Gesichtsfarbe** spricht nicht gegen eine chronische Niereninsuffizienz. **Ödeme** sind bei Patienten mit renoparenchymaler Hypertonie ein häufiges Symptom. Sie können durch eine Hypoproteinämie im Rahmen eines nephrotischen Syndroms verursacht sein. Auch eine längerfristige positive Flüssigkeitsbilanz kann, insbesondere wenn keine geeignete oder effektive diuretische Therapie betrieben wird, zur Entstehung von Ödemen führen (s. Kap. 19).

Diagnostik

Die Diagnose eines renoparenchymalen Hochdrucks setzt den Nachweis einer **Nierenerkrankung** voraus. Eine primäre Nierenerkrankung als Ursache einer Hypertonie kann angenommen werden, wenn eine **Proteinurie** (über 150 mg/d) vorliegt und wenn ein pathologischer **Sedimentbefund** nachweisbar ist; **Mikrohämaturie, Bakteriurie** und **Leukozyturie** sind weitere wichtige Hinweise auf eine Nierenerkrankung. Die Bestimmungen von **Kreatinin** und **Harnstoff** sowie die endogene Kreatinin-Clearance geben als Basisuntersuchungen Hinweise auf die Nierenfunktion. Eine **Nierensonographie** ist bei Hypertonie als Screening-Methode immer angezigt, um pyelonephritische Narben, Zystennieren, Schrumpfnieren, Abflußhindernisse oder Konkremente im Rahmen renoparenchymatöser Erkrankungen nachzuweisen. Manchmal muß diese Untersuchung durch eine **i.v.-Pyelographie** ergänzt werden. Eine Proteinurie unklarer Genese kann mit der **Polyacrylamidgel-Elektrophorese** differenziert werden in eine selektive oder unselektive glome-

ruläre oder eine tubuläre Proteinurie. Bei besonderen Fragestellungen ist unter Umständen eine **Nierenbiopsie** erforderlich.

3 Renovaskuläre Hypertonie

Definition

Die renovaskuläre Hypertonie ist eine Form des Bluthochdrucks, die durch Störungen der Nierenarterien-Durchblutung bedingt ist.

Ursachen und Pathogenese

Die renovaskuläre Hypertonie wird in der Mehrzahl der Fälle durch eine **arteriosklerotische Stenose**, in der Minderzahl durch eine **fibröse Dysplasie**, durch **Aneurysmen, Embolien** oder **Arteriitiden** der Nierenarterien ausgelöst. Diese Form des Bluthochdrucks wird bei etwa 1–4% der Hypertoniepatienten gefunden.

Epidemiologie

Der **arteriosklerotische** Typ der Nierenarterienstenose kommt bei Männern etwa doppelt so häufig wie bei Frauen vor, das mittlere Alter dieser Patienten liegt über 50 Jahre. Die renovaskuläre Hypertonie infolge einer **fibrösen Dysplasie** tritt bei Frauen etwa viermal häufiger auf als bei Männern, das mittlere Alter bei Diagnosestellung beträgt etwa 35 Jahre. Auch doppelseitiges Auftreten ist nicht ungewöhnlich.

Diagnostik

Etwa bei 50% der Nierenarterienstenosen läßt sich klinisch ein systolisches **Gefäßgeräusch** im Epigastrium, paraumbilikal oder an den Flanken auskultieren. Für das Vorliegen einer Nierenarterienstenose sprechen außerdem eine **fehlende familiäre Hypertoniebelastung**, bei jüngeren Patienten das **akute Auftreten** einer progredient verlaufenden Hypertonie sowie laborchemisch eine hypokaliämische **Alkalose** als Folge eines sekundären Hyperaldosteronismus nach vermehrter Reninbildung infolge der durch die Stenose verursachten renalen Minderdurchblutung.

Für die Stellung der Diagnose sind spezielle Maßnahmen erforderlich. Das **Frühurogramm** (Aufnahmen eine, zwei, drei und fünf Minuten nach Kontrastmittel-Injektion) hat an Bedeutung verloren wegen etwa 20% falsch negativer und 10% falsch positiver Befunde.

Die **Nierensonographie** ist nur begrenzt aussagefähig, da im wesentlichen nur Größenunterschiede entdeckt werden. Die **Isotopen-Nephrographie** mit ^{131}J-Hippuran (seitengetrennte Clearance) ist aussagefähiger als das Frühurogramm. Der beste Nachweis einer Nierenarterienstenose gelingt heute mit angiographischen Methoden. Die **intravenöse digitale Subtraktionsangiographie** (DSA) liefert bei den meisten Patienten aussagefähige Lokalbefunde. Führt eine DSA nicht zur Klärung, ist die **selektive renale Arteriographie** erforderlich.

Therapie

Ein- oder doppelseitige Nierenarterienstenosen durch fibröse Dysplasie oder Arteriosklerose werden heute in erster Linie durch **Dilatation** mit Ballonkathetern erweitert (perkutane transluminale Angioplastie). Die Dilatation von Stenosen infolge fibröser Dysplasie zeigt bessere Ergebnisse mit über 90% Heilung gegenüber arteriosklerotisch bedingten Nierenarterienstenosen mit unveränderter Blutdrucklage in einem Drittel der Fälle. Nach erfolgter Dilatation sollen zur Verhinderung von Restenosierungen Thrombozyten-Aggregationshemmer (z. B. Asasantin®) über ein bis zwei Jahre gegeben werden. Eine operative Revaskularisation der stenosierten Niere bleibt nur noch einigen wenigen Fällen vorbehalten.

4 Therapie der Hypertonie

4.1 Kausale Therapie

Eine kausale Therapie des Hochdrucks ist bei einigen Hochdruckformen durch operative Maßnahmen möglich. So ist die Indikation zur Entfernung einer **einseitig kleinen Niere** dann gegeben, wenn eine schwere bzw. therapieresistente Hypertonie vorliegt und die Niere keine nennenswerte exkretorische Funktion mehr besitzt. Ist die kontralaterale Niere auch in ihrer Funktion eingeschränkt, ist der Erfolg allerdings fraglich, da auch von der kontralateralen Niere die Hypertonie unterhalten werden kann.

Andere Formen der Hypertonie, die unter Umständen kausal behandelt werden können, sind jene bei Nierenarterienstenose, Phäochromozytom, CONN-Syndrom, CUSHING-Syndrom und Aortenisthmusstenose. Die spezielle Therapie ist bei den jeweiligen Krankheitsbildern besprochen (s. u. Teil III und Kap. 18 und 19).

4.2 Konservative Therapie

4.2.1 Indikationen und Kontraindikationen

> Therapeutisches Ziel einer konservativen Hochdruckbehandlung ist die Blutdrucksenkung auf Werte von 18,7/12 kPa (140/90 mm Hg) oder darunter, um eine Progredienz der Erkrankung zu vermeiden und nach Möglichkeit eine Rückbildung bereits eingetretener Organschädigungen zu bewirken.

Groß angelegte klinische Studien haben den Vorteil von Blutdrucksenkung bzw. Blutdrucknormalisierung eindeutig belegt. So zeigen die leichte und mittelschwere Hypertonie eine therapiebedingte Abnahme aller komplizierenden Ereignisse um etwa 70% und eine Reduktion der Gesamtsterblichkeit um etwa 56%. Bei Patienten mit milder Hypertonie kann eine deutliche Abnahme zerebrovaskulärer Komplikationen und des Myokardinfarktes unter konsequenter Blutdrucksenkung erzielt werden. Wird eine milde Hypertonie diagnostiziert, sollte jedoch zunächst der Blutdruck über mehrere Wochen bis zu drei Monate lang beobachtet werden (Abb. 3-7). Liegen die diastolischen Werte bei mehrfachen Kontrollen innerhalb von drei bis sechs Monaten über 12,7 kPa (95 mm Hg), ist eine medikamentöse Therapie angezeigt. Werden in diesem Zeitraum Werte von systolisch 18,7–21,3 kPa (140–160 mm Hg) und/oder diastolisch zwischen 12 und 12,7 kPa (90–95 mm Hg) festgestellt, sollte ebenfalls medikamentös therapiert werden, wenn ein erhöhtes individuelles Risiko vorliegt (Tab. 3-5), oder wenn durch die Hypertonie besonders gefährdete Organe bereits vorgeschädigt sind.

Tabelle 3-5: Risikofaktoren bei milder Hypertonie.

> Alter über 50 Jahre
> männliches Geschlecht
> familiäre Belastung mit Hochdruck, KHK oder Apoplexie
> Serum-Cholesterin über 5,69 mmol/l (220 mg/dl)
> Zigarettenrauchen
> Übergewicht
> Diabetes mellitus

Jenseits des 70. Lebensjahres ist eine blutdrucksenkende Therapie angezeigt, wenn die systolischen Blutdruckwerte über 24 kPa (180 mm Hg) liegen

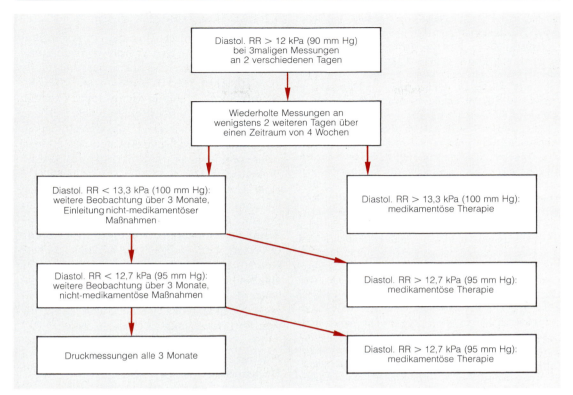

Abb. 3-7. Empfehlungen zur Behandlung der milden Hypertonie (WHO 1985) (nach Klaus, D.: Kardiologie. Hypertonie, Springer 1986).

oder wenn, auch bei niedrigeren systolischen Werten, eine Herzinsuffizienz oder eine koronare Herzkrankheit besteht. Der systolische Blutdruck sollte bei diesen Patienten nicht unter 21,3 kPa (160 mm Hg) gesenkt werden.

Eine Indikation zu **sofortiger** und effektiver **Blutdrucksenkung** sind die maligne Hypertonie, die Hochdruckenzephalopathie und eine Hypertonie mit Asthma cardiale oder Lungenödem.

Kontraindikationen einer blutdrucksenkenden Therapie sind isolierte systolische Blutdrucksteigerungen im Rahmen einer hochgradigen Bradykardie, einer Aorteninsuffizienz oder einer Hyperthyreose und eine fortgeschrittene Arteriosklerose mit Stenosen der großen Gefäße.

4.2.2 Allgemeinmaßnahmen

Eine sinnvolle Hochdrucktherapie muß in einem integrierten Gesamtkonzept zunächst Risikofaktoren, die ausgeschaltet werden können, berücksichtigen (s. Tab. 3-5). Allgemeinmaßnahmen in der Hochdrucktherapie betreffen **Lebensführung** und **Ernährung** der Patienten. Für den Hoch-

druck sind **Übergewicht** und erhöhter **Kochsalzkonsum** vorrangige Risikofaktoren, so daß Abbau von Übergewicht durch Kalorienreduktion und eine Kochsalzbeschränkung auf 5–6 g/d wichtige Daueraufgaben für die Patienten darstellen. Zur Bestimmung des **Sollgewichts** ist die Formel nach BORNHARDT

$$S = \frac{\text{Körperlänge} \times \text{mittlerer Brustumfang}}{240}$$

hilfreich, da sie die individuelle Körperkonstitution berücksichtigt.

Die **Kochsalzrestriktion** wird erreicht durch Verzicht auf Kochsalz bei der Zubereitung und bei den Mahlzeiten, durch Weglassen stark gesalzener Nahrungsmittel (Wurst- und Fischkonserven, Fleischextrakte, Hartkäse, Pökel- und Räucherwaren), durch Verwendung frischer und natriumarmer Lebensmittel (weniger als 5 mmol (0,3 g) Kochsalz pro 100 g Lebensmittel). Von Bedeutung ist auch der Natriumchloridgehalt von Mineralwässern, wobei ein hoher Bicarbonatgehalt günstig ist; empfehlenswert sind Mineralwässer mit einem Natriumgehalt unter 4,3 mmol/kg (100 mg/kg). **Kaffee** und **schwarzer Tee** sind dem Hypertoniker nicht grundsätzlich zu verbieten, **alkoholische Getränke** sind bis zu einem Alkoholgehalt von 40 g täglich zu gestatten.

Hypertoniker sollten im **Beruf** eine geregelte Arbeitszeit mit Mittagspause einhalten, für genügend Freizeit sorgen und regelmäßig, möglichst zweimal im Jahr, mehrwöchig Urlaub machen. Empfehlenswert ist eine sportliche Betätigung als **dynamisches Ausdauertraining**; dabei sollten täglich zehn Minuten oder zwei- bis dreimal pro Woche 30–45 Minuten nicht unterschritten werden. Sinnvoll sind Sportarten wie Radfahren, Wandern, Schwimmen, Laufen, Tennis. Isometrische Sportarten wie z. B. Gewichtheben oder Expanderübungen sind wegen dabei erzeugter hoher Blutdruckanstiege ungünstig. **Saunabesuche** sind erlaubt, verzichtet werden muß jedoch auf das Untertauchen im kalten Tauchbecken, da hierbei systolische Blutdruckanstiege bis 40 kPa (300 mm Hg) möglich sind. Von **Flugreisen** ist nur Patienten mit schwerer Hypertonie abzuraten. Urlaubsaufenthalte in **Mittelgebirgen** sind erlaubt, **Hochgebirgstouren** sollten gemieden werden. Im Urlaub kann häufig die Antihypertonika-Dosis reduziert werden; die Selbstmessung des Blutdrucks erlaubt hierbei individuelles Vorgehen. Die **Verkehrstüchtigkeit** ist bei Hochdruckpatienten nur beeinträchtigt, wenn Antihypertonika mit stärkeren orthostatischen oder sedierenden Nebenwirkungen gegeben werden.

An **psychologischen Maßnahmen** hat sich die Anwendung von Entspannungstechniken wie z. B. autogenem Training bewährt, wobei bestimmte Techniken als Kurzentspannung in Streßsituationen eingesetzt werden. Auch verhaltenstherapeutische Übungen bewirken eine dauerhafte Senkung des Blutdrucks.

Eine **primäre Prävention** der Hypertonie (Ausschaltung schädigender Faktoren vor Auftreten einer Hypertonie) sollte Maßnahmen im Sinne allgemeiner **Gesundheitsvorsorge** umfassen, wobei Gewichtsreduktion unter Einhaltung gesunder, akzeptabler Eßgewohnheiten, vermehrte körperliche Aktivität, Abkehr vom derzeit erhöhten Salzkonsum und Verminderung des Nikotinabusus vorrangige Ziele sind. Außerdem ist eine **gesundheitsbewußte Erziehung** in den Schulen anzustreben. **Risikoträger** und **Risikofamilien** sollten frühzeitig erkannt und entsprechend geführt werden. Erfolgversprechend sind **Erziehungsprogramme** (z. B. gegen Rauchen), wo nach entsprechender Wissensvermittlung der Erfolg in Gruppenarbeit pädagogisch begleitet wird.

Die **sekundäre Prävention** richtet sich auf die Sicherstellung frühestmöglicher Diagnose und Therapie einer Hypertonie im Rahmen von Vorsorgeuntersuchungen oder Blutdruckmeßaktionen. Darüber hinaus helfen den Patienten Einrichtungen wie Patientenseminare, Informationen zu sammeln und zu lernen, eine sinnvolle Allgemeinbehandlung auf die individuelle Lebensführung anzuwenden. Geeignetes Informationsmaterial hierfür liefert die **Deutsche Liga zur Bekämpfung des hohen Blutdrucks, Postfach 10 20 40, 6900 Heidelberg 1.**

4.2.3 Medikamentöse Maßnahmen

Zur medikamentösen Therapie des hohen Blutdrucks steht heute eine Vielzahl von Substanzen zur Verfügung, deren Mehrzahl die Aktivität des sympathischen Nervensystems senkt (Beta-Rezeptorenblocker, Alpha-Methyldopa, Clonidin, postsynaptische Alpha$_1$-Rezeptorenblocker) oder den Tonus der glatten Gefäßmuskulatur herabsetzt (Diuretika, Calcium-Antagonisten, Konversionsenzymhemmer, Dihydralazin, Minoxidil). Wahrscheinlich senken alle Antihypertonika in einer gemeinsamen Endstrecke die intrazelluläre Calciumkonzentration in der glatten Gefäßmuskulatur, wodurch deren Tonus vermindert und damit eine Abnahme des peripheren Widerstandes erzielt wird. Lediglich die Wirkung von Beta-Rezeptorenblockern erfolgt primär nicht durch eine Senkung des peripheren Gefäßwiderstandes, sondern durch mehrere kardiale und zentrale Effekte. Einen knappen Überblick über die wichtigsten Antihypertonika gibt Tabelle 3-6.

Praktische Durchführung der medikamentösen Hochdrucktherapie:

Ein Absetzen der Behandlung nach Blutdrucknormalisierung ist nicht angezeigt. Die ursprüngliche Hypertonie würde sich nach wenigen Wochen erneut ausbilden. Lediglich nach mehrjähriger Behandlung einer milden Hypertonie und langfristiger Blutdrucknormalisierung kann nach einer Dosisreduzierung ein Auslaßversuch in Frage kommen.

> Eine medikamentöse Hochdrucktherapie ist meist eine **lebenslange Dauertherapie.**

Für eine milde und mittelschwere Hypertonie kommt zunächst eine **Monotherapie** mit einem Beta-Rezeptorenblocker, einem Diuretikum oder einem Calcium-Antagonisten in Betracht (Abb. 3-8). Im allgemeinen ist nach 3–6 Wochen der maximale blutdrucksenkende Effekt erreicht, so daß man erst nach dieser Zeit die Dosis erhöhen, eine andere Monotherapie beginnen oder eine Kombinationstherapie einleiten sollte. Durch die Kombination von Substanzen mit unterschiedlichem Wirkmechanismus ergibt sich eine Addition der Blutdrucksenkung und durch die dadurch mögliche Dosiseinsparung bei den Einzelsubstanzen auch eine Minderung der dosisabhängigen Nebenwirkungen. Ebenso können

Tabelle 3-6: Antihypertonika.

Stoffgruppe	Angriffspunkte/ Wirkungsweise	besondere Eigenschaften	Nebenwirkungen	Kontraindikationen
Beta-Rezeptoren- blocker (z. B. Prent®, Tenormin®, Beloc®, Lopresor®)	Beta$_1$-Rezeptoren (Herz) Beta$_2$-Rezeptoren (Bronchien, Gefäße) Bradykardie, Abfall des Herzzeitvolu- mens, Verringerung des Blutdruck- anstiegs unter Be- lastung	Monotherapie: milde Hypertonie Kombinationsthera- pie: bei mittelschwe- rer bis schwerer Hypertonie	Bradykardie Rhythmusstörungen Durchblutungs- störungen Schlafstörungen Depressionen Impotenz bei abruptem Abset- zen: Herzklopfen, Unruhe, Zittern	Asthma bronchiale AV-Überleitungs- störungen manifeste Herz- insuffizienz periphere Durch- blutungsstörungen
Calcium-Antagoni- sten (z. B. Adalat®, Isoptin RR®, Dilzem retard®)	indirekte Vasodilatation	besonders in Kombi- nation mit einem Diuretikum: bei mit- telschwerer bis schwerer Hypertonie	periphere Ödeme Obstipation (Vera- pamil) Flush, Kopfschmer- zen (Nifedipin)	Schwangerschaft
ACE-Hemmer (z. B. Lopirin®, Tensobon®, Pres®, Xanef®)	indirekte Vasodilatation	kombiniert mit Diuretikum oder Nifedipin: gute Wirksamkeit	Proteinurie Leukopenie Exantheme Geschmacks- störungen trockener Husten angioneurotisches Ödem	Schwangerschaft Stillzeit Aortenstenose
zentralwirkende Sympatholytika (Ca- tapresan®, Presi- nol®, Estulic®)	zentrale Hemmung des Sympathikoto- nus, dadurch peri- phere Vasodilatation		Sedierung Mundtrockenheit Impotenz orthostatischer Blutdruckabfall	Sinusknoten- syndrom akute Leberer- krankungen AV-Überleitungs- störungen
Diuretika (Esidrix®, Hygroton®, Modure- tik®, Dytide H®)	Ausschwemmung von Flüssigkeit Senkung des peri- pheren Gefäßwider- stands	Monotherapie: be- sonders bei älteren Patienten; sonst meist Kombination mit anderen Anti- hypertonika	Hypokaliämie Verschlechterung von Fettstoff- wechsel und Glucosetoleranz	bei Serum-Kreatinin über 159 µmol (1,8 mg/dl) keine Thiazide (Kumula- tionsgefahr)
Alpha$_1$-Rezeptoren- blocker (z. B. Mini- press®, Heitrin®, Ebrantil®)	periphere post- synaptische Alpha$_1$- Rezeptoren Senkung des peri- pheren Widerstands	Ebrantil®: intensive Blutdrucksenkung bei parenteraler An- wendung	Minipress®: ortho- statischer Blut- druckabfall	Schwangerschaft
Reserpin (Serpasil®)	Hemmung des Sympathikotonus	meist in Kombina- tion mit Thiazid-Diu- retika wird wegen seiner Nebenwirkungen nur noch selten ver- ordnet	Sedierung Depression Impotenz Nasenschleimhaut- schwellung	Ulcus ventriculi
Labetalol (Trandate®)	Alpha- und Beta- Rezeptorenblocker	besonders intensive Blutdrucksenkung unter dynamischer Belastung	wie Beta-Rezepto- renblocker	wie Beta-Rezepto- renblocker
Dihydralazin (Nepre- sol®) und Minoxidil (Lonolox®)	direkte Vasodilatation	Minoxidil: nur bei schwerer Hyperto- nie; wegen Tachykardie: Kombination mit Beta-Rezeptoren- blockern und Diuretika	Minoxidil: reflektori- sche Tachykardie Perikarderguß Hypertrichose Dihydralazin: reflek- torische Tachy- kardie	Koronarsklerose Minoxidil: Mitralste- nose

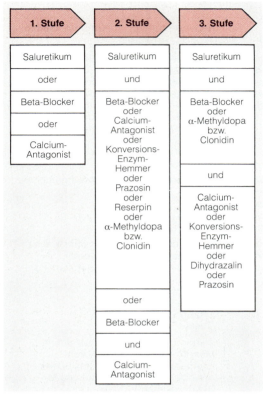

Abb. 3-8. Empfehlungen zur Stufentherapie der Hypertonie (Deutsche Liga zur Bekämpfung des hohen Blutdrucks; nach: Ganten, R., D. Ritz: Lehrbuch d. Hypertonie. Schattauer 1985).

Nebenwirkungen einer Substanz, z. B. die Tachykardie nach Dihydralazin, durch die Zugabe einer gegensinnig wirkenden Substanz, z. B. durch einen frequenzsenkenden Beta-Rezeptorenblokker, verhindert werden. Die Kombination von Substanzen, von denen jede für sich eine frequenzsenkende Wirkung hat (z. B. Beta-Rezepto-

renblocker und Clonidin), sollten vermieden werden, um keine stärkere Bradykardie zu induzieren.

Zur Therapie der **renoparenchymalen Hypertonie** im Stadium der kompensierten oder terminalen Niereninsuffizienz kommen Calcium-Antagonisten, Alpha-Rezeptorenblocker, Beta-Rezeptorenblocker und Schleifendiuretika in Frage. Treten unter Einnahme von Ovulationshemmern (*Pille*) hypertone Blutdruckwerte auf, sollten die Ovulationshemmer abgesetzt werden. Die Blutdruckerhöhung bildet sich meist spätestens nach drei Monaten wieder zurück. Ist eine Weitergabe der Ovulationshemmer trotz hypertoner Blutdruckwerte nicht zu vermeiden, kann medikamentös mit Beta-Rezeptorenblockern oder Diuretika therapiert werden.

Die Behandlung der **isolierten systolischen Hypertonie** kann mit Calcium-Antagonisten oder Diuretika durchgeführt werden. Besteht eine hochdruckbedingte **linksventrikuläre Hypertrophie** des Herzens, ist eine Monotherapie mit Diuretika oder Alpha-Rezeptorenblockern nicht indiziert. Zur gleichzeitigen Rückbildung der Hypertrophie sind als Antihypertonika in erster Linie Alpha-Methyldopa und ACE-Hemmer geeignet, während Beta-Rezeptorenblocker und Calcium-Antagonisten weniger und erst nach längerer Therapiedauer wirksam sind.

Zur Therapie **hypertensiver Notfälle** ist in erster Linie die orale Gabe von Nifidepin empfehlenswert. Danach wird oral oder intravenös Clonidin gegeben. In der klinischen Anwendung hat sich zur Behandlung hypertensiver Notfälle die Kombination von Clonidin und Dihydralazin über eine Langzeitinfusion bewährt.

III Kurzdarstellungen weiterer Erkrankungen

1 Endokrine Hypertonien

Zu den endokrin bedingten Hypertonien zählen: primärer Aldosteronismus (CONN-Syndrom), CUSHING-Syndrom und Phäochromozytom. Häufigkeit endokriner Hochdruckformen: 0,1 bis 1% der Hochdruckkranken (s. im einzelnen Kap. 18).

2 Kardiovaskuläre Hypertonie

Definition

Kardiovaskuläre Formen der Hypertonie sind bedingt durch Störungen im Bereich des Herz-Kreislauf-Systems und der Gefäße. Hierzu zählen die Aortenisthmusstenose (Coarctatio aortae) und die systolische Altershypertonie.

2.1 Aortenisthmusstenose

Ursache

Stenose im absteigenden Teil der Aorta am oder hinter dem Ansatz des Ductus arteriosus BO-TALLI im thorakalen oder abdominellen Bereich der Aorta; dadurch Erhöhung des Blutdrucks in der oberen Körperhälfte. Renale Faktoren spielen bei der Entstehung des Hochdrucks ebenfalls eine Rolle. Ohne operative Korrektur Einschränkung der Lebenserwartung auf im Mittel 35 Jahre; günstiger Operationszeitpunkt vom achten bis zwölften Lebensjahr. Früherkennung dieser Mißbildung daher dringend erforderlich.

Diagnostik

Palpation (Pulsstatus), Auskultation (Stenosegeräusche) und Blutdruckmessung (Unterschied zwischen oberen und unteren Extremitäten); die Röntgenaufnahme des Thorax zeigt auf dem p.a.-Bild in schweren Fällen **Rippenusuren** (Unregelmäßigkeiten der Rippenränder). Exakte Lokalisierung der Stenose durch transaxilläre Katheterangiographie des Aortenbogens.

2.2 Systolische Hypertonie

Ursache

Die isolierte systolische Hypertonie entsteht im höheren Alter infolge des Elastizitätsverlustes im Bereich des Aortenbogens.

Symptome

Der diastolische Blutdruck ist dabei normal oder erniedrigt, die Blutdruckamplitude ist erhöht und größer als der diastolische Blutdruckwert. Die systolische Altershypertonie ist ein Hinweis auf die Schwere der Arteriosklerose. Auch für die systolische Hypertonie ist ein erhöhtes kardiovaskuläres Risiko nachgewiesen. 20% aller älteren Hypertoniker haben eine systolische Hypertonie, bei jüngeren Hypertonikern kommt sie nur in fünf Prozent der Fälle vor.

3 Hochdruck in der Schwangerschaft

Definition

Formen der Schwangerschaftshypertonie:
▷ In der Schwangerschaft auftretende Hypertonie mit Proteinurie (**genuine Gestose**).
▷ Chronische, schwangerschaftsunspezifische Hypertonie.

▷ Schwangerschaftsspezifische Verschlechterung von Proteinurie und Hypertonie bei vorbestehender Nieren- oder Hochdruckkrankheit (**Propfgestose**).
▷ Schwangerschaftsspezifische, nicht mit einer Proteinurie kombinierte Hypertonie (**transitorische Schwangerschaftshypertonie**).

Der obere Grenzwert für den Blutdruck in der Schwangerschaft beträgt 18,7/12 kPa (140/90 mm Hg).

3.1 Formen der Hypertonie in der Schwangerschaft

3.1.1 Transitorische Schwangerschaftshypertonie

Schwangerschaftsspezifische Blutdrucksteigerung ohne Proteinurie. Auftreten im dritten Trimenon der Schwangerschaft, ist bis zum zehnten Tag nach der Entbindung verschwunden.

3.1.2 Genuine Gestose (früher: EPH-Gestose)

Symptome

Die Erkrankung ist durch eine deutliche **Proteinurie**, durch **Ödeme** und eine **Blutdrucksteigerung** über 18,7/12 kPa (140/90 mm Hg) gekennzeichnet.

Monosymptomatische Verläufe kommen vor. Von genuiner Gestose meist betroffen: Erstgebärende im letzten Drittel der Schwangerschaft.

Verlauf und Prognose

Prognostischer Faktor: Verlauf der Serum-Harnsäure (kritischer Grenzwert 300 μmol/l [5 mg/dl]). Unterscheidbare Stadien: **Präklampsie** mit **Symptomen-Trias**; Proteinurie, Hypertonie und Ödembildung; **drohende Eklampsie** mit zusätzlich zur Präklampsie hinzutretenden schweren **Kopfschmerzen, Sehstörungen, Bewußtseinsveränderungen** oder **Hyperreflexie**; **Eklampsie** mit **Bewußtseinstrübungen** bis zum **Koma** und generalisierten **Krämpfen**. Eklampsie hat auch heute noch eine hohe Mortalität, häufigste Todesursache ist die Hirnblutung. Auch die kindliche Mortalität ist erhöht. Der Hochdruck bildet sich nach der Entbindung zurück.

3.1.3 Pfropfgestose

Definition

Im Rahmen vorbestehender chronischer Nieren- oder Hochdruckkrankheit in der Schwangerschaft Verstärkung von Proteinurie und Hypertonie. In vielen Fällen liegt der Beginn schon vor der 20. Schwangerschaftswoche.

Komplikationen

Hochdruck bildet sich nach Beendigung der Schwangerschaft nicht zurück. Kindliche Mortalität hoch, Spontanaborte häufig. Im Rahmen chronischer Niereninsuffizienz Beeinträchtigung der fetalen Reifung um so stärker, je schlechter die Nierenfunktion ist. Ab einem Serum-Kreatinin von 180 µmol/l (2,0 mg/dl) sind die Aussichten, eine normale Schwangerschaft auszutragen, gering.

4 Hypertonie und Ovulationshemmer

Ursachen und Pathogenese

Unter regelmäßiger Einnahme von Ovulationshemmern Auftreten einer Hypertonie in 0,5–1% der Fälle. Ursächlich bedeutsam sind sowohl Östrogene als auch die synthetischen Gestagene. Risiko für Auftreten von Herz-Kreislauf-Schäden unter Einnahme von Ovulationshemmern abhängig von Lebensalter und Nikotinkonsum. Mit zunehmendem Lebensalter Anstieg der Herz-Kreislauf-Mortalität und vor allem ausgeprägter, wenn gleichzeitig ein Nikotinkonsum besteht (Herz-Kreislauf-Mortalität im Alter zwischen 35 und 45 Jahren mit Ovulationshemmern und Ni-

kotinabusus achtmal höher im Vergleich zu gleichaltrigen Frauen ohne Ovulationshemmer und ohne Nikotinabusus, im Alter über 45 Jahre diesbezüglich 17fach höheres Risiko).

Verlauf und Prognose

Durch Ovulationshemmer bedingter Hochdruck in der Regel benigne, bildet sich nach Beendigung der hormonellen Kontrazeption in spätestens drei Monaten zurück; in seltenen Fällen wurde Auftreten einer malignen Nephrosklerose beobachtet.

5 Hypertonie und Alkoholkonsum

Pro 10 g täglichen Alkoholkonsums steigt offenbar der systolische Blutdruck um 0,3 kPa (2 mm Hg) an. Hoher Alkoholkonsum bei mindestens fünf Prozent der Hypertoniker Ursache der Blutdrucksteigerung. Schlechtes Ansprechen dieser Patienten auf konventionelle antihypertensive Therapie, solange kein Alkoholentzug erfolgt.

Literatur zum medizinischen Teil

Ganten, D., E. Ritzig (Hrsg.): Lehrbuch der Hypertonie. Schattauer, Stuttgart 1985.

Klaus, D. (Hrsg.): Kardiologie, Hypertonie. 3. Aufl., Springer, Berlin–Heidelberg–New York, 1986.

IV Pflegerischer Teil

M. MISCHO-KELLING

1 Chronische Krankheit und Familie

Im medizinischen Teil sind die verschiedenen Krankheitsbilder im Zusammenhang mit einer Hypertonie beschrieben worden. Dabei wurde deutlich, daß es sich hierbei meist um Krankheitszustände mit **chronischem Verlauf** handelt, die gravierende Folgeerkrankungen wie z. B. Apoplexie, Herzinfarkt etc. nach sich ziehen können.

Im Gegensatz zu den akuten Erkrankungen handelt es sich bei chronischen Erkrankungen um Zustände, die anhaltend (dauerhaft) sind und mit körperlichen, psychischen und sozialen Beeinträchtigungen oder Behinderungen einhergehen, die das Ergebnis eines langandauernden

Prozesses degenerativer Veränderungen, somatischer und psychischer Störungen sind und in der Regel eine langanhaltende medizinische Überwachung, Beobachtung und Pflege erforderlich machen.

Unabhängig davon, wie weit die Krankheit fortgeschritten ist, oder ob sie sich im Stadium der Remission befindet, erfordert sie vom Individuum tägliche Anpassungsleistungen wie z. B.:

▷ die Verhütung und Bewältigung medizinischer Krisen;
▷ die Kontrolle der Symptome (z. B. Schmerzen);
▷ das Befolgen medizinischer Verordnungen (z. B. regelmäßige Einnahme von Medikamenten, Einhaltung einer Diät) und die Bewältigung der damit verbundenen Probleme;

▷ die Normalisierung der Beziehungen zu anderen;

▷ das Sich-Einstellen auf immer wiederkehrende Symptome im Krankheitsverlauf;

▷ die Aufbringung der Kosten bzw. Folgekosten der laufenden Behandlung, z. B. Diäten und Kuren, soweit die Krankenkasse sie nicht trägt.

Inwieweit eine chronische Erkrankung beim Betroffenen zu tiefgreifenden Veränderungen in seinem Leben führt, hängt von vielerlei Faktoren ab. Hierbei spielen nicht nur die Wahrnehmung und Interpretation der mit der Erkrankung einhergehenden Symptome eine Rolle, sondern auch das Alter, die Möglichkeiten des einzelnen, die Symptome individuell, familiär und sozial zu bewältigen. Hinzu kommen die Schwere der funktionalen Beeinträchtigungen und Behinderungen sowie die jeweiligen persönlichen, sozialen und finanziellen Ressourcen. Darüber hinaus müssen das Individuum und die Familie bzw. die jeweiligen Bezugspersonen (z. B. Lebensgefährte) im Verlauf der Bewältigung einer chronischen Erkrankung persönliche und emotionale Verluste wie z. B. den Verlust der Selbstachtung, des Status innerhalb der Familie, den Verlust der Unabhängigkeit u.a.m. hinnehmen. In welchem Ausmaß dies erlebt wird, hängt wiederum von der Schwere und dem Grad der Beeinträchtigungen ab.

In dem nachfolgend dargestellten pflegerischen Fallbeispiel wird Herr Claudius vorgestellt, der seit einigen Jahren an Bluthochdruck leidet, sich aber weder beeinträchtigt fühlt noch über Beschwerden klagt. Das ist für Patienten mit essentieller Hypertonie nicht untypisch, da diese Patienten nicht häufiger über Beschwerden klagen als der Durchschnitt der gesunden Bevölkerung. Die häufig zu beobachtenden Symptome wie diffuser Kopfschmerz, Nervosität, Schwindelgefühl, Sehstörungen, Ohrensausen oder Gedächtnisstörungen, bzw. eine Minderung der körperlichen und geistigen Leistungsfähigkeit weisen aber meist schon auf Gefäßkomplikationen als Folge der Hypertonie hin.

Für die Pflege von Patienten mit chronischen Erkrankungen ist es von großer Bedeutung, in Erfahrung zu bringen, wie der Betreffende seine **Krankheit bewertet**, wie er sie in seinen Alltag **integriert**, wie er sie **bewältigt**, und welchen Einfluß sie auf sein Selbst-Konzept, auf die Ausübung der Aktivitäten des Lebens hat. In diesem Zusammenhang kann es hilfreich sein zu erfahren, welche Rolle die Familie und das soziale Umfeld bei der Krankheitsbewertung und -bewältigung (*Coping*) spielen. Die Bedeutung der letzteren wird häufig übersehen. Sie spielt aber, wie empirische Untersuchungen zeigen, eine nicht unerhebliche Rolle. So kann der Einfluß der Familie u. a. dazu beitragen, daß die Diät eingehalten wird, daß Medikamente eingenommen, Blutdruckkontrollen durchgeführt oder gesundheitliche Dienstleistungen in Anspruch genommen werden. Die Familie kann den Abbau von Belastungen begünstigen, sie kann aber auch eine Quelle von Streß sein und den Krankheitsverlauf negativ beeinflussen.

2 Fallbeispiel: Herr Peter Claudius

Herr Claudius leidet seit 1980 an Bluthochdruck, der bei einer Routineuntersuchung festgestellt worden ist und seitdem medikamentös behandelt wird. Bislang verspürte er keine nennenswerten Beschwerden. Da er um die gesundheitlichen Risiken weiß, die aus einem erhöhten Blutdruck entstehen können, geht er regelmäßig zum Arzt und läßt Blutdruckkontrollen vornehmen. Durch Radfahren und ausgedehnte Spaziergänge mit der Ehefrau versucht er sich körperlich *fit* zu halten. Seit seiner Pensionierung vor drei Jahren kümmert er sich verstärkt um den Garten und seine vielfältigen Freizeitaktivitäten. Darüber hinaus nutzt er jede Gelegenheit, seine Kinder und Enkelkinder zu besuchen, die bis auf eine Tochter alle weiter entfernt leben.

Er weiß, daß er zu viel wiegt, und daß er sich beim Essen mäßigen muß. Gelang ihm dies während seiner Berufstätigkeit relativ gut, fällt es ihm seit der Pensionierung doch recht schwer. Da er in den letzten Monaten fünf Kilo zugenommen hat, will er zusammen mit seiner Ehefrau eine Diät durchführen. Er beschließt, die Diät mit seiner Hausärztin abzustimmen und läßt bei dieser Gelegenheit seinen Blutdruck kontrollieren. Dabei stellt die Hausärztin einen erhöhten Blutdruck fest, und da Herr Claudius ihr berichtet, daß er in letzter Zeit leicht ermüdet und offenbar immer vergeßlicher wird, überweist ihn die Ärztin zur medikamentösen Einstellung des Blutdrucks ins Krankenhaus.

Im Anschluß an die ärztliche Anamnese wird von der Pflegekraft die Pflegeanamnese erhoben und der Pflegeplan erstellt.

Pflegeanamnese: Herr Claudius „Einschätzung der Aktivitäten des Lebens"

		Gewohnheiten im Bereich der Aktivitäten des Lebens (ALs)	Beeinträchtigungen in den ALs	Coping (Bewälti- gungsstrategien)
1	Für eine sichere Umgebung sorgen	lebt mit Ehefrau und jüngster Tochter im Eigenheim mit gr. Garten; versorgt Garten mit Hilfe der Frau; braucht Telefon, um in Kontakt mit seinen Geschwistern und vier weiteren Kindern (leben alle weiter weg) zu bleiben	Krankenhausaufenthalt	Telefon
2	Kommunizieren	befindet sich gerne in Gesellschaft, geht 1× die Woche zum Kegeln und zum Musikverein; besucht mit Ehefrau Freunde und deren Verwandte; geht gerne in die Stadt, um Bekannte zu treffen; redet hastig, und das Gesicht läuft beim Sprechen rot an	Kinder sagen, er sei in der letzten Zeit vergeßlich geworden	schreibt sich deshalb wichtige Dinge und Termine auf
3	Atmen	beim Sprechen kurzatmig; atmet überwiegend oberflächlich und schnell; Atemfrequenz 16/min. RR: 200/140 Puls: 112	hoher Blutdruck; ab und zu Kopfschmerzen; je nach Aktivität Neigung zu Müdigkeit	versucht zu schlafen, legt sich mittags schlafen
4	Essen und Trinken	ißt gerne „Hausmannskost"; morgens: Kaffee + 2 Scheiben Brot mit Marmelade + Wurst; mittags: warm, alles was auf den Tisch kommt; Kaffee: Zwieback, Marmeladenbrot oder auch Kuchen; abends: 2–3 Scheiben Brot, Reste vom Mittag; trinkt gerne zwischendurch Mineralwasser und Säfte; abends ab und an Bier oder Wein; hat Vollprothese, die keine Pro- bleme bereitet	fühlt sich z. Zt. zu dick (wiegt 85 kg bei 1,72 cm) „ich esse zu gerne"	will mit Ehefrau Diät machen KH: will Gelegenheit zur Diät benutzen
5	Ausscheiden	hat tgl. Stuhlgang; muß nachts ab und zu Wasserlassen		
6	Für die persönliche Hygiene sorgen und sich kleiden	duscht sich tgl. kalt und heiß im Wechsel; achtet auf „äußeres Aussehen"		
7	Die Körper- temperatur regulieren	Temp. 36,3 °C	schwitzt leicht, insbesondere bei körperlicher Anstrengung	nimmt entsprechend Flüssigkeit zu sich
8	Sich bewegen	fährt viel mit dem Fahrrad, da er kein Auto besitzt; geht gerne mit Ehefrau spazieren; geht 1× die Woche zum Kegeln (s. Pkt. 2)	Krankenhausaufenthalt	
9	Arbeiten und sich in der Freizeit beschäftigen	kümmert sich um den Garten; erledigt gr. Einkäufe, geht gern in die Stadt; geht jeden Sonntag zum Gottesdienst	Krankenhausaufenthalt	möchte Gottesdienst über Rundfunk hören
10	Seine Geschlecht- lichkeit leben			
11	Schlafen	hält gerne einen Mittagsschlaf; geht abends zwischen 22.00 und 23.00 Uhr ins Bett; steht morgens gegen 7.00 Uhr auf	kann nicht einschlafen, wenn die Tochter abends „aus ist"	liegt wach im Bett und macht sich Sorgen
12	Sterben			

Pflegeplan „in bezug auf die ALs"

Probleme des/r Patienten/in	Patienten- und Pflegeziele	Pflegemaßnahmen in bezug auf die ALs	Kontrolle (Bewertung, Evaluation)
		– Pat. Telefon geben	am 5. 10. 87
– erhöhter und instabiler Blutdruck – wird beim Sprechen kurzatmig + atmet oberflächlich (Bauchatmung)	– Pat. möchte Technik des Blutdruckmessens erlernen und Kontrollen selber durchführen (bis zum 13. 10. 87) – möchte beim Sprechen Atmung besser kontrollieren können (bis zur Entlassung)	– 3× tgl. (lt. ärztl. Anordnung) RR-Kontrollen durchführen – Pat. die Technik des Blutdruckmessens erklären und selber durchführen lassen – Pat. führt unter Aufsicht Blutdruckkontrolle durch und führt Protokoll – Blutdruckwerte tgl. dokumentieren – 1× tgl. Pulskontrolle (morgens) – KG anmelden + Atemübungen absprechen – Pat. zum langsamen Sprechen + ruhigem Atmen auffordern	tgl.; bei RR über 200 engmaschigere Kontrollen am 8. 10. am 9. 10. tgl. tgl. am 5. 10. tgl. mehrmals
– fühlt sich zu dick	– möchte im KH nach Möglichkeit 3 kg abnehmen – möchte Medikamente zur richtigen Zeit und in der richtigen Weise einnehmen (sofort) und sich bei Nebenwirkungen melden	– Diätberatung anmelden, Diätberatung gemeinsam mit Ehefrau planen + mit Diätassistentin Termin vereinbaren – kochsalzarme und kalorienarme (1000 kcal) Kost bestellen – Pat. alle 3 Tage wiegen – Pat. Medikamenteneinnahme und Wirkung erklären, Medikamente n. ärztl. Anordnung verabreichen	am 5. 10. am 5. 10. 8., 11., 14., 17. 10. Wirkung kontrollieren (z. B. RR)
– ist aufgrund des KH-Aufenthaltes in seiner Bewegung eingeschränkt	– Pat. wird sich nicht durch KH-Aufenthalt in seinem Wohlbefinden beeinträchtigt fühlen	– Pat. zur Aktivität anregen (z. B. Spaziergänge i. KH-Park) – Pat. zu KG anmelden (s. auch Pkt. 3)	tgl. am 5. 10.
– ist durch KH-Aufenthalt in der Ausübung seiner religiösen Gewohnheiten beeinträchtigt	– möchte seinen Gewohnheiten sonntags nachgehen können	– darauf achten, daß sonntags das Radio funktioniert und der Gottesdienst gehört werden kann	jeden Sonntagmorgen
– hält gerne einen Mittagsschlaf	– möchte seine Schlafgewohnheiten beibehalten	– Zeit für die Mittagspause vereinbaren und tgl. für Ruhe sorgen – Pat. morgens erst um 7.00 Uhr wecken	tgl.

Patientenerhebungsbogen

Tag der Aufnahme:	*5. 10. 87*
Tag der Erhebung:	*5. 10. 87*

Name:	*Claudius, Peter*
Geschlecht:	*männl.*
Geburtsdatum:	*6. 6. 22*
Alter:	*65 Jahre*
Familienstand:	*verheiratet*
Beschäftigung:	*Pensionär/vorher Schulrektor*
Religion:	*protestantisch*

Anschrift:	*Karlstr. 15, 2444 Fliegenbüttel*
Tel.:	*56 11 34*
Art der Wohnung:	*Eigenheim*
Personen, die dort wohnen:	*Ehefrau/jüngste Tochter*
Nächster Angehöriger:	*Ehefrau, Lieselotte Claudius*
Andere Bezugsperson(-en):	*Kinder*

Wie nimmt der Patient/die Patientin seinen/ihren gegenwärtigen Gesundheitszustand wahr:

äußert keine nennenswerten Beschwerden und fühlt sich durch Bluthochdruck nicht beeinträchtigt, außer daß er ab und zu an Gedächtnisstörungen leidet

Gründe der Einweisung/Überweisung:

medikamentöse Einstellung des Bluthochdrucks

Medizinische Diagnose:

schwer einstellbare Hypertonie

Krankheitsgeschichte:

1970 nervlicher und körperlicher Zusammenbruch; 1978 Ösophagusdivertikel; seit 1980 bekannter Bluthochdruck

Allergien:

nicht bekannt

Bedeutsame Lebenskrisen:

berufliche Veränderung; Stellenwechsel

Literatur zum pflegerischen Teil

Herrmann, J. M., M. Rassek, N. Schäfer et al.: Essentielle Hypertonie. In: v. Uexküll, Th. (Hrsg.): Psychosomatische Medizin. Urban & Schwarzenberg, 3. Aufl., München–Wien–Baltimore 1986.

Kallinke, D., P.-A. Heim, B. Kulick: Mögliche Beiträge der Familie zur Beeinflussung des Bluthochdrucks. In: Angermeyer, M. C., H. Freyberger: Chronisch kranke Erwachsene in der Familie. Enke, Stuttgart 1982.

Long, B. C., W. S. Phipps: Essentials of Medical-Surgical Nursing. A Nursing Process Approach. Mosby, St. Louis–Toronto–Princeton 1985.

Thompson, J. M., G. K. McFarland, J. E. Hirsch et al.: Clinical Nursing. Mosby, St. Louis–Toronto–Princeton 1986.

4 Arterielle Hypotonie und Schock

G. HENNERSDORF

Das folgende Kapitel informiert über:

▷ physiologische Regelmechanismen des Blutkreislaufs;
▷ diagnostische Möglichkeiten bei hypotonen Kreislaufstörungen;
▷ vorbeugende Maßnahmen zum Kreislauftraining;
▷ Pathomechanismen und unterschiedliche Formen des Schocks;
▷ verschiedene Therapieansätze beim Schock;
▷ pflegerische Aspekte bei der Betreuung von Patienten mit hypotonen Kreislaufstörungen;
▷ Besonderheiten der Intensivpflege.

I Allgemeiner Teil

1 Mechanismen der Blutdruckregulation

Das durch die Pumpwirkung des Herzens erzeugte Blutdruckgefälle zur Peripherie hält den Kreislauf in stetiger Bewegung; das Blut fließt.

Wir unterscheiden:

▷ **Hochdrucksystem** (arterielles System; Blut fließt vom Herzen weg);

▷ **Niederdrucksystem** (venöses System; Blut fließt zum Herzen hin).

Die Blutdruckwerte innerhalb dieser Systeme sind sehr unterschiedlich und schwanken zwischen 16 kPa (120 mm Hg) im arteriellen und 0-0,5 kPa (0-4 mm Hg) im venösen Bereich. Der **Blutdruck** steigt mit dem **Volumen** des fließenden Blutes im Gefäßsystem und mit dem **Gefäßwiderstand.**

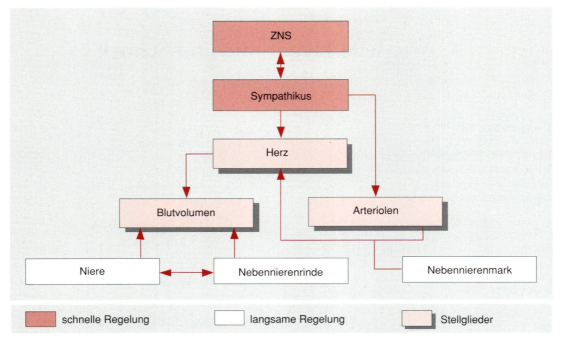

Abb. 4-1. Schema der Blutdruckregelung.

Dies gilt für den Gesamtkreislauf. Das **venöse** System besitzt allerdings nur geringe Änderungsmöglichkeiten, während das **arterielle** System durch aktive Veränderung des Gefäßquerschnittes (Arteriolen) in der Lage ist, den Widerstand zu steigern oder zu senken. Daher sprechen wir auch von *Widerstandsgefäßen.* Da das venöse System vorwiegend als Auffang- und Reservebehälter des Blutvolumens dient, nennen wir es das *Kapazitätssystem.*

Alle Änderungen von Widerstand und Blutfluß ändern also den Blutdruck, und umgekehrt bewirken Änderungen des Blutdrucks Änderungen von Widerstand und Blutfluß. Ein solcher gegenseitiger Einfluß und Zusammenhang wird als *Regelkreis* bezeichnet (Abb. 4-1). Dieser hält bestimmte *Regelgrößen,* z. B. den Blutdruck, in weiten Grenzen konstant.

Die Regelung erfolgt über Meßfühler und Meldeverbindungen, die die Abweichungen vom *Sollwert* erkennen und Abhilfe schaffen.

1.1 Zentrale nervöse Regelung

Auf der arteriellen Seite ist besonders ein im Bereich der Karotisgabel lokalisierter Meßfühler in der Lage, Blutdruckschwankungen zu melden. Er schickt Impulse ins *Kreislaufzentrum* in der Me-

dulla oblongata (afferenter Weg); dort erfolgt eine Umschaltung zur Peripherie (den Widerstandsgefäßen), und die *Gegenregulation* setzt ein (Erweiterung oder Verengung der Arteriolen).

1.2 Humorale Regelung

Diese erfolgt über eine Blutvolumenänderung durch Steigerung oder Bremsung der Urinausscheidung. Hierzu bedient sich der Organismus zweier Möglichkeiten. Diese sind:
▷ das Renin-Angiotensin-Aldosteron-System (RAAS) (s. Kap. 3 u. Kap. 18);
▷ der atriale (im Herzvorhof gebildete) natriumausscheidende Faktor (ANF).
(ANF ist ein Peptid, das erst neuerdings als wichtig für die Volumenregulation erkannt wurde).

1.3 Kardiale Regelung

Diese ist eine direkte Catecholaminwirkung (Catecholamine sind Hormone, die hauptsächlich in den Nebennieren produziert werden) und ergibt sich aus der herzkraftsteigernden Wirkung des **Adrenalins.**

Der Organismus versucht, sein lebenswichtiges Blutkreislaufsystem und damit die Durchblutung der Organe immer in einer optimalen physiologischen Größe einzuregeln. Abweichungen nach unten und oben, die nicht mehr regulatorisch aufgefangen werden können, nennen wir **Hypotonie** bzw. **Hypertonie**.

Da die Erhaltung des Blutdrucks als treibender Kraft des fließenden Blutes und der Schutz vor Hypotonien biologisch wichtiger ist als die Senkung eines überhöhten Wertes, besitzt der Organismus mehr Regelstufen gegen die Hypotonie als gegen die Hypertonie.

Definition

Eine Hypotonie liegt dann vor, wenn der systolische Meßwert unter 13,3 kPa (100 mm Hg) abfällt.

Krankheitszeichen oder Symptome treten auf, wenn die Regelmechanismen nicht ausreichen oder wenn die Organdurchblutung vermindert ist. Besonders empfindlich reagieren Gehirn und Nieren auf eine Minderdurchblutung.

2 Funktionsuntersuchungen zur Kreislaufbeurteilung

Die Technik der Puls- und der Blutdruckmessung sind im Kapitel 2 beschrieben. Daher wird im folgenden nur der Kreislauffunktionstest nach SCHELLONG behandelt.

2.1 Kreislauffunktionstest nach Schellong

Diese Funktionsprüfung hat sich zur Beurteilung des hypotonen Kreislaufs bewährt.

Prinzip: Das der Schwerkraft entsprechende Absinken des Blutdrucks im Stehen wird über die Karotisfühler registriert. Daraufhin wird der periphere Widerstand durch Vasokonstriktion gesteigert, so daß der Blutdruck etwas ansteigen kann. Im pathologischen Fall der fehlenden Gefäßreaktion oder der zu starken venösen Speicherung fällt der systolische Blutdruck stark ab, und die Pulsfrequenz steigt deutlich an.

Beim SCHELLONG-Test mißt man Blutdruck und Puls minütlich im Liegen (5 Minuten), läßt

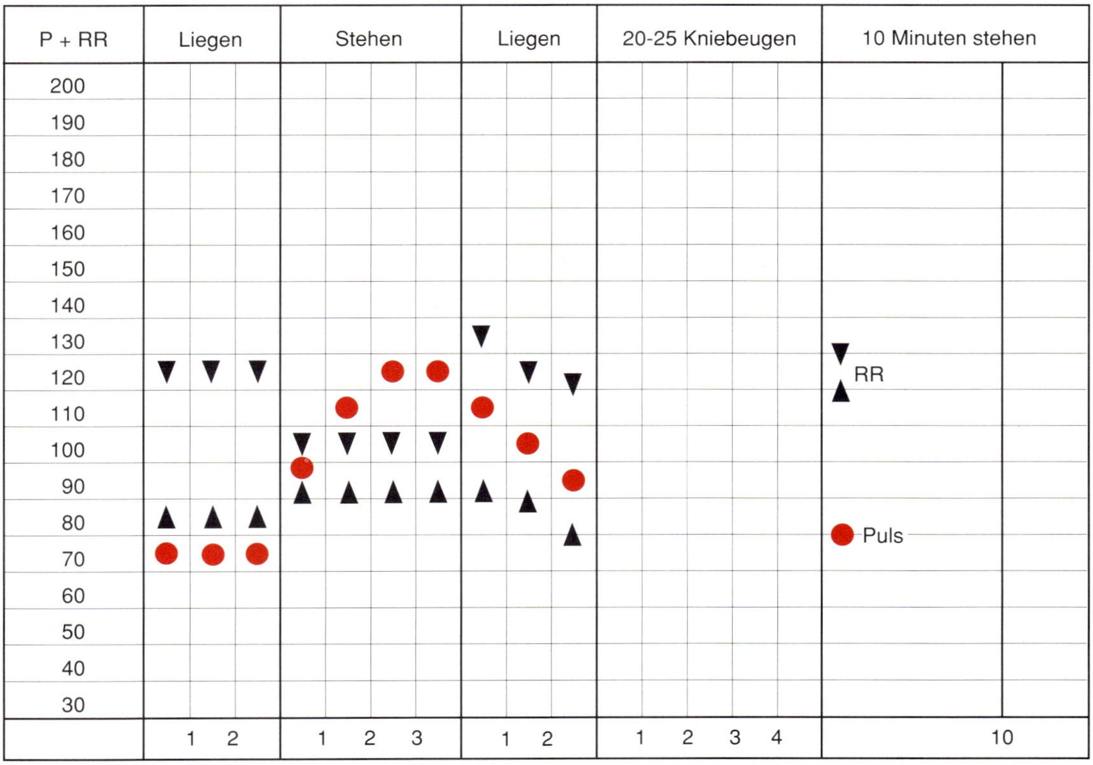

Abb. 4-2. SCHELLONG-Test. Darstellung einer hypoton-hypodynamischen Kreislaufreaktion.

den Patienten dann aufstehen und mißt Blutdruck und Puls wiederum minütlich im Stehen über 10 Minuten. Daran schließt sich eine nochmalige Erholungsphase von 5 Minuten an, während der der Patient wieder liegt. Die Meßwerte werden auf einer Tabelle eingetragen (Abb. 4-2).

II Spezieller Teil

1 Hypotone Kreislaufstörungen

1.1 Plötzliche Hypotonie mit Bewußtseinsverlust (Synkope)

1.1.1 Orthostatisches Syndrom (orthostatischer Kollaps)

Definition

Verwandt mit der essentiellen Hypotonie und durch eine Fehlregulation ausgelöst ist der unter Umständen höchst bedrohlich wirkende Ohnmachtsanfall durch *Orthostase*, d. h. durch plötzlichen Lagewechsel vom Liegen zum Stehen.

Symptome

Viele Betroffene brechen morgens beim Aufstehen **bewußtlos** zusammen, sind jedoch nach wenigen Sekunden wieder vollständig bei Bewußtsein. Die Patienten leiden auch ohne diese plötzliche Belastung häufig unter **Schwindel** oder **Schwächeanfällen**. Die Ursache der plötzlichen Bewußtlosigkeit liegt in einer plötzlichen Unterbrechung der Blutzufuhr zum Gehirn durch *Versacken* des Blutvolumens im venösen Kapazitätssystem.

Therapie

Oft kann allein ein einfaches **Anheben der Beine** hilfreich sein. Die Behandlung kann in der Verabreichung von gefäßaktiven Medikamenten wie dem Mutterkornalkaloid-Abkömmling **Dihydroergocristin** bestehen, das die venöse Reaktion bessert und den Venenstrom erhöht. Besser und langfristig befriedigender ist die dynamische Ausübung von **Ausdauersportarten** (Laufen, Schwimmen, Radfahren).

1.1.2 Vagovasale Synkope

Definition

Als **Synkope** wird eine kurzdauernde Bewußtlosigkeit bezeichnet. Die **vagovasale** Synkope wird durch die Wirkung des N. vagus auf die Blutgefäße (lat.: vasa) ausgelöst.

Symptome

Durch eine plötzliche Weitstellung der peripheren Arteriolen (Absinken des Widerstandes) können Blutdruck und Herzzeitvolumen so stark und rasch abfallen, daß eine plötzliche Unterbrechung der Hirndurchblutung mit **Ohnmacht** oder zumindest mit **Schwindel, Übelkeit, Erbrechen** und **Schweißausbruch** resultiert.

Ursachen und Pathogenese

Die beschriebene Symptomatik kann als Schmerzreaktion bei ärztlichen Eingriffen oder ähnlichem vorkommen und wird durch einen übermäßig starken **Vagusreiz** verursacht. Eine weitere Ursache kann die gesteigerte Ansprechempfindlichkeit des Druckmeßfühlers in der Karotisgabel (**Karotissinus**) sein:

> Wenn die Empfindlichkeit des Karotissinus erhöht ist, reicht unter Umständen schon ein relativ leichter Druck auf den Karotissinus aus, um einen dramatischen Blutdruckabfall zu verursachen.

Häufiger sind allerdings kardiale Ursachen. So kann die Hemmung der Reizbildung im Sinusknoten des Herzens zu einer Asystolie (Ausbleiben der Herzkontraktion) mit Blutdruckabfall und nachfolgender Synkope führen. In diesen Fällen kann die Implantation eines Herzschrittmachers Abhilfe schaffen.

1.1.3 Weitere Ursachen

Im Vordergrund stehen hier **kardiale** Ursachen wie das Kammerflimmern, das unbehandelt zum Tode führt, oder Störungen im Reizleitungssystem (s. Kap. 2).

Seltenere Ursachen sind z. B. Aortenstenose, Vorhoftumor, obstruktive Kardiomyopathie. Die plötzliche Bewußtlosigkeit kann aber auch durch primär **zerebrale** Ursachen ausgelöst werden. In Frage kommen Thrombose oder Embolie von Hirnarterienästen (z. B. der A. cerebri media) oder auch Verschlüsse der A. subclavia (*engl.:*

Subclavian steal syndrom). Die Behandlung besteht in der Therapie der Grundkrankheit.

1.2 Primäre Hypotonie (essentielle Hypotonie, chronische Hypotonie)

Definition

Unter primärer Hypotonie versteht man eine Regulationsstörung des Blutdrucks, bei der die *Grundeinstellung* auf zu niedrigem Niveau erfolgt. Dadurch weisen die Betroffenen recht niedrige Blutdruckwerte auf, auch wenn sie häufig keinerlei Beschwerden haben.

Symptome

Bei solchen (im übrigen gesunden) Menschen kann auch die *Gegenregulation*, d. h. die Reaktion des Blutdrucks auf Stehbelastung, fehlerhaft sein. Es entstehen Symptome wie **Schwindel, Antriebsschwäche, Müdigkeit, Abgeschlagenheit.**

Die Betroffenen haben meist ein hochaufgeschossenes, mageres und fettlos-knochiges Erscheinungsbild (Astheniker, Leptosome). Bei Jugendlichen ist die essentielle Hypotonie wesentlich häufiger anzutreffen als im Alter.

Diagnostik

Die Diagnose erfolgt durch die Anamnese und den SCHELLONG-Test. Eine organische Grunderkrankung ist immer auszuschließen.

Therapie

Die Therapie ist allgemeiner Natur und beschränkt sich auf kreislauftrainierende Sportaktivitäten. Auch die physikalische Therapie (Bäder, Packungen, Gymnastik, Massage) hat hier ihren Platz.

1.3 Sekundäre Hypotonie

Definition

Während die primären Hypotonieformen durch eine Regulationsstörung und ihre Folgen gekennzeichnet sind und daher meist harmlosen Charakter tragen, sind sekundäre Hypotonieformen durch eine meist ernste **Grundkrankheit** ausgelöst.

Ursachen und Pathogenese

Zu den Grunderkrankungen einer sekundären Hypotonie zählen:

▷ konsumierende Erkrankungen (z. B. Krebskrankheit);
▷ endokrine Erkrankungen (z. B. Nebenniereninsuffizienz);
▷ Fieberzustände und die Rekonvaleszenz nach langem Krankenlager;
▷ Herzinsuffizienz;
▷ chronische Krankheitszustände (z. B. Polyarthritis).

Diese Erkrankungen können über hormonelle Störungen, eine Verminderung der Herzleistung oder nervale Regelungsfehler zu einem pathologischen Absinken des Blutdrucks führen.

Therapie

Wichtigster Behandlungsgrundsatz ist die Therapie der Grundkrankheit, verbunden mit allgemein kräftigenden Maßnahmen.

2 Kreislaufschock

2.1 Allgemeine Definition des Schocks

Wird eine Hypotonie rasch so kritisch, daß die Organdurchblutung (Perfusion) auf unzureichende Werte absinkt, so setzen endgültige Gegenregulationen (z. B. **Arteriolenverengung**) ein, die den Schutz der lebenswichtigen Organe, ins-

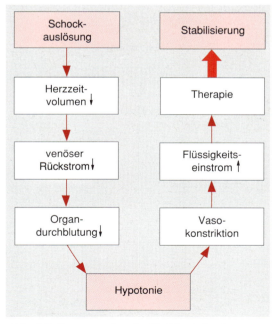

Abb. 4-3. Kompensation des Kreislaufschocks: Regulationsmechanismen.

besondere von Hirn, Herz und Nieren, sichern sollen (Abb. 4-3). Als steuerndes Organ wirkt die Nebenniere, deren Markhormone **Adrenalin** und **Noradrenalin** zur Arteriolenverengung führen. Dabei kann es zur Erschöpfung des Nebennierenmarks kommen, wenn die Kompensation nicht schnell genug gelingt. Auch die Nebennierenrindenhormone (**Corticoide**) spielen eine Rolle, besonders zur **Volumenkontrolle**.

Den Zustand des *Perfusionsversagens* nennt man **Kreislaufschock**. Als erstes wird die Durchblutung von Haut und Muskulatur durch arterioläre Einstellung reduziert. Die Folgen für die kapilläre Blutströmung sind: Es kommt zur kapillären *Stase* (Stillstand) der für den Stoffaustausch wichtigen Mikrozirkulation. Hierbei werden Stoffwechselprodukte frei, die eine **metabolische Azidose** erzeugen. Diese erweitert die Arteriolen, und der Blutdruck fällt weiter ab: Die Durchblutung weiterer Organe (insbesondere Niere) wird gefährdet. Der Versuch des Organismus, die Durchblutung lebenswichtiger Organe auf Kosten anderer Körperbezirke aufrechtzuerhalten, wird als **Zentralisation** bezeichnet (Abb. 4-4). Auch die Beweglichkeit der Blutzellen

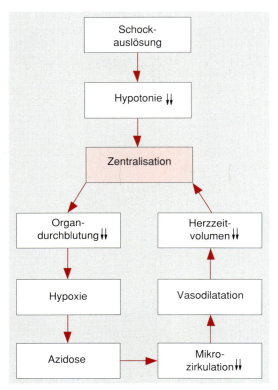

Abb. 4-4. Zentralisation des Kreislaufs im Schock.

wird vermindert, und es kommt zur **Fibrinabscheidung**. Eine schwere Gerinnungsstörung (Verbrauchskoagulopathie) ist die Folge (s. Kap. 7). Am Ende dieses Kreisprozesses steht die irreversible Kreislaufstörung, die in vielen Fällen nicht mehr durchbrochen werden kann und zum Tode führt.

2.2 Klinik des Schocks

> Jeder Schock ist ein lebensbedrohlicher Zustand und muß sofort erkannt und behandelt werden.

Da der Schock ein Zusammentreffen von Störungen im Gesamtkreislauf (Makro- und Mikrozirkulation) darstellt, resultieren seine Symptome aus:
▷ Zeichen der **Schockauslösung** (Grundkrankheit; z. B. Myokardinfarkt);
▷ Zeichen der **zentralen** Kreislaufstörung (Hypotonie);
▷ Zeichen der **peripheren** Kreislaufstörung (Zentralisation).

Symptome

Folgende wesentliche Symptome des Kreislaufschocks werden unterschieden:
▷ Unruhe, Schweißausbruch, fahle Hautfarbe;
▷ Tachykardie;
▷ Hypotonie, (RR syst. < 10,7 kPa [80 mm Hg]);
▷ Oligo-Anurie (< 30 ml/h);
▷ metabolische Azidose (pH < 7,35; Base Excess < 8 mval);
▷ Gerinnungsstörung (Verbrauchskoagulopathie).

Im weiteren Verlauf kommen noch **respiratorische** Störungen (Schocklunge) und Störungen der **Leberfunktion** (Transaminasenanstieg) dazu.

Diagnostik

Für die Diagnostik und Überwachung der Therapie auf der Intensivstation kann die Einbringung eines Verweilkatheters zur arteriellen **blutigen Druckmessung** oder zur Druckmessung in der Arteria pulmonalis mit Bestimmung des Herzzeitvolumens notwendig sein.

2.3 Schockformen

Zwei wesentliche innere Erkrankungen, die häufig zum Schock führen, sind der Myokardinfarkt und die Lungenembolie. Auf sie soll hier nicht näher eingegangen werden, da sie in Kapitel 2 (Myokardinfarkt) und in Kapitel 9 (Lungenembolie) besprochen werden. Im folgenden sei auf einige weitere Krankheitsbilder hingewiesen, die einen Schock auslösen können.

2.3.1 Anaphylaktischer Schock

Dieser insbesondere durch **Insektenstich** und durch unverträgliche **Medikamente** hervorgerufene allergische Schock, der mit einer extremen peripheren **Gefäßweitstellung** einhergeht und auch durch mechanische Atemwegsbehinderung (**Glottisödem**) gekennzeichnet ist, läßt sich durch sofortige **Adrenalininjektion** und **Volumensubstitution** zuverlässig beheben.

2.3.2 Neurogener Schock

Durch Einwirkungen auf das ZNS können schwere Hypotonien mit Schockfolge hervorgerufen werden. Zu diesen Auslösern gehören Schädel-Hirn-Traumen, Spinalanästhesie, tiefe Narkose, Medikamente (Antihypertensiva) u. ä. Bevor jedoch eine neurogene Ursache angenommen werden kann, ist immer eine direkte Gefäßwirkung (z. B. Polytrauma) auszuschließen.

2.3.3 Septischer Schock

Bei schweren Allgemeininfektionen mit hämatogener, d. h. durch den Blutkreislauf erfolgender Bakterienstreuung werden die Arteriolen so gelähmt, daß nach anfänglicher Vasokonstruktion durch Gefäßweitstellung Hypotonie mit Schockfolge ausgelöst werden kann. Besonders häufig tritt der septische Schock bei Infektionen mit gramnegativen Erregern (z. B. Escherichia coli) auf.

Die Therapie besteht zum einen in der Bekämpfung der Sepsis (Antibiotika), zum anderen in der Schockbehandlung.

2.4 Schocktherapie

Die Schockbehandlung sollte immer auf der **Intensivstation** durchgeführt werden. Am Anfang der Behandlung steht die Beseitigung der auslösenden Störung. Unabhängig davon ist jedoch die spezifische Schocktherapie stets die gleiche. Tabelle 4-1 gibt einen Überblick über die Therapie der einzelnen Schockformen.

Die Menge des zu infundierenden Volumens richtet sich nach dem zentralen Venendruck.

Tabelle 4-1: Therapiemaßnahmen beim Schock.

Schockform	Therapie
Blutungsschock	Vollblutersatz, Plasmaersatzmittel, operative Blutstillung
anaphylaktischer Schock	Volumenersatz Adrenalin i. v.
septischer Schock	Volumenersatz, Herdbekämpfung (chirurgisch, Antibiotika) Corticoide, hochdosiert
neurogener Schock	Volumenersatz Noradrenalin i. v.
kardiogener Schock	Dopamin, Dobutamin Glucagon
	aortale Gegenpulsation (ein in der Aorta liegender Katheterballon wird während der Diastole aufgeblasen und verbessert so die Durchblutung der Herzkranzgefäße)
	Wiederherstellung des Blutflusses nach Infarkt
	Beseitigung einer Perikardtamponade (Punktion)
	Beseitigung von Herzrhythmusstörungen

Weitere Maßnahmen zur Schockbekämpfung zeigt Tabelle 4-2. Tabelle 4-3 gibt einen Überblick über die Dosierung der Catecholamine.

> Trotz aller Therapiemaßnahmen ist der Schock ein schweres, lebensbedrohliches Ereignis, das noch immer in 50–90% aller Fälle tödlich verläuft.

Tabelle 4-2: Auswahl der zur Schockbekämpfung eingesetzten Medikamente.

▷ Katecholamine (Dosierung s. Tab. 4-3)

▷ 8,4prozentiges Natriumbicarbonat i. v. (Korrektur der Azidose)

▷ Heparin, 300–600 IE/h, engmaschige Gerinnungskontrollen

▷ Herzglykoside

▷ Glucagon

▷ evtl. Corticosteroide

Tabelle 4-3: Dosierung der Catecholamine.

Dopamin	200–1200 µg/min
Dobutamin	200–1000 µg/min
Noradrenalin	10– 100 µg/min
Adrenalin	10– 30 µg/min

2.5 Zusammenfassung

Hypotonie und Schock sind verwandte Kreislaufstörungen, die durch Veränderungen der Regeldynamik des Kreislaufsystems zustande kommen.

Hypotonie allein ist die harmlosere, meist sekundäre Störung nach Grundkrankheiten und wenig durch Medikamente beeinflußbar. Der Kreislaufschock ist immer eine lebensbedrohliche Hypotonie, deren Folgen

▷ Durchblutungsdrosselung lebenswichtiger Organe,
▷ Störungen der Mikrozirkulation,
▷ Gerinnungsstörung (Verbrauchskoagulopathie),
▷ respiratorische Insuffizienz

unbehandelt zum Tode führen.

Alle Formen des Kreislaufschocks erfordern meist den Einsatz einer großen Zahl intensivmedizinischer Therapiemaßnahmen und enden dennoch in einem hohen Prozentsatz (50–90%) aufgrund von *Multiorganversagen* tödlich.

Weiterführende Literatur zum medizinischen Teil

Gersmeyer, E., C. Yaşargil (Hrsg.): Schock und hypotone Kreislaufstörungen. 2. Aufl., Thieme, Stuttgart–New York 1978.
Haid-Fischer, F., H. Haid: Venenerkrankungen. 5. Aufl., Thieme, Stuttgart–New York 1985.

III Pflegerischer Teil

M. Mischo-Kelling

1 Besondere Aspekte der Intensivpflege

Im vorhergegangenen Abschnitt sind die Ursachen der Hypotonie und des Schocks sowie deren Verlauf behandelt worden. Dabei ging es um die Beschreibung von akuten Zuständen, in denen vitale Funktionen wie Kreislauf oder Atmung ausgefallen sind oder ein solcher Ausfall droht. Wie oben bereits gesagt, wird der Schock wie andere Zustände, die für den betreffenden Menschen mit einer akuten Lebensgefahr verbunden sind, in der Regel auf einer Intensivstation behandelt.

Wie der Patient diese lebensbedrohliche Situation in einer mit Apparaten (Monitor, Beatmungsgeräten etc.) ausgestatteten Umgebung und unter dem Eindruck von zeitweise hektischen Arbeitsabläufen erlebt, hängt von verschiedenen Faktoren ab, z.B. vom Schweregrad der Erkrankung, dem Grund seiner Einweisung wie auch der Art derselben (per Notarztwagen, nach Operation etc.). Die Situation des Patienten wird zusätzlich erschwert, wenn er aufgrund z.B. einer Intubation in seinen **Kommunikationsmöglichkeiten** eingeschränkt ist. Die Fähigkeit, mit anderen Menschen in Kontakt zu treten, ist für die Bewältigung des Aufenthalts auf einer Intensivstation von zentraler Bedeutung. In diesem Zusammenhang spielt die **Pflegekraft** eine wichtige Rolle, da sie sich wesentlich öfter in unmittelbarer Nähe des Patienten aufhält (etwa 37%

des Tages) als der Arzt (mit etwa 11,5%), wobei freilich nicht die Häufigkeit der Kontakte zum Patienten entscheidend ist, sondern die **Qualität** der Kommunikation.

Zudem können sich verschiedene Gegebenheiten der Intensivstation für den Patienten als Belastung und Streß erweisen, wie etwa der **Schlafentzug** (Schlafphasen werden durch in kurzen Abständen erfolgende Kontrollmaßnahmen zersplittert), sensorische **Monotonie** (hervorgerufen durch konstante Pieptöne oder Geräusche der Überwachungsgeräte), das **Fehlen stimulierender Reize** oder die **Beeinträchtigung der Orientierung** (durch das Fehlen von Orientierungshilfen, z.B. der Uhr) und das Aufheben des **Tag-und-Nacht-Rhythmus.**

Der Gesundheitszustand des Patienten und der situative Kontext insgesamt stellen somit eine Gefährdung des **Selbst-Konzepts,** insbesondere der persönlichen Identität, dar. Darüber hinaus erschweren der Grad der **Abhängigkeit** von Apparaten, Pflegekräften und Ärzten, aber auch der Grad der jeweiligen **Bewußtseinsbeeinträchtigung** die aktive **Auseinandersetzung** des Patienten mit seiner Situation. Er ist häufig nicht mehr in der Lage, gewissen essentiellen Aktivitäten des Lebens wie *atmen, essen* und *trinken, ausscheiden* oder *kommunizieren* unabhängig nachzugehen. In welchem Ausmaß dies alles erlebt und erfahren wird und welche Folgen sich daraus für den weiteren Verlauf ergeben, hängt vom gesamten

Krankenhausteam, von der Gestaltung der Arbeitsabläufe und pflegerischen Maßnahmen und nicht zuletzt von der einzelnen Pflegekraft ab. In ihrer Hand liegt es (ebenso wie in der der Ärzte), ob die Apparatemedizin als **bedrohlich** oder als **beschützend** erlebt wird. Sie kann eine gewisse Geborgenheit vermitteln, auch wenn das Eingehen auf die Gefühlssituation des Patienten (das Herstellen von **Nähe**) in dieser Umgebung im Widerspruch zu den invasiven Maßnahmen der Intensivmedizin zu stehen scheint.

Inwieweit die einzelne Pflegekraft auf die besondere Situation des Patienten eingehen kann, hängt von einer ganzen Reihe von Faktoren ab. Dazu zählen vor allem ihr eigenes **Selbst-Konzept**, ihre **Einstellung** zur Pflege sowie zu den technischen Möglichkeiten der Medizin. Weiter ist von Bedeutung, wie sie mit den spezifischen **Belastungen** ihres Arbeitsalltags fertig wird, z. B. mit der ständigen Konfrontation mit schwerkranken, bewußtlosen, verstümmelten oder verunstalteten Patienten, wie sie die Notwendigkeit, rasch handeln zu müssen, bewältigt, oder wie sie mit der häufigen Trennung vom Patienten zurechtkommt. Eine Rolle spielt auch ihr Verhältnis zur jeweiligen **Arbeitsorganisation** und zum **betrieblichen Klima**.

Im folgenden Fallbeispiel handelt es sich um einen Patienten, der vom Notarzt aufgrund eines akuten Hinterwandinfarkts auf die Intensivstation eingewiesen wird. Die akute Lebensbedrohung steht im Vordergrund der pflegerischen und medizinischen Aktivitäten.

2 Fallbeispiel: Herr Helmut Kardius[1]

Herr Kardius ist ein sportlich aussehender Mann im Alter von 48 Jahren. Er arbeitet als Abteilungsleiter in einem großen Kaufhaus. Eines Morgens fuhr er, nachdem er mit seiner Familie gefrühstückt hatte, wie gewohnt zur Arbeit. Er fühlte sich wohlauf und verspürte keine Beschwerden. Gegen 11 Uhr klagte er plötzlich über akute Atemnot und Brustenge. Seine Arbeitskollegen riefen den Notarzt, der einen frischen **Hinterwandinfarkt** diagnostizierte und die Einweisung ins Krankenhaus veranlaßte. Nach den Erstmaßnahmen begleitete er Herrn Kardius im Notarztwagen ins Krankenhaus. Er brachte ihn auf die Intensivstation, wo das Personal schon vorab über das Eintreffen von Herrn Kar-

---

[1] Die Pflegeanamnese und der Pflegeplan sind von Frau ELISABETH KIEFER erstellt worden.

Patientenerhebungsbogen

Tag der Aufnahme:	*1. 3. 88*
Tag der Erhebung:	*1. 3. 88*

Name:	*Kardius, Helmut*
Geschlecht:	*männlich*
Geburtsdatum:	*20. 2. 1940*
Alter:	*48 Jahre*
Familienstand:	*verheiratet*
Beschäftigung:	*Abteilungsleiter*
Religion:	*katholisch*

Anschrift:	*Heinrichstr. 8, Regensburg*
Tel.:	*32 01 78*
Art der Wohnung:	*Reihenhaus*
Personen, die dort wohnen:	*Ehefrau/2 Kinder*
Nächster Angehöriger:	*Ehefrau, Mechthild Kardius*
Andere Bezugsperson:	*Ehefrau*

Wie nimmt Patient/Patientin seinen/ihren gegenwärtigen Gesundheitszustand wahr:

versteht Situation nicht; als er morgens aus dem Haus ging, habe er sich wohl und munter gefühlt

Gründe der Einweisung/Überweisung:

Hinterwandinfarkt

Medizinische Diagnose:

Hinterwandinfarkt

Krankheitsgeschichte:

keine Angabe, da Notfall

Allergien:

nichts bekannt

Bedeutsame Lebenskrisen:

keine Angaben

dius informiert war und alle beim Infarkt anstehenden Sofortmaßnahmen vorbereitet hatte.

Herr Kardius war zur Zeit der Aufnahme wach und ansprechbar. Nach den ersten Sofortmaßnahmen konnte er Angaben zur eigenen Person machen (s. Patientenerhebungsbogen). Er ist verheiratet und Vater zweier Kinder. Im Verlauf des Aufnahmegesprächs, in dessen Rahmen erste Daten der Pflegeanamnese ermittelt werden sollten, erlitt Herr Kardius ein plötzliches Herzkreislaufversagen, einen **kardiogenen Schock,** der eine sofortige Reanimation erforderlich machte.

Während der Reanimation und anderer anfallender Sofortmaßnahmen ist keine Zeit, die Pflegeanamnese und den Pflegeplan zu erstellen. Es ist hier absolut vordringlich, schnell und präzise zu handeln und alle therapeutischen Maßnahmen zu dokumentieren. Erst nach erfolgreicher Reanimation, wenn alle Vitalfunktionen gesichert sind und keine Lebensgefahr mehr besteht, wenn der Patient versorgt ist und sich geborgen fühlen kann, kann der für die weitere Pflege erforderliche Plan erstellt werden.

Herr Kardius kam aufgrund des akut lebensbedrohlichen Ereignisses nicht mehr dazu, der für ihn zuständigen Pflegekraft Auskunft über seine alltäglichen Gewohnheiten zu geben. Er mußte beatmet werden und konnte sich sprachlich nicht mitteilen. Daher konnten zunächst nur solche Daten in die Anamnese aufgenommen werden, die die Pflegekraft mittels Beobachtung und Messung erfaßte, wie z. B. die Temperatur.

Pflegeanamnese: Herr Kardius "Einschätzung der Aktivitäten des Lebens"

		Gewohnheiten im Bereich der Aktivitäten des Lebens (ALs)	Beeinträchtigungen in den ALs	Coping (Bewältigungsstrategien)
1	**Für eine sichere Umgebung sorgen**	lebt mit seiner Frau und zwei Kindern (15 und 13 Jahre) in Reihenhaus	akutes Herz-Kreislauf-Versagen; fremde und unbekannte Umgebung	
2	**Kommunizieren**	teilt sich mit bis zum akuten „Geschehen"	ist intubiert und zeitweise somnolent	
3	**Atmen**		ist z. Zt. vom Respirator abhängig	
4	**Essen und Trinken**	ist ca. 1,78 m groß und wiegt ca. 74 kg; Gebiß ist vollständig	zentraler Venenkatheter (ZVK)	

Um die individuellen Gewohnheiten von Herrn Kardius in der Pflege berücksichtigen zu können, war es wichtig, seine Ehefrau zu befragen. Diese wurde zunächst vom Stationsarzt benachrichtigt und später in einem persönlichen Gespräch über den Zustand ihres Mannes informiert. Im Anschluß hieran führte die Pflegekraft ein Gespräch mit der Ehefrau, in dem sie abklärte, wie häufig Frau Kardius ihren Mann besuchen und inwieweit sie in die Pflege ihres Mannes einbezogen werden wollte. Die Pflegekraft versuchte dabei herauszufinden, in welcher Form das Pflegeteam den Angehörigen bei der Bewältigung der neuen Situation helfen konnte. Diese Daten fanden wiederum im Pflegeplan Berücksichtigung.

Weiterführende Literatur zum pflegerischen Teil

Hannich, H.-J.: Medizinische Psychologie in der Intensivbehandlung. Untersuchung zur psychologischen Situation. Springer, Berlin–Heidelberg–New York 1987.

Long, B. C., W. S. Phipps: Essentials of Medical-Surgical Nursing. A Nursing Process Approach. C. V. Mosby, St. Louis–Toronto–Princeton 1985.

Schmeling-Kludas, Ch.: Die Arzt-Patient-Beziehung im Stationsalltag. edition medizin, VCH Weinheim 1988.

Thompson, J. M., G. K. McFarland, J. E. Hirsch et al.: Clinical Nursing. C. V. Mosby, St. Louis–Toronto–Princeton 1986.

Walkenhorst, B., P.-W. Schreiner: Aspekte pflegerischen Tuns auf der Intensivstation. In: Deutsche Krankenpflegezeitschrift (DKZ), Heft 6, 38. Jg. (1985) 359–364.

Pflegeplan „in bezug auf die ALs"

Probleme des/r Patienten/in	Patienten-/ Pflegeziele	Pflegemaßnahmen in bezug auf die ALs	Kontrolle (Bewertung, Evaluation)
– ist aufgrund eines akuten Herz-Kreislauf-Versagens von anderen abhängig – befindet sich in einer fremden Umgebung, auf die er aufgrund seiner Abhängigkeit keinen Einfluß nehmen kann – wirkt nach Herz-Kreislauf-Geschehen unruhig und ängstlich, daher Gefahr, sich zu verletzen	– wird Vertrauen zum Pflegepersonal gewinnen + kann dadurch zeitweise Abhängigkeit akzeptieren – soll sich in Zeit, Ort und der näheren Umgebung orientieren können – wird seine Ängste äußern und damit umgehen lernen – wird sich nicht verletzen (z. B. aus dem Bett fallen)	– Pat. über jede Manipulation + Verrichtung informieren, sein Einverständnis einholen (z. B. mittels Kopfnicken, Händedruck) – Orientierungshilfen (Uhr, Kalender) und evtl. Bild der Ehefrau und Kinder in gut sichtbarer Nähe plazieren – über Zeit, Tag informieren – bei starker Unruhe Bettgitter anbringen – auf Mimik, Gestik (Körpersprache) achten, Pat. so die Kommunikation ermöglichen; je nach Bewußtseinslage andere Kommunikationsmittel anbieten, z. B. Kommunikationstafel – Besuchszeiten mit Ehefrau tgl. absprechen, ihr Unterstützung anbieten	bei jeder Tätigkeit tgl. mehrmals tgl. kontrollieren bei jedem Kontakt und Verhalten dokumentieren tgl.
– kann sich aufgrund des oralen Tubus sprachlich nicht äußern – wirkt ängstlich + unruhig (s. Pkt. 1) – ist aufgrund der sedierenden + analgesierenden Medikamente zeitweise somnolent	– möchte sich mitteilen können – soll alles verstehen, was und warum etwas mit ihm oder an ihm gemacht wird, um so Ängste und Unruhe abzubauen – soll sich örtlich und zeitlich orientieren können – soll Schmerzen äußern können	– auf Körpersprache reagieren, evtl. andere Kommunikationsmittel einsetzen (s. Pkt. 1) – Ehefrau kann ihn besuchen (s. Pkt. 1) – Pat. informieren (s. Pkt. 1), dabei in kurzen und verständlichen Sätzen sprechen – Pat. mit Händedruck oder Kopfzeichen antworten lassen, ob er alles verstanden hat – bei jedem Personenwechsel sich erneut vorstellen, damit der Pat. die Orientierung behält – Analgetika und Sedativa nach ärztl. Anordnung verabreichen – Kontrolle der Bewußtseinslage sowie Orientierungshilfen geben (s. Pkt. 1)	bei jedem Kontakt bei jeder Tätigkeit bei jeder Tätigkeit bei jedem Schichtwechsel, jeder Visite und jedem Konsilierbesuch Wirkung kontrollieren u. dokumentieren mehrmals tgl.
– wird aufgrund eines Herz-Kreislauf-Versagens kontrolliert beatmet, dadurch Gefahr – des Sekretstaus (Bronchopneumonie) – der Ausbildung von Atelektasen – der Bildung von Drucknekrosen durch Tubus – der Membranstörungen der Lunge infolge von Sauerstoffintoxikation – der Ausbildung eines ARDS (Schocklunge)	– Kreislaufsituation soll verbessert werden – soll keine beatmungsbedingten Komplikationen erleiden, solange er von der Maschine abhängig ist – soll nach Stabilisierung der Kreislaufsituation von Beatmungsgerät entwöhnt werden (ärztliche Anordnung!) – soll spontan atmen können (Fernziel)	– Überwachung der Atmungsparameter – Entblockung und erneute Blockierung des Tubus unter Luftkontrolle mit „cuff Manometer" – Absaugen unter sterilen Kautelen (mit 2 Pflegekräften) – Lungenlavage durchführen – Kontrolle der Vitalzeichen – Mund-, Lippen- und Nasenpflege – sekretlösende Medikamente verabreichen – Pat. über alle Maßnahmen informieren (s. Pkt. 1 + 2) – Entwöhnung von Sedativa + Beatmungsgerät vornehmen, Pat. über Schwierigkeiten aufklären, ihn zur aktiven Mithilfe auffordern – Atemübungen mit KG absprechen	in stündlichen Abständen tgl. nach Bedarf n. ärztl. Anordnung in 30–60 Min. Abständen mehrmals tgl. n. ärztl. Anordnung Wirkung dokumentieren bei jeder Maßnahme n. ärztlicher Vorgabe tgl.
– kann aufgrund der Beatmungssituation keine Nahrung + Flüssigkeit zu sich nehmen – hat ZVK, daher Gefahr der Infektion der Einstichstelle	– soll tgl. parenterale Ernährung und Flüssigkeit erhalten (Menge s. ärztl. Anordnung) – die Einstichstelle des ZVK soll sich nicht infizieren	– Infusionen u. Medikamente n. ärztl. Anordnung verabreichen – Ein- und Ausfuhr bilanzieren – steriler Verbandswechsel, dabei Inspek. der Einstichstelle – ZVD-Messung – Pat. über alles informieren, auf seine Bedürfnisse eingehen, (s. Pkt. 1 + 2)	tgl. 3 × tgl. 2 × tgl., Aussehen protokollieren nach ärztl. Anordnung

	Gewohnheiten im Bereich der Aktivitäten des Lebens (ALs)	Beeinträchtigungen in den ALs	Coping (Bewältigungsstrategien)
5 Ausscheiden		Blasenkatheter	
6 Für seine persönliche Hygiene sorgen und sich kleiden	duftet n. Parfüm; Haut sieht gepflegt aus, ist geschmeidig und ohne Hinweis auf Risse oder Rötung; hat keine Hämorrhoiden im Analbereich oder sonstige Auffälligkeiten im Intimbereich	total abhängig	
7 Die Körpertemperatur regulieren	12.00 Uhr: 36,8 °C, fühlt sich kalt an, feucht (kalter Schweiß); ist blaß; Lippen sind zyanotisch	akutes Herz-Kreislauf-Versagen	
8 Sich bewegen	ist nach Akutgeschehen unruhig	hat absolute Bettruhe; Schocklagerung	
9 Arbeiten und sich in der Freizeit beschäftigen	ist Abteilungsleiter in einem gr. Kaufhaus	zeitweise ohne Orientierung	
10 Seine Geschlechtlichkeit leben		körperl. Abhängigkeit	
11 Schlafen		Überwachung des Kreislaufs; Betrieb der Intensivstation, Geräuschpegel, Lichtverhältnisse	
12 Sterben		akute Lebensgefahr aufgrund der Kreislaufsituation	

Probleme des/r Patienten/in	Patienten-/ Pflegeziele	Pflegemaßnahmen in bezug auf die ALs	Kontrolle (Bewertung, Evaluation)
Blasen- und Darmtätigkeit ist aufgrund des Allgemeinzustands beeinträchtigt; hat daher Blasenkatheter, Gefahr der: Harnwegsinfektion der Darmträgheit	– soll tgl. in Abhängigkeit zur Einfuhr ausreichend ausscheiden – soll keine Hautverletzung im Intimbereich erleiden – soll tgl. weichen Stuhl abführen – nach Entwöhnung vom Beatmungsgerät Verdauung dem indiv. Muster des Pat. anpassen	– Bilanzierung und Kontrolle des Urins (Aussehen) – Katheter- und Intimpflege n. Bedarf – Klysma oder orale Gabe von Abführmitteln über MS – n. jedem Stuhlgang Intimpflege, s. oben – Gewohnheiten des Pat. erfragen, danach Maßnahmen planen	stündlich mind. 2× tgl.; dabei Veränderungen protokollieren n. ärztl. Anordnung sobald der Pat. dazu in der Lage ist.
ist aufgrund des Allgemeinzustands total abhängig, daher Gefahr – des Mundsoors – der Augenentzündung aufgrund des verminderten Lidschlags – des Durchliegens durch absolute Bettlägerigkeit	– soll sich trotz der Beeinträchtigung „wohl fühlen" – soll keine der genannten zusätzlichen Komplikationen aufgrund der Krankheit erleiden durch eine gute Zirkulation der Haut	– Ehefrau n. Gewohnheiten und Pflegemitteln befragen und danach, inwieweit sie an Körperpflege beteiligt werden möchte – Ganzwaschung, dabei Hautpflege – Mund-, Lippen-, Nasen- und Augenpflege (s. Pkt. 3 + 4) – Haut mit Fettsalbe eincremen – lagern n. Plan, dabei Wundscheuern vermeiden	am 1. 3. 88 1× tgl., Inspektion der gefährdeten Bereiche mehrmals tgl., Veränderungen protokollieren nach Bedarf 2stdl. Hautinspektion auf gerötete Stellen und sonstige Veränderungen (protokollieren)
kann seine Körpertemperatur nicht regulieren	– soll keine Temp. bekommen	– Temp'kontrolle – Pat. entsprechend der Temp. zudecken – für gute Zimmertemp. sorgen	4stdl., dabei Haut anfühlen; Schweißabsonderung beobachten + protokollieren mehrmals tgl.
ist aufgrund des Herz-Kreislauf-Versagens, der intensiven und invasiven Überwachungsmaßnahmen (s. Pkt. 3) in seiner Beweglichkeit eingeschränkt, daher Gefahr: – der Thrombose – des Dekubitus – der Kontrakturen – hat je nach Bewußtseinslage keine Kontrolle über seine Bewegungen	– soll keine Thrombose, keine Dekubiti und Kontrakturen entwickeln – soll nach Entwöhnung vom Beatmungsgerät Bewegungsübung stufenweise selber ausführen – soll sich keine Verletzungen zuziehen	– Lagerung (s. Pkt. 6) – Heparinisierung – passive Bewegung der Beine, Füße und Zehen nach Absprache mit KG – Bettgitter (s. Pkt. 1) – Bewußtseinslage kontrollieren (s. Pkt. 1 + 2)	 n. ärztl. Anordnung 3× tgl.; mit KG abstimmen mehrmals tgl.
ist zeitweise aufgrund der Medikamente ohne Orientierung	– soll sich zeitlich und örtlich orientieren können – soll sich „wohlfühlen" und Bedürfnisse artikulieren können	– Orientierungshilfen (s. Pkt. 1 + 2) – mit Ehefrau über Freizeitgewohnheiten sprechen, z. B. ob er gerne Musik hört etc. . . . – Ehefrau kann ihn tgl. besuchen (s. Pkt. 1 u. 2)	s. Pkt. 1 + 2 am 1. 3. 88
ist von Pflegepersonen abhängig	– soll sich in seiner persönl. Integrität „sicher fühlen"	– Die Intimsphäre im Bereich seines Körpers und des Intimbereichs abschirmen und beachten	bei jeder persönl. Verrichtung
ist in seinem Tag-Nacht-Rhythmus aufgrund seines Zustands + des Liegens auf der Intensivstat. beeinträchtigt	– Tag-/Nachtrhythmus soll wiederhergestellt werden – soll nach Entwöhnung vom Beatmungsgerät sein Schlafrhythmus wieder aufnehmen können	– Sedierung n. ärztl. Anordnung – Abdunklung des Zimmers in der Nacht, soweit wie mögl. – Kontrollmaßnahmen leise ausführen, evtl. Töne der Überwachungsgeräte reduzieren – für Entspannung mittels Einreibung des Rückens sorgen – Ehefrau nach Schlafgewohnheiten befragen	 nachts tgl. vor 24 Uhr am 1. 3. 88
ist akut gefährdet	– Ehefrau soll vom Arzt über Möglichkeit eines plötzlich eintretenden Todes aufgeklärt werden (bei Erstbesuch)	– Gespräch zwischen Ehefrau und Arzt arrangieren – Gespräch mit Seelsorger oder Psychologen vermitteln – auf das Angebot der Krankensalbung (bei Bedarf) aufmerksam machen	am 1. 3. 88 bei Bedarf

5 Krankheiten der peripheren Gefäße

G. Hennersdorf

Das folgende Kapitel informiert über:

▷ die Bedeutung des Kreislaufs für die Versorgung der Gewebe mit Sauerstoff und Nährstoffen und für die Wärmeregulation;
▷ den Abtransport von Stoffwechselprodukten im Venen- und Lymphsystem;
▷ Regulationsmechanismen des Kreislaufs;
▷ Auswirkungen von Störungen im Gefäßsystem für die davon betroffenen Gewebe;
▷ Klinik und Therapie akuter und chronischer Gefäßleiden;
▷ die Stadieneinteilung chronischer arterieller und venöser Gefäßerkrankungen;
▷ Lymphabflußstörungen der Extremitäten;
▷ pflegerische Probleme im Zusammenhang mit Gefäßerkrankungen, insbesondere bei Patienten mit fehlender Krankheitseinsicht.

I Allgemeiner Teil

1 Pathophysiologie des Kreislaufs

1.1 Arterien

Der menschliche Kreislauf besteht aus zwei Kreisläufen: dem **großen Körperkreislauf** und dem **kleinen Lungenkreislauf**. Die in diesem Kapitel beschriebenen Gefäßkrankheiten beziehen sich ausschließlich auf den Extremitätenbereich des großen Kreislaufes, auf die sog. peripheren Gefäße.

Die Aufgabe des peripheren Kreislaufs ist es, durch die ständige Zufuhr von **Sauerstoff** und der zu verstoffwechselnden Stoffe (sog. **Substrate**) sowie durch den Abtransport von **Kohlensäure** und Stoffwechselabbauprodukten (sog. **Metabolite**) den Stoffwechsel (Metabolismus) in den Gliedmaßen aufrechtzuerhalten. Darüber hinaus wird durch die Hautzirkulation die Körpertemperatur mitreguliert.

Die Blutversorgung der oberen und der unteren Extremitäten erfolgt aus der Aorta und ihren Ästen. Das Blut wird durch die großen Zubringerarterien und die mittleren Verteilerarterien zunächst zu den kleinen Arteriolen geleitet. Diese als Ventile funktionierenden Gefäße bestimmen durch die Änderung der Gefäßweite die Blut-

menge, die in die Kapillaren fließt. In dem Kapillarnetz der Muskeln und der Haut findet der eigentliche Austausch von Gasen, Flüssigkeiten und Stoffen zwischen dem Blut und den Geweben statt (Abb. 5-1).

Die Funktion der Arteriolen unterliegt einer feinen und strengen Kontrolle. Diese wird einerseits durch die örtlichen metabolischen Bedürfnisse von Geweben, andererseits auch durch die Gesetze der Blutströmung im Gesamtkreislauf ausgeübt.

Die gesamte Beeinflussung des Blutkreislaufs über das zentrale Nervensystem sowie über das vegetative Nervensystem stellt einen **Regelkreis** dar, der auch durch die peripheren Bedürfnisse wie Sauerstoffverbrauch, Katecholaminspiegel, hydrostatischer Druck verändert wird. Auch der Blutkatecholaminspiegel sowie der Katecholaminspiegel im Gewebe selbst und in den Gefäßwänden stellen Einflußgrößen dieses Regelkreises dar.

Wenn z. B. die Extremitäten des Menschen in Ruhe etwa 35% seines Herzminutenvolumens durchfließen, steigt dieser Anteil während einer körperlichen Belastung bis auf 80–85% an infolge der Gefäßerweiterung (**Vasodilatation**) in den arbeitenden Extremitäten. Der Anteil der Durchblutung im Magen-Darm-Kanal und in den Nieren, der in Ruhe 45% des Herzminutenvolumens beträgt, wird demgegenüber gleichzeitig auf 10% reduziert infolge einer Gefäßverengung (**Vasokonstriktion**) in diesen Gefäßgebieten. Durch das komplizierte Zusammenspiel zwischen der Herzleistung auf der einen und der Dilatation oder Konstriktion von Arteriolen auf der anderen Seite wird die Blutversorgung eines Organs nach Bedarf bevorzugt oder gedrosselt und der arterielle Blutdruck im notwendigen Bereich gehalten.

Die Stromrichtung entlang des Kreislaufs wird durch das Druckgefälle zwischen den Arterien (arterieller Mitteldruck etwa 100 mm Hg [13,3 kPa]), Kapillaren (Kapillardruck etwa 30 mm Hg [4,0 kPa]) und den Venen (peripherer Venendruck etwa 9 mm Hg [1,2 kPa]; zentraler Venendruck etwa 1 mm Hg [0,1 kPa]) bestimmt. Die Arterien verhalten sich dabei als Hochdrucksystem und die Venen als Niederdrucksystem.

Die eigentliche Aufgabe des Kreislaufs, der Flüssigkeits- bzw. Stoffaustausch, vollzieht sich im Bereich der kleinsten Gefäße, in

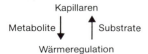

Abb. 5-1. Versorgungsgebiete des Kreislaufs und Bezirke der hauptsächlichen Wärmeregulation.

der sog. **Endstrombahn.** Filtration (Austritt von Flüssigkeit aus der Gefäßbahn) und Reabsorption (Wiedereintritt der Flüssigkeit aus dem Gewebsraum).

Nach dem STARLING-Gesetz werden die Filtration und Reabsorption von dem effektiven Kapillardruck bestimmt. Dieser ergibt sich als Druckdifferenz zwischen dem hydrostatischen und dem kolloidosmotischen Druck (s. Kap. 2, Abb. 2-7a).

Der hydrostatische Druck (d. h. Blutdruck abzüglich Gewebsdruck) bewirkt das Auspressen der Flüssigkeit aus der Kapillare. Der kolloidosmotische Druck (d. h. osmotischer Druck des Plasmas abzüglich osmotischer Druck der Gewebsflüssigkeit) führt zum Aufsaugen der Flüssigkeit in entgegengesetzter Richtung. Normalerweise kehrt die gleiche Flüssigkeitsmenge, die die Blutstrombahn verläßt, wieder zurück. Das heißt, der Nettofiltrationseffekt am arteriellen Kapillarschenkel ist gleich dem Nettoabsorptionseffekt am venösen Kapillarschenkel. Eine Filtrationsüberlast, vor allem von hochmolekularen Substanzen (Proteine, Fett-Teilchen), wird bis zur bestimmten Grenze (sog. *lymphpflichtige Wasser-* bzw. *Eiweißlast*) durch die Lymphe abtransportiert.

1.2 Venen

Nach der Passage durch die Kapillaren strömt das Blut weiterhin in die kleinen **Venolen,** die als Speicherungsorgan funktionieren. Die Entleerung oder Füllung von Venolen und damit die Vergrößerung oder Verkleinerung des Blutangebotes für die Füllung des Herzens erfolgt dann durch die **mittleren** und **großen Venen** in die obere und untere **Hohlvene** (V. cava superior und inferior), die in das rechte Herz einmünden.

Das venöse System der Extremitäten besteht aus oberflächlichen und tiefen Venen, die durch transfasziale Querverbindungsvenen (Vv. perforantes) miteinander verbunden sind.

Die Extremitätenvenen besitzen zahlreiche **Klappen,** deren Häufigkeit von der Peripherie in Richtung auf das Herz abnimmt. Sie sind für den regelrechten Blutabfluß notwendig. Die Funktion der Venenklappen besteht darin, daß sie als Ventile den Vorwärtsfluß erlauben und den Rückwärtsfluß verhindern.

Der **venöse Rückstrom** wird durch Zusammenspiel der sog. **Gelenkmuskelpumpe** (rhythmische Anspannung und Erschlaffung der Venen über einem Gelenk, verbunden mit Ausquetschung der Venen durch Muskelkontraktion, z. B. beim Gehen) und Druckveränderungen in der Bauch- und Thoraxhöhle bei der Atmung gefördert.

Der normale venöse Abfluß findet von den oberflächlichen zu den tiefen Venen und von der Peripherie zum Herzen statt.

1.3 Lymphatisches System

Während die **Blutzirkulation** in einem **geschlossenen Kreislauf** verläuft, stellt die **lymphatische Zirkulation** ein **offenes System** dar. Das Lymphgefäßsystem beginnt mit einem dichten, miteinander verbundenen **Lymphkapillarnetz** im Bindegewebe des interzellulären Raumes. Die beträchtliche Durchlässigkeit der Lymphkapillaren und das freie Kapillarende ermöglichen, daß der Einstrom der Gewebsflüssigkeit und vor allem der Eiweißkörper in die Lichtungen der Lymphkapillaren frei erfolgt. Damit werden dem Körper nicht nur wertvolle Proteine erhalten, sondern auch der Abtransport von großmolekularen Stoffen, Fremdkörpern (z. B. Bakterien, Tumorzellen) und Lymphozyten aus dem Interstitium ermöglicht. Wenn die Funktion der Blutkapillaren und der Venen überfordert wird (vermehrter Flüssigkeitsaustritt und Ödembildung), dient das Lymphgefäßsystem als Sicherheitsventil für den Abtransport der Gewebsflüssigkeit.

Die Lymphe aus den Kapillaren sammelt sich in größeren Sammelgefäßen (Kollektoren), die sich wiederum als oberflächliches und tiefes Bündelsystem dem Verlauf der Extremitätenvenen anschließen. Die klappenhaltigen Lymphbahnen sind in deren Verlauf durch mehrere **Lymphknotenstationen** (Sitz der Abwehrmechanismen) unterbrochen, bevor sie in das Venensystem münden. Die Lymphgefäße der unteren Körperhälfte und des linken Armes münden durch den Milchbrustgang (**Ductus thoracicus**) in die linke Schlüsselbeinvene (Vena subclavia). Die Lymphgefäße der oberen Körperhälfte und des rechten Armes entleeren sich in das Venensystem durch eigene Einmündungen. Man rechnet, daß die in das venöse System einströmende Lymphmenge beim Menschen etwa 2–2,5 Liter im Laufe von 24 Stunden beträgt. Der Lymphabflußmechanismus ist dem des venösen Rückflusses ähnlich.

Zusammenfassung: Der menschliche Kreislauf besteht aus dem Körper- und dem Lungenkreislauf. Zusätzlich existiert ein offenes Lymphabflußsystem. Während der geschlossene Blutkreislauf dem Stoff- und Sauerstofftransport dient, besteht die Aufgabe des Lymphabflusses im Erhalt von Eiweißen sowie dem Abtransport von Schlacken aus dem Zwischenzellraum. Die Dynamik des Kreislaufs wird über zentral-nervöse hormonelle, metabolische sowie physikalische Gesetzmäßigkeiten geregelt. Hierzu zählen Sympathikusantrieb, Katecholaminspiegel, Sauerstoffbedarf und kardiale Pumpfunktion sowie Schwerkraft (hydrostatischer Druck). Angriffspunkt der meisten Regelvorgänge sind die Arteriolen. Der Venenfluß wird vorwiegend physikalisch gefördert (Gelenkmuskelpumpe etc.).

II Spezieller Teil

Die Krankheiten der peripheren Gefäße lassen sich in drei Gruppen einteilen:
▷ Krankheiten der Arterien
▷ Krankheiten der Venen
▷ Krankheiten der Lymphgefäße

1 Krankheiten der Arterien

Definition

Der gemeinsame Nenner der peripheren arteriellen Durchblutungsstörungen ist die Ischämie (örtliche Blutleere) der Gliedmaßen infolge von Strömungshindernissen in der arteriellen Zuflußbahn.

Epidemiologie

Die chronische arterielle Verschlußkrankheit ist sehr häufig: Sie findet sich bei etwa 10% der männlichen Bevölkerung, die fünfmal häufiger betroffen ist als die weibliche.

Im Gegensatz dazu leiden Frauen häufiger unter funktionellen Durchblutungsstörungen. Hier ist das Verhältnis Frauen : Männer etwa 6:1.

Ursachen und Pathogenese

Die Störung des arteriellen Zuflusses muß nicht unmittelbar in einer krankhaften Veränderung der betroffenen Gefäße liegen, sie kann auch durch eine krankhafte Vasokonstriktion (Gefäßspasmus), z. B. der Fingerarterien (sog. RAYNAUD-Phänomen), hervorgerufen werden.

Meist jedoch liegt die Ursache einer peripheren Minderdurchblutung in einer Erkrankung der Arterienwand, die zu einer Einengung (Stenose), zu einem zusätzlichen Spasmus oder zu einem Verschluß (Obliteration) der Arterie führt.

Nach Unterbrechung des arteriellen Zuflusses entwickelt sich oberhalb und unterhalb der Stelle ein Umgehungskreislauf (sog. Kollateralkreislauf). Die Transportkapazität der Kollateralen spielt eine wichtige Rolle für das Schicksal des ischämischen Gewebes. Je wirksamer die Kollateralfunktion ist, desto weniger wird die Durchblutungsstörung ausgeprägt.

Symptome

Das Leitsymptom der Ischämie ist der ischämische Schmerz.

Er entsteht, wenn die arterielle Zufuhr nicht in der Lage ist, den Blutbedarf der Gewebe (und somit die Zufuhr von Sauerstoff und Substraten) zu decken. Wenn dies während einer Mehrarbeit der Muskulatur, z. B. beim Gehen, auftritt, leidet der Patient an einem zeitweiligen Hinken, sog. Claudicatio intermittens. Er hat dann Schmerzen, die ihn zum Stehenbleiben zwingen. Ist der Bedarf an Sauerstoff bereits in Ruhe nicht mehr gedeckt, treten bei Patienten mit arteriellen Durchblutungsstörungen ischämische Ruheschmerzen auf.

Komplikationen

Ein über längere Zeit bestehender Sauerstoffmangel kann schließlich zu einem vollständigen Zusammenbruch des Stoffwechsels mit Gewebsuntergang und Bildung von Nekrosen (z. B. *Raucherbein*, Gangrän beim Diabetes mellitus) führen.

Diagnostik

Die Diagnose der arteriellen Durchblutungsstörungen kann aufgrund der **Anamnese** und der physikalischen Untersuchung der Arterien (Palpation = Abtasten; Auskultation = Abhören) relativ gut gestellt werden.

Zur Erhärtung der Diagnose sowie zur Beurteilung der Kollateralenfunktion werden zusätzlich einfache klinische Tests durchgeführt.

Klinische Tests

Die **Lagerungsprobe** nach RATSCHOW zeigt den Grad der Durchblutungsstörung der Beine.

Beim liegenden Patienten wird zunächst das Abblassen der Fußsohlen bei senkrecht hochgelagerten Beinen beobachtet. Dann wird die Zeit des Auftritts der ischämischen Schmerzen im Bein während kreisender Fußbewegungen notiert. Schließlich, nach Herabhängenlassen der Beine, werden die Art und die Schnelligkeit der Rötung der Haut (normal: < 5 sec) und der Füllung der Fußvenen beurteilt (normal: < 20 sec).

Die **Faustschlußprobe** zeigt den Grad der Durchblutungsstörung im Bereich der Arme. Sie entspricht etwa der Lagerungsprobe: Der Patient sitzt, hält die Arme hoch und schließt und öffnet seine Hände 10–20mal. Währenddessen kompri-

miert man die Arterien am Handgelenk des Patienten. Nach Öffnung der Hand und Loslassen der arteriellen Zufuhr wird die Rötung der Handflächen und Finger beurteilt.

Zur Objektivierung und Lokalisierung eines arteriellen Verschlusses werden apparative Methoden angewandt.

Apparative Methoden

Die mechanische **Oszillographie** (Abb. 5-2) registriert die pulsatorischen Druckschwankungen (Oszillationen) im arteriellen System mit Hilfe von luftgefüllten Gummimanschetten über verschiedenen Ableitungsstellen der Extremitäten (daher auch der Name Stufenoszillographie). Form und Größe der Oszillationen werden als Oszillogramm registriert und beurteilt.

Die Oszillationen unterhalb eines arteriellen Verschlusses sind abgerundet und deutlich höhengemindert. Oberhalb des Verschlusses sind die Oszillationen denen der gesunden Seite ähnlich. Die Oszillographie wird routinemäßig in Ruhe am liegenden Patienten durchgeführt. Aufgrund der Belastungs-Oszillographie (z. B. nach 40 Zehenstandsübungen) wird die Aussagekraft der Methode weiter verbessert.

Die akrale **Plethysmographie** (Abb. 5-2 und Abb. 5-3) registriert die arteriellen Pulsschwan-

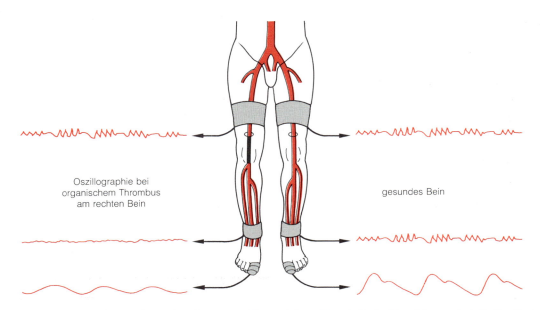

Abb. 5-2. Mechanische Oszillographie der unteren Extremitäten: Unterhalb des Verschlusses sind die Oszillationen niedriger und abgerundeter als am gesunden Bein.

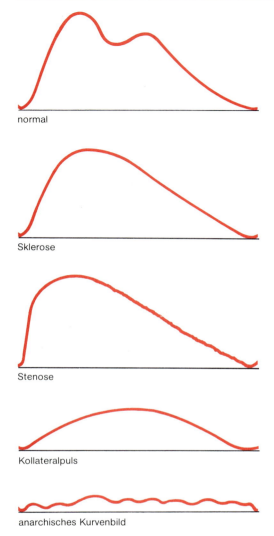

normal

Sklerose

Stenose

Kollateralpuls

anarchisches Kurvenbild

Abb. 5-3. Plethysmographisches Kurvenbild: Bei Sklerose wird der normale Doppelgipfel wegen der eingeschränkten Gefäßelastizität durch einen einzigen Gipfel ersetzt. Bei Stenose zeigt sich zusätzlich ein sägezahnförmiger Druckabfall. Der hügelförmige Kurvenverlauf mit deutlich niedrigerer Amplitude charakterisiert den Kollateralpuls. Ein *anarchisches* Kurvenbild ergibt sich bei Kompensation durch kleine Kollateralen.

kungen aus den Zehen oder Fingern. Sie arbeitet mit elektronischen Geräten, die z. B. auf dem Prinzip der Photozelle beruhen (daher auch unter dem Namen Lichtplethysmographie bekannt). Aus der Pulsform, Pulsamplitude sowie dem zeitlichen Verlauf der Pulskurven läßt sich auf die Art der Störung schließen.

Zur quantitativen Beurteilung des Schweregra-

des einer peripheren arteriellen Durchblutungsstörung werden spezielle Meßmethoden eingesetzt. Hierzu zählen z. B. die Messung des systolischen Knöcheldruckes mittels Ultraschall-Doppler-Technik oder die Messung der peripheren Durchblutung mit Hilfe der **Venenverschlußplethysmographie** oder der **133-Xe-Clearance-Technik.**

Zum Veranschaulichen der arteriellen Strombahn und zur Beurteilung der Gefäßlage wird die Röntgenkontrastdarstellung der Arterien, die **Angiographie** (Synonym: Arteriographie), vorgenommen.

1.1 Klinik und Therapie der arteriellen Gefäßkrankheiten

Aus didaktischen Gründen scheint es zweckmäßig, die Erkrankungen der peripheren Arterien in die funktionellen Durchblutungsstörungen und die obliterierenden Arteriopathien zu unterteilen.

1.1.1 Funktionelle Durchblutungsstörungen

Definition

Unter funktionellen Durchblutungsstörungen verstehen wir eine Regulationsstörung der peripheren Zirkulation ohne Anhalt für eine direkte Gefäßerkrankung.

Ursachen und Pathogenese

Ursächlich spielen in erster Linie der **Konstitutionstyp** (vegetativ Labile, Magere, Jugendliche) und das **Geschlecht** (überwiegend weibliches) die führende Rolle. Weiterhin sind der Einfluß **nervaler Störungen** (z. B. Sympathikusreiz durch Halsrippe, Zustände nach Kinderlähmung) und direkte mechanische, chemische oder thermische **Reizung** der Arterien von Bedeutung. So können z. B. Arterienspasmen entstehen nach Punktionen, Verletzungen (Einklemmung der Zubringerarterie für den Arm zwischen den Rippenhaltermuskeln), Einnahme von Medikamenten (Mutterkorn-Alkaloide) oder durch Unterkühlung.

Zu den wichtigsten funktionellen Durchblutungsstörungen der Gliedmaßen zählen wir das RAYNAUD-Syndrom und die Akrozyanose.

1.1.1.1 Raynaud-Syndrom

Das RAYNAUD-Syndrom ist durch das anfallsweise Abblassen der Finger (sog. *Leichenfinger* = Digiti mortui) bei Einwirkung von Kälte charakterisiert. Es handelt sich um einen stark ausgeprägten Gefäßspasmus der Fingerarterien mit einer kurzfristigen Unterbrechung der Fingerdurchblutung. Die Dauer der Anfälle überschreitet kaum 10 Minuten.

Von einem **primären** RAYNAUD-Syndrom (Morbus RAYNAUD) spricht man bei Personen, bei denen die Ischämiezustände rein funktionell bedingt sind. Bei **sekundärem** RAYNAUD-Syndrom liegt eine auslösende Ursache entweder außerhalb oder innerhalb des arteriellen Gefäßsystems vor. Dabei kann es sich nicht nur um die bereits erwähnten Ursachen handeln, sondern das RAYNAUD-Syndrom kann auch im Rahmen einer obliterierenden, meistens entzündlichen Arteriopathie auftreten. Hierzu gehören vor allem die Arteriitiden bei Kollagenosen (z. B. Lupus erythematodes, Sklerodermie, vgl. Kapitel 20) oder die Thromboangiitis obliterans (BÜRGER-Krankheit).

1.1.1.2 Akrozyanose

Die Akrozyanose ist durch Neigung zu Kälteempfindlichkeit und durch bläuliche Verfärbung der Akren gekennzeichnet. Diese bleibt nicht nur auf die Finger beschränkt, sondern kann auch Hand, Unterarm, Füße, Unter- und Oberschenkel, Wangen und Lippen einbeziehen. Die Störung ist harmlos und durch verlangsamte Blutströmung in den erweiterten und geschlängelten Hautkapillaren und Venolen bedingt. Meistens sind Mädchen und junge Frauen betroffen.

Therapie

Die **Therapiemaßnahmen** bei funktionellen Durchblutungsstörungen bestehen aus:
▷ **Wärmeschutz** der Gliedmaßen und Anstreben eines angenehmen Wärmegefühls durch warme Bekleidung, warmes Schuhwerk sowie durch vermehrte Wärmeproduktion (Faustschlußübungen und direkte Erwärmung (heiße Getränke, Lichtbogen).
▷ Sorgfältige **Hautpflege** mit Bepanthen®-Salbe, Kamillosan®-Salbe o. ä. zur Vorbeugung gegen Hautrisse oder Hautgeschwüre.
▷ Bei sekundärem RAYNAUD-Syndrom Versuch der **Beeinflussung der auslösenden Ursache**, z. B. Beseitigung der Halsrippe, Durchtrennung der Rippenhaltermuskeln, Wiederherstellung der arteriellen Gefäßbahn, entzündungshemmende Präparate usw. Wenn eine ursächliche Therapie nicht möglich ist, kommt die beschwerden

lindernde Ausschaltung des Sympathikus durch Novocain®-Blockade oder durch Operation in Frage.
▷ Die **medikamentöse Behandlung** der funktionellen Durchblutungsstörungen hat zum Ziel, die erhöhte Krampfbereitschaft der akralen Gefäße herabzusetzen. Dies kann entweder durch Hemmung der zentralnervösen vasokonstriktorischen Einflüsse oder durch Förderung der Gefäßerweiterung direkt am Gefäß erreicht werden. Zu den zentralnervös wirkenden Pharmaka gehören z. B. Atosil®, Hydergin®, Catapresan® und zum Teil Reserpin. Als gefäßerweiternde Medikamente (syn. Vasodilatantien) sind z. B. Ronicol®, Complamin®, Sibelium®, Nitroglycerin zu nennen. Gut in der Vorbeugung gegen RAYNAUD-Anfälle haben sich auch die sog. Calcium-Antagonisten, z. B. Adalat®, bewährt. Unterstützend wirkt auch Alkohol (therapeutisch am besten im Heißgetränk).

1.1.2 Organische Erkrankungen der peripheren Arterien (obliterierende Arteriopathien)

Definition

Unter organischen Erkrankungen der peripheren Arterien verstehen wir eine auf dem Boden einer Gefäßerkrankung oder einer Blutgerinnungsstörung entstehende Unterbrechung der arteriellen Strombahn. Nach dem klinischen Verlauf unterscheiden wir zwischen akuten und chronischen arteriellen Verschlüssen; die chronischen werden als **arterielle Verschlußkrankheit** bezeichnet.

1.1.2.1 Akuter Verschluß von Gliedmaßenarterien

Ursachen und Pathogenese

Die häufigste Ursache eines akuten arteriellen Verschlusses ist die **arterielle Embolie**. Sie kann als Blutgerinnsel aus dem Herzen (z. B. bei rheumatischen Herzklappenfehlern, bei Zustand nach Myokardinfarkt, bei Herzrhythmusstörungen) oder aus der Aorta stammen und mit dem Blutstrom in das arterielle System eingeschleppt werden. Hier verhindert sie durch Verlegung der Gefäßlichtung den arteriellen Durchfluß. Die zweithäufigste Ursache des akuten arteriellen Verschlusses ist die **arterielle Thrombose** (z. B. bei vorbestehender Stenosierung durch Arteriosklerose, nach stumpfen Gefäßwandverletzungen, nach Katheteruntersuchungen oder versehentlicher intraarterieller Injektion bestimmter Medikamente).

Symptome

Das führende Symptom des akuten arteriellen Extremitätenverschlusses ist ein plötzlich einsetzender, heftiger **Schmerz** (wie vom Peitschenschlag), verbunden mit **Kältegefühl** und **Gefühlsstörung** sowie **Bewegungsunfähigkeit** der betroffenen Extremität. Der Arzt stellt **Blässe, Pulslosigkeit** und **Verschlechterung des allgemeinen Zustandes** bis hin zum **Schock** fest.

> Der akute Arterienverschluß stellt eine Notfallsituation dar. Wird innerhalb von 10 Stunden die arterielle Strombahn wiederhergestellt, ist eine Erhaltung der betroffenen Extremität möglich. Andernfalls kommt es zur Entwicklung des sog. **kompletten Ischämiesyndroms** mit Gewebsuntergang und Amputations- bis Lebensgefahr für den Patienten.

Therapie

Zu den Therapiemaßnahmen gehören:

▷ **Sofortmaßnahmen:**
1. Schmerzbekämpfung (wenn nötig mit Opiaten wie Dolantin®, Morphin o. ä.);
2. exakte Lagerung der Extremität und Abdeckung der Druckstellen mit Watteverband (Tieflagerung, weiche Lagerung);
3. Bekämpfung von Schock und Hypotonie;
4. Heparinisierung zur Vermeidung des Fortschreitens der Thrombose.

> Keine i. m. Spritzen bei akutem Gefäßverschluß (wegen evtl. späterer thrombolytischer Therapie)!

▷ **Definitivmaßnahmen:**
1. operative Entfernung des Embolus = Embolektomie (risikoarm, oft in örtlicher Betäubung durchführbar);
2. fibrinolytische Behandlung mit Urokinase oder Streptokinase ist indiziert, vor allem bei peripheren Verschlüssen (distaler Unterschenkel, Unterarm, Fuß, Hand) oder wenn sonst die Operation nicht möglich ist;
3. Nachbehandlung mit Antikoagulantien und Behandlung des Grundleidens.

1.1.2.2 Die arterielle Verschlußkrankheit (AVK)

Ursachen und Pathogenese

In 90% der arteriellen Verschlußkrankheiten (AVK) liegt die Ursache bei degenerativen Gefäß-krankheiten, in 10% bei entzündlichen Angiopathien. Die häufigste degenerative Arteriopathie ist die **Arteriosklerose**. Es wurde gezeigt, daß die Entwicklung der Arteriosklerose durch die Wirkung bestimmter Risikofaktoren begünstigt wird.

Als **Risikofaktoren** gelten: Bluthochdruck, chronischer Nikotinabusus, Bewegungsmangel, Übergewicht, erbliche Anlage zur Arteriosklerose sowie Zucker-, Fett- und Harnsäurestoffwechselstörungen.

Die Arteriosklerose beginnt zunächst mit Wandunregelmäßigkeiten durch Ablagerungen von Cholesterin, Proteinen und Verkalkungen in der Gefäßwand. Dies führt später zu einer Stenosierung (Verengung) und schließlich zum Verschluß des arteriellen Lumens. Männer sind häufiger betroffen als Frauen, vorwiegend jenseits des 40. Lebensjahres.

Die **Zuckerkrankheit** führt ebenfalls zur Entwicklung einer degenerativen Angiopathie, die als sog. **diabetische Mikro- und Makroangiopathie** zum Verschluß von sehr kleinen und größeren Arterien führt.

Die Ursachen der entzündlichen Angiopathien sind nicht eindeutig geklärt, diskutiert wird die Wirkung von Kälte, Infektionen, Allergien, Nikotin und Autoimmunprozessen. Zu dieser Gruppe gehören vor allem die Thrombangiitis obliterans (Morbus BUERGER) und die Arteriitis bei Lupus erythematodes, Sklerodermie, Dermatomyositis, Panarteriitis nodosa, rheumatoider Arthritis und Gicht. Betroffen sind kleinere periphere Arterien, hauptsächlich in der Haut. Das Verhältnis von Männern zu Frauen ist beim Morbus BUERGER etwa 2:1. Die Krankheit tritt vorwiegend vor dem 40. Lebensjahr auf. Bei den Kollagenosen liegt die Häufigkeit der AVK mehr auf der Seite der Frauen.

Symptome

Nach der Lokalisation des arteriellen Verschlusses unterscheidet man die AVK vom Schultergürteltyp, Beckentyp, Oberschenkeltyp, peripheren Typ, akralen Typ und kombinierten Typ.

Klinisch lassen sich **vier Stadien** der AVK unterscheiden:

Stadium I bedeutet Beschwerdefreiheit bei vollständig kompensiertem Verschluß.

Stadium II ist das zeitweilige Hinken (Claudicatio intermittens, *Schaufensterkrankheit*).

Stadium III ist durch Ruheschmerzen (besonders nachts) ohne Nekrosen charakterisiert.

Stadium IV Im Stadium IV kommt es zum Gewebsuntergang mit Nekrosenbildung und Ruheschmerzen.

Therapie

Die **Therapie** der AVK beruht auf drei tragenden Säulen:
▷ Basistherapie;
▷ differenzierte stadiumbezogene Spezialmaßnahmen;
▷ Lokalbehandlung.

Basistherapie

Unter der Basistherapie der AVK versteht man:
▷ die Bekämpfung der **Risikofaktoren** (Einstellen des Rauchens, Normalisierung des Gewichts und des Blutdrucks sowie der Stoffwechsellage);
▷ **Kreislaufstabilisierung** (Behandlung der Herzinsuffizienz und der Herzrhythmusstörungen);
▷ ausgiebiges **Gehtraining** im Intervallstil in Kombination mit **Lagerungs-** und **Muskelübungen** (Zehenstände, Kniebeugen);
▷ **Vorbeugung örtlicher Gewebsschäden** (sorgfältige Hautpflege, Vermeidung von Bagatellverletzungen und Infektionen, keine direkte Wärmeanwendung, geeignetes Schuhwerk).

Die Basistherapie gilt für alle Stadien der AVK, mit Ausnahme der Stadien III und IV (Ruhe-Ischämie). Hier ist eine aktive Bewegungstherapie kontraindiziert.

Differenzierte stadiumbezogene Spezialmaßnahmen

Im allgemeinen gilt, daß die Stadien I und II der AVK ambulant und die Stadien III und IV stationär behandelt werden sollen.

Ein Patient im Stadium I und II der AVK soll sich in erster Linie der Basistherapie unterziehen. Diese kann durch prophylaktische Gabe von Thrombozytenaggregationshemmern (z. B. Colfarit®, Asasantin®) bzw. Verordnung von durchblutungsfördernden Mitteln (z. B. Dusodril®, Trental 400® o. ä.) ergänzt werden. Bei bestimmten Verschlußtypen und Lokalisationen werden nach vorheriger angiographischer Abklärung auch Hemmer der Blutgerinnung (sog. Antikoagulantien, z. B. Marcumar®, Sintrom®) verabreicht. Ist die beschwerdefreie Gehstrecke so kurz, daß der Patient sich in seinem beruflichen oder privaten Leben erheblich behindert fühlt (Stadium IIb), so besteht eine relative Indikation zur Wiederherstellung der arteriellen Gefäßbahn. Diese kann chirurgisch, mittels Katheter oder konservativ durch thrombolytische Behandlung erfolgen. Für die Entscheidung, ob eine wiederherstellende Therapiemaßnahme durchführbar ist, ist ein angiographisches Bild der zu behandelnden Gefäße erforderlich.

Die Wiederherstellung der arteriellen Gefäßbahn kann auf dreierlei Weise erfolgen:
▷ chirurgische Rekonstruktion;
▷ Gefäßrekonstruktion mit einem Spezialkatheter;
▷ thrombolytische Behandlung.

Chirurgische Rekonstruktion: Zwei Verfahren zur Rekonstruktion der Arterien auf chirurgischem Wege stehen zur Verfügung (s. Abb. 5-4):
▷ Die Umleitungs-Operation (**Bypass**) mit Anlage eines Umgehungsgefäßes aus körpereigener Vene, aus kör-

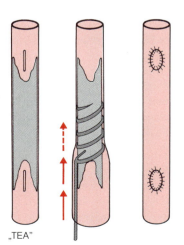
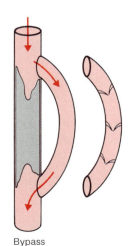
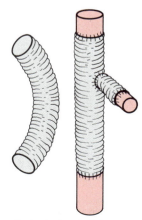

„TEA"   Bypass   alloplastischer Gefäßersatz

Abb. 5-4. Chirurgische Verfahren zur Rekonstruktion verschlossener Arterien (Erläuterung s. Text).

perfremdem biologischem Material (Nabelschnur, Kalbsgefäße) oder aus Kunststoff;

▷ die Desobliteration, d. h. lokale umschriebene bzw. halbgeschlossene Ausschälung von Stenose oder Verschluß (**Thrombendarteriektomie, TEA**).

Eine Art der Desobliteration von Abgangsstenosen eines für den Kollateralkreislauf wichtigen Arterienastes mit Erweiterung der Gefäßlichtung mit einem Venenflick heißt **Gefäßplastik** (z. B. Profundaplastik bei Femoralarterienverschluß).

Gefäßrekonstruktion mit Katheter: Wenn man anstatt eines gewöhnlichen Röntgengefäßkatheters einen speziellen Ballonkatheter durch die Haut (perkutan) in die Gefäßlichtung einführt, kann von dort (transluminal) durch Aufblasen des Ballons mit Druck eine Stenose von innen gesprengt (dilatiert) werden. Das Verfahren wird als **perkutane transluminale Dilatation** (PTD) bezeichnet.

Die Katheterbehandlung hat den Vorteil eines für den Patienten nicht belastenden Eingriffs, sie kann jedoch nur bei bestimmten Verschlußtypen und Lokalisationen angewandt werden und nur dort, wo genügend Erfahrung mit dieser Technik vorliegt.

Thrombolyse: Bei Verschlüssen, die ein gewisses Alter nicht überschreiten (z. B. Oberschenkelbereich vier bis sechs Wochen, Beckenbereich bis zu sechs Monate), kann eine Lumeneröffnung auch durch Auflösung des thrombotischen Verschlußmaterials mittels Urokinase oder Streptokinase erfolgen. Diese Mittel werden in verschiedenen Dosierungen entweder i. v. oder i. a. verabreicht. Für die Durchführung einer Lysetherapie müssen strenge Indikationen und darf keine Kontraindikation vorliegen (Blutungsgefahr) sowie intensivmedizinische, laborchemische und röntgenologische Überwachungs- bzw. Kontrollmöglichkeiten gegeben sein.

Wenn die wiederherstellenden Maßnahmen im Stadium III und IV nicht durchführbar sind, treten die **palliativen** Therapiemaßnahmen (Linderung der Beschwerden) in den Vordergrund.

Lokalbehandlung und allgemeine konservative Therapiemaßnahmen

Hierzu werden gezählt:

▷ **Ruhebehandlung,** d. h. konsequente Bettruhe und Wärmeschutz der Gliedmaßen, unterstützt durch Watte- oder Wollstrümpfe. Lokale Wärme- oder Kälteapplikation sind strengstens untersagt;

▷ **Tieflagerung** der kranken Extremität und Erhöhung des Kopfendes des Bettes verbessern durch den Effekt des hydrostatischen Druckes die Durchblutung und vermindern die Schmerzen (Abb. 5-5);

▷ sorgfältige **Hautpflege** und Vorbeugung von

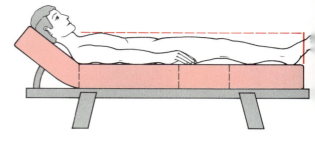

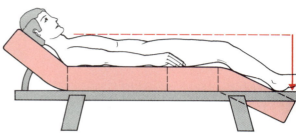

Abb. 5-5. Verbesserung der Durchblutung der unteren Extremität durch Tieflagerung der Beine: Der erhöhte hydrostatische Druck steigert die Perfusion.

Hautverletzungen (u. a. durch falsche Pediküre) sowie Anwendung eines Bügelgestells zum Abfangen des Druckes der Bettdecke;

▷ **Verhinderung von Muskelkontrakturen** und Drucknekrosen durch entsprechende Lagerungen und Anwendung von Wattepolstern, Kissenunterlagen und durch häufigen Lagewechsel;

▷ **Schmerzbekämpfung** mit Analgetika, wenn nötig auch mit Opiaten;

▷ Förderung der **Kollateralkreislaufentwicklung** durch intraarterielle Infusionen von gefäßerweiternden Medikamenten (z. B. Laevadosin®, Ronicol®, Prostaglandin®);

▷ Verbesserung der **Fließeigenschaften** des Blutes durch Senkung des Fibrinogen-Spiegels im Blut durch das Schlangengift Arwin® oder des Hämatokrits durch Aderlaß (sog. isovolämische Hämodilation);

▷ Prophylaxe weiterer Gefäßverschlüsse durch **blutgerinnungshemmende** Behandlung (Heparin, Marcumar®).

> Der lokalen Behandlung bei Nekrosen im Stadium IV muß besondere Aufmerksamkeit gewidmet werden. Trockenbehandlung und Bekämpfung von Infektionen sind Hauptgebote. Trockene, mumifizierte Stellen werden eingepudert. Salbenverbände sind streng verboten.

Nach Abstoßung von Nekrosen benutzt man zur Reinigung der Hautläsionen Wasserstoffsuperoxyd, physiologische Kochsalzlösung oder feuchte Kompressen mit DAKIN-Lösung. Auch Enzyme (Leukase®, Trypure®) haben oft eine gute Reinigungswirkung. Bei Infektionen muß lokal und systemisch mit Antibiotika behandelt werden (z. B. Nebacetin®-Puder lokal und Reverin® oder Claforan® in Form von intraarterieller Infusion). Wenn die Infektion unter Kontrolle ist, müssen die abgestorbenen Gewebspartien beseitigt werden. Die Heilung von Gewebsdefekten kann durch Applikation von Actihaemyl®-Salbe beschleunigt werden.

Sympathektomie: Falls konservative Maßnahmen nicht zum Erfolg führen und eine Wiederherstellung der arteriellen Strombahn nicht möglich ist, kann als palliativer Eingriff noch die Sympathektomie herangezogen werden. Hierdurch kommt es vor allem zu einer Erschlaffung der Hautgefäße. Die besten Resultate sind dort zu erwarten, wo eine AVK mit gesteigertem Vasokonstriktorentonus (kühle, feuchte Akren) verbunden ist.

Amputation: Beim Versagen aller therapeutischen Bemühungen und Fortschreiten des Gewebsunterganges oder bei Entwicklung eines bedrohlichen Zustandes des Patienten, z. B. durch Osteomyelitis, Sepsis, ist eine Amputation unumgänglich. Die Festlegung der Amputationshöhe hängt von der Gefäßversorgung des Stumpfes und von der Funktion der zukünftigen Prothese ab.

2 Krankheiten der Venen

Definition

Der gemeinsame Nenner venöser Abflußstörungen – akuter wie chronischer – ist die **venöse Stauung**. Infolge dieser Stauung steigt der Druck in der Endstrombahn über das erträgliche Niveau hinaus an, und es kommt zu einem vermehrten Flüssigkeitsaustritt aus dem Gefäßinnenraum mit Ausbildung von **Ödemen**.

Epidemiologie

Krankheiten der Venen sind häufig. Wenn man alle Formen und Schweregrade berücksichtigt, haben über 50% aller Menschen Krampfadern (Varizen). Frauen sind häufiger betroffen als Männer.

Die Häufigkeit der Thrombophlebitis nimmt mit steigendem Alter zu. So fand man bei Autopsien von 50- bis 60jährigen in der Hälfte der Fälle Thromben. Bei über 90jährigen waren es 100%.

Ursachen und Pathogenese

Die Auswirkung einer venösen Schädigung hängt von Ausmaß und Lokalisation des krankhaften Prozesses im venösen System der Extremitäten ab. In der Regel gilt, daß der Befall der oberflächlichen Venen weniger bedeutsam ist als der der Venae perforantes und der tiefen Venen, und daß Störungen der herznah liegenden Venen schwerwiegender sind als die der peripheren.

Infolge der netzartigen Verzweigung der Venen und wegen der Verbindungen zwischen tiefen und oberflächlichen Venen besteht niemals ein komplettes Abflußhindernis. Bei akutem Verschluß tiefer Venen kommt es daher – im Gegensatz zum akuten Verschluß einer Extremitätenarterie – in der Regel nicht zu so bedrohlichen Zirkulationsstörungen mit der Gefahr des Gewebsuntergangs und der Gangrän der Extremität.

Es gibt jedoch Sonderformen der akuten Venenthrombose, bei denen es infolge einer vollständigen Verlegung der Becken- und Beinvenen zu einer bedrohlichen, stasebedingten Ischämie im Bereich der Mikrozirkulation und zur Entwicklung eines hypovolämischen Schocks kommt. Es ist die sogenannte **Phlegmasia caerulea dolens** mit dem klinischen Bild der venösen Gangrän.

Der akute Verschluß tiefer Venen erfolgt praktisch immer durch **Phlebothrombose**, d. h. durch Bildung von Blutgerinnseln in den Venen. Die Gefahren der akuten Phlebothrombose bestehen in:

▷ Lungenembolie (s. Kap. 9), wenn sich das Gerinnsel von der Venenwand löst und mit dem Blutstrom durch das rechte Herz hindurch in die Lungenarterien gerät. Durch die Verlegung von größeren Lungenarterienästen kommt es zu akuten, nicht selten tödlichen Kreislaufstörungen. In den ersten Tagen einer Phlebothrombose ist die Emboliegefahr besonders groß, ältere Gerinnsel lösen sich nicht mehr so leicht von der Gefäßwand.

▷ Als Spätfolge droht die Entwicklung einer chronischen venösen Insuffizienz.

Eine **chronisch venöse Insuffizienz** (CVI) ist entweder Spätfolge der Verlegung tiefer Venen durch Thrombose oder, seltener, Folge einer Venenklappeninsuffizienz (Schließunfähigkeit der Venenklappen, z. B. bei Krampfadern). Durch die Verlangsamung der venösen Strömung bis hin zum Stillstand kommt es zur Störung des Abtransportes von CO_2 und Stoffwechselabbauprodukten und somit zur Verschlechterung der Gewebsernährung (das Gewebe erstickt in den eigenen Schlacken) mit sekundärer Entzündung und Allergisierung. Der ungewöhnlich hohe Venendruck führt durch Rückwärtsauswirkung auch zum Bruch von Kapillaren und Venolen mit nachfolgenden Blutungen und Ablage von Pigment. So entsteht das Bild der chronischen venösen Insuffizienz.

Symptome

Die CVI hat drei Stadien:
▷ **Stadium I** ist durch **Ödem** und Vermehrung bzw. Erweiterung von feinen Hautvenen an der Fußinnenseite und in der Knöchelgegend charakterisiert.
▷ **Stadium II** ist verbunden mit ausgeprägten Hautveränderungen wie Pigmentation, Induration und Atrophie.
▷ Im **Stadium III** findet man ein venöses Geschwür, frisch oder vernarbt.

Nach Verlegung der tiefen Venen durch einen Thrombus bilden sich an dieser Stelle Umgehungsbahnen, sog. venöse **Kollateralen** (Abb. 5-6). Diese besitzen jedoch keine Klappen und neigen zur Erweiterung (sog. sekundäre Varizen), so daß sie nur eingeschränkt funktionsfähig sind.

Diagnostik

Die Diagnose der peripheren Venenkrankheiten kann aufgrund der Anamnese, der Inspektion (Besichtigung) und Palpation der Extremitäten, der Auskultation der Venen, der Umfangsmessung gestellt werden. Die betroffene Extremität ist blaß, kühl und meist ödematös. Zur Objektivierung des klinischen Befundes werden apparative Untersuchungen eingesetzt.

Klinische Tests

Zur Prüfung der Venenklappeninsuffizienz am Bein werden der TRENDELENBURG-Test und der PERTHES-Test benutzt. Man versucht dabei festzustellen, ob es in Ruhe bzw. während Betätigung der *Muskelgelenkpumpe* zu einer regelrechten Entleerung oder einer umgekehrten Füllung der oberflächlichen Venen kommt. Der PERTHES-Test erlaubt außerdem, die Durchgängigkeit der tiefen Venen zu beurteilen (rasches Gehen).

Für die Erkennung einer tiefen Venenthrombose wird der LOWENBERG-Test angewandt: Eine Blutdruckmanschette wird um die zu prüfende

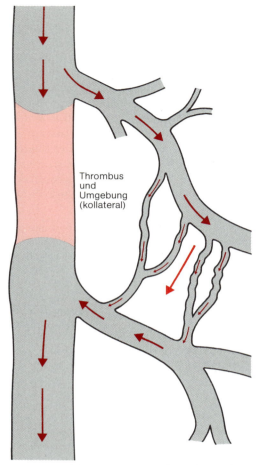

Thrombus und Umgebung (kollateral)

Abb. 5-6. Ausbildung venöser Kollateralen nach thrombotischem Verschluß einer großen Vene.

Stelle, z. B. die Wade, gewickelt und langsam bis auf 160–180 mm Hg (21,3–24,0 kPa) aufgeblasen. Normalerweise wird der Druck in diesem Bereich noch ertragen. Beim Vorliegen einer Thrombose liegt die Schmerzschwelle unterhalb von 140 mm Hg (18,7 kPa).

Apparative Methoden

Zur Objektivierung und Lokalisierung einer frischen Venenthrombose dient der **Radiojod-(J 125)-Fibrinogen-Test**. Hierzu wird nach Blockierung der Schilddrüse mit Natriumjodid per os 125 J-Humanfibrinogen in eine Armvene injiziert und 4 Stunden später die Radioaktivität an 8–12 Punkten entlang der Beine und über dem Herzen gemessen. Besteht eine frische Venenthrombose, so wird in dem wachsenden Thrombus Radiojod-Fibrinogen angereichert, und dadurch kommt es zu einem Radioaktivitätsanstieg (im Vergleich zu der Radioaktivität über dem Herzen, die gleich 100% gesetzt wird) über der betroffenen Stelle, der mittels eines Detektors gemessen wird. Die Messungen können über mehrere Tage durchgeführt werden, die Treffsicherheit dieses Testes beträgt etwa 90%.

Der quantitative Nachweis der peripheren venösen Störungen kann unblutig mittels **Venenverschlußplethysmographie** oder durch die blutige **Venendruckmessung** (Phlebodynamometrie) erbracht werden. Zur Untersuchung der venösen Strömung und Prüfung der Schließfähigkeit der Venenklappen dient die **Ultraschall-Doppler-Technik.**

Zur Klärung venöser Störungen und Beurteilung der Durchgängigkeit der tiefen Venen wird die **Röntgendarstellung** der Venen durch Injektion eines Kontrastmittels (**Phlebographie**) vorgenommen. Sie dient auch zur Lokalisation vor der operativen Entfernung eines frischen Thrombus aus den Beckenvenen.

2.1 Klinik und Therapie der venösen Gefäßkrankheiten

Nach den klinischen Gesichtspunkten und von der Wichtigkeit her lassen sich zwei große Gruppen von peripheren Venenkrankheiten unterscheiden:

die **dilatierenden** Phlebopathien (Dilatation = Erweiterung) und die **obliterierenden** Phlebopathien (Obliteration = Verschluß).

Zu den erstgenannten zählt die Varicosis (Krampfadern), zu letzteren die tiefe venöse Thrombose und die oberflächliche Thrombophlebitis.

2.1.1 Varicosis

Definition

Als Varizen werden die Erweiterungen fast ausschließlich oberflächlicher Venen der unteren Extremitäten bezeichnet. Nach der Entstehung von Varizen wird zwischen **primären** und **sekundären** Varizen unterschieden.

Ursachen und Pathogenese

Die Ursache der **primären** Varicosis liegt in einer **erblichen Anlage** zur Venenwandschwäche im Rahmen einer allgemeinen Bindegewebsschwäche (Hämorrhoiden, Leistenbrüche, Senk- und Spreizfüße bei Varizen-Trägern). Als **begünstigende Faktoren** gelten: langes Stehen, mangelnde

Bewegung, Schwangerschaft, Fettleibigkeit, Gewebsalterung und das weibliche Geschlecht.

Im Gegensatz zu den primären Varizen entwickeln sich die **sekundären** Varizen durch vermehrte **Belastung** nach einer Venenthrombose und nach **Traumen** (z. T. als Kollateralvarizen).

Symptome

Die Symptome einer Varicosis liegen in einem weiten Spektrum, das von einer harmlosen Besenreiservaricosis bis zur ausgeprägten Stammvaricosis mit schweren, müden Beinen und Knöchelödemen bis zum Ulcus cruris varicosum (Unterschenkelgeschwür) reicht. Meistens haben die Träger von sekundären Varizen mehr Beschwerden als diejenigen mit der primären Varicosis.

Therapie

Die Therapie der Varicosis richtet sich nach der Form und dem Ausmaß des Leidens. *Besenreiservarizen* und kleine Varizen können verödet werden. Stammvarizen und andere ausgeprägte Varizentypen gehören zu den „chirurgischen Varizen". Hier ist eine radikale operative Entfernung von Varizen angezeigt. Solange Beschwerdefreiheit oder nur geringgradige Beschwerden vorliegen, kann man auch mit einem passenden Zweizug-Gummistrumpf nach Maß auskommen. Vor einer operativen Varizenentfernung ist die Durchführung einer Phlebographie notwendig. Nur wenn die tiefen Venen durchgängig sind, kann operiert werden. Die Behandlung der sekundären Varicosis beschränkt sich daher meistens auf die Kompressionstherapie mit dem Gummistrumpf.

2.1.2 Thrombophlebitis

Als Thrombophlebitis wird eine auf dem Boden einer Venenentzündung (Phlebitis) entstehende Bildung von Blutgerinnseln (Thrombose) in den oberflächlichen Venen bezeichnet. Kommt es zu Entzündung und Thrombose von Varizen, spricht man von Varikophlebitis.

Ursachen und Pathogenese

Als Ursachen sind Infektion, mechanische oder chemische Reizung der Venen (z. B. nach Verweilkatheter, Injektion bestimmter Medikamente) oder primäre Entzündung der Venenwand von Bedeutung. Oft tritt eine örtliche Phlebitis als Begleitsymptom eines tumorösen Prozesses (z. B. Phlebitis saltans bei Pankreaskarzinom) oder als Phlebitis migrans bei Morbus BUERGER auf.

Symptome

Bei oberflächlicher Thrombophlebitis und Varikophlebitis ergeben sich als subjektive und objektive Zeichen der lokalen Entzündung: Schmerzen, Rötung und tastbarer Venenstrang.

Therapie

Die Therapie der oberflächlichen Thrombophlebitis besteht aus lokalen und allgemeinen Maßnahmen. Lokal werden Alkoholumschläge, antientzündliche Salben (z.B. Butazolidin-Salbe) oder heparinoidhaltige Salben (Exhirud®) appliziert. Die Extremität wird mit einem Kompressionsverband versorgt.

Im allgemeinen werden entzündungshemmende Pharmaka (Tanderil®, Colfarit®) verabreicht, und dem Patienten wird angeraten, sich frei zu bewegen. Bei fieberhaftem Verlauf ist die antibiotische Therapie (Penicillin und seine Derivate) angezeigt. Die Anwendung von Antikoagulantien (Heparin, Marcumar®) ist nicht notwendig. Bei schmerzhaften Varikophlebitiden hilft oft eine Inzision und Ausräumung des thrombotischen Materials.

2.1.3 Phlebothrombose

Definition

Im Gegensatz zur Thrombophlebitis handelt es sich bei der Phlebothrombose um die Bildung von Blutgerinnseln in den tiefen Venen.

Ursachen und Pathogenese

Für die Entstehung einer Thrombose haben drei Faktoren (als VIRCHOW-Trias bekannt) grundlegende Bedeutung:
▷ Schädigung der Gefäßwand;
▷ gesteigerte Gerinnbarkeit des Blutes;
▷ Verlangsamung der Blutströmung.

Als **auslösende Faktoren** kommen in Betracht: große Operationen, Nachgeburtsperiode, Frakturen, Kreislauferkrankungen (z.B. nach Herzinfarkt und Apoplexie) sowie längere Bettruhe.

Symptome

Frühsymptome der Phlebothrombose sind Steigerung des Muskeltonus und der Gewebskonsistenz. Häufig bleiben die Frühstadien stumm, und bereits in dieser Phase kann es zu der gefürchteten Lungenembolie („Lungenembolie aus heiterem Himmel") kommen. Im allgemeinen klagen die Patienten über Schwere und Müdigkeit in den Beinen, ziehende Schmerzen wie beim Muskelkater, Hitzegefühl oder Frösteln im Bein sowie über geschwollene Beine mit bläulicher Färbung.

Komplikationen

Hauptkomplikation der Phlebothrombose ist die **Lungenembolie** (Verschleppung von Blutgerinnseln in den kleinen Kreislauf mit Verlegung der Lungenstrombahn). Fieber, erhöhte Puls- und Atemfrequenz sind die Symptome. Die Gefahren einer massiven Lungenembolie bestehen in Schock, Dyspnoe und akutem Cor pulmonale.

Verlauf und Prognose

Nicht selten tritt akut der Tod ein. In den meisten Fällen mündet die Phlebothrombose nach Monaten oder auch Jahren in das **postthrombotische Syndrom** ein. Hierbei handelt es sich um eine zunehmende chronisch-venöse Stauung in den unteren Extremitäten und deren Folgen (Ulcus cruris postthromboticum = Unterschenkelgeschwür). Die Ursache liegt in der unvollkommenen Rekanalisierung wichtiger Venenabschnitte, verbunden mit einer Venenklappeninsuffizienz. Die Folge des postthrombotischen Syndroms ist die chronisch-venöse Insuffizienz (s. S. 121). Die subjektiven Symptome der venösen Insuffizienz sind Schweregefühl, Müdigkeit bis Schmerz in dem betroffenen Bein bzw. Arm, verbunden mit Spannung und Unruhe in den Gliedern.

Äußerlich findet man Ödem und Umfangsvermehrung der betroffenen Gliedpartie, Zyanose und je nach dem Stadium der chronisch venösen Insuffizienz ausgeprägte Hautveränderungen (Pigmentation, Induration, Atrophie) oder auch ein frisches oder vernarbtes Unterschenkelgeschwür.

Prophylaxe und Therapie

Thromboseprophylaxe

In den bereits genannten Situationen, die das Auftreten von Phlebothrombosen begünstigen (große Operationen, Nachgeburtsperiode, Bettlägerigkeit wegen Herz-Kreislauf-Erkrankungen oder Frakturen), ist die Thromboseprophylaxe von größter Wichtigkeit. Dazu gehören möglichst frühes Aufstehen, besonders nach Operationen, und, wo dies nicht möglich ist, aktives Bewegen der Beine im Bett (Krankengymnastik), evtl. Hochstellen des Bettendes und Anwendung von Kompressionsstrümpfen, medikamentöse Behandlung einer Herzinsuffizienz.

Die medikamentöse Prophylaxe besteht meist in der subkutanen Gabe von kleinen Heparin-Dosen (*low-dose-Heparin*).

Sehr wichtig ist bei thrombosegefährdeten Patienten die sorgfältige Überwachung und tägliche Suche nach Anzeichen einer beginnenden Thrombose. Jede plötzlich auftretende einseitige Beinschwellung gilt (bis zum eventuellen Beweis des Gegenteils) als Ausdruck einer tiefen Thrombose: Der Patient ist sofort strikt ruhigzustellen, er darf bis zur Klärung der Situation das Bett nicht verlassen!

Therapie einer manifesten Thrombose

Zu den Behandlungsmaßnahmen gehören Bettruhe, Hochlagerung des betroffenen Beines auf eine Schiene, Kompressionsverband, blutgerinnungshemmende Behandlung mit Heparin intravenös (kontinuierlich über 24 Stunden) mit anschließendem Übergang auf Cumarine (Marcumar®). (Die blutgerinnungshemmende Behandlung ist im Kapitel 7 näher beschrieben.)

Wo dies möglich ist, wird man eine sogenannte **thrombolytische** (d. h. den Thrombus auflösende) **Therapie** mit Urokinase oder Streptokinase durchführen. Bei tiefer Beckenvenen- und/oder Oberschenkelvenenthrombose kommt eine operative Thrombusentfernung in Betracht, wenn eine Kontraindikation gegen die thrombolytische Therapie besteht oder wenn es sich um einen nur wenige Stunden oder Tage alten Venenverschluß größerer Ausdehnung handelt. Diese sogenannte venöse Thrombektomie wird mit einem speziellen Katheter, dem FOGARTY-Katheter, vorgenommen. Eine blutgerinnungshemmende Behandlung wird angeschlossen.

Bei Durchführung einer blutgerinnungshemmenden Behandlung mit Cumarinen ist immer eine zuverlässige Überwachung der Blutgerinnung (QUICK-Test) erforderlich.

Therapie des postthrombotischen Syndroms

Schwerpunkt der Behandlung des postthrombotischen Syndroms und des Ulcus cruris ist der **Kompressionsverband**. Ein guter Verband hebt die Wade hoch, unterstützt die Muskeltätigkeit und beschleunigt den venösen Blutrücklauf um das Mehrfache. Der Verband muß fest sitzen unter einem ausreichenden, von der Fußspitze her zum Herzen abfallenden Kompressionsdruck. Zur Bandagierung werden heute vorwiegend Ny-

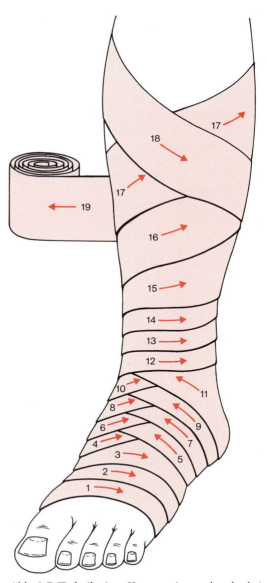

Abb. 5-7. Technik eines Kompressionsverbandes beim postthrombotischen Syndrom.

lonbinden (z. B. Rhena Varidress®) benutzt, wobei zur Wickelung eines Unterschenkels mindestens zwei Binden von 8 cm Breite und 5 m Länge notwendig sind. Die Technik des Anlegens des Kompressionsverbandes ist in Abb. 5-7 schematisch dargestellt.

Zur Beschleunigung der Heilung eines Ulcus cruris wird auf die betroffene Stelle unter dem Kompressionsverband noch eine Schaumgummi-Pelotte gelegt. Damit wird der lokale Kompressionsdruck weiter verstärkt. Die **lokalen Behandlungsmaßnahmen** bei Ulcus cruris bestehen weiter aus: Reinigung des Ulcus mit lauwarmem Wasser, Kochsalz- oder Borsäurelösung, Füllung der Wunde mit Zinkpaste und Anstrich der Umgebung des Geschwürs mit 2%iger Gentianaviolettlösung. Darauf kommt eine sekretaufsaugende Kompresse, und das Bein wird mit einem Kompressionsverband versorgt. Die Therapie des Ulcus cruris ist oft sehr langwierig und unbefriedigend, sowohl für den Patienten als auch für das Pflegepersonal.

Nach Abheilung der Thrombose oder des Unterschenkelgeschwürs ist das Tragen eines passenden Zweizug-Gummistrumpfes nach Maß angezeigt. Dieser soll das Behandlungsresultat erhalten und Rezidive verhindern.

3 Krankheiten der Lymphgefäße

Definition

Die Lymphstauung in den Gliedmaßen als Folge des gestörten Lymphabflusses (Lymphödem) ist der gemeinsame Nenner der peripheren Lymphgefäßkrankheiten. Man unterscheidet zwischen einem **primären** und einem **sekundären** Lymphödem. Das primäre Lymphödem ist eine angeborene Störung des Lymphabflusses, die an den Beinen beginnt. Das sekundäre Lymphödem ist eine Lymphabflußstörung infolge einer anderen Erkrankung oder Schädigung der Lymphbahnen (s. u.).

Epidemiologie

Das primäre Lymphödem betrifft zu 50% Frauen. Meist beginnt es in der Pubertät, in 80% der Fälle tritt es vor dem 35. Lebensjahr auf (Lymphoedema praecox).

Genaue Angaben über die Häufigkeit des primären und des sekundären Lymphödems stehen nicht zur Verfügung. Eine Umfrage bei Allge-meinmedizinern hat jedoch ergeben, daß in jeder Praxis durchschnittlich 1–2 solcher Fälle behandelt werden.

Ursachen und Pathogenese

Dem Lymphödem liegt ursächlich eine angeborene Unterentwicklung oder ein Fehlen (Hypoplasie, Aplasie) der Lymphgefäße zugrunde. Es kann auch eine angeborene oder erworbene Erweiterung der Lymphgefäße mit Klappeninsuffizienz (Lymphangiektasien) oder ein Verschluß der Lymphgefäße (obliterierende Lymphangiopathien) vorliegen.

Das sekundäre Lymphödem ist eine Lymphabflußstörung infolge einer Entzündung (z. B. Wundrose), einer Erkrankung der regionären Lymphknoten (Lymphogranulomatose, Tumormetastasen). Es kann auch nach Bestrahlung, großen Operationen (Ausräumung bei Brustkarzinom) oder Unfällen auftreten.

Symptome

Das führende Symptom des Lymphödems ist eine harte, blasse, schmerzlose **Schwellung**.

Beim primären Lymphödem manifestiert sich die Schwellung zunächst einseitig, erstreckt sich später aber auf beide Beine. Es kann als ein harmloser kosmetischer Defekt („dicke Beine") oder aber unter erheblichen Deformierungen (*Elephantiasis*) verlaufen.

Therapie

Die **konservative Therapie** des Lymphödems besteht aus Gewichtsreduktion, Hochlagerung der Beine, Tragen orthopädischer Schuhe und medikamentöser Behandlung zur Verhinderung des Ödems (z. B. Dexium®, Venoruton®). Nur ausnahmsweise können Saluretika und Spironolacton kurzfristig verabreicht werden.

Die **physikalische Therapie** wendet Krankengymnastik, Wickelung der Beine (sehr stramm) und Dauerkompression mit elastischen Maßstrümpfen an. Die **chirurgische Therapie** versucht, durch komplizierte Eingriffe an den Lymphgefäßen den Lymphabfluß zu verbessern sowie mit plastisch-chirurgischen Methoden einen günstigen kosmetischen Effekt zu erreichen.

Die Therapie des Lymphödems ist mühsam und häufig unbefriedigend. Die Erfolge können nur bei frühzeitigem und zielstrebigem Einsatz aller konservativen Maßnahmen bzw. der chirurgischen Therapie verbessert werden.

Zusammenfassung: Krankheiten der peripheren Gefäße gliedern sich in solche der Arterien, der Venen und der Lymphgefäße. Die Arterienerkrankungen ziehen bei Stenosen die Ischämie und den ischämischen Schmerz nach sich, der bei Obliteration zu einer Notfallsituation mit Schock führen kann. Meist sind degenerative Erkrankungen (Arteriosklerose) die Ursache, jedoch kommen auch funktionelle (Morbus RAYNAUD) Ursachen in Betracht.

Therapieziele: Basistherapie, konservative Durchblutungsverbesserung, chirurgische Therapie (Plastik, Gefäßprothese, Bypass), im Extremfall Amputation. Als neue nichtchirurgische Maßnahme ist die Ballondilatation (PTA) anzusehen.

Die Venenerkrankungen können chronische Insuffizienzen (Beinödeme) oder akute Thrombosen (Thrombophlebitiden)

sein. Letztere können zur Lungenembolie führen (tiefe Beinvenenthrombose) und müssen daher teilweise intensiv durch Thrombolysen behandelt werden.

Die Lymphgefäßerkrankungen treten an Bedeutung gegenüber Venenerkrankungen zurück. Die *Elephantiasis* als monströses Anschwellen des betroffenen Beines oder Armes ist einer Therapie meist schlecht zugänglich.

Weiterführende Literatur zum medizinischen Teil

Bollinger, A.: Funktionelle Angiologie – Lehrbuch und Atlas. Thieme, Stuttgart 1979.

Heberer, G., G. Rau, W. Schoop (Hrsg.): Angiologie. 2. Aufl., Thieme, Stuttgart 1973.

Kappert, A.: Lehrbuch und Atlas der Angiologie. 12. Aufl., Huber, Bern – Stuttgart – Toronto 1987.

Koller, F., F. Duckert (Hrsg.): Thrombose und Embolie. Schattauer, Stuttgart 1983.

III Pflegerischer Teil

M. MISCHO-KELLING

1 Pflege und Information

Wie oben ausführlich erläutert, kann es sich bei den Krankheiten der peripheren Gefäße sowohl um akute Zustände (entzündliche Prozesse) als auch um chronische handeln. Neben der **Ruhigstellung**, der **Schmerzbeobachtung** und -**bekämpfung**, der sorgfältigen **Kreislaufüberwachung**, um frühzeitig Anzeichen einer Lungenembolie zu entdecken, besteht eine weitere wichtige Aufgabe darin, den Patienten über Möglichkeiten zur Verhinderung von Komplikationen **aufzuklären**.

Wie das nachstehende Fallbeispiel zeigt, ist die Information und Beratung des Patienten über gesundheitsfördernde Maßnahmen nicht unproblematisch. So gibt es in der Praxis wie in der Literatur genügend Beispiele dafür, daß Patienten die ihnen vorgeschlagene Therapie nicht befolgen. Mögliche Ursachen hierfür liegen in einer unterschiedlichen Bewertung der Krankheit durch Ärzte und Pflegekräfte einerseits und Patienten andererseits, oder in Schwierigkeiten des einzelnen, die Therapieempfehlungen (z.B. Einhalten

von Diät, regelmäßige Medikamenteneinnahme) in seinen gewohnten Alltag zu integrieren.

Um das Informationsbedürfnis des Patienten befriedigen zu können, reicht das rein medizinische Fachwissen nicht aus. Wesentlich sind dazu außerdem Wissen und Fähigkeiten sowohl im Bereich der Kommunikation, der Einschätzung von Problemen als auch des Beratens und Lehrens. Damit der Patient die Informationen und vorgeschlagenen Maßnahmen umsetzen kann, ist es unerläßlich, seine **Einstellung zur Krankheit** und zu diesen Maßnahmen zu verstehen und in Erfahrung zu bringen, welche Bedeutung er dem Ganzen in bezug auf seinen Alltag beimißt. Außerdem kann sich der Betroffene im **Alltag** unlösbaren **Problemen** gegenübersehen, die ihm ein gesundheitsförderndes Verhalten unmöglich machen.

Solche Probleme sollten im Rahmen des Pflegeprozesses erkannt werden, damit gemeinsam mit dem Patienten Lösungsmöglichkeiten erarbeitet werden können. Daß dies nicht immer leicht ist, zeigt das folgende Beispiel.

2 Fallbeispiel: Frau Gudrun Fehlsich[1]

Frau Fehlsich war erst eine Woche vor ihrer neuerlichen Einweisung aus dem Krankenhaus entlassen worden, wo sie drei Wochen lang wegen einer tiefen Beinvenenthrombose im linken Oberschenkel stationär behandelt worden war. Im Gespräch gab sie an, daß sie zuvor nie ernsthaft krank gewesen sei und auch noch nicht im Krankenhaus gelegen habe. Ihre Tochter habe sie zu Hause entbunden.

Zur Unterstützung der medikamentösen Therapie hatte sie bei der Entlassung Stützstrümpfe verordnet bekommen, die sie wie im Krankenhaus vorerst täglich tragen sollte. Man hatte ihr den Sinn der Medikamente und der Strümpfe erklärt und sie von den gesundheitlichen Risiken unterrichtet, die sie eingehen würde, wenn sie sich nicht an die Anordnungen des Arztes halte. Ihr Hausarzt hatte sie ebenfalls darüber aufgeklärt, und sie war sich der Gefahr einer möglichen Lungenembolie durchaus bewußt gewesen. Dennoch, ließ sie durchblicken, habe sie die Strümpfe zu Hause nicht täglich angezogen, da

---

[1] Die Pflegeanamnese und der Pflegeplan sind von Frau ANDREA SCHLEIFER erstellt worden.

---

ihr dies zu lästig gewesen sei. Bereits nach wenigen Tagen hatte sie erneut Schmerzen im linken Bein, und da der Oberschenkel zudem leicht anschwoll, konsultierte sie ihren Hausarzt, der sie mit der Diagnose *Rezidivthrombose* wieder ins Krankenhaus einwies.

Dort lag sie zunächst einen Tag auf der Aufnahmestation, bevor sie auf die periphere Station verlegt wurde. Hier wurde die nachstehende Pflegeanamnese erhoben und ein Pflegeplan mit ihr erstellt. Während der Pflegeanamnese gab sie bereitwillig Auskunft, wobei sie den Eindruck vermittelte, daß sie eigentlich gar nicht krank sei. Die Schmerzen seien im Krankenhaus nicht mehr spürbar. Das Liegen im Bett sei ihr lästig, zumal sie sich ganz wohl fühle.

Frau Fehlsich zeigte sich im Verlauf der nächsten Tage gegenüber dem Pflegepersonal und dem Stationsarzt **verbal einsichtig** bezüglich der verordneten Bettruhe und der sich daran anschließenden stufenweisen Mobilisation. Ihr tatsächliches Verhalten war aber ein anderes. Sie konnte die Bettruhe nicht akzeptieren, stand immer wieder auf, und auch als mit der Mobilisation begonnen wurde, hatte sie Schwierigkeiten, sich an das mit ihr abgestimmte Programm zu halten.

Patientenerhebungsbogen

Tag der Aufnahme:	*19. 7. 87*	
Tag der Erhebung:	*20. 7. 87*	

Name:	*Fehlsich, Gudrun*
Geschlecht:	*weiblich*
Geburtsdatum:	*3. 10. 1915*
Alter:	*72 Jahre*
Familienstand:	*geschieden*
Beschäftigung:	*Rentnerin*
Religion:	*protestantisch*

Anschrift:	*Blumenstr. 3, Kaufbeuren*
Tel.:	*53 52 11*
Art der Wohnung:	*Mietwhg. II., Treppe*
Personen, die dort wohnen:	*alleine*
Nächste Angehörige:	*Tochter, Eva Fehlsich*
Andere Bezugsperson:	*Tochter*

Wie nehmen Patient/Patientin seinen/ihren gegenwärtigen Gesundheitszustand wahr:

empfindet sich nicht als „krank"; im Bett liegen zu müssen bezeichnet sie als lästige Einschränkung, nicht aber als Krankheit

Gründe der Einweisung/Überweisung:

Rezidivthrombose

Medizinische Diagnose:

Rezidivthrombose linker Oberschenkel

Krankheitsgeschichte:

Thrombose links vor 4 Wochen; dreiwöchiger stat. Aufenthalt

Allergien:

nicht bekannt

Bedeutsame Lebenskrisen:

vor 20 Jahren geschieden

Die mit ihr in diesen Bereichen vereinbarten Pflegeziele konnten nicht erreicht werden. In den verschiedenen Gesprächen, die das Pflegepersonal und der Stationsarzt mit ihr führten, konnte keine **Krankheitseinsicht** und somit keine Änderung ihres Verhaltens bewirkt werden. Sie machte zwar auf Aufforderung alles so, wie es mit ihr verabredet war, verhielt sich aber, sobald man sich nicht um sie kümmerte, ganz anders.

Weiterführende Literatur zum pflegerischen Teil

Cameron K., F. Gregor: Chronic Illness and Compliance. J. of Adv. Nurs. 12/6 (1987) 671–676.

Close, A.: Patient Education: A Literature Review. J. of Adv. Nurs. 13/2 (1988) 203–213.

Thompson, J. M., G. K. McFarland, J. E. Hirsch et al: Clinical Nursing. C. V. Mosby, St. Louis–Toronto–Princeton 1986.

Wilson-Barnett, J.: Patient teaching or patient counselling? J. of Adv. Nurs. 13/2 (1988) 215–222.

Pflegeanamnese: Frau Fehlsich „Einschätzung der Aktivitäten des Lebens"

		Gewohnheiten im Bereich der Aktivitäten des Lebens (ALs)	Beeinträchtigungen in den ALs	Coping (Bewältigungsstrategien)
1	Für eine sichere Umgebung sorgen	versorgt sich zu Hause weitgehend unabhängig; Putzfrau kommt, „weil ich keine Lust hab, ich kann schon"	KH: Bettruhe	
2	Kommunizieren	Tochter kommt regelmäßig; Kontakt scheint Aussagen der Pat. zufolge „gut" zu sein – ist ihre Hauptkontaktperson; Tochter lebt auch alleine hat vielfältige Kontakte (Freunde, Bekannte) Hören: kommt mit normalem Sprechton zurecht, hört auch aus der Entfernung Sehen: braucht nur zum Lesen Brille	KH: Kontakt ist auf Tochter begrenzt »Bettruhe: fühlt sich nicht krank«	KH: steht trotz Kenntnis der Komplikationen „zwischendrin" mal auf – „ich kann nicht anders"
3	Atmen	Atemfrequenz: 14/min; hat Brustatmung; mag viel frische Luft RR 150/90; Puls 80	KH: Bettnachbarin klagt, wenn das Fenster geöffnet wird (Zugluft)	KH: findet sich damit ab; „es ist ja nur für kurze Zeit"
4	Essen und Trinken	ißt gern und alles (früher vornehmlich Süßes → Pudding, Kuchen) 3 Mahlzeiten am Tag und bei Besuch: Kaffee + Kuchen geht 3× die Woche aus zum Essen, kocht ansonsten selber, trinkt max. 1,5 l am Tag; abends trinkt sie ab und zu Bier oder Wein (in Gesellschaft) wiegt z. Zt. 80 kg; ist 1,78 cm groß trägt oben und unten Prothese; haftet gut und bereitet ihr beim Essen keine Probleme	neigt zum Zunehmen (immer schon!)	versucht seit 1 Jahr kleinere Mahlzeiten zu sich zu nehmen, Kuchen zu reduzieren KH: möchte mittags ½ Portion
5	Ausscheiden	hat seit Kindheit Probleme mit regelmäßigem Stuhlgang, regelmäßig heißt für Frau F. 1× tgl.	insbesondere bei Reisen KH: Bettruhe Bettschüssel + Bettnachbarn	regelt Verdauung durch tgl. Einnahme v. Früchtewürfel od. Abführmittel; ißt seit 1 Jahr weniger Süßes; achtet auf ballastreiche Kost KH: tgl. Agiolax
6	Für seine persönliche Hygiene sorgen und sich kleiden	hat zu Hause Dusche und Badewanne; duscht jeden Abend vor dem Zubettgehen; badet ab und zu (nach Lust); braucht keine Hilfe; achtet auf ihr äußeres Aussehen	KH: Bettruhe Perfusor	
7	Die Körpertemperatur regulieren	Temp. 36,8 °C mag viel frische Luft (s. Pkt 3) schläft zu Hause mit Schafwolldecke KH: kommt mit der Bettdecke zurecht, friert nicht	s. Pkt 3	
8	Sich bewegen	ist in ihrer Bewegung nicht eingeschränkt läuft viel Treppen (wohnt im 2. Stock) kauft selber ein, geht zum Laden um die Ecke geht ab und zu mit Tochter spazieren	Stützstrumpfhose kneift kurz vor KH-Einweisung: Schmerzen im li. Bein beim Laufen; Schwellung im li. Bein KH: durch Bettruhe keine Schmerzen, fühlt sich „angebunden", da sie sich nicht krank fühlt	
9	Arbeiten und sich in der Freizeit beschäftigen	hat bis zum 64. Lebensj. gearbeitet (Sekretärin) reist gerne (1–2× im Jahr), liest viel (Krimis, Romane), Besuch von Freunden		
10	Seine Geschlechtlichkeit leben	möchte immer „gepflegt und fraulich aussehen", schminkt sich gerne; achtet auf ihre Kleidung	KH: Bettruhe abhängig von anderen	
11	Schlafen	geht abends spät ins Bett, ab 24 Uhr schläft gern bei offenem Fenster (s. Pkt 3)	KH: ab und zu Einschlafprobleme; hat Einschlafprobleme wegen der frühen Nachtruhe und weil das Fenster nicht geöffnet ist	geht spät ins Bett, um müde zu sein; nimmt ab und zu Schlaftablette KH: Schlaftablette
12	Sterben	–	–	–

Pflegeplan „in bezug auf die ALs"

Probleme des/r Patienten/in	Patienten- und Pflegeziele	Pflegemaßnahmen in bezug auf die ALs	Kontrolle (Bewertung/ Evaluation)
hat Probleme, die Bettruhe zu akzeptieren, „sie fühlt sich nicht krank!"	− Pat. wird ihre Situation verstehen und akzeptieren − Pat. möchte ihr Verhalten ändern, um keine Komplikationen zu bekommen (bis zum 28.7.87) − Pat. möchte ihr Wissen in bezug auf mögl. Komplikationen bis zum 28.7. erweitern	− Gespräch mit Arzt vermitteln − Gespräche tgl. anbieten, mit ihr Maßnahmen zur Verhinderung von Komplikationen besprechen: a) Stützstrumpfhose, b) Ernährung, c) Medikamente, d) Bewegung + -übungen mit KG absprechen − nachfragen, ob Pat. alles verstanden hat	am 20.7.87 Reaktionen nach Gespräch protokollieren am 24.7.87 am 28.7.87 (Pat. zählt Maßnahmen etc. auf)
− Gefahr der Lungenembolie und des Schocks − bekommt nicht ausreichend Luft	− Pat. möchte keine Komplikationen bekommen (s. Pkt 2) wird Anzeichen mitteilen − Pat. wird sich mit Bettnachbarin über d. Öffnen der Fenster einigen	− RR, Puls, Temp., Atemfrequenz kontrollieren − zur Atemübung nach Absprache mit KG anhalten, gemeinsam mit der Pat. + mit der Bettnachbarin reden, Zeiten des Fensteröffnens vereinbaren	1× tägl., bei Temp. 2× tägl. tgl. tgl. überprüfen
− hat Probleme, ihr Körpergewicht zu regulieren − trinkt wenig (max. 1,5 l)	− Pat. möchte ihr Gewicht im KH um 2 kg reduzieren (auf 78 kg) − Pat. möchte tägl. 2 l Flüssigkeit zu sich nehmen und darüber Protokoll führen − Pat. möchte Einnahmeart und -zeit sowie Wirkungsweise der Medikamente verstehen	− Pat. Diätberatung anbieten − reduzierte und ballastreiche Kost bestellen − Gespräch über Änderung der Eßgewohnheiten anbieten (s. auch Pkt 2) − bekommt zusätzlich 1 l Tee ihrer Wahl − Pat. zum Führen des Flüssigkeitsprotokolls motivieren − das Flüssigkeitsprotokoll gemeinsam überprüfen − Medikamente nach ärztl. Anordnung verabreichen − Wirkungsweise und Einnahmeart und -zeit erklären, bei Bedarf wiederholen − Heparinisierung n. ärztl. Anordnung	am 20.7.87 am 20.7.87 tgl. tgl. tgl. tgl. am 20.7. Reaktionen protokollieren
hat „nur" Stuhlgang mit Abführmitteln	− möchte ihren Stuhlgang nach Möglichkeit ohne Abführmittel regeln und im KH andere Maßnahmen ausprobieren, − möchte ihr Wissen über den Zusammenhang zwischen Ausscheidung/Ernährung + Flüssigkeit erw. (bis zur Entlassung)	− bekommt 1× tgl. Agiolax − Agiolax n. Absprache mit dem Arzt durch Leinsamen/Flüssigkeit und Obst ersetzen − Pat. über Zusammenhang zwischen Ernährung + Stuhlgang aufklären (s. Pkt 2 + 4), Wissen überprüfen	bis zum 24.7. ab dem 25.7. Erfolg protokollieren Reaktionen + Verhaltensweisen protokollieren bis 1 Tag vor der Entlassung)
benötigt aufgrund der verordneten Bettruhe und Bewegungseinschränkung des re. Arms durch den Perfusor bei der Körperpflege Hilfe	− möchte, soweit sie kann, die Körperpflege selber ausführen und wieder ganz übernehmen − die Einstichstelle der Braunüle soll sich, solange der Perfusor läuft, nicht infizieren	− Ganzwäsche abends anbieten − Hilfestellung entsprechend der zunehmenden Mobilisation reduzieren, z. B. Hilfestellung beim Rückenwaschen, bei der Intimpflege, beim Beinewaschen − tgl. Verband erneuern, dabei Einstichstelle inspizieren	tgl. tgl. neu anpassen tgl. Aussehen protokollieren (bis 24.7. evtl.)
Gefahr der Lungenembolie, s. Pkt 3		− Fieber messen (s. Pkt 3)	1× tägl.
− hat aufgrund der Thrombose Bettruhe (erstmals bis zum 24.7.87) OS li: 82 cm, re: 78 cm Wade li: 51 cm, re: 50 cm − „versteht aufgrund ihres subj. Sich-nichtkrankfühlens" nicht, warum sie Bettruhe hat u. stufenweise mobilisiert wird (s. auch Pkt 2) (steht einfach auf!)	− li. OS schwillt auf 78 cm ab (wie re.) − möchte ihre Sit. verstehen und akzeptieren können (s. Pkt 2) − möchte Sinn + Zweck der Stützstrumpfhose (s. Pkt 2) kennen und wird sich dadurch nicht beeinträchtigt fühlen (bis zur Entl.)	− beide Beine an den markierten Stellen morgens messen − Bein tgl. auf Veränderung inspizieren − s. Pkt 2 − stufenweise Mobilisation nach Absprache mit KG − Pat. am Anziehen der Stützstrumpfhose anregen, mit Beginn der Mobilisation am 24.7. − Sitz der Stützstrumpfhose überprüfen, ggf. neue Größe bestellen	montags + freitags tgl.; Veränderung protokollieren (z. B. Rötung, Schmerz) tgl. neu anpassen und dokumentieren tgl., ab 24.7.
ist während der Zeit der Bettruhe von anderen abhängig	− möchte trotz des Ans-Bett-gebunden-Seins gepflegt aussehen	− Hilfestellung bei der Pflege anbieten (Haarpflege, Gesichtspflege), s. auch Pkt 6	tgl.
hat Einschlafprobleme; schläft z. Zt. nur mit Schlaftablette aufgrund der frühen Zubettgehzeit und des Mangels an frischer Luft	− Pat. möchte ihre Einschlafprobleme ohne Schlafmittel regulieren	− Pat. tagsüber zur Beschäftigung anregen (z. B. lesen, handarbeiten) − abends nach Absprache mit Bettnachbarin lüften − mit ihr über Möglichkeiten der Entspannung reden	tgl. tgl. bei Bedarf

6 Blutkrankheiten

H. J. Avenarius

Das folgende Kapitel informiert über:

▷ die Physiologie des Blutes;
▷ wichtige hämatologische Laborparameter;
▷ Ursachen und Formen der Anämien;
▷ bösartige Erkrankungen des Blut- und Lymphsystems;
▷ Möglichkeiten und Grenzen der Therapie von Blutkrankheiten;
▷ pflegerische Aspekte bei bösartigen Erkrankungen des Blut- und Lymphsystems im Hinblick
  auf die Aktivitäten des täglichen Lebens.

I Allgemeiner Teil

Das Blut kann als ein großes zirkulierendes *Organ* angesehen werden, das alle Zellen des Körpers mit Nährstoffen und Sauerstoff versorgt, Produkte des Zwischenstoffwechsels und Hormone vom Entstehungsort an den Ort der weiteren Verwendung bzw. ihrer Wirkung transportiert und auszuscheidende Stoffwechselprodukte abtransportiert.

Zusätzlich zu der erwähnten Transportfunktion erfüllt das Blut wichtige Abwehraufgaben, die es dem Organismus möglich machen, in einer mit gefährlichen Mikroorganismen besiedelten Umwelt überleben zu können. Die Abwehrsysteme des Blutes sind teils an Zellen *(zelluläre Abwehr)*, teils an frei im Plasma vorkommende Proteine, Enzyme und andere Stoffe *(humorale Abwehr*; humor, lat.: Flüssigkeit) gebunden.

Das folgende Kapitel befaßt sich mit den Erkrankungen der zellulären Elemente des Blut-*Organs* und übergeht die selteneren und speziellen Erkrankungen, die durch eine Störung in der Zusammensetzung der Bluteiweißkörper bedingt sind.

1 Morphologie und Physiologie der Blutzellen

1.1 Erythrozyten

Die wesentliche Aufgabe der Erythrozyten besteht im Transport von Sauerstoff.

Diesen nehmen sie in den Lungenkapillaren aus den Alveolen auf und bringen ihn in alle Teile des Körpers. Diese Transportfähigkeit für Sauerstoff ist durch den Gehalt der Erythrozyten an **Hämoglobin** bedingt. Das Hämoglobin besteht aus einem Eiweißanteil (-globin) und einem ringähnlichen Molekülteil, der Eisen enthält (Häm-). Da die Erythrozyten mit ihrem hohen Hämoglobingehalt den Hauptteil der Zellen im Blut ausmachen und das Hämoglobin rot gefärbt ist, erscheint das Blut rot. Im Bereich der Lungenkapillaren wird Sauerstoff reversibel an Hämoglobin gebunden und durch Umkehr dieses Vorganges überall in der Körperperipherie wieder abgegeben. Bei **Anämien** (d.h. Mangel an Erythrozyten und/oder Hämoglobin) ist die Transportkapazität des Blutes für Sauerstoff eingeschränkt und dadurch die Sauerstoffversorgung des Körpers gefährdet.

Erythrozyten werden im Knochenmark aus Stammzellen und einer Reihe weiterer Vorstufen gebildet (Abb. 6-1). Im Laufe ihres Reifungsprozesses, ehe sie in die Blutbahn gelangen, verlieren diese Vorstufen ihren Kern. Die Erythrozyten sind also keine vollständigen Zellen mehr, ein Stoffwechsel ist bei ihnen in beschränktem Umfang aber noch nachweisbar.

Erythrozyten, die noch einen Kern haben (**Normoblasten**), kommen normalerweise im strömenden Blut nicht vor und werden – außer bei Neugeborenen – auch bei außerordentlich gesteigertem Bedarf an Erythrozyten in der Regel nicht

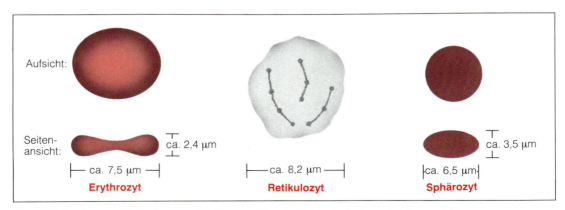

Abb. 6-1. Erythrozyt, Retikulozyt und Sphärozyt (Kugelzelle) in Aufsicht und Seitenansicht.

ins Blut abgegeben. Es findet sich im Blut aber immer ein kleiner Anteil an jungen Erythrozyten, bei denen mit einer besonderen Färbetechnik noch Reste von Zellorganellen als netzförmige Strukturen nachweisbar sind; sie werden als **Retikulozyten** (Reticulum, lat.: kleines Netz) bezeichnet.

> Der Anteil der Retikulozyten ist ein Maß für die Produktionsaktivität des Knochenmarks für Erythrozyten.

Werden z. B. nach einem Blutverlust Erythrozyten beschleunigt aus dem Knochenmark ins Blut ausgeschüttet, so findet man einen erhöhten Prozentsatz von Retikulozyten im Blutausstrich.

Im Gegensatz zu den weißen Blutzellen verlassen die roten Blutzellen die Blutbahn normalerweise nicht, sondern zirkulieren während ihrer ganzen **Lebensdauer von etwa 120 Tagen** im Blutgefäßsystem. Danach werden sie in Leber und Milz abgebaut. Das Eisen wird vom Hämoglobin getrennt und gelangt zur Bildung neuer Erythrozyten wieder ins Knochenmark. Das Restmolekül des Hämoglobins wird umgebaut und als Gallenfarbstoff **Bilirubin** von der Leber über die Gallenwege in den Darm ausgeschieden. Ein Teil dieser Gallenfarbstoffe wird in den tieferen Darmabschnitten rückresorbiert, in der Leber in **Urobilinogen** umgewandelt und als **Urobilin** im Urin ausgeschieden.

1.2 Thrombozyten

Auch bei den Thrombozyten kann man nicht von Zellen sprechen. Es handelt sich dabei um kleinste Zellteile von etwa 2–3 μm Durchmesser, die aus Kern- und Plasmaanteilen ihrer Mutterzellen, den Knochenmarksriesenzellen (**Megakaryozyten**), bestehen. Der Name *Thrombo*zyten sagt etwas über ihre Funktion aus: Sie wirken bei der Blutstillung, der *Thrombus*bildung, mit. Die Blutstillung wird in Kapitel 7 gesondert abgehandelt und daher hier nicht weiter erörtert.

1.3 Leukozyten und die körperliche Abwehr (Immunsystem)

Die Leukozyten (leukos, griech.: weiß; kytos, griech.: Höhle, Zelle) werden unterteilt in Granulozyten, Monozyten und Lymphozyten. Der Name Leukozyten wurde gewählt, weil diese Zellen ohne besondere Anfärbung farblos erscheinen. Im Gegensatz zu den oben besprochenen Erythrozyten und Thrombozyten enthalten die Leukozyten einen Zellkern. Ihr Durchmesser liegt zwischen 8 μm (Lymphozyten) und 14 μm (Granulozyten).

1.3.1 Granulozyten

Als Granulozyten werden diejenigen Leukozyten bezeichnet, die im nach Pappenheim oder Wright gefärbten Blutausstrich unter dem Mikroskop eine gut erkennbare Plasmagranulierung (Körnelung) aufweisen. Sie werden nach den färberischen Eigenschaften dieser Plasmagranula weiter unterschieden in:

a) **Neutrophile Granulozyten:** Im Blutausstrich sind die Granula **violett** getönt; hier handelt es sich um die größte Gruppe der Granulozyten.

b) **Eosinophile Granulozyten:** Die Granula färben sich mit dem in den üblichen Färbelösungen enthaltenen Eosin an und sehen daher **rosa** aus.

c) **Basophile Granulozyten:** Die Granula färben sich mit basischen Farbstoffen an und sehen bei üblichen Färbungen **tiefblau** aus.

Die Gruppe der Granulozyten unterscheidet sich von anderen Leukozyten nicht nur durch die Farbe der Plasmagranulierung, sondern auch durch die Kernform: Die Kerne aller reifen Granulozyten sind **segmentiert**, also durch mehrere Einschnürungen unterteilt; die Kernanteile sind durch schmale Kernbrücken miteinander verbunden.

1.3.1.1 Neutrophile Granulozyten

Die neutrophilen Granulozyten entstehen aus Vorläuferzellen mit einem großen, runden Kern, der im Laufe der Zellreifung zunächst die Form einer Bohne, dann die Form eines Hörnchens annimmt *(Stabkerniger)* (Abb. 6-2a) und schließlich im Laufe der weiteren Reifung in drei bis vier Segmente unterteilt wird (Abb. 6-2b) *(Segmentkerniger)*. In der in Abbildung 6-2a abgebildeten Reifungsstufe kann der Granulozyt bereits bei Gesunden aus dem Knochenmark ins Blut gelangen, er wird dann als *Stabkerniger* oder in vollständiger Bezeichnung als **neutrophiler stabkerniger Granulozyt** bezeichnet. Alle unreifen Vorstufen der Segmentkernigen können unter besonderen Bedingungen im Blut gefunden werden.

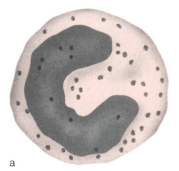 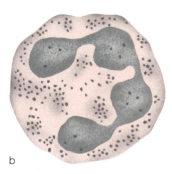 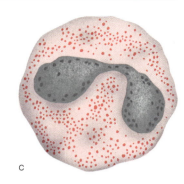

a   b   c

Abb. 6-2. Verschiedene Granulozyten.
a) Stabkerniger Granulozyt („Stabkerniger").
b) Reifer Granulozyt mit vier Kernsegmenten („Segmentkerniger").
c) Eosinophiler Granulozyt mit zwei Kernsegmenten. Die im Vergleich zu a) und b) größeren Granula haben bei der üblichen Eosinfärbung eine leuchtend rote Farbe.

Für die neutrophilen Granulozyten ist das strömende Blut nur eine Durchgangsstation. Sie verweilen vermutlich nur wenige Stunden im Blutkreislauf; dann wandern die Zellen, die zu **aktiver Bewegung** fähig sind, durch die Wände der Blutkapillaren in die Gewebe und werden dort wiedergefunden, wo sie ihre Funktion zu erfüllen haben.

> Die neutrophilen Granulozyten können Bakterien phagozytieren (= fressen) und besitzen zahlreiche Enzyme, um solche Bakterien dann aufzulösen. Außerdem können Enzyme auch aus den Zellen abgegeben werden, um abgestorbenes Gewebe aufzulösen (Eiter).

Im Bedarfsfall, z. B. bei einer bakteriellen Infektion, werden die Granulozyten rasch aus dem Mark geschleust, um schnell in das betroffene Gewebe einzudringen. Durch die Entzündungsreaktion werden die Blutkapillaren im infizierten Gewebe für die Granulozyten besonders gut durchgängig. Zählt man zu diesem Zeitpunkt die Leukozyten im Blut, so findet man sie vermehrt (**Leukozytose**), und im Blutausstrich findet sich eine prozentuale Zunahme von Stabkernigen und womöglich noch jüngeren Granulozytenformen.

Bei der **Agranulozytose** besteht ein Mangel an granulozytären Zellen im peripheren Blut. Im Knochenmark findet man entweder ebenfalls einen Mangel an Vorstufen der Granulozytopoese oder aber die Zeichen einer beginnenden überschießenden Nachreifung mit gehäuften Promyelozyten (*Promyelozytenmark*). Die Patienten sind erheblich infektgefährdet, soweit die Zahl der segmentkernigen Granulozyten im peripheren Blut

unter 1 G/l (1000/μl) liegt. Als Ursache kommen chemische Noxen (z. B. organische Lösungsmittel) und allergische Reaktionen in Frage. Gelegentlich ist der Übergang in eine Leukämie zu beobachten.

1.3.1.2 Eosinophile Granulozyten

Die eosinophilen Granulozyten zeigen im gefärbten Blutausstrich die für sie typischen rosa Granula. Bei den ausgereiften Formen besteht der Kern aus zwei Segmenten (Abb. 6-2c). Die Eosinophilen wandern ähnlich den Neutrophilen durch die Gefäßwände ins Körpergewebe ein. Sie sind an **allergischen Reaktionen** beteiligt. Außerdem steigt ihre Zahl im Blut bei parasitären Erkrankungen wie z. B. **Wurmbefall** an.

1.3.1.3 Basophile Granulozyten

Die basophilen Granulozyten sind die seltenste Form der Granulozyten (vgl. Tab. 6-1). Ihre tiefblauen Granula verdecken oft den zweilappigen Kern. Die Granula enthalten unter anderem Heparin und das an Entzündungsreaktionen beteiligte Histamin. Die Zahl der Basophilen im Blut ist bei verschiedenen myeloproliferativen Krankheiten erhöht.

1.3.2 Monozyten

Monozyten sind große Zellen von ca. 15–20 μm Durchmesser mit gelappten Kernen und zumeist klarem, blau-grauem Plasma (Abb. 6-3). Sie werden ebenfalls im Knochenmark gebildet und wandern, wie die Granulozyten, über das strömende Blut in die Gewebe; auch sie haben Phagozyteneigenschaften (phagein, griech.: fressen) und werden zu **Makrophagen** (große Freßzellen). Sie räumen in den Geweben gealtertes und kör-

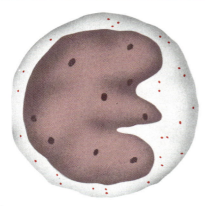

Abb. 6-3. Monozyt.

perfremdes Material ab und phagozytieren auch Mikroorganismen, wie z. B. Bakterien.

1.3.3 Lymphozyten und Plasmazellen (Immunozyten)

Lymphozyten entstehen ganz überwiegend in den Lymphknoten, der Milz und anderen lymphatischen Geweben. Die Lymphozyten sind kleiner als Granulozyten (Durchmesser ca. 8 μm), haben einen rundlichen, an einer Seite manchmal etwas abgeflachten Kern und ein hellblaues, klares Plasma, in dem man hin und wieder rotleuchtende, winzige Granula erkennen kann (Abb. 6-4). Lymphozyten werden in kleiner und etwas größerer Form beobachtet, ohne daß man diese durch verschiedene Bezeichnungen unterscheidet.

Während die neutrophilen Granulozyten und Monozyten durch ihre Phagozyteneigenschaft ein gleichsam allgemeines Abwehr-Zellsystem darstellen, handelt es sich bei den Lymphozyten um ein hochspezialisiertes Abwehrsystem. Verschiedene Lymphozyten sind dabei auf die Abwehr jeweils ganz spezieller Mikroorganismen oder Fremdstoffe spezialisiert.

Die Stammzellen der Lymphozyten bilden sich im Knochenmark. Von hier wandert ein Teil von ihnen zur **Thymusdrüse** (T-Lymphozyten, Thy-

Abb. 6-4.
Lymphozyt.

mus-abhängig), wo die Zellen eine Prägung für ihre Funktion erfahren. Schließlich siedeln sie sich in den verschiedenen lymphatischen Geweben (Lymphknoten, Milz, Knochenmark, Thymus und lymphatische Organe des Darms) an. Ein anderer Teil der Lymphozytenstammzellen wird vermutlich vor seiner Absiedlung in den verschiedenen lymphatischen Geweben im Knochenmark selbst geprägt und bildet die Gruppe der **B-Lymphozyten** (zuerst entdeckt in einem nur bei Vögeln ausgebildeten Organ, der Bursa Fabricii).

Von allen im Körper vorhandenen Lymphozyten sind jeweils nur 1–2% im strömenden Blut anzutreffen. Sie befinden sich auf einer ständigen Wanderschaft, bei der sie sich mit dem Blut- und Lymphstrom sowie durch eigene aktive Beweglichkeit durch alle Regionen des Körpers bewegen, mit über die Haut oder die Schleimhäute eingedrungenen Mikroorganismen in Kontakt kommen, in die lymphatischen Gewebe zurückkehren und von dort wieder in den Blutstrom eintreten. Hierin unterscheiden sie sich auffallend von den Granulozyten, die, einmal in die Gewebe gelangt, nicht in die Blutbahn zurückkehren. Ein weiterer sehr wichtiger Unterschied gegenüber allen anderen Blutzellen liegt darin, daß die Lymphozyten **teilungsfähig** sind.

1.3.3.1 B-Lymphozyten

B-Lymphozyten haben die Eigenschaft, nach Kontakt mit körperfremden Stoffen oder Zellen, die in den Körper eingedrungen sind, deren Andersartigkeit zu erkennen und gegen diese **Antigene** spezifische **Antikörper** zu bilden *(humorale Abwehr)*. Sie können sich dabei zu **Plasmazellen,** die in der Hauptsache seßhaft sind und nur selten im strömenden Blut gefunden werden, weiterentwickeln. Antikörper sind Eiweißkörper, die zur Klasse der Globuline gehören; sie werden daher als **Immunglobuline** bezeichnet.

Das B-Lymphozyten-System bildet sozusagen das *Immungedächtnis* des Körpers. B-Lymphozyten nehmen den einmal in den Körper eingedrungenen Fremdstoff (Antigen) wahr und bilden dann das nur gegen dieses spezielle Antigen wirksame, also spezifische **Immunglobulin.**

Dieses Gedächtnis wird von B-Lymphozyt zu B-Lymphozyt weitergegeben, so daß selbst dann, wenn ein bestimmtes Antigen erst nach Jahren erneut in den Körper eindringt, die Bekämpfung durch das spezifische Immunglobulin, unter Umständen in Zusammenarbeit mit T-Helferzellen, sofort beginnen kann.

Immunglobuline werden je nach ihrer molekularen Struktur und Größe und damit ihrer Wanderung im elektrischen Feld (Immunelektrophorese) unterschieden und in die Untergruppen **IgG, IgA, IgM, IgE** und **IgD** unterteilt. Eine Plasmazelle kann nach entsprechender Stimulation die Produktion von einer Immunglobulinklasse auf eine andere umstellen. IgM-Antikörper sind vor allem gegen Virusinfektionen gerichtet, IgE spielt bei allergischen Erkrankungen und entsprechenden Immunreaktionen eine wichtige Rolle (vgl. Kap. 22).

1.3.3.2 T-Lymphozyten

T-Lymphozyten unterscheiden sich in ihrer Funktion von den B-Lymphozyten dadurch, daß sie keine Antikörper produzieren, sondern als *Killerzellen* körperfremde Zellen unmittelbar zerstören können.

Hinsichtlich der molekularen Oberflächenstruktur der Fremdzelle bzw. eines Bakteriums besteht wiederum eine Spezialisierung bestimmter T-Lymphozyten-Gruppen für ganz bestimmte Erreger. Auch bei den T-Lymphozyten gibt es Gedächtniszellen, die bei erneutem Antigenkontakt in kürzester Zeit eine große Zahl spezialisierter T-Lymphozyten für die zelluläre Abwehr bereitstellen können.

Die immunkompetenten B- und T-Lymphozyten sorgen so für den Schutz des Organismus gegen antigenes, also körperfremdes Material. Sie wirken dabei mit den Makrophagen zusammen. Die Aktivierung des Immunsystems geht in der Regel mit einer Ausschwemmung von Lymphozyten aus den Lymphknoten in das periphere Blut und mit einem Anstieg der Immunglobuline im Blut einher.

Das Immunsystem, das im Laufe der Stammesgeschichte der Lebewesen ursprünglich als ein Schutz- und Abwehrsystem entstanden ist, kann aber auch bei manchen Menschen auf körperfremde oder körpereigene Substanzen überempfindlich reagieren, was unter Umständen für den Körper auch negative Wirkungen haben kann.

Ein Beispiel dafür sind die **allergischen Erkrankungen**. So entwickelt sich bei einigen Menschen eine Überempfindlichkeit gegen die Pollen von Gräsern und anderen Blüten, die sich als *Heuschnupfen* oder womöglich gar als *Heuasthma* äußert. Solche allergischen Reaktionen entstehen dadurch, daß an sich harmlose Fremdstoffe wie diese Blütenpollen bei manchen Menschen vom Immunsystem als Antigene behandelt werden: Erst durch diese Immunreaktion werden Stoffe freigesetzt, die eine Entzündung der Nasenschleimhäute oder das Asthma bewirken.

In anderen Fällen kann es vorkommen, daß die bei einer Immunreaktion entstandenen Antigen-Antikörper-Komplexe in bestimmten Geweben abgelagert werden und hier einen chronischen Reizzustand erzeugen; eine besondere Form der Nierenentzündung scheint so verursacht zu sein. Auch die häufigen allergischen Hautreaktionen seien hier genannt. Eine weitere Form von pathologischen Immunreaktionen besteht darin, daß auf noch nicht ausreichend geklärte Weise das Immunsystem beginnt, bestimmte Gewebszellen des eigenen Körpers anzugreifen, woraus sich chronische Entzündungszustände entwickeln; man bezeichnet dies als **Autoimmunreaktionen**. Schließlich spielen Immunreaktionen auch eine wichtige Rolle in der Transplantationsmedizin.

2 Hämatologische Diagnostik

2.1 Zählung der Erythrozytenzahl

Eine exakt abgemessene Blutprobe wird mit einer ebenfalls genau abgemessenen Menge einer Flüssigkeit so verdünnt, daß unter dem Mikroskop in einer Zählkammer die Erythrozyten nebeneinander liegen, damit man sie zählen kann. Die Zählkammer hat eine ganz bestimmte Tiefe, ihre Oberfläche zeigt Planquadrate mit bekannten Seitenlängen, so daß man nach Auszählung der Erythrozyten in einer bestimmten Anzahl von Planquadraten die Erythrozytenzahl in einem Liter Blut errechnen kann. Seit Jahren gibt es automatische Zählgeräte, die häufig zugleich andere hämatologische Daten aus der gleichen Probe analysieren können.

2.2 Bestimmung des Hämoglobins

Die Erythrozyten werden zur Auflösung gebracht, das freiwerdende Hämoglobin wird chemisch in den stabilen Farbstoff Cyanhämoglobin überführt und anschließend die Farbintensität im Photometer gemessen.

2.3 Berechnung des mittleren Hämoglobingehalts im Einzelerythrozyten (MCH)

Die Kenntnis vom durchschnittlichen Hämoglobingehalt des einzelnen Erythrozyten erlaubt, vereinfachend gesagt, die Unterscheidung zwischen Anämien, die durch mangelnde Erythrozytenproduktion und solchen, die durch mangelnde Hämoglobinbeladung der Erythrozyten entstehen. MCH steht für engl.: *mean corpuscular hemoglobin*. Teilweise wird auch noch die Abkürzung HbE verwendet.

Das MCH wird nach folgender Formel berechnet:

$$\frac{\text{Hämoglobin (mmol/l)}}{\text{Erythrozyten } (10^{12}/l)} = \text{MCH}\left(\frac{\text{mmol}}{10^{12}}\right) = \text{(fmol)}$$

Werte zwischen 1,7 und 2,0 fmol Hb (27–32 pg) sind normal. Die Erythrozyten werden dann **normochrom** genannt. Bei höheren Werten nennt man sie **hyperchrom**, bei niedrigeren **hypochrom**.

2.4 Hämatokrit

Bestimmt wird der prozentuale Volumenanteil der Zellen am Gesamtblut. Dazu wird Blut in eine Kapillare bestimmter Länge gegeben und eine definierte Zeit lang bei einer festgelegten Geschwindigkeit zentrifugiert. Dabei werden die Zellen des Blutes vom Plasma getrennt. Anschließend sieht man auf der peripheren Seite des Röhrchens die Zellen klar vom Plasma, das man im zentralen Teil erkennt, abgesetzt. Der prozentuale Anteil der Zellen am Gesamtblut ist leicht auszumessen.

Sowohl Zellvermehrung als auch Flüssigkeitsentzug steigern den Hämatokrit, Zellverminderung oder Überwässerung senken ihn. Aus dem Hämatokrit und der Erythrozytenzahl läßt sich auch das **mittlere Zellvolumen (MCV =** *mean corpuscular volume*) errechnen.

2.5 Retikulozyten

Sehr junge, d. h. erst seit 1–3 Tagen aus dem Markraum ausgeschwemmte Erythrozyten haben, wie oben bereits erwähnt, noch Reste von Zellorganellen, die man in der normalen PAPPENHEIM-Färbung nicht sieht, die man aber durch eine besondere Färbung als feinnetzige Strukturen sichtbar machen kann (vgl. Abb. 6-1). Der prozentuale Anteil der Retikulozyten an den Erythrozyten gibt, wie schon erläutert, Aufschluß über die Produktionsaktivität der Erythrozytenpoese.

2.6 Thrombozytenzahl

Sie wird in der Zählkammer wie die Erythrozyten- und die Leukozytenzahl bestimmt. Um die sehr kleinen Thrombozyten besser finden zu können, müssen die anderen Zellen zunächst aufgelöst werden. Es gibt inzwischen verschiedene Geräte, die es ermöglichen, die Thrombozyten automatisch zu zählen.

2.7 Leukozytenzahl

Die Zählung der weißen Blutkörperchen erfolgt wie bei der Erythrozytenzählung beschrieben, jedoch wird

Tabelle 6-1: Die wichtigsten blutspezifischen Normwerte bei Erwachsenen im Überblick (zit. nach WINTROBE [1974]).

	Frauen		Männer	
Erythrozyten	4,8 ± 0,6 T/l	(4,8 ± 0,6/µl)	5,4 ± 0,8 T/l	(5,4 ± 0,8/µl)
Hämoglobin	8,69 ± 1,24 mmol/l	(14 ± 2 g/dl)	9,93 ± 1,24 mmol/l	(16 ± 2 g/dl)
Hämatokrit	0,42 ± 0,05	(42 ± 5 Vol%)	0,47 ± 0,07	(47 ± 7 Vol%)
		Frauen und Männer		
Leukozyten		4–9 G/l	(4000–9000/µl)	
Thrombozyten		150–300 G/l	(150 000–300 000/µl)	
Retikulozyten				
– Anteil an Gesamterythrozyten		0,007–0,015	(7–15‰)	
– Zellen absolut		20–75 G/l	(20 000–75 000/µl)	
MCH (HbE)		1,68–1,99 fmol	(27–34 pg)	
MCV		85–95 fl		
Blutkörperchensenkungsgeschwindigkeit		2–10 mm/h		

Differentialblutbild:

Stabkernige Granulozyten	0,03–0,05	(3– 5%)
Segmentkernige Granulozyten	0,50–0,70	(50–70%)
Eosinophile Granulozyten	0,02–0,04	(2– 4%)
Basophile Granulozyten	0,00–0,01	(0– 1%)
Monozyten	0,02–0,06	(2– 6%)
Lymphozyten	0,25–0,40	(25–40%)

zur Verdünnung ein Reagenz verwendet, das die Erythrozyten auflöst, so daß in der Zählkammer nur noch die Leukozyten sichtbar sind und gezählt werden können. Auch die Leukozyten können automatisch gezählt werden.

2.8 Differentialblutbild

In einem gefärbten Blutausstrich werden 100 Leukozyten mikroskopisch beurteilt und den oben beschriebenen Leukozytenarten zugeordnet (differenziert). So ergibt sich ein charakteristisches Verteilungsmuster. Die normale Verteilung ist aus Tabelle 6-1 ersichtlich. Eine Verschiebung dieser prozentualen Verhältnisse kann unter Berücksichtigung der unterschiedlichen Funktionen der einzelnen Zellarten wichtige Aufschlüsse über eine Krankheit geben. So bedeutet eine *Linksverschiebung* eine Vermehrung der jugendlichen Stabkernigen und ein *Rechtsverschiebung* eine Vermehrung der reifen Segmentkernigen. Im Blutausstrich lassen sich außerdem Formanomalien der Erythrozyten erkennen.

Eine solche Differenzierung dauert nur etwa fünf Minuten, wenn nicht – wie bei manchen Blutkrankheiten – schwierig einzuordnende Blutzellen im Ausstrich auftreten.

2.9 Untersuchung des Knochenmarks

Will man sich über die **Blutbildung** orientieren, muß man Knochenmark gewinnen, entweder aus dem Brustbein (Sternum) oder aus dem Beckenkamm. Man unterscheidet den **zytologischen Ausstrich**, d. h. einen Ausstrich von durch eine Hohlnadel angesaugten Zellen auf einem Objektträger, vom **histologischen Schnitt**, der die Zellen im Verbund des Markgewebes zeigt. Für letzteren ist eine etwas größere Bohrung mit Gewinnung eines Knochenzylinders erforderlich.

Neben diesen hämatologischen Basisuntersuchungen sind häufig weitere Untersuchungen wie z. B. die Bestimmung des Eisenspiegels, des Transferrins (Eisenbindungskapazität), des Vitamin-B_{12}-Gehaltes im Plasma und nuklearmedizinische Untersuchungen erforderlich. Diese Untersuchungen sollen bei den jeweiligen Krankheiten besprochen werden. Die Normalwerte für die hämatologische Basisuntersuchung gibt Tabelle 6-1 wieder.

II Spezieller Teil

1 Anämien

Definition

Der Begriff Anämie (wörtlich: Blutmangel) bezeichnet einen Mangel an zirkulierendem rotem Blutfarbstoff, dem Hämoglobin. Dabei kann die Zahl der Erythrozyten noch normal und lediglich ihr Hämoglobingehalt vermindert sein, oder die Erythrozytenzahl ist bei normalem, vermindertem oder sogar übernormalem Farbstoffgehalt (MCH) reduziert. In beiden Fällen ist die Transportkapazität des Blutes für Sauerstoff herabgesetzt.

1.1 Übersicht über Ursachen und Formen von Anämien

Für Anämien gibt es drei mögliche Ursachengruppen:
▷ Die **Neubildung** von Erythrozyten ist gestört.
▷ Erythrozyten gehen durch **Blutverlust** verloren.
▷ Die **Lebenszeit** der Erythrozyten im Körper ist verkürzt.

1.1.1 Störungen der Erythrozytenproduktion

Eine Störung der Erythrozytenbildung tritt ein, wenn es an **Eisen, Vitamin B_{12}** oder **Folsäure** fehlt.

Mögliche Ursachen für einen **Eisenmangel** sind zu geringe Eisenzufuhr mit der Nahrung (z. B. im frühen Kindesalter bei ausschließlicher Milchbreiernährung) oder mangelhafte Eisenresorption bei bestimmten Darmerkrankungen. Die wichtigste Ursache ist aber ein oft unbemerkter chronischer Blutverlust, z. B. durch Blutungen aus dem Uterus oder dem Magen-Darm-Trakt. Bei Eisenmangel werden zwar reichlich Erythrozyten nachgebildet, doch reicht die Hämoglobinproduktion, für die Eisen benötigt wird, nicht aus. Die Folge ist eine **hypochrome Anämie**, bei der jeder einzelne Erythrozyt zu wenig Hämoglobin enthält (MCH erniedrigt). Es gibt auch Formen hypochromer Anämie, bei denen der Eisenvorrat im Körper zwar normal, aber versteckt und deshalb für die Blutbildung nicht verfügbar ist. Dies trifft zu für manche chronischen Entzündungen und Tumorerkrankungen, bei denen das Eisen in das Entzündungs- bzw. Tumorgewebe oder in das aktivierte retikuloendotheliale System verlagert ist (sekundäre Eisenmangelanämie). Eine weitere, recht seltene Form besteht in einer Störung des Eiseneinbaus in das Hämoglobin (sideroachrestische Anämie).

Vitamin B$_{12}$ und Folsäure sind für die Zellreifung notwendig. Mangel an diesem Vitamin macht sich in jenen Zellsystemen am frühesten bemerkbar, die eine besonders hohe Teilungsrate aufweisen. Da unter diesen Umständen zwar normale Mengen an Hämoglobin zur Verfügung stehen, im Knochenmark aber zu wenige Erythrozyten gebildet werden, sind diese dann mit Hämoglobin überladen. Es kommt zur **hyperchromen Anämie** (MCH erhöht). Die Hauptursache für einen Vitamin-B$_{12}$-Mangel stellt dessen ungenügende Resorption im Magen-Darm-Trakt dar.

Eine Anämie als Folge einer Störung der Erythropoese ohne erkennbaren Mangel an Zellbausteinen nennt man *aplastische Anämie (normochrom)*.

1.1.2 Blutverlust

Bei einer plötzlichen großen Blutung nimmt zunächst die Blutmenge ab, ohne daß sich die Blutzusammensetzung ändert. Dadurch nimmt das zirkulierende Blutvolumen ab.

Im Laufe von Stunden strömt dann Gewebsflüssigkeit in die Blutbahn ein, um das Gefäßsystem wieder aufzufüllen. Durch diese *Verdünnung* zählt man in der Blutprobe eine verminderte Anzahl von Erythrozyten, die jedoch normal mit Farbstoff beladen sind (**normochrome Anämie**). Im Laufe von Wochen wird der Blutverlust anschließend durch Neubildung von Erythrozyten ausgeglichen.

Bei chronischen oder wiederholten kleinen Blutungen dagegen kommt es zu einem schleichenden Eisenverlust (s. Abschnitt II, 1.1.1).

1.1.3 Verkürzte Lebensdauer der Erythrozyten

Sind die Erythrozyten infolge einer angeborenen oder im Laufe des Lebens erworbenen Störung instabil, so ist ihre Lebenszeit verkürzt, und sie werden frühzeitig abgebaut; es entsteht eine **hämolytische Anämie**. Die Neubildung von Erythrozyten kann den gesteigerten Abbau nicht ausgleichen. Jeder einzelne Erythrozyt ist normal mit Hämoglobin beladen. Als Ausdruck des gesteigerten Erythrozytenabbaus ist der **Bilirubinspiegel** erhöht, weil Bilirubin ein Abbauprodukt des Hämoglobins darstellt. Überschreitet die Bilirubinkonzentration des Blutes eine kritische Grenze, kommt es zum **Ikterus** *(Gelbsucht)*.

1.2 Allgemeine Krankheitszeichen bei Anämien

Der anämische Patient fällt meist bereits durch seine Blässe auf. Bei der Untersuchung orientiert man sich weniger an der Farbe seines Gesichtes als vielmehr an den Schleimhäuten und den Bindehäuten seiner Augen.

Schwindelgefühl, Ohrensausen, Herzklopfen und Atemnot deuten auf eine rasche Entwicklung der Anämie hin. Diese Symptome sind Ausdruck der mangelnden Sauerstoffversorgung des Gehirns und der Gewebe. Beschleunigte und vertiefte Atmung sowie Tachykardie (Puls über 90 pro Minute, empfunden als *Herzklopfen*) sind Anzeichen für den Versuch des Organismus, das Sauerstoffdefizit durch beschleunigten Blutkreislauf zu kompensieren.

Entwickelt sich die Anämie langsam über Monate, stehen Müdigkeit und mangelnde Leistungsfähigkeit im Vordergrund der Beschwerden.

1.3 Die Anämien im einzelnen

1.3.1 Anämien durch Störungen der Erythrozytenproduktion

1.3.1.1 Eisenmangelanämie

Wie oben bereits erläutert, entsteht die Eisenmangelanämie durch eine verminderte Hämoglobinsynthese, die ihrerseits auf einem Mangel an verfügbarem Eisen beruht.

Epidemiologie

Eisenmangel ist die häufigste Ursache einer Anämie. Bei Kindern bis zum dritten Lebensjahr ist er meist durch den während des Wachstums erhöhten Eisenbedarf verursacht, der durch die Nahrung (Milchbrei!) nicht gedeckt wird.

Bei der erwachsenen Frau entsteht ein Eisenmangel am häufigsten durch zu starke Regelblutungen und während der Schwangerschaft durch Ausstattung des Feten mit Eisen zu seiner Hämoglobinbildung, also bei gesteigertem Eisenbedarf. Die Gefahr, in einen Eisenmangel zu geraten, ist deshalb bei der Frau, solange sie menstruiert, ungleich größer als beim Mann. Bei beiden Geschlechtern können z. B. chronische Blutungen aus dem Magen-Darm-Trakt zu einem Eisenmangel führen.

Der durchschnittliche Blutverlust während einer Menstruation beträgt 50–100 ml. Ein hierdurch bedingter Eisenverlust kann über ein gemischtes Nahrungsangebot ausgeglichen werden. Anders, wenn es zu wiederholten, langdauernden und starken Menstruationsblutungen kommt. 11% aller menstruierenden Frauen leiden unter Eisenmangel, meist in noch latenter Form, d. h., eine Anämie besteht zwar nicht, die Eisenspeicher sind aber entleert.

Ursachen und Pathogenese

Eisen im Körper ist erforderlich für jeden **Sauerstofftransport**, sei es mit dem Blut, sei es im Gewebe selbst. Eisen ist nicht nur Bestandteil des Hämoglobins, sondern auch des Muskelfarbstoffes **Myoglobin** und findet sich in sehr schwachen Konzentrationen fast in allen Geweben. Eisen wird vor allem im Knochenmark abgelagert, wo es als Vorrat liegenbleibt *(Depoteisen)*. Das **Gesamteisen** des erwachsenen Menschen beträgt etwa 4–5 g; davon entfallen zwei Drittel auf das Blut *(Hb-Eisen)*.

Im Blut wird Eisen an Transferrin, sein Transportglobulin, gebunden und zu den Organgeweben transportiert. Die Eisendepots kann man mikroskopisch im blutbildenden Knochenmark durch die Berliner-Blau-Färbung nachweisen. Hier kommt das Eisen in Kontakt mit den heranreifenden roten Blutzellen.

Der Eisenbedarf des Körpers wird durch den täglichen Verlust von Eisen bestimmt, das in Stuhl, Gallensaft, abgeschilferten Darm- und Hautepithelien, mit dem Urin und ggf. durch die Regelblutungen ausgeschieden wird. So verliert der Körper pro Tag etwa 1,25 mg Eisen. Eine westeuropäische bzw. nordamerikanische Mischkost enthält 5–6 mg Eisen pro 4200 kJ (1000 kcal) Nahrung, so daß bei einer durchschnittlichen Nahrungsaufnahme von 12 600 kJ (3000 kcal) pro Tag etwa 16,5 mg Eisen aufgenommen werden. Davon werden aber im Mittel nur zehn Prozent, also 1,65 mg resorbiert. Diese Menge reicht aus, um den Bedarf zu decken: Die Bilanz wird ausgeglichen. Bei steigendem Eisenbedarf erhöht sich in begrenztem Maße auch die Eisenresorption. Wenn ständige kleine oder größere Blutungen die Eisendepots des Körpers angreifen, reicht das mit der Nahrung zugeführte Eisen unter Umständen nicht mehr aus.

Symptome

Ein vorerst latenter Eisenmangel bei Verbrauch der Eisendepots und die dann entstehende Anämie entwickeln sich gewöhnlich im Verlauf von vielen Monaten, also sehr langsam. Außer den allgemeinen Symptomen wie der **Blässe** fallen bei diesen Patienten **Ernährungsstörungen der Haut** und der **Schleimhäute** des Verdauungstraktes auf. Die Haut ist trocken und rissig, die **Haare** sind stumpf, manchmal vorzeitig grau. Die **Finger- und Zehennägel** zeigen Quer- und Längsrillen, die Rundungen sind abgeflacht oder es kann zur Bildung von *Hohlnägeln* kommen. An der Schleimhaut von Mund und Verdauungstrakt beobachtet man folgende Veränderungen: Risse (**Rhagaden**) in den Mundwinkeln, die Zunge ist glatt durch Atrophie der Papillen, häufig tritt eine **Entzündung** hinzu, so daß die Zunge dann leuchtend rot aussieht. Die Veränderungen, die auch die Nasenschleimhaut betreffen können, setzen sich in der Speiseröhre und im Magen fort. Die Schleimhaut des Zwölffingerdarms kann insbesondere bei Kindern betroffen sein.

Diagnostik

Der gefärbte Blutausstrich zeigt ein charakteristisches Bild: Die Erythrozyten sind ungleich groß *(Anisozytose)* und ungleich stark gefärbt (Polychromasie), manche zeigen überhaupt nur eine Randfärbung durch Hämoglobin *(Anulozytose)*.

Die sonstigen Charakteristika der Eisenmangelanämie und ihrer Vorstufe, des latenten Eisenmangels, sind in Tabelle 6-2 aufgeführt.

Tabelle 6-2: Laborbefunde bei Eisenmangel.

	Latenter Eisenmangel	Eisenmangelanämie primäre	Eisenmangelanämie sekundäre
Hämoglobin	n	↓↓	↓↓
Erythrozytenzahl	n	↓	↓
MCH	n	↓	↓
MCV	n	↓	↓
Retikulozyten	n	↓ -n	↓ -n
Serumeisen	↓	↓↓	↓
Transferrin i. S.	↑	↑↑	↓
Ferritin i. S.	↓	↓	↑

Therapie

So gut wie nie werden wegen des bedrohlichen Zustandes eines Patienten Bluttransfusionen erforderlich (s. Kap. 8). Gewöhnlich genügt die **orale** Eisenbehandlung, wenn es der Arzt nicht ausnahmsweise vorzieht, zu Beginn einige Eisen-Injektionen zu verabfolgen, da, wie bereits erwähnt, nur ein geringer Teil von oral gegebenem Eisen resorbiert wird. Echte Resorptionsstörungen, z.B. bei chronischer Durchfallerkrankung

(Eisen wird zwar angeboten, kann aber nicht resorbiert werden), erfordern stets intramuskuläre oder intravenöse Eisengaben.

Sekundäre Eisenmangelanämien und die sideroachrestische Anämie dürfen wegen der Gefahr einer **Eisenüberladung** des Organismus niemals mit Eisengaben behandelt werden!

Orale Eisengaben sollten nur **zwischen** den Mahlzeiten mit etwas Tee oder Saft verabfolgt werden, weil Milch, Ei, Fett und Mehl die Eisenaufnahme behindern.

Allerdings wird Eisen nicht immer gut vertragen: Bauchschmerzen, Übelkeit, Hitzegefühl und Kopfschmerzen sind unerwünschte **Begleiterscheinungen** hochdosierter Eisentherapie.

Wo immer dies möglich ist, sollte selbstverständlich die einer Anämie zugrundeliegende Erkrankung behandelt werden (z. B. Stillen von Blutungsquellen). Bei richtig dosierter Eisentherapie nimmt der Hämoglobingehalt des Blutes täglich um 0,06–0,12 mmol/l (0,1–0,2 g/100 ml) zu. Die Behandlung von Eisenmangel muß stets zwei bis drei Monate fortgeführt werden, bis alle Speicher gefüllt sind. Das gilt auch besonders für Kinder mit Eisenmangelanämie.

1.3.1.2 Perniziöse Anämie (Vitamin-B$_{12}$-Mangel)

Definition

Die durch Vitamin-B$_{12}$-Mangel verursachte Form der Anämie beruht auf einer Kernreifungsstörung der Erythrozyten und wurde früher, als es noch keine wirksame Behandlung gab, wegen ihres unaufhaltsamen Fortschreitens als *perniziös* (lat.: Verderben bringend) bezeichnet. Diese Bezeichnung hat sich bis heute erhalten.

Ursachen und Pathogenese

Die Krankheit entsteht auf dem Boden einer zur Atrophie führenden chronischen Magenschleimhautentzündung noch ungeklärter Ursache, möglicherweise dadurch, daß das Immunsystem Antikörper gegen die Belegzellen der eigenen Magenschleimhaut bildet. In der geschädigten Magenschleimhaut kann eine Substanz (*Intrinsic-Faktor*) nicht mehr gebildet werden, die für die Resorption von Vitamin B$_{12}$ im Darm zur Verfügung stehen muß. Vitamin B$_{12}$ ist stets in ausreichenden Mengen in der Nahrung vorhanden; daher sind nahrungsbedingte Mangelerscheinungen nicht bekannt. Vitamin B$_{12}$ ist wie Folsäure zur Bildung von Kernsubstanz (DNS) bei der Zellvermehrung erforderlich. Folsäuremangel führt daher zu ähnlichen Krankheitszeichen wie Vitamin-B$_{12}$-Mangel.

Symptome

Die durch die Anämie verursachten Beschwerden stehen meist nicht am Anfang. Meist klagen die Patienten zunächst über andere Folgen der atrophisierenden Magenschleimhautentzündung: Im Vordergrund stehen **Magenbeschwerden, Ekel vor Fleisch** und **Appetitlosigkeit**. Manchmal ist ein deutlicher **Gewichtsverlust** zu bemerken. Auf Befragen wird über ein auffälliges **Zungenbrennen**, auch Brennen in der Speiseröhre berichtet. (Die Schleimhäute von Zunge und Speiseröhre unterliegen derselben Atrophie wie die Magenschleimhaut.) Es können aber auch die Symptome von seiten des Nervensystems am Anfang stehen, die vielfältig, wechselnd und deshalb uncharakteristisch sind, wie **Kribbeln** und ein **pelziges Gefühl** in Armen und Beinen, ziehende **Schmerzen** in den Extremitäten und im Rücken oder **motorische Schwäche** und **Gangstörungen**.

Die **Haut** der meist älteren Patienten ist gelblich-blaß, trocken und erscheint wie Wachs. Manchmal zeigen sich leichte **Ödemeinlagerungen**. Die **Nägel** sind brüchig, auch die **Haare** sind trocken und fallen verstärkt aus. Bei der körperlichen Untersuchung fällt zunächst die **rote, glatte Zunge** auf, die wie *lackiert* aussieht. Zungenrand und -spitze zeigen Zeichen von Entzündung und nachfolgender Atrophie.

Diagnostik

Die Veränderungen, die man sehr früh im Krankheitsverlauf an der Zunge beobachten kann, lassen sich endoskopisch auch am Ösophagus und an der Magenschleimhaut erkennen. Histologisch findet man eine **atrophisierende Gastritis**, in deren Folge die Menge des Magensekretes abnimmt. Damit geht auch die Produktion von Salzsäure, Enzymen und eben jenes Intrinsic-Faktors zurück, der für die Resorption des Vitamin B$_{12}$ erforderlich ist.

In bis zu 90% aller Fälle sind **neurologische Symptome** zu finden, die insgesamt dem Begriff *funikuläre Spinalerkrankung* zugeordnet werden. Objektivierbar sind Störungen der **Tiefensensibilität** und **Reflexausfälle**.

Da die Anämie zumeist nicht das erste Krankheitszeichen ist, wird die Diagnostik anfangs häufig von der gastrointestinalen oder neurologischen Symptomatik geleitet.

Die Blutuntersuchung zeigt eine mehr oder weniger ausgeprägte Anämie mit Verminderung der Erythrozytenzahl, der einzelne Erythrozyt ist aber übermäßig mit Hämoglobin beladen, es handelt sich also um eine **hyperchrome Anämie**. Im Blutausstrich zeigen sich die Erythrozyten auffallend groß und prall gefüllt, aber die Neubildung ist gering. Dies zeigt sich an einer Verminderung der Retikulozytenzahl.

Bei Untersuchung des Knochenmarks findet man auffallend große kernhaltige Blutzellen, die als *Megaloblasten* bezeichnet werden und bei einem Vitamin-B$_{12}$- und Folsäuremangel charakteristischerweise vorkommen. Durch die verkürzte Lebenszeit der ungewöhnlich großen Erythrozyten sind der Bilirubinspiegel und die LDH-Konzentration im Serum (LDH = Lactat-dehydrogenase, ein in Erythrozyten enthaltenes Enzym) erhöht. Die Granulozyten zeigen im Blutausstrich besonders große Kerne und eine vermehrte Kernsegmentierung.

Der Vitamin-B$_{12}$-Spiegel im Serum ist erniedrigt. Die Normwerte liegen bei ca. 150–700 pmol/l (200–1000 pg/ml). Die Frage, ob Vitamin B$_{12}$ resorbiert wird, kann man mit Hilfe des SCHILLING-Tests klären. Nach oraler Gabe von radioaktiv markiertem Vitamin B$_{12}$ wird die Ausscheidung des markierten Vitamins im Harn gemessen. Dabei sollten mindestens 10% der markierten Substanz nachweisbar sein: Bei der Perniziosa wird dieser Wert nicht erreicht.

Therapie

Die perniziöse Anämie wird mit – zu Beginn häufigeren – intramuskulären Injektionen von Vitamin B$_{12}$ behandelt. Schon am 3. oder 4. Tag nach Beginn der Behandlung steigt die Retikulozytenzahl steil an (*Retikulozytenkrise*). Die perniziöse Anämie ist prinzipiell nicht heilbar; durch Vitamin-B$_{12}$-Injektionen im Abstand von 3 Monaten bleibt der Patient jedoch beschwerdefrei.

1.3.1.3 Folsäuremangel-Anämie

Bei Mangel an Folsäure infolge von Resorptionsstörungen, bei reiner Ziegenmilchernährung von Säuglingen, einseitiger vegetarischer Ernährung oder Alkoholmißbrauch kommt es zu einer Anämie, die der perniziösen Anämie ähnlich ist. Dies zeigt, daß Vitamin B$_{12}$ und Folsäure zusammenwirken müssen, damit es zu einer normalen Erythrozytenbildung kommt.

1.3.2 Anämien durch Blutverlust

1.3.2.1 Akuter Blutverlust

Ursachen und Pathogenese

Die häufigsten Ursachen akuter Blutverluste sind:
▷ Verletzungen,
▷ Blutungen des Magen-Darm-Trakts
  (z. B. Ulzera, Ösophagusvarizen),
▷ gynäkologische Blutungen
  (z. B. bei Bauchhöhlenschwangerschaft),
▷ Störungen der Blutgerinnung
  (z. B. Hämophilie),
▷ ausgedehnte Operationen.

Symptome

Eine intraoperative Blutung wird meist während der Operation bereits durch Bluttransfusionen ausgeglichen.

Gefährlich ist die **Nachblutung**, z. B. nach einer Tonsillektomie, die vom Patienten völlig unbemerkt erfolgen kann. Daher müssen alle Patienten nach einer Operation in engen Zeitabschnitten entsprechend überwacht werden.

Wichtigste Parameter einer inneren Blutung sind **Blutdruck** und **Puls**: Sobald der Blutdruck fällt, die Pulsrate steigt oder der Puls überhaupt nicht mehr getastet werden kann, ist Gefahr im Verzug. Jedes dieser Symptome für sich muß Anlaß sein, den Arzt zu alarmieren!

Blässe allein ist speziell bei verletzten oder operierten Menschen kein ausreichendes Zeichen für einen akuten Blutverlust. Es entwickelt sich eine zunächst **normochrome Anämie**, die meist von einer Leukozytose begleitet ist.

Therapie

Die wichtigsten Maßnahmen bei der akuten Blutung sind:
▷ Blutstillung,
▷ Schockbekämpfung,
▷ Blutersatz.

Um bei großen Blutverlusten die Durchblutung lebenswichtiger Organe (z. B. Gehirn, Nieren) zu gewährleisten, sollen der **Kopf** des Patienten **tief,** die **Beine hoch** gelagert werden; vorübergehend kann es hilfreich sein, die Beine mit elastischen Binden zu wickeln. Um schnell größere Flüssigkeitsmengen infundieren zu können, ist ein **zentralvenöser Zugang** vorteilhaft. Ein rascher Volumenersatz kann durch die Infusion von **Plasmaersatzlösungen** erreicht werden. Diese Medikamente verbessern jedoch nicht den verminderten Sauerstofftransport, der mit dem Blutverlust verbunden ist. Deshalb ist im Anschluß häufig eine **Bluttransfusion** erforderlich (s. Kap. 8).

1.3.2.2 Chronischer Blutverlust

Ursachen und Pathogenese

Die Ursachen können sein:

▷ wiederholte Blutungen bei Gefäßmißbildungen;
▷ langdauernde Menstruationsblutungen;
▷ okkulte, d. h. versteckte Blutungen aus Ösophagusvarizen, Hiatushernien (Ausstülpungen des Magens in den Brustraum), aus Magen- oder Duodenalgeschwüren, einem MECKEL-Divertikel des Dünndarms oder Divertikeln im Dickdarm, bei Colitis ulcerosa und aus Hämorrhoiden;
▷ Blutungen aus malignen Geschwülsten des Magen-Darm-Bereichs oder der Niere;
▷ Blutungen durch aggressive Eingeweidewürmer, z. B. Ancylostoma duodenale.

Bedroht sind vor allem Kinder mit ihrem geringen Blutvolumen. Bei Blutspendern ist darauf zu achten, daß ihnen nicht allzu häufig Blut entnommen wird. Mit einer Blutspende von 0,5 l gehen dem Körper 0,25 g Eisen verloren.

Auch wenn die täglich verlorenen Blutmengen nur gering sind, können chronische Blutverluste im Verlauf von Wochen und Monaten die Fähigkeit des Körpers zur Neubildung von Blut übersteigen, vor allem, weil Eisen, aber auch Spurenelemente wie Kupfer und manche Vitamine verlorengehen.

Diagnostik

Zuerst ist die Retikulozytenzahl deutlich erhöht, später sinkt sie allmählich ab, weil die Eisenspeicher erschöpft sind. Wichtige Laborwerte sind: Hämoglobin, Zahl der Erythrozyten und Retikulozyten, MCH, MCV, Differentialblutbild, Bestimmung von Eisen, Bilirubin, Ferritin und Transferrin, ggf. die Untersuchung des Knochenmarks.

Therapie

In den meisten Fällen wird es sich um eine Eisenmangelanämie handeln, die wie in Abschnitt 1.3.1.1 angegeben behandelt werden sollte. Vor allem aber müssen Maßnahmen ergriffen werden, die Blutungsquellen zu finden und zu stillen, ein unter Umständen schwieriges und langwieriges Unterfangen.

1.3.3 Hämolytische Anämien

Definition

> Das Gemeinsame aller hämolytischen Anämien ist der vermehrte Untergang von Erythrozyten. Er führt zum klinischen Bild der Hämolyse, das charakterisiert ist durch Blässe und Ikterus.

Tabelle 6-3: Ausgewählte Formen hämolytischer Anämien und deren differentialdiagnostische Untersuchungsmerkmale. Allen aufgeführten Anämieformen gemeinsam sind: normochrome Anämie (Ausnahme: Hämoglobinvarianten), Ikterus, Retikulozytose und verkürzte Erythrozytenlebensdauer.

Anämieform	Charakteristische Merkmale
angeborene hämolytische Anämien	
Kugelzellenanämie	kreisrunde, kleine, farbliche Erythrozyten im Blutausstrich
	herabgesetzte osmotische Resistenz Familienanamnese körperliche Baustörungen
enzymopenische hämolytische Anämie	herabgesetzte Enzymaktivitäten im Hämolysat Familienanamnese
Hämoglobinvarianten	hypochrome Anämie abweichende Wanderungsgeschwindigkeit in der Hämoglobinelektrophorese Familienanamnese körperliche Baustörungen
erworbene hämolytische Anämien	
immunhämolytische Anämien	Antikörpernachweis (COOMBS-Test)
toxisch bedingte hämolytische Anämien	Hämolyse bei Zusatz des Toxins zum Citratblut COOMBS-Test

Jeder Erythrozyt, der in Form, Reststoffwechsel, Hämoglobinstruktur, durch Antikörper oder toxische Einflüsse verändert ist, also von der Norm abweicht, wird vorzeitig abgebaut.

Solche Veränderungen können in einem **angeborenen** (vererbbaren) Defekt der Erythrozyten- oder der Hämoglobinstruktur begründet sein oder erst im Laufe des Lebens **erworben** werden. Tabelle 6-3 gibt eine Übersicht über einige hämolytische Anämien und ordnet diesen die jeweils wegweisenden Untersuchungsmethoden zu.

Symptome

Es treten die üblichen Beschwerden jeder Anämie auf: **Müdigkeit, Leistungsabfall, Konzentrationsschwäche**, in ausgeprägten Fällen **Tachykardie** und **Dyspnoe**. Die Ausprägung dieser Beschwerden hängt vom Schweregrad der Anämie und von der Schnelligkeit ihres Entstehens ab.
Der körperliche Untersuchungsbefund zeigt:
▷ Blässe als Zeichen der Anämie;
▷ Ikterus als Hinweis auf den gesteigerten Hämoglobin-Abbau;
▷ Dunkelverfärbung des Harns (Urobilin);
▷ Bei längerem Verlauf Vergrößerung von Milz und/oder Leber, d. h. den Organen, in denen die gesteigerte Hämolyse stattfindet.
Bei den **hämolytischen Krisen** kann sich das Allgemeinbefinden des Patienten innerhalb weniger Stunden dramatisch verschlechtern: Erythrozytenzahl und Hämoglobin fallen rasch ab, häufiger tritt **Temperaturanstieg** mit **Schüttelfrost** auf, es kann zu **Blutdruckabfall** und **Pulsanstieg** kommen (**Schock**).

Diagnostik

Das Blutbild zeigt eine normochrome Anämie (Erythrozyten und Hämoglobin zu adäquaten Anteilen erniedrigt, MCH im Normbereich), im Serum werden erhöhte Werte für Bilirubin und Gesamt-LDH gefunden, der Anteil des **indirekten Bilirubins** ist erhöht. Besonders wenn die Hämolyse in der Blutbahn geschieht (intravasal), ist die Haptoglobin-Konzentration erniedrigt. Wenn die Trägerkapazität des Haptoglobins erschöpft ist, z. B. bei akuten schweren Hämolysen, kann **freies Hämoglobin** nachweisbar werden. Auch im Harn können Hämoglobin und Hämosiderin auftreten. Urobilin ist bei jeder Bilirubinämie nachweisbar. Die Erythrozytenüberlebensdauer ist verkürzt.

Untersuchungen der Erythrozytenproduktion: Im Blutausstrich (Färbung mit Brilliantkresylblau) ist die **Retikulozytenzahl** erhöht. Zusätzlich finden sich oft **Formvarianten** der Erythrozyten wie Anisozytose, Poikilozytose und Polychromasie als Hinweis auf eine gesteigerte Reproduktion. Bei der Sphärozytose (s. Abschn. 1.3.3.1) treten kleine, dichte und runde *Kugelzellen* auf (s. Abb. 6-1). Im Knochenmark finden sich Zeichen der Steigerung der Erythrozyten-Reproduktion.

Untersuchungen zur Klärung der Ursache: Im Erythrozytenhämolysat versucht man, mittels Enzymanalysen einen **Enzymmangel** nachzuweisen; durch eine Hämoglobinelektrophorese können fetale Hämoglobine bei der Thalassämie und bei Hämoglobinopathien nachgewiesen werden.

Die **osmotische Resistenz** der Erythrozyten wird in einer Kochsalzreihe abfallender Konzentration geprüft. Schon im Blutausstrich erkennbare Formvarianten der Erythrozyten beruhen ebenso wie die erniedrigte osmotische Resistenz auf Membranbaustörungen.

Ein beschleunigter Abbau von Erythrozyten tritt auch ein, wenn sich **Antikörper** an Erythrozyten heften. Bei den Antikörpern handelt es sich um Globuline, die mit dem COOMBS-Test nachgewiesen werden (s. Kap. 8).

1.3.3.1 Kugelzellenanämie (hereditäre Sphärozytose)

Definition

Bei dieser Erbkrankheit ist die normale Scheibenform der Erythrozyten im Sinne einer Kugel verändert. Im Blutausstrich sehen die Erythrozyten kleiner als normal aus, sie sind es in Wirklichkeit aber nicht, weil sie kugelig dick und entsprechend kräftig angefärbt sind (s. Abb 6–1).

Ursachen und Pathogenese

Der Erbfehler liegt in einer mangelhaften Verfestigung der Außenmembran des Erythrozyten begründet, so daß er sich der Kugelform nähert und mechanisch und bei Änderungen des osmotischen Druckes weniger belastbar ist. Dadurch kommt es zur Hämolyse und Freisetzung von Hämoglobin.

Symptome

Die Patienten zeigen eine mäßig ausgeprägte **Blässe**. Der Abbau der fehlerhaften Erythrozyten ist oft gering; dann bleibt auch der Ikterus nur wenig ausgeprägt, so daß die Patienten insgesamt nahezu symptomfrei sind. Die Krankheit wird bei diesen Patienten oft jahrelang nicht entdeckt, weil die leicht gesteigerte Neubildung von Erythrozyten den geringfügig gesteigerten Abbau ausgleicht.

Diagnostik

Als wegweisende diagnostische Laboruntersuchung gilt die Prüfung der **osmotischen Resistenz** der Erythrozyten in einer Verdünnungsreihe mit physiologischer Kochsalzlösung. An einer Reihe von Reagenzgläsern, die das Kochsalz in unterschiedlicher Verdünnung enthalten, beobachtet man, bei welcher Verdünnung die trübe Aufschwemmung in eine lachsfarbene klare Lösung übergeht und so die eingetretene Hämolyse anzeigt.

Komplikationen

Unvermutet kann ein heftiger Erythrozytenzerfall eintreten, es kommt zur **hämolytischen Krise**. Dann zeigen sich folgende Hauptsymptome: ausgeprägtere **normochrome Anämie**, deutlicher **Ikterus**; die **vergrößerte Milz** ist meistens **schmerzhaft**, das **Allgemeinbefinden** des Patienten ist beeinträchtigt.

Therapie

Im hämolytischen Schub sollte auf **Bettruhe** geachtet werden. Man kann kurzzeitig Corticosteroide verabreichen. Nur selten muß man bei lebensgefährlichen Krisen gruppengleiche Erythrozyten transfundieren. Wenn sich die Krisen häufiger wiederholen, muß die chirurgische **Entfernung der Milz** erwogen werden. Mit einer derartigen Milzextirpation wird der beschleunigte Erythrozytenabbau beendet, obwohl sich an der angeborenen Form und Verletzlichkeit der Erythrozyten nichts ändert. Man wird sich zur Milzexstirpation nur entschließen, wenn die hämolytischen Krisen häufig sind und der Erythrozytenabbau in der Milz nuklearmedizinisch gesichert wurde, denn in der Folge einer Milzentfernung besteht eine erhöhte Anfälligkeit gegenüber bakteriellen Infektionen.

1.3.3.2 Thalassämie

Definition

Als Hämoglobinopathien werden Krankheiten bezeichnet, die durch eine genetisch bedingte Störung im chemischen Aufbau des Hämoglobins gekennzeichnet sind. Es existieren über 50 seltene Hämoglobinopathien.

Bei der Thalassämie, die zu den Hämoglobinpathien gehört, persistiert erblich bedingt ein fetales Hämoglobin. Sie ist eine unter den Bewohnern des Mittelmeerraums recht verbreitete Erbkrankheit.

Man unterscheidet bei der Thalassämie zwei Verlaufsformen: die leichter verlaufende **Thalassaemia minor** (heterozygot) und die schwerer verlaufende **Thalassaemia major** (homozygot).

Symptome

Wie bei allen hämolytischen Anämien sind leichter Ikterus, Blässe und Vergrößerung der Milz, bei schweren Verläufen auch der Leber, die Hauptkennzeichen. Im Blutbild besteht große Ähnlichkeit mit der hypochromen Anämie, weil in das anomale Hämoglobinmolekül Eisen nur erschwert eingebaut werden kann.

Therapie

Es besteht **keine** Behandlungsmöglichkeit. Wegen der Gefahr einer Eisenüberladung des Körpers darf Eisen nicht gegeben werden. Nur in schweren, lebensbedrohlichen Situationen muß transfundiert werden, wobei es auf die Dauer ebenfalls zu einer Eisenüberladung des Körpers kommt. Patienten mit Thalassaemia major sterben im Kindesalter.

1.3.3.3 Erworbene hämolytische Anämien

Definition

Die erworbenen hämolytischen Anämien sind charakterisiert durch einen nicht vererbbaren Erythrozytenzerfall. Dazu gehören immunhämolytische und toxische Anämien.

Ursachen und Pathogenese

Immunhämolytische Anämien werden beispielsweise durch **Autoantikörper** ausgelöst, die sich gegen die eigenen Erythrozyten richten und zur Hämolyse oder Agglutination führen. Beispiele für Autoantikörper sind **Wärmeautoantikörper** (Agglutinine mit einem Reaktionsoptimum bei 37 °C) und **Kälteautoantikörper** (Agglutinine und Hämolysine mit einem Reaktionsoptimum bei 0 °C). Klinische Bedeutung hat dieser Befund, wenn die Reaktion in einem breiten Temperaturbereich unter 37 °C möglich ist.

Auch andere immunologische Reaktionen können Ursachen einer hämolytischen Anämie sein. Bei der Antigen-Antikörper-Reaktion spielen zahlreiche **Medikamente** wie Antikonvulsiva, Phenacetin, Chinidin oder Penicillin eine wichtige Rolle.

Physikalische Einflüsse können ebenfalls Ursache für hämolytische Anämien sein. Beispiele hierfür sind die thermische Schädigung bei Verbrennungen oder mechanische Schäden bei Dialysen, Operationen mit Herz-Lungen-Maschinen und bei künstlichen Herzklappen.

Die schädigende Wirkung toxischer Substanzen (z. B. organische Lösungsmittel) ist dosisabhängig. Andere Toxine wirken nur, wenn gleichzeitig ein intrazellulärer Enzymmangel vorliegt. So kommt es beispielsweise zu einer Hämolyse, wenn Patienten mit angeborenem Mangel an Glucose-6-phosphat-dehydrogenase Fava-Bohnen essen. Man spricht dann vom *Favismus*.

2 Myeloproliferative Krankheiten

Definition

Unter dem Begriff der *myeloproliferativen Erkrankungen* faßt man eine Gruppe von Krankheiten zusammen, die dadurch entstehen, daß ein oder mehrere Zellreihen des blutbildenden Knochenmarks sich unkontrolliert zu vermehren beginnen (griech.: *myelos* = Mark; *proliferativ* = wuchernd), teilweise aber auch vermindert abgebaut werden. Einige dieser Krankheiten können in ihrem Verlauf in ein anderes Krankheitsbild der gleichen Gruppe übergehen. Es kann nicht nur die granulozytäre Zellreihe bei den myeloproliferativen Krankheiten betroffen sein, vielmehr auch Erythrozytopoese, Megakaryozytopoese und selbst die Fibroblasten, die das Muttergewebe (Matrix) des blutbildenden Marks darstellen. Alle Krankheiten dieser Gruppe verlaufen chronisch, d. h. einerseits, daß sie im Vergleich zu akuten Verlaufsformen über einen längeren Zeitraum, meist über mehrere Jahre verlaufen können, andererseits – was dem Begriff „chronisch" nicht unbedingt zu entnehmen ist – eine vollständige Ausreifung der betroffenen Zellreihen zeigen. Die Patienten zeigen manchmal erst nach einer längeren Krankheitsdauer belastende Symptome. Keine der myeloproliferativen Krankheiten ist derzeit heilbar.

Da zur Gruppe der myeloproliferativen Krankheiten auch einige **chronische Leukämien** gehören, sei der Begriff „Leukämie" kurz erläutert. Wenn die Zellzahl farbloser Zellen deutlich ansteigt, zeigt das Blut einen weiß-gräulichen Schimmer; der Name Leukämie (*Weißblütigkeit*) beschreibt diese Verfärbung. Im folgenden werden die wichtigsten Krankheiten dieser Gruppe besprochen.

2.1 Chronische myeloische Leukämie (CML)

Definition

Die CML ist gekennzeichnet durch eine unkontrollierte Vermehrung (Proliferation) und inadäquaten Abbau der Zellen der Granulozytopoese im Knochenmark. Im weiteren Verlauf dehnt sich die Krankheit aber auch auf andere Organe aus. Betroffen sind insbesondere Menschen des mittleren und höheren Lebensalters.

Symptome

Der Beginn ist schleichend, die Leukozytose häufiger ein Zufallsbefund bei einer routinemäßigen Blutbildkontrolle. Beschwerden, die zum Arzt führen, sind in der Reihenfolge ihrer Häufigkeit:
▷ Müdigkeit,
▷ Gewichtsverlust,
▷ Völlegefühl,
▷ Blutungsneigung,
▷ Bauchschmerzen.
Bei der Untersuchung fallen folgende Krankheitszeichen – ebenfalls in der Reihenfolge ihrer Häufigkeit – auf: Milzvergrößerung, Lebervergrößerung, tastbare Lymphknoten, Klopfempfindlichkeit des Brustbeins, blaue Flecken an der Haut, Sehstörungen durch Netzhautblutungen, Fieber.

Ursachen und Pathogenese

Die Granulozyten und ihre Vorstufen sind im Knochenmark (Klopfschmerz am Sternum), in extramedullären Blutbildungszentren (große Milz, vergrößerte Leber – daher Völlegefühl und Leibschmerzen), Lymphknoten und im Blut vermehrt. Von einer gewissen Erhöhung granulozytärer Elemente an kommt es im Bereich des Markraums zu einer Beeinträchtigung der übrigen medullären Zellsysteme und in der Folge zu einer Thrombozytopenie (Blutungsneigung) und Anämie (Müdigkeit, Leistungsknick). Das Fieber erklärt man mit einer Funktionsschwäche der leukämischen Granulozyten.

Diagnostik

Im **peripheren Blut** zeigt sich eine **Erhöhung der Gesamt-Leukozytenzahl** durch Vermehrung der Granulozyten mit ihren Vorstufen. Man findet in der Peripherie also neben Stab- und Segmentkernigen auch **Metamyelozyten, Myelozyten** und **Promyelozyten.** Häufig besteht schon bei der ersten Untersuchung eine normochrome Anämie; der

Thrombozytopenie geht meist eine Vermehrung der Thrombozyten voraus.

Bei der **zytologischen** Untersuchung des Knochenmarks findet sich eine Vermehrung der granulozytären Vorstufen mit einer deutlichen Betonung jüngerer Zellen. Vereinzelt kann man *Myeloblasten* erkennen. Zu Beginn findet man auch eine Vermehrung von *Megakaryozyten, Basophilen* und auch *Eosinophilen*. Ein Enzym, das im Plasma der Granulozyten vorkommt und mit deren Funktion zu tun hat, die *alkalische Leukozytenphosphatase (ALP)*, ist erniedrigt. In 80–90% aller Fälle weist ein Chromosom der Zellen einen Substanzdefekt auf (*Philadelphia-Chromosom*).

Die **histologische** Untersuchung des Knochenmarks setzt die Gewinnung eines Knochenzylinders mit einem elektrischen Bohrer (BURKHARDT) oder einer geeigneten Bohrnadel (JAMSHIDI) voraus. Durch verschiedene Techniken können die Knochenanteile geschnitten werden. Auf diesen Schnitten sind die quantitativen Verhältnisse besser als im zytologischen Präparat zu überblicken. Außerdem sind Übergänge in eine akute Verlaufsform oder in eine Fibrosierung (Verdrängung des blutbildenden Knochenmarks durch Bindegewebe) frühzeitiger und sicherer zu finden.

Therapie

Prinzip der Behandlung der CML ist eine sehr vorsichtige Chemotherapie, die sich nicht nur an den Zellzahlen, sondern auch am subjektiven **Befinden des Patienten** orientiert. Wegen des hohen Anfalls von Harnsäure durch den Zellzerfall, den die Chemotherapie verursacht, steigt der Harnsäurespiegel. Daher muß die Harnsäurebildung medikamentös gehemmt werden; außerdem sollte der Patient viel trinken (s. Kap. 15). Bedeutung haben in letzter Zeit auch **Interferone** gewonnen, die häufig zu Remissionen geführt haben (s.u. Abschnitt 3.2.4).

Verlauf und Prognose

Die durchschnittliche Lebensdauer nach der Stellung der Diagnose beträgt 3 bis 4 Jahre, 20% aller Patienten leben länger als 5 Jahre, 6% länger als 10 Jahre. Die eigentliche Todesursache ist in den meisten Fällen der Übergang in eine akute Verlaufsform mit Auftreten des sogenannten *Blastenschubs*. Hierbei kommt es zu einer Reifungshemmung und Ausschwemmung pathologischer **Blasten** in die Peripherie. Nicht unbedingt muß es sich hierbei um pathologische **Myeloblasten**, es kann sich auch um pathologische **Lymphoblasten** handeln. Letztere sprechen auf eine Therapie ungleich besser an als pathologische Myeloblasten.

2.2 Chronische megakaryozytär-granulozytäre Leukämie (CMGL)

Hierbei handelt es sich um eine kombinierte unkontrollierte Vermehrung von Zellen der Granulozytopoese und Megakaryozytopoese. Charakteristischerweise wird neben der **erhöhten Leukozytenzahl** auch eine **erhöhte Thrombozytenzahl** im peripheren Blut gefunden. Im Knochenmark zeigt sich von Beginn an bis zum terminalen *Blastenschub* eine Vermehrung der **Megakaryozyten** (Vorläufer der Thrombozyten). Beschwerden und Befunde entsprechen in etwa den der chronischen myeloischen Leukämie; eine frühe Neigung zu einer Fibrosierung scheint zu bestehen. Die Behandlung erfolgt ebenfalls durch Chemotherapie (s. Therapie der CML, S. 148).

2.3 Polycythaemia vera

Definition

Die unkontrollierte Proliferation erythrozytärer, granulozytärer und thrombozytärer Zellen führt zu einer Vermehrung aller Blutzellen im peripheren Blut. Durch die oft erhebliche Erhöhung der Zellzahl steigt der Hämatokrit. Dieser Anstieg und die damit verbundene Eindickung des Blutes kann so erheblich sein, daß es zu Zirkulationsstörungen kommt.

Symptome

Die Patienten klagen in der Regel über Kopfschmerzen, Schwindelgefühl, Sehstörungen, Druckgefühl im Kopf oder Nasenbluten. Es kann zu ernsthaften Zwischenfällen im Gefäßsystem wie Thrombosen oder Embolien kommen, zu Gefäßverschlüssen im Gehirn und zum Herzinfarkt. Die Patienten haben eine rote Gesichtsfarbe, die häufig einen bläulichen Beiton hat, die Gefäße der Bindehaut am Auge sind prall gefüllt, also gerötet; sehr häufig findet man eine Vergrößerung der Milz.

Die Erklärung für die Symptome liegt im erhöhten Blutzellvolumen und in der erhöhten Viskosität des Blutes. Die erhöhte Viskosität führt zu Durchblutungsstörungen, die insbesondere im venösen System Thrombusbildungen begünstigt.

Diagnostik

Im Blutbild zeigt sich eine Vermehrung der Erythrozyten, in der Regel auch der Leukozyten und der Thrombozyten. Der Hämatokrit steigt an, die Aktivität der alkalischen Leukozytenphosphatase liegt hoch. Blutvolumen und Erythrozy-

tenvolumen, nuklearmedizinisch gemessen, liegen ebenfalls hoch.

Von der Polycythaemia vera abgrenzen muß man die
sogenannten **sekundären Polyglobulien.** Hierbei liegt
nicht eine eigentliche Blutkrankheit vor, vielmehr handelt es sich um eine Vermehrung vorwiegend erythro-
zytopoetischer Zellen, zum Beispiel bei Lungenkrankheiten und Nierentumoren. Das Erscheinungsbild beim
Patienten kann dem der Polycythaemia vera sehr ähnlich sein. Differentialdiagnostisch fehlt in der Regel
aber die Vermehrung von Leukozyten und Thrombozyten, ferner ist die Aktivität der alkalischen
Leukozytenphosphatase normal.

Therapie

Bei akuter Gefährdung der Patienten werden
Aderlässe eingesetzt, um die erhöhte Zellzahl zu
reduzieren. Zunächst werden dem Patienten täglich etwa 500 ml Blut abgenommen, wobei es
sinnvoll ist, das damit verlorene Flüssigkeitsvolumen durch gleichzeitige Infusionen von huma-
nem Eiweiß auszugleichen. Muß man in der
Folge nach Erreichen von annähernd normalen
Werten häufiger als allmonatlich einen solchen
Aderlaß durchführen, ist zu erwägen, ob entweder eine zytostatische Behandlung durchgeführt
wird, oder ob die Produktion der Zellen, vor allem bei älteren Menschen, durch Injektion von
radioaktivem Phosphor gehemmt werden soll.

2.4 Osteomyelofibrose

Definition

Bei der Osteomyelofibrose kommt es aus noch
nicht erkannter Ursache zu einer fortschreitenden Knochenmarksverödung durch das Einsprossen von Fibroblasten, die faseriges Bindegewebe bilden (Osteomyelo*fibrose*). Im weiteren
Verlauf verkalken die Bindegewebsfasern, es entsteht eine Osteomyelo*sklerose*. Die Blutbildung
in den Knochen wird zunehmend eingeschränkt,
und es zeigt sich eine Reaktivierung der fetalen
Blutbildungszentren in der Leber und Milz. Diese
Organe können dann erheblich vergrößert sein.

Symptome

Schleichend entwickeln sich das Beschwerdebild
und auch die klinischen Zeichen einer Anämie.
Es kann zu Fieberschüben (Granulozytopenie)
und als „Rheuma" mißdeuteten Knochenschmerzen, zu Oberbauchbeschwerden mit
Druck- und Spannungsgefühl sowohl rechts als

auch links (Leber-Milz-Vergrößerung) kommen.
In fortgeschrittenen Krankheitsstadien kann der
riesige Milztumor ganz im Vordergrund des klinischen Bildes stehen.

Diagnostik

Im Blutbild findet man eine meist mäßiggradige
Anämie, eine **Granulozytopenie** und häufig auch
eine **Thrombozytopenie.**

Zur Untersuchung des Knochenmarks kann
man häufig bei der Sternalpunktion kein Material gewinnen (Punctio sicca = *trockene Punktion*). Durch die histologische Untersuchung einer Beckenkammbiopsie kann dann die Diagnose
der Osteomyelofibrose gestellt werden. Hilfreich
ist auch die Bestimmung der alkalischen Leukozytenphosphatase, die im typischen Falle hoch
ist. Im Differentialblutbild treten bei Reaktivierung embryonaler Blutbildungszentren (v. a. Leber und Milz) die Vorstufen der Erythrozyten
auf, die **Normoblasten.**

Normoblasten können aus dem normalen Knochenmark in der Regel nicht ausgeschwemmt werden; ihr
Auftreten ist stets ein Hinweis auf die Reaktivierung
embryonaler Blutbildungszentren. Werden Normoblasten im peripheren Blut gefunden, so bedeutet das in
der Regel, daß die Krankheit bereits fortgeschritten ist.

Therapie

Im Zentrum steht der **Blutersatz,** gelegentlich
wird der Versuch einer **zytostatischen Behandlung**
gemacht. Auch wenn die Vergrößerung der Milz
erhebliche Beschwerden macht, bestehen doch
Bedenken gegen eine operative Entfernung dieses
Organs, da hierin ja auch Blutbildungszentren
den Versuch einer Rekompensation machen. Insgesamt sind die Behandlungsmöglichkeiten unbefriedigend.

Verlauf und Prognose

Die Osteomyelofibrose kann aus einem polyzyt-
hämischen Vorstadium entstehen, sie kann aber
auch im Verlauf einer chronischen myeloischen
Leukämie auftreten. Die Fibrosierung schreitet
im Laufe der Jahre fort, die Patienten leiden unter zunehmenden Beschwerden und klinischen
Symptomen, die vor allem durch die Vergrößerung der reaktivierten Blutbildungszentren bestimmt sind; schließlich kann es wie bei der chronischen myeloischen Leukämie zu einem terminalen Schub unreifer Zellen kommen, der nur
sehr schwer beherrschbar ist.

2.5 Essentielle Thrombozythämie

Definition

Bei der essentiellen Thrombozythämie handelt es sich um eine Proliferationssteigerung der **Megakaryozytopoese** mit hohen peripheren Thrombozytenzahlen, die sowohl eine Blutungsneigung als auch Thrombosen verursachen können. Unter welchen Bedingungen die eine oder die andere Komplikation auftritt, ist noch nicht abschließend geklärt.

Symptome

Das klinische Erscheinungsbild ist geprägt durch die Blutungsneigung oder durch Gefäßkomplikationen.

Therapie

Die Behandlung erfolgt zytostatisch; in bedrohlichen Fällen kann man zusätzlich über einen Zellseparator Thrombozyten aus dem Blut entfernen.

Zusammenfassend sei gesagt, daß bei myeloproliferativen Krankheiten die morphologisch normalen Blutzellen entarten können und daß Übergänge von einer Krankheit in die andere nicht selten sind.

3 Krankheiten des lymphatischen Systems

Neben den Venen gibt es ein weiteres Rücklaufsystem aus der Peripherie: die **Lymphgefäße**. Ihr Inhalt, die Lymphe, hat eine unterschiedliche Zusammensetzung je nach der Funktion des Gewebes, das sie drainiert. Eingeschaltet in den Verlauf der Lymphgefäße sind die **Lymphknoten**, die eine Art Klärfunktion übernehmen. Zunächst führen die Lymphgefäße zu den ihnen vorgeschalteten *regionären*, d. h. örtlichen Lymphknoten. Alle Lymphgefäße des Körpers münden schließlich im Einflußgebiet der oberen Hohlvene.

Jeder Mensch hat Lymphknoten, die zum Teil auch tastbar sein können, wie in der Leistenbeuge oder unter dem Unterkiefer. Diese Lymphknoten sind meist derb, was Folge einer Fibrosierung nach wiederholten Entzündungen im Bereich des Urogenitaltraktes bzw. der Zähne ist. Die anderen Lymphknotenstationen kann man für gewöhnlich nicht tasten. Sie sind klein und weich. Manche Lymphknoten, z. B. im Abdomen, sind einer direkten Untersuchung mit der Hand überhaupt nicht zugänglich.

Sowohl bei bösartigen Erkrankungen als auch bei Entzündungen können Lymphknoten anschwellen. Man wird also vor Annahme einer bösartigen Lymphknotenkrankheit eine Entzündung im Bereich des befallenen Lymphknotens ausschließen müssen.

Aus der Gruppe der verschiedenen lymphatischen Systemkrankheiten konnte zunächst histologisch der **Morbus Hodgkin (Lymphogranulomatose)** ausgegrenzt werden. Die sehr vielfältigen anderen malignen Lymphknotenkrankheiten hat man unter dem etwas unglücklichen Begriff **Non-Hodgkin-Lymphome** (NHL) zusammengefaßt.

3.1 Morbus Hodgkin

Charakteristisch ist im histologischen Schnitt das Auftreten von Hodgkin-Zellen und Sternberg-Riesenzellen, deren Herkunft nicht endgültig geklärt ist. Neben einem geringen Prozentsatz nicht klassifizierbarer Formen gibt es vier histologische Typen. Diese Einteilung ist für den Patienten von wesentlicher Bedeutung, da die Prognose für die einzelnen Formen recht unterschiedlich ist.

Außerdem hängen die Heilungschancen stark vom **Stadium** der Erkrankung ab. Die Einteilung der mit römischen Zahlen von I bis IV bezeichneten Stadien erfolgt je nach der Ausdehnung und dem Organbefall der Krankheit. Bei der Erstdiagnose ist der prozentuale Anteil aller Stadien etwa gleich. Während jedoch die Fünf-Jahres-Überlebensrate für Patienten im Stadium I bei etwa 75% liegt, beträgt sie im Stadium IV nur noch etwa 30%. Der Zusatz der Ziffern A bzw. B bezeichnet den Verlauf und das klinische Bild (s. u. im Abschnitt Symptome).

Epidemiologie

Etwa 30–50% aller malignen Lymphome sind Hodgkin-Lymphome. Dabei erkranken vorwiegend Patienten im Alter zwischen 15 und 35 Jahren und solche, die älter als 50 Jahre sind. Männer sind etwa dreimal so häufig betroffen wie Frauen. In westlichen Ländern tritt die Krankheit bei etwa zwei von 100 000 Menschen auf.

Symptome

Der Morbus Hodgkin beginnt oft mit einer schmerzlosen Schwellung von Lymphknoten am Hals, unter der Achsel oder in der Leistengegend. Deshalb suchen viele Patienten erst nach Wochen oder Monaten einen Arzt auf. Ein derart symptomarmer Verlauf wird als **Stadium A** bezeichnet. Kommt es hingegen zu unklarem Fieber,

Nachtschweiß oder Gewichtsverlust, handelt es sich um das prognostisch ungünstigere **Stadium B.** (so wird z. B. ein HODGKIN-Stadium je nach Ausdehnung und Symptomen mit I A oder II B bezeichnet).

Diagnostik

Im Labor ist ein vollständiges Blutbild anzufertigen, dabei ist auf Eosinophilie und Lymphopenie zu achten. Man untersucht das Knochenmark, die „Leberenzyme", die harnpflichtigen Stoffe, den Urin und die Blutkörperchensenkungsgeschwindigkeit.

Röntgenologisch wird der Thorax in zwei Ebenen untersucht, bei der Sonographie des Abdomens wird besonders auf Lymphknoten und eine Milzvergrößerung geachtet. Bei unklaren röntgenologischen oder sonographischen Befunden müssen computertomographische Untersuchungen von Thorax und Abdomen erfolgen. Zusätzlich wird eine Skelettszintigraphie mit nachfolgender röntgenologischer Kontrolle auffälliger Befunde empfohlen.

Es hat sich gezeigt, daß bei einer explorativen Laparotomie mit direkter Untersuchung der Bauchorgane das Stadium häufig fortgeschrittener gefunden wird als bei der klinischen Untersuchung. Weitere invasive Maßnahmen zur Diagnostik sind die Leberkeilexzision und die histologische Untersuchung des Knochenmarks.

Prognostisch ungünstige Zeichen sind: fortgeschrittenes Stadium, B-Symptomatik, ausgedehnter mediastinaler Befall, Infiltration extralymphatischer Gewebe an mehreren Stellen und sehr große abdominelle Lymphknoten.

Therapie

Die Therapie kann hier nur angedeutet werden. Die Milz wird oft im Zuge der diagnostischen Laparotomie entfernt. Außerdem kommen Strahlentherapie und Chemotherapie in Frage. Die Chemotherapie wird ab Stadium I B/II B durchgeführt. Die Stadien I A und II A bleiben der Strahlentherapie vorbehalten. Bestehen allerdings zusätzliche Risikofaktoren, kommt eine zusätzliche Chemotherapie in Frage. Vom Stadium III B an ist die zunächst sechsmonatige Chemotherapie mit insgesamt acht verschiedenen Substanzen erforderlich. Bei Versagen der Chemotherapie oder der Strahlentherapie gibt es dann sogenannte Nachfolgeschemata, die hier nicht näher beschrieben werden sollen. Es ist wichtig

zu wissen, daß der Morbus HODGKIN durchaus **ambulant** behandelt werden kann.

3.2 Non-Hodgkin-Lymphome

Die sogenannten Non-HODGKIN-Lymphome gehen von B- oder T-Zellen des lymphatischen Systems aus. Sowohl die Prognose als auch die Art der Therapie hängt davon ab, zu welcher Klasse (niedriger oder hoher Malignitätsgrad) das diagnostizierte Lymphom gehört. Die Klassifizierung ist nur durch die histologische Untersuchung eines befallenen Lymphknotens möglich. Die für die Wahl der Therapie entscheidende Einteilung der NHL zeigt Tabelle 6-4.

Die klinische oder operative Stadieneinteilung erfolgt bei den Non-HODGKIN-Lymphomen genauso wie beim Morbus HODGKIN nach Ausbreitung und Organbefall.

Tabelle 6-4: Kiel-Klassifikation der Non-HODGKIN-Lymphome (NHL).

Von den B-Zellen ausgehende NHL	Von den T-Zellen ausgehende NHL
niedriger Malignitätsgrad	
lymphozytisches NHL	lymphozytisches NHL
– chronische B-lympha-tische Leukämie	– chronische T-lympha-tische Leukämie
– Prolymphozyten-leukämie	– Prolymphozyten-leukämie
– *Haarzellen*leukämie	Mycosis fungoides
lymphoplasmozytisches NHL	lymphoepitheloidzelliges NHL
– Morbus WALDENSTRÖM	angioimmunoblastisches NHL
plasmozytisches NHL	T-Zonen-Lymphom
– Plasmozytom	pleomorphes kleinzelli-ges NHL
zentroblastisch-zentro-zytisches NHL	
hoher Malignitätsgrad	
zentroblastisches NHL	pleomorphes mittel- und großzelliges NHL
immunoblastisches NHL	immunoblastisches NHL
großzelliges anaplasti-sches NHL	großzelliges anaplasti-sches NHL
BURKITT-Lymphom	lymphoblastisches NHL
lymphoplastisches NHL	– akute (T-)lymphatische Leukämie
– akute (B-)lymphati-sche Leukämie	

3.2.1 Chronische lymphatische Leukämie

Bei der chronischen lymphatischen Leukämie liegt eine Proliferationssteigerung und Abbauverzögerung der Lymphozyten vor.

Epidemiologie

Die chronische lymphatische Leukämie (CLL) ist die häufigste bösartige Erkrankung des lymphatischen Systems. Meist werden davon Menschen im höheren Lebensalter betroffen. Männer erkranken etwa doppelt so häufig wie Frauen.

Symptome

Die CLL beginnt in der Regel symptomarm. Meist zeigen die Patienten schmerzlose Lymphknotenschwellungen. Die Milz ist oft vergrößert. Im weiteren Verlauf kommt es häufig zu Anämie, Granulozytopenie und Thrombozytopenie.

Diagnostik

Erhöhungen der Leukozytenzahl auf über 100 G/l (100 000/μl) sind keine Seltenheit. Ein sehr hoher prozentualer Anteil davon sind Lymphozyten. Auch im Knochenmark findet man eine diffuse Anreicherung von Lymphozyten, die dort gewöhnlich nur fokal auftreten.

Therapie

Da bisher noch keine wirklich befriedigende Therapie zur Verfügung steht, wartet man mit dem Beginn der Behandlung möglichst lange. Indikationen zur Therapie sind ein Anstieg der Leukozytenzahl auf über 70 G/l (70 000/μl), ein Abfall des Hämoglobins auf unter 5,6 mmol/l (9 g/dl), der Thrombozyten unter 100 G/l (100 000/μl) oder stark vergrößerte Lymphknoten. Die therapeutischen Möglichkeiten umfassen die Entfernung der Milz, eine zytostatische und hormonelle Chemotherapie und eine Strahlentherapie.

Komplikationen

Eine wesentliche Komplikation der CLL ist ein öfters auftretender Mangel an Immunglobulinen, der eine gesteigerte Infektanfälligkeit mit sich bringt. Außerdem wird gelegentlich eine durch Autoantikörper ausgelöste hämolytische Anämie beobachtet.

3.2.2 Plasmozytom

Definition

Das **lymphoplasmozytische Non-Hodgkin-Lymphom** wird gewöhnlich als **Plasmozytom** oder **Myelom** bezeichnet. Es ist gekennzeichnet durch ein unkontrolliertes, bösartiges Wachstum von polymorphen (griech.: vielgestaltig) Plasmazellen. Die Tumoren finden sich vorwiegend im Knochen, können sich aber auch auf andere Gewebe ausbreiten.

Epidemiologie

Das Plasmozytom ist der im Erwachsenenalter häufigste Knochentumor. Die Patienten sind gewöhnlich älter als 30 Jahre, der Erkrankungsgipfel liegt bei etwa 60 Jahren. Männer erkranken wesentlich öfter als Frauen.

Symptome

Die Krankheitszeichen umfassen allgemeine **Leistungsminderung, Infektanfälligkeit, Erhöhung der Blutkörperchensenkungsgeschwindigkeit** und **Anämie.** Im Verlauf der Erkrankung treten herdförmige Knochenentkalkungen (**Osteolysen**) auf, die dann auch zu **Knochenschmerzen** führen können.

Diagnostik

Um ein Plasmozytom diagnostizieren zu können, sind neben einer Untersuchung des Knochenmarks besondere Blutuntersuchungen erforderlich. Die **Blutkörperchensenkungsgeschwindigkeit** ist extrem erhöht. Bedeutsam ist der Nachweis von **Paraproteinen** im Serum. Hierbei handelt es sich um abnorme Proteine aus der Gruppe der Immunglobuline, die in den pathologischen Plasmazellen gebildet werden. Ihr Nachweis gelingt mit der Immunelektrophorese. Durch das Auftreten eines Paraproteins steigt das Gesamteiweiß im Serum an. Im Harn sind gelegentlich Bruchstücke eines Immunglobulins nachweisbar (BENCE-JONES-Protein).

Das Skelett ist röntgenologisch auf Tumorherde (Osteolysen) zu untersuchen.

Therapie

Die Art der Therapie richtet sich nach dem Krankheitsstadium. Auf die Stadieneinteilung soll hier jedoch nicht näher eingegangen werden. Prinzipiell kommen **Chemotherapie** und **Strahlentherapie** zur Anwendung. Wenn die Knochenentkalkung zu einer Hyperkalzämie führt, ist eine Infusionstherapie unter Zugabe von Corticosteroiden, Calcitonin und eventuell Mithramycin erforderlich. Bei der Gefahr von Wirbeleinbrüchen muß ein Stützkorsett getragen werden.

Verlauf und Prognose

Die durchschnittliche Überlebenszeit beträgt etwa 30 Monate, wobei allerdings erhebliche Abweichungen nach oben und unten beobachtet werden. Der Verlauf scheint bei älteren Patienten ungünstiger zu sein als bei jüngeren. In der Regel ist die Krankheit nicht dauerhaft aufzuhalten. Zunehmende Insuffizienz des Knochenmarks, herabgesetzte Bildung normaler Immunglobuline, Niereninsuffizienz und Knochenbrüche führen schließlich zum Tode.

3.2.3 Lymphoplasmozytoides Lymphom

Das lymphoplasmozytoide Non-HODGKIN-Lymphom (Immunozytom) ist auch als Morbus WALDENSTRÖM bekannt. Im Lymphknoten wachsende Tumorzellen der B-Lymphozytenreihe produzieren das Makroglobulin IgM.

Symptome

Man findet **vergrößerte Lymphknoten**, eine **Vergrößerung der Leber** und **der Milz**, eine **Anämie** sowie **Blutungen**. Typisch sind Augenhintergrundveränderungen mit Blutungen und dadurch **Sehstörungen**. Durch den erhöhten Gehalt des Plasmas an großmolekularen IgM-Molekülen kommt es zu einer Erhöhung der Plasmaviskosität, die zu **neurologischen Ausfallserscheinungen** führt. Die Blutungsneigung ist durch plasmatische und thrombozytäre Gerinnungsstörungen, die durch das IgM verursacht werden, bedingt.

Therapie

Die Behandlung erfolgt in fortgeschrittenen Fällen zunächst durch eine **Plasmapherese**, d. h. Entfernung des mit IgM beladenen Plasmas und Ersatz durch niedermolekulare Flüssigkeiten. Eine **Chemotherapie** schließt sich daran an.

3.2.4 Seltene Non-Hodgkin-Lymphome

Die **Haarzellenleukämie** zeigt im morphologischen Bild feine haarähnliche Plasmaausläufer an den Lymphozyten. Bei zytochemischen Untersuchungen findet man, daß viele dieser Zellen eine durch Tartrat nicht hemmbare Saure-Phosphatase-Aktivität haben. Meistens ist die Milz ungewöhnlich groß. Die Haarzellenleukämie ist gegenüber einer Chemotherapie relativ resistent. Bisher bestand die Therapie vorwiegend aus der Entfernung der Milz, was zumindest einen Stillstand der Krankheit brachte. Erste Versuche mit Alpha-Interferon scheinen ermutigend zu sein.

Interferone, die therapeutisch zunehmend an Bedeutung gewinnen, sind glykolysierte Proteine, die unter Virus-Einwirkung von Leukozyten gebildet werden (Alpha-Interferon). Sie behindern das Wachstum normaler und maligner Zellen.

Beim **zentrozytischen Non-Hodgkin-Lymphom** sind im peripheren Ausstrich die **Zentrozyten** zu erkennen, die aus den Keimzentren der Lymphknoten stammen. Es sind lymphozytenähnliche Zellen, deren Kern deutlich eingekerbt ist.

Das **zentroblastisch-zentrozytische Non-Hodgkin-Lymphom** wurde früher Morbus BRILL-SYMMERS genannt. Es hat einen sehr wechselhaften Verlauf, kann über viele Jahre keinerlei Symptome zeigen, aber unter Umständen durch einen Gestaltwandel der Zentrozyten zu Zentroblasten dann einen hochmalignen Verlauf nehmen. Der Morbus BRILL-SYMMERS steht also auf der Grenze zwischen niedriger und hoher Malignität.

Das **zentroblastische Non-Hodgkin-Lymphom** zeigt Zellen mit den Zeichen der besonderen Malignität durch Polymorphie der Zellen, deutliche Nukleolenbildung und Plasmaausläufer.

Das **immunoblastische Non-Hodgkin-Lymphom** zeigt eine Umformung der Plasmazellen in größere rundliche Zellen mit mittelständigem Kern, die wiederholt vermehrt Nukleolen aufweisen. Die Zellen sind deutlich polymorph.

Als **lymphoblastisches NHL** wird die akute lymphatische Leukämie bezeichnet (s. u., Abschnitt 4.2).

4 Akute Leukämien

Akute Leukämien können sich aus allen Zellreihen der Myelo- und Lymphopoese entwickeln. Sie zeigen eine rasch wachsende pathologische Zellpopulation im Knochenmark *(Blasten)*. Diese Zellen werden nicht immer im peripheren Blut gefunden. Die Zellzahl im peripheren Blut kann unter Umständen normal oder gar vermindert sein, gelegentlich ist sie mäßig erhöht.

Von besonderer Bedeutung sind die **akute myeloische Leukämie** und die verschiedenen Formen der **akuten lymphatischen Leukämie**. Auf diese beiden Krankheiten soll besonders eingegangen werden. Im wesentlichen werden die akuten Leukämien des Erwachsenenalters besprochen. Kinder erkranken ganz überwiegend an akuten lymphatischen Leukämien; kindliche Leukämien haben eine relativ günstige Prognose.

Epidemiologie

Die Häufigkeit nicht nur der akuten, sondern auch der chronischen Leukämien hat in den letzten Jahrzehnten immer mehr zugenommen. Als Grund hierfür werden diskutiert: steigende Belastung der Umwelt durch **chemische Schadstoffe**, möglicherweise eine **Änderung der Altersstruktur der Bevölkerung**. Jahre nach erfolgreicher Be-

Tabelle 6-5: Abschätzung des Rezidivrisikos von akuten Leukämien vor Therapie (nach HÖLZER, Krebskongreß, München 1984).

	Niedriges Rezidivrisiko	**Hohes Rezidivrisiko**
Zellzahl im Blut	unter 30 000/μl	über 30 000/μl
Vollremission	innerhalb von 4 Wochen	später als 4 Wochen
Alter	unter 35 Jahre	über 35 Jahre
Subtypen	C-ALL oder T-ALL	0-ALL (AUL) oder B-ALL
Remission Rezidiv	noch in Vollremission nach 3 Jahren	Frührezidiv

handlung anderer Tumoren treten gehäuft Leukämien auf.

Therapeutische Grundlagen

Vor Beginn der Therapie kann das **Rezidivrisiko** in etwa abgeschätzt werden, wenn man verschiedene Faktoren berücksichtigt (Tab. 6-5).

Zur Behandlung der akuten Leukämien gibt es unterschiedliche Konzeptionen, die **zytostatische** und **radiologische** Verfahren einbeziehen. Weil die Behandlung verschiedener Formen der akuten Leukämie unterschiedlich ist, muß man sich zunächst Klarheit darüber verschaffen, aus welcher Zellreihe die pathologischen Zellen stammen. Zur ersten Orientierung werden meist PAPPENHEIM-Ausstriche angefertigt. Nicht immer sind myeloische von lymphatischen Formen mit dieser Färbetechnik zu unterscheiden. Zudem gibt es neben den myeloischen und lymphatischen auch noch monozytäre und erythrozytäre Formen, die zwar selten vorkommen, aber durchaus hin und wieder differentialdiagnostische Schwierigkeiten bereiten. Eine genauere Differenzierung erlauben zytochemische Untersuchungen spezifischer Enzyme und Substrate in den Zellen, die Bestimmung von Oberflächenantigenen und biochemischen Markern.

Bei der Einteilung von Leukämien nach morphologischen Gesichtspunkten richtet man sich nach den Empfehlungen der FAB-Gruppe (French-American-British Cooperative Group, s. Literaturhinweise).

Behandlungsziel ist die **Remission**, d. h. ein Verschwinden der *Blasten* aus dem Mark. Gleichzeitig sollten Anämie und Thrombozytopenie behoben sein. Wenn zwar ein Rückgang der Blastenzahl erreicht wird, nicht aber ein völliges Verschwinden aus dem Knochenmark, spricht man von **Teilremission**. Die recht aggressive zytostatische Kombinationstherapie, mit der man versucht, eine Remission zu erreichen, wird als **Induktionstherapie** bezeichnet. Um eine bereits eingetretene Remission zu erhalten, wird – meistens ambulant – eine **Erhaltungstherapie** durchgeführt. Wenn erneut Blasten auftreten (**Rezidiv**), muß die

Behandlung wieder von vorn beginnen (**Reinduktionstherapie**). Kann hier mit der ursprünglichen Präparatekombination kein Erfolg erzielt werden, müssen Versuche mit anderen Kombinationen unternommen werden.

Wegen der durch die zytostatische Behandlung zu erwartenden Knochenmarksdepression und der dann auftretenden Infektanfälligkeit ist eine orale Antibiotika-Prophylaxe erforderlich. Sinkt die Granulozytenzahl unter 1 G/l (1000/ml), muß der Patient isoliert werden. Dabei sollten auch Maßnahmen gegen eine Infektion mit Pilzen getroffen werden (antimykotische Prophylaxe). Da durch Zellzerfall während der Therapie vermehrt Harnsäure ausgeschieden wird, muß man reichlich Flüssigkeit zuführen und ein Medikament verabreichen, das den Anfall der Harnsäure reduziert. Sobald Fieber auftritt, muß bis zum Nachweis des Erregers antibiotisch gegen ein breites Erregerspektrum behandelt werden. Nach Eintreffen des mikrobiologischen Befundes kann man gezielter vorgehen.

Bei stärkeren Anämien kann man Erythrozytenkonzentrate geben, bei gefährdenden Thrombozytopenien sollten Thrombozytenpräparate zur Verfügung stehen. Vor allem bei jüngeren Patienten (etwa bis zum 45. Lebensjahr) ist – sofern ein geeigneter Spender gefunden wird – eine **Knochenmarktransplantation** zu erwägen.

Fortschritte in der Behandlung haben in den letzten Jahren die Überlebenschance bei akuten Leukämien erheblich verbessert. Dies gilt besonders für kindliche Leukämien vom lymphatischen Typ, bei denen etwa 70% eine bisher überblickbare Überlebenszeit von über zehn Jahren haben. Wahrscheinlich können akute Leukämien grundsätzlich geheilt werden, sofern ein geeignetes Behandlungskonzept gefunden und über längere Zeit auch dann konsequent durchgeführt wird, wenn der Patient nach anfänglich schwerer Beeinträchtigung seines Befindens sehr bald keine Krankheitszeichen mehr erkennen läßt. Da die Behandlung akuter Leukämien sehr aufwendig ist, sollte sie nur in dazu ausgerüsteten Zentren erfolgen.

4.1 Akute myeloische Leukämie (AML) (unreifzellige granulozytäre Leukämie)

Die meist innerhalb weniger Jahre zum Tode führende Krankheit ist ein krasses Beispiel für den Begriff *bösartig* in der Medizin. Ohne erkennbaren Grund erkrankt der Mensch, ist fortan in seinem Befinden schwer gestört und leidet bis zu seinem relativ rasch eintretenden Ende. Ärzte und Pflegepersonal erleben bei dieser Erkrankung, gerade auch wegen des erforderlichen hohen Einsatzes, Hilflosigkeit und Entmutigung.

Pathophysiologisch liegt der AML eine Vermehrung und Entartung frühester granulozytärer Vorstufen in Knochenmark und Blut zugrunde.

Symptome

Relativ rasch, innerhalb weniger Wochen, tritt **Krankheitsgefühl** auf. Es kommt zu den Anzeichen einer Anämie wie **Müdigkeit, Leistungsunfähigkeit, Konzentrationsschwäche, Tachykardie** und **Dyspnoe**. Häufiger fällt **blutendes Zahnfleisch** auf, oder aber es sind flohstichartige, kleine Blutungen an der Haut zu finden (**Petechien**). Auch hartnäckige **Infekte** führen gegebenenfalls zum Arzt.

Bei der Untersuchung erscheint der Patient blaß, gelegentlich finden sich die beschriebenen Blutungen und **Entzündungszeichen** (Angina tonsillaris, Pneumonie, hohes Fieber).

Ursachen und Pathogenese

Die krebsartig wuchernden und nicht abgebauten pathologischen Myeloblasten verdrängen die normale Markproduktion, es kommt zur Anämie, Thrombozytopenie (damit zur Blutungsneigung) und Granulozytopenie (Infektanfälligkeit). Die pathologischen Blasten haben als unreife Zellen keine für den Körper sinnvolle Funktion.

Bis zu 10% der akuten myeloischen Leukämien beginnen mit einem **präleukämischen Stadium**. Zusammenfassend nennt man diese Zustände **myelodysplastische Syndrome (MDS)**.

Abgegrenzt werden mehrere Stadien myelodysplastischer Syndrome, wobei eine therapierefraktäre Anämie zunächst im Vordergrund steht. Unterschieden werden die MDS nach dem Gehalt an Blasten im peripheren Blut und im Knochenmark, und nach dem Gehalt an *Ringsideroblasten* (eisenhaltige Erythrozyten-Vorstufen) im Knochenmark. Eine refraktäre Anämie *in Transformation* liegt dann vor, wenn im Knochenmark 20 bis 30% Blasten zu erkennen sind. Wird ein

Anteil von 30% überschritten, liegt eine behandlungsbedürftige akute myeloische Leukämie vor.

Es gibt eine ganze Reihe verschiedener Faktoren, die eine Myelodysplasie vor der Entwicklung einer akuten Leukämie induzieren können, z. B. **Bestrahlung**, vorangegangene **zytostatische Chemotherapie**, einige **Antibiotika**, längerdauernde **Lösungsmittelexposition**. Auch aus myeloproliferativen Krankheiten kann eine akute Leukämie entstehen.

Vor allem im höheren Lebensalter gibt es Formen von *smoldering leukemias* (engl.: schwelende Leukämien), bei denen man relativ wenige Blasten im Mark und in der Peripherie sieht. Die niedrige Aktivität der Proliferation resultiert aus einer geringen DNS-Stoffwechselaktivität. Diese geringe Stoffwechselaktivität erklärt, warum die Patienten mit *smoldering leukemia* mehrere Jahre überleben können; sie brauchen aber gelegentlich unterstützende Behandlung in Form von gezieltem Ersatz von Blutbestandteilen.

Diagnostik

Im Blutbild kann man so lange eine Panzytopenie finden, wie der Verdrängungsprozeß auf das Mark beschränkt ist. In der Regel kommt es im Verlauf der Krankheit zu einer **Leukozytose** mit Ausschüttungen von *Blasten*, es wird eine **Anämie** erkennbar, zugleich eine **Thrombozytopenie**. Im Knochenmark findet man einen wechselnd hohen Anteil pathologischer *Blasten* an der Markpopulation. Da grundsätzlich alle frühen Vorstufen der myelopoetischen Zellsysteme und auch der Lymphopoese pathologisch entarten können, ist zu klären, zu welcher Zellreihe die im Einzelfall vorliegenden *Blasten* gehören. Diese Information ist wichtig für therapeutische Überlegungen. Nach der *FAB-Klassifikation* unterscheidet man bei den AML sieben Gruppen. Die genaue Einteilung findet sich in der einschlägigen Literatur.

Komplikationen

Die entscheidenden Komplikationen sind **Infektionen** und **Blutungen**. Die Anämie kann vorübergehend durch Transfusionen behoben werden, eine Infiltration der Meningen (Meningiosis leucaemica) kann häufig durch Einbringen von Zytostatika in den Liquorraum (Lumbalpunktion) oder auch Bestrahlung beherrscht werden.

Die **Therapie** erfolgt nach den einleitend beschriebenen Grundsätzen.

4.2 Akute lymphatische Leukämie (ALL)

Die ALL tritt überwiegend im Kindesalter auf und hat dann eine relativ günstige Prognose. Bei Erwachsenen ist die Prognose nicht ganz so günstig, immerhin aber besser als die der AML.

Symptome

Die Symptome entsprechen denen, die bei der akuten granulozytären Leukämie geschildert wurden. Auch bei der ALL finden die Symptome Erklärung in einer unkontrolliert proliferierenden Zellpopulation, die im peripheren Blut und im Sternalpunktat beobachtet werden kann.

Auch die Komplikationen entsprechen denen bei der akuten granulozytären Leukämie.

Therapie

Die Behandlung erfolgt durch eine Kombination verschiedener Zytostatika mit einem Cortisonderivat. Darin unterscheidet sich die Therapie der ALL grundsätzlich von der der AML. Die bei der AML beschriebenen unterstützenden Maßnahmen (**supportive Therapie**) sind auch bei der ALL erforderlich. Das gleiche gilt für eine unter Umständen durchzuführende Knochenmarktransplantation. Die Behandlung der ALL dauert etwa zwei Jahre; davon verbringt der Patient insgesamt etwa drei Monate im Krankenhaus.

4.3 Knochenmarktransplantation

Durch die Einführung der Knochenmarktransplantation haben sich in den letzten Jahren neue Perspektiven der Leukämietherapie eröffnet. Zu erwägen ist eine Knochenmarktransplantation bei bestimmten Formen der akuten lymphatischen, der akuten myeloischen und der chronischen myeloischen Leukämie; andere Indikationen (z. B. aplastische Anämie) zeichnen sich ab.

Stammt das übertragene Knochenmark von einem eineiigen Zwilling, spricht man von **syngener** Transplantation. Wenn der Spender ein anderer Verwandter 1. Grades des Patienten ist, handelt es sich um die **allogene** Transplantation; dabei muß sichergestellt sein, daß die Gewebetypen von Spender und Empfänger möglichst ähnlich sind, damit es nicht zu heftigen Abstoßungsreaktionen kommt. Als **autologe** Knochenmarkstransplantation bezeichnet man die Übertragung von patienteneigenem Knochenmark, das gewonnen wird, während sich der Patient in Remission befindet.

Die Knochenmarktransplantation ist eine ungemein aufwendige Maßnahme, die nur erfahrenen Zentren vorbehalten bleiben sollte. Die damit erzielten Erfolge schwanken noch sehr. Rezidivraten nach Transplantation bei AML in der ersten Vollremission liegen zwischen null und 20%, bei der ALL in zweiter Remission zwischen 14 und 54%. Bei Transplantationen in späterer Remissionen oder im beginnenden Rezidiv sind die Ergebnisse schlechter. Genaue Angaben über die Rezidivfreiheit nach Transplantation bei der CML liegen noch nicht vor.

Zur Prüfung der Verträglichkeit eines Transplantates müssen immunologische Untersuchungen durchgeführt werden. Eine Reihe von Merkmalen des **HLA-Systems** müssen bei Spender und Empfänger übereinstimmen.

Die HL-Antigene (*human-leukocyte-antigens*, HLA) sind genetisch bestimmte zellständige Antigene, in deren Untergruppen A, B, C, D und DR über 50 bekannte Merkmale (und weitere Subtypen) zu finden sind. Bei einer Bluttransfusion spielen HLA für die Verträglichkeit keine wesentliche Rolle, sie können jedoch beim Empfänger die Bildung zytotoxischer Antikörper anregen. Dann werden später transfundierte Blutzellen (Granulozyten, Thrombozyten) aufgelöst, die gezielte Transfusion hat also keinen Effekt. So sollte auch ein zukünftiger Transplantat-Empfänger nach Möglichkeit zuvor keine Transfusionen erhalten.

Die **MLC** (*mixed lymphophocytic culture*) dient einer Voraussage der Verträglichkeit eines Transplantates.

Literatur zum medizinischen Teil

Begemann, H., J. Rastetter, W. Kaboth: Klinische Hämatologie. 3. Aufl., Thieme, Stuttgart 1986.

Begemann, H.: Praktische Hämatologie. 8. Aufl., Thieme, Stuttgart 1982.

Bennet, J. M., et al.: Proposed Revised Criteria for the Classification of Acute Myeloid Leukemia. A Report of the French-American-British Cooperative Group. Am. Int. Med. 103 (1985) 626–629.

Brunner, K. W., G. A. Nagel (Hrsg.): Internistische Krebstherapie. 3. Aufl., Springer, Berlin–Heidelberg–New York 1985.

Fischer, J., A. Roux, P. Schneider (Hrsg.): Taschenbuch der Onkologie. 2. Aufl., Urban & Schwarzenberg, München–Wien–Baltimore 1984.

Heckner, F.: Praktikum der mikroskopischen Hämato-

logie. 6. Aufl., Urban & Schwarzenberg, München–
Wien–Baltimore 1986.
Kleihauer, E. (Hrsg.): Hämatologie. Springer, Berlin–
Heidelberg–New York 1978.

Stansfield, A. G., et al.: Updated Kiel Classification for
Lymphomas. Lancet I (1988) 292–293.
Theml, H.: Taschenatlas der Hämatologie. 2. Aufl.,
Thieme, Stuttgart 1986.

III Pflegerischer Teil

M. Mischo-Kelling

1 Gespräch und Umgang mit Krebspatienten

Nachdem im medizinischen Teil die verschiedenen Blutkrankheiten beschrieben wurden, wird im pflegerischen Teil eine Patientin mit einer malignen (bösartigen) Erkrankung des lymphatischen Systems, einem Non-Hodgkin-Lymphom, vorgestellt. Zunächst aber sollen allgemeine Aspekte der Pflege onkologischer Patienten angesprochen werden.

Unabhängig von der Prognose löst der Begriff *Krebs* gleichermaßen bei Betroffenen, Nichtbetroffenen und professionell damit Befaßten **Ängste** unterschiedlichster Art aus:
▷ Angst zu sterben;
▷ Angst vor Verunstaltung;
▷ Angst vor Schmerzen und Leiden;
▷ Angst vor Abhängigkeit;
▷ Angst vor der Behandlung und deren Nebenwirkungen.
Außerdem entstehen Gefühle der **Abwehr.** In der heutigen Gesellschaft wird die Einstellung gegenüber Krebs von sozialen, kulturellen, ethnischen, ökonomischen und sozialisationsbedingten Faktoren beeinflußt. Nach wie vor wird Krebs mit Unheilbarkeit gleichgesetzt, und so verwundert es nicht, wenn sich hartnäckig gewisse Mythen wie etwa die folgenden behaupten:
▷ Krebs sei infektiös;
▷ alle Krebspatienten litten unter Schmerzen;
▷ die Behandlung sei aufgrund der entstellenden chirurgischen Eingriffe und der Nebenwirkungen von Strahlen- und Chemotherapie schlimmer als die Krankheit selbst;
▷ sexuelle Aktivität und ein normales Leben würden durch sie unmöglich;
▷ Krebs komme einem Todesurteil gleich.
Die Einstellung, die ein Betroffener zu Gesundheit/Krankheit und insbesondere zum Thema *Krebs* hat, beeinflußt u. a. die frühzeitige Wahrnehmung körperlicher Symptome, die Inanspruchnahme gesundheitlicher Dienste und im Fall einer akuten Erkrankung sein Gesundheitsverhalten. So wird immer wieder beschrieben, daß eine positive Einstellung zum Leben und eine aktive Auseinandersetzung mit der Krankheit sich günstig auf den Krankheitsverlauf auswirken.

Damit die Pflegekraft im Rahmen des Pflegeprozesses auf die Belange des Patienten eingehen und adäquat reagieren kann, muß sie sich genau wie der Patient mit der Diagnose Krebs bzw. „bösartige Erkrankung" auseinandersetzen. So fordert die Betreuung Krebskranker stets auch die Konfrontation mit dem eigenen Tod, mit der eigenen Endlichkeit heraus. Diese Auseinandersetzung ist häufig um so problematischer, je jünger der Patient ist und je mehr die Pflegekraft Gefahr läuft, sich mit ihm zu identifizieren. Eine solche Identifikation kann leicht zu einer psychischen Überforderung und zum Syndrom des *Ausgebranntseins* (*burn-out*) führen. Um beides zu vermeiden und um mit den täglichen physischen und psychischen Belastungen und Anforderungen fertig werden zu können, muß sich die Pflegekraft Klarheit über ihre eigenen Gefühle, über ihre Belastbarkeit und ihre Einstellung zu Krankheit und Therapie verschaffen.

Es zeigt sich immer wieder, daß Pflegekräfte, die sich aktiv mit ihren Gefühlen und Problemen auseinandersetzen, die die Probleme offen ansprechen und ihr Wissen in bezug auf die Krankheit und die verschiedenen Behandlungsformen erweitern, eher in der Lage sind, den Patienten und seine Familie zu unterstützen, als solche, die sich dieser Herausforderung nicht stellen. Von daher ist es wichtig, daß die Pflegekräfte im interdisziplinären Team über ihre Probleme im Umgang mit onkologischen Patienten sprechen können. Darüber hinaus wäre es sinnvoll, ihnen am Arbeitsplatz die Möglichkeit der Unterstützung von außen anzubieten, z. B. in Form von *Supervision* oder von Balint-Gruppen.

Patientenerhebungsbogen

Tag der Aufnahme:	*3. 3. 88*
Tag der Erhebung:	*4. 3. 88*

Name:	*Weiß, Käthe*
Geschlecht:	*weiblich*
Geburtsdatum:	*19. 1. 19*
Alter:	*69 Jahre*
Familienstand:	*verheiratet*
Beschäftigung:	*Rentnerin, vorher Angest.*
Religion:	*keine*

Anschrift:	*Koblenz, Marthastr. 10*
Tel.:	*37 44 73*
Wohnungsart:	*Whg. in Altenwohnanlage*
Personen, die dort wohnen:	*keine*
Nächster Angehöriger:	*–*
Wichtige Bezugsperson:	*zwei Freundinnen*
Soziale Dienste:	*–*

Wie nimmt der Patient/die Patientin seinen/ihren gegenwärtigen Gesundheitszustand wahr:

Weiß, daß sie seit 15 Jahren an einer bösartigen Erkrankung leidet; sie hat sich damit arrangiert.

Gründe der Einweisung/Überweisung:

chron. Bronchitis; Harnwegsinfekt

Medizinische Diagnose:

Non-Hodgkin-Lymphom; chron. Zystistis nach Strahlentherapie; chron. Atemwegsinfekte; BWK-Spontanfraktur

Krankheitsgeschichte:

seit 1973 bekanntes Non-Hodgkin-Lymphom; seit 1983 immer wieder in stationärer Behandlung

Allergien:

Allergie auf verschiedene Immunglobulinpräparate

Bedeutsame Lebenskrisen:

Ehemann seit dem Zweiten Weltkrieg vermißt; Feststellung der Diagnose vor 15 Jahren

---

Sowohl im Krankenhaus wie im ambulanten Bereich wird die Pflegekraft mit Patienten konfrontiert, die sehr unterschiedliche Kenntnisse in bezug auf ihre Diagnose haben. Empirische Untersuchungen zeigen, daß die Patienten in der Regel ein Vorwissen über ihre Erkrankung und die daraus resultierende mögliche Lebensbedrohung haben. Dieses Vorwissen kann diffus und vage, es kann aber auch sehr umfassend sein.

Damit die Pflegekraft auf die Bedürfnisse und Probleme des Patienten eingehen kann und ihn nicht durch ihr Verhalten verunsichert, ist der **Informationsaustausch** und eine offene **Kommunikation** zwischen Ärzten und Pflegekräften unerläßlich. Die Pflegekraft muß wissen, was der Arzt dem Patienten mitgeteilt und wie der Patient darauf reagiert hat. Nicht zuletzt davon, wie es der behandelnde Arzt mit der Information und Aufklärung des Patienten hält, hängt es ab, wie gut die Pflege sein kann, und wie gut insbesondere die Interaktion zwischen Pflegekraft und Patient funktioniert.

Sieht sich der Arzt nicht in der Lage, dem Patienten die Diagnose und die daraus folgenden Konsequenzen mitzuteilen, oder hält er es nicht für erforderlich, bringt er das Pflegepersonal bewußt oder unbewußt in eine Zwickmühle. Er zwingt es zu Lüge und Versteckspiel und nimmt ihm die Möglichkeit, eine Vertrauensbasis zum Patienten aufzubauen. Indem er das offene Gespräch verhindert, erschwert er so den Umgang mit dem Patienten.

Dies fällt um so mehr ins Gewicht, als die Pflegekraft in so einem Fall nicht angemessen auf die Probleme des Patienten und seiner Familie eingehen kann. Der Patient verliert das Vertrauen gegenüber Ärzten und Pflegekräften und wird um eine aktive Auseinandersetzung mit der Krankheit gebracht. Um eine individuelle Pflege zu ermöglichen, ist es von Bedeutung zu erfahren, wie der Patient auf die Krankheit reagiert, welchen Einfluß die Krankheit auf sein **Selbst-Konzept** und auf die Ausübung der Aktivitäten des Lebens hat, welche Bewältigungs- oder Copingstrategien er anwendet, und wie effektiv oder gesundheitsbeeinträchtigend diese sind.

Bösartige Erkrankungen werden, selbst bei guter Prognose, vom Patienten und seiner Familie bzw. seinen Bezugspersonen meist als Krise erlebt. Die Erkrankung unterbricht den gewohnten

Tagesablauf, der hinfort von Ungewißheit bestimmt wird, von Phasen der Remission und von Verschlimmerungen seines Zustandes sowie von den wechselnden Behandlungen mit ihren Nebenwirkungen. Die Krise bringt unterschiedliche **psychische Reaktionen** hervor, die von Schock und Verleugnung über Zorn, Wut, Enttäuschung und Vorwürfe, Depression, Feilschen oder Handeln im günstigsten Fall schließlich zur Annahme führen. Wie diese Reaktionen und wie ihr Verlauf beschaffen sind, ist individuell verschieden und wird maßgeblich von den Bezugspersonen – der Familie, aber auch den Bezugspersonen im medizinischen Versorgungssystem – sowie dem sozialen Umfeld mitbestimmt. Der Prozeß der Krankheitsverarbeitung und -bewältigung, der mit dem Trauerprozeß (s. Kap. 16) vergleichbar ist, kann sowohl gefördert als auch blockiert werden. Wird der Patient über seinen Zustand nicht aufgeklärt, muß dies eher als blockierend angesehen werden.

Während des gesamten Pflegeprozesses ist die aktive Präsenz der Pflegekraft für den Patienten von großer Bedeutung. Sie muß wissen, wann er den Kontakt zu ihr sucht, und sie muß seine Reaktionen, seine Körpersprache und verbalen Ausdrucksmöglichkeiten richtig deuten lernen, damit sie entsprechend reagieren kann. Wie der Patient sind häufig auch die Angehörigen auf die Unterstützung der Pflegekraft angewiesen. Der Pflegekraft wird in hohem Maß soziale Kompetenz, Einfühlungsvermögen und kommunikative Fähigkeit abverlangt, was alles häufig im Widerspruch zu den Anforderungen des Alltags im medizinischen Versorgungssystem steht.

Ein weiterer wichtiger Aspekt bei der Pflege von Patienten mit bösartigen Erkrankungen ist der der Schmerzbehandlung. Auf ihn wird im Pflegeteil von Kapitel 10 eingegangen.

2 Fallbeispiel: Frau Käthe Weiß[1]

Frau Käthe Weiß, eine 69jährige alleinstehende Rentnerin, litt zum Zeitpunkt ihrer neuerlichen Krankenhausaufnahme bereits 15 Jahre an einem Non-HODGKIN-Lymphom. Die Diagnose und die Bösartigkeit der Krankheit waren ihr bekannt. Sie hatte sich im Laufe der Zeit über ihre Krankheit informiert, seit drei Jahren besuchte sie in unregelmäßigen Abständen einen Gesprächskreis für Krebskranke und hatte sich, wie sie dem Pflegepersonal gegenüber angab, mit der Krankheit arrangiert. Seit der Diagnose im Jahr 1973 war sie in ambulanter ärztlicher Behandlung. Sie hatte Phasen, in denen ihr die Erkrankung keinerlei Beschwerden bereitete und sie ihren Beruf als Angestellte bei einer großen Versicherungsgesellschaft weitgehend problemlos ausüben konnte. Sie ging ihren diversen Hobbys nach und liebte es zu verreisen.

Eine Verschlechterung ihres Allgemeinzustandes führte dazu, daß die ambulante Behandlung nicht mehr ausreichte, und so kam es Mitte 1983 zu einem stationären Aufenthalt. Sie wurde mit Zytostatika behandelt. Die chemotherapeutische Behandlung sollte in regelmäßigen Abständen stationär wiederholt werden. In der Folge kam es zu vielfältigen Erkrankungen und Komplikationen. Sie wurde an der Galle operiert, Nierensteine wurden entfernt, und diverse Frakturen mußten operativ behandelt werden. Frau Weiß entwickelte multiple Infekte im Bereich der Atem- und der Harnwege, dazu entwickelte sie Herpes zoster und Herpes labialis. Im Laufe der Zeit gesellten sich hierzu diverse Allergien auf verschiedene Immunglobulinpräparate und hartnäckige Mundschleimhautentzündungen. Des weiteren gestaltete sich die chemotherapeutische Behandlung wegen der Nebenwirkungen recht schwierig, und sie mußte zwischenzeitlich immer wieder abgebrochen werden.

Trotz der unterschiedlichen Erkrankungen konnte Frau Weiß ihr Gewicht halten und litt nicht unter Appetitlosigkeit. Als problematisch wurden von seiten des Pflegepersonals ihre Reaktionen auf die wechselnden Mitpatienten empfunden. Frau Weiß wurde als eine Frau erlebt, die hohe Ansprüche an sich selbst und andere stellte. Sie wurde als egoistisch und fordernd beschrieben, ihre Stimmung war wechselhaft. Jede Mücke störte sie, und sie vermittelte den Eindruck, daß alle anderen auf ihre Krankheit Rücksicht zu nehmen hätten. Sie war sehr eigenwillig, was die Behandlung ihrer diversen Leiden betraf. So mußte z. B. die Mundpflege mit ihren Mitteln und in einer bestimmten Art durchgeführt werden.

Ihre Schmerzen wurden im Laufe der Zeit stärker und intensiver. Aber obwohl sie infolge der Schmerzmittel an bleierner Müdigkeit litt, äu-

---

[1] Die Pflegeanamnese und der Pflegeplan sind von Frau MAJA LEUTENEGGER erstellt worden.

ßerte sie den Wunsch, bei Bewußtsein bleiben zu wollen. Dann wieder erwähnte sie, daß sie gerne „rüberdämmern" möchte, im nächsten Augenblick forderte sie aber wieder Medikamente, was den Umgang mit ihr nicht gerade erleichterte.

Ebenso wie Frau Weiß psychische wurde auch ihre körperliche Verfassung als wechselhaft erlebt. Bei den verschiedenen Aufenthalten gab es immer wieder Situationen, in denen mit ihrem Tod zu rechnen war; ihr Zustand besserte sich aber immer wieder.

Zwischen den einzelnen Krankenhausaufenthalten versorgte sie sich selbst. Eineinhalb Jahre vor ihrem letzten Krankenhausaufenthalt zog sie in eine eigene Wohnung in einer Altenwohnanlage.

Die Einweisung wurde wegen einer Bronchitis und eines Harnwegsinfekts erforderlich. Bei der ärztlichen Untersuchung wurde zudem eine Spontanfraktur des zwölften Brustwirbelkörpers festgestellt.

Frau Weiß kam wieder auf dieselbe Station und war den Pflegekräften inzwischen bekannt. Da der Pflegeprozeß in diesem Haus gerade eingeführt wurde, wurden bei diesem Aufenthalt die

erste Pflegeanamnese und ein erster Pflegeplan erstellt. Erleichtert wurde das Gespräch durch das aufgrund der vielen Kontakte bestehende Vertrauensverhältnis zu der gesprächsführenden Pflegekraft. Frau Weiß erholte sich auch dieses Mal wider Erwarten und wurde nach Hause entlassen.

Literatur zum pflegerischen Teil

Glaus, A., H.-J. Senn: Unterstützende Pflege bei Krebskranken. Springer, Berlin–Heidelberg–New York 1988.

Glaus, A., W. F. Jungi, H.-J. Senn: Onkologie für Krankenpflegepersonen. Thieme, Stuttgart 1985.

Köhle, K., C. Simons, B. Kubanek, J. Zenz: Zum Umgang mit unheilbar Kranken. In: Uexküll, Th. v. et al. (Hrsg.): Psychosomatische Medizin. 3. Aufl., Urban & Schwarzenberg, München–Wien–Baltimore 1986.

Möhring, P. (Hrsg.): Mit Krebs leben. Maligne Erkrankungen aus therapeutischer und persönlicher Perspektive. Springer, Berlin–Heidelberg–New York 1988.

Thompson, J. M., G. K. McFarland, J. E. Hirsch et al.: Clinical Nursing. Mosby, St. Louis–Toronto–Princeton 1986.

Pflegeanamnese: Frau Weiß „Einschätzung der Aktivitäten des Lebens"

		Gewohnheiten im Bereich der Aktivitäten des Lebens (ALs)	Beeinträchtigungen in den ALs	Coping (Bewältigungsstrategien)
1	Für eine sichere Umgebung sorgen	lebt seit 1½ Jahren in eigener Wohnung in Altenwohnanlage; bekommt dort Hilfe bei Bedarf		
2	Kommunizieren	hat ein ausgeprägtes Bedürfnis sich mitzuteilen, d. h., sie nimmt jede Gelegenheit zum Gespräch wahr; hatte früher großen Bekanntenkreis, der sich im Laufe der Erkrankung weitgehend von ihr distanziert hat; jetzt hat sie nur noch Kontakt zu zwei Freundinnen, die sich im Wechsel um sie kümmern; durch die häufigen KH-Aufenthalte hat sich ein enges Verhältnis zu einer „grünen Dame" entwickelt; sie liest gerne, benötigt dafür Lesebrille	ist oft stimmlos, da Stimmbänder leicht entzündlich KH: ist durch Schmerzmittel meist müde, kann nur kurze Zeit lesen	gurgelt mit Betaisodona-Lsg.; versucht wenig zu reden, flüstert sieht jetzt häufiger als früher fern, um so das Tagesgeschehen verfolgen zu können
3	Atmen	ist stark verschleimt; muß häufig abhusten, was am besten im Sitzen oder Stehen geht; Nase ist durch chron. Entzündung häufig verstopft, nach NaCl-Spülung ist freies Atmen durch die Nase wieder möglich	Verschleimung KH: durch Flachlagerung, und Schmerzen ist Abhusten erschwert Zu Hause und KH: verstopfte Nase	Abhusten im Stehen oder Sitzen Spülung mit NaCl-Lsg.
4	Essen und Trinken	ist in letzter Zeit zunehmend appetitlos; ißt nur noch, auf was sie Appetit hat, ändert sich täglich; trinkt gerne Säfte, vorwiegend Orangensaft, und seit Jahren 2× tgl. 1 gr. Tasse Blasentee; hat Vollprothese, die keine Probleme bereitet; wiegt z. Zt. 60,2 kg; ist 160 cm groß	Appetitlosigkeit KH: erschwerte Nahrungsaufnahme durch Flachlagerung wegen BWK-Fraktur	ißt nur noch, worauf sie Appetit hat
5	Ausscheiden	muß häufig Wasserlassen, zum Teil 10–20× in 24 Std., hat dabei heftige Schmerzen; Stuhlgang: benötigt aufgrund der Schmerzmittel (Opiate) manchmal leichtes Abführmittel; in letzter Zeit braucht es etwa 3× die Woche	Schmerzen beim Wasserlassen KH: Schmerzen in der Wirbelsäule beim Anheben auf das Stechbecken Verdauungsprobleme	Blasentee Abführmittel
6	Für die persönliche Hygiene sorgen und sich kleiden	hat sich zu Hause allein pflegen können; ist gewohnt, sich 1× tgl. ganz zu waschen; hat sich je nach körperl. Befinden geduscht oder am Waschbecken gewaschen; hat zeitweise Herpes an Lippe und Nase; Mundschleimhaut brennt zeitweise, z. Zt. nicht; Haut ist am ganzen Körper aufgrund der Cortisonbehdlg. pergamentartig; schwitzt leicht; Intimbereich: zeitweise Pilzbefall – jetzt auch; KH: kann sich nur Gesicht + Arme waschen	Herpes Brennen der Mundschleimhaut Schwitzen Pilzbefall im Intimbereich Haarausfall n. Zytostatika-Behdlg.	Nebacetin®-Salbe Betaisodona-Lösung Cebion-Paste KH: KH-Hemden Daktar®-Salbe Perücke
7	Die Körpertemperatur regulieren	schwitzt viel, insbesondere nachts, so daß sie sich häufig nachts 2× umziehen müsse; liegt immer im kalten Zimmer (max. 18 °C); KH: möchte nur dünne Bettdecke haben Temp.: 36,8	Schwitzen	nachts Hemd wechseln KH: dünne Decke; bevorzugt Flügelhemd
8	Sich bewegen	ist früher viel spazierengegangen; seit ca. 1 Jahr ist sie nicht mehr aus der Whg. gegangen; konnte sich nur noch das Essen zubereiten, mußte sich danach wieder aufs Sofa legen;	allgemeines Schwächegefühl KH: Bettruhe, Flachlagerung KH: hat BWK-Fraktur	will so bald wie möglich wieder aufstehen
9	Arbeiten und sich in der Freizeit beschäftigen	hat viel gelesen, ist früher „leidenschaftlich gern" Auto gefahren; hat öfters kleine Tagestouren gemacht und Bekannte besucht; hat sich vor 2 Jahren ein neues Auto gekauft; „es steht jetzt nur rum"	allgemeine Schwäche wird schnell müde, kann sich schlechter konzentrieren	sieht jetzt häufiger fern
10	Seine Geschlechtlichkeit leben	achtet sehr auf ihr „Äußeres"; ihr ist insbesondere eine intakte Frisur wichtig; achtet auf „saubere" Kleidung; mag nicht riechen	Haarausfall Schwitzen KH: Bettruhe	Perücke
11	Schlafen	seit 2 Jahren kann sie nachts nicht mehr durchschlafen	häufiges Wasserlassen, Schwitzen	nimmt öfter leichtes Beruhigungsmittel, schläft tagsüber mal 1 Std.
12	Sterben	je nach körperlichem Zustand wünscht sie „einfach hinüberzudämmern" oder nochmal nach Hause zu gehen		

Pflegeplan „in bezug auf die ALs"

Probleme des/r Patienten/in	Patienten- und Pflegeziele	Pflegemaßnahmen in bezug auf die ALs	Kontrolle (Bewertung, Evaluation)
– zeigt Gefühle der Wut und Aggression, da sie nicht mehr so sprechen und lesen kann, wie es sie möchte – ist aufgrund der Schmerzmittel leicht müde	– möchte ihre Gefühle in bezug auf ihre Situation äußern können; möchte mit ihrer Situation umgehen lernen durch Ausprobieren anderer Kommunikationsmittel – möchte keine Angst entwickeln, sich bei Schmerzen zu äußern, und möchte Schmerzmittel so erhalten, daß sie trotzdem die Kontrolle über sich behält u. am Tagesgeschehen teilnehmen kann	– Möglichkeit für ungestörte Gespräche bzw. Besuche der Freundinnen und der „grünen Dame" anbieten – Patientin aktiv zuhören, auf Gefühlsäußerungen achten u. ggf. ihre Bedeutung klären – Pat. Kommunikationstafeln oder -karten zur Erleichterung der Kommunikation bei „Stimmlosigkeit" anbieten – zum Flüstern auffordern – Betaisodona® zum Gurgeln bei Bedarf geben – Schmerzmittel lt. ärztl. Anordnung verabreichen – Schmerzverhalten und -äußerungen beobachten sowie Wirkung der Schmerzmittel dokumentieren – Fernseher bei Bedarf an- bzw. abstellen	tgl. tgl. bei jeder Gelegenheit und nach Verabreichung eines Schmerzmittels
– ist aufgrund der chron. Bronchitis verschleimt und kann aufgrund der Flachlagerung und Schmerzen schlecht abhusten – hat häufig verstopfte Nase	– will Schleim abhusten können – Schleim wird durch vermehrte Flüssigkeitszufuhr gelöst – möchte frei durch die Nase atmen können	– tgl. sekretlösende Medikamente lt. ärztl. Anordnung – KG anmelden (Atemtherapie) – beim Abhusten behilflich sein – zwischen den Mahlzeiten Flüssigkeit anbieten (Orangensaft od. andere Säfte, s. Pkt. 4) – Pat. bei der Nasenspülung behilflich sein – sie auffordern, sich zu melden	tgl. am 5. 3. mehrmals tgl. tgl. tgl. überprüfen, ob erforderlich tgl.
– ist in ihrem Appetit beeinträchtigt – ist teilweise aufgrund der Flachlagerung bei der Nahrungsaufnahme auf Hilfe angewiesen	– möchte ihre Essenswünsche tgl. äußern können – will Hilfe durch Pflegekräfte akzeptieren können, fühlt sich nicht abhängig – möchte tgl. 2,5 l Flüssigkeit zu sich nehmen	– tgl. morgens nach Essenswunsch + -menge fragen – Brotmahlzeiten mundgerecht zubereiten und Getränke in Schnabeltasse + Strohhalm anbieten – bei Löffelmahlzeiten unterstützen (Zwischenmahlzeiten z. B. Joghurt) – Hilfestellung dem Grad der Hilfsbedürftigkeit anpassen und Selbstpflege fördern – mehrmals tgl. Flüssigkeit anbieten und bei Bedarf behilflich sein, Flüssigkeitsmenge protokollieren – Medikamente lt. ärztl. Anordnung verabreichen	tgl. 2× tgl. tgl. überprüfen, dokumentieren 1× tgl.
– hat Schmerzen beim Wasserlassen – hat Probleme mit dem Stuhlgang	– möchte „relativ" schmerzfrei Wasserlassen können – will, ohne hart pressen zu müssen, 3× wöchentlich abführen	– tgl. 2× Blasentee anbieten (nur nachmittags) – Pat. vorsichtig und ggf. zu zweit aufs Stechbecken setzen – bei Bedarf leichtes Abführmittel bzw. Klysma	tgl. Reaktionen dokumentieren tgl. erfragen
– ist auf Hilfe bei der Körperpflege angewiesen – hat Pilzbefall im Intimbereich – schwitzt leicht	– will die Hilfe durchs Pflegepersonal akzeptieren können – den Pilzbefall beheben (bis zum 15. 3.) – möchte sich nicht aufgrund des Schwitzens unwohl fühlen und erkälten	– tgl. 1× Ganzwäsche anbieten, Zeit n. der Pat. richten – Hilfestellung dem Grad der Hilfsbedürftigkeit anpassen (s. Pkt. 4) – Gesicht- + Haarpflege n. Wunsch der Pat. vornehmen – Intimbereich mit Daktarsalbe mehrmals tgl. eincremen – KH-Hemd wechseln, insbesondere nachts – Haut auf Veränderungen kontrollieren	tgl. tgl. überprüfen + dokumentieren tgl. Veränd. der Haut protokollieren mehrmals tgl. mehrmals tgl.
– schwitzt leicht (s. Pkt. 6)	– s. Pkt. 6	– tgl. Zimmertemperatur prüfen – mehrmals tgl. lüften, insbesondere vorm Schlafengehen – tgl. 1× Temp. + Puls messen – Flüssigkeit anbieten	tgl. tgl. tgl.
– hat aufgrund der BWK-Fraktur Bettruhe, muß flach liegen, daher Gefahr der Dekubitus-Entwicklung	– will keine Verletzungen der Haut (Dekubitus) erleiden, solange sie liegen muß	– alle 2 Std. die gefährdeten Hautstellen entlasten – auf eine trockene Haut achten, bei Schwitzen Haut trocknen + Hemd wechseln (s. Pkt. 6 + 7) – passive Bewegungsüb. nach Absprache mit Arzt und KG durchführen – Pflegeverrichtungen langsam und ggf. zu zweit	tgl. Veränd. dokumentieren tgl. tgl. abstimmen
– kann sich schlechter konzentrieren – kann sich schwer damit abfinden, daß sie nicht mehr Autofahren kann	– möchte ihre Gefühle äußern können	– Pat. tgl. Gespräche anbieten und mit ihr andere Beschäftigungsmöglichkeiten erkunden (s. auch Pkt. 2)	tgl.
– ist bei der Pflege ihres „Äußeren" auf Hilfe angewiesen	– möchte sich gepflegt fühlen und Gefühle des Unwohlseins äußern	– auf Wohlbefinden achten und nach besonderen Wünschen fragen – auf Stimmungswechsel eingehen und Ursachen erkunden	tgl. Reaktionen + Verhalten dokumentieren
– kann aufgrund des Wasserlassens und Schwitzens nicht durchschlafen	– möchte ausreichend Schlaf erhalten	– für Ruhe während der Ruhezeiten d. Pat. sorgen – bei Bedarf Medikamente lt. ärztl. Anordnung verabreichen oder Beruhigungstees	tgl. neu vereinbaren tgl. überprüfen Schlafverhalten protokollieren
– hat schwankende Gefühle in bezug aufs Sterben	– möchte ihre Gefühle jederzeit äußern können	– Gespräche anbieten (s. Pkt. 2), Besuche und Gespräche mit Freundinnen + „grüner Dame" ermöglichen	tgl.

7 Störungen der Blutstillung

M. Barthels

Das folgende Kapitel informiert über:

▷ die wichtigsten physiologischen Vorgänge bei der Blutgerinnung;
▷ die wesentlichen pathophysiologischen Grundlagen von Gerinnungsstörungen;
▷ typische Leitsymptome von Blutgerinnungsstörungen;
▷ häufig angewandte Untersuchungsmethoden und Tests zur Blutgerinnung;
▷ Diagnostik, Symptome und Behandlung einzelner Erkrankungen des Gerinnungssystems.

I Allgemeiner Teil

1 Definitionen

1.1 Normale Blutstillung

Das Blutstillungssystem erfüllt zwei wichtige Aufgaben: Zum einen sorgt es dafür, daß bei Verletzung kleinerer Blutgefäße die Blutung so rasch wie möglich zum Stehen kommt, zum anderen muß es überflüssige Gerinnselbildungen verhüten, die das strömende Blut behindern könnten. Bei Verletzung kleinerer Blutgefäße hört die Blutung nach einigen Minuten spontan auf. Dieses geschieht dadurch, daß die Blutungsquelle durch **Blutgerinnsel** abgedichtet wird. Ohne diesen spontanen Blutstillungsvorgang bestünde bereits bei geringfügigen Verletzungen die Gefahr der Verblutung – bei gewissen krankhaften Störungen des Blutstillungssystems ist diese Gefahr tatsächlich gegeben. Die Abdichtung der Blutungsquelle ist normalerweise nur auf den Verletzungsbereich beschränkt. Gelegentlich kommt es zur abnormen Gerinnselbildung (**Thrombose**), die den normalen Blutstrom behindert und zu lebensbedrohlichen Erkrankungen führen kann. Sowohl Arterien als auch Venen können durch Thrombosen verschlossen werden. Reißt sich ein Thrombus im Blutstrom los, so spricht man von einer **Embolie**.

Am Zustandekommen der Blutstillung sind drei verschiedene Partner beteiligt:
▷ die Blutgefäßwände;
▷ die Blutplättchen (**Thrombozyten**);
▷ das **Gerinnungssystem**.
Im intakten Blutgefäßsystem bleibt das strömende Blut flüssig, d. h. ungerinnbar. Die roten Blutkörperchen verlassen die Gefäßbahn nicht. Wird die Gefäßwand verletzt, so verengen sich sofort die kleinen Blutgefäße. Dadurch fließt weniger Blut durch das betroffene Gebiet, und der Blutverlust wird eingeschränkt.

> Die *natürliche*, traumatisch bedingte Verengung der kleinen Gefäße kann bei örtlicher Betäubung durch Zusatz von gefäßverengenden Medikamenten (z. B. Adrenalin) zum Lokalanästhetikum noch weiter gefördert werden. Dadurch wird die Blutungsneigung im Operationsgebiet herabgesetzt.

Die Blutplättchen (**Thrombozyten**) werden im Knochenmark gebildet (s. Kap. 6). Eine Verminderung der Blutplättchen wird als **Thrombozytopenie** bezeichnet, eine Vermehrung als **Thrombozytose**. Sofort nach einer Verletzung der Gefäßwand heften sich die Blutplättchen an das durch die Verletzung freigelegte Gewebe. Weitere Blutplättchen verkleben mit den bereits angehefteten und bilden einen traubenförmigen Plättchenpfropf. Diesen Vorgang bezeichnet man als **Plättchenaggregation**.

Um den Plättchenpfropf herum spinnt sich ein faseriges Netz aus **Fibrin**, das durch den fibrinsta-

bilisierenden **Faktor XIII** vor vorzeitiger Wiederauflösung geschützt ist. Anschließend zieht sich das Fibrinnetz zusammen (**Retraktion**) und bringt dadurch die Wundränder näher aneinander, die Wunde verkleinert sich. Auf dem stabilen, netzförmigen Fibrin können nun die jungen Gewebszellen (**Fibroblasten**) auswachsen und die Wunde endgültig verschließen. Im strömenden Blut befindet sich verständlicherweise kein festes Fibrin, sondern seine wasserlösliche Vorstufe **Fibrinogen** (Normalkonzentration 2 bis 3-g/l Plasma), die erst an der Wundfläche durch das Enzym **Thrombin** in **Fibrin** umgewandelt wird. Auch Thrombin wird erst an der Wundfläche gebildet. Im Blut kommt es in einer unwirksamen Vorstufe vor, dem **Prothrombin**. Die Umwandlung von Prothrombin in Thrombin erfolgt durch sog. Gerinnungsfaktoren, auf die hier nicht näher eingegangen wird (Abb. 7-1). Die Gerinnungsfaktoren werden mit römischen Ziffern bezeichnet (Faktor I = Fibrinogen, Faktor II = Prothrombin, bis Faktor XIII = fibrinstabilisierender Faktor). Für die Thrombinbildung ist die Anwesenheit von Calciumionen unerläßlich, die im Blut stets in ausreichender Konzentration vorhanden sind.

> Wird Blut sofort nach der Entnahme mit **Natriumcitratlösung** versetzt, so werden dem Blut die Calciumionen entzogen. Damit ist das Blut ungerinnbar. Auf diese Weise wird zum Beispiel Konservenblut hergestellt. Für die Bestimmung der Gerinnungsfaktoren wird das Blut ebenfalls

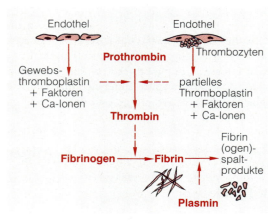

Abb. 7-1. Gerinnungsschema. In einer Reaktionskette werden die einzelnen an der Gerinnung beteiligten Substanzen aktiviert.

durch Zusatz von Natriumcitratlösung ungerinnbar gemacht. Im Labor werden dann die Calciumionen bei Durchführung der Gerinnungstests wieder zugesetzt, so daß der Gerinnungsablauf gemessen werden kann.

Ausgelöst wird die Thrombinbildung (und damit die Fibrinbildung) durch die Freisetzung von **Gewebethromboplastin** aus den verletzten Gewebszellen und aus den verklebten Thrombozyten (**partielles Thromboplastin** – so genannt, weil es im Vergleich zum Gewebethromboplastin zu seiner Wirksamkeit noch mehrere Gerinnungsfaktoren benötigt). Einzelheiten hierzu siehe Abbildung 7-1.

Im Blut vorhandene Hemmstoffe der Gerinnungsfaktoren, die **Inhibitoren**, sorgen dafür, daß z. B. von der Verletzungsstelle in den Kreislauf gelangte Thrombinmengen inaktiviert werden, so daß die Blutgerinnung nur dort erfolgt, wo sie benötigt wird, nämlich an der Verletzungsstelle. Die wichtigsten Inhibitoren sind das **Antithrombin III** sowie **Protein C** und **Protein S**. Nach erfolgter Wundheilung wird der Fibrinpfropf wieder abgebaut und damit das verschlossene Blutgefäß rekanalisiert. Dieser Abbauprozeß wird **Fibrinolyse** (d.h. Auflösung des Fibrins) genannt. Die Fibrinolyse wird durch das Enzym **Plasmin** bewirkt.

Auch Plasmin kommt im Blut in einer inaktiven Vorstufe, dem **Plasminogen**, vor. Plasminogen wird – ähnlich wie Prothrombin – durch Substanzen aktiviert, die aus dem Inneren verletzter Zellen freigesetzt werden. Die wichtigste ist der **Gewebeaktivator (t-PA)**. Im Gegensatz zur Fibrinbildung verläuft die Fibrinolyse zunächst sehr langsam, da sie von einem Übermaß an Hemmstoffen im Blut gebremst wird (**Antiplasmine**). Die therapeutisch angewandte Fibrinolyse wird in Abschnitt II, 4.2 näher erläutert.

Fibrinogen, Prothrombin und die übrigen Gerinnungsfaktoren werden in der Leber gebildet. Für die Bildung von Prothrombin und drei weiteren ihm verwandten Gerinnungsfaktoren (**Prothrombinkomplex**) benötigt die Leber **Vitamin K**. Vitamin K kommt in allen Obst- und Gemüsesorten, insbesondere in Kohl, Spinat und Tomaten, vor. Eine weitere wichtige Quelle für Vitamin K sind die normalen Darmbakterien. Vitamin K ist ein **fettlösliches Vitamin**, d.h., es wird von der Darmwand nur in Gegenwart von Fett aufgenommen, und nur dann, wenn dies vorher durch Gallenflüssigkeit in Lösung gebracht wurde. Das hat praktische Bedeutung, denn bei Gallengangverschluß oder Abtötung der normalen Darmflora steht der Leber nicht genügend Vitamin K zur Verfügung, so daß es zum Prothrombinkomplexmangel kommt. Die Abhängigkeit des Prothrombinkomplexes vom Vitamin K wird für die blutgerinnungshemmende Behandlung ausgenutzt. Die dabei verwendeten Medikamente (**Cumarinderivate** bzw. **Vitamin-K-Antagonisten**) verhindern die Vitamin-K-Verwertung in der Leber.

Auf diese Weise kommt es zu einem Absinken des Prothrombinspiegels, der vom Arzt exakt gesteuert werden muß, damit es nicht zu gefährlichen Blutungen kommt. Ein Teil der Gerinnungsfaktoren wird beim Gerinnungsprozeß verbraucht bzw. in der Leber abgebaut.

Nach erfolgter Gerinnung findet man in der Blutflüssigkeit (**Serum**) kein Fibrinogen und entweder verminderte oder aktivierte Gerinnungsfaktoren, in keinem Fall jedoch die echte Konzentration. Um die echte Konzentration von Gerinnungsfaktoren im Blut zu ermitteln, ist es daher unerläßlich, ungeronnenes Blut zu gewinnen. Das Blut wird deshalb unmittelbar nach der Entnahme mit Natriumcitrat versetzt (s. o.). Die Blutflüssigkeit aus ungeronnenem Blut wird als **Plasma** bezeichnet.

1.2 Blutstillungsstörungen

Wenn das Gleichgewicht des Blutstillungssystems krankhaft gestört ist, kann sich entweder eine Verzögerung oder völlige Aufhebung der Blutstillung ergeben (**erhöhte Blutungsneigung**), oder es können sich unerwünschte und gefährliche **Gerinnselbildungen** im Gefäßsystem entwickeln.

1.2.1 Unzureichende Blutstillung

1.2.1.1 Erhöhte Durchlässigkeit der Blutgefäße

Gefäßbedingte Blutstillungsstörungen sind selten. Mögliche Ursachen sind der nur noch historisch interessante Vitamin-C-Mangel (**Skorbut**), allergische Gefäßwandschädigungen und eine Blutungsneigung infolge angeborener abnorm erweiterter Kapillaren (**Osler-Krankheit**).

1.2.1.2 Thrombozytenfunktionsstörungen

Sowohl ein Mangel an Blutplättchen (**Thrombozytopenie**) als auch Funktionseinschränkungen der Thrombozyten (**Thrombopathien**) können zu Störungen der Blutstillung führen.

1.2.1.3 Hämorrhagische Diathesen

Als **hämorrhagische Diathesen** bezeichnet man angeborene oder erworbene Störungen der Blutgerinnung. Unter den angeborenen Störungen ist die Hämophilie am bedeutendsten. Als Beispiele erworbener Störungen der Blutgerinnung sei hier nur auf die **Verbrauchskoagulopathie** und die therapeutische Anwendung von **Cumarinderivaten** verwiesen, die in Teil II dieses Kapitels näher besprochen werden.

1.2.2 Erhöhte Gerinnbarkeit

Die häufigste Ursache für eine abnorme Verlegung der Blutgefäße sind Beschädigungen und Erkrankungen der **Gefäßwände** (z.B. arterielle Verschlußkrankheiten, venöse Thrombosen, arterielle und venöse Embolien). Aber auch die Haftfähigkeit der Thrombozyten (**erhöhte Aggregationsfähigkeit**) und die **Blutgerinnung** können gesteigert sein. Zu einer übermäßigen Blutgerinnungsbereitschaft kann es kommen durch:

▷ vermehrte Freisetzung von Gewebsthromboplastin nach Operationen, Polytraumen oder ausgedehnten Verbrennungen;
▷ Sepsis;
▷ schwere Schockzustände;
▷ Mangel an physiologischen Inhibitoren des Blutes, z.B. Antithrombin-III-Mangel oder Protein-C-Mangel;
▷ unnatürliche Ruhigstellung (lange Bettlägerigkeit);
▷ Anwendung oraler Kontrazeptiva (*Pille*), besonders bei Raucherinnen;
▷ verschiedene andere Erkrankungen.

In schweren Krankheitsfällen können mehrere Ursachen gleichzeitig vorkommen, so daß das Risiko erhöht ist.

2 Typische Leitsymptome bei Störungen der Blutstillung

2.1 Abnorme Blutungsneigung

Charakteristisch ist das Auftreten **spontaner Blutungen**, d.h. Blutungen infolge minimaler Verletzungen, wie sie im Alltag ständig vorkommen und häufig der Beachtung entgehen. Charakteristisch ist ferner das Ausmaß von Blutungen, d.h., sie sind ausgedehnter als es der Verletzung entspräche. Solche Blutungen lassen sich besonders gut an der Haut und den sichtbaren Schleimhäuten erkennen. Man unterscheidet Blutungen in Weichteile (**Hämatome**) von flächenhaften Blutungen (**Sugillationen**) und punktförmigen Blutungen (**Petechien**). Besonders gefährlich sind Blutungen in Muskeln, Körperhöhlen, Organe oder das Darminnere, da diese von außen oft nicht rechtzeitig erkannt werden. So kommt es bei schweren Blutgerinnungsstörungen wie der klassischen Bluterkrankheit besonders häufig zu Blutergüssen in die Gelenke. Diese sind dann nur als Gelenkschwellungen erkennbar.

> Schwere innere Blutungen werden in der akuten Phase anhand klinischer Zeichen der Kreislaufverschlechterung wie **beschleunigter Puls, Blutdruckabfall** und **Blässe** erkannt. Das Blutbild ist im akuten Stadium noch normal! Bei Blutungen in den Magen-Darm-Kanal findet man **Teerstühle, frischblutige Stühle** oder **blutiges** bzw. **kaffeesatzartiges Erbrechen.**

Die Art der Blutung gibt nur bedingt Hinweise auf die zugrundeliegende Blutstillungsstörung. **Petechien** lassen eher an abnorme **Durchlässigkeit der Blutgefäße** und an **Blutplättchenmangel** denken, **Sugillationen** eher an **Gerinnungsstörungen** bzw. eine **erhöhte Fibrinolyse**. Stets ist eine genaue Analyse des Blutgerinnungssystems erforderlich, um zu einer Diagnose zu gelangen.

2.2 Abnorme Gerinnbarkeit

Die Symptome der arteriellen und venösen Thrombosen sowie Embolien werden in Kapitel 5 geschildert. Leitsymptome der **Verbrauchskoagulopathie** sind:

▷ Ausfallserscheinungen bestimmter Organe durch Verstopfung der kleinsten Blutgefäße. Sie treten in leichten Fällen weniger zutage, in schweren Fällen äußern sie sich im Versagen der befallenen Organe, z.B. Anurie bei Nierenversagen;
▷ die in Labortests nachweisbare Verminderung von Thrombozyten, Fibrinogen und Gerinnungsfaktoren;

▷ die Blutungsneigung infolge des Faktorendefizits und der Gewebszerstörung.

3 Untersuchungsmethoden

3.1 Orientierende Untersuchungen am Krankenbett

Direkt am Krankenbett lassen sich drei relativ einfache Tests durchführen, die bereits einen Hinweis auf das Vorliegen einer Blutstillungsstörung geben und zumindestens eine Verdachtsdiagnose erlauben.

3.1.1 Vollblut-Gerinnungszeit (clot observation time)

Das Prinzip besteht darin, daß man ca. einen Milliliter frisch entnommenen Venenblutes in einem Glasröhrchen von einem Zentimeter Durchmesser jede halbe Minute auf Eintritt der Gerinnung prüft. Der Normalwert liegt bei sieben bis zehn Minuten. Dauert es mehr als zwölf Minuten, so liegt eindeutig eine Gerinnungsstörung vor, deren Ursache durch Prüfung der einzelnen Gerinnungsfaktoren geklärt werden muß. Milde Gerinnungsstörungen können allerdings mit dieser Methode nicht erfaßt werden. Noch wichtiger ist die anschließende Prüfung des geronnenen Blutes auf eine vorzeitige Wiederauflösung: Man läßt das geronnene Blut im Röhrchen stehen und prüft, ob sich das Gerinnsel innerhalb der ersten Stunde zusammenzieht und das Serum herauspreßt (**Retraktion**) und ob sich das Gerinnsel innerhalb von zwei Stunden wieder auflöst, was auf die **erhöhte fibrinolytische Aktivität** hinweist.

3.1.2 Blutungszeit

An einer Fingerbeere oder am Ohrläppchen wird eine kleine Stichwunde gesetzt (bei Verdacht auf schwere Blutstillungsstörungen sollte das Ohrläppchen nicht verwendet werden!). Gemessen wird die Zeit bis zum Stillstand der Blutung, die normalerweise eine bis fünf Minuten beträgt. Die Dauer dieser Blutstillung hängt bei dieser Methode allein von der **Aggregationsfähigkeit** der Blutplättchen an den Gefäßwänden ab. Eine verlängerte Blutungszeit zeigt daher eine gestörte Plättchenaggregation an, sei es, daß zu wenig Plättchen vorhanden sind, oder daß die Thrombozytenzahl zwar normal, die Thrombozytenfunktion jedoch gestört ist. Fibrinbildungsstörungen wie z. B. Hämophilien oder niedriger QUICK-Wert haben hingegen auf die Blutungszeit **keinen** Einfluß.

3.1.3 Rumpel-Leede-Stauversuch

Hierbei wird die Festigkeit der Hautkapillaren geprüft. Man legt eine Blutdruckmanschette um den Oberarm des Patienten, pumpt sie bis zu einem Druckwert auf, der zwischen dem systolischen und dem diastolischen Blutdruck liegt, und läßt die Manschette fünf Minuten lang liegen. Anschließend wird in der Ellenbeuge in einem Kreis von ca. sechs Zentimeter Durchmesser die Anzahl punktförmiger Hautblutungen (Petechien) ausgezählt. Lassen sich mehr als 25 Petechien nachweisen, so spricht dies für eine erhöhte Durchlässigkeit der Kapillaren.

3.2 Labortests

Für Labortests der Blutgerinnung muß das Blut zunächst ungerinnbar gemacht werden, da eine vor der Untersuchung einsetzende Gerinnung eine sinnvolle Auswertung unmöglich machen würde. Dazu wird dem Blut sofort nach Entnahme **Natriumcitrat** zugesetzt, welches Calciumionen bindet und damit dem Blut die für den Gerinnungsprozeß notwendigen Calciumionen entzieht. Im Labor werden die Blutzellen und die Blutflüssigkeit durch Zentrifugation voneinander getrennt. Bei der Durchführung des eigentlichen Gerinnungstests wird das **Plasma** des Patienten mit Calciumionen versetzt und damit die Gerinnungsfähigkeit wiederhergestellt.

Die meisten Tests messen die Zeit, bis das Plasma geronnen ist. Die in Sekunden gemessene Zeit wird dann in die jeweilige Aktivität umgerechnet (meist Angabe in Prozent).

3.2.1 Quick-Test

Der QUICK-Test ist der am häufigsten durchgeführte Gerinnungstest. Er wird in erster Linie zur Bestimmung der Prothrombinkonzentration verwendet, sein Ausfall ist jedoch nicht allein vom Prothrombinkomplex abhängig, sondern auch noch von einigen anderen Ursachen. Das Ergebnis des QUICK-Wertes wird in Sekunden gemessen und in **Prozent** der Norm umgerechnet. Gelegentlich erfolgt die Angabe nicht in Prozent sondern in der **Ratio**. Die Ratio für Normalpersonen liegt bei 1,0, für die Antikoagulanzientherapie zwischen 2,5 und 5,0. Wichtig zu wissen ist, daß die Bestimmung des QUICK-Tests bei Patienten verfälscht ist, die mit hohen Dosen Heparin behandelt werden.

3.2.2 Partielle Thromboplastinzeit (PTT)

Mit der Bestimmung der **partiellen Thromboplastinzeit** können die Hämophilien erfaßt werden; in der Klinik wird sie hauptsächlich zur Kontrolle der Heparintherapie eingesetzt.

3.2.3 Thrombinzeit

Mit der **Thrombinzeit**, dem dritthäufigsten Gerinnungstest, wird gleichfalls die Heparintherapie überwacht, aber auch der Hemmeffekt der Fibrinogenspaltprodukte während der fibrinolytischen Therapie.

II Spezieller Teil

1 Krankheiten der Gefäßwand

1.1 Purpura Schoenlein-Henoch

Definition

Mit **Purpura** werden prinzipiell alle Blutablagerungen außerhalb des Gefäßsystems bezeichnet, ein eher historischer Begriff. Bei dieser Erkrankung der kleinen Gefäße kommt es zu **Blutaustritten in das Gewebe.**

Symptome

Die Blutungsherde sind vor allem an den **Streckseiten der Extremitäten** in der Nähe der großen Gelenke lokalisiert. Zusätzlich können **Fieber, Gelenkschwellung** und Zeichen einer **Glomerulonephritis** bestehen. Die Krankheit wird daher dem rheumatischen Formenkreis zugerechnet. Meist heilt sie nach mehreren Wochen von selbst ab. Gefürchtet sind Darmblutungen, die mit blutigen Stühlen einhergehen und, wenn sie in die dünne Darmwand erfolgen, kolikartige Schmerzen bedingen. In seltenen Fällen kann auch ein Ileus auftreten.

1.2 Morbus Osler

Hierbei handelt es sich um angeborene **Erweiterungen einzelner Kapillaren,** aus denen es zu Blutungen kommt. Die Blutungsneigung macht sich erst ab dem mittleren Lebensalter bemerkbar. Die OSLERknötchen, kleine rote Hauteffloreszenzen, kommen meistens an den Akren vor, d.h. Fingerspitzen, Nase, Lippe, aber auch in anderen Körperbereichen. Häufig kommt es zu schwerem, lebensbedrohlichem Nasenbluten. Eine ursächliche Behandlung gibt es nicht, der Blutverlust wird durch Bluttransfusionen ersetzt.

1.3 Skorbut

Der Skorbut (Vitamin-C-Mangel) geht mit **Zahnfleischbluten,** petechialen und flächenhaften **Hautblutungen** sowie **Blutungen unter das Periost** einher. Dieses vor 200 Jahren noch lebensbedrohliche Krankheitsbild, dem im Winter zahlreiche Menschen erlagen, ist heutzutage in unseren Breitengraden nur noch von historischem Interesse. Die Behandlung besteht in der Gabe von Vitamin C.

2 Erkrankungen der Blutplättchen

Definition

Erkrankungen der Blutplättchen sind überwiegend durch einen Plättchenmangel (**Thrombozytopenie**) bedingt. Thrombozytopenien entstehen entweder infolge einer **Bildungsstörung** der Blutplättchen im Knochenmark oder infolge eines erhöhten **Plättchenverbrauches** im Gefäßsystem. Vorzugsweise Abbauorte sind: Milz, Leber, aber auch das Knochenmark selber. Daneben gibt es auch abnorm hohe Plättchenzahlen im Blut (**Thrombozytosen**), die entweder auf einer vermehrten **Neubildung** im Knochenmark oder auf einer verlängerten **Überlebenszeit** (z.B. nach Entfernung der Milz) beruhen. Eine **Thrombozytopathie** liegt vor, wenn zwar die Zahl der Blutplättchen normal, ihre Funktion aber eingeschränkt ist.

Symptome

Leitsymptom der Plättchenfunktionsstörungen sind abnorme, meist punktförmige, petechiale **Blutungen,** die aber auch flächenhaft sein können. Bevorzugt befallen sind die Schleimhäute von Nase und Gastrointestinaltrakt. Organblutungen wie z.B. Hirnblutungen kommen vor. Da bei der Thrombozytose die Zahl der Blutplättchen zwar erhöht, deren Funktion jedoch meist eingeschränkt ist, werden gleichfalls abnorme Blutungen, daneben jedoch auch Gefäßverschlüsse beobachtet.

Diagnostik

Während Thrombozytopenien und Thrombozytosen anhand der **Plättchenzählung** diagnostiziert werden, ist die Thrombozytopathie charakterisiert durch eine **Verlängerung der Blutungszeit** bei meist normaler Plättchenzahl. Diskrete Plättchenfunktionsstörungen können aber auch mit einer normalen Blutungszeit einhergehen und sind nur in speziellen Tests erkennbar.

Im allgemeinen gilt: Je niedriger die Plättchenzahl, desto länger die Blutungszeit und desto ausgeprägter die Blutungsneigung bzw. Blutungsgefährdung. Plättchenzahlen unter 20 G/l (20 000/µl) sind besonders bedrohlich.

2.1 Thrombozytopenien

2.1.1 Bildungsstörungen

Gelegentlich werden zu wenig Plättchen im Knochenmark gebildet. Hierbei ist die Zahl der unreifen Vorstufen der Plättchen im Knochenmark, der **Megakaryozyten**, vermindert. Die Diagnose wird mittels einer Knochenmarkpunktion bzw. -biopsie gestellt (s. Kap. 6).

Ursachen und Pathogenese

Häufig ist die Ursache ein akuter Schub einer **Leukämie**. Die Blutungsneigung kann manchmal das Erstsymptom einer Leukämie sein. Auch bei der **zytostatischen Behandlung** maligner Tumore kommt es oft zu einem Abfall der Blutplättchen und Leukozyten, so daß hier regelmäßige Blutbildkontrollen erforderlich sind. Zytostatika hemmen nämlich nicht nur das Tumorwachstum, sondern auch die Teilung normaler Zellen. Die Bildung der Thrombozyten und Leukozyten ist dabei in besonderem Maße betroffen. Eine weitere Ursache des Plättchenmangels auf dem Boden von Bildungsstörungen sind **Strahlenschäden** des Knochenmarks. Diese lassen sich bei der Strahlenbehandlung von Tumoren nicht immer vermeiden.

Bei der Behandlung der Leukämie mit Zytostatika sinkt die Plättchenzahl häufig noch weiter ab. Die Plättchenzahl muß daher öfter kontrolliert werden, um die Behandlung so zu steuern, daß der Patient zwar in die **Remission** kommt, aber durch die Blutungsneigung nicht gefährdet wird.

Komplikationen

Die sorgsame Beachtung von **Hautblutungen** bei der Pflege gefährdeter Patienten ist besonders wichtig. Bei schwerem Plättchenmangel kann es in allen Bereichen des Körpers bluten. Besonders gefürchtet sind die **Hirnblutungen**, die meist zum Tode führen.

Nach erfolgreicher zytostatischer Behandlung steigt die Plättchenzahl wieder an.

2.1.2 Erhöhter Verbrauch

2.1.2.1 Idiopathische thrombozytopenische Purpura (ITP) (Morbus Werlhof)

Definition

Bei der ITP werden die Plättchen vom Organismus selbst zerstört, wahrscheinlich durch Antikörper gegen die eigenen Thrombozyten. Die Krankheit verläuft schubweise, wobei die Blutungsneigung meist akut einsetzt und manchmal spontan nach Wochen oder Monaten wieder abklingt. Einzelne Fälle können auch in ein chronisches Stadium übergehen.

Therapie

Bei Bestimmung der Thrombozytenüberlebensdauer ist manchmal ein beschleunigter Abbau der Blutplättchen in der Milz nachweisbar. In solchen Fällen führt die operative **Entfernung der Milz** zum Wiederanstieg der Plättchenzahl und damit zur Heilung der Blutungsneigung. Allerdings ist dieser Eingriff doch so schwerwiegend (erhöhte Infektionsbereitschaft vorwiegend bei jüngeren Patienten), daß man zunächst die Patienten mit Medikamenten wie **Cortison** oder **Imunglobulinen** behandelt. Bei akuten bedrohlichen Blutungen oder operativen Eingriffen ist eine sofortige Blutstillung durch die Gabe von **Thrombozytenkonzentrat** erforderlich.

2.1.2.2 Medikamentös-allergische Thrombozytopenien

Einige besonders veranlagte Patienten reagieren auf bestimmte Medikamente allergisch mit einem Thrombozytenabfall. Allergische Thrombozytopenien wurden bei fast allen Medikamentengruppen beschrieben, besonders häufig nach Gabe von **Schmerzmitteln**. Eindrucksvoll sind die seltenen Fälle von Thrombozytenabfall nach Gabe des gerinnungshemmenden **Heparins**. Therapeutisch genügt es häufig, das entsprechende Medikament abzusetzen, fast immer kommt es nach Gabe von Corticosteroiden zum Wiederanstieg der Plättchenzahl.

2.1.2.3 Blutungsneigung nach Massivtransfusionen

Blutplättchen in Blutkonserven verlieren nicht nur mit zunehmender Lagerungsdauer ihre Funktionsfähigkeit, sie werden auch rascher in der Milz des Empfängers abgebaut. Daher kann es nach Gabe zahlreicher Bluttransfusionen zu einer Verminderung der Thrombozytenzahl und insbesondere zu einer generalisierten Blutungsneigung kommen. Vorbeugend gibt man daher nach jeder fünften Blutkonserve **Frischblut**, das möglichst nicht älter als sechs Stunden ist.

2.2 Thrombozytopathien

Erworbene Thrombozytopathien treten vor allem nach Einnahme bestimmter Medikamente auf; das bekannteste ist die **Acetylsalicylsäure** (Aspirin®, Colfarit® usw.). Die dadurch bedingten Thrombozytopathien gehen selten mit einer verlängerten Blutungszeit einher, wohl aber mit nachweisbaren Störungen in den Plättchenfunktionstests. Sehr oft kommt es nach Einnahme dieser Medikamente zu Blutungen im Gastrointestinaltrakt.

Thrombozytopathien können außerdem nach Massivtransfusionen (s. o.), bei Urämie und auf dem Boden anderer Medikamente vorkommen. Die Behandlung von Thrombozytopathien besteht im Weglassen des auslösenden Medikamentes, notfalls in der Gabe von Plättchenkonzentrat.

Angeborene Thrombozytopathien kommen extrem selten vor.

2.3 Thrombozytosen

Ursachen und Pathogenese

Thrombozytosen, d. h. abnorm hohe Plättchenzahlen im Blut (mehr als 500 G/l [500 000/µl]) kommen reaktiv vor nach abnormen **Blutverlusten, postoperativ** und bei schweren **Infektionen**. Wird die Milz operativ entfernt (**Splenektomie**), so entfällt ein wesentlicher Abbauort der Blutplättchen, so daß die Überlebenszeit verlängert ist. Ein Plättchenanstieg auf 1000 G/l (1 Mio./µl) ist nach Splenektomie keine Seltenheit. Thrombozytosen können sowohl zu Blutungsneigung als auch zu Gefäßverschlüssen führen.

Therapie

In einzelnen Fällen mit maligner Neubildung von Blutplättchen ist eine zytostatische Behandlung erforderlich.

3 Erkrankungen des Gerinnungssystems

3.1 Hämophilie

Von den seltenen angeborenen Gerinnungsstörungen ist die klassische Bluterkrankheit (**Hämophilie**) am häufigsten.

Ursachen und Pathogenese

Es handelt sich um einen Mangel an funktionstüchtigem Gerinnungsfaktor VIII (Hämophilie A) oder Faktor IX (Hämophilie B). Der genetische Defekt liegt im X-Chromosom. Da Frauen

zwei X-Chromosomen besitzen, tritt bei ihnen die Krankheit im allgemeinen nicht in Erscheinung, weil das zweite, normale X-Chromosom die erforderliche genetische Information für die Bildung des Faktors VIII bzw. IX enthält. Solche Frauen (**Konduktorinnen**) vererben die Krankheit jedoch weiter. Erbt ein männlicher Nachkomme ein solches defektes X-Chromosom, so wird bei ihm die Bluterkrankheit manifest, weil kein zweites normales X-Chromosom vorhanden ist, sondern nur ein Y-Chromosom. Bei der Hämophilie A ist die Aktivität des Faktors VIII eingeschränkt, das Trägermolekül (Faktor-VIII-assoziiertes Antigen oder VON-WILLEBRAND-Faktor) jedoch normal. Das Trägermolekül ist für die Plättchenfunktion notwendig.

Symptome

Sämtliche angeborenen Blutgerinnungsstörungen, insbesondere die Hämophilien A und B, kommen in unterschiedlichem Schweregrad vor, der sich im Laufe des Lebens nicht ändert. Bei den **schweren Hämophilien** mit einer Restaktivität des Faktors VIII oder IX von weniger als einem Prozent treten die Blutungen häufig und oft ohne erkennbare Ursache meist schon im ersten Lebensjahr auf. Bei den milden Verlaufsformen wird die Blutungsneigung manchmal erst gelegentlich einer Operation (Tonsillektomie!) oder einer Zahnextraktion festgestellt.

Komplikationen

Früher kam es bei den schweren Verlaufsformen, den eigentlichen **Blutern**, bereits bei Bagatellverletzungen zu lebensgefährlichen Blutverlusten.

Heute stellen die häufig schweren Blutungen in Knie-, Ellenbogen- und Sprunggelenk das Hauptproblem dar. Diese Blutungen sind äußerst schmerzhaft, führen unbehandelt zu mehrwöchiger Bettlägerigkeit oder zumindest Arbeits- oder Schulausfall und zu Bewegungseinschränkungen der Gelenke. Im Extremfall resultiert schließlich ein Verlust der Gehfähigkeit.

Therapie

Diese schweren Blutungen kann man heutzutage weitgehend verhindern, indem man die Blutung durch intravenöse Gaben des fehlenden Gerinnungsfaktors VIII oder IX frühzeitig zum Stehen bringt. Die heutigen therapeutischen Möglichkeiten erlauben eine Verhütung der Körperbehinderung und damit eine praktisch normale Entwicklung der Bluter. Nicht zuletzt kann man sämtliche erforderlichen Operationen durchführen. Allerdings hat diese **Substitutionstherapie**, d. h. der Ersatz des fehlenden Gerinnungsfaktors mit Faktorenkonzentraten, auch schwerwiegende Nebenwirkungen mit sich gebracht, da diese Faktorenkonzentrate aus dem Blut menschlicher Spender gewonnen werden. Bei diesen Nebenwirkungen handelt es sich vor allem um **Virusinfektionen** wie Hepatitis, aber auch die gefürchtete HIV-Infektion. Durch eine sorgfältige Auswahl von Blutspendern und Sterilisation der Faktorenkonzentrate sind diese Gefahren seit einigen Jahren jedoch weitestgehend behoben.

3.2 von-Willebrand-Syndrom

Definition

Beim VON-WILLEBRAND-Syndrom, dem nach der Hämophilie zweithäufigsten angeborenen Blutungsübel, ist das Faktor-VIII-Molekül gleichfalls genetisch defekt. Im Gegensatz zur Hämophilie A liegt hierbei der Defekt jedoch vor allem im Trägermolekül des Faktors VIII. Daher ist bei Patienten mit VON-WILLEBRAND-Syndrom nicht nur die Blutgerinnung, sondern auch die Plättchenfunktion gestört. Erkennbar ist dies an einer verlängerten Blutungszeit.

Therapie

Die Behandlung des VON-WILLEBRAND-Syndroms erfolgt mit weniger gereinigten Faktorenkonzentraten, da diese das Trägermolekül des Faktors VIII, das **Faktor-VIII-assoziierte Antigen**, enthalten.

3.3 Verminderung des Prothrombinkomplexes

Wie oben ausgeführt, bildet das **Prothrombin**, die Vorstufe des Gerinnungsenzyms Thrombin, zusammen mit einigen anderen Faktoren den **Prothrombinkomplex**, zu dessen Synthese Vitamin K benötigt wird. Ein Prothrombinkomplexmangel ist fast immer erworben und kann auf verschiedensten Ursachen beruhen.

3.3.1 Lebererkrankungen

Bei unterschiedlichen Lebererkrankungen (z. B. Hepatitis, Leberzirrhose) ist die Fähigkeit der Leberzelle zur Eiweißsynthese eingeschränkt, so daß u. a. auch weniger Prothrombinkomplex synthetisiert wird. Diese Eiweißsynthesestörung

kann durch Zufuhr von Vitamin K **nicht** behoben werden. Der Prothrombinkomplexmangel ist eine der empfindlichsten Möglichkeiten zum Nachweis einer Lebererkrankung. Auskunft über die Funktion des Prothrombinkomplexes gibt der QUICK-Wert. In Extremfällen ist der Prothrombinkomplex auf Werte von weniger als 20% der Norm vermindert und muß bei drohender oder bereits bestehender Blutungsneigung durch **Prothrombinkomplexkonzentrate** (PPSB) ersetzt werden.

3.3.2 Vitamin-K-Mangel

Ursachen und Pathogenese

Ein Vitamin-K-Mangel kann unterschiedlichste Ursachen haben. Er kann bedingt sein durch eine **verminderte Produktion** von Vitamin K im Darm (Abtötung der physiologischen Darmbakterien durch Antibiotikatherapie), durch **unzureichende Resorption** im Darm (chronische Dünndarmerkrankungen, Mangel an Gallensäuren bei Gallengangsverschlüssen) oder durch Blockierung der Vitamin-K-Wirkung durch **Medikamente** (z. B. Cumarintherapie, s. dort).

Therapie

Die Behandlung erfolgt durch orale oder parenterale Gaben von Vitamin K. Selten sind Blutungen oder Vitamin-K-Mangel so bedrohlich, daß die fehlenden Faktoren durch sofort wirkenden Prothrombinkomplex (Konzentrat PPSB) ersetzt werden müssen.

3.4 Verbrauchskoagulopathie

Definition

Die Verbrauchskoagulopathie ist keine selbständige Krankheit, sondern eine mögliche Folge verschiedener schwerer Erkrankungen wie Sepsis, ausgedehnte Verbrennungen, Polytrauma, schwere Blutungen. Meist haben die Patienten längere Zeit in einem Schockzustand gelegen.

Ursachen und Pathogenese

Die Verbrauchskoagulopathie ist charakterisiert durch zahlreiche **Verschlüsse der kleinen Blutgefäße** und häufig eine gleichzeitige **erhöhte Blutungsneigung**. Die Verschlüsse führen zur Zerstörung des dazugehörigen Gewebegebietes und können zum Ausfall wichtiger Organe führen (Nierenversagen, Anurie).

Symptome

Die Blutungsneigung macht sich in schweren Fällen dadurch bemerkbar, daß innerhalb kurzer Zeit punktförmige und flächenhafte, z. T. landkartenartig scharf umgrenzte Hautblutungen aufschießen und es zu unstillbaren Blutungen aus allen Wundflächen und Einstichkanälen kommt. Falls solche Blutungen bemerkt werden, sofort den Arzt informieren!

Bei schwerem akutem Verlauf (z. B. Meningokokken-Sepsis) führt die Krankheit innerhalb weniger Stunden zum Tode.

Neben diesen akuten schweren Verlaufsformen gibt es manchmal auch **schleichende Verlaufsformen**, die sich über Tage bis Monate hinziehen können und häufig klinisch nicht erkennbar sind. Sie werden lediglich anhand der pathologischen Gerinnungstests diagnostiziert. Diese latenten Verlaufsformen findet man bei Tumorleiden, chronisch-septischen Zuständen, gelegentlich im Terminalstadium eines Leberversagens.

Diagnostik

Der Verdacht auf eine Verbrauchskoagulopathie ergibt sich aus dem klinischen Bild bzw. dem Grundleiden und wird mittels Gerinnungstests diagnostiziert. In extremen Fällen findet sich eine ausgeprägte Verminderung von Blutplättchen, Fibrinogen, Antithrombin III und Gerinnungsfaktor V. Häufig sind aber nur zwei dieser Parameter vermindert.

Therapie

In erster Linie muß das Grundleiden behandelt werden. Kann dies nicht innerhalb kurzer Zeit beherrscht werden, so ist eine Eindämmung der erhöhten Gerinnbarkeit erforderlich, z. B. mit dem gerinnungshemmenden **Heparin** oder unter Umständen **Antithrombin III.** Da häufig die Thrombozyten gleichzeitig vermindert sind, müssen gelegentlich **Plättchenkonzentrate** gegeben werden.

3.5 Hyperfibrinolyse

Ursachen und Pathogenese

Die natürliche Fibrinolyse, die stets parallel zum Gerinnungsprozeß abläuft (s. o. Teil I, 1.1), kann bei intravasaler Gerinnung gleichfalls abnorm gesteigert sein. Die vermehrte Bildung des fibrinolytischen Enzyms **Plasmin** führt zunächst zum Verbrauch der Plasmininhibitoren. Wenn Plasmin nicht mehr gehemmt werden kann, führt es nicht nur örtlich am Fibrin zur Fibrinolyse, sondern baut das im Blut vorhandene Fibrinogen und andere Gerinnungsfaktoren ab. Dadurch kommt es zu einer Verlängerung der Gerinnungszeit. Eine erhöhte fibrinolytische Reaktion setzt vor allem bei Verbrauchskoagulopathien ein, aber auch bei Erkrankungen und Operationen von Organen mit besonders hoher fibrinolytischer Aktivität (z. B. Lunge, Uterus, Prostata).

Diagnostik

Eine erhöhte fibrinolytische Aktivität wird in ausgeprägten Fällen erkannt an einer Verlängerung der **Thrombinzeit** (s. dort) sowie an der Menge der im Blut anfallenden **Fibrinogenspaltprodukte**, die quantitativ meßbar sind. In Extremfällen ist das **Plasminogen**, das Proenzym des Plasmins, infolge des vermehrten Bedarfes verbraucht und weist nur noch ganz niedrige Spiegel auf. Auch der physiologische Inhibitor, das **Alpha-2-Antiplasmin**, ist entsprechend verbraucht.

Therapie

Zur Behandlung der erhöhten Fibrinolyse gibt es die **Fibrinolysehemmer**, wie z. B. Trasylol®, Antagosan®, Ugurol® oder Anvitoff®.

4 Behandlung von Thrombosen und Embolien

4.1 Antikoagulanzientherapie

Durch die blutgerinnungshemmende Behandlung (**Antikoagulanzientherapie**) kann man in der Blutbahn bereits entstandene Blutgerinnsel (Thromben) zwar nicht auflösen, aber man verhindert ihr Weiterwachsen und die Entstehung weiterer Gerinnsel an anderen Stellen des Gefäßsystems. Die frischen, wenige Tage alten Gerinnsel neigen dazu, abzureißen oder sich von der Gefäßwand zu lösen. Das kann zum gefürchteten Bild der **Lungenembolie** führen, bei der sich Gerinnsel, meist aus den tiefen Beinvenen, lösen und zu einem Verschluß von Lungenarterien führen (s. Kap. 9).

Im allgemeinen ist ein Patient mit tiefer Beinvenenthrombose vor Lungenembolien weitestgehend geschützt, wenn er je nach Situation zwei bis zwölf Wochen unter wirksamer blutgerinnungshemmender Behandlung gestanden hat. Für diese Behandlung stehen Medikamente mit unterschiedlichem Wirkungsmechanismus zur Verfügung: **Heparin** und die Gruppe der **Cumarinderivate**.

4.1.1 Heparin

Parenteral injiziertes Heparin hemmt die Blutgerinnung direkt. Das Heparin verbindet sich mit dem natürlich vorkommenden Hemmstoff des Thrombins, dem **Antithrombin III**. Der Heparin-Antithrombin-III-Komplex bindet Thrombin sofort ab, so daß je nach Dosis die Gerinnung verzögert oder vollständig gehemmt wird. Verständlicherweise ist Heparin bei schwerem Antithrombin-III-Mangel daher nicht wirksam. Da Heparin im Körper sehr schnell abgebaut wird, muß man es kontinuierlich im Perfusor intravenös geben oder alle acht bis zwölf Stunden streng subkutan injizieren.

Heparin wird sowohl zur **Behandlung** von bereits entstandenen venösen Thrombosen oder Embolien als auch **vorbeugend** gegeben, um die Entstehung von Verschlüssen zu verhüten. Bei bereits vorhandenen Thrombosen wird Heparin höher dosiert, so daß die Gerinnungszeiten der Tests **PTT** und **Thrombinzeit** auf das Zwei- bis Dreifache der Norm verlängert sind (Abb. 7-2). Wenn Thrombosen verhütet werden sollen (**Thromboseprophylaxe**), wählt man eine wesentlich geringere Dosis (*Minidosis* oder *low dose*). Hierbei ist die verwendete Heparinkonzentration so gering, daß sie auch frisch operierten Patienten gegeben werden kann und sich kaum auf die Gerinnungstests auswirkt. Meist werden zwei Stunden präoperativ 5000 E Heparin subkutan injiziert und in der postoperativen Phase zwei- bis dreimal täglich 5000 E.

Neuerdings gibt es die **niedermolekularen** Heparine, die nur einmal täglich in niedrigerer Dosis (1250–2500 E) subkutan injiziert zu werden brauchen. Diese Heparine werden mit den klassischen Gerinnungstests nicht erfaßt. In den seltenen Fällen einer Heparinüberdosierung wird seine Wirkung mit dem Gegenmittel **Protaminchlorid** aufgehoben.

4.1.2 Cumarintherapie (Vitamin-K-Antagonisten)

Die Cumarinderivate werden in Tablettenform verabreicht. Gebräuchliche Präparate sind Mar-

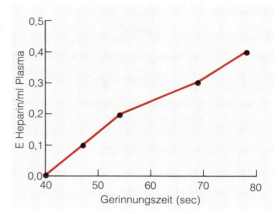

Abb. 7-2. Einfluß von Heparin auf die PTT.

cumar® und Sintrom®. Sie vermindern die Vitamin-K-Wirkung in der Leber bei der Bildung des Prothrombinkomplexes. Die Dosierung wird so gewählt, daß nur noch 15–25% des normalen Prothrombinkomplexes im Blut vorkommen. In diesem **therapeutischen Bereich** ist die Gerinnungshemmung so ausgeprägt, daß die Patienten signifikant seltener Thrombosen und Embolien erleiden, ohne daß die Blutungsgefährdung zu hoch ist. Die Cumarinderivate wirken nicht sofort, sondern erst innerhalb von drei bis fünf Tagen nach Beginn der Therapie, weil zunächst noch ausreichend Prothrombinkomplex im Kreislauf vorhanden ist, der erst abgebaut werden muß. Man bestimmt den Prothrombinkomplex im Blut mit dem QUICK-Test. Der therapeu-

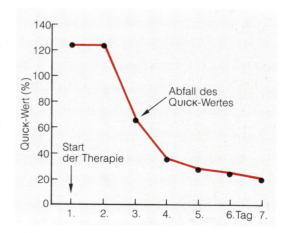

Abb. 7-3. Die ersten Tage einer oralen Antikoagulanzientherapie. Erst im Verlauf des zweiten Tages beginnt ein deutlicher Abfall des QUICK-Wertes.

tische Bereich soll zwischen 15 und 25% liegen (Abb. 7-3). Oberhalb von 35% ist keine sichere Thromboseprophylaxe gewährleistet, unterhalb von 15% muß man mit spontanen Blutungen rechnen. Der individuelle Bedarf an Cumarinen ist höchst unterschiedlich.

> Bei der Cumarinbehandlung ist es wichtig zu wissen, daß eine Reihe von Arzneimitteln die Wirkung erheblich verstärken oder herabsetzen kann. Beispielsweise kann es bei gleichzeitiger Einnahme bestimmter schmerzstillender Medikamente zu lebensgefährlichen Blutungen kommen. Die Einnahme anderer Medikamente, wie z.B. Barbiturate, kann den Marcumar®-Bedarf erheblich erhöhen.

In den ersten Wochen der Cumarinbehandlung sind häufige Kontrollen des QUICK-Wertes erforderlich. Bei Langzeitbehandlung genügen Kontrollen in ein- bis fünfwöchigen Abständen. Indikationen zur Cumarintherapie sind:
▷ tiefe Beinvenenthrombose;
▷ Lungenembolie;
▷ einige Herzklappenfehler;
▷ Herzklappenersatz;
▷ bestimmte arterielle Verschlußkrankheiten;
▷ bestimmte Zustände nach Herzinfarkt.

Die Behandlung hindert die Patienten nicht daran, ihren normalen Beschäftigungen nachzugehen. Eine ausführliche Aufklärung des Patienten bezüglich der besonderen Risiken seiner Behandlung ist unerläßlich.

> Intramuskuläre Injektionen, intraarterielle und intralumbale Punktionen, Zahnextraktionen, Operationen dürfen während der Cumarintherapie nicht vorgenommen werden, ohne daß von einem erfahrenen Arzt die Behandlung gesteuert wird.

Die Regelblutung der Frau verläuft unter Antikoagulantienbehandlung leicht verstärkt. Während einer Schwangerschaft darf nicht mit oralen Antikoagulantien behandelt werden, da die Gefahr der intrauterinen Mißbildung besteht. Bei besonders thrombosegefährdeten Frauen muß daher während der Schwangerschaft subkutan Heparin gegeben werden. Da die Cumarine in die Muttermilch übergehen, dürfen Frauen, die diese Medikamente einnehmen, nicht stillen.

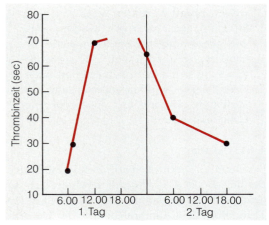

Abb. 7-4. Verhalten der Thrombinzeit während einer fibrinolytischen Therapie.

4.2 Fibrinolytische Therapie

Diese Therapie bezweckt die **Wiederauflösung** eines Thrombus. Hierzu erhält der Patient während des stationären Aufenthaltes über mehrere Tage kontinuierlich intravenös **Fibrinolyseaktivatoren**, die das körpereigene Plasminogen zu Plasmin aktivieren (s. S. 167). Fibrinolyseaktivatoren sind die stark wirksame **Streptokinase**, die schwächer wirksame **Urokinase** sowie der **Gewebeaktivator** (**t-PA** = tissue plasminogen activator) und die **Prourokinase**. Die beiden letztgenannten Aktivatoren werden erst in Gegenwart von Fibrin voll wirksam. Man erhofft sich von ihnen eine Wirkung direkt am Fibringerinnsel und weniger in der freien Blutbahn.

Bei der stark wirksamen Streptokinasetherapie sinkt der Fibrinogenspiegel in den ersten 24 Stunden meist erheblich ab. Die dabei reichlich anfallenden Fibrinogenspaltprodukte hemmen die Gerinnung, so daß die Gerinnungszeiten, insbesondere die **Thrombinzeit**, verlängert werden (Abb. 7-4). In der Folge kann es auch aus relativ kleinen Wunden massiv bluten.

Bei der Urokinasetherapie ist die Fibrinolyse nicht so ausgeprägt, der Fibrinogenspiegel nur leicht vermindert und der Hemmeffekt der Fibrinogenspaltprodukte minimal.

> Vor Beginn einer fibrinolytischen Therapie müssen mögliche Blutungsquellen sorgfältig ausgeschlossen werden. Dazu gehört auch, daß ein Patient frühestens 8 Tage

nach einer i. m. Injektion oder einem Subklaviakatheter bzw. 3 Wochen nach einer Operation eine fibrinolytische Therapie erhalten darf.

Bei schwach wirksamer fibrinolytischer Therapie wird die Behandlung mit Heparin intravenös kombiniert, um den Patienten vor neuen Gefäßverschlüssen zu schützen.

Literatur
(s. a. Literatur zu Kap. 6)

Bartels, H., R. Bartels: Physiologie. 3. Aufl., Urban & Schwarzenberg, München–Wien–Baltimore 1987.

Krück, F. (Hrsg.): Pathophysiologie. Urban & Schwarzenberg, München–Wien–Baltimore 1988.

Silbernagl, S., A. Despopoulos: Taschenatlas der Physiologie. 2. Aufl., Thieme, Stuttgart–New York 1983.

8 Blutgruppen und Bluttransfusion

H. J. AVENARIUS

Das folgende Kapitel informiert über:

▷ die wichtigsten Blutgruppen;
▷ einige Methoden der Blutgruppenbestimmung;
▷ verschiedene Arten von Bluttransfusionen;
▷ Risiken von Bluttransfusionen;
▷ Wege zur Vermeidung von Transfusionszwischenfällen;
▷ Erstmaßnahmen bei Fehltransfusionen.

I Allgemeiner Teil

1 Blutgruppen

Wie alle Zellen haben auch die Erythrozyten an ihrer Oberfläche Strukturen, an denen sie vom Immunsystem eines fremden Organismus als **Fremdzellen** erkannt werden. Diese Oberflächeneigenschaften nennt man **Antigene**. Der Begriff **Antigen** bezeichnet ganz allgemein alle Molekülstrukturen, gegen die ein Organismus mit der Bildung von *Antikörpern* reagiert. Der Vorgang wird als **Immunantwort** bezeichnet.

> Das Aufeinandertreffen von Antigen und hiergegen gerichtetem Antikörper kann zu einem unter Umständen folgenschweren Zwischenfall, z. B. zu einem **Transfusionszwischenfall**, führen.

Die Antigenstruktur der menschlichen Erythrozyten ist bei vielen Menschen offenbar identisch bzw. *verträglich*, so daß viele Blutübertragungen auch zu Zeiten problemlos verliefen, als man noch nichts von Blutgruppen wußte. Bei anderen Individuen erlebte man aber katastrophale Zwischenfälle.

LANDSTEINER entdeckte die dafür verantwortlichen Antigenstrukturen im Jahre 1906 und bezeichnete sie als **Blutgruppen.** Übrigens besitzen im ganzen Tierreich nur unsere nächsten Verwandten, die Menschenaffen, die gleichen Blutgruppenantigene.

1.1 Das AB0-System

LANDSTEINER erkannte zwei prinzipiell verschiedene Hauptblutgruppen, die er **A** und **B** nannte. In der Bundesrepublik besitzen etwa 44% der Bevölkerung die Blutgruppeneigenschaft A, 11% die Blutgruppeneigenschaft B, während 40% beide in ihren Erythrozyten und sonstigen Zellen

Tabelle 8-1: Die vier Blutgruppen des AB0-Systems und ihre prozentuale Verteilung in der Bundesrepublik Deutschland (nach SPIELMANN W., S. SEIDL, 1982).

Phänotyp	A	B	0	AB
Genotyp	AA	B	00	AB
	A0	B0		
Häufigkeit in der Bundesrepublik	44%	11%	40%	5%

vermissen lassen. Diesen Menschen wird die Blutgruppeneigenschaft 0 (Null) zugeschrieben. 5% der Bevölkerung besitzen die Blutgruppeneigenschaften **A und B**; man spricht von der Blutgruppe **AB** (Tab. 8-1).

Die meisten Erbeigenschaften werden **diploid**, d. h. auf zwei Strängen der Desoxyribonukleinsäure (DNS) der Zellkerne vererbt. Die Erbinformation des einen DNS-Stranges stammt prinzipiell von der Mutter, die des anderen vom Vater. So werden auch die Blutgruppeneigenschaften doppelt vererbt; der sicht- und nachweisbare **Phänotyp** ist mit dem **Genotyp**, also dem Erbmuster, nicht immer identisch. Erythrozyten mit dem Phänotyp Blutgruppe *A* können als Genotyp **AA** oder **A0** besitzen. So kann sich das auch bei Blutgruppe B verhalten. Die Vererbungsmöglichkeiten (nach MENDEL) werden in Abbildung 8-1 gezeigt. In diesem Beispiel hat die Mutter die Blutgruppe AB, der Vater A0.

Die meisten Antikörper des Menschen werden im Organismus erst gebildet, nachdem dieser Kontakt mit entsprechenden Antigenen hatte. Anders verhält es sich mit den **Agglutininen**, die im Orga-

nismus auch ohne vorherigen Antigenkontakt zu finden sind. Diese Antikörper können mit Erythrozyten verklumpen, die jeweils passende Antigeneigenschaften aufweisen. Abbildung 8-2

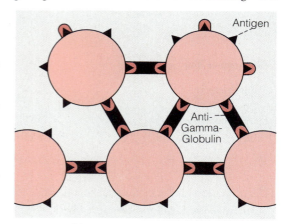

Abb. 8-2. COOMBS-Test

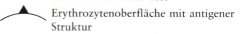 Erythrozytenoberfläche mit antigener Struktur

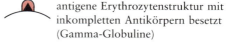 antigene Erythrozytenstruktur mit inkompletten Antikörpern besetzt (Gamma-Globuline)

Anti-Gamma-Globulin, das mit den inkompletten Antikörpern reagiert

Wenn antigene Strukturen der Erythrozytenoberfläche mit inkompletten Antikörpern besetzt sind, kommt es bei der **Kreuzprobe** zu keiner Agglutination. Zusatz von Anti-Gamma-Globulin führt die Agglutination herbei, indem es „Brücken" zwischen den Molekülen der inkompletten Antikörper herstellt.

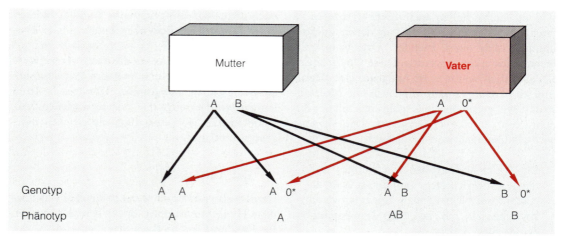

Abb. 8-1. Beispiel für mögliche Blutgruppen der Kinder eines Ehepaares mit der Erbanlage AB der Mutter und A0 des Vaters. Die mit * versehenen Anlagen treten phänotypisch nicht in Erscheinung, sie werden von dem Merkmal A bzw. B überdeckt, entsprechend zeigen diese Kinder die Blutgruppe A bzw. B.

zeigt, wie man sich die Agglutination der Erythrozyten durch entsprechende Antikörper vorstellen kann. Derartig agglutinierte Erythrozyten werden im Körper aufgelöst (**hämolysiert**).

> Im Serum normaler Erwachsener sind stets diejenigen Antikörper nachzuweisen, die gegen Antigene des AB0-Systems gerichtet sind, die die eigenen Erythrozyten **nicht** besitzen (Tab. 8-2).

Wegen dieser natürlichen Antikörper (**Isoagglutinine**) darf im Bedarfsfall nur **blutgruppengleiches** Blut transfundiert werden, da es sonst zur Hämolyse käme. Das Ausmaß der Hämolyse hängt grundsätzlich vom quantitativen Verhältnis von transfundiertem Antigen zum vorhandenen Antikörper ab. Man kann sich die brisante Situation vorstellen, die entsteht, wenn Erythrozyten von 500 ml Spenderblut auf *feindliche* Antikörper in 5000 ml Empfängerblut treffen.

> Bereits nach Transfusion von 10 ml gruppenunverträglichem Fremdblut kann eine Immunreaktion spürbar werden; nicht selten allerdings stellen sich solche Unverträglichkeiten erst nach Stunden, ja sogar nach Tagen sichtbar ein.

Von dem häufigen A-Merkmal (genaue Bezeichnung: A_1) wird noch ein Merkmal A_2 unterschieden. Es handelt sich beim A_2 um die gleiche Grundsubstanz wie beim A_1. Der Unterschied besteht in der **Menge** des antigenen Materials, wobei das A_1 genetisch über das schwächere A_2 dominiert. Personen der Blutgruppe A_2 und A_2B zeigen häufig Antikörper gegen A_1. Dennoch kann man das Blut von A_1-Spendern A_2-Empfängern übertragen und umgekehrt.

Darüber hinaus existieren noch weitere A-Untergruppen, die in der Praxis ohne wesentliche Bedeutung sind.

Der Nachweis der Blutgruppenverträglichkeit ist einfach, er geschieht gewöhnlich durch eine medizinisch-technische Assistentin in einem speziellen Blutgruppenlabor. Drei Testseren von Blut-

spendern mit hoch angereichertem Antikörpergehalt der Gruppe B (Anti A, blau angefärbt), der Gruppe A (Anti B, gelb angefärbt) und Null (Anti A und B, ungefärbt) stehen zur Verfügung; sie werden auf einen Objektträger mit drei Vertiefungen aufgetropft, sodann wird das zu testende Blut mit je einem Glasstäbchen eingemischt. Es ist darauf zu achten, daß nicht zuviel Blut eingetropft wird. Nach wenigen Sekunden erkennt man die Agglutination der roten Blutkörperchen mit freiem Auge und kann damit feststellen, welche Blutgruppe vorliegt. In den meisten Laboratorien ist eine Gegenprobe mit den gleichen Testseren, aber nun mit Erythrozyten bekannter Blutgruppen vorgeschrieben.

> Falsche Übermittlung von Blutgruppeneigenschaften eines Patienten vom Labor zur Krankenstation oder von Krankenstation zu Krankenstation muß unbedingt vermieden werden! Selbst in Eilfällen muß der telefonischen Übermittlung alsbald der schriftliche Befund folgen. Bei telefonischer Übermittlung sollte die Blutgruppe wiederholt und **sofort** ins Krankenblatt eingetragen werden. Gerade in Eilfällen sind Übermittlungsfehler die Ursache manch schweren Transfusionszwischenfalles gewesen!

1.2 Das Rhesus-System

Neben dem AB0-System gibt es eine kaum überschaubare Zahl von Antigenen, die aber glücklicherweise meist nicht über die Bildung von Antikörpern zu immunologischen Reaktionen führen.

Das neben dem AB0-System praktisch wichtigste Antigen-System ist das **Rhesus-(Rh-)System**. Antigene des Rh-Systems haben – im Gegensatz zu den Antigenen des AB0-Systems (s. Tab. 8-2) – keine präformierten Isoantikörper. Durch Transfusion von Blut, das hinsichtlich seiner Rh-Eigenschaften nicht mit dem Empfänger übereinstimmt, wird aber beim Empfänger die Bildung von Antikörpern veranlaßt. Das wichtigste Antigen des Rh-Systems ist die Eigenschaft D. Dieses Antigen provoziert die intensivste Antikörperbildung. Ist D nachweisbar, dann spricht man von Rh-positiven Erythrozyten.

Die Bildung von Antikörpern gegen Rh-Antigene kann nicht nur durch Transfusion von Blut ungleicher Rh-Antigenität provoziert werden, sondern auch dadurch,

Tabelle 8-2: Die wichtigsten bei den Blutgruppen des AB0-Systems regelmäßig vorhandenen Antikörper.

Blutgruppe	A	B	0	AB
Antikörper	Anti-B	Anti-A	Anti-A Anti-B	keine

daß in der Schwangerschaft kindliche, Rh-positive Erythrozyten in den Kreislauf einer rh-negativen Mutter gelangen.

Der historische Begriff **Rhesus-System** hat sich bis heute erhalten. LANDSTEINER und WIENER hatten bei Kaninchen Antikörper gegen Erythrozyten von Rhesusaffen erzeugt; mit diesen tierischen Antiseren reagierten 85% der Menschen weißer Hautfarbe positiv, der Rest negativ. Ein gleicher Prozentsatz positiver Reaktionen läßt sich auch mit Seren vom Menschen nachweisen (*Isoseren*), die eine entsprechende Antikörpereigenschaft besitzen. Inzwischen hat sich allerdings gezeigt, daß das eigentliche Rh-Antigen, bezeichnet als *D*, nichts mit dem ursprünglich nachgewiesenen Antigen gegen tierisches Anti-Rh-Serum zu tun hat.

Im europäischen Raum werden die Hauptantigene mit *C, D, E* und *c, d, e* benannt. Die Benutzung großer und kleiner gleichbedeutender Buchstaben erklärt sich aus der Annahme, daß das Gen, z. B. für *C* und *c*, am gleichen Ort eines Chromosoms sitzt und vererbt wird. Je nach Erbkonstellation der beiden Elternteile können hier also die Rh-Eigenschaften *CC, Cc* oder *cc* vorliegen. Entsprechendes gilt für die möglichen Kombinationen der übrigen Antigeneigenschaften. Nur *d* ist nicht als Antigen nachweisbar, es wird daher in der **Rhesus-Formel** durch einen Punkt gekennzeichnet (z. B. cc D. Ee). Das drückt aus, daß bei nachweisbarer D-Antigenität unbekannt bleibt, ob D0 oder Dd vorliegt.

> Da die Eigenschaft **D** am intensivsten eine Antikörperbildung provoziert, ist neben den **AB0**-Eigenschaften von Spendern und Empfängern unbedingt auch die Eigenschaft **D** zu überprüfen.

Bei wiederholten Transfusionen können aber auch die schwächeren Rhesus-Antigene zur Antikörperbildung führen und bei Unverträglichkeit zwischen Fetus und Mutter sogar eine Erythroblastose verursachen. Vorsichtshalber verwendet

man deshalb Blutkonserven ausschließlich dann als rh-negativ, wenn deren Blutformel *cc dd ee* ist. Bei dieser Rhesus-Formel ist D nicht nachweisbar; man nimmt also an, daß d vorliegt.

Weitere Details zu anderen Blutgruppeneigenschaften, so auch das wichtige Kell-System, müssen hier übergangen werden, da sie den Rahmen dieses Buches sprengen würden.

2 Weitere Zellantigene

Auch Leukozyten, Thrombozyten und andere Gewebszellen besitzen Antigene, die auf allen Zellen desselben Organismus nachweisbar sind (AB0, HLA), und solche, die nur ihnen eigen sind. Bei den Blutzellen müssen wiederum *lymphozytenspezifische* und *granulozytenspezifische* Antigene unterschieden werden. Diese Antigene werden bei Bluttransfusionen nur dann berücksichtigt, wenn zu erwarten ist, daß wiederholt Transfusionen verabreicht werden müssen und dadurch größere Mengen der fremden Antigene übertragen werden. Zentrale Bedeutung erhalten die Gewebsantigene bei Organtransplantationen.

Das wichtigste Gewebsantigen-System wird als **HLA-System** (**human lymphocytic antigen**) bezeichnet. Die Typisierung wird meist an Lymphozyten vorgenommen. Man kennt bisher über hundert unterscheidbare Antigene, unterteilt in HLA-A, HLA-B etc. mit nachfolgenden Ziffern. Bei Organtransplantationen, wie z. B. Nieren-, Herz- oder Knochenmarkübertragungen, müssen die Zellen von Organspender und Organempfänger in den wesentlichen HLA-Eigenschaften übereinstimmen.

Zusätzliche Bedeutung gewinnt das HLA-System dadurch, daß bestimmte HLA-Typen offenbar eine Disposition für manche Krankheiten anzeigen: So besitzen nahezu alle Patienten mit Morbus BECHTEREW das Gewebsantigen HLA-B 27 (vgl. Kap. 20).

II Spezieller Teil

1 Bluttransfusion nach Maß

Erythrozyten werden in der Regel immer noch durch **Blutkonserven** ersetzt. Das dem Spender

entnommene Blut wird mit einem Stabilisator versetzt, der u. a. eine Gerinnung verhindert, und kann dann bis zu drei Wochen gelagert werden. Funktionstüchtige Leukozyten und Thrombozyten kann man mit einer derartigen Konserve nicht transfundieren. Es werden durch die Transfusion aber doch **Antigene** von Leukozyten und Thrombozyten übertragen. Durch mehrfache Transfusion kann es daher zur Bildung von **zytotoxischen Antikörpern** kommen, die sich gegen Leukozyten oder Thrombozyten richten und eine evtl. später notwendige, gezielte Substitution mit diesen Zellen ineffektiv machen.

Sollen neben Erythrozyten auch Leukozyten und Thrombozyten übertragen werden, verwendet man **Frischblut,** das möglichst unmittelbar nach der Blutspende dem Patienten transfundiert werden soll.

Seit der Entwicklung von **Zellseparatoren** ist es möglich, dem Spender Blut zu entnehmen, es in einem Zentrifugationsvorgang in seine unterschiedlichen Zellbestandteile aufzutrennen und diese einzeln abzusaugen. Einzelne Zellfraktionen werden dann transfundiert, wobei das nicht verwendete Material dem Spender wieder zugeführt wird. So kann man gezielt die Zellen transfundieren, die der Patient benötigt. Größere Bedeutung hat vor allem die Gabe von Thrombozytenkonzentraten.

> Es ist anzustreben, dem Patienten nur die wirklich nötige Zellart zu transfundieren, um eine unerwünschte Antikörperbildung gegen andere Zellen nach Möglichkeit zu vermeiden.

2 Schutz vor Fehltransfusion

Blutspender werden laufend gesundheitlich überwacht, ihr Blutbild wird kontrolliert, und es werden spezielle Untersuchungen auf das Vorliegen bestimmter Infektionen (z. B. Lues, Hepatitis B, HIV) vorgenommen.

Da man bei starken Blutverlusten oft unter Zeitdruck steht, ist eine komplette Untersuchung der Blutgruppe nicht immer möglich; unbedingt müssen aber die Antigene A, B und D bestimmt werden. Dies geschieht mittels käuflicher Seren, die die spezifischen Antikörper enthalten.

Sind die Blutgruppen von Spender und Empfänger offensichtlich gleich, so führt der Arzt oder die MTA die **Kreuzprobe** durch, um Reaktionen durch nicht – bestimmte Antigene nach Möglichkeit auszuschließen.

Die Kreuzprobe soll als **Drei-Stufen-Test** ausge-

Tabelle 8-3: Die Kreuzprobe als Drei-Stufen-Test (vgl. Abb. 8-3)

Stufe 1	Grundtest
Stufe 2	Test mit Zusatz von Albumin
Stufe 3	COOMBS-Test

führt werden (Tab. 8-3). Hierzu werden je 10 ml Blut von Spender und Empfänger benötigt. Vom Spender werden bereits bei der Spende 10 ml separat entnommen und am Transfusionsbeutel befestigt.

Stufe 1 (Grundtest): Durch Zentrifugieren werden die Erythrozyten vom Serum getrennt. Anschließend werden Empfänger-Serum und Spender-Erythrozyten auf einem Objektträger miteinander vermischt. Parallel dazu mischt man auch Spender-Serum mit Empfänger-Erythrozyten (Abb. 8-3). Man wartet 15 Minuten und beobachtet mögliche Agglutinationen als Zeichen der Unverträglichkeit mit bloßem Auge und unter der Lupe.

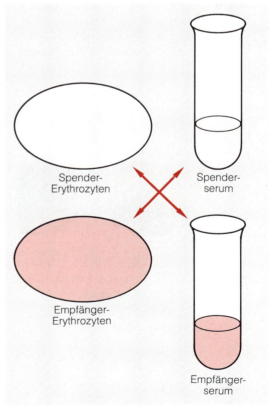

Abb. 8-3. Schema des Grundtests der Kreuzprobe. In keiner Vermischung darf Agglutination auftreten.

Stufe 2: Einige Antikörper des Rh-Systems reagieren zwar mit fremden Erythrozyten, die Reaktion wird in der Kreuzprobe jedoch nicht ohne weiteres erkennbar, da die Antikörper zwar die antigenen Stellen der Erythrozyten besetzen, aber keine sichtbare Agglutination herbeiführen. Man spricht in solchen Fällen von *inkompletten Antikörpern*. Durch Zusatz von Rinderalbumin oder von bestimmten Enzymen kommt es bei inkompletten Antikörpern zu einer sichtbaren Agglutination.

Stufe 3: Eine weitere Methode, inkomplette Antikörper sichtbar zu machen, besteht in dem gebräuchlichen, nach seinem Entdecker benannten COOMBS-Test. Bei den inkompletten oder schwach wirkenden Antikörpern handelt es sich um Gamma-Globuline. Beim COOMBS-Test wird zum Testansatz ein Anti-Gamma-Globulin-Präparat hinzugefügt. Abbildung 8-2 erklärt, warum es dadurch bei Anwesenheit von inkompletten oder schwachen Erythrozyten-Antikörpern zur Agglutination kommt.

> Sofern ausreichend Zeit zur Verfügung steht, wird man **immer** die Absicherung der Verträglichkeit des Spenderblutes für den Empfänger als Drei-Stufen-Test vornehmen.

Zur Identifizierung der Blutkonserve am Krankenbett, und um eine Verwechslung auf dem Transport auszuschließen, wird schließlich eine **Kontrollkarte** verwendet (Abb. 8-4). Sie enthält auf einer Pappkarte angetrocknet Anti-A- und Anti-B-Serum. Erythrozyten vom Spender und vom Empfänger werden mit diesen Antiseren vermischt und die Agglutination beschrieben. Wieder ist auf eine Übereinstimmung der Ergebnisse zu achten.

3 Transfusionszwischenfall

So sorgfältig man sich labortechnisch auch vor einer Reaktion absichern kann, eine Transfusionsreaktion kommt immer wieder einmal vor.

Man muß den Patienten auf mögliche Beschwerden aufmerksam machen (Schüttelfrost, Rückenschmerzen, Kopfschmerzen), die Bettklingel in Reichweite legen und selbst immer wieder nach ihm sehen. Das soll alles mit einer selbstverständlichen Gelassenheit geschehen, die eine Ängstigung des Patienten vermeidet.

Symptome

Geklagt wird zunächst über **Hitzegefühl** in der für die Transfusion benutzten Vene, danach über

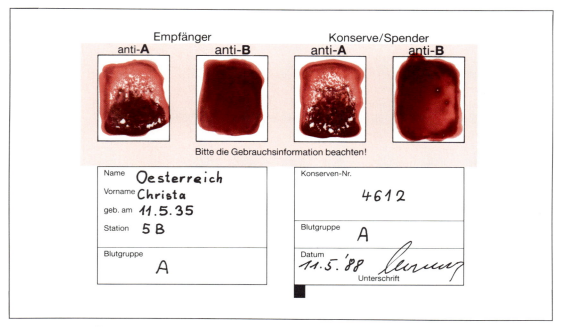

Abb. 8-4. Kontrollkarte zur Blutgruppenbestimmung. Spender und Empfänger haben die Blutgruppe A.

Unruhe, Schmerzen im Rücken, Druckgefühl in der Brust, Herzklopfen, Atemnot, lebhafte Darmbewegungen. Beim Übergang in eine Schocksymptomatik kommt es ggf. unter Schüttelfrost zu **Blutdruckabfall, Kaltschweißigkeit, Bewußtseinstrübung.**

Therapie

Bei den geringsten Unverträglichkeitserscheinungen soll man wie folgt vorgehen:

> ▷ Transfusion abklemmen!
> ▷ Kanüle liegenlassen!
> ▷ Arzt verständigen!
> ▷ Wenn nicht anders vereinbart:
>   1. Anhängen einer Infusionslösung, ggf. physiologische Kochsalzlösung zum Offenhalten der Vene;
>   2. Aufziehen und Bereitlegen von 500 mg Solu-Decortin®-H oder einer äquivalenten Dosis eines anderen Cortisonpräparates;
> ▷ Kontrolle von Blutdruck und Pulsfrequenz zunächst alle 5 Minuten;
> ▷ Kontrolle der Harnausscheidung.

Der Arzt muß weitere Kontrollen durchführen, deren Organisation allein seine Aufgabe ist.

Bei sorgfältiger Überprüfung der Verträglichkeit von Spender- und Empfängerblut sind Transfusionszwischenfälle selten geworden.

Verlauf und Prognose

Schwere Transfusionszwischenfälle mit Schock, Hämolyse und Nierenversagen können tödlich verlaufen. Häufiger sind jedoch leichtere Verlaufsformen, die bei rascher Therapie eine günstigere Prognose haben.

Literatur

Mollison, P. L.: Blood Transfusion in Clinical Medicine. Blackwell, Oxford 1979.

Race, R. R., R. Sanger: Blood Groups in Man. Blackwell, Oxford 1974.

Richtlinien zur Blutgruppenbestimmung und Bluttransfusion. Wissenschaftl. Beirat d. Bundesärztekammer, Bundesgesundheitsamt (Hrsg.), Dtsch. Ärztebl. 5 (1977) 305–314.

Spielmann, W.: Transfusionskunde. Thieme, Stuttgart 1980.

Spielmann, W., S. Seidl: Einführung in die Immunhämatologie und Transfusionskunde. Verlag Chemie, Weinheim 1980.

Spielmann, W., S. Seidl: Blutgruppen und Bluttransfusion. In: Klinik der Gegenwart I, 431-450, Urban & Schwarzenberg, München 1982.

9 Krankheiten der Atmungsorgane

W. Hartmann

Das folgende Kapitel informiert über:

▷ das physiologische Geschehen in den Atmungsorganen;
▷ typische Krankheitsverläufe (akut, chronisch, rezidivierend) und Behandlungsmöglichkeiten;
▷ Symptome, die deutlich auf die krankhaften Vorgänge im Bereich der Atmungsorgane hinweisen und die nicht übersehen werden dürfen;
▷ bestimmte Untersuchungsverfahren und Möglichkeiten zur Diagnosestellung;
▷ ursächliche Gründe für die Erkrankungen der Atmungsorgane und die Prognose für bestimmte Leiden;
▷ entscheidende pflegerische Aufgaben im Umgang mit Patienten, die Komplikationen im Bereich der Atmungsorgane aufweisen.

I Allgemeiner Teil

Die Zellen des menschlichen Körpers atmen. Dabei nehmen sie Sauerstoff aus dem Blut auf und geben Kohlendioxid ab. Diesen Vorgang bezeichnet man als innere Atmung. Die äußere Atmung vollzieht sich in der Lunge. Das venöse, kohlendioxidreiche und sauerstoffarme Blut wird hier arterialisiert. Die Atmung zählt somit zu den **Vitalfunktionen**. Ohne sie ist das Leben nicht möglich.

1 Anatomische und physiologische Vorbemerkungen

Anatomisch besteht der Atemapparat aus dem Brustkorb, den Atemwegen und dem Lungengewebe, in dem der Gasaustausch erfolgt (Abb. 9-1).

Der Brustkorb wird oben und von allen Seiten von den Rippen, dem Brustbein und der Wirbelsäule sowie den dazugehörigen Muskeln und dem Bindegewebsapparat und nach unten vom Zwerchfell begrenzt. Die Lunge besteht aus **zwei Flügeln**, die in der Mitte vom Herzen, den großen Gefäßen, der Speiseröhre und einem breiten Bindegewebsstreifen, dem Mechastinum, voneinander getrennt sind. Die beiden Lungenflügel sind nur an der **Lungenwurzel** fixiert und füllen den Brustkorb völlig aus. Die rechte Lunge gliedert sich in drei Lungenlappen, die linke Lunge in zwei Lungenlappen. Die Lungenoberfläche und die Brustwand sind beide von einer feinen Haut, dem Rippenfell bzw. dem Lungenfell, der sog. **Pleura**, überzogen. Der Gewebsspalt zwischen den Pleurablättern wird als Pleurahöhle bezeichnet. Ein feiner Flüssigkeitsfilm auf den Pleura-

blättern garantiert ein reibungsloses Verschieben der Pleurablätter bei der Atmung. Durch einen Unterdruck in der Pleurahöhle ist die Lunge im Brustkorb aufgespannt.

Zu den Atemwegen gehören oberhalb des Kehlkopfes die Nase, der Mund und der Rachenraum. Unterhalb des Kehlkopfes liegt die Luftröhre, der vorne und seitlich die Schilddrüse anliegt. Die Luftröhre ist im Querschnitt U-förmig und wird hinten durch eine Membran abgedeckt (Abb. 9-2). Vorn und an beiden Seiten wird die Luftröhre durch Knorpelspangen offengehalten. Die Knorpelspangen finden sich bis weit in die Aufzweigungen der kleinen Bronchien. In den kleinsten Bronchien fehlen Knorpelspangen. Neben den Knorpelspangen besteht eine querverlaufende Muskelschicht aus glatten Muskelfasern, die den Querschnitt der Bronchien verändern kann. Die Innenschicht dieses Bronchialsystems besteht aus einer Schicht von Zellen mit feinen Haaren, die durch Flimmerbewegungen kleine Fremdkörper aus den Lungen befördern können. Unter diesem **Flimmerepithel** liegen Schleimdrüsen.

Das Lungengewebe selbst besteht aus den Lugenbläschen, den sog. **Alveolen**. In den Alveolen findet der Gasaustausch statt. Die Lungenbläschen sind mit einem flachen Epithel ausgekleidet und werden von einem dichten Netz von feinsten Gefäßen umschlossen, den Lungenkapillaren.

Die Energie für den Stoffwechsel aller Zellen wird durch Verbrennung mit Sauerstoff gewonnen. Jeder Zelle muß deshalb ständig Sauerstoff zugeführt werden. Bei der Verbrennung entsteht Kohlensäure,

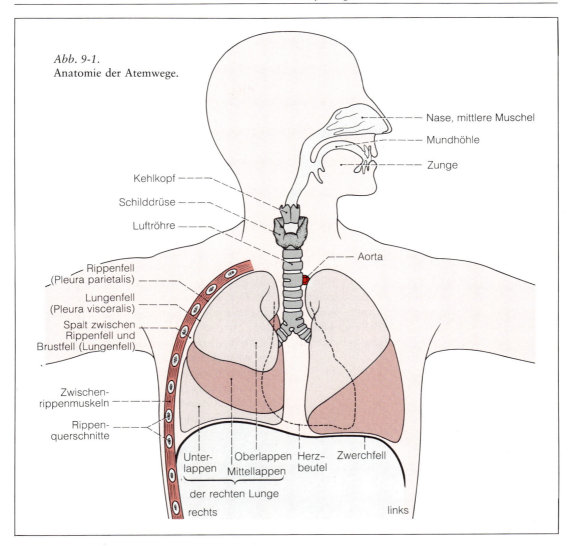

Abb. 9-1.
Anatomie der Atemwege.

Nase, mittlere Muschel

Mundhöhle

Zunge

Kehlkopf

Schilddrüse

Luftröhre

Aorta

Rippenfell
(Pleura parietalis)

Lungenfell
(Pleura visceralis)

Spalt zwischen
Rippenfell und
Brustfell (Lungenfell)

Zwischen-
rippenmuskeln

Rippen-
querschnitte

Unter-
lappen

Oberlappen
Mittellappen

Herz-
beutel

Zwerchfell

der rechten Lunge

rechts

links

die von der Zelle wieder abgegeben wird. Die Zufuhr des Sauerstoffs und der Abtransport der Kohlensäure werden Atmung genannt.

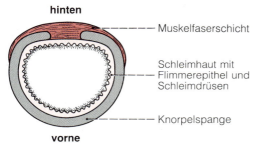

hinten

Muskelfaserschicht

Schleimhaut mit
Flimmerepithel und
Schleimdrüsen

Knorpelspange

vorne

Abb. 9-2. Querschnitt der Luftröhre.

Die Lunge stellt das Organ dar, durch das der Gasaustausch zwischen dem Blut und der Außenwelt bewältigt wird. Sauerstoffreiche und kohlensäurearme Luft wird aktiv durch die Atemmuskulatur in die Lungenbläschen transportiert. Kohlensäurereiche und sauerstoffarme Luft wird aus den Lungenbläschen wieder in die Außenluft abgegeben. Man bezeichnet diesen Vorgang als **äußere Atmung**.

Der Sauerstoff diffundiert von den Lungenbläschen in die Lungenkapillaren, gleichzeitig diffundiert Kohlensäure aus dem Blut in die Lungenbläschen. Das sauerstoffangereicherte, kohlensäureverarmte Blut ist hellrot gefärbt und wird arterialisiertes Blut genannt. Dieses *erneuerte* Blut fließt über die Lungenvenen in die linke

Herzkammer und wird von dort über die Schlag-
adern des großen Kreislaufs zu den einzelnen Ge-
websabschnitten gepumpt, wo Sauerstoff an die
Zellen abgegeben und Kohlensäure aufgenommen werden kann.

Die Diffusion des Sauerstoffs aus den Kapillaren in das Gewebe und die Diffusion des Kohlen-
dioxids aus dem Gewebe in die Kapillaren wird
als sog. **innere Atmung** bezeichnet (Abb. 9-3).

Nachdem das Blut die feinsten Kapillaren des
Körpers passiert hat, ist es sauerstoffarm und mit
Kohlensäure angereichert worden. Das sauerstoffarme und kohlensäurereiche Blut ist dunkel
und bläulich gefärbt und wird als venöses Blut
bezeichnet. Das venöse Blut wird über die großen
Körpervenen, das rechte Herz und die Lungenschlagader wieder den Kapillaren der Lungen zugeführt.

Erst durch das Zusammenspiel der sog. äußeren Atmung und der inneren Atmung wird der
Gasaustausch jeder einzelnen Zelle gewährleistet. Tritt eine Störung in einem der Systeme auf,

so kommt es zu einer Sauerstoffverarmung des
Gewebes und zum Aufstau von Kohlensäure im
Körper. Ein Mangel an Sauerstoff im Blut führt
zu einer vermehrten Blaufärbung des Blutes und
damit auch der durchbluteten Haut und Schleimhäute. Wir bezeichnen einen solchen Zustand als
Zyanose.

> Da die Zyanose einen Hinweis auf eine un-
> genügende Sauerstoffsättigung des Blutes
> gibt, ist es wichtig, sie zu erkennen und
> eventuell erforderliche therapeutische
> Schritte einzuleiten.

2 Übersicht über die Pathophysiologie der Atmungsorgane

Ehe die einzelnen Erkrankungen der Atmungsorgane dargestellt werden, soll zur Orientierung
eine Übersicht über die pathophysiologischen
Zusammenhänge einiger wichtiger Symptome
und Krankheitsgruppen gegeben werden.

Typische Symptome, die auf das Vorliegen einer Lungenerkrankung hinweisen, sind der **Husten**, die **Atemnot** und die **Zyanose**, d.h. eine
bläuliche Verfärbung von Haut und Schleimhäuten. Seltener kommt es zu **Bluthusten** und **atemabhängigen Schmerzen** in der Brust.

Ursachen dieser Symptome und ihre pathophysiologischen Zusammenhänge seien hier kurz
im einzelnen erläutert.

2.1 Husten

Die Atemwege (Bronchien und Trachea) besitzen
wenige bzw. keine Schmerzrezeptoren. Eine
Schädigung oder Reizung der Bronchialschleimhaut ist daher auch selten schmerzhaft. Lediglich
bei schweren Entzündungen der Luftröhre kann
einmal ein brennender Schmerz hinter dem
Brustbein wahrgenommen werden. Bei Reizung
der Atemwege tritt ein Hustenreflex auf. Dabei
werden nach einer kräftigen Einatmung die
Stimmbänder zunächst verschlossen und nach einer heftigen Anspannung der Ausatmungsmuskulatur wieder schnell geöffnet, so daß eine ruck-
artige, heftige Luftströmung zum Mund und zur
Nase hin entsteht, die Fremdkörper und Sekret
mitreißt. Dieser Hustenstoß unterstützt die Entfernung von Sekret und Fremdkörpern aus den
Atemwegen. Dieses Symptom entsteht immer bei

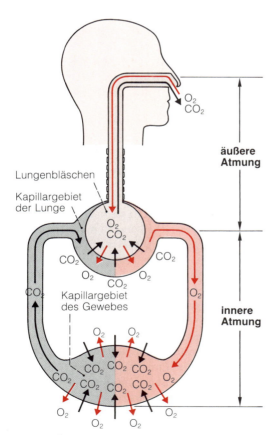

Abb. 9-3. Äußere und innere Atmung.

Entzündungen der Atemwege, wie Bronchitiden, beim Eindringen von Fremdkörpern in die Luftwege (Verschlucken) und bei Reizungen des Bronchialsystems durch mechanische und chemische Reize, z. B. durch das Einatmen von Reizgasen (Rauch und Chemikalien).

2.2 Atemnot (Dyspnoe)

Die Atemnot ist das subjektive Empfinden, nicht ausreichend „Luft zu bekommen". Unter normalen Umständen läuft die Atmung unbewußt ab. Erst bei krankhaften Bedingungen wird die Atmung bewußt empfunden. Sobald die Atmung als Anstrengung empfunden wird, sprechen wir von Dyspnoe. Allgemein kommt diese Mißempfindung dann zustande, wenn die Atemarbeit gesteigert ist. Bei jedem Atemzug wird die Atemarbeit durch Dehnungsrezeptoren der Lunge unbewußt kontrolliert und mit Erfahrungswerten verglichen. Die erhöhte Atemarbeit kann eine Erkrankung der Lungen, der Brustwände, der Atemmuskulatur oder ein vermehrtes Atembedürfnis signalisieren.

Durch verschiedene Lungenerkrankungen wird die Atemarbeit vermehrt. In erster Linie zählen hierzu die **Atemwegserkrankungen,** die mit einer Einengung der Bronchien einhergehen. Atemnot tritt auch bei **Erkrankungen des Lungengewebes** und solchen **Herzerkrankungen** auf, die mit einer Herabsetzung der Lungendehnbarkeit einhergehen. Ebenso können Störungen am Nerven-Muskel-Apparat des Brustkorbes zu Atemnot führen. Wegen der großen Bedeutung der Atemwegserkrankungen beim Asthma und der chronischen Bronchitis soll hier mehr auf die pathophysiologische Situation dieser Erkrankungen eingegangen werden.

2.2.1 Atemwegserkrankungen mit Obstruktion

Erkrankungen der Atemwege können unter besonderen Voraussetzungen zu einer Vergrößerung der Atemwegswiderstände führen. Bezeichnet wird diese Krankheitsgruppe als **obstruktive Atemwegserkrankung** (Obstruktion kann hier etwa mit Verengung übersetzt werden).

Die Obstruktion wird durch Sekretvermehrung, ödembedingte Schleimhautverdickung, entzündliche Infiltrate oder durch die Kontraktion der konzentrisch angeordneten Bronchialmuskelfasern hervorgerufen. Bei chronischen Reizzuständen kann es zur Zunahme der

Schleimdrüsen in der Schleimhaut kommen, deren übergroße Sekretmenge zur Obstruktion beiträgt. Um die Vorgänge bei den obstruktiven Atemwegserkrankungen zu verstehen, muß man sich folgendes klarmachen:

▷ Der Luftstrom während der Ein- und Ausatmung ist abhängig von der Druckdifferenz zwischen den Lungenbläschen und der Außenluft sowie der Größe des Lumens der Bronchien und der Länge der Bronchien. Die Weite der Bronchien ist nicht nur abhängig von der Kontraktion der Bronchialmuskulatur, von der Menge des Sekrets in den Bronchien und den Schwellungszuständen der Schleimhaut, sondern in besonderem Maße auch vom Dehnungszustand der Lunge bzw. von dem der elastischen Rückstellkräfte der Lunge, die die Bronchien offenhalten, so daß der intrabronchiale Druck über dem des intrathorakalen Druckes liegt. Bei der Einatmung wird durch die Erweiterung der Brusthöhle ein **Unterdruck** erzeugt (durch Tiefertreten des Zwerchfelles und Ausdehnung des Brustkorbes). Dadurch werden alle Teile der Lunge gedehnt; der negative Druck im Brustkorb überträgt sich auf die Lungenbläschen, und durch die Druckdifferenz zwischen den Lungenbläschen und der Außenluft erfolgt der Luftstrom der Einatmung (Abb. 9-4).

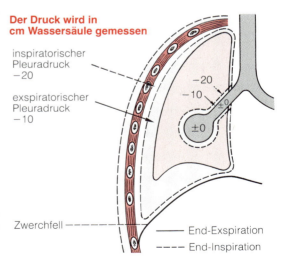

Abb. 9-4. Schematische Darstellung der Inspiration und der Exspiration. Bei der Inspiration wird der Brustkorb geweitet, das Zwerchfell tritt tiefer, und gleichzeitig steigt der Unterdruck im Pleuraspalt. Der Unterdruck setzt sich auf die Lungenbläschen und die Bronchien fort, so daß beide geweitet werden.

▷ Der bei der Einatmung entstehende Unterdruck wird in gleicher Weise wie auf die Lungenbläschen auch auf die Bronchien übertragen. Dadurch werden die Bronchien aufgedehnt. Bei der Ausatmung werden die Bronchien wieder enger. Diese Kaliberschwankungen im Bronchialsystem führen zu einer Zunahme der Atemwegswiderstände in der Ausatmungsphase, zu einer Abnahme der Atemwegswiderstände bei der Einatmung.

> **Bei obstruktiven** Atemwegserkrankungen ist die Ausatmung stärker behindert, als die Einatmung!

▷ Durch Pressen bei der Ausatmung kann der Druck in den Lungenbläschen vergrößert und damit die Druckdifferenz zur Außenluft gesteigert werden. Bei intakten Atemwegen kann dadurch die Strömungsgeschwindigkeit der Luft bei der Ausatmung noch gesteigert werden.

▷ Bei obstruktiver Einengung der Atemwege wird jedoch die Ausatmung durch Pressen nicht beschleunigt, weil Pressen zu zusätzlichen Verengungen in den Atemwegen führt (Abb. 9-5).

Die geschilderten Verhältnisse mit Erweiterungen der Luftwege während der Einatmung und Verengung während der Ausatmung gelten nur für den Teil der Luftwege, der in der Brusthöhle eingeschlossen ist. Bei dem **oberen Teil der Luftwege**, wie z. B. dem Kehlkopf, verhält es sich umgekehrt. Bei der Einatmung werden sie durch den im Brustkorb erzeugten Sog ein wenig enger, bei der Ausatmung durch den Druck der Ausatemluft ein wenig weiter. Diese normalerweise unbemerk-

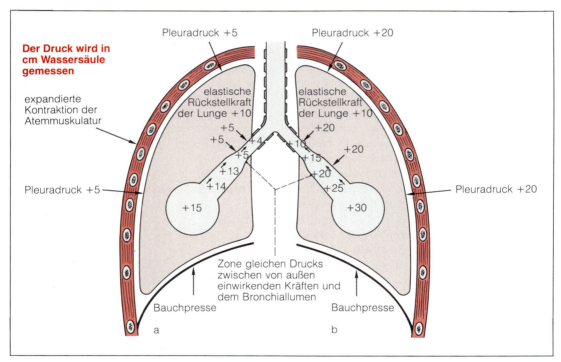

Abb. 9-5. Einengung der Atemwege bei gepreßter Ausatmung. Durch Anspannung der Bauchmuskulatur und der zwischen den Rippen liegenden Ausatmungsmuskulatur steigt der Pleuradruck bei der Ausatmung über den atmosphärischen Druck an. Durch die Retraktionskraft der Lunge liegt der Druck in den Alveolen (Summe aus Druck durch die Retraktionskraft der Lunge und dem Pleuradruck) höher als der Pleuradruck und der atmosphärische Druck. Entlang den Atemwegen nimmt der intrabronchiale Druck bis zum Mund hin bis auf Null ab. An einem Punkt überschreitet der Druck von außen den intrabronchialen Druck, unabhängig von der Höhe des Außendrucks. In Beispiel a) ist der Pleuradruck auf +5 cm H_2O erhöht, während in Beispiel b) der Pleuradruck durch heftiges Pressen auf +20 cm H_2O gesteigert ist. In beiden Fällen kommt es zu einer Kompression der Atemwege und damit einer Atemwegsbehinderung. Das bedeutet, daß die Ausatmung nur durch die elastischen Rückstellkräfte und nicht durch die Kraft der Ausatmungsmuskulatur begrenzt ist.

te Schwankung des Kalibers der oberen Luftröhre wird bei einer Einengung bedeutsam.

Wenn die obere Luftröhre eingeengt ist – z. B. durch Schleimhautschwellung im Kehlkopf oder durch eine vergrößerte Schilddrüse –, dann wird der wenige noch vorhandene Raum bei der Einatmung noch weiter eingeengt; dadurch entsteht während der Einatmung ein pfeifendes Geräusch, der sog. **inspiratorische Stridor.**

Obstruktive Atemwegserkrankungen sind das **Asthma bronchiale,** die **chronische Bronchitis** und das **Lungenemphysem.** Diese Krankheiten werden weiter unten näher dargestellt.

2.2.2 Erkrankungen mit Verminderung der Lungendehnbarkeit

Den oben besprochenen sog. obstruktiven Erkrankungen der Atemwege stellt man begrifflich die **restriktiven** Störungen der Lungenfunktion gegenüber, wobei *restriktiv* etwa *einschränkend* bedeutet, d. h. bei diesen Erkrankungen ist die maximale Menge der Luft, die eingeatmet in die Lungen gebracht werden kann, eingeschränkt. Diese Einschränkung kann z. B. durch die Verdickung der Pleura (Pleuraschwarte) oder durch ausgedehnte narbige Veränderungen der Lunge selbst – durch sog. Lungenfibrosen – bedingt sein. Bei Lungenfibrosen kommt es zu einer bindegewebigen Umwandlung des Lungengerüstes unter **Verlust der Elastizität.** Dafür kommen verschiedene Ursachen in Frage wie z. B. langfristige Einatmung von Steinstaub oder chronische Entzündungen durch z. T. noch unbekannten Ursachen.

Störungen der Atemmuskulatur und des zugehörigen Nervenapparates führen seltener zu einer Atemnot, weil diese Erkrankungen (z. B. Poliomyelitis mit Atemmuskellähmung, Muskeldystrophie) nicht sehr häufig sind.

2.2.3 Metabolische Störungen, die zu Atemnot führen

Wie oben erwähnt, läuft die Atmung unter normalen Bedingungen unbewußt ab. Die Ein- und Ausatmungsphasen werden durch Neurone des **unteren Hirnstammes** gesteuert. Die Neurone der verschiedenen Zentren des Hirnstammes beeinflussen sich gegenseitig durch Hemmung und Stimulation, wobei wiederum verschiedene blutchemische Reize auf die Nervenzellen einwirken, die die Atmung steuern. Einer der wesentlichen Reize zur Vertiefung und Beschleunigung der Atmung ist die Verschiebung des Säurebasengleichgewichtes im Blut zur sauren Seite (Azidose) hin. Bei einer leichten Senkung des Blut-pH kommt es zu einer starken Stimulation der Atmung. Über Veränderungen des pH (Senkung) wirkt sich auch ein Kohlensäureanstieg im Blut auf die Atmung aus. Bei Ansteigen des Kohlensäuredruckes im Blut wird die Atmung vertieft, beschleunigt und damit das Atemminutenvolumen gesteigert. Ist genügend Kohlensäure abgeatmet, normalisiert sich mit dem Kohlensäuredruck der Blut-pH und somit auch Atemfrequenz und Atemtiefe.

Die Kohlensäure ist normalerweise über die Beeinflussung des Blut-pH der Hauptregelmechanismus der Atmungsgrößen.

Dadurch wird der **Kohlensäuredruck** im arteriellen Blut ungefähr bei **40 mm Hg** konstant gehalten.

Unter krankhaften Bedingungen kann auch eine Stoffwechselentgleisung zur sauren Seite hin einen starken Reiz zur Vertiefung und Beschleunigung der Atmung verursachen: man beobachtet dies beim diabetischen Koma (einer akuten Stoffwechselentgleisung bei Zuckerkrankheit, s. Kap. 16).

Einen geringeren Einfluß als der Kohlensäuredruck hat der Sauerstoffdruck im Blut. Im Aortenbogen und im Glomus caroticum liegen sog. **Chemorezeptoren,** die die Atmung mitregulieren. Bei Sauerstoffmangel kommt es zur Steigerung des Atemminutenvolumens durch Erregung der Chemorezeptoren. Die Atmung wird darüber hinaus durch körperliche Belastung und nervöse Reize, wie z. B. Erregung, Schmerz und Angst, angeregt. Die Summe aller hemmenden und erregenden Einflüsse bestimmen die Atemtiefe und -frequenz.

Bei zentraler Erregung, wie z. B. Aufregung, wird die Atmung gesteigert. Dadurch kann die sog. **Hyperventilationstetanie** ausgelöst werden. Diese Hyperventilationstetanie hat folgende Ursachen: Durch eine unangemessene Vermehrung des Atemminutenvolumens kommt es zu einem Abrauchen der Kohlensäure und zu einer Verminderung des Kohlensäuregehaltes im Blut und damit zum Ansteigen des Blut-pH (Alkalose). Die Blut-pH-Verschiebung kann im Serum den Ionisationsgrad des Calciums verändern, so daß es zu den Symptomen eines Calciummangels, zur Tetanie kommt (Tetanie: erhöhte Erregbarkeit der

Nerven mit Muskelkrämpfen bei Calciummangel im Blut). Im Unterschied zur echten Tetanie (s. Kap. 17) bezeichnet man diese harmlose Form als Hyperventilationstetanie.

2.3 Atemtypen

Die Rhythmik der Atmung wird durch das Zusammenspiel der verschiedenen Reize bestimmt. Kommt es durch eine **metabolische Azidose** zu einer tiefen und regelmäßigen Atmung, so wird dieser Atemtyp der KUSSMAUL-Atemtyp genannt. Er tritt vorwiegend bei Patienten im Coma diabeticum oder in der Urämie auf. Kommt es zu einer auf- und abschwellenden Tiefe der Atmung, so bezeichnen wir diesen Atmungstyp als CHEYNE-STOKES-Atmung. Eine solche Atmung ist auch mit kurzen Pausen verbunden. Dieser Atemtyp tritt vorwiegend bei Patienten mit **schlechten Kreislaufverhältnissen** auf. Er signalisiert immer, daß der Patient eine verzögerte Kreislaufzeit und damit eine verzögerte Regulationszeit zwischen Lungen, Kapillarblut und Zellen des unteren Hirnstammes hat. Eine besonders **kurze und flache** Atmung findet sich bei allen Patienten mit einer veränderten **Lungenmechanik.** Zum Beispiel bei Lungenentzündungen ist die Atmung dann auch gleichzeitig mit Anheben der Nasenflügel verbunden. Diese Atmung kommt insbesondere bei Atemnot infolge entzündlicher Lungenveränderungen vor.

2.4 Trommelschlegelfinger und -zehen – Erythema nodosum

Verschiedene Lungenerkrankungen führen auch zu Veränderungen an der Haut und an den Finger- und Zehenendgliedern. Bei Auftreibung und vermehrter Rundung der Zehen- und der Finger-

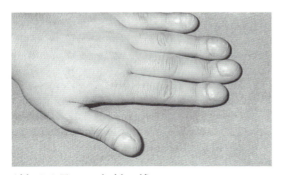

Abb. 9-6. Trommelschlegelfinger.

endglieder spricht man von **Trommelschlegelfingern** oder **-zehen** (Abb. 9-6).

Große rote Knoten von etwa Fünfmarkstückgröße, die gerötet und schmerzhaft sein können und an den Streckseiten der Unterarme und der Unterschenkel auftreten, bezeichnen wir als **Erythema nodosum.**

2.5 Zyanose

Der Sauerstoff im Blut wird an den roten Blutfarbstoff, das **Hämoglobin,** gebunden. Nach Abgabe des Sauerstoffs an das Gewebe nimmt der rote Blutfarbstoff eine blaurote Farbe an.

> Eine Vermehrung von sauerstoffarmem, blau-rot gefärbtem Hämoglobin im Blut führt zu einer Blauverfärbung der Haut und Schleimhäute. Diesen Zustand nennt man **Zyanose.**

Die Ursachen einer Zyanose können sehr unterschiedlich sein:

▷ Wenn nicht alles Blut am Gasaustausch in der Lunge teilnimmt, weil infolge eines angeborenen Herzfehlers (s. Kap. 2, Abschnitt „Angeborene Herzerkrankungen") Blut vom rechten Herzen in den großen Kreislauf gelangt.

▷ Wenn das Blut in der Lunge nicht voll mit Sauerstoff aufgesättigt wird, z.B., weil bei einer Lungenentzündung ein Teil der Alveolen mit entzündlichem Exsudat gefüllt ist und nicht belüftet werden kann.

▷ Eine gleichartige zyanotische Verfärbung von Haut und Schleimhäuten kann als *Ausschöpfungszyanose* infolge einer Herzinsuffizienz auftreten, weil das Herzzeitvolumen und die Strömungsgeschwindigkeit des Blutes vermindert sind (s. Kap. 2, Abschnitt „Herzinsuffizienz").

2.6 Thorakale Schmerzen

Die Lunge enthält wie oben erwähnt keine Schmerzrezeptoren, jedoch ist das **Rippenfell** mit Schmerzfasern ausgestattet. Bei Entzündungen des Rippenfells kann es zu starken Schmerzen kommen.

Pleuraschmerzen treten charakteristischerweise bei der Atmung auf und sind typisch für alle Erkrankungen des Rippenfelles, bei denen die glatte Oberfläche der Pleurablätter aufgerauht ist, so daß sich diese bei der Atmung aneinanderreiben.

2.7 Hämoptoe

Werden die Wände von Blutgefäßen der Lunge bei einem Krankheitsprozeß beschädigt und eröffnet, dann fließt Blut in die Atemwege und wird ausgehustet; dies bezeichnet man als **Hämoptoe**.

> Blutungen in die Atemwege kommen vor bei Tumoren, bei Tuberkulose und bei Bronchialerweiterungen (den sog. Bronchiektasen). Bluthusten ist somit ein alarmierendes Symptom krankhafter Veränderungen an Lungen oder Bronchien.

Kleinere Blutbeimengungen im Sputum, wie sie z. B. bei einem Lungeninfarkt oder bei Herzerkrankungen mit Lungenstauung auftreten können, bezeichnet man als Hämoptyse.

2.8 Rechtsherzinsuffizienz und Ödeme

Fallen infolge von Lungenerkrankungen größere Teile der Lungenstrombahn für die Blutzirkulation aus, dann muß das rechte Herz gegen erhöhten Widerstand arbeiten, und es kommt zum Versagen des rechten Herzens. Die durch Lungenerkrankung bedingte Insuffizienz des rechten Herzens bezeichnet man als *Cor pulmonale*. Häufigste Ursache sind wiederholte Lungenembolien, die Lungenarterienäste verlegen, und das Lungenemphysem, bei dem Lungenalveolen und Lungenkapillaren zugrunde gehen.

Die Insuffizienz des rechten Herzens bewirkt ein Ansteigen des Venendruckes (Blutstrom vor dem Herz) und einen Austritt von Wasser in das Gewebe. Wir bezeichnen diesen Zustand als **Ödem**. Ödeme finden sich meist in den abhängigen Körperpartien, d. h. den Beinen, und bei liegenden Patienten am Rücken und sind dort als Volumenzunahme erkennbar (s. Kap. 2, Abschnitt „Herzinsuffizienz" u. Kap. 19).

3 Untersuchungen der Atmungsorgane

3.1 Untersuchungen am Krankenbett

Die Untersuchung der Lunge beginnt routinemäßig mit der **Auskultation** (Abhören) und der **Perkussion** (Beklopfen). Man hört mit dem Stetho-skop an der Brustwand bei normalen Verhältnissen ein charakteristisches weiches, ziehendes Geräusch, das bei der Einatmung deutlicher als bei der Ausatmung zu hören ist. In den Bronchien entstehen normalerweise bei der Atmung hohe, scharfe Geräusche, die jedoch durch die lufthaltige Lunge nicht fortgeleitet werden und auf der Brustwand daher nicht zu hören sind. Ist ein Teil der Lunge jedoch nicht lufthaltig, weil die Lungenbläschen infolge einer Lungenentzündung mit entzündlichem Exsudat gefüllt sind, so werden die scharfen Atemgeräusche aus dem Bronchialbaum bis an die Brustwand weitergeleitet, d. h., man hört bei der Auskultation sog. **Bronchialatmen**. Nebengeräusche bei der Atmung entstehen insbesondere in den Bronchien; handelt es sich um Sekret, so kann man **blasige** Geräusche hören, die teilweise grobblasig, teilweise mittelblasig sind. Diese *Rasselgeräusche* sind durch Sekret in den Bronchien bedingt. Bei entzündlichen Veränderungen des Lungengewebes selbst findet man feine, mehr **knisternde** Rasselgeräusche, die durch Flüssigkeit in den Lungenbläschen und kleinsten Bronchien entstehen.

Charakteristisch für das Asthma oder eine sog. spastische Bronchitis sind piepsende und pfeifende, teils brummende, teils giemende Geräusche, die insbesondere während der Ausatmung zu hören und für obstruktive Atemwegsstörungen typisch sind.

Findet sich zwischen der Brustwand und der Lunge ein Pleuraerguß, dann ist das Atemgeräusch abgeschwächt oder aufgehoben. Ein aufgehobenes Atemgeräusch kann aber auch bedeuten, daß der betreffende Teil der Lunge wegen Bronchusverschlusses nicht beatmet ist.

Bei der Perkussion (Beklopfen der Körperoberfläche) geht es darum, festzustellen, ob unter dem perkutierten Teil der Brustwand normal lufthaltiges Lungengewebe vorhanden ist oder nicht. Über einem entzündlich infiltrierten Teil der Lunge, ebenso über einem Pleuraerguß oder einer Schwarte ist der Klopfschall **gedämpft**.

3.2 Röntgenuntersuchungen des Thorax

Die gesunde Lunge ist wegen ihres Luftgehaltes für Röntgenstrahlen gut durchlässig (s. Kap. 2, Abb. 2-3). Krankheitsprozesse führen meist zu lokaler Verminderung des Luftgehaltes, sie erscheinen im Röntgenbild daher als **Verschattungen**.

Das bei Pneumonien gebildete entzündliche Exsudat verursacht Verschattungen in den betroffenen Lungenanteilen. Bei Bronchopneumonien sind diese Verschattungen **fleckförmig**, bei Lappenpneumonie ist ein scharf abgegrenzter, **keilförmiger** Abschnitt – einem Lungenlappen entsprechend – verschattet (Abb. 9-7).

Ist ein Teil der Lunge durch einen Verschluß des Bronchus luftleer, so entsteht ebenfalls ein scharf abgegrenzter homogener Verschattungsbezirk im Röntgenbild, der jedoch wegen Schrumpfung der Lungenanteile kleiner ist als z. B. bei einer Lappenpneumonie. Bei Lungentumoren, Metastasen oder Tuberkulomen finden sich teilweise **kreisrunde** Schatten (s. Kap. 21).

Ein kleinerer Pleuraerguß zeigt sich als ein an der Brustwand aufsteigender schmaler Schatten, ein ausgedehnter Pleuraerguß führt zu einer mehr oder weniger ausgeprägten Verschattung der Hälfte des Brustkorbes.

Im folgenden werden einige rötgenologische Spezialuntersuchungen der Lunge beschrieben.

▷ **Schichtaufnahmen** (auch als Tomogramm bezeichnet): Dabei werden Röntgenröhre und Film während der Aufnahme so bewegt, daß nur eine bestimmte Schicht der Lunge scharf abgebildet wird, während die übrigen Teile der Lunge verwischen.

▷ **Bronchographie:** Ein dünner Schlauch wird bei örtlicher Betäubung durch die Nase oder den Rachen über die Luftröhre tiefer in das Bronchialsystem eingeführt. Durch diesen Schlauch kann **Röntgenkontrastmittel** in einen Teil des Bronchialbaumes eingefüllt werden. Man kann dadurch Feinveränderungen der Bronchien oder Bronchiektasen erkennen (Abb. 9-8).

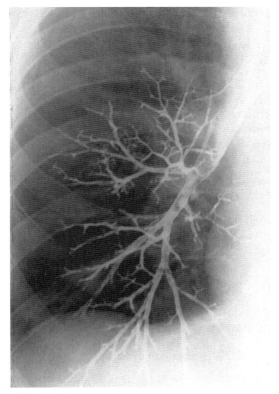

Abb. 9-8. Normales Bronchogramm.

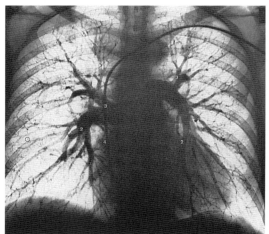

Abb. 9-9. Normales Pulmonalisangiogramm. Die Lungenschlagader ist mit Kontrastmittel gefüllt und deshalb gut sichtbar. Die Zahlen geben die geschätzte Perfusionsrate der Gefäße an. Wird die Gesamtperfusion mit 9 angenommen, so entfallen 4 Teile auf die Unterlappen, 2 Teile auf den Mittellappen bzw. die Lingula und 3 Teile auf die Oberlappen.

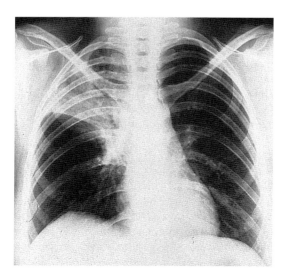

← *Abb. 9-7.* Lobäre Pneumonie des rechten Oberlappens; 28jährige Patientin.

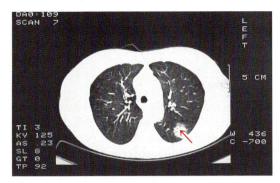

Abb. 9-10. Computertomogramm eines Lungentumors (→) im linken Mittelfeld.

▷ **Pulmonalisangiographie:** Zur Darstellung der Lungengefäße führt man einen Katheter bis in die rechte Herzkammer und weiter in die Lungenschlagader vor. Durch diesen Katheter kann unter hohem Druck röntgenkontrastdichte Flüssigkeit eingespritzt werden, so daß der **Gefäßbaum** der Lungenarterie im Röntgenbild sichtbar wird (Abb. 9-9).

▷ **Computertomographie:** Die Computertomographie ist ein Verfahren, mit dem es gelingt, noch genauere Aussagen über krankhafte Veränderungen im Brustraum zu treffen als mit dem herkömmlichen Röntgenbild. Von der Technik der Methode sei nur soviel erwähnt, daß ein Röntgenstrahl durch den Brustraum gesandt wird, wobei die Röntgenquelle um den liegenden Patienten gefahren wird. Die Schwächung des Röntgenstrahles wird registriert und über einen Rechner zu einem Bild verarbeitet (Abb. 9-10). Man erhält so **Querschnittsaufnahmen** des Brustkorbes (s. Kap. 21).

▷ **Lungenszintigraphie:** Injiziert man in eine Vene mit Radioaktivität beladene Partikel, die so groß sind, daß sie im Kapillarbett der Lunge aufgefangen werden, so kann man mit Hilfe eines Zählers, der die radioaktiven Impulse zählt, die durchbluteten Anteile der Lunge darstellen. Ist ein Teil der Lunge nicht durchblutet, wie dies z. B. nach Lungenembolien vorkommt, so wird in diesen Anteilen der Lunge keine Radioaktivität festzustellen sein. Ein solcher Bezirk stellt sich als Aussparung dar. Eine Lungenszintigraphie ist daher die klassische Methode, um mit einfachen Mitteln eine Lungenembolie nachzuweisen.

3.3 Endoskopische Untersuchungen

3.3.1 Bronchoskopie

Die wichtigste endoskopische Untersuchung der Lunge ist die Bronchoskopie. Ein Instrument, das eine Lichtleitung und ein optisches System enthält, wird während dieser Untersuchung in die Bronchien eingeführt. Über dieses optische System können dann die zentralen Bronchien betrachtet werden. Während der Untersuchung können gezielt **Gewebsproben** von dem zentralen Bronchialsystem und aus der Lunge zur feingeweblichen Untersuchung und **Bronchialsekret** zur bakteriologischen Untersuchung entnommen werden. Kleinere therapeutische Eingriffe, z. B. Blutstillungen, Gewebsabtragungen, um einen Bronchus zu öffnen, und die Entfernung von Fremdkörpern sind mit dieser Art von Eingriff auch möglich.

Eine besondere Art der diagnostischen Gewebsentnahme stellt die sog. **bronchioalveoläre Lavage** dar. Bei dieser Methode wird ein Segmentbronchus mit einem Katheter oder mit einem flexiblen Bronchoskop sondiert, und es werden 100-250 ml 0,9prozentige Kochsalzlösung in die Lunge portionsweise injiziert und wiederum aspiriert. Die so gewonnene Spülflüssigkeit enthält Zellelemente aus den Lungenbläschen, die Auskunft über Ursache und Schweregrad einer Erkrankung des Lungengewebes geben können.

Durch Vorschieben von Zangen in den Lungenmantel können auch Proben aus dem Lungengewebe selbst entnommen werden.

3.3.2 Thorakoskopie

Eine andere endoskopische Methode, die als Thorakoskopie bezeichnet wird, bietet die Möglichkeit, die Lungenoberfläche zu betrachten. Nach Anlage eines sog. Pneumothorax (Einfüllen von Gas in die Pleurahöhle) kann durch einen kleinen Schnitt in der Thoraxwand ein Gerät in die **Pleurahöhle** eingeführt werden, durch das die Oberfläche des Lungenfells und des Rippenfells betrachtet werden kann. Man kann auf diese Weise Veränderungen der Lungenoberfläche und der Brustwand beurteilen und gezielt Gewebsproben entnehmen.

3.3.3 Mediastinoskopie

Als Mediastinum bezeichnet man den Raum zwischen den beiden Lungen. Er enthält das Herz, die Körperschlagader und die großen zum Herzen zurückführenden Venen. Befinden sich innerhalb des Mediastinums **Tumoren** oder vergrößerte Lymphknoten, die feingeweblich untersucht werden müssen, können sie mittels einer Mediastinoskopie gewonnen werden. Bei dieser Methode wird in der Drosselgrube ein kleiner Schnitt gemacht und das Mediastinoskop (mit

Beleuchtungsvorrichtung im optischen System) vorsichtig in das Mediastinum vorgeschoben.

3.4 Lungenfunktionsuntersuchungen

Durch Lungenfunktionsuntersuchungen kann die Leistungsfähigkeit der Lungen gemessen werden. Einschränkungen der verschiedenen Funktionen können verschiedenen Erkrankungen zugeordnet werden. Im einfachsten Fall werden die statischen Lungenvolumina bestimmt. Die Menge Luft, die maximal nach einer tiefen Einatmung ausgeatmet werden kann, bezeichnen wir als **Vitalkapazität**. Die Vitalkapazität ist z. B. bei sog. restriktiven Lungenerkrankungen (restriktiv = Einschränkung der Vitalkapazität), etwa bei einer Lungenfibrose, vermindert.

Das Luftvolumen, das maximal in einer Sekunde ausgeatmet werden kann, wird als **Ein-Sekunden-Wert** bezeichnet und beträgt normalerweise 70% der Vitalkapazität (TIFFENEAU-Test). Der Ein-Sekunden-Wert ist bei obstruktiven Atemwegserkrankungen reduziert.

Man kann weitere Untersuchungen der Atemmechanik und des Gasaustausches durchführen, die hier nicht näher besprochen werden sollen.

3.5 Blutgasanalyse

Einen globalen Lungenfunktionstest stellt die Blutgasanalyse dar. Das bei dem Patienten aus einer Schlagader entnommene Blut wird auf Gasgehalt oder Gasdruck untersucht. Das Blut kann auch aus dem Ohrläppchen entnommen werden, wenn dieses vorher mit einem Mittel eingerieben wird, das die Durchblutung stark fördert, so daß bei Blutentnahme fast ausschließlich **arterialisiertes** Blut gewonnen wird.

So werden Sauerstoffdruck und Kohlensäuredruck sowie die Wasserstoffionenkonzentration im Schlagaderblut bestimmt. Bei Störungen der Fähigkeit der Lunge zum Gasaustausch sind Verschiebungen der Gasdrücke zu erwarten. Ein verminderter Sauerstoffdruck im arteriellen Blut kann durch eine verminderte Fähigkeit der Lunge zur Aufnahme von Sauerstoff bedingt sein.

II Spezieller Teil

1 Erkrankungen der oberen Luftwege und Bronchien

1.1 Akute Infektionen

Definition

Die akuten Infektionen der oberen Luftwege (Nase, Rachen, Kehlkopf, Luftröhre) und der Bronchien entstehen meist als *Erkältungskrankheiten*. Es handelt sich jedoch fast immer um **Virusinfekte**, und diese Infekte gehören zu den häufigsten Erkrankungen überhaupt. Man bezeichnet sie als **grippale** Infekte oder grippeartige Erkrankungen.

Ausführlich werden die akuten Infektionen der oberen Luftwege in Kapitel 22 dargestellt.

1.2 Chronische Entzündungen

Bei den chronischen Entzündungen der Atemwege spielen Infektionen nur die Rolle einer Teilursache.

1.2.1 Chronische Entzündungen der Nasennebenhöhlen

Im Bereich der oberen Luftwege gibt es chronische Entzündungen der Nasennebenhöhlen. Bei akuten Entzündungen der Kiefer- oder Stirnhöhlen (s. Kap. 22), meist im Rahmen eines grippalen Infektes ist der **Sekretabfluß** oft unzureichend und die Abheilung dadurch gestört. Im Laufe der Zeit kommt es dann zu einer chronischen Verdickung der Schleimhaut mit ständiger Schleimabsonderung, wodurch der Boden für neue Infektionen bereitet ist.

1.2.2 Chronische Bronchitis

Definition

Die chronische Bronchitis ist eine Erkrankung, die im Gegensatz zur akuten Bronchitis praktisch nicht mehr ausheilt und bei der sich der Krankheitsprozeß verselbständigt hat.

Eine chronische Bronchitis liegt vor, wenn ein Patient über wenigstens zwei Jahre und während dieses Zeitraumes in jedem Jahr mindestens drei Monate hindurch an Husten und Auswurf erkrankt.

Epidemiologie

In industriellen Ballungszentren ist die chronische Bronchitis häufiger als in ländlichen Gebieten, und beruflich staubexponierte Arbeitnehmer erkranken häufiger als andere Personen. Man vermutet, daß der Gehalt der Luft an Nitrosegasen, Schwefeldioxiden, Ozon und anderen Schadstoffen dafür verantwortlich ist.

Ursachen und Pathogenese

Eine einheitliche Ursache der chronischen Bronchitis kann nicht genannt werden. Vermutlich kann eine Reihe von schädlichen Einwirkungen auf die Bronchialschleimhaut zu dieser chronischen Erkrankung führen.

> Als eine wichtige Ursache der chronischen Bronchitis kann das **Rauchen** bezeichnet werden. Bei Nichtrauchern tritt eine chronische Bronchitis nur selten auf. Je höher der Zigarettenkonsum ist und je stärker der Rauch inhaliert wird, desto wahrscheinlicher entwickelt sich im Laufe von Jahren eine chronische Bronchitis.

Als weitere Ursachen sind die Staubbelastung am Arbeitsplatz und die allgemeine Luftverschmutzung anzusehen. Außerdem spielen vermutlich Klimaeinflüsse sowie rezidivierende Infekte und genetische Anlagen noch eine Rolle.

Man muß sich vorstellen, daß durch die Schädigung der Schleimhaut des Bronchialsystems die normale Reinigungsfunktion gestört wird. Das **Flimmerepithel** wird geschädigt und teilweise durch flimmerloses **Plattenepithel** ersetzt. Dadurch ist der Transport von Sekret erschwert. Zusätzlich hypertrophieren die Schleimdrüsen, und es kommt zu vermehrter Sekretion von Schleim, der nur schwer abgehustet werden kann. Diese veränderte Situation in den Bronchien begünstigt bakterielle Infektionen, und die immer wieder ablaufenden Entzündungen führen zu einer Deformierung der Bronchialwände mit Aussackungen, in denen sich Sekret sammeln kann. Diese mit Sekret gefüllten Taschen stellen wiederum einen günstigen Nährboden für bakterielle Infektionen dar. In der vorangehenden Übersicht über Erkrankungen der Atemorgane wurde im Abschnitt 2.2.1 geschildert, daß Schleimhautschwellungen in den kleinen Bronchien zur Behinderung vorwiegend der **Ausatmung** führen.

Infolge der Behinderung der Ausatmung kommt es zu einer chronischen **Überblähung** der Lungenbläschen und Überdehnung ihrer Wandungen. Als weitere Folge gehen allmählich die Wandungen der Lungenbläschen verloren, so daß sie dadurch miteinander zu mehr oder weniger großen funktionslosen Hohlräumen verschmelzen (s. Abschnitt II, 2.6).

Symptome

Die allmählichen Veränderungen an den Bronchien entwickeln sich jahrelang fast **symptomlos**. Die ersten Beschwerden, Husten und Auswurf – insbesondere morgens –, werden als *Raucherhusten* bezeichnet. Im Laufe der Jahre treten dann im Herbst und Winter eitrige bronchiale Infekte mit Husten und eitrigem Auswurf auf. Mit zunehmender Bronchialobstruktion kommt es im späteren Verlauf anfallsartig zu **Atemnot**, zunächst nur bei Belastung, später auch in Ruhe. Es treten eine Zyanose und eine Überlastung des rechten Herzens mit Rechtsherzinsuffizienz ein, deren erstes auffälliges Signal das Auftreten von Beinödemen ist (s. Kap. 2, Abschnitt „Herzinsuffizienz").

Komplikationen

Eine chronische Bronchitis kann mit einer Bronchospastik vergesellschaftet sein (asthmaartige Anfälle, s. Abschnitt II, 1.3). Es entwickelt sich dann eine obstruktive Bronchitis mit Emphysembildung. Diese Erkrankung bezeichnen wir als chronische Emphysembronchitis.

Therapie

Therapeutisch ist der Krankheitsverlauf nur sehr schwer zu beeinflussen. Als erstes muß versucht werden, die schädlichen Einflüsse wie Rauchen und Luftverschmutzung auszuschalten. Bei jedem erneuten Aufflackern einer Infektion im Bronchialsystem müssen Antibiotika verordnet und sowohl schleimlösende als bronchialerweiternde Mittel gegeben werden. In späteren Stadien ist die Gabe von Glucocorticoiden meist nicht zu umgehen. Endgültige Heilung ist kaum möglich; die Behandlung konzentriert sich auf die Linderung der Beschwerden, die Bekämpfung der Infekte und die Besserung der Atemwegsobstruktion.

Verlauf und Prognose

Die Patienten sterben in der Regel an den Folgen einer Ateminsuffizienz im Zusammenhang mit akuten bronchopulmonalen Infektionen.

1.2.3 Bronchiektasen

Definition

Bronchiektasen sind sackartige oder zylindrisch geformte Erweiterungen des Bronchiallumens. In diesen Erweiterungen der Bronchien sammelt sich Sekret, das nicht vollständig abgehustet werden kann, und es kommt zu einer chronischen Infektion der Bronchien und des angrenzenden Lungengewebes.

Ursachen und Pathogenese

Beim Abhusten des Sekretes wird teilweise Material auch in andere, nicht befallene Lungenabschnitte hineingetragen und führt auch dort zu entzündlichen Veränderungen. Bronchiektasen sind entweder angeboren oder werden im frühen Kindesalter erworben. Durch Sekretstau bei Bronchitiden im Kindesalter können die Wandungen so geschädigt werden, daß das Lumen erweitert wird und dadurch Aussackungen entstehen, die sich zu Bronchiektasen erweitern.

Auch durch schrumpfende Prozesse des peribronchialen Gewebes kann es zu Verziehungen des Bronchialsystems mit Erweiterungen desselben kommen. Es handelt sich dann um sog. **sekundäre** Bronchiektasen.

Symptome

Patienten mit Bronchiektasen klagen über einen chronischen Husten mit großen Mengen von **Auswurf**. Der Auswurf ist meist gelblich und zeigt im Spitzglas eine typische Dreischichtung. Schwere Eiterballen befinden sich am Boden, darüber lagert ein grau-wässeriger Anteil, der von schaumigem Sekret bedeckt wird.

Der lange Verlauf der Erkrankung führt bei den Patienten zu den Zeichen einer chronischen Infektion mit Blässe, hoher Blutkörperchensenkungsgeschwindigkeit und Anämie. Es tritt gelegentlich Bluthusten auf, der erhebliche Ausmaße annehmen kann. Bei ausgeprägten Bronchiektasen entwickeln sich im Laufe der Zeit Atemnot und eine Zyanose sowie Trommelschlegelfinger. Spätere Komplikationen sind Eiweißstoffwechselstörungen, z. B. die sog. Amyloidose.

Diagnose

Der Beweis für das Vorliegen von Bronchiektasen kann durch eine **Bronchographie** erbracht werden. Bei der Bronchographie wird röntgendichtes Kontrastmittel in die Bronchien eingeführt (s. S. 196).

Therapie

Therapeutisch kann bei einseitiger oder bei auf wenige Lappen beschränkter Erkrankung eine **operative** Entfernung der veränderten Lunge erwogen werden. Bei beidseitigem Befall oder allgemeiner Inoperabilität des Patienten ist mit **konservativen** Maßnahmen der Infekt zu bekämpfen. Im Vordergrund steht die Lagerungsdrainage. Die Patienten werden aufgefordert, mit nach unten hängendem Oberkörper mehrmals täglich abzuhusten. Weiterhin ist eine sekretolytische Behandlung sowie eine Antibiotikabehandlung akut und auf Dauer indiziert.

1.3 Asthma bronchiale

Definition

Das Asthma bronchiale ist eine Erkrankung, die **anfallsartig** zu Atemnot führt. Durch Kontraktion der ringförmigen Muskulatur im Bronchialsystem, durch Schleimhautschwellung und Produktion von sehr zähem Schleim kommt es zur Einengung der Bronchien und zu einer erschwerten Atmung. Insbesondere ist die **Ausatmung**, erschwert (s. obstruktive Lungenerkrankungen, Abschnitt I, 2.2.1).

Ursachen und Pathogenese

Bei einem Teil der Asthmatiker besteht eine **Allergie** gegenüber Substanzen, die in Form von Staub eingeatmet werden. Bei einer Inhalation von solchen Stäuben kommt es zu einer Antigen-Antikörper-Reaktion vom sog. **Soforttyp**. Dabei werden Mastzellen zerstört und sog. biogene Amine freigesetzt. Biogene Amine, zu denen das Histamin zählt, führen zu einer Kontraktion der Bronchialmuskulatur und regen eine vermehrte Sekretion von sehr zähem Schleim an.

Dieses sog. allergische Asthma tritt meistens bei Jugendlichen und Kindern auf und verschwindet in der Hälfte der Fälle mit zunehmendem Alter. Als Allergene kommen in erster Linie Pollen und Hausstaub, aber auch Tierhaare und Federn in Frage. Oft haben diese Patienten früher bereits Allergien anderer Organsysteme gehabt, wie z. B. Heuschnupfen, Nesselfieber und Ekzeme. Es finden sich in der Regel vermehrt eosinophile Leukozyten im Blut.

Bei einem Teil der an Asthma erkrankten Patienten kann eine auslösende Ursache nicht gefunden werden. Hier werden **Virusinfekte, Klimareize** und **seelische Faktoren** diskutiert. Bei den

Asthmatikern, bei denen man eine Ursache nicht herausfinden kann, ist die Erkrankung häufig erst nach der Pubertät aufgetreten.

Eine Sonderstellung nimmt das sog. Belastungsasthma ein, das bei Patienten nach körperlicher Belastung auftritt. Auslösend sind hier Kältereize am Bronchialsystem.

Symptome

Charakteristisches Merkmal des Asthmas ist das plötzliche Auftreten von **Atemnot**. Meist beginnt der Anfall mit ein paar Hustenstößen, die dann innerhalb von Minuten in eine schwere Atemnot übergehen, wobei insbesondere die **Ausatmung** verlängert und erschwert ist. Aus einiger Entfernung sind bereits die pfeifenden Atemgeräusche der Patienten zu hören. Die Patienten sitzen meist aufrecht im Bett, um durch die Atemhilfsmuskulatur die Atmung zu erleichtern. (Diese Körperhaltung ist sinnvoll und darf auch im Notfall nicht verändert werden.) Die Pulsfrequenz ist meist sehr hoch. Vor Anstrengung ist die Haut kalt und feucht. Die Lippen sind am Anfang rosig, in schweren Fällen bläulich verfärbt. Die Patienten leiden im wesentlichen unter der schweren Atemarbeit und der Angst, zu ersticken.

Die Erkrankung geht mit wechselnd heftigen Beschwerden einher. Ein akutes Auftreten von Luftnot, das sehr heftig sein und auch zum Tode führen kann, wird als akuter Asthmaanfall bezeichnet. Darüber hinaus können die Beschwerden über mehrere Tage in wechselndem Maße anhalten und teilweise auch fast vollständig verschwunden sein. Ein akuter Asthmaanfall, der trotz Behandlung über Stunden bestehen bleibt, wird als **Status asthmaticus** bezeichnet und ist immer eine bedrohliche Situation.

Komplikationen

Besteht ein Asthma längere Zeit, so kann die Erkrankung durch Infekte kompliziert werden und in eine chronische Bronchitis übergehen. Eine genauere Abgrenzung gegenüber dieser Erkrankung kann dann nicht mehr vorgenommen werden.

Therapie

Der akute Asthmaanfall ist in jedem Fall eine **Notfallsituation,** in der aktive Maßnahmen erforderlich sind. Eine erste Behandlungsmaßnahme besteht darin, den Patienten durch **Zuspruch** zu beruhigen, damit die Erstickungsangst gemildert

wird. Durch Sympathikomimetika und Theophyllin-Präparate muß versucht werden, eine bronchiale Erweiterung (Bronchospasmolyse) zu erreichen. Zusätzlich können Glucocorticoide eingesetzt werden. Bei Patienten, die bereits eine Lippenzyanose aufweisen, ist die Gabe von **Sauerstoff** notwendig. In jedem Fall wirkt jedoch die Sauerstoffgabe für den Patienten beruhigend. Zusätzlich kann bei sehr aufgeregten Patienten die Gabe eines Medikamentes zur Beruhigung hilfreich sein. In sehr schweren Fällen ist eine Beatmung manchmal nicht zu umgehen. Auf längere Sicht muß von den Asthmatikern nach Möglichkeit das Allergen, das den Asthmaanfall auslöst, gemieden werden. Dieses muß durch Hauttests und evtl. sogar durch inhalative Belastung mit dem in Frage kommenden Allergen vorher geprüft werden. Falls es sich z. B. um eine Allergie gegenüber Haustieren handelt, kann ein entsprechendes Haustier abgeschafft werden. Ist eine Vermeidung des Kontaktes, z. B. mit Hausstaub oder Pollen, nicht möglich, kann versucht werden, durch eine sog. **Hyposensibilisierungsbehandlung** die allergische Sofortreaktion zu unterbinden.

Kann man auch durch Testen das Allergen, welches den Asthmaanfall ausgelöst hat, nicht herausfinden, muß man sich auf eine **symptomatische** Behandlung beschränken.

1.4 Mukoviszidose

Definition

Die Mukoviszidose ist eine rezessiv vererbte Erkrankung, die mit einem erhöhten Natriumgehalt des Sekrets von exkretorischen Drüsen, insbesondere von Schweißdrüsen und Körpersäften, so auch der Bronchialschleimdrüsen, einhergeht. Dadurch kommt es zur Ausbildung von besonders **zähem Schleim,** der zu vermehrten Infekten der Bronchien und des angrenzenden Lungengewebes führt. Neben den pulmonalen Veränderungen können auch Störungen der Bauchspeicheldrüse und der Verdauung auftreten.

Symptome

Von etwa 2000 Neugeborenen leidet eines an Mukoviszidose. Bereits im Kindesalter erkranken die Patienten an häufigen bronchopulmonalen Infekten. Später kommt es zu fibrosierenden (narbigen) Veränderungen der Lunge und zunehmender **Atemnot.** Die Beteiligung der Bauchspeicheldrüse führt zu Durchfällen und Gewichtsabnahme.

Diagnose

Der Nachweis der Erkrankung kann durch die Natriumbestimmung im Schweiß geführt werden.

Verlauf und Prognose

Durch eine konsequente Antibiotikabehandlung und Physiotherapie erreichen die Patienten heute ein höheres Lebensalter, während die Erkrankung früher schon im Kindesalter zum Tode führte.

1.5 Bronchialkarzinom

Definition

Bösartige Geschwülste, die vom Bronchialepithel ausgehen, werden als Bronchialkarzinome oder oft fälschlicherweise als „Lungenkarzinome" bezeichnet. Bronchialkarzinome kommen sehr häufig vor und sind in der Bundesrepublik die häufigste Ursache für den Krebstod (s. Kap. 21).

Symptome

Beim Vorliegen eines Bronchialkarzinoms treten Beschwerden häufig erst sehr **spät** auf, so daß die Erkrankung fast immer im Spätstadium erkannt wird. Daher ist die Prognose in den allermeisten Fällen auch so ungünstig.

Die Beschwerden beim Bronchialkarzinom richten sich nach **Sitz** und **Ausdehnung** des Tumors. Wie oben erwähnt, besitzt die Lunge lediglich Hustenrezeptoren, aber keine Schmerzrezeptoren. **Husten** ist daher das häufigste Symptom bei Patienten mit einem Bronchialkarzinom.

Jeder Raucher, der länger als **sechs** Wochen hustet, sollte dieses Symptom nicht als einfachen Raucherhusten abtun, sondern sich eingehend untersuchen lassen.

Bei zentralem Sitz des Tumors, d.h. einem Tumorwachstum in der Trachea, in den Hauptbronchien oder Segmentbronchien, kann es durch Verlegung der Bronchien zum **Sekretstau** und zu einer **poststenotischen Pneumonie** kommen. Sind die Hauptbronchien oder die Trachea verlegt, tritt häufig **Atemnot** auf, die mit einem **Stridor** verbunden ist. Zentrale Bronchialkarzinome führen auch zu **Bluthusten**, da die Tumoren

Gefäßwandungen durchwachsen und damit eröffnen können.

Wächst der Tumor in die Umgebung, können nahegelegene Organstrukturen beeinträchtigt werden und symptomführend werden. Bei Auftreten von **Heiserkeit** ist bei linksseitigem Tumor an das Auftreten einer Lähmung des N. recurrens zu denken, eines Nervs, der um den linken Hauptbronchus zieht und das linke Stimmband innerviert. Bei Ummauerung der großen Körpervenen kann es zu **Blutabflußstörungen** in der oberen Körperhälfte kommen. Patienten leiden dann an einem quälenden **Anschwellen des Kopfes**, des **Halses** und der **Arme**.

Periphere Bronchialkarzinome, d.h. Karzinome, die außerhalb der oben genannten einsehbaren Bronchien wachsen, können erhebliche Größen erreichen, ohne Beschwerden zu machen. Meist wird ein peripheres Bronchialkarzinom erst zufällig bei einer Röntgenaufnahme des Thorax entdeckt oder bei Vorliegen eines Tumorverdachts aufgrund allgemeiner Symptome wie **Gewichtsverlust, Appetitlosigkeit** und allgemeine **Abgeschlagenheit**.

Wächst der Tumor in die **Pleura** ein, kann es wegen der dort vorliegenden Schmerzrezeptoren zu atemabhängigen **Schmerzen** kommen. Später führt eine Ergußbildung dann zu **Atemnot**. Sind Rippenfell und Lungenfell verwachsen – was besonders häufig in der Lungenspitze der Fall ist – infiltriert der Tumor die Brustwand und umwuchert die Nerven der Rippen. Dieses *Ausbrecherkarzinom*, oder auch Pancoast-Tumor genannt, führt dann zu sehr starken Schmerzen.

Das Bronchialkarzinom **metastasiert** im wesentlichen in die **Knochen**, die **Leber**, das **Gehirn** und die **Nebennieren**. Gelegentlich führen erst Beschwerden von Metastasen zur Diagnose. Bei Metastasierung in den Knochen treten heftige **Schmerzen** auf, bei Hirnmetastasen kommt es zu Ausfällen des zentralen Nervensystems. **Lebermetastasen** und **Nebennierenmetastasen** sind meist **symptomlos**.

Beim Bronchialkarzinom – insbesondere beim kleinzelligen Bronchialkarzinom – kommt es selten zu **paraneoplastischen** Erscheinungen (para = neben, neoplasma = Neubildung). Es handelt sich hier um Phänomene, die durch Freisetzung hormonähnlicher Substanzen von Tumorzellen hervorgerufen werden. So können Tumorzellen z.B. vermehrt ACTH bilden (s. Kap. 17 u. 18) und einen Morbus Cushing vortäuschen.

Weiter ist die Ausbildung von Trommelschlegelfingern zu erwähnen (s. Abb. 9-6), die nach erfolgreicher Behandlung eines Patienten wieder verschwinden und die auch bei Herzerkrankungen oder Lungenerkrankungen zu finden sind, bei denen venöses Blut unter Umgehung der Lungenkapillaren in den großen Kreislauf gelangt.

Diagnostik

Die Diagnostik hat das Ziel, die für den Patienten individuell günstigste Therapie auszuwählen.

Als erstes wird bei klinischem und röntgenologischem Tumorverdacht die **feingewebliche Untersuchung** des Tumors angestrebt. Dies kann zunächst durch einfache **Sputumuntersuchung** erfolgen. Fast immer wird jedoch eine **Bronchoskopie** mit Inspektion der zentralen Atemwege notwendig sein. Liegt der Tumor in den zentralen Atemwegen, gelingt eine Gewebsentnahme fast immer; bei peripheren Tumoren kann die Gewebsentnahme nur unter Röntgensicht erfolgen. Ist es mit einer Bronchoskopie nicht möglich, Tumorzellen zu gewinnen, kann eine **Feinnadelbiopsie** oder **Probethorakotomie** notwendig werden.

Neben einer feingeweblichen Untersuchung muß die lokale Ausbreitung des Tumors untersucht werden, und es muß geklärt werden, ob bereits Fernmetastasen vorliegen.

Zur Beurteilung der lokalen Tumorausdehnung werden **Röntgenschichtaufnahmen** und evtl. ein **Computertomogram** des Brustkorbs durchgeführt, das auch Aussagen über eventuelle Lymphknotenmetastasen an der Lungenwurzel und im Mediastinum zuläßt (s. Abb. 9-10). Ein Computertomogram des Kopfes gibt Aufschluß über Hirnmetastasen, und ein CT des Abdomens über Nebennierenmetastasen und Lebermetastasen. Die **Oberbauchsonographie** kann bereits den Verdacht auf Metastasen in Leber und Nebenniere ergeben. Ein **Knochenszintigramm** kann Knochenmetastasen aufdecken.

Soll ein Patient operiert werden, so ist vorher abzuklären, ob dem Patienten dies funktionell, d.h. aufgrund seines Herz-Kreislauf-Zustandes und der restlichen Lungenfuktion, zuzumuten ist. Mit einer **Lungenfunktionsprüfung** kann festgestellt werden, ob ein Patient nach einer Lungenteilentfernung noch ausreichende Atemreserven hat.

Zu Epidemiologie, Pathogenese und Therapie des Bronchialkarzinoms siehe Kapitel 21.

2 Erkrankungen des Lungengewebes

2.1 Pneumonien

Definition

Pneumonien sind Entzündungen des Lungengewebes, die durch verschiedene Erreger hervorgerufen werden. Je nach Erregerart unterscheiden wir bakterielle, virale oder Pilzpneumonien.

2.1.1 Bakterielle Pneumonien

Bei den bakteriellen Pneumonien unterscheiden wir **primäre** von **sekundären** Pneumonien. Dabei bedeutet „primär", daß die Lungenentzündung aus voller Gesundheit heraus auftritt. Diese Form ist seltener. „Sekundär" bedeutet, daß eine Vorerkrankung besteht und der Infekt auf das Lungengewebe übergreift.

2.1.1.1 Bronchopneumonien

Definition

Bei den häufigsten **sekundären** Pneumonien greift die Entzündung von den Bronchien auf das Lungengewebe über. Wir bezeichnen diese daher als Bronchopneumonien.

Ursachen und Pathogenese

Bei Schwächung der allgemeinen Infektabwehr, bei Sekretstau im Bronchialsystem, bei Aspiration oder bei Schwächung des Hustenreflexes – entweder durch allgemeine Schwäche, nach Operationen oder bei Bewußtlosen – entsteht eine Besiedlung des Bronchialsystems mit Bakterien, und damit kommt es zu einer eitrigen Bronchitis. Die Entzündung greift von den Bronchien auf das angrenzende Lungengewebe über und verursacht so eine Bronchopneumonie.

Symptome

Im klinischen Bild ist die Entstehung einer Bronchopneumonie oft wenig auffällig, das Allgemeinbefinden verschlechtert sich allmählich, und es treten erhöhte Temperaturen auf.

Komplikationen

Kommt es bei einer Pneumonie zur Einschmelzung von Lungengewebe, d.h. zu einem **Lungenabszeß**, äußert sich dies klinisch durch lang anhaltendes Fieber und bei Anschluß des Lungenabszesses an die Bronchien durch reichlich eitriges Sputum und durch Ausbleiben der erwarteten Besserung. Die Auskultation der Lunge läßt den

Lungenabszeß in der Regel nicht erkennen. Im Röntgenbild sieht man bei teilweiser Entleerung des Eiters aus dem Abszeß eine Aufhellung der Lunge, die meist teilweise noch mit Flüssigkeit gefüllt ist (an einem waagerechten Spiegel zu erkennen). Unter genügend langer Behandlung mit einem geeigneten Antibiotikum kommen Lungenabszesse im Normalfall wieder zur Abheilung.

Das Übergreifen der Lungenentzündung auf die Pleura, die **Pleuritis**, macht sich durch stechende Schmerzen bei der Atmung bemerkbar. Wegen dieser Schmerzen kann der Patient nicht richtig durchatmen. Kommt es zur Ausbildung eines **Pleuraergusses**, verschwinden die Schmerzen, die Atemnot kann aber zunehmen, und das Allgemeinbefinden verschlechtert sich. Näheres findet sich unten bei den Erkrankungen der Pleura (s. Abschnitt II, 3).

Diagnose

Der Arzt wird bei bedrohten Patienten regelmäßig die Lungen auskultieren, um Bronchopneumonien an dem Auftreten von feuchten Rasselgeräuschen frühzeitig zu erkennen.

Prophylaxe

Die **Pneumonieprophylaxe** ist besonders beim bettlägerigen Patienten eine wichtige pflegerische Aufgabe. Da das Bronchialsekret einen idealen Nährboden für Krankheitserreger bildet, ist dafür zu sorgen, daß es nicht in den Lungen verbleibt, sondern abgehustet werden kann.

Je nach Situation wird das Abhusten durch Atemgymnastik, *Abklatschen* des Brustkorbes und Aufsetzen oder kurzes Aufstehen des Patienten erleichtert. Außerdem ist für gute Mundhygiene und hohe Luftfeuchtigkeit (Ultraschallvernebler) zu sorgen. Weiter ist darauf zu achten, daß die Patienten nicht aspirieren (Verschlucken!). Bei Schwerkranken muß unter Umständen eine **Bronchialtoilette** (d. h. bronchoskopische Entfernung von Sekret) durchgeführt werden.

Therapie

Die Behandlung besteht in der Gabe von **Antibiotika** (ggf. werden aus dem eitrigen Auswurf die Erreger bakteriologisch identifiziert und ihre Empfindlichkeit gegenüber den verschiedenen

Antibiotika auf der Kulturplatte getestet). Eine weitere wichtige Maßnahme sind Inhalationen zur Lösung des Bronchialsekrets sowie physikalische Maßnahmen (s. o.).

2.1.1.2 Lobärpneumonie

Für die **primären**, d. h. ohne Vorerkrankung entstehenden Pneumonien ist es charakteristisch, daß diese Entzündungen einen ganzen Lungenlappen befallen. Man spricht dann von einer *Lobärpneumonie* (Lobus = Lappen; s. Abb. 9-7). Manchmal ist nicht der ganze Lungenlappen befallen, sondern ein scharf abgegrenzter Teil, ein sog. Lungensegment.

Eine Lobärpneumonie beginnt plötzlich aus voller Gesundheit heraus mit steilem Fieberanstieg, Schüttelfrost und schwerem Krankheitsgefühl. Da die Entzündung in der Regel bis in die Lungenoberfläche reicht und das Rippenfell beteiligt ist, bestehen stechende Schmerzen bei der Atmung, der Auswurf ist oft etwas blutig. Lippenzyanose und Atemnot sind häufig.

Als Erreger kommen Pneumokokken oder Klebsiella pneumoniae in Betracht. Früher verliefen diese Erkrankungen häufig tödlich. Heute ist die Lobärpneumonie durch Gabe von Antibiotika fast immer heilbar.

2.1.2 Pneumonien durch Viren und seltene Erreger

2.1.2.1 Viruspneumonien

Der häufigste Fall ist, daß Virusinfektionen der oberen Luftwege als *Wegbereiter* für bakterielle Infektionen dienen und sich dabei Bronchopneumonien entwickeln. Klinisch nimmt dann der akute Infekt der oberen Luftwege einen schwereren Verlauf, es kommt zu Husten mit eitrigem Auswurf, anhaltendem Fieber, ausgeprägtem Krankheitsgefühl. Die Auskultation und die Röntgenuntersuchung der Lunge zeigen dann die Bronchopneumonie. Während ursprüngliche Virusinfektionen durch Antibiotika nicht zu behandeln sind, kann die bakterielle Infektion, die sich aufgepropft hat und für die Bronchopneumonie verantwortlich ist, durch Antibiotika behandelt werden.

2.1.2.2 Masernpneumonie

Die Masernpneumonie ist eine schwere Erkrankung des beschriebenen Typs. Das **Masernvirus** befällt die Schleimhaut der oberen Luftwege und ruft eine Bronchitis hervor. Bei besonders schweren Verlaufsformen spricht der Volksmund von *nach innen schlagenden Masern*. Damit ist gemeint, daß eine schwere Bronchitis und Bronchiolitis auftreten, die als Wegbereiter für **Staphylokokkeninfekte** im Bronchialbaum dienen, die zu eitrigen Pneumonien mit Abszeßbildung führen können. Diese Pneumonieform ist bei Masern eine gefürchtete Komplikation, die mit Antibiotika behandelt werden muß, da für die Lungenentzündung nicht das Masernvirus selbst, sondern die aufgepfropfte Staphylokokkeninfektion verantwortlich ist.

2.1.2.3 Echte Viruspneumonien

In dem bisher Besprochenen waren die Viren lediglich *Wegbereiter* für eine bakterielle Infektion der Lunge. Einige Viren können auch selbst das Lungengewebe befallen und zu Pneumonien führen. Das Beschwerdebild bei Viruspneumonien ist anfangs durch den Virusinfekt geprägt, der mit Gliederschmerzen, Fieber und allgemeiner Abgeschlagenheit beginnt. Zur Pneumonie kommt es erst in einer zweiten Krankheitsphase nach einigen Tagen, nachdem sich die allgemeinen Krankheitssymptome gebessert haben. Handelt es sich nur um einen Virusbefall der Lunge, so sind die Beschwerden des Patienten meist **nicht** so ausgeprägt wie bei einer bakteriellen Zusatzinfektion. Es kommt nicht zu entsprechend hohen Temperaturen, nicht zu einer gleich hohen Leukozytose. Außerdem tritt nur selten Bluthusten bzw. ein Pleuraschmerz auf. Die Patienten klagen meistens lediglich über Husten, eventuell über Dyspnoe.

Im Röntgenbild können die Veränderungen unterschiedlich stark ausgeprägt sein, eventuell sieht man nur einzelne fleckige Verschattungen. Der Nachweis des Erregers kann nur durch den Nachweis von Antikörpern im Blut oder den direkten Nachweis im Rachenspülwasser erbracht werden.

Die Behandlung der Viruspneumonie erstreckt sich nur auf die Linderung der Beschwerden. Eine Behandlung mit Antibiotika ist nur sinnvoll, wenn eine bakterielle Zusatzinfektion vorliegt.

Eine Sonderform nehmen die Lungenentzündungen durch Viren ein, die von Vögeln, insbesondere von Papageien und Wellensittichen, auf den Menschen übertragen werden. Wir bezeichnen diese Pneumonieform als **Psittakose**. Die Erkrankung wird durch ein Virus hervorgerufen, das etwas größer als die üblichen Viren ist und daher mit Antibiotika wie Tetracyclinen und Chloramphenicol behandelt werden kann. Ähnliche Pneumonien können auch von anderen Vögeln übertragen werden. Wir bezeichnen diese Infektionen als Ornithosen.

2.1.2.4 Pneumonien durch Mykoplasmen oder Rickettsien sowie Legionellen

Mykoplasmen, Rickettsien und Legionellen unterscheiden sich von Bakterien und Viren. Sie nehmen sozusagen eine Zwischenstellung ein. Gelegentlich kommen Pneumonien durch diese Erreger vor. Teilweise treten sie **epidemieartig** in großen Massen auf. Eine Behandlung mit Antibiotika ist möglich.

Als besondere Pneumonieformen wären hier noch die Pneumocystis-carinii-Pneumonie und die Zytomegalievirus-Infektion zu nennen. Näheres hierzu findet sich in Kapitel 22.

2.2 Tuberkulose

Definition

Die Tuberkulose ist eine Erkrankung, die durch das **Mycobacterium tuberculosis** hervorgerufen wird. Es handelt sich um einen langsam wachsenden Erreger, der gegenüber Umwelteinflüssen sehr resistent ist.

Epidemiologie

Durch eine Tuberkulose sind heute drei Bevölkerungsgruppen gefährdet:
▷ sozial Schwache, die in engen Wohnungsverhältnissen leben und sich unzweckmäßig ernähren;
▷ ältere Patienten, die früher eine Tuberkulose durchgemacht haben und jetzt durch eine Schwächung der Infektabwehr eine Tuberkulose reaktivieren;
▷ solche Ausländer, die eine geringere Resistenz gegenüber Tuberkelbakterien haben und deshalb in der Bundesrepublik infiziert werden und erkranken.

Ursachen und Pathogenese

Die Infektion erfolgt in der Regel durch Inhalation von Tuberkelbakterien, die ein Erkrankter mit *offener* Lungentuberkulose aushustet.

Die Bezeichnung *offen* oder *geschlossen* gibt bei der Lungentuberkulose an, ob im Sputum Tuberkelbakterien nachweisbar sind. Die Tuberkelbakterien können vom Organismus nicht in gleicher Weise wie andere Krankheitserreger abgetötet werden. Sie müssen daher von bestimmten weißen Blutkörperchen, den Lymphozyten, unschädlich gemacht werden. Die Lymphozyten kreisen die Tuberkelbakterien im Organismus ein und grenzen sie zur Umgebung ab, indem sie einen dichten Wall um die Tuberkel bilden. Zusätzlich sind an der Einkreisung auch weitere Zellformationen beteiligt. So entsteht ein unter dem Mikroskop erkennbarer knötchenförmiger Herd von charakteristischem Aufbau (**Tuberkel = Knötchen**). Wegen dieses charakteristischen Aufbaus spricht man auch von einer *spezifischen Infektion*, denn die Gewebsreaktion gegenüber den meisten anderen Infektionen ist uncharakteristisch. Die Abkapselung der Tuberkelbakterien gelingt nicht in jedem Fall. Es kann vorkommen, daß die Knötchen einschmelzen und durch Einbruch in die benachbarten Organe eine weitere Ausbreitung der Erkrankung entsteht. Die Tuberkulose ist daher keineswegs immer auf die Atemorgane beschränkt. Wir behandeln sie aber in diesem Zusammenhang, weil die Lunge das am **häufigsten** erkrankte Organ ist.

Die in die Lunge eingedrungenen Erreger vermehren sich. Um sie herum kommt es zu einer herdförmigen **Entzündungsreaktion**, mit der abfließenden Lymphe werden Tuberkelbakterien verschleppt und in den regionalen Lymphknoten aufgefangen, wo es ebenfalls zu einer spezifischen Entzündungsreaktion kommt. Das erste, Wochen bis Monate in Anspruch nehmende Infektionsstadium der Tuberkulose besteht daher aus einem *Primärherd* in der Lunge und einer Entzündung von Lymphknoten im Lungenhilus. In der Mehrzahl der Fälle heilt die Tuberkulose in diesem Stadium aus; allerdings bleiben die Tuberkelbakterien in diesen ersten Herden über Jahre oder Jahrzehnte am Leben und können sich unter ungünstigen Umständen später wieder vermehren. Man spricht dann davon, daß die Tuberkulose **reaktiv** wird. Im Laufe der Jahre lagert sich in diesen primären Entzündungsherden gerne Kalk ab. Diese **Kalkablagerungen** sind dann lebenslänglich im Röntgenbild sichtbar.

Symptome

Tuberkulosekranke fallen oftmals auf durch Inappetenz, Minderung des Allgemeinzustandes, Gewichtsverlust, Nachtschweiße, beschleunigte Blutkörperchensenkungsgeschwindigkeit und Blutbildveränderungen.

Komplikationen

Kann die Infektion durch den Organismus nicht beherrscht werden, kommt es zur **Einschmelzung** im Primärherd oder in den Lymphknoten im Lungenhilus, dann kann es auf verschiedenen Wegen zur Ausbreitung der Tuberkelbakterien kommen:

▷ Liegt der Primärherd nahe der Lungenoberfläche und bricht er in die Pleurahöhle ein, dann kommt es zu einer tuberkulösen **Rippenfellentzündung.**

▷ Die Erreger können sich auf dem Lymphwege weiter ausbreiten und weitere Lymphknoten befallen. Lymphknoten können sich an der Lungenwurzel stark vergrößern und in die

Bronchien durchbrechen. Diese sog. **Epituberkulose** war früher bei Kindern sehr häufig.

▷ Bei Einbruch in die Blutbahn kann es zu einer allgemeinen Ausstreuung von Tuberkelbakterien und Ausbildung von Entzündungsherden in zahlreichen Organen kommen. Die Lunge ist dann im Röntgenbild von kleinen Herden übersät, man spricht von einer **Miliartuberkulose** (Milium = Hirsekorn).

Nicht selten, besonders bei Kindern und Jugendlichen, werden die Hirnhäute befallen, d. h., es kommt zu einer **tuberkulösen Meningitis.**

Diese schwere **hämatogene** Streuung stellt eine lebensgefährliche Erkrankung dar, die heute allerdings durch gegen Tuberkelbakterien wirksame Antibiotika fast immer beherrscht und zur Ausheilung gebracht werden kann.

▷ Bei weniger starker über das Blut erfolgender Streuung kann es zu tuberkulösen Erkrankungen in anderen Regionen der Lunge und in anderen Organen kommen. In der Lunge kommt es besonders zur Absiedlung von Tuberkelbakterien in den Lungenspitzen, da der Sauerstoffgehalt hier besonders hoch und die Durchblutung geringer ist. Es bilden sich hier Herde, die später einschmelzen und Anschluß an das Bronchialsystem gewinnen können. Es wird dabei eingeschmolzenes Material ausgehustet. Man spricht dann von einer sog. **offenen Lungentuberkulose.** Der abszeßartige eingeschmolzene Herd heißt **Kaverne**. Häufige Absiedlungen von Tuberkelbakterien entstehen auch im Bereich der Knochen und in den Nebennieren; diese werden oft erst Jahre (bis zu einem Jahrzehnt) nach der Infektion festgestellt. Prinzipiell können an einer Tuberkulose alle Organe beteiligt sein.

Diagnostik

Neben den klinischen Erscheinungen und einer beschleunigten Blutkörperchensenkungsgeschwindigkeit tragen in erster Linie Tuberkulinprobe, Thoraxröntgen und der direkte Erregernachweis wesentlich zur Diagnostik bei.

Eine positive Tuberkulinprobe ist jedoch nicht gleichzusetzen mit einer bestehenden Erkrankung. Sie zeigt lediglich das Vorhandensein von Antikörpern gegen Tuberkelbakterien an, zum Beispiel nach einer ausgeheilten Tuberkulose, bei *stiller Feiung* nach Kontakt mit Tbc-Bakterien oder nach einer BCG-Schutzimpfung.

Therapie

Die Tuberkulose ist fast immer medikamentös ausheilbar. Die früher noch durchgeführte operative Behandlung wird heute nur noch extrem selten notwendig. Durch eine Reihe von Maßnahmen ist die Tuberkulose heute wesentlich seltener geworden. Zu diesen Maßnahmen gehört die systematische Schlachtung von tuberkuloseverseuchten Rinderbeständen, so daß die Stallungen heute praktisch tuberkulosefrei sind. Durch Tuberkulosebakterien infizierte Milch war früher eine wichtige Infektionsquelle.

Die **Tuberkulose-Schutzimpfung** kann gleich nach der Geburt durchgeführt werden. Sie gibt **keinen** absoluten Schutz, verbessert aber die Abheilung eines Primärinfektes oder verhindert einen schweren Verlauf einer tuberkulösen Infektion.

Die Tuberkulose ist auch heute bei uns deswegen seltener geworden, weil die Lebensbedingungen günstiger geworden sind. Die Wohnungsnot wie in den Kriegsjahren und den industriellen Entwicklungszeiten des letzten Jahrhunderts besteht nicht mehr. Außerdem ist Unterernährung bei uns selten geworden.

Verlauf und Prognose

Früher verliefen schwere Tuberkulosen meist tödlich, heute ist die Erkrankung durch die medikamentöse Behandlung meist zu beherrschen. Die erforderliche monatelange Behandlung kann heute oft **ambulant** durchgeführt werden.

Symptome

Die Tuberkulose der Lunge verläuft lange Zeit fast **symptomlos**, auch wenn bereits röntgenologische Veränderungen feststellbar sind. Die ersten Beschwerden wie vermehrter **Husten, Nachtschweiß** und **Gewichtsabnahme** treten auf, wenn die Erkrankung bereits weit fortgeschritten ist.

Bei Pleurabefall einer Tbc kommt es anfangs zu erheblichen atemabhängigen **Schmerzen,** die im Laufe der Erkrankung abnehmen. In jedem Fall finden sich die Zeichen einer chronischen Entzündung und Gewichtsabnahme, Nachtschweiß und **leichtes Fieber.**

2.3 Sarkoidose (Morbus Boeck)

Die Sarkoidose ist eine Erkrankung, die chronische Entzündungsherde verursacht. In erster Linie sind Lymphknoten der Lungenwurzel und das Lungengewebe selbst befallen. Viele andere Organe können jedoch ebenfalls mitbeteiligt sein. Die Ursache der Erkrankung ist bisher unbekannt.

Feingeweblich ist die Veränderung der Lymphknoten wie bei der Tuberkulose aufgebaut, bis auf den zentralen Gewebsverfall im Entzündungsherd, der bei der Sarkoidose immer fehlt. Man hat die Sarkoidose daher früher auch für eine Sonderform der Tuberkulose gehalten. Es wurden jedoch noch nie Tuberkelbakterien in den befallenen Herden gefunden und nie eine Übertragung von einem Sarkoidosepatienten auf einen anderen gesehen.

Es sind verschiedene Verlaufsformen zu unterscheiden:

Eine akute Verlaufsform mit Gelenkschmerzen und hoher Blutsenkungsgeschwindigkeit bezeichnen wir als sog. LÖFGREN-Syndrom.

In den meisten Fällen verläuft die Erkrankung unbemerkt. Es kommt zum Anschwellen der Lymphknoten der Lungenwurzel und zu vereinzelten Herden im Lungengewebe selbst. Die Veränderungen verschwinden in der Regel, ohne nennenswerte Spuren zu hinterlassen.

In ungünstigen Fällen schreitet die Erkrankung fort und führt zu narbigen Veränderungen der Lunge, zur **Lungenfibrose.** In diesen Fällen können Atemnot und eine Rechtsherzinsuffizienz auftreten. Die ungünstige Verlaufsform kann durch Gabe von Glukokortikoiden hinausgezögert werden.

2.4 Lungenfibrosen

Definition

Als Lungenfibrose bezeichnen wir eine Vermehrung des Bindegewebes der gesamten Lunge. Röntgenologisch ist dies durch eine vermehrte Streifenzeichnung erkennbar. Die Bindegewebsvermehrung führt zu einer **restriktiven** Lungenerkrankung (s. o. im Abschnitt 2.2 I „Atemnot").

Ursachen und Pathogenese

Ursächlich können verschiedene Erkrankungen zum Auftreten von Lungenfibrosen führen. Zum Teil handelt es sich um entzündliche Erkrankungen des Lungengerüstes – im Unterschied zu einer Pneumonie spielen sich die entzündlichen Veränderungen nur in den Geweben ab, die nicht unmittelbar am Gasaustausch beteiligt sind; die

Hohlräume, d. h. die Lungenbläschen und die kleinen Bronchien, sind nicht mitbetroffen. Im Rahmen von rheumatischen Erkrankungen kann eine derartige Entzündung mit Übergang in die Fibrose entstehen, desgleichen als Narbenstadium eine Sarkoidose. Nach Röntgenbestrahlung kommt es zu einer Lungenfibrose, wenn die Lunge im Strahlenfeld liegt; aus bisher unbekannter Ursache kann es nach **zytostatischer** Behandlung (d. h. nach Behandlung mit Medikamenten, die die Zellteilung hemmen) zu einer Lungenfibrose kommen. Durch Inhalation von Fremdeiweißen, die bis zu den Alveolen vordringen, kann es zu einer allergischen Entzündung kommen (sog. *exogen-allergische Alveolitis*), die bei immer erneutem Kontakt mit dem Allergen zu einer Lungenfibrose führt. Derartige Erkrankungen kommen bei Taubenzüchtern vor durch staubförmige kleine Federteilchen der Tauben, bei Landarbeitern durch Pilzsporen im Heu u. a. In den meisten Fällen kann jedoch eine Ursache der Lungenfibrose nicht herausgefunden werden.

Die aus verschiedenen Ursachen entstehenden Lungenfibrosen haben eine Gemeinsamkeit; das elastische Lungengerüst wird in **starres** Bindegewebe umgewandelt.

Symptome

Bei leichteren Veränderungen bestehen noch keine Beschwerden. Solche Veränderungen werden oft zufällig durch eine Röntgenuntersuchung festgestellt. Ist die bindegewebige Vernarbung der Lunge stärker ausgeprägt, so wird die Atemmechanik und in der Regel der Gasaustausch der Lunge gestört. Schließlich gehen auch so viele Blutkapillaren zugrunde, daß es zu einer Überlastung des rechten Herzens kommt. Die Beschwerden beginnen mit Atemnot unter Belastung, später folgen Atemnot auch in Ruhe, Zyanose, Beinödeme infolge der Rechtsherzinsuffizienz und häufig eine Verdickung der Fingerendglieder (sog. *Trommelschlegelfinger*), deren ursächlicher Zusammenhang nicht klar ist.

Therapie

Die Bindegewebsbildung ist immer Ursache einer chronischen Entzündung, und man wird immer versuchen, die Ursache der Entzündung zu finden und zu beseitigen. Kann man die Ursache nicht finden, so versucht man u. U., mit **entzündungshemmenden** Mitteln (z. B. Glucocorticoiden) zu behandeln.

2.5 Staublungenerkrankungen (Pneumokoniosen)

Die diffusen Lungenfibrosen, von denen in Abschnitt II, 2.4 gesprochen wurde, sind insgesamt verhältnismäßig selten. Bei entsprechender **beruflicher** Staubbelastung (z. B. Steinstaub bei Bergarbeitern) kommt es zu Staublungenerkrankungen. Auch hierbei entstehen Narben in der Lunge. Diese Narbenbildungen sind aber nicht so gleichmäßig wie bei den diffusen Lungenfibrosen, sondern mehr herdförmig. Der eingeatmete Staub wird aufgenommen, bleibt in den Geweben des Lungengerüstes liegen und verursacht hier durch Fremdkörperreiz einen Entzündungsprozeß. Oft führt der eingeatmete Staub zu einer chronischen **obstruktiven** Bronchitis mit nachfolgendem Emphysem, wie oben bereits geschildert. Eine wirksame Behandlung ist nicht möglich. Entscheidend sind daher das Tragen von Atemschutzmasken bei der Arbeit und die regelmäßige Kontrolle gefährdeter Berufsgruppen, damit die Erkrankung im Frühstadium erkannt werden kann.

2.6 Lungenemphysem

Definition

Ein Lugenemphysem liegt dann vor, wenn die Lunge einen vermehrten Luftgehalt aufweist, d. h. *gebläht* ist. Auch durch maximale Ausatmung kann die vermehrte Luft aus den Lungen nicht entweichen.

Ursachen und Pathogenese

Neben erblichen Ursachen steht ein Lungenemphysem meist im Zusammenhang mit einer chronischen Bronchitis (s. Abschnitt II, 1.2.2). Ein Lungenemphysem kann jedoch auch ohne chronische Bronchitis entstehen, z. B. gibt es ein **Altersemphysem** der Lunge. Bei einem Lungenemphysem entsteht nicht nur eine Überblähung der Lungenbläschen, sondern teilweise auch ein Verlust von Wandungen der Lungenbläschen. Die Alveolen verschmelzen miteinander zu mehr oder weniger großen **funktionslosen** Hohlräumen. Die Elastizität der Lunge ist vermindert.

Symptome

Im Symptomenbild steht die chronische Bronchitis im Vordergrund, die teils asthmaartige Anfälle mit sich bringt. Die Beteiligung der Lunge ist im Anfangsstadium noch stumm. Im fortgeschrittenen Stadium kommt es zu Atemnot bei Anstrengung, später in Ruhe, zu Zyanose, Rechtsherzinsuffizienz und Beinödemen. Im fortgeschrittenen Stadium tritt der Tod oft durch eine zusätzliche Infektion der Luftwege im Atemversagen ein.

Diagnose

Mehrere klinische Zeichen deuten auf ein Lungenemphysem hin. Dazu gehören Atemnot, perkutorisch tiefstehende und kaum atemverschiebliche Lungengrenzen, hyposonorer Klopfschall über den Lungen, erhöhte Strahlendurchlässigkeit auf dem Röntgenbild und tiefstehende, abgeflachte Zwerchfelle. Zudem zeigt die Lungenfunktion pathologische Werte (z. B. eine herabgesetzte Sekundenkapazität).

Therapie

Eine Behandlung des Lungenemphysems ist nicht möglich; das Entscheidende ist die Verhütung durch frühzeitige Behandlung der chronischen Bronchitis, die aber oft nur zu Teilerfolgen führt.

Verlauf und Prognose

Das typische Lungenemphysem, bei dem definitionsgemäß die Alveolarstruktur durch Umbau geschädigt ist, zählt zu den irreversiblen Erkrankungen.

3 Erkrankungen der Pleura

3.1 Pleuraerguß

Als Pleuraerguß bezeichnet man eine Flüssigkeitsansammlung im Pleuraraum. Dafür kommen ganz verschiedene Ursachen in Betracht: Bei ausgeprägter Herzinsuffizienz kommt es nicht nur zu Ödemen an den Beinen, sondern auch zur Ergußbildung in der Pleurahöhle (s. Kap. 2); dies ist die häufigste Form eines Pleuraergusses. Andere mögliche Ursachen sind Entzündungen, die von der Lunge auf das Rippenfell übergreifen (Pleuritis). Es gibt auch bösartige Tumoren, die vom Rippenfell ausgehen und sich flächenhaft am Rippenfell ausbreiten. Dabei kommt es ebenfalls zur Ergußbildung.

Zur Abklärung der Ursache eines Pleuraergusses ist eine **Punktion** durchzuführen. In der Regel führt man in Lokalanästhesie eine Nadel durch die Zwischenräume der Rippen in die Pleurahöhle ein, um Erguß zu entnehmen: Bei Herzinsuffizienz ist der Eiweißgehalt des Pleuraergusses gering (Transsudat). Bei entzündlich bedingten Pleuraergüssen ist der Eiweißgehalt höher (Exsudat). Die Bestimmung des spezifischen Gewichts kann daher von diagnostischem Wert sein. Bei Tumoren kann man bei mikroskopischer Untersuchung abgeschilferte Geschwulstzellen finden. Bei sehr großen Ergußmengen kann die Entfernung der Flüssigkeit aus dem Pleuraraum die Atmung entlasten und wird deshalb auch aus **therapeutischen** Gründen durchgeführt.

3.2 Pleuritis

3.2.1 Die trockene Pleuritis

Entzündliche Pleuraerkrankungen, die ohne Ergußbildung einhergehen, werden als sog. trockene Pleuritis bezeichnet.

Durch Austritt von **Fibrin** in die Pleurahöhle wird die glatte Serosa der Pleurablätter aufgerauht. Dadurch kommt es bei der Atmung zu mechanischer Reizung, die wegen der großen Schmerzhaftigkeit des Rippenfells zu starken Beschwerden führt. Die Patienten klagen über heftige messerstichartige, atemabhängige Schmerzen, die zur Schonatmung führen.

Ursächlich liegen einer trockenen Pleuritis ein Lungeninfarkt (s. Abschnitt II, 4.1), eine Pneumonie, ein Lungenabszeß oder eine Tuberkulose zugrunde. Die Diagnose wird meist aufgrund des klinischen Beschwerdebildes gestellt; sie muß stets zur Abklärung der ursächlichen Grunderkrankung führen, denn die Pleuritis ist keine selbständige Krankheit.

Bei der Ausheilung führt eine trockene Pleuritis immer zur teilweisen narbigen Verklebung der Pleurablätter.

3.2.2 Die feuchte (exsudative) Pleuritis

Meist geht eine trockene Pleuritis innerhalb von wenigen Tagen in eine feuchte Pleuritis über. Durch Flüssigkeitsabsonderung in den Pleuraraum wird der direkte Kontakt der Pleuraoberflächen miteinander vermieden, und dadurch verschwinden bei den Patienten die Schmerzen.

Eine der häufigsten Ursachen der exsudativen Pleuritis ist auch heute noch die **tuberkulöse Pleuritis**, die postprimär sehr früh nach der Erstinfektion auftritt. Die Symptomatik besteht zunächst in Schmerzen, die mit Nachtschweiß und geringem Gewichtsverlust einhergehen. Bei Punktion des Ergusses wird meistens bernsteingelbe Flüssigkeit gewonnen, die Lymphozyten und Fibrin enthält. Gelegentlich finden sich auch Blutbeimengungen.

Die Diagnose wird bei der tuberkulösen Pleuritis durch den Nachweis von Tuberkelbakterien oder thorakoskopisch gewonnenen tuberkulösem Gewebe gestellt. Der Erregernachweis ist jedoch sehr schwierig.

Exsudative Pleuritiden finden sich auch bei Lungeninfarkten (s. Abschnitt II, 4.1), bei Krankheiten aus dem rheumatischen Formkreis wie dem akuten rheumatischen Fieber, nach Verletzungen, bei Pneumonien und bei akuter Bauchspeicheldrüsenentzündung.

3.3 Pleuraempyem

> Ein Empyem ist eine Eiteransammlung in einer natürlich vorgebildeten Körperhöhle oder einem Hohlorgan.

Bricht ein Lungenabszeß in die Pleura durch oder kommt es bei einer bakteriellen Pneumonie zu einer durchwandernden Entzündung in den Pleuraraum, so kann eine Eiteransammlung in der Pleura entstehen. Rezidivierende Fieberschübe und klinischer und röntgenologischer Nachweis eines Pleuraergusses wecken den Verdacht; die Diagnose wird durch Punktion des Ergusses gestellt. Findet sich Eiter, so wird das Empyem durch Einbringen einer Schlauchdrainage entleert.

3.4 Pleuraschwarte

Bei länger bestehenden exsudativen Pleuritiden kann es zur sog. *Organisation* der im Pleuraraum angesammelten Fibrinmassen kommen, d. h., daß diese durch **Bindegewebe** ersetzt werden. Das Bindegewebe kann einen breiten Mantel um die Lunge legen und so die Ausdehnungsfähigkeit der Lunge selbst herabsetzen. Als Folge ist die Lunge in ihrer Belüftung behindert. Man spricht von einer *gefesselten Lunge*. Um diese Funktionseinschränkung nach einer fibrinösen Pleuritis zu vermeiden, kann man das Fibrin operativ entfernen.

Bei Zustand nach einem Pleuraempyem oder in einer alten Pleuraschwiele kann sich Kalk einlagern. Man spricht von einer **Pleuritis calcaria,** obwohl die Entzündung lange zurückliegt.

3.5 Hämatothorax

Nach Verletzung der Interkostalgefäße oder größerer Gefäße, die Anschluß an den Pleuraraum gewinnen, kann **Blut** in den Pleuraraum gelangen. Wir sprechen dann von einem Hämatothorax. Das Blut wird aus dem Pleuraraum normalerweise nicht vollständig resorbiert, eine ausgedehnte Pleuraverwachsung kann die Folge sein.

3.6 Chylothorax

Bei Verlegung des **Ductus thoracicus**, des Hauptlymphstamms, durch Entzündungen, Tumoren oder bei Verletzungen kann es zum Austritt von Chylus in die Pleurahöhle kommen. Bei Punktion des Ergusses findet sich dann eine milchähnliche Flüssigkeit mit hohem Fettgehalt.

3.7 Pleuratumoren

Bösartige Tumoren der Pleura bezeichnen wir als **Pleuramesotheliome,** da sie vom Mesothel des Rippenfells ausgehen. Man hat einen ursächlichen Zusammenhang zwischen der Inhalation von **Asbestnadeln** und dem Auftreten von Pleuramesotheliomen festgestellt. Nach der Inhalation von Asbest kann es nach einer Zeitspanne von etwa 20–30 Jahren zu solchen Wucherungen kommen. Die Pleuramesotheliome sind unterschiedlich ausgereift und zeigen daher ein unterschiedliches biologisches Verhalten. Sehr schnell wachsende Tumoren führen frühzeitig zu Beschwerden, während sich sehr langsam ausbreitende Tumoren erst nach langer Zeit zu Symptomen führen. Beschwerden entstehen einerseits durch Verdrängung der Lunge, die zu Luftnot führt, und andererseits durch Einwachsen der Tumoren in die Nervenbahnen der Brustwand, wodurch erhebliche Schmerzen verursacht werden. Eine lebensverlängernde Behandlung ist z. Zt. nicht bekannt. Schmerzen können oft durch **Bestrahlung** gemildert werden. – Die Diagnose wird durch Biopsie gestellt.

Viel häufiger als Pleuramesotheliome sind **Pleurametastasen** von Tumoren anderweitiger Organe. Dabei kommt es zu ausgedehnten Ergußbildungen, die in der Regel Blutbeimengungen aufweisen. Eine **palliative** (d. h. die Beschwerden lindernde) Behandlung ist nur durch Bestrahlung oder durch Gabe von zytostatischen Medikamenten möglich. Bei sehr starken Ergußbildungen kann eine Verödung des Pleuraraums Linderung bringen.

3.8 Pneumothorax

Definition

Wird die Brustwand verletzt oder reißt die Lunge ein, dann schnurrt die Lunge durch ihre elastischen Rückstellkräfte zusammen, und der Pleuraspalt füllt sich mit Luft. Die betroffene Lunge nimmt nicht am Gasaustausch teil. Wir bezeichnen diesen Zustand als Pneumothorax.

Ursachen und Pathogenese

Ist das Luftleck in der Lunge klein und tritt nur wenig Luft aus, so kommt es zu einem kleinen Pneumothorax, bei großen Defekten zu einem großen Pneumothorax. Bei einer Schwächung des Pleurabindegewebes kann es zu einem Spontaneinreißen der Pleura und zu einem sog. *Spontanpneumothorax* kommen, der ggf. wiederholt auftreten kann.

Symptome

Ein kleiner Pneumothorax führt bei normaler Lunge nur zu einer geringen Beeinträchtigung des Wohlbefindens. Bei einem größeren Pneumothorax tritt plötzliche Atemnot oft in Verbindung mit Schmerzen auf.

Komplikationen

Manchmal entsteht eine Art **Ventilmechanismus** derart, daß bei der Einatmung Luft in die Pleurahöhle hineingesaugt wird, bei der Ausatmung aber keine Luft herauskommen kann, so daß sich die Pleurahöhle immer stärker mit Luft füllt. Dadurch werden das Mittelfell und das Herz immer weiter in die gesunde Thoraxhälfte hineingedrängt. Man bezeichnet diesen Zustand als **Spannungspneumothorax.**

Durch das Zusammendrängen der unverletzten Lunge beim Pneumothorax der Gegenseite kommt es zu schwerer Atemnot, noch gefährlicher ist das Abknicken der großen Venenstämme durch die Verlagerung des Mediastinums. Dann ist **sofortiges** Ablassen der Luft aus der verletzten Thoraxhälfte zwingend erforderlich und muß ggf. unter improvisierten Bedingungen im Rettungswagen oder dergleichen erfolgen.

Therapie

Die Behandlung eines Pneumothorax besteht im **Absaugen** der Luft aus dem Thoraxraum mittels eines Katheters, da sich die Luft von selbst nur sehr langsam resorbiert. Bei wiederholt aufgetretenem Spontanpneumothorax kann eine chirurgische Behandlung mit Vernähung des Luftlecks und Verödung des Pleuraraumes notwendig werden.

4 Gefäßerkrankungen der Lungen

4.1 Lungenembolie und Lungeninfarkt

Definition

Die größte Gefahr einer intravasalen Gerinnung besteht darin, daß Gerinnungsmassen in die Blutbahnen eingeschwemmt werden. Dann werden die Gerinnsel mit dem venösen Blutstrom weitertransportiert und durch das rechte Herz in die Lungenstrombahn getrieben, wo sie einen Teil des Lungengefäßbettes verlegen. Wir sprechen dann von einer Lungenembolie.

Epidemiologie

Die Lungenembolie ist eine der häufigsten Todesursachen (ca. 5% aller Sektionen) und bedroht vor allem bettlägerige Patienten (z. B. postoperativ, nach Unfällen).

Ursachen und Pathogenese

Normalerweise tritt eine Gerinnung des Blutes nur bei Verletzungen zum Schutz vor Verblutungen auf. Das Blut in den Gefäßen ist vor Gerinnung durch ein kompliziertes Gerinnungssystem geschützt.

Bei bettlägerigen Patienten und bei verzögertem venösem Rückfluß kann jedoch in den Venen eine **intravasale** Gerinnung (Thrombose) auftreten (s. Kap. 5).

Venenthrombosen entstehen fast ausschließlich in den Venen der unteren Extremitäten, in denen das Blut sehr langsam fließt. Krampfadern und Venenentzündungen begünstigen die Entstehung von Thrombosen.

Eine Gerinnung des Blutes in den Venen führt zunächst zu einem örtlichen Abflußhindernis, so daß es zu einem Ansteigen des Venendruckes und zu Ödemen in dem entsprechenden Bein kommt.

Bei kleinen Gerinnseln wird dies ohne Beschwerden von den Patienten toleriert, bei größeren Embolien kommt es zu schweren Kreislaufstörungen mit Ausfall eines Lungengefäßbezirkes und Überlastung des **rechten** Herzens. Bei ständig wiederholten kleinen Embolien liegt die Gefahr in der fortschreitenden Verlegung der Lungenstrombahn und dem daraus folgenden Versagen des rechten Herzens.

Symptome

Die Patienten erkranken bei Eintritt einer Lungenembolie mit plötzlich auftretender Luftnot, Zyanose und Blutdruckabfall.

Komplikationen

Die Verlegung eines Lungenarterienastes kann auch zum Gewebsuntergang im zugehörigen Lungenabschnitt führen. Der entsprechende Lungenabschnitt füllt sich dann mit Blut. Wir sprechen von einem **Lungeninfarkt,** der röntgenologisch als keilförmige Verschattung zu erkennen ist. Durch Fibrinexsudation auf die Lungenoberfläche kann dabei eine trockene Pleuritis entstehen und bei zusätzlichem Ausschwitzen von fibrinreichem Exsudat zu einem Pleuraerguß führen, der fast immer Blutbeimengungen enthält.

Die Patienten erkranken mit heftigsten Schmerzen, die atemabhängig sind. Bei einer zusätzlichen Infektion des Infarktgebietes kommt es zu einer Infarktpneumonie. Eine Abgrenzung gegenüber einer lobären Pneumonie ist dann oft sehr schwierig. Im weiteren Krankheitsverlauf wird das Blut im Infarktgebiet resorbiert und durch Narbengewebe ersetzt.

Therapie

Therapeutisch ist eine sofortige **Ruhigstellung** des Patienten erforderlich, einmal, um nach Möglichkeit die Ablösung weiterer Gerinnsel aus dem Thrombosebereich zu verhindern, und zum anderen wegen der erheblichen Kreislaufstörungen, die mit jeder größeren Lungenembolie verbunden sind. Besteht Dyspnoe, so wird Sauerstoff gegeben. Für die Behandlung der **akuten** Lungenembolie bestehen darüber hinaus folgende Möglichkeiten: Bei einer unmittelbar lebensbedrohlichen Embolie kann die **operative Entfernung** des Embolus (d. h. der verschleppten Gerinnselmasse) lebensrettend sein; oft reicht jedoch die Zeit nicht aus für den Transport in den Operationssaal usw., so daß der Versuch zu spät kommt.

Die Auflösung des Thrombus mit **fibrinauflösenden Medikamenten** (Streptokinase) benötigt für ihre Wirksamkeit Stunden. Diese Methode wird bei sehr schweren Embolien daher nichts mehr nützen. Bei schweren Embolien, bei denen das unmittelbare akute Ereignis überlebt wird, kann damit die Kreislaufsituation gebessert werden und längerfristig gesehen der Ausfall von Lungengewebe und die Überlastung des rechten Herzens zumindest vermindert werden.

In jedem Fall wird man eine **blutgerinnungshemmende Behandlung** einleiten, um zu verhindern, daß sich im Thrombosegebiet neue Gerinnsel bilden. Es sind besonders die frisch entstandenen Gerinnsel, die zur Ablösung neigen. Ist ein Thrombus erst einmal einige Tage alt, dann ist die Emboliegefahr ziemlich gering.

Bei immer wiederkehrenden kleinen Embolien kann die Einlage eines **Vena-cava-Schirms** oder ein **operativer Verschluß** der großen Venen vor dem Einschwemmen von weiteren großen Embolien schützen.

Bei einer Infarktpneumonie ist eine Antibiotika-Behandlung notwendig.

4.2 Luftembolie

Bei Eröffnung großer Venen kann Luft in das Gefäßsystem gelangen, weil bei der Einatmung auf die großen Venenstämme in der Brusthöhle (durch die Erweiterung des Brustkorbs) ein **Sog** ausgeübt wird, der sich in die großen zuführenden Venenäste fortsetzt.

> Am häufigsten entstehen Luftembolien infolge Unachtsamkeit bei Infusionen (bei denen Flüssigkeit durch Pumpen oder Überdruck in das Venensystem getrieben wird) oder beim Einlegen von Venenkathetern.

Die Folge ist eine Verlegung der kleinen Gefäße des Lungenkreislaufs durch Gasblasen. Es kann zu Symptomen wie bei einer akuten Lungenembolie kommen. Passieren die Gasblasen die Lungenkapillaren und werden in den großen Kreislauf eingeschwemmt, kann es zu Krämpfen und schweren Ausfällen des **zentralen Nervensystems** kommen, da die Gasblasen durch ihr geringes Gewicht sehr häufig in Hirngefäße geschwemmt werden.

Die erste Maßnahme bei einer drohenden Hirnembolie ist das **sofortige Hochlagern** des Fußendes des Patienten, damit die Gasblasen in die untere Körperhälfte *aufsteigen*, wo sie weniger gefährlich sind. Ferner gibt man dem Patienten Sauerstoff.

4.3 Cor pulmonale

Eine vermehrte Belastung des rechten Herzens führt regelmäßig zu einer Anpassung des Herzmuskels, zu einer sog. **Hypertrophie**, also einer Vergrößerung der einzelnen Herzmuskelzellen. (s. Kap. 2).

Kommt es infolge einer Lungenerkrankung zu einer Widerstandserhöhung im Lungenkreislauf und damit zu einer Druckerhöhung in der Lungenschlagader, so führt dies zu einer isolierten Belastung nur des rechten Herzens. Das rechte Herz hypertrophiert, und wir sprechen dann von einem *Cor pulmonale*.

Die Ursachen für ein Cor pulmonale können sehr verschieden sein. Am häufigsten tritt eine Widerstandserhöhung im kleinen Kreislauf bei der chronischen Bronchitis und dem Emphysem auf. Bei Lungenfibrosen und bei rezidivierenden Lungenembolien kann es ebenfalls zu einem Cor pulmonale kommen.

Ist das rechte Herz nicht in der Lage, die vermehrte Pumpleistung zu vollbringen, dann kommt es zu einer venösen Stauung vor dem rechten Herzen.

Infolge dieses **erhöhten Venendrucks**, der sich bis in den Bereich der Venolen und Kapillaren auswirkt, kommt es zur Ansammlung von Gewebsflüssigkeit, zu sog. Ödemen. Die Ödeme beginnen in den Beinen, weil in der unteren Körperregion der Venendruck stets am höchsten ist (s. Kap. 2, Abschnitt „Herzinsuffizienz"). Wir sprechen dann von einem dekompensierten **Cor pulmonale**.

Literatur zum medizinischen Teil

Nolte, D.: Asthma, 3. Aufl., Urban & Schwarzenberg, München – Wien – Baltimore 1987.

Primer, G.: Pulmologie in der Praxis, edition medizin, Weinheim – Deerfield Beach/Florida – Basel 1981.

Rieben, F. W., D. Fritze: Praktische Lungen- und Bronchialheilkunde. Steinkopff, Darmstadt 1985.

III Pflegerischer Teil

M. MISCHO-KELLING

1 Atmung – mehr als Sauerstoffversorgung

Chronische Erkrankungen der Atmungsorgane entwickeln sich erst über einen gewissen Zeitraum hinweg und können erheblichen Einfluß auf die Lebensqualität des Betroffenen haben. Sie werden als wichtige Ursache für eine erhöhte **Morbidität** und **Mortalität** der älteren Bevölkerungsgruppe genannt.

In dem pflegerischen Fallbeispiel geht es um eine ältere Patientin, die seit Jahren an Asthma unklarer Genese leidet, also an einer **chronisch obstruktiven Erkrankung**. Charakteristisch für solche Erkrankungen ist, daß sie nicht geheilt werden können. Es handelt sich also um lebenslange Zustände, deren immer wiederkehrende Symptome, z. B. Asthmaanfälle mit Atemnot, Angst bis hin zur Todesangst oder Panikgefühle, zwar nicht behoben, aber durchaus kontrolliert werden können. Empirische Untersuchungen zeigen, daß die **Kenntnis von der Funktionsweise der Atemorgane**, ein **Verständnis der auslösenden Situationen** und die **Kenntnis entsprechender Atemtechniken** helfen können, zumindest einen Teil der Restfunktionen der Atemwege aufrechtzuerhalten. Die Atmung kann relativ verbessert und die genannten Symptome können besser bewältigt werden. Auf diese Weise ist es also nicht nur möglich, ein gewisses Niveau der Lebensqualität zu erhalten, sondern auch die Verweildauer im Krankenhaus und die Rehospitalisierung zu reduzieren.

Die Pflegekraft sollte sich stets vor Augen führen, daß das **Atmen** neben der physiologischen Funktion ein integraler Bestandteil von solchen Aktivitäten wie **Lachen, Sprechen, Singen, Schreien** etc. ist, und daß die Atmung für die **Kommunikation** und für die Aufrechterhaltung einer **normalen Le**-

bensweise unabdingbar ist. Weiter muß sie wissen, daß ein akutes Atemproblem **Angst** auslöst.

Die Angstgefühle im Zustand akuter Atemnot reichen vom Gefühl des Erstickens bis zu Panik und Todesangst. Eine Krankenhauseinweisung kann diese Gefühle unter Umständen verstärken (fremde Umgebung, fremde Menschen) und das Problem insgesamt vergrößern. Schon allein dadurch kann es zu einer beschleunigten Atmung und somit zur **Hyperventilation** kommen.

Dyspnoe löst aber nicht nur Angst aus, sie führt in der Regel auch zu einer Einschränkung der Aktivitäten des Lebens (*sich bewegen, kommunizieren, arbeiten und sich in der Freizeit beschäftigen, essen und trinken, seine Geschlechtlichkeit leben*) und kann zur sozialen Isolation führen. Ältere Menschen trauen sich nicht mehr aus der Wohnung und sind oft praktisch ans Haus gebunden.

Es ist also für die Pflegekraft wichtig zu erfahren, in welchen Aktivitäten des Lebens der Betroffene sich aufgrund seiner Erkrankung eingeschränkt fühlt, welche Situationen bei ihm Ängste und Panikgefühle hervorrufen, und wie er solche Situationen in seiner gewohnten Umgebung bewältigt. Um den Problemen des Patienten im Bereich der Atmung effektiv begegnen zu können, ist eine Kooperation der verschiedenen Berufsgruppen unerläßlich, insbesondere die enge Zusammenarbeit zwischen Pflegepersonal und Physiotherapeuten (Krankengymnasten).

Im nachstehenden Fallbeispiel wird die Problematik noch durch eine zweite, stark eingreifende chronische Erkrankung, den Morbus PARKINSON, verschärft. Hier sind insbesondere die Auswirkungen auf die Funktionsfähigkeit der **Atmung**, auf die **Mobilität**, **Kommunikation** und **Wahrnehmung** zu bedenken. Schließlich hat auch die Abhängigkeit von Dritten einen nicht unerheblichen Einfluß auf das **Selbst-Konzept** der Betroffenen.

2 Fallbeispiel: Frau Else Unruh[1]

Frau Unruh war ihr Leben lang aktiv, ging ihren Verpflichtungen nach und war trotz ihres seit Jahren bestehenden Asthmas in den Aktivitäten

---

[1] Die Pflegeanamnese und der Pflegeplan sind von Frau ANNELIESE GARRELS erstellt worden.

des Lebens unabhängig. Ihre eigenen Kraftreserven und die Hilfe ihres Ehemanns wirkten bei Dyspnoe und Asthmaanfällen unterstützend. Auch hatten die unterschiedlichen Therapien wie Medikamente und Atemtherapie (AT) zu Hause und im Krankenhaus bei ihr immer Erfolg.

Seit zwei Jahren war eine Abnahme ihrer körperlichen Reserven zu beobachten, und es wurde ihr zunehmend unmöglich, bestimmte Verrichtungen im Haushalt und der körperlichen Pflege selbständig durch- und weiterzuführen. Es war ein ständiges Auf und Ab. Anfangs waren es nur Stimmungsschwankungen: mal fühlte sie sich tieftraurig, ein anderes Mal war sie lustlos und ohne jede Energie. Im weiteren Verlauf kam eine Verarmung der Gestik und ein Angespanntsein der gesamten Muskulatur hinzu. Sie fühlte sich steif und konnte ihre Motorik und Mimik nicht mehr mit der gewohnten Kraft und dem ihr eigenen Ausdruck einsetzen. Dieser Zustand verschlimmerte sich so sehr, daß ein stationärer Aufenthalt zur Abklärung und Behandlung der Symptome erforderlich wurde. Vor einem halben Jahr wurde ihr mitgeteilt, daß sie an der PARKINSON-Krankheit leide. Die Symptome verbesserten sich dank der medikamentösen Therapie, und sie wurde nach Hause entlassen, wo ihr Mann die weitere Versorgung übernahm.

Bald ergaben sich durch den ausgeprägten Tremor Probleme beim Essen und Trinken. Im Laufe der Zeit fiel es ihr immer schwerer, sich selbst zu erheben und sich an- und auszukleiden; dazu hatte sie Schwierigkeiten mit dem Sprechen. Sie redete kaum noch. Mit ihrem Mann konnte sie sich auch wortlos verständigen. Bei anderen erweckte ihre ausdruckslose Mimik den Eindruck der Demenz. Bei aufmerksamer Beobachtung ließ sich jedoch die erhaltene geistige Beweglichkeit am lebhaften Spiel der Augen ablesen.

Frau Unruh und ihr Ehemann haben, um das Asthma im Zaum zu halten, die Atemtherapie zu Hause regelmäßig und diszipliniert durchgeführt. Sie haben den Thorax aktiv gedehnt und bei der Lagerung diese Dehnung durch Kissen unterstützt. So konnte Frau Unruh abhusten und durch eine ausreichende Flüssigkeitszufuhr (Verflüssigung des Schleims) die Lunge gut freihalten.

Einige Tage vor dem stationären Krankenhausaufenthalt hatte Frau Unruh eine PARKINSON-Krise, die ihr die aktive Atemtherapie unmöglich machte. Temperaturanstieg und Atemnot führten schließlich zur stationären Auf-

Patientenerhebungsbogen

Tag der Aufnahme:	*7. 3. 87*
Tag der Erhebung:	*8. 3. 87*

Name:	*Else Unruh*
Geschlecht:	*weiblich*
Geburtsdatum:	*1. 10. 06*
Alter:	*80 Jahre*
Familienstand:	*verheiratet*
Beschäftigung:	*Hausfrau; zu Hause versorgt sie sich mit ihrem Mann selbst.*
Religion:	*keine*

Anschrift:	*Freiburg, Breslauer Str. 10*
Tel.:	*—*
Art der Wohnung:	*Etagenwhg, II., Fahrstuhl*
Personen, die dort wohnen:	*Ehemann*
Nächster Angehöriger:	*Ehemann, Karl Unruh*
Andere Bezugspersonen:	*verh. Sohn wohnt 30 km entfernt*
Soziale Dienste:	*—*

Wie nimmt der Patient/die Patientin seinen/ihren gegenwärtigen Gesundheitszustand wahr:

wirkt ängstlich, da sie jetzt von Pflegekräften abhängig ist. Zu Hause versorgt sie sich mit ihrem Mann selbst.

Gründe der Einweisung/Überweisung:

Dyspnoe; Zyanose; Schleimansammlung; kann nicht abhusten; asthmoide Emphysembronchitis.

Medizinische Diagnose:

asthmoide Emphysembronchitis, Morbus Parkinson.

Krankheitsgeschichte:

Asthma, seit Jahren bekannt und behandelt. Morbus Parkinson vor einem halben Jahr diagnostiziert

Allergien:

nicht bekannt.

Bedeutsame Lebenskrisen:

vor ½ Jahr: Diagnose Parkinson. Verlust der Selbständigkeit. Krankheitsbedingte Abhängigkeit.

---

nahme. Nach der Verlegung von der Aufnahmestation auf die periphere Station führte die Pflegekraft gemeinsam mit der Patientin und ihrem Ehemann ein Gespräch, in dessen Rahmen sie die Pflegeanamnese erhob. Der Pflegekraft wurde deutlich, wie wichtig für Frau Unruh der enge Kontakt zum Ehemann war, woraufhin die Möglichkeit der freien Besuchszeit eingeräumt wurde.

Im weiteren Verlauf stand die **Aktivierung** von Frau Unruh im Vordergrund, und als allgemeines Ziel wurde die weitgehende **Unabhängigkeit** von den Pflegekräften formuliert.

Es war jedoch schwierig, dieses Ziel zu verfolgen, da das Krankenzimmer klein war und voller Möbel stand. Auch tolerierten zwei Mitpatientinnen das für die Frischluftzufuhr notwendige ständige Offenstehen des Fensters nicht. Für die Pflegekräfte bedeutete dies, daß sie die Interessen der einzelnen Patientinnen immer wieder neu abwägen und mit ihnen aushandeln mußten.

Durch den Ortswechsel in die Klinik kam es nach vier Tagen zu einer Verschlechterung in den ALs 2, 4, 5, 8 und 11 (Abb. 9-11). Dies wurde noch durch einen Wechsel des Zimmers in der Klinik verstärkt. Durch eine ständige Anpassung der Pflege an den Zustand von Frau Unruh konnte jedoch eine Kontinuität in der Versorgung erreicht und der Zustand insgesamt verbessert werden. Frau Unruh gewann im Laufe ihres Krankenhausaufenthalts Selbstvertrauen und Selbständigkeit in den verschiedenen ALs zurück.

Nach drei Wochen wurde Frau Unruh nach Hause entlassen, wo sie wieder von ihrem Mann versorgt wurde.

Literatur zum pflegerischen Teil

Howard, J. E., J. L. Davies, K. J. Roghmann: Respiratory teaching of patients: how effective is it. J. of Adv. Nurs. 12/2 (1987) 207–214.

Müller, H.: Atemübungen für zu Hause. Patientenliga Atemwegserkrankungen, Mainz 1987.[1]

Roper, N. et al.: Using a Model for Nursing, Churchill Livingstone, Edinburgh 1983.

Webster, R., D. Thompson: Breathing. In: Wright, St. G. (ed.): Nursing the Older Patient. Harper & Row, London 1988.

---

[1] Zu beziehen über Herrn Heinz Müller, Abt. Physiotherapie, Ruhrlandklinik, Tüschener Weg 40, 4300 Essen 16.

Pflegeanamnese: Frau Unruh „Einschätzung der Aktivitäten des Lebens"

		Gewohnheiten im Bereich der Aktivitäten des Lebens (ALs)	Beeinträchtigungen in den ALs	Coping (Bewältigungsstrategien)
1	**Für eine sichere Umgebung sorgen**	fühlt sich in der eigenen Wohnung und bei Anwesenheit des Ehemanns sicher; seitdem sie weiß, daß sie die Parkinson-Krankheit hat, feiert sie Familienfeste zu Hause; geht kaum aus dem Haus	bei Beeinträchtigungen im Wohlbefinden Kurzluftigkeit; Steifigkeit am ganzen Körper bedingt durch Parkinson; KH: ungewohnte Umgebung; fremde Menschen	Zu Hause: öffnet Fenster, atmet aus mit Lippenbre... (Atemtechnik) nimmt Be... tec® Spray; hat i. d. Whg. gute Sitzmöglichkeit (Ses... mit fester Lehne); wenig Mobiliar + Gegenstände... Raum
2	**Kommunizieren**	spricht kaum; ergänzt sich lt. Aussagen des Ehemanns mit ihm „ohne Worte", klammert sich an Ehemann; hat keine Brille, kein Hörgerät	starre Gesichtsmimik; kann bei Dyspnoe kaum sprechen; KH: neue Umgebung macht ihr Sorgen	muß beim Sprechen Prothese tragen
3	**Atmen**	bei geregeltem Tagesablauf hat sie keine Atemprobleme; seit kurzem hat sie öfter Atemnot aufgrund der Schleimansammlung; Atemprobleme kommen in Attacken	Belastung, Erkältung; KH: Schleimansammlung; Steifigkeit → führen alle zu Dyspnoe	Sicherheit durch Eheman... ist den ganzen Tag aktiv: kocht z. B. oder wischt Staub; öffnet Fenster, atmet aus mit Lippenbremse (s. Pkt
4	**Essen und Trinken**	hat in den letzten Wochen mehrere Kilo abgenommen; wiegt bei KH-Aufnahme 60 kg; ist 1,63 cm groß; hat aufgrund der schlechten Atemsituation unregelmäßig gegessen; trinkt gerne Apfelsaft mit Wasser gemischt, Kaffee und Tee, keine Milchprodukte und Milch	Tremor aufgrund von Parkinson; Kurzluftigkeit	füllt Gläser und Tassen m... Getränken nur halb voll
5	**Ausscheiden**	hat keine Probleme beim Wasserlassen; kann je nach körperl. Zustand nur mit Hilfe des Ehemanns die Toilette erreichen; Stuhlgang kommt bei ihr in unregelmäßigen Abständen, phasenweise tgl., dann wieder jeden 2. oder 3. Tag.	körperlicher Zustand durch Parkinson	nimmt bei Darmträgheit pflanzl. Abführmittel; möchte im KH ballastreic... Kost zu sich nehmen
6	**Für die persönliche Hygiene sorgen und sich kleiden**	kann sich nicht alleine an- und ausziehen; wäscht sich zu Hause am Waschbecken; alle 3 Tage duscht sie der Ehemann; trägt seit 15 J. eine Vollprothese, die „gut" sitzt und die sie nur zum Reinigen nach dem Essen rausnimmt; Haut gut durchblutet, elastisch, zeigt keine Druckstellen	körperlicher Zustand durch Parkinson, insbesondere Steifheit	Ehemann übernimmt Tätigkeiten
7	**Die Körpertemperatur regulieren**	Temp. 37,3		
8	**Sich bewegen**	s. Pkt. 1	s. Pkt. 1 Tremor	gute Sitzmöglichkeit (Arm... lehne); wenig Mobiliar + Gegenstände i. Raum
9	**Arbeiten und sich in der Freizeit beschäftigen**	ist je nach körperl. Zustand den ganzen Tag aktiv (s. Pkt. 3); wischt Staub und macht leichte Hausarbeit	Steifigkeit; Atemnot seit einigen Tagen	Ehemann hält sie zur Aktivität an; öffnet Fenst... (s. Pkt. 3)
10	**Seine Geschlechtlichkeit leben**			
11	**Schlafen**	kann zu Hause bei geöffnetem Fenster „gut" schlafen; bei Kurzluftigkeit hat sie kurze Schlafphasen von ca. 1–1½ Std.	Angst vor Kurzluftigkeit (Atemnot)	schläft zu Hause in leicht erhöhter Oberkörperlage und nicht alleine
12	**Sterben**	bei „schwerer" Atemnot verspürt sie Todesängste	Atemnot	

Pflegeplan „in bezug auf die Als"

Probleme des/r Patienten/in	Patienten- und Pflegeziele	Pflegemaßnahmen in bezug auf die ALs	Kontrolle (Bewertung, Evaluation)
at Angst, sich aufgrund der urzluftigkeit zu belasten at Angst, zu fallen und sich u verletzen ühlt sich ohne Ehemann nsicher	– möchte sich ohne Angst im Zimmer bewegen und den Tagesablauf selber gestalten können (bis zum 16. 3.) – möchte alle Örtlichkeiten der Station kennen (bis zum 8. 3.) – möchte Vertrauen zum Pflegepersonal entwickeln, wenn Ehemann abwesend ist, und Angst verlieren	– Fensterplatz geben, wenn er frei wird – Klingel in erreichbarer Nähe fixieren; Nachtschrank in Reichweite plazieren; Hausschuhe u. Bademantel ebenso; keine Gegenstände im Raum stehen lassen – Pat. Räumlichkeiten der Station zeigen und mit ihr die Wege gehen, Eigenaktivität fördern (z. B. gehen im Zimmer + auf Stat.) und tgl. langsam steigern – mit Ehemann tgl. Besuchszeiten vereinbaren und abstimmen, was er an Pflege übernimmt – alle pflegerischen Maßnahmen erklären, damit Pat. Vertrauen gewinnt	mehrmals tgl. überprüfen bis zum 8. 3. tgl. dem Befinden u. der Belastbarkeit anpassen tgl. neu Verhalten + Reaktion auf Pflegepersonen tgl. dokumentieren
ann bei Dyspnoe kaum sprechen ann ohne Prothese Wörter nicht eutlich artikulieren	– möchte sich nonverbal oder verbal mitteilen können	– auf Ängste eingehen – beim Reinigen und Einsetzen der Prothese unterstützen – mit Ehemann (s. Pkt. 1) Gespräch vereinbaren wegen Probleme bei der häuslichen Versorgung	Verlauf dokumentieren nach jeder Mahlzeit bis zum 10. 3.
at wenig Ausdauer bei Atemchnik (AT); insbesondere wenn hemann nicht anwesend ist at z. Zt. vermehrte Schleimnsammlung, kann diese aufgrund er Körpersteifigkeit schlecht abusten eigt wenig Ausdauer; sieht eigene Möglichkeiten nicht	– möchte AT ohne Ehemann durchführen und wird Pflegekraft als Hilfsperson akzeptieren können (s. auch Pkt. 1) – möchte Kenntnisse über Methoden des Schleimverdünnens erwerben und ihre Möglichkeiten des Abhustens erweitern (bis zum 20. 3.) – möchte Ausdauer tgl. steigern und eigene Möglichkeiten bis zur Entlassung erweitern	– bei Kurzluftigkeit Fenster öffnen; sie in Sitzposition bringen, Pat. nicht alleine lassen (bei Bedarf Berotec®-Spray verabreichen) – Beruhigen durch Gespräch und Dasein, zum Ausatmen mit Lippenbremse auffordern – bei Verschlechterung: O$_2$-Sonde lt. ärztl. Anordnung; Arzt informieren – Pat. tgl. 2 l Flüssigkeit anbieten; ihr den Sinn der Flüssigkeitszufuhr erklären – 1× inhal. mit sekretl. Med. lt. ärztl. Anordnung; Umgang mit Inhaliergerät zeigen; Ehemann einbeziehen – gezielte Atemübung: zum Wattepusten, vibrieren und abhusten anregen nach Absprache mit KG, vorher Vitalwerte (AF + Puls) kontrollieren – Aktivitäten, die die Pat. ermüden und die Kurzluftigkeit hervorrufen tgl. einschätzen und dokumentieren	Verhalten und Reaktionen notieren Menge 1× tgl. kontrollieren Reaktion tgl. dokumentieren tgl., je nach Zustand häufiger tgl. dokumentieren tgl. bis zum 16. 3.
at aufgrund der Kurzluftigkeit Atemnot) kaum Appetit und rinkt wenig	– möchte jetziges Gewicht (60 kg) beibehalten – möchte alle Mahlzeiten am Tisch einnehmen können – möchte tgl. 2 l Flüssigkeit zu sich nehmen – möchte Sinn, Wirkung und Einnahmeart der Medikamente verstehen lernen	– 5 kl. Mahlzeiten anbieten, Pat. viel Zeit zum Essen lassen; Ehemann mit einbeziehen (s. Pkt. 1) – Pat. zum langsamen Kauen anregen und nicht durch Gespräche vom Essen ablenken – 2 l Flüssigkeit anbieten (s. Pkt. 3) – Flüßigkeitsbilanz erstellen – Medikamente lt. ärztlicher Anordnung verabreichen – Wirkungs- und Einnahmeart der Medikamente erklären – überprüfen, ob sie es auch versteht	Gewichtskontrolle 1× wöchentlich Trinkverhalten tgl. dok. 1× tgl. am 16. 3.
ann Toilette wegen Entfernung nd teilweiser körperl. Einschränkung schwer erreichen, daher efahr des Inkontinentwerdens	– will mit Hilfe oder alleine die Toilette jederzeit erreichen können – wird im KH nicht inkontinent werden	– öfters tgl. zur Toilette begleiten (Sicherheitstraining) – für die Nacht: Toilettenstuhl im Zimmer stellen; bei der Benutzung bei Bedarf behilflich sein – Klingel abends überprüfen, muß erreichbar sein – Nachtlicht brennen lassen – Bademantel und Hausschuhe in Nähe plazieren	tgl. tgl. tgl. tgl. tgl.
at von anderen bei der Körperflege und beim An- und Ausziehen bhängig at Angst vorm Fallen (s. Pkt. 1)	– möchte Pflegekraft als Hilfe annehmen können (s. Pkt. 2) – möchte Selbstvertrauen gewinnen und die Eigenständigkeit erhöhen, z. B. sich bis zum 24. 3. am Waschbecken ohne Angst waschen	– mit Ehemann über die Versorgung sprechen und absprechen, was er an Pflege im KH übernimmt – Zeitplan mit Pat. u. Ehemann vereinbaren – Eigenaktivität im Bereich „Waschen" tgl. steigern – Möglichkeit des Duschens anbieten – vor Belastung Atmung + Puls kontrollieren	bis zum 8. 3. und tgl. neu abstimmen tgl. Fortschritte tgl. dokumentieren und darauf aufbauen alle 3 Tage
at erhöhte Temperatur	– wird fieberfrei sein – wird sich keinen Infekt aufgrund des erschwerten Abhustens holen (bis zur Entlassung)	– 2× tgl. Temp. kontrollieren – Transpiration und Schüttelfrost beobachten – Körperabwehr durch Aktivitäten und ausreichende Nahrung steigern (s. Pkt. 3, 4, 6)	bis zum 14. 3., wenn keine erhöhte Temp. dann 1 × tgl. tgl.
Pkt. 1	– möchte jetzigen Aktivitätsradius beibehalten und nach Möglichkeit steigern (s. Pkt. 1, 3, 4, 6)	– alle Maßnahmen (s. Pkt. 1 und 2) – Gespräch mit KG vereinbaren – Zeitplan und Aktivitäten tgl. miteinander abstimmen	am 8. 3. tgl. Verlauf dokumentieren
t in ihren Aktivitäten aufgrund er Kurzluftigkeit, geringer Belastarkeit und Angst eingeschränkt	– s. Pkt. 1, 3, 4, 6, 8	– Kontakte zwischen Ehemann, Pat. u. Pflegepersonal fördern (s. auch Pkt. 1, 2, 4, 6 u. 8)	
at Angst, aufgrund der Kurzuftigkeit (Atemnot) nicht einnd durchschlafen zu können	– möchte Ängste abbauen können – möchte die Nacht durchschlafen können	– abends Gespräche anbieten, Fenster öffnen + 10 Min. lüften; Klingel gut plazieren (Angst) – Schlafverhalten beobachten und dokumentieren, besonders auf zeitl. und örtl. Orientierung achten – Medikamente lt. ärztl. Anordnung verabreichen + Nebenwirkung beobachten	tgl. Verlauf dokumentieren
at bei Atemnot Todesangst	– möchte Todesangst bewältigen	– Gespräche, Anwesenheit	

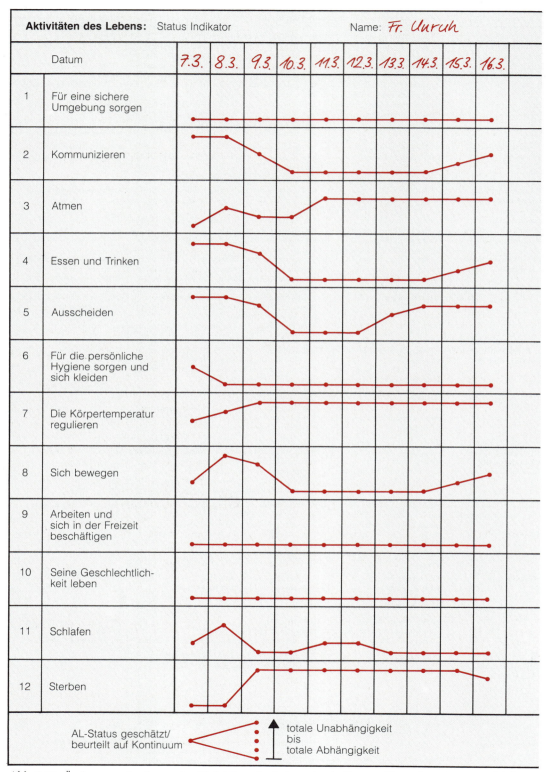

Abb. 9-11. Änderungen im Status der Aktivitäten des Lebens (nach: Roper, N. et al.: Using a Model for Nursing, Churchill Livingstone, 1983).

10 Krankheiten des Verdauungskanals

H. Huchzermeyer

Das folgende Kapitel informiert über:

▷ wichtige Leitsymptome wie Sodbrennen, Schmerzen, Erbrechen, Diarrhöe oder Blut im Stuhl bei Erkrankungen des Verdauungstrakts;
▷ angeborene und erworbene Störungen im Bereich von Speiseröhre, Magen und Darm;
▷ bösartige Tumoren des Gastrointestinaltrakts, insbesondere des Kolons;
▷ die Bedeutung von Vorsorgeuntersuchungen zur Früherkennung maligner Dickdarmtumoren;
▷ Kontaktadressen für Patienten mit Sprue, chronisch-entzündlichen Darmerkrankungen oder künstlichem Darmausgang;
▷ Pflegeprobleme bei Patienten mit schmerzhaften malignen Erkrankungen des Darmes und die daraus sich ergebenden Einschränkungen bezüglich der Aktivitäten des täglichen Lebens.

I Allgemeiner Teil

1 Anatomische und physiologische Vorbemerkungen

1.1 Speiseröhre

Wie der Name sagt, ist die Speiseröhre (**Ösophagus**) ein Rohr, das ausschließlich dem Nahrungstransport dient. Die Speiseröhre reicht vom Rachen (**Pharynx**) bis zum Magen und hat eine durchschnittliche Länge von 25 cm. Sie ist innen mit Schleimhaut (**Mukosa**) ausgekleidet. Schleimdrüsen sorgen mit ihrem Sekret dafür, daß die Schleimhaut geschützt und gleitfähig gehalten wird.

Anatomisch lassen sich drei **typische Engen** des Ösophagus nachweisen:
▷ die **obere** in Höhe des Ringknorpels,
▷ die **mittlere** im Bereich der Aortenimpression und
▷ die **untere** in Höhe des Zwerchfelldurchtritts.
Ein- und Ausgang der Speiseröhre werden von zwei Sphinktermechanismen verschlossen, d. h., die Muskulatur in diesen Bereichen weist höhere Ruhedrücke auf als die Muskulatur der Umgebung.

Oberer und unterer Ösophagussphinkter können mit Ventilen verglichen werden, die den Ösophagus praktisch zu einer Einbahnstraße machen. Von besonderer Bedeutung ist dabei der **untere Ösophagussphinkter** (**UÖS**), der ein Zurückfließen des Mageninhalts in die Speiseröhre verhindert. Er wird nicht nur durch das **vegetative Nervensystem** versorgt, sondern erfährt auch noch eine **humorale Steuerung**, z. B. durch gastrointestinale Hormone.

Der Schluckvorgang läuft als Reflex ab, an dem zahlreiche Nerven beteiligt sind. Das Schluckzentrum in der Medulla oblongata stellt die Umschaltstelle des Reflexbogens dar. Zu Beginn des Schluckakts erschlafft der obere Ösophagussphinkter und ermöglicht so dem Bissen, in den Speiseröhrenkörper einzutreten. Hier laufen nun nach unten gerichtete Ringkontraktionen ab (primäre Peristaltik), die die Speise vor sich herschieben. Nach 5–12 Sekunden wird der untere Ösophagussphinkter erreicht, der sofort erschlafft. Es kommt dadurch zum Druckausgleich zwischen Ösophagus und Magen und somit zum Übertritt der Speise in den Magen.

1.2 Magen und Zwölffingerdarm

Der Magen stellt eine sackförmige Erweiterung des Verdauungskanals dar. Er speichert die aufgenommene Nahrung (Fassungsvermögen etwa ein Liter), leitet die Verdauung ein und transportiert die Nahrung gut durchmischt in kleinen Portionen in den Zwölffingerdarm (**Duodenum**). Die einzelnen Magenabschnitte werden mit **Fornix, Korpus, Fundus** und ab der Inzisur bis zum *Pylorus* (Pförtner) als **Antrum** bezeichnet. Am Pylorus beginnt das Duodenum, das eine Länge von 25–30 cm aufweist und größtenteils unbeweglich an die hintere Rumpfwand (retroperitoneal) geheftet ist. Es hat die Form eines lateinischen C mit **Pars superior** (**Bulbus**), **Pars descendens** und **Pars inferior**.

Im Mageninneren verlaufen in Längsrichtung grobe Schleimhautfalten, die an der kleinen Kurvatur die sogenannte *Magenstraße* bilden. In die Schleimhautoberfläche münden die verschiedenen Magendrüsen ein: Im Korpusbereich werden in den **Hauptzellen** Pepsinogen, in den **Belegzellen** Salzsäure und Intrinsic-Faktor, in den **Mastzellen** Histamin und in den **Nebenzellen** ein alkalischer Schleim gebildet. Die Zellen der Antrumdrüsen produzieren ebenfalls einen alkalischen Schleim und daneben in den *G-Zellen* das Hormon Gastrin. Der Magenschleim, der in einer Dicke von 1–1,5 mm die Magenwände auskleidet, bildet zusammen mit dem Oberflächenepithel eine *Magenschleimhautbarriere*, die die Schleimhaut vor Schäden durch die Magensäure schützen soll.

Der **Magensaft** – pro Tag werden etwa 1,5 l produziert – besteht aus dem Sekret der Magendrüsen, durchgesickerter interstitieller Flüssigkeit, verschlucktem Speichel und rückströmendem Duodenalsaft.

Sekretion und Motilität des Magens werden sowohl über den Nervus vagus als auch durch den Einfluß verschiedener Hormone reguliert.

Im einzelnen lassen sich im Ablauf von Magensekretion und Magenmotilität drei Phasen unterscheiden:

▷ In der **zephalen Phase** (d. h. in der vom Gehirn gesteuerten Phase) wird der Magen durch verschiedene Reize wie Sehen, Riechen, Schmecken und Kauen, aber auch durch eine Hypoglykämie (Unterzuckerung) stimuliert. Der Nervus vagus setzt dabei die Säure- und Gastrinproduktion des Magens in Gang und senkt die Reizschwelle der Parietalzelle gegenüber Histamin und Gastrin.

▷ In der **gastralen Phase** erfolgt, überwiegend über humorale Mechanismen, die Säure- und Pepsinsekretion. Auslösemechanismen hierfür sind die Dehnung der Magenwand nach Eintritt der Speisen in den Magen sowie direkte chemische Reizung durch Eiweißspaltprodukte. Dem **Magenfundus** kommt dabei die Aufgabe zu, die Nahrung zu speichern, wohingegen in den **unteren Magenabschnitten** die Speisen vor der Entleerung gemischt und auf eine Partikelgröße bis unter einem Millimeter zerkleinert werden.

▷ Die **intestinale Phase** beginnt mit dem Übertritt des Speisebreis in den Dünndarm. Die Motilität des Magens wird nun durch verschiedene Hormone gehemmt, und die Bicarbonat-produzierenden Zellen des Pankreas werden stimuliert.

1.3 Darm

1.3.1 Dünndarm

Der Dünndarm läßt sich nach anatomischen und funktionellen Gesichtspunkten in drei Abschnitte gliedern:

▷ Duodenum = Zwölffingerdarm;
▷ Jejunum = Leerdarm;
▷ Ileum = Krummdarm.

Die Gesamtlänge beträgt 4–5 m, wovon zwei Fünftel auf das Jejunum, drei Fünftel auf das Ileum entfallen. Während das Duodenum an die Hinterwand fixiert ist, liegt das übrige Dünndarmkonvolut frei beweglich in der Bauchhöhle. Es hängt an einem bindegewebigen Aufhängeband, dem **Mesenterium,** dessen Wurzel von links oben nach rechts unten in einer Länge von 15–20 cm über die Rückwand der Bauchhöhle zieht. In diesem Mesenterium verlaufen auch die Blut- und Lymphgefäße zum Darm.

> Die gesamte Flächenausdehnung der Dünndarmmukosa beträgt schätzungsweise 4500 m^2!

Diese riesige Ausdehnung wird erreicht durch folgende Strukturmerkmale:

▷ KERKRING-Falten;
▷ Schleimhautzotten (Villi);
▷ Bürstensaum (Mikrovilli);
▷ LIEBERKÜHN-Krypten.

Die Aufgabe des Dünndarms besteht darin, die aufgenommene Nahrung zu **verdauen,** die zerlegten Energieträger zu **resorbieren** und den Darminhalt **weiterzubefördern.** Im Darmlumen erfolgt zunächst die enzymatische Zerlegung von Fett, Eiweiß und Kohlenhydraten, was überwiegend von den Sekreten der Speicheldrüsen, des Magens, des Pankreas und der Leber bewerkstelligt wird.

Den Vorgang des Nahrungsaufschlusses nennt man **Digestion** (= Verdauung), Störungen dieses Vorganges **Maldigestion** (= Fehlverdauung). Der nachfolgende Übertritt der Nahrungsbestandteile vom Darmlumen in das Lymph- und Kapillarsystem der Darmwand wird als **Absorption** (= Resorption) bezeichnet, Störungen der Resorption als **Malabsorption** (= Fehlresorption). **Malassimilation** ist ein Oberbegriff, der Maldigestion und Malabsorption zusammenfaßt.

Die Resorption kann durch passive Diffusion, über einen aktiven Transportmechanismus oder durch eine partikuläre Stoffaufnahme (Pinozytose) erfolgen. Die **Nährstoffresorption** findet überwiegend im oberen Dünndarm statt. Das Ileum kann grundsätzlich auch alle Nährstoffe resorbieren, tritt aber erst dann ein, wenn die oberen Abschnitte überlastet oder krankhaft verändert sind. **Vitamin B$_{12}$** und **Gallensalze** werden nur im Ileum resorbiert. An der BAUHIN-Klappe im rechten Unterbauch mündet der Dünn- in den Dickdarm (Kolon).

1.3.2 Dickdarm

Das **Kolon** umgibt mit einer Länge von 130–160 cm wie ein Rahmen das Dünndarmkonvolut. Vom Dünndarm unterscheidet sich das Kolon unter anderem durch seine größere Weite (6–8 cm) und einige weitere anatomische Merkmale.

Die einzelnen Abschnitte des Dickdarms sind: **Blinddarm** (Caecum) mit dem Wurmfortsatz (Appendix vermiformis), **Colon ascendens, Colon transversum, Colon descendens** und **Colon sigmoideum** (Sigma). Das Sigma geht schließlich in den 15–20 cm langen **Mastdarm** (Rectum) über, der am After (**Anus**) endet. Die Dickdarmschleimhaut enthält keine Zotten mehr, dafür sind aber die **Krypten** etwas tiefer, und das Epithel enthält reichlich *Becherzellen* zur Schleimproduktion.

Die Aufgabe des Dickdarms besteht darin, die unverdauten Nahrungsmittelreste aus dem Dünndarm zu übernehmen, den Darminhalt durch Resorption von Wasser und Elektrolyten **einzudicken** (und damit den Organismus vor Dehydration und Elektrolytverarmung zu schützen) und schließlich den Inhalt **fortzubewegen**.

Nach dem Eintritt des Darminhalts in das Kolon bleibt dieser zunächst für mehrere Stunden im Caecum und Colon ascendens liegen. Innerhalb eines Tages wird er dann durch zwei bis vier große *Massenbewegungen* durch Colon transversum und Colon descendens bis ins Sigma vorgeschoben, um dort wieder liegenzubleiben. Bei genügender Füllung des Sigmas schließlich setzt der **Defäkationsakt** ein. Die Kolonbewegungen laufen unwillkürlich ab; erst mit dem Einsetzen des Stuhldranges, der durch die Dehnung des Rektums entsteht, beginnt der aktive Defäkationsakt, an dem auch die willkürlich betätigte *Bauchpresse* teilnimmt.

Der Darminhalt bewegt sich gewöhnlich nicht nur vorwärts, sondern auch rückwärts; die Passagegeschwindigkeit entspricht somit der Differenz von Vorwärts- und Rückwärtsbewegung.

Ein weiterer Faktor, der für die Passagezeit von großer Bedeutung ist, ist das **Stuhlgewicht**. Je höher das Stuhlgewicht, d. h. je größer der unverdaute Fasergehalt der Nahrung, desto größer ist der Durchmesser der Darmlichtung. Dadurch bleibt der auf den Darminhalt ausgeübte Druck relativ niedrig und die Passagezeit kurz. Kleine Stuhlmengen bewirken genau das Gegenteil, letztlich also eine Passageverlängerung.

Neben der Menge und der Zusammensetzung der Nahrung gibt es noch zahlreiche andere Faktoren, wie vegetative Tonuslage, Temperament, Stimmungslage und körperliche Aktivität, die die Motilität und Tonus des Dickdarms und damit die Passagezeit beeinflussen.

2 Leitsymptome

2.1 Speiseröhre

Klinisch erkennbar sind in der Regel erst **Komplikationen** von Speiseröhrenerkrankungen wie Kachexie (Auszehrung), intestinale Blutung, Aspirationspneumonie und Metastasen. Da es aber darauf ankommt, die Erkrankung möglichst schon vor dem Auftreten von Komplikationen zu erkennen, ist es besonders wichtig, auf frühere Krankheitszeichen zu achten.

Dysphagie (alle schmerzlosen und schmerzhaften Schluckstörungen) und **Sodbrennen**, das Leitsymptom der Refluxkrankheit, sind die wichtigsten und häufigsten Symptome.

2.1.1 Dysphagie

Die Dysphagie kann ihre Ursache im Mund-Rachen-Bereich (**oropharyngeale Dysphagie**) oder in der Speiseröhre selbst (**ösophageale Dysphagie**) haben (Tab. 10-1).

Bei der oropharyngealen Dysphagie verbleibt die Speise oder die Flüssigkeit im Mund, sie kann aber auch in Nase oder Luftröhre übertreten. Bei der ösophagealen Dysphagie hat der Patient das Gefühl, daß der Bissen steckenbleibt oder sich langsam durch die Speiseröhre hindurchzwängt.

2.1.2 Sodbrennen

Als Kardinalsymptom der Refluxkrankheit gilt das Sodbrennen. Im engeren Sinne versteht man darunter ein retrosternales oder auch pharyngeales **Brennen**, das mit **saurem Geschmack** in den

Tabelle 10-1: Ursachen einer Schluckbehinderung.

im Mund-Rachen-Bereich

organische Störungen
  festsitzender Fremdkörper
  gut- und bösartige Tumoren (Fibrome, Karzinome)
  Entzündungen (Pharyngitis, Tonsillitis)
  von der Umgebung ausgehende einengende
  Prozesse (Schilddrüsen- und Kehlkopfkrebse,
  Abszesse, Thyreoiditis, Halswirbelsäulen-
  erkrankungen)

nervale und funktionelle Störungen
  Myasthenia gravis, Dermatomyositis, multiple
  Sklerose, Syringomyelie, Hirnnervenlähmungen

in der Speiseröhre

organische Störungen
  Entzündungen, Stenosen (Refluxösophagitis,
  Infektionen, Säure- oder Laugenverätzungen)
  gut- und bösartige Tumoren (Lipome, Fibrome,
  Leiomyome; Karzinome, Sarkome)
  angeborene Mißbildungen (Stenose, Zyste)
  festsitzender Fremdkörper
  von der Umgebung ausgehende Prozesse (Media-
  stinitis, Mediastinaltumoren, Aortenaneurysma,
  paraösophageale Hiatushernie)

nervale und funktionelle Störungen
  Achalasie, diffuser Ösophagusspasmus,
  Sklerodermie, Dermatomyositis

Rachen aufsteigt. Da viele Patienten zusätzlich oder ausschließlich über **epigastrische** Beschwerden klagen, sollte man den Begriff des Sodbrennens weiter fassen und darunter epigastrische, retrosternale und pharyngeale Schmerzen, Brennen, Enge-, Wärme- und Würgegefühl subsumieren.

Weitere Symptome der Refluxkrankheit sind **Aufstoßen** von Luft, **Regurgitation** von Mageninhalt, **Singultus, Nausea** (Übelkeit) und Erbrechen.

2.1.3 Erbrechen

Erbrechen ist keine eigenständige Erkrankung, sondern ein unspezifisches Symptom, das bei einer Vielzahl von Erkrankungen auftritt. Allein auf dem Gebiet der Inneren Medizin lassen sich ca. 230 Erkrankungen mit dem Symptom Erbrechen in Verbindung bringen.

Unter Erbrechen versteht man das rasche, retrograde Herausbefördern von Magen- bzw. Dünndarminhalt durch Ösophagus und Mund nach außen. Übelkeit und Würgen leiten im allgemeinen diesen Vorgang ein. Während dieser Phasen findet sich eine Erschlaffung des Magens bei gleichzeitiger Steigerung der Motorik von Duodenum und Jejunum. Synchroner Druckan-

stieg in Thorax und Abdomen durch Zwerchfellbewegung und Bauchpresse ermöglichen schließlich die Austreibung des Mageninhalts durch die offenstehende Kardia und den erweiterten Ösophagus.

Die reflektorischen Vorgänge beim Brechakt werden durch zwei funktionell unterschiedliche Zentren im Hirnstamm kontrolliert.

2.1.4 Weitere Symptome

Weitere Symptome, die bei Erkrankungen des oberen Gastrointestinaltraktes auftreten können, seien im folgenden definiert:

Definition

Übelkeit (Nausea): Vorstadium des Erbrechens, ausgelöst durch abdominelle Schmerzen, unangenehme Empfindungen, Stimulation des Labyrinths etc. Gekennzeichnet durch: Brechreiz, Unbehagen, Ekelgefühl, Kopfschmerzen, Speichelfluß, Blässe, Schweißausbruch.

Würgen: Vorläufer des Erbrechens. Rhythmische Kontraktionen der Atemmuskulatur bei verschlossener Glottis und geschlossenem Mund. Thorakale Atmung und Bauchpresse wirken einander entgegen.

Regurgitation: Unwillkürliches Zurückfließen geschluckter Nahrung in den Pharynx.

Rumination (Merzyrismus): Willkürlich induzierte Regurgitation. Wie bei Wiederkäuern wird der Mageninhalt in den Mund zurücktransportiert, erneut gekaut und wieder verschluckt.

Aufstoßen von Luft: Willkürliches Ablassen von in die Speiseröhre aspirierter Luft (ösophageales Aufstoßen) oder unwillkürliches Ablassen von verschluckter Luft aus dem Magen.

Singultus („Schluckauf"): Unwillkürliche, schnelle Zwerchfellkontraktion bei exspiratorischem Stimmritzenschluß und nachfolgender tönender Einatmung. Bedeutungslos oder aber auch krankhaft bei abdominellen oder zentralnervösen Prozessen.

2.2 Magen und Zwölffingerdarm

Symptome einer Magenerkrankung können **Appetitlosigkeit,** **Übelkeit,** **Erbrechen,** **Schmerzen**

(Früh-, Spät-, Nüchternschmerz, nahrungsabhängiger Dauerschmerz), **Nahrungsmittelunverträglichkeiten** und **Blutungen** (Bluterbrechen, Teerstuhl) sein. Charakteristisch ist, daß sich die Beschwerden im mittleren, rechten oder linken Oberbauch lokalisieren.

2.2.1 Blutung

Ein besonderes Problem stellt das Symptom Blutung dar, das mit **Bluterbrechen** (Hämatemesis) und **Blutstuhl** (Melaena) einhergehen kann. Bei einer **akuten** Blutung aus dem Magen-Darm-Trakt ist die Blutungsquelle in 85–95 % im Ösophagus, Magen oder Duodenum, in 1–2 % im mittleren Verdauungstrakt und in 5–15 % im kolorektalen Darmabschnitt lokalisiert. Die alarmierenden Symptome **Bluterbrechen** und **Teerstuhl** werden somit überwiegend durch Blutungen im oberen Verdauungstrakt hervorgerufen.

Das Erbrechen fördert hell- oder dunkelrotes Blut, unter Umständen auch Gerinnsel, oder das schwarze, kaffeesatzartige Hämatin hervor, das durch Hämolyse und Umwandlung des Häms in Hämatin unter Einwirkung des salzsäurehaltigen Magensekrets entsteht.

Bluterbrechen muß zunächst vom **Bluthusten** (Hämoptoe) bei bronchopulmonalen und kardialen Erkrankungen abgegrenzt werden. Bei Hämoptoe ist das Sputum über Tage hellrot und schaumig mit alkalischer Reaktion.

> Jede akute gastrointestinale Blutung stellt ein ernstes und meist therapiebedürftiges Ereignis dar. Da es innerhalb kürzester Zeit zu massiven, lebensgefährlichen Blutverlusten kommen kann, sollte der Patient rasch ins Krankenhaus eingewiesen werden.

Da an Hand der anamnestischen und klinischen Daten nicht mit genügender Sicherheit auf die Blutungsquelle rückgeschlossen werden kann, ist in der Regel bei jeder akuten Intestinalblutung die **Notfallendoskopie** anzuschließen. Nur sie erlaubt eine rasche und exakte Aussage über Lokalisation, Art und Intensität der Blutung, und nur so sind alle therapeutischen Möglichkeiten einschließlich endoskopischer Blutstillungsverfahren auszuschöpfen, damit nur im notwendigen Umfang und möglichst elektiv operiert zu werden braucht.

Bei der akuten oberen Intestinalblutung stellen die gastroduodenalen Ulzera mit über 40 % die häufigsten Blutungsquellen dar, gefolgt von Erosions- und ösophagogastralen Varizenblutungen (Tab. 10-2).

Tabelle 10-2: Häufigste Blutungsquellen bei akuter oberer Intestinalblutung (in der Reihenfolge der Häufigkeit).

▷ Magen- und Duodenalulzera und -erosionen
▷ Ösophagusvarizen
▷ Refluxösophagitis
▷ Mallory-Weiss-Syndrom*
▷ Magenkarzinom
▷ seltene Blutungsquellen

* Mallory-Weiss-Syndrom = Längseinriß der Schleimhaut am Übergang zwischen Ösophagus und Magen

Tabelle 10-3:
Ursachen akuter Durchfallserkrankungen.

▷ virale Infektionen (Enteroviren, Adenoviren)
▷ bakterielle Infektionen (Salmonellen, Shigellen, Staphylokokken)
▷ Pilz-Infektionen (Candida albicans)
▷ parasitäre Infektionen (Amöben, Lamblien, Askariden, Bandwürmer)
▷ Schwermetallintoxikationen (As, Hg, Pb, Cr)
▷ Strahlenschäden (Röntgen, Radium)
▷ Zytostatika, Antibiotika, Alkohol

Tabelle 10-4: Ursachen chronischer Durchfallserkrankungen (in der Reihenfolge der Häufigkeit).

▷ Reizkolon
▷ organische Darmerkrankungen (Colitis ulcerosa, Tumor, Divertikulose)
▷ Dünndarmerkrankungen (Malabsorptionssyndrom, Morbus Crohn)
▷ Abführmittelmißbrauch
▷ Pankreaserkrankungen
▷ Zustand nach Magenoperationen (Resektion, Vagotomie)
▷ Leber-Gallenwegs-Erkrankungen
▷ Nahrungsmittelallergien (Milch, Eier, Fisch, Hefe, Erdbeeren, Pilze)
▷ endokrine Erkrankungen (Hyperthyreose, Morbus Addison, Karzinoid, Zollinger-Ellison-Syndrom)

2.3 Darm

2.3.1 Diarrhöe

Definition

Als Durchfall (Diarrhöe) werden gehäufte und/ oder wäßrige Stuhlentleerungen (mindestens drei pro Tag), die 200 g Stuhlgewicht übersteigen, bezeichnet.

Die häufigsten Ursachen der akuten und chronischen Durchfallerkrankung finden sich in den Tabellen 10-3 und 10-4. Das klinische Bild wird geprägt von der Ursache des Durchfalls, der Grunderkrankung und der Widerstandskraft des Erkrankten. Im Vordergrund schwerer Diarrhöen stehen **Wasser- und Elektrolytverluste.**

Therapie

Die symptomatische Therapie umfaßt eine ausreichende **Flüssigkeits-** und **Elektrolytsubstitution,** diätetische Maßnahmen und ggf. eine **medikamentöse** Behandlung mit Adsorbentien (z. B. Kohle), Quellsubstanzen (z. B. Agar-Agar) oder Antiperistaltika (z. B. Imodium®, Tinctura opii®).

2.3.2 Obstipation

Der „Normbereich" der Stuhlfrequenz der Bevölkerung mit westlicher Ernährung ist relativ groß. Zwar entleeren etwa 70% der Normalbevölkerung einmal täglich 100–250 g weichge-

formten Stuhl, aber auch drei Stühle pro Tag oder einer bis zwei Stühle pro Woche müssen noch als normal angesehen werden. Voraussetzung ist allerdings, daß die Stuhlentleerung (Defäkation) keine Probleme mit sich bringt und keine Beschwerden auslöst.

Definition

Man spricht erst von einer Obstipation, wenn es zur Entleerung zu geringer Mengen harten Stuhls kommt, wobei die Entleerung mit Beschwerden einhergeht, anstrengend ist oder als unvollständig empfunden wird. Zum Begriff der Obstipation gehört somit auch die **subjektive Bewertung** des Patienten.

Klinisch hat es sich als vorteilhaft erwiesen, zwischen einer **akuten** Obstipation, das ist eine Obstipation von kurzer Dauer oder mit Verschlimmerung, und der seit Jahren bestehenden **chronischen** (habituellen) Obstipation zu unterscheiden. Besonders bei der akuten Obstipation ist es wichtig, die Ursachen herauszufinden. Aber auch die habituelle Obstipation sollte nicht verharmlost und unkritisch mit Laxantien therapiert werden, denn auch hier können organische Erkrankungen zugrunde liegen.

Ursachen und Pathogenese

Eine Zusammenstellung der Ursachen der akuten und chronischen Obstipation findet sich in Tabelle 10-5 und Tabelle 10-6.

> Es ist wichtig zu wissen, daß der gewohnheitsmäßige Gebrauch von Laxantien selbst durch eine Beeinflussung des Wasser- und Elektrolythaushaltes zur Ursache einer chronischen Obstipation werden kann.

Tabelle 10-5: Ursachen einer akuten Obstipation.

lumenobstruierende Prozesse

maligne und benigne Tumoren
Entzündungen (Divertikulitis, Morbus CROHN)
Kompression von außen (Tumoren, Verwachsungen)

anorektale Prozesse

perianale Thrombose, Analfissur, periproktaler Abszeß

Erkrankungen der Nachbarorgane

Nieren- und Gallenkoliken; schmerzhafte Entzündungen der Harnwege, Gallenwege, Genitalorgane; gastroduodenales Ulkus, Magenkarzinom, Pankreaskarzinom, Retroperitonealprozesse

Medikamente und Intoxikationen

Morphin und Morphinderivate, Ganglienblocker, Sedativa, Tranquilizer, Anticholinergika, Aluminium- und Calcium-haltige Antazida, Colestyramin, Eisenpräparate, Wismutsalze, Diuretika, Blei- und Thalliumintoxikationen, Bariumbrei

neurale und psychische Ursachen

Hirn- und Rückenmarksschädigungen traumatischer, entzündlicher, tumoröser und vaskulärer Genese; Depression

Änderungen der Lebensgewohnheiten, Störungen des Wasser- und Elektrolythaushaltes

Kostwechsel, Bettruhe, Exsikkose, Kaliumdefizit

Tabelle 10-6:
Ursachen einer chronischen Obstipation.

funktionelle Ursachen

Störungen der Darmmotilität

angeborene und erworbene organische Ursachen

Lageanomalien, Malrotation, Dolichokolon, Aganglionose
erworbenes Megakolon
stenosierende Prozesse (Narbenstenosen, benigne und maligne Tumoren, Divertikulose)
endokrine und metabolische Ursachen (Hypothyreose, Hyperparathyreoidismus, Hypophyseninsuffizienz, Diabetes mellitus, Porphyrie, Hyperkalzämie, Hypokaliämie)

So führt der **Laxanzienabusus** z. B. über intestinale und renale Kaliumverluste zu Hypokaliämie, die neben anderen klinischen Symptomen auch eine Herabsetzung der Darmmotilität induziert. Die Folgen sind eine Verstärkung der Obstipation und eine Steigerung der Laxanzieneinnahme durch den Patienten.

Lassen sich durch die klinische Untersuchung und verschiedene ergänzende Verfahren wie Röntgen, Endoskopie, evtl. Rektumbiopsie und andere Spezialuntersuchungen morphologische Veränderungen oder darmferne Erkrankungen, die sekundär zur Obstipation geführt haben, nicht nachweisen, muß eine **funktionelle** chronische Obstipation angenommen werden.

Diese besteht meist jahrelang unverändert und ist die häufigste Form der chronischen Obstipation. Pathogenetisch stehen Störungen der Darmmotilität und des Defäkationsreflexes im Vordergrund. Für die Motilitätsstörung wird heute in erster Linie ein Mangel an **Ballaststoffen** verantwortlich gemacht. Wie bereits betont, führt ein Zuwenig an Quellsubstanzen zur Verlängerung der Passagezeit, da die Kolonmuskulatur das Lumen zirkulär eng stellt und die Fortbewegung des Darminhaltes behindert. Es resultiert eine **spastische** Obstipation, die an dem **schafkotartigen Stuhl** und häufig an stechenden, brennenden oder kneifenden **Leibschmerzen** zu erkennen ist.

Bei Vorliegen einer spastischen Obstipation sind die Grenzen fließend zu einer anderen funktionellen Kolonerkrankung, dem **irritablen Kolon**.

Seltener ist eine **Hypotonie** der Kolonmuskulatur Ursache einer Obstipation. Diese **atonische** Obstipation findet man vorwiegend bei älteren Patienten mit verminderter Nahrungs- und Flüssigkeitszufuhr wie auch im Gefolge eines Laxanzien-bedingten Kaliumdefizits.

Störungen des **Defäkationsreflexes** führen zur **rektalen** Obstipation. Diese ist Folge eines gewohnheitsmäßigen Unterdrückens des Stuhldranges. Allmählich kommt es zum Verlust des Entleerungsreizes, so daß aus dem Rektum statt einem Durchgangsorgan ein Stuhlreservoir wird. Bei alten oder geschwächten Patienten kann bei der Entstehung der rektalen Obstipation eine Schwäche der austreibenden Muskeln der Bauchdecke und des Beckenbodens eine mitauslösende Rolle spielen.

Therapie

Die symptomatische Therapie der Obstipation besteht aus diätetischen Maßnahmen, d. h. aus **ballastreicher Kost** mit ausreichender **Flüssigkeitszufuhr**, ausreichender körperlicher **Bewegung** (Gymnastik) und medikamentösen Maßnahmen wie Gabe von **Quellmitteln** oder **osmotisch wirksamen Substanzen** (Magnesiumsulfat, Karlsbader Salz, Laktulose).

2.3.3 Meteorismus

Eines der häufigsten Darmsymptome ist der Meteorismus (Blähsucht). Jeder Mensch schluckt beim Essen und Trinken Luft. Wird zuviel Luft geschluckt, wird ein Teil hervorgerülpst, der andere Teil gelangt in den Dünndarm, wo er teilweise resorbiert wird. Der Hauptteil der Darmgase entsteht erst im Darm durch chemische Reaktionen, durch enzymatische Aufspaltung der Nahrung im Dünndarm und durch bakteriellen Abbau (Gärung und Fäulnis) im Dickdarm. Dieses Gas wird großteils im Dünndarm resorbiert, über das Blut in die Lungen transportiert und dort abgeatmet. Der Gesunde gibt nur noch den Rest von 250–1200 ml Gas pro Tag durch den Anus ab.

Ursachen und Pathogenese

Zum Meteorismus kommt es, wenn das Gleichgewicht zwischen Gaszufuhr und intestinaler Gasbildung einerseits und der Absorption und Elimination andererseits gestört ist. Die Mechanismen der Pathogenese zeigt Abbildung 10-1.

Hauptursache ist bei den meisten Patienten die **Aerophagie** (Luftschlucken), die besonders ausgeprägt ist unter **Streßbedingungen** und bei Patienten mit **Insuffizienzgefühlen**, ungelösten Konflikten und Zweifeln an ihrem Selbstwert („arme Schlucker").

Symptome

Die Symptome des Meteorismus sind Blähungs- und Völlegefühl, Glucksen und Plätschergeräusche, krampfartige Schmerzen im Bereich des Dickdarmes, pektanginöse Beschwerden infolge Zwerchfellhochstands (ROEMHELD-Syndrom) sowie Flatulenz (reichlicher Abgang von Blähungen).

Therapie

Die Therapie richtet sich zunächst auf organische Erkrankungen. Symptomatisch hilft das Meiden blähender Gemüse und Getränke, die Beseitigung der Obstipation, die Lösung seelischer Konflikte sowie die Gabe von Karminativa (d. h. Mittel gegen Blähungen wie Fenchel, Kamille) und entschäumenden Mitteln.

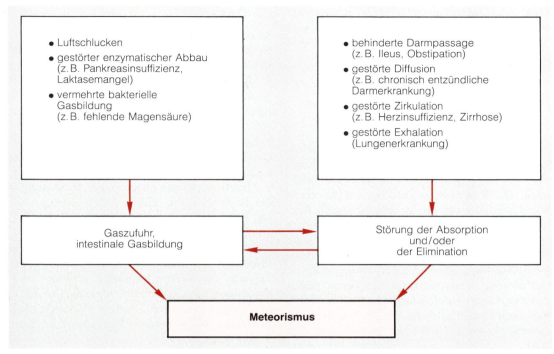

Abb. 10-1. Pathogenese des Meteorismus.

2.3.4 Blut im Stuhl

Obwohl das Auftreten von Blut im Stuhl in den meisten Fällen ein relativ harmloses Symptom ist, kann sich auch eine schwere Erkrankung dahinter verbergen, so daß in jedem Einzelfall eine gezielte Darmdiagnostik durchgeführt werden muß.

Es kann sich dabei um ein einmaliges oder ein anhaltendes Ereignis handeln, die Farbe des Blutes kann hellrot, dunkelrot oder schwarz, das Blut kann dem Stuhl aufgelagert oder mit ihm durchmischt sein.

Teerstuhl (Melaena), ein schwarzer, glänzender, klebriger und penetrant riechender Stuhl, entsteht, wenn mehr als 100–200 ml Blut in den Verdauungstrakt gelangen. Allerdings entsteht die schwarze Farbe nur, wenn das Blut länger als acht Stunden im Darm verweilt. Bei rascherer Darmpassage sind die Stühle rot gefärbt.

In der Regel stammt Teerstuhl somit aus den Bereichen **oberhalb des Colon transversums**, Blutstuhl aus tieferen Regionen. Entsprechend liegt die Blutungsquelle beim Teerstuhl meist im Ösophagus, Magen oder Duodenum, selten im Kolon bei Divertikulose, Tumoren oder Colitis ulcerosa.

Eine Schwarzfärbung des Stuhls kann jedoch auch durch Medikamente (Eisen, Kohle, Wismut) oder durch Nahrungsmittel (rote Bete, Blaubeeren) hervorgerufen werden. Allerdings fehlen dann Glanz und penetranter Geruch, und auch die chemischen Reaktionen zum Nachweis von Blut sind negativ.

Erkrankungen des Analkanals und der unteren Rektumabschnitte wie Hämorrhoiden, Fissuren, Rhagaden, Analthrombosen und tiefsitzendes Karzinom können zu sichtbarer **Auflagerung** oder **Beimengung** von Blut im Stuhl führen. Ist das Blut mit **Schleim** oder **Eiter** vermengt, ist dies ein Hinweis auf eine chronische entzündliche Darmerkrankung wie die Colitis ulcerosa.

Da geringe Blutungen von 2–5 ml pro Tag nicht sichtbar sind, können diese nur chemisch nachgewiesen werden (z.B. mit dem Haemoccult®-Test). Fällt dieser Test wiederholt positiv aus, so ist endoskopisch und radiologisch sorgfältig nach einem Karzinom oder einem Polypen zu fahnden.

Bei Blutungen aus dem unteren Verdauungstrakt kommt es meistens nicht zu akut auftretenden starken Blutverlusten wie bei oberen Intestinalblutungen. Zahlenmäßig steht hier die Hämorrhoidalblutung an erster Stelle, gefolgt von Blutungen aus **Divertikeln, Polypen, Karzinomen** oder diffusen Blutungen bei **entzündlichen Darmerkrankungen.**

3 Diagnostik

3.1 Speiseröhre

An speziellen Untersuchungsmethoden stehen uns die **Röntgenuntersuchung** und die **Endoskopie** als zwei sich ergänzende Verfahren zur Verfügung. Die Röntgenuntersuchung mit Kontrastmittel soll Auskunft geben, ob funktionelle oder morphologische Veränderungen im Bereich der Speiseröhre vorliegen. Die Endoskopie, die heute in der inneren Medizin fast nur noch mit flexiblen Fiberskopen durchgeführt wird, erlaubt es, den gesamten Ösophagus zu inspizieren, gezielt Probeexzisionen aus verdächtigen Stellen zur zytologischen und histologischen Untersuchung zu entnehmen und Fremdkörper zu entfernen. Das Risiko dieser Untersuchung ist dabei minimal.

Manometrische Untersuchungen (intraösophageale Druckmessung) haben sich für die Erkennung und Differenzierung funktioneller Erkrankungen bewährt. So finden sich z. B. bei der Achalasie oder beim diffusen Ösophagusspasmus ganz typische Befunde. Die Manometrie ist technisch und zeitlich sehr aufwendig und wird deshalb fast nur an großen Krankenhäusern durchgeführt. Das gleiche gilt für die **pH-Metrie** (Messung der Säureverhältnisse mit Hilfe einer Schlucksonde) und die **Szintigraphie**, die gelegentlich in der Diagnostik der Refluxkrankheit eine Rolle spielen.

3.2 Magen

Wie beim Ösophagus sind **Röntgenuntersuchungen** und **Endoskopie** mit gezielter Biopsie die wichtigsten diagnostischen Methoden. Sie erlauben es, erosive und ulzeröse Läsionen, polypoide Läsionen, Malignome sowie Störungen der Motorik eindeutig festzustellen. Gleichzeitig sind auf endoskopischem Wege therapeutische Maßnahmen wie Blutstillung, Entfernen von Polypen oder Fremdkörpern usw. möglich.

Die **Analyse** der **Säuresekretion** wird heute nur noch durchgeführt bei Verdacht auf ZOLLINGER-ELLISON-Syndrom und zur Kontrolle des Operationserfolges nach Vagotomie oder Magenresektion.

Erhöhungen des **Gastrinspiegels** im Serum finden sich beim ZOLLINGER-ELLISON-Syndrom, bei G-Zell-Hyperplasie und bei der perniziösen Anämie.

3.3 Darm

Anamnese und **klinische Untersuchung** bilden die Grundlage der Diagnostik. Allgemein äußern sich Erkrankungen des Darmes in Störungen der Motilität (Verstopfung, Durchfall), der Sekretion (vermehrter Schleim-, Wasser-, Elektrolyt- und Eiweißgehalt des Stuhles), der Sensibilität (Druckgefühl, Schmerzen), durch vermehrten Gasgehalt (Meteorismus, Flatulenz) und im Auftreten von Blut und Eiter oder unverdauten Nahrungsbestandteilen im Stuhl.

Mittels **Inspektion** lassen sich z. B. Steifungen der Darmschlingen oder ein Meteorismus, mittels **Palpation** Druckschmerz, Abwehrspannung, Steifungen oder Tumoren feststellen.

Zur Allgemeinuntersuchung gehört auch die **Inspektion der äußeren Analregion.** Wesentliche Befunde, die bei der Inspektion gefunden werden, sind: Ekzem, Fistelmündungen, Abszesse, Marisken (Hautfalten), äußere Hämorrhoiden, perianale Thrombosen, Rhagaden, Fissuren, Analprolaps.

Die **Stuhluntersuchung** umfaßt:

▷ makroskopische Betrachtung (Form, Konsistenz, Farbe, Vorhandensein von Blut, Schleim, Eiter);
▷ mikroskopische Untersuchung (unverdaute Nahrungsbestandteile, Parasiten, Bakterien);
▷ chemische Untersuchung (Fettgehalt, okkultes Blut);
▷ bakteriologische und virologische Untersuchung;
▷ Bestimmung des Stuhlgewichtes (normal 100 bis 250 g pro Tag).

Mittels **Dünndarmbiopsiesonde** lassen sich Schleimhautpartikel aus jedem beliebigen Bereich entnehmen. In der Regel erfolgt die Entnahme aus dem oberen Jejunum. Alle diffusen Dünndarmerkrankungen (Maldigestions- und Malabsorptionssyndrome), aber auch unklare Diarrhöen, Eisenmangelanämie unklarer Genese, unklare Osteoporosen wie Antikörpermangelsyndrome sind Indikationen zur Dünndarmbiopsie. Schwere Störungen des Gerinnungsstatus sind die einzige absolute Kontraindikation. Wie jede bioptische Methode ist auch die Dünndarmbiopsie nicht völlig risikolos. Intestinale Blutungen und Darmperforationen werden als ernstere Komplikationen gesehen.

Resorptionstests (die Hauptaufgabe des Dünndarms ist die Nährstoffresorption) geben quantitative Aussagen darüber, wieviel eines Nährstofes bzw. einer Testsubstanz pro Zeiteinheit resorbiert wird. Auch sie sind sowohl bei Maldigestions- wie Malabsorptionssyndromen angezeigt.

Röntgenuntersuchung: Da der Großteil des Dünndarms mit Ausnahme des Duodenums endoskopisch routinemäßig nicht zugänglich ist, bleibt dieser Bereich eine Domäne des Röntgens. In der Doppelkontrasttechnik ist eine detaillierte Beurteilung des Innenreliefs und damit der Nachweis oder Ausschluß von infiltrativen oder intraluminären Prozessen möglich.

Hinweise auf einen entzündlichen oder tumorösen Prozeß sind die Indikation zur Röntgenuntersuchung des Kolons. Auch hier ist die Doppelkontrastmethode vorzuziehen, da nur so räumlich verhältnismäßig geringfügige Veränderungen wie kleine Polypen dargestellt werden können.

Endoskopisch lassen sich mit flexiblen Geräten das Duodenum, mit starren Geräten der Rektosigmoidalbereich und mit flexiblen Endoskopen wiederum das gesamte Kolon einschließlich des terminalen Ileums untersuchen. Der Vorteil der Endoskopie gegenüber dem Röntgen ist auch hier, daß in allen Regionen Biopsien und therapeutische Eingriffe durchgeführt werden können.

II Spezieller Teil

1 Speiseröhre

1.1 Divertikel

Definition

Ösophagusdivertikel sind umschriebene, sackförmige Ausbuchtungen der Speiseröhrenwand. Sie treten an den physiologischen Engen auf.

Entsprechend lassen sich **zervikale** (ZENKER-Divertikel), **parabronchiale** und **epiphrenische** Divertikel unterscheiden (Abb. 10-2). Verläßlichste Untersuchungsmethode ist die **Röntgenkontrastmittel-Untersuchung**.

1.1.1 Zervikales Divertikel

Die häufigste Form ist das ZENKER-Divertikel, das sich durch **Verdrängungsbeschwerden, Dysphagie, Druckgefühl** im Hals, **Regurgitation** und **Aspiration** mit bronchopulmonalen Komplikationen zu erkennen gibt. Häufig besteht ein deutlicher **Fäulnisgeruch.** Eine erfolgversprechende **Therapie** ist nur von operativen Maßnahmen zu erwarten. **Ursache** ist wahrscheinlich eine Koordinationsstörung im Bereich des oberen Ösophagussphinkters, die zur Druckerhöhung im Ösophagus und damit zur allmählichen Aussackung der Schleimhaut von der Hinterwand nach links führt (**Pulsionsdivertikel**).

1.1.2 Epiphrenisches Divertikel

Die gleiche **Ursache** muß für die epiphrenischen Divertikel angenommen werden, die sich oberhalb des UÖS direkt über dem Zwerchfell entwickeln. Während kleine Divertikel meist nicht

zu Beschwerden führen, können größere die Speiseröhre komprimieren und zur **Aufstauung** und **Dilatation** führen. Die **Behandlung** ist dann auch hier chirurgisch.

1.1.3 Parabronchiales Divertikel

Im Gegensatz zu diesen Pulsionsdivertikeln handelt es sich bei den heute seltenen parabronchia-

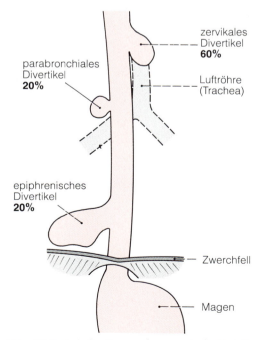

Abb. 10-2. Lokalisation und prozentuale Verteilung der Ösophagusdivertikel.

len Divertikeln um **Traktionsdivertikel** (durch Zug entstandene Divertikel), die von der Vorderwand durch Narbenzug tuberkulöser Lymphknoten ihren Ausgang nehmen. Diese Divertikel sollten nur bei stärkeren Beschwerden, rascher Vergrößerung oder bei hinzutretenden Komplikationen, wie z. B. einer Fistelbildung zu den Atemwegen, operiert werden.

1.2 Hiatushernie

Definition

Bei der Hiatushernie findet sich eine angeborene oder erworbene Verlagerung unterschiedlich großer Anteile des Magens durch den Hiatus oesophagi des Zwerchfells in den Brustraum. Diese Lageanomalie des Magens kann ständig vorhanden sein oder nur bei Anwendung der Bauchpresse auftreten.

Man unterscheidet zwei Formen: Häufiger ist die Verlagerung in Richtung der Speiseröhre (**axiale** Hiatushernie), seltener die Hernitation neben der Speiseröhre (**paraösophageale** Hernie). Es kommen auch Kombinationsformen von paraösophagealer und axialer Hernie vor (Abb. 10-3).

Epidemiologie

Axiale Hiatushernien sind relativ häufig. Mit zunehmendem Alter steigt ihre Häufigkeit, so daß mehr als die Hälfte der älteren Personen eine Hiatushernie aufweist. Allerdings hat weniger als ein Fünftel der Betroffenen Beschwerden und Schmerzen.

Ursachen und Pathogenese

Ursächlich wird für das Kindesalter eine anlagebedingte Schwäche des Aufhängeapparates diskutiert, beim Erwachsenen sollen die mit dem Alter zunehmenden regressiven Veränderungen der die Kardia fixierenden anatomischen Strukturen von Bedeutung sein.

Symptome

Die Beschwerden können bedingt sein
▷ durch eine Refluxösophagitis bei einem gleichzeitig bestehenden Versagen des UÖS;
▷ durch einen gastroösophagealen Prolaps infolge akuter Druckerhöhung im Bauchraum, bei dem die in den Ösophagus hineingepreßten Magenanteile mechanisch verletzt werden, evtl. mit resultierender Blutung;
▷ durch Tonusstörungen der Speiseröhre, wie z. B. den diffusen Ösophagusspasmus.
Diese Ursachen können zu Sodbrennen und Schmerzen führen. Bei den selteneren Mischformen bzw. paraösophagealer Hernie können Druck im Oberbauch, Dysphagie, Singultus oder Erbrechen zur Beobachtung kommen.

Gefürchtete Komplikationen sind die akute Einklemmung (Inkarzeration) und akute oder chronische Blutungen aus der Schleimhaut des Bruchsackes.

Diagnostik

Zum Nachweis einer Hernie ist die **Röntgenuntersuchung** der Endoskopie überlegen, da auch kleinere Hernien mit Hilfe entsprechender Provokationsmanöver häufiger und besser nachge-

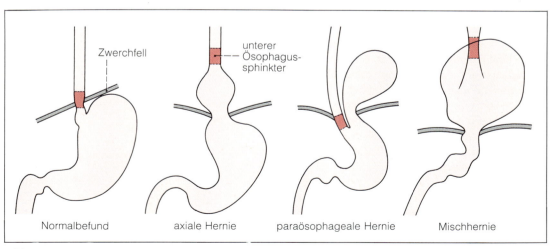

Abb. 10-3. Zwerchfellhernien.

wiesen werden können. Die Aufgabe der **Endo-skopie** im Rahmen der Herniendiagnostik liegt weniger darin, eine Hernie nachzuweisen, als vielmehr darin, bei der häufigen Kombination mit der Refluxkrankheit die entsprechenden Läsionen der Speiseröhre auszuschließen oder zu sichern.

Therapie

Die axiale Hiatushernie wird konservativ im wesentlichen so behandelt wie die Refluxösophagitis (s. Abschn. 1.3). Sie bietet an sich keine Indikation zur Operation. Nur im Falle komplizierender Begleiterkrankungen wie einer fortgeschrittenen Refluxkrankheit kann sie notwendig werden. Anders bei der paraösophagealen Hernie: Wegen der Inkarzerationsgefahr wird hier die Operation mit Verschluß des Bruchringes angestrebt.

1.3 Refluxösophagitis

Definition

Jeder Mensch hat gelegentlich beim Bücken, Pressen oder Aufstoßen einen Reflux von Mageninhalt in die Speiseröhre. Ein solcher sporadischer Reflux ist physiologisch. Pathologisch wird ein Reflux, wenn er zu häufig auftritt und damit die Wand des Ösophagus schädigt, so daß Entzündung (Ösophagitis) und Funktionsstörungen des Speiseröhrenkörpers resultieren.

Epidemiologie

Die Refluxkrankheit ist die häufigste Erkrankung des Ösophagus. Sie tritt meist im mittleren Lebensalter auf, Männer und Frauen sind gleich häufig befallen.

Ursachen und Pathogenese

Der Hauptgarant für einen intakten Verschlußmechanismus zwischen Magen und Speiseröhre ist der untere Ösophagussphinkter (UÖS, Kardia), der in seiner Funktion von verschiedenen anatomischen und funktionellen Strukturen unterstützt wird. Ursache für die Refluxösophagitis ist ein Versagen dieses Verschlußventils, wobei die Gründe für ein derartiges Versagen noch nicht hinreichend bekannt sind. Offensichtlich spielt jedoch die **axiale Hiatushernie**, bei der der UÖS nach oben in den Brustraum verlagert wird, nicht die wesentliche Rolle, wie man lange Zeit geglaubt hat; denn für die Funktion des UÖS ist

Tabelle 10-7: Ursachen von sekundärem Reflux.

▷ Operationen im Kardiabereich

▷ Erkrankungen mit Schwächung oder Zerstörung des unteren Ösophagussphinkters wie Kollagenosen und neurologische Erkrankungen

▷ Erhöhung des Bauchinnendruckes (Übergewicht, Verstopfung, Bauchwassersucht, Schwangerschaft)

▷ Magenverweilsonde

▷ langfristige Immobilisation

▷ langdauerndes Erbrechen (chronischer Alkoholabusus, Schwangerschaftserbrechen)

▷ Magenausgangsstenose (Antrum-, Pylorus-, Duodenalstenose)

▷ sphinkterschwächende Medikamente (Anticholinergika, Koronardilatantien, zyklische Kontrazeptiva)

▷ sphinkterschwächende Nahrungs- und Genußmittel (Nicotin, Alkohol, fettreiche Ernährung)

es nicht von Bedeutung, ob er intraabdominell oder intrathorakal liegt. Da aber die Refluxkrankheit sehr häufig mit einer axialen Hiatushernie einhergeht, muß man die Hiatushernie als einen von mehreren noch nicht sicher bekannten Faktoren ansehen, die die Entstehung der Refluxkrankheit zumindest begünstigen.

Weitere ursächliche Faktoren einer Refluxösophagitis sind: eine **gestörte Selbstreinigung** des Ösophagus in erster Linie infolge einer gestörten Ösophagusperistaltik, ein **vermehrter Mageninhalt** als Folge verzögerter Magenentleerung, die **Aggressivität des Refluxmaterials**; bei dem Magensäure, Pepsin, Gallensäuren, Lysolecithin schädigend wirken, und eine **ungenügende Widerstandsfähigkeit** des Ösophagusepithels.

Man unterscheidet bei der Refluxösophagitis eine **primäre** Form, für deren Entstehung vor allem eine **Insuffizienz des UÖS** angeschuldigt wird, von einer **sekundären** Form, die im Gefolge von organischen Speiseröhren- oder Magenerkrankungen auftritt (Tab. 10-7).

Symptome

Die Patienten klagen vorwiegend über **Sodbrennen**. Hinzu kommen häufig Aufstoßen, Singultus, Übelkeit, Erbrechen und Regurgitation. Diese Beschwerden werden am häufigsten ausgelöst beim Bücken, im Liegen, nach Nahrungsaufnahme und nach Alkohol- oder Nikotingenuß. Der Verlauf der Symptome ist wechselnd, die Beschwerden können periodisch oder ständig vorhanden sein.

Diagnostik

Die **Diagnose** ergibt sich aus der Anamnese, dem Röntgenbefund sowie dem endoskopischen Befund einschließlich Histologie. Die **Radiologie** hat die Frage zu beantworten, ob ein pathologischer Reflux besteht, die **Endoskopie**, ob dieser Reflux zu einer Wandschädigung geführt hat. Endoskopisch darf man aber nur dann von einer Reflux-ösophagitis sprechen, wenn flachere (Erosionen) oder tiefere (Ulzera) Schleimhautdefekte vorliegen. Andere Zeichen wie vermehrte Rötung und Verletzlichkeit der Schleimhaut sind unsicher. Hier läßt sich die Diagnose eher durch mikroskopische Untersuchung von Gewebsproben stellen.

Nur in wenigen Fällen, wenn z. B. eine erhebliche Diskrepanz zwischen geklagten Beschwerden und endoskopischem Befund besteht, sind weiterführende funktionsanalytische Verfahren angezeigt. Die **Manometrie** gibt Auskunft darüber, wo der UÖS liegt, welche Verschlußkraft er hat (bei der Refluxkrankheit sind die Ruhedrücke in der Regel erniedrigt), ob er regelrecht schluckreflektorisch erschlafft und ob der Sphinkterdruck durch Medikamente zu steigern ist. Was die Speiseröhre anbelangt, können der Ruhedruck und der Bewegungsablauf registriert werden.

Bei der intraösophagealen **pH-Metrie** wird dem Patienten über Mund oder Nase eine pH-Elektrode in die Speiseröhre eingelegt und über zwölf oder 24 Stunden der Reflux von saurem Mageninhalt in die Speiseröhre gemessen.

Therapie

Für die **konservative Therapie** der Refluxkrankheit stehen allgemeine und medikamentöse Maßnahmen zur Verfügung. Die Nahrung soll **eiweißreich** und **fettarm** sein und langsam, in sechs bis acht kleinen Mahlzeiten über den Tag verteilt, gegessen werden. Übergewicht sollte durch eine Reduktionskost, Obstipation durch eine schlackenreiche Kost (evtl. Laxantien) behandelt werden. Nachts erfolgt eine **Hochlagerung** des Oberkörpers, am besten durch Unterlegen von Holzklötzen unter die Bettpfosten am Kopfende. Sphinkterschwächende Genußmittel (Nikotin und Alkohol) und Medikamente (Anticholinergika, Spasmolytika, Coronardilatantien, hormonelle Antikonzeptiva) müssen vermieden werden. Durch Gabe von **Antazida**, Alginsäure, Sucralfat und H_2-Blockern lassen sich Azidität und Gallereflux vermindern. Zusätzlich erscheint die Gabe

von **Motilitätsregulatoren** zur Normalisierung der Magen-Darm-Motorik (Metoclopramid, Bromoprid, Domperidon) sinnvoll.

Operative Interventionen sind nur dann zu erwägen, wenn Komplikationen wie Perforationen, schwere Blutungen oder Stenosen auftreten oder wenn die konservative Therapie über mindestens ein halbes Jahr völlig ineffektiv bleibt. Stenosen lassen sich durch **Gummibougies** aufdehnen.

Komplikationen

Als bevorzugte Komplikationen sind neben der Ausbildung von **peptischen Stenosen** akute und chronische **Blutungen** aus Erosionen und Ulzera, die allerdings selten schwer sind, sowie **Perforationen** von Ulzera zu nennen. Ob im Rahmen der Refluxkrankheit gehäuft ein **Speiseröhrenkrebs** auftritt, ist bisher statistisch nicht gesichert. Dagegen muß beim Endobrachyösophagus (s. nächsten Abschnitt) in bis zu 10% der Fälle mit einer bösartigen Entartung gerechnet werden.

Verlauf und Prognose

Leichtere Veränderungen können folgenlos abheilen und repräsentieren somit das Stadium der **akuten** Refluxösophagitis. Vertiefen sich jedoch die Erosionen zu Ulzera, muß man mit einer irreversiblen **Narbenbildung** rechnen. Die Narbenbildung ist von großer klinischer Bedeutung, da sie zur **Wandstarre** des Ösophagus, zur **Verkürzung** in Längsrichtung (sekundärer Brachyösophagus) und schließlich zur **peptischen Stenose** führen kann. Die Narbenbildung ist jedoch nur die *eine* Reaktionsmöglichkeit der Speiseröhre im Rahmen der Refluxkrankheit. Die *andere* ist der Ersatz des zerstörten Plattenepithels durch Zylinderepithel. Wird nun der distale Ösophagus insgesamt mit Zylinderepithel ausgekleidet, spricht man von einem **Endobrachyösophagus** (BARRETT-Syndrom). Auch hierbei kann es zu einer peptischen Stenose kommen, die am Übergang zwischen Zylinder- und Plattenepithel und damit sehr hoch liegt.

1.4 Andere Formen der Ösophagitis

Neben der häufigsten Form der Speiseröhrenentzündung, der Refluxösophagitis, gibt es noch weitere, nicht weniger wichtige Ösophagitis-Formen. So findet man eine akute Ösophagitis bei schweren **Allgemeinerkrankungen**, bei **Infektionserkrankungen** (z. B. Herpesvirus-Infektion, Masern, Scharlach, HIV-Infektion, s. Kap. 22) und bei Erkrankungen der Atemwege. Behandelt wird die Grundkrankheit.

Ein Candida-Befall (**Soor-Ösophagitis**) ist relativ häufig bei konsumierenden (d. h. mit Auszehrung einhergehenden) Erkrankungen sowie unter Gabe von Antibiotika, Corticosteroiden und Zytostatika.

Schwere Entzündungen können durch **Verätzung** mit Säure oder Laugen hervorgerufen werden, wobei sich als Spätkomplikationen ausgedehnte narbige **Stenosen** entwickeln können. Sehr selten ist eine **granulomatöse** Ösophagitis als Miterkrankung bei Morbus Crohn, Tuberkulose oder Lues.

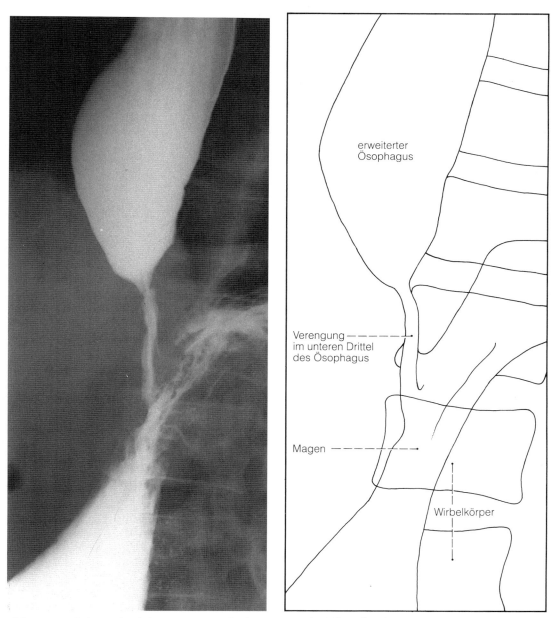

Abb. 10-4. Achalasie: deutliche Erweiterung des kontrastmittelgefüllten Ösophagus, der sich nach distal fadenförmig verjüngt.

1.5 Achalasie

Definition

Die Achalasie ist eine neuromuskuläre Störung der **glatten Muskulatur** der Speiseröhre, d. h., es fehlen die Peristaltik im unteren Speiseröhrenkörper und die reflektorische Erschlaffung des unteren Ösophagussphinkters (UÖS) während des Schluckaktes. Feste und flüssige Speisen werden dadurch in der Speiseröhre zurückgehalten und führen allmählich zu deren Erweiterung.

Symptome

Die Achalasie ist eine seltene Erkrankung, die in jedem Lebensalter vorkommen kann. Die genaue Ursache ist bisher nicht bekannt. Leitsymptom und meistens auch Erstsymptom ist die **Dysphagie**, vorwiegend für feste und zähe Speisen. Häufig tritt die Regurgitation von Schleim und unverdauter Speise hinzu. Hand in Hand mit der Dysphagie und der **Regurgitation** geht eine **Gewichtsabnahme**, die durchaus stärkere Ausmaße annehmen kann. Im fortgeschrittenen Stadium bei zunehmender Erweiterung und Erschlaffung der Speiseröhre kann es – vor allem nachts im Schlaf – zum „Überlaufen" kommen, wobei die Gefahr bronchopulmonaler Komplikationen besteht.

Diagnostik

Der **Röntgenbefund** zeigt einen stark ausgeweiteten Ösophagus mit einem fadenförmig enggestellten Segment am Übergang zum Magen (Abb. 10-4). In unklaren Fällen, vor allem zur Abgrenzung gegenüber einem Kardiakarzinom, können die klinischen und radiologischen Befunde der Ergänzung durch **Endoskopie** und **Manometrie** bedürfen.

Das Risiko eines Achalasie-Kranken, an einem Ösophaguskarzinom zu erkranken, ist etwa 10 mal höher im Vergleich zum Gesunden. Aus diesem Grunde sind nach mehr als zehnjähriger Krankheitsdauer jährliche endoskopische Kontrollen angezeigt, um frühzeitig ein derartiges Karzinom zu entdecken.

Therapie

Jeder Erkrankte ist behandlungsbedürftig. Leider gibt es bisher keine Möglichkeiten, die Motorik des Speiseröhrenkörpers zu beeinflussen. Das Interesse gilt daher zur Zeit ganz dem UÖS. Auch hier gibt es noch keine sichere medikamentöse Therapie.

Das Verfahren der Wahl ist daher die **Dehnung** (Sprengung) des unteren Ösophagussphinkters mit Dilatatoren, am sichersten mit einer pneumatischen Ballonsonde.

Versagt diese Therapie, so bleibt nur ein Operationsverfahren übrig, bei dem die Muskulatur des Sphinkters durchtrennt wird.

1.6 Diffuser Ösophagusspasmus

Episodenhaft auftretende **Dysphagie** und **retrosternale Schmerzen** kennzeichnen den diffusen Ösophagusspasmus. Wie das **Röntgenbild** zeigt, kommt es zu einzelnen oder multiplen spastischen Kontraktionen der Speiseröhre, die längere Zeit bestehen bleiben können und die Gefahr der Speiseeinklemmung in sich bergen. Es kommt nicht zur Erweiterung der Speiseröhre, da die schluckreflektorische Erschlaffung des UÖS normal ist. Auch hier ist die Ursache nicht bekannt. Befallen ist vorwiegend das mittlere bis höhere Erwachsenenalter. Häufig liegt gleichzeitig eine Hiatushernie, eine Refluxkrankheit oder ein Ösophagusdivertikel vor. Die **Therapie** ist konservativ-symptomatisch durch Gabe von Spasmolytika und Sedativa.

1.7 Ösophaguskarzinom

Epidemiologie

Das Speiseröhrenkarzinom ist nach der Refluxösophagitis die zweithäufigste Erkrankung der Speiseröhre. In der BRD sterben pro Jahr etwa 3000 Patienten an dieser Erkrankung. Es werden vor allem ältere Menschen im 6. und 7. Lebensjahrzehnt, und zwar bevorzugt Männer (Männer zu Frauen = 3:1), befallen.

Ursachen und Pathogenese

Die Ätiologie dieses Karzinoms ist weitgehend unbekannt; **Rauchen** und **Alkoholismus** werden als wichtige **Kokarzinogene** diskutiert. Als **Präkanzerosen** gelten **Achalasie, Endobrachyösophagus** und **Verätzungsstrikturen**.

Der häufigste Tumorsitz ist das mittlere und untere Speiseröhrendrittel, in 20% der Fälle ist das obere Drittel betroffen.

Symptome

Das klinische Bild wird vom Leitsymptom **Dysphagie** – anfangs für feste, später auch für flüssige Speisen – beherrscht. **Retrosternale Schmer-**

zen, **Regurgitation** und **Singultus** können hinzutreten. Leider gibt es **keine verläßlichen Frühsymptome**; die Dysphagie tritt erst ein, wenn der Tumor das Speiseröhrenlumen um mehr als zwei Drittel einengt. Aus diesem Grunde werden auch Frühkarzinome des Ösophagus nur selten gefunden. Komplikationen wie Rekurrens- bzw. Phrenikuslähmung, Einbruch ins Bronchialsystem, Arrodierung der Aorta sind Folge des Einwachsens des Tumors in die benachbarten Strukturen. Gewichtsabnahme, Anämie, Lymphknoten- und Leberbefall sind weitere Folgen des Tumorleidens.

Diagnostik

Die Diagnostik umfaßt **Röntgenuntersuchung** und **Endoskopie** mit gezielter Biopsie zur Zyto-histologischen Untersuchung. Von Vorteil ist heute auch der Einsatz der **Computertomographie**, da sich hiermit vor allem die Infiltrationen des Tumors in die Umgebung erkennen lassen.

Therapie

Sitz, Ausdehnung und Histologie des Tumors entscheiden über die Therapie, die durch **Resektion, Bestrahlung** oder durch die Kombination dieser Verfahren erfolgt. Die Chemotherapie ist bisher wenig erfolgversprechend.

Karzinome vom mittleren Drittel abwärts werden je nach Ausdehnung, evtl. nach Vorbestrahlung, chirurgisch kurativ oder palliativ behandelt. Zu den palliativen Maßnahmen gehört auch das Einführen eines Tubus auf chirurgischem oder endoskopischem Wege zur Überbrückung der Tumorstenose.

Verlauf und Prognose

Leider ist die Überlebenszeit beim Speiseröhrenkrebs schlecht. Bei allen Therapieverfahren leben nach fünf Jahren weniger als 20% aller Patienten. Eine Verbesserung der Prognose ist zur Zeit nur von einer früheren Diagnose zu erwarten.

Karzinome des oberen Ösophagusdrittels haben die ungünstigste Prognose, da sie wegen der Nachbarschaft zu den großen Gefäßen und zur Luftröhre bereits früh inoperabel sind. Sie sind jedoch relativ strahlensensibel und werden entsprechend angegangen.

1.8 Gutartige Tumoren der Speiseröhre

Gutartige Tumoren der Speiseröhre sind ausgesprochen selten. In etwa der Hälfte der Fälle bleiben derartige Tumoren symptomlos und werden meist nur zufällig entdeckt.

In den übrigen Fällen kann es zu **Dysphagie, retrosternalen Schmerzen** oder sogar zu **pulmonalen Störungen** durch Verschlucken von Speiseröhreninhalt kommen. Eine operative Entfernung ist nur selten angezeigt.

2 Magen und Zwölffingerdarm

2.1 Ulkuskrankheit

Definition

Ulkus (lat.: Geschwür) ist definiert als ein Schleimhautdefekt, der sämtliche Schichten der Schleimhaut durchsetzt und bis in die darunterliegenden Gewebeschichten reicht. Im Gegensatz dazu ist die akute **Erosion** nur auf die Schleimhaut beschränkt. Das Magengeschwür liegt meist an der kleinen Kurvatur. Die häufigeren Ulcera duodeni finden sich mit wenigen Ausnahmen im Bulbus. Etwa in 15% der Fälle liegen multiple Ulzera vor, die sich häufig als *kissing ulcers* gegenüberliegen. Da man heute das Ulkus nicht als lokale Erkrankung des Magens und Duodenums, sondern als Ausdruck einer Allgemeinstörung ansieht, bevorzugt man den Begriff *Ulkuskrankheit*.

Epidemiologie

In der Bundesrepublik Deutschland erkranken an einem peptischen gastroduodenalen Ulkus jährlich ca. 800 000 Menschen. Männer sind doppelt so häufig betroffen wie Frauen. Das Ulcus ventriculi kommt halb so oft vor wie das Ulcus duodeni. Obwohl das peptische Ulkus sich in jedem Lebensalter manifestieren kann, ist es überwiegend eine Erkrankung des höheren Lebensalters mit der größten Inzidenz zwischen dem 35. und 55. Lebensjahr. Nur bei 10–20% der Patienten handelt es sich um eine einmalige Erkrankung, bei allen anderen rezidivieren die Ulzera.

Epidemiologische Untersuchungen in Westeuropa und den USA zeigen, daß die Ulkushäufigkeit und damit auch die Zahl der Komplikationen und der Operationen in den letzten zwei bis drei Jahrzehnten abnimmt. Eine Senkung der Mortalität und ein Anstieg des mittleren Sterbealters ist gleichfalls damit verbunden.

Ursachen und Pathogenese

Die Kenntnisse über die Pathogenese des gastroduodenalen Ulkus sind noch lückenhaft. Man nimmt an, daß ein Ulkus immer dann entsteht, wenn es zu einem Mißverhältnis zwischen aggressiven (Säure, Pepsin, Gallensäure, exogene Noxen) und protektiven (schützenden) Faktoren (Durchblutung, Magenschleim, Zellintegrität, Zellerneuerung) kommt. Beim **Ulcus duodeni** steht dabei das Überwiegen der Säure- und Pepsinaktivität, beim **Ulcus ventriculi** mehr eine Beeinträchtigung der Schutzmechanismen pathogenetisch im Vordergrund. Genetische Faktoren, Alter, Geschlecht, Rasse, Klima, Jahreszeit, sozialer Status, Beruf, Ernährungs- und Genußmittelgewohnheiten sind Einflüsse, die ebenfalls auf Häufigkeit und Verlauf der Ulkuskrankheit einwirken. Die Sekretion von Salzsäure wird über den Nervus vagus stimuliert (s. a. Kap. 24), während die Blutzufuhr der Magenschleimhaut über sympathische Nerven reguliert wird; beides ist nicht unbeeinflußt vom psychischen Leben eines Menschen.

Symptome

Ein typisches Beschwerdebild der peptischen Läsion im oberen Intestinum existiert nicht. Es wird über eine Vielzahl schwer definierbarer Symptome wie intermittierende oder persistierende, vorwiegend epigastrische **Schmerzen** geklagt, die Beziehungen zur Nahrungsaufnahme (Besserung, Verschlechterung) aufweisen und von sehr unterschiedlichem Charakter (bohrend, stechend, brennend, schneidend, ziehend, krampfartig, unbeschreibbar) sein können. Außerdem kommt es zu **Völlegefühl, Aufstoßen, Sodbrennen, Übelkeit, Erbrechen** und **Blähungen**. Die gleichen dyspeptischen Symptome findet man auch bei Patienten, bei denen ein Ulkus ausgeschlossen wurde (*Non-Ulkusdyspepsie*). Auch können Ulzera ohne jede Symptomatik verlaufen (*silent ulcers*). Symptomatische Ulzera, asymptomatische Ulzera und die funktionellen Störungen der Non-Ulkusdyspepsie dürften mit je 1/3 gleich häufig sein. Abheilung des Ulkus heißt nicht immer Beschwerdefreiheit, umgekehrt können die Symptome verschwinden trotz Fortbestehen des Ulkus. Der Ulkusschmerz wird sehr wahrscheinlich nicht durch Reizung des Geschwürsgrundes durch die Säure ausgelöst, sondern durch eine gestörte Motilität (**Spasmen**) im oberen Intestinum.

Diagnostik

Da – zumindest beim unkomplizierten Ulkus – die klinische Untersuchung diagnostisch wenig weiterhilft, sind die sich ergänzenden Verfahren **Röntgenuntersuchung** (Abb. 10-5) und **Endoskopie** die entscheidenden diagnostischen Verfahren. Bei entsprechender Erfahrung und guter Untersuchungstechnik liegt die Treffsicherheit beider Verfahren bei über 90%.

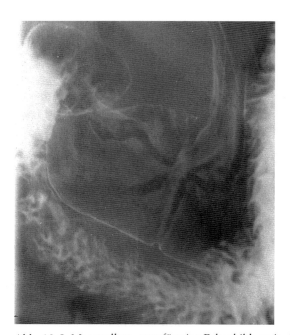
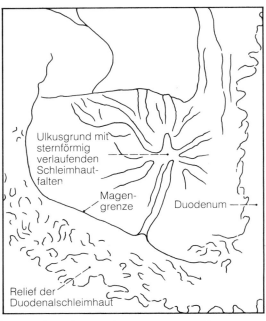

Abb. 10-5. Magenulkus: sternförmige Faltenbildung in Antrummitte mit zentralem Kontrastmitteldepot.

Leider ist es weder röntgenologisch noch endoskopisch möglich, zwischen benignem und malignem Ulkus zu differenzieren. Deshalb ist es absolut erforderlich, jeden ulzerösen Magenprozeß nicht nur grundsätzlich zu **endoskopieren**, sondern auch zu **biopsieren**.

Bei häufigen Ulkusrezidiven, Mehrfachulzera oder atypischer Lokalisation muß ursächlich an gastrinsezernierende Tumoren (ZOLLINGER-ELLISON-Syndrom) – häufig im Pankreas gelegen – gedacht werden. Als Folge der erhöhten Gastrinspiegel ist hier die Säuresekretion gesteigert.

Therapie

Obwohl Magen- und Duodenalulzera einige voneinander abweichende Besonderheiten haben, unterscheidet sich die Therapie nicht wesentlich. Beim **unkomplizierten** Ulkus sind Bettruhe, Arbeitsunterbrechung und in den meisten Fällen auch eine psychosomatische Betreuung nicht notwendig.

Eine **spezielle Diät** hat sich als **nicht** sinnvoll erwiesen, es ist vielmehr eine Normalkost anzustreben. **Zurückhaltung** ist geboten mit konzentriertem **Alkohol**, exzessivem **Kaffeegenuß, Cola** und sauren **Fruchtsäften**, insbesondere wenn sie auf nüchternen Magen eingenommen werden. **Rauchen** ist zu verbieten, da es die Ulkusentstehung fördert und die Abheilung verzögert. Ulzerogene Medikamente wie Salicylate, Antirheumatika, Corticosteroide sind zu vermeiden.

Die **medikamentöse** Therapie beim peptischen Ulkus hat folgende Hauptziele:
▷ Beseitigung der Beschwerden,
▷ Beschleunigung der Ulkusheilung,
▷ Verhinderung von Komplikationen,
▷ Vorbeugung gegen Rezidive.

Antazida, die aus einer Mischung von Aluminium-, Magnesium- und Calciumsalzen bestehen, **neutralisieren** die bereits gebildete Säure, inaktivieren Pepsin und binden außerdem Gallensalze. **H_2-Rezeptor-Antagonisten** und **Anticholinergika** (Pirenzepin) hemmen die **Produktion** der Salzsäure (Tab. 10-8).

Unter einer medikamentösen Therapie heilen nach 4 Wochen ca. 80% aller Ulzera ab. Eine verzögerte Heilung liegt vor, wenn nach 6–8 Wochen die Heilung noch nicht eingetreten ist, eine Therapieresistenz, wenn trotz dreimonatiger Therapie das Ulkus immer noch nachzuweisen ist. Führt die evtl. veränderte medikamentöse Therapie nach weiteren sechs bis acht Wochen

Tabelle 10-8: Ulkustherapeutika.

Verminderung aggressiver Faktoren

a) Neutralisation der gebildeten Säure: Antazida
b) Hemmung der Säure- und Pepsinogensekretion:
   Histamin-H_2-Antagonisten (Cimetidin, Ranitidin, Famotidin)
   Anticholinergika (Pirenzepin)
   substituierte Benzimidazole (Omeprazol)
   Somatostatin, Sekretin
   Prostaglandine (Misoprostol)

Unterstützung protektiver Faktoren

kolloidales Wismut
sulfatierte Disaccharide (Sucralfat)
Carbenoxolon
Prostaglandine
Sekretin

adjuvante Ulkustherapeutika

Motilitätsregulatoren (Metoclopramid, Bromoprid, Domperidon)
Psychopharmaka (Trimipramin, Tritiozin)

nicht zur Abheilung, liegt eine echte Therapieresistenz vor. In diesem Fall muß eine Operation erwogen werden.

Als Operationsindikation galten bisher ebenfalls rasch rezidivierende Ulkusschübe (z. B. drei bis vier Schübe innerhalb von zwei Jahren). Mit der medikamentösen Langzeitbehandlung steht jedoch heute eine wirksame Rezidivprophylaxe zur Verfügung, die unter Umständen helfen kann, Operationen zu vermeiden. So liegt z. B. unter H_2-Antagonisten die durchschnittliche Rezidivquote bei 20%.

Absolute Indikationen zur Operation sind nach wie vor die **Perforation**, die konservativ nicht stillbare **Blutung** und der nicht ausgeräumte **Malignitätsverdacht** beim Ulcus ventriculi, gelegentlich aber auch die **Stenose** und der schwere Schmerz bei der **Penetration** anzusehen. Durch die Einführung effektiver Pharmaka für die Akuttherapie, für die Therapie verzögert heilender oder therapieresistenter Ulzera und für die Langzeittherapie (Rezidivprophylaxe) sind die Grenzen zwischen operativen und konservativen Behandlungsmöglichkeiten in Bewegung geraten.

Komplikationen

Zu den Komplikationen des Ulkus zählen die **Blutung**, die **Perforation** (Durchbruch des Geschwürsgrundes in die Bauchhöhle), die **Penetration** (begrenzte Durchwanderung des Geschwürs durch die Wandschichten), die **Pylorus-**

stenose (Verengung des Magenausganges) und als Rarität die bösartige **Entartung** des benignen Ulkus.

Die **obere Intestinalblutung** aus einem Ulkus gibt sich mit **Bluterbrechen, Teerstühlen, Anämie** und womöglich **Schocksymptomatik** zu erkennen (s. Teil I, Abschn. 2.2.1). Ulcera duodeni bluten häufiger als Ulcera ventriculi.

> Die Blutung ist die klinisch bedeutsamste Komplikation der akuten Erosionen und des akuten Ulkus.

Die **Perforation** kann in freier oder abgedeckter Form erfolgen. Während bei der *gedeckten* Perforation die Öffnung sofort durch Nachbarorgane abgedeckt und damit der Peritonealschock verhindert wird, entwickelt sich bei der *freien* Perforation sofort eine **Peritonitis** mit **bretthartem Bauch, Kreislaufkollaps, Pulsanstieg** und **Leukozytose.** Bei der **Penetration** des Ulkus in die **Nachbarorgane** (Pankreas, Bauchdecke oder Ligamentum hepatoduodenale) kommt es zu **bohrenden Dauerschmerzen,** die in den Rücken oder in die linke Schulter ausstrahlen.

Völlegefühl, Übelkeit, Erbrechen und **Gewichtsabnahme** sind Hinweise auf eine **Pylorusstenose,** die besonders als Folge rezidivierender Ulcera duodeni entzündlich-ödematös oder bereits irreversibel narbig sein kann (infolge der Schrumpfungstendenz der Ulkusnarben).

Verlauf und Prognose

Als ein Charakteristikum der Ulkuserkrankung wird die große **Selbstheilungstendenz** angesehen. So liegt die Spontalheilungsrate des Ulcus duodeni nach vier Wochen durchschnittlich zwischen 35 und 60%, die des Ulcus ventriculi zwischen 30 und 50%.

Ein weiteres Charakteristikum der Ulkuskrankheit ist die Neigung zu **Rezidiven,** die in bis zu 90% der Fälle auftreten. Zwar kann die Ulkuskrankheit jederzeit zum Stillstand kommen, die Mehrzahl der Patienten weist jedoch einen langdauernden, rezidivierenden Verlauf über 10–15 Jahre und länger auf.

Das **Alter** des Patienten und die klinische **Symptomatik** bzw. die **Komplikationen,** die bei der Erstmanifestation zur Beobachtung kommen, bestimmen im wesentlichen die Häufigkeit von Komplikationen im Verlauf der Ulkuskrankheit. Besteht zum Zeitpunkt der Erstmanifestation eine ausgesprochen starke Symptomatik, steigt mit zunehmendem Alter das Risiko für das Auftreten einer Blutung bzw. einer Perforation. Beginnt die Ulkuskrankheit mit einer Blutung oder einer Perforation, ist in höherem Alter mit einer erhöhten Inzidenzrate einer weiteren Blutung bzw. Perforation zu rechnen.

2.2 Erosionen

Definition

Erosionen sind auf die Schleimhaut beschränkte Epitheldefekte mit intakter Muscularis mucosae. Meist können sie nur endoskopisch nachgewiesen werden, da derartige kleine Läsionen sich in der Regel der Röntgendarstellung entziehen. Man unterscheidet zwischen **akuten** (inkompletten) und **chronischen** (kompletten) Formen.

2.2.1 Akute Erosionen

Akute Erosionen treten einmal auf unter Streßsituationen (nach kardiovaskulären, abdominellen und neurochirurgischen Operationen, bei Schock, Azidose, Hypoxie, Sepsis und Verbrennungen) und bei Behandlung mit Salicylaten und Antirheumatika. Sie können einzeln und multipel vorkommen und sind als kleine, etwa stecknadelkopfgroße, flache, oft hämatinbedeckte Schleimhautdefekte zu erkennen.

> Bei diffusem Befall des Magens können die akuten hämorrhagischen Erosionen zum Ausgangspunkt einer schweren Magenblutung werden.

2.2.2 Chronische Erosionen

Die chronischen Erosionen sind polypoide Läsionen von 5–15 mm Durchmesser, die zentral eine weißliche Nekrosezone aufweisen. Eine Besonderheit der chronischen Erosionen ist, daß sie über Monate und Jahre persistieren können. Da die chronischen Erosionen bevorzugt im Antrum lokalisiert sind, einen häufigen Begleitbefund beim Ulcus duodeni darstellen und sie häufig mit einer Hyperchlorhydrie (gesteigerte Salzsäureproduktion) vergesellschaftet sind, vermutet man ätiopathogenetische Zusammenhänge mit dem Ulcus pepticum. Chronische Erosionen wären somit ein Äquivalent zum chronischen Ulkus.

2.3 Reizmagen

Definition

Eine sehr häufige Störung des Magens ist der nervöse Reizmagen (Syndrom des empfindlichen Magens, nichtulzeröse Dyspepsie), der früher fälschlicherweise als akute oder chronische Gastritis bezeichnet wurde.

Symptome

Die Patienten klagen über Druck, Völlegefühl, Brennen, Sodbrennen, Aufstoßen, Übelkeit und Erbrechen. Die Beschwerden, akut einsetzend oder jahrelang andauernd, werden ins Epigastrium oder in den Oberbauch projiziert. Häufig ist ihre Zunahme nach bestimmten Speisen und Getränken wie nach psychisch-physischen Belastungen festzustellen. Chrakteristisch ist die Besserung bei Entspannung und Urlaub.

Ursachen und Pathogenese

Ursache der Symptome sind wahrscheinlich Tonuserhöhungen und Hypermotilität der Magenwand. Die Schmerzen gehen von tieferen Wandschichten aus, nicht von der Schleimhaut. Der Reizmagen ist also eine **funktionelle** Störung, wobei es keine Rolle spielt, ob histologisch eine Gastritis gefunden wird oder nicht.

> Differentialdiagnostisch müssen beim Reizmagen alle organischen Erkrankungen des Magens und seiner Nachbarorgane ausgeschlossen werden.

2.4 Gastritis

Definition

Als Gastritis wird eine Entzündung der Magenschleimhaut bezeichnet, die unterschiedliche Ursachen haben kann. Die Diagnose läßt sich nur durch die mikroskopische Untersuchung von Magenschleimhaut-Proben stellen. Je nach der Schwere der Veränderungen unterscheidet man zwischen der **chronischen Oberflächengastritis** und der **chronischen atrophischen Gastritis**. Während die Oberflächengastritis unter Umständen noch ausheilen kann, sind die Veränderungen der chronischen atrophischen Form irreversibel.

Ursachen und Pathogenese

Nach ihrem Sitz im Magen werden zwei weitere Formen der Gastritis unterschieden:

▷ **Typ I (A)** – isolierte Korpusgastritis,
▷ **Typ II (B)** – primäre Antrumgastritis.

Bei Typ I wird eine Immunpathogenese diskutiert, da häufiger Antikörper gegen Belegzellen und Intrinsic-Faktor gefunden wurden. Durch die Atrophie der Korpusdrüsen wird die Salzsäure- und Intrinsic-Faktor-Sekretion zunehmend eingeschränkt. Die Achlorhydrie (Salzsäuremangel) hat bei der intakten Antrumschleimhaut (G-Zellen) eine Gastrinerhöhung, der Intrinsic-Faktor-Mangel in Jahren eine perniziöse Anämie zur Folge.

Typ II, der sich nach proximal ausbreiten kann, ist vermutlich Wegbereiter des an der Antrum-Korpus-Grenze gelegenen Magenulkus.

Eine auslösende Noxe der chronischen Typ-II-Gastritis ließ sich bisher nicht sicher identifizieren. Diskutiert werden eine Schädigung der Schleimhaut durch vermehrten **Gallereflux**, durch **Medikamente** und/oder durch eine **chronische Infektion** mit **Campylobacter pylori**. Gerade diese S-förmig gestalteten, gramnegativen Stäbchen, die in typischer Weise unter der bedeckenden Schleimschicht direkt auf der Oberfläche des Magenepithels, vor allem des Antrums, liegen, weisen besonders enge Beziehungen zur aktiven chronischen Antrumgastritis und dem Ulcus duodeni auf.

Symptome

Es gibt keine für die Gastritis typischen klinischen Symptome. Nur etwa die Hälfte der Patienten leidet unter Beschwerden, wie z. B. Schmerzen, Sodbrennen, Übelkeit oder Völlegefühl. Viele Patienten mit nachgewiesener Gastritis klagen nicht über typische „Magenbeschwerden".

Therapie

Da eine kausale Therapie bisher nicht bekannt ist, muß man sich darauf beschränken, die Symptome zu behandeln. In erster Linie werden hierzu säurebindende Medikamente (Antazida) eingesetzt.

2.5 Magenkarzinom

Definition

In der Klinik hat es sich aufgrund der unterschiedlichen Prognosen bewährt, vom vollentwickelten Karzinom, das alle Wandschichten durchsetzt, das **Magenfrühkarzinom** abzugrenzen. Dieses Frühkarzinom ist noch auf die Schleimhaut und die darunterliegende Bindegewebsschicht beschränkt. Diese Definition bezieht sich nur auf das Tiefenwachstum; die Ausdehnungsfläche bleibt unberücksichtigt, ebenso wie das Bestehen oder Fehlen von Lymphknotenmetastasen. Der Anteil der Frühkarzinome an den Magenkarzinomen beträgt zwischen 6 und 17%.

Das Magenkarzinom tritt in über 50% der Fälle im Antrum auf. In den restlichen Fällen verteilt es sich auf die übrigen Stellen des Magens.

Histologisch handelt es sich bei den malignen Magentumoren in über 95% um Adenokarzinome; bei den verbleibenden Fällen handelt es sich überwiegend um nichtepitheliale Tumoren, bevorzugt um maligne Lymphome.

Epidemiologie

Der Magenkrebs ist eine Erkrankung des mittleren und höheren Lebensalters mit einem Gipfel zwischen dem 50. und 60. Lebensjahr. Männer erkranken doppelt so häufig wie Frauen.

Ursachen und Pathogenese

Wie beim Speiseröhrenkrebs, so ist auch beim Magenkrebs die Ätiopathogenese noch unklar. Wahrscheinlich handelt es sich um ein **multifaktorielles** Geschehen, wobei endogenen und exogenen Faktoren (Diätgewohnheiten, Ernährungsfaktoren, sozioökonomische Einflüsse, geographische wie hereditäre Dispositionen) eine entscheidende Bedeutung zukommt.

Symptome

Die Symptomatologie des Magenkarzinoms ist uncharakteristisch. Konstante, nahrungsabhängige **Oberbauchschmerzen, Nüchternschmerzen, Schmerzen nach Nahrungsaufnahme, Übelkeit, Völlegefühl, Erbrechen, Appetitlosigkeit, Widerwillen gegen bestimmte Speisen** und **Sodbrennen** werden angegeben. Bemerkenswert ist dabei, daß diese Beschwerden auch beim Magenfrühkarzinom nur selten fehlen. Starke Schmerzen, rapide **Gewichtsverluste**, ständiges Erbrechen bei **Ausgangsstenose**, makroskopisch sichtbare **Blutung** und **Anämie** sowie eine **palpable Tumorbildung** stehen am Ende des klinischen Verlaufes.

Die klinische Untersuchung fällt bei noch lokalisiertem Prozeß negativ aus. Der tastbare Magentumor oder Lebermetastasen wie eine nachweisbare VIRCHOW-Drüse (metastatische Vergrößerung supraklavikulärer Lymphknoten links) kennzeichnen bereits das weit **fortgeschrittene Stadium**. Die **Metastasierung** erfolgt dabei lymphogen in die Nachbarorgane sowie hämatogen in Lunge, Niere, Knochen, Gehirn und Ovarien.

Diagnostik

Laboruntersuchungen (BKS, Blutbild, Serumeisen, Elektrophorese, Enzymbefunde etc.) sind entweder normal oder uncharakteristisch und können erst in Spätstadien pathologisch werden. Sie leisten somit keinen Beitrag zur frühen Diagnosestellung.

Die relevanten diagnostischen Methoden sind auch hier das **Röntgen** und die **Endoskopie** mit gezielter Biopsie.

Voraussetzungen für eine sichere Diagnosestellung sind einmal die Kenntnis der makroskopischen Erscheinungsformen des frühen und fortgeschrittenen Karzinoms und zum anderen die konsequente endoskopisch-bioptische Erfassung sämtlicher radiologisch nachgewiesener ulzeröser Magenläsionen.

Therapie

Nur **operatives Vorgehen** (Magenresektion) oder palliative Maßnahmen wie Gastroenterostomie (d. h. Schaffung eines künstlichen Magenausgangs in den Dünndarm bei Magenausgangsstenose) haben einen kurativen oder palliativen Wert.

Strahlentherapie und chemotherapeutische Vorgehen haben bislang, insbesondere beim Adenokarzinom, keine entscheidenden Behandlungserfolge erbringen können.

Verlauf und Prognose

Die Prognose hängt nicht nur vom therapeutischen Vorgehen ab, sondern auch von Alter und Geschlecht des Tumorträgers sowie vom Tumor selbst, seinem Sitz, der histologischen Klassifizierung und Ausbreitung (d. h. lokale Infiltration und metastatischer Lymphknotenbefall bzw. Fernmetastasierung). Entsprechen betragen die **Fünf-Jahres-Heilungen** beim fortgeschrittenen Karzinom ca. 20%, bei Frühkarzinomen jedoch bis zu 90%.

> Zur Zeit stellt die **Frühdiagnose** die einzige Möglichkeit dar, die Prognose des Magenkarzinoms zu verbessern.

2.5.1 Magenstumpfkarzinom

Das Magenstumpfkarzinom gehört zu den Spätkomplikationen des wegen eines primär gutartigen Leidens **resezierten Magens**. Das Krebsrisiko ist um das Zwei- bis Vierfache erhöht, wobei mit zunehmendem Abstand zur Erstoperation die Karzinominzidenz wächst. Als **Ursache** werden die chronisch-atrophische Gastritis, die in fast allen Resektionsmägen anzutreffen ist, und der Rückfluß von Galle in den Restmagen diskutiert. Da die **Prognose** des Magenstumpfkarzinoms noch schlechter ist als die des primären Karzinoms, muß auch hier eine Verbesserung durch eine verstärkte Früherkennung angestrebt werden.

> Damit die Entstehung von Magenstumpfkarzinomen möglichst frühzeitig erkannt wird, sollten Magenresezierte etwa ab dem zehnten Jahr nach der Operation alle zwei Jahre endoskopisch überwacht werden.

2.6 Magenpolypen

Definition

Polypen sind rundliche Gebilde auf der Magenschleimhaut. In etwa 90% der Fälle handelt es sich um **epitheliale** Polypen, davon sind 3–4% maligne. Bevorzugte Lokalisation sind die unteren Magenpartien.

Symptome

Klinische Beschwerden, ausgenommen Stenosesymptome bei pylorusnaher Lage oder Blutungen bei Nekrosen der Polypenkuppe, gehen in der Regel von Polypen **nicht** aus. Sie werden daher eher zufällig beim Röntgen oder bei der Endoskopie gefunden, und zwar bei Männern und Frauen in etwa gleicher Häufigkeit.

Die meisten Magenpolypen sind gutartig und bleiben es auch. Nur die relativ seltenen, von Drüsenzellen ausgehenden Arten (Adenome) können maligne entarten.

Therapie

Die Entfernung des Polypen – falls technisch möglich – stellt in den meisten Fällen bereits die Therapie dar. Bei Adenomen und malignen Polypen muß jedoch die Resektion des entsprechenden Magenabschnittes erfolgen.

2.6.1 Polyposis

Polypen treten meistens in der Einzahl auf, selten finden sich multiple Polypen mit diskontinuierlicher Verteilung oder sogar eine Polyposis mit gleichmäßiger Verbreitung.

Auch multiple Polypen können sowohl epithelialer als auch nicht-epithelialer Natur sein.

Magenpolypen können auch im Rahmen verschiedener erblicher Erkrankungen vorkommen, bei denen sich Polypen im ganzen Magen-Darm-Trakt finden.

2.7 Der operierte Magen

Störungen nach operativen Eingriffen am Magen lassen sich in Früh- und Spätstörungen einteilen. Während die Frühstörungen gewöhnlich vom Chirurgen erkannt und behandelt werden, haben für die Innere Medizin besonders die Spätstörungen Bedeutung. Aus Platzgründen ist deren Besprechung an dieser Stelle jedoch nicht möglich, so daß auf Lehrbücher der Chirurgie verwiesen sei.

3 Darm

3.1 Einheimische Sprue

Definition

Die einheimische Sprue (sprich: Spruh), die in jedem Lebensalter auftreten kann, wird durch eine **Überempfindlichkeit** gegen einen Eiweißbestandteil des Getreides, das im Gluten (Kleberstoff) enthaltene **Gliadin**, hervorgerufen. Dadurch kommt es zu einer **Schädigung der Dünndarmschleimhaut** (Zottenatrophie, Hyperplasie der Krypten, entzündliche Infiltrate), die kennzeichnend für die einheimische Sprue (Glutenenteropathie, Zöliakie) ist.

Epidemiologie

Genaue Daten über die Häufigkeit der glutensensitiven Enteropathie liegen für die europäischen Länder nicht vor. Die Angaben zur Inzidenz variieren zwischen 1:399 (Irland) und 1:3000 (England). Beide Geschlechter sind gleich stark betroffen.

Symptome und Diagnostik

Die Folge der Dünndarmschädigung ist ein komplexes Malabsorptionssyndrom, kenntlich an **massiven Durchfällen, Gewichtsverlust, Schwäche, Anämie, Osteomalazie** und **Hypoproteinämie**. Diese Symptome, zusammen mit pathologischen Resorptionstests und dem histologischen Befund der Dünndarmbiopsie, erlauben die Diagnosestellung.

Therapie

Die Therapie besteht in der lebenslangen Einhaltung einer **glutenfreien Kost**. Produkte aus Weizen, Hafer, Gerste und Roggen sind daher strikt zu meiden, Mehle aus Mais, Reis und Sojabohne ersetzen das Weizenmehl. Insgesamt sollte die Kost normale Mengen an Kohlenhydraten (nach Elimination des toxischen Glutens), Eiweiß und Fett enthalten.

> Informationen zur Erkrankung, über Rezepte und Bezugsquellen glutenfreier Nahrungsmittel sind bei der Deutschen Zöliakie-Gesellschaft, Ganzenstr. 13, 7000 Stuttgart 80, zu erhalten.

3.2 Morbus Whipple

Epidemiologie

Daten zur Häufigkeit dieser seltenen, systemischen Erkrankung, die vorwiegend Männer nach dem 40. Lebensjahr befällt, sind nicht bekannt.

Symptome

Die Erkrankung, die bevorzugt den Dünndarm, aber auch jedes andere Organ befallen kann, ist durch sprueartige **Durchfälle** als Ausdruck einer **Malabsorption** und einer exsudativen **Enteropathie**, darüber hinaus auch durch **Polyarthritis**, periphere **Lymphknotenschwellungen**, abnorme **Hautpigmentierungen**, **Anämie**, **Fieber**, **Pleuritis**, **Perikarditis**, **Endokarditis** sowie Symptome des **zentralen Nervensystems** charakterisiert.

Ursachen und Pathogenese

Ätiologie und Pathogenese dieser Erkrankung sind unbekannt. **Bakterien**, die allerdings noch nicht identifiziert werden konnten, sind wahrscheinlich aber Ursache oder zumindest Teilursache das Morbus WHIPPLE. Für diese Annahme spricht die Rückbildung der klinischen und morphologischen Veränderungen unter einer **antibiotischen Therapie**.

Therapie

Unbehandelt führt der Morbus WHIPPLE zum Tode. Unter einer antibiotischen Therapie bessern sich intestinale wie extraintestinale Symptome eindrucksvoll. Falls nach 6 Monaten keine Symptome mehr vorhanden und Bakterien in der Dünndarmbiopsie nicht mehr nachweisbar sind, kann die Behandlung beendet werden. Bei Wiederauftreten der Symptomatik und positivem Bakteriennachweis sind erneut Antibiotika angezeigt.

3.3 Divertikel

Definition

Divertikel sind umschriebene Aussackungen der Darmwand. Treten sie multipel auf, spricht man von **Divertikulose**.

3.3.1 Dünndarmdivertikel

Dünndarmdivertikel sind klinisch meist stumm und werden zufällig beim Röntgen entdeckt.

Wenn Symptome auftreten, sind sie meistens Folge einer **Divertikulitis**, d. h. einer Entzündung, die durch Stauung von Darminhalt im Divertikel verursacht wird. Dabei kann es zur Bildung eines **Geschwürs** mit seinen Komplikationen, **Blutung** und **Perforation**, **Fistel-** und **Abszeßbildung** wie zu entzündlich-narbig-bedingten **Stenosen** des Darmlumens kommen. Sehr selten kommt es zur **Malabsorption** (z. B. Vitamin B_{12}, Fette).

Duodenaldivertikel können darüber hinaus bei Lage in der Nähe der Papille zu **Abflußbehinderungen** von Galle- und Pankreassekret führen und damit Gallenwegs- und Pankreaserkrankungen hervorrufen.

Typische Komplikationen des im Ileum gelegenen MECKEL-Divertikels, das Magenschleimhaut und Pankreasgewebe enthalten kann, sind **Ulkusentwicklung**, **Blutung** und **Perforation**.

3.3.2 Dickdarmdivertikel

Im Gegensatz zu den Dünndarmdivertikeln sind Dickdarmdivertikel der **häufigste** Dickdarmbefund des älteren Menschen: Mit 50 Jahren haben etwa 20%, ab dem 70. Lebensjahr über 50% Divertikel. Etwa fünf Prozent der Gesamtbevölkerung haben Divertikel.

Alle Kolonabschnitte können befallen sein, am häufigsten jedoch das Sigmoid (s. Abb. 10-6).

Überwiegend handelt es sich um falsche, erworbene *Pulsionsdivertikel*, bei denen die Ausstülpungen nicht aus allen Wandschichten, sondern nur aus Schleimhaut und der darunter liegenden Bindegewebsschicht bestehen.

Seltener sind die echten, angeborenen Divertikel mit Ausstülpung **sämtlicher** Wandanteile, die vorwiegend in der Ileozökalregion und im Colon ascendens liegen.

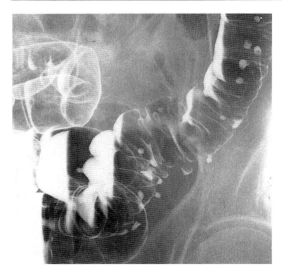
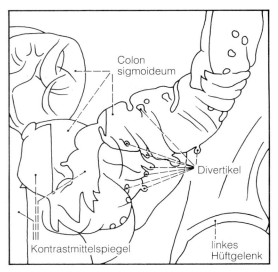

Abb. 10-6. Kolondivertikulose.

Als wesentliche **Ursache** für die Entstehung falscher Divertikel wird die Druckerhöhung im Darm bei ballastarmer Kost und Obstipation angesehen.

Symptome

Während die überwiegende Zahl der Divertikelträger **symptomlos** bleibt, haben ca. fünf Prozent Beschwerden im Sinne eines **Colon irritabile** (s. Abschn. 3.4) (Stadium I). Schließlich kommt es bei 10–25% im Laufe des Lebens zu Schüben einer akuten **Divertikulitis** (Stadium II) und evtl. weiterer Komplikationen, wie **Peridivertikulitis** (Stadium III) und **Perikolitis** (Stadium IV). Eine andere Komplikation ist die **Divertikelblutung.**

Therapie

Asymptomatische Divertikel und Stadium I der symptomatischen Divertikel sollten mit **ballaststoffreicher Kost** behandelt werden. Im Stadium II (akute Divertikulitis ohne lokale Komplikationen) kann zunächst ein konservativer Therapieversuch mit **Nahrungskarenz, parenteraler Ernährung, Analgetika, Spasmolytika** und **Antibiotika** unternommen werden. Bei anhaltenden Beschwerden oder sich abzeichnenden Komplikationen besteht wie bei Stadium III und IV **Operationsindikation.**

3.4 Irritables Kolon

Definition

Man versteht unter einem irritablen Kolon (*Reizkolon*) Störungen der motorischen und sekretorischen Darmfunktion, wobei eine organische Ursache nicht nachzuweisen ist.

Epidemiologie

Das irritable Kolon ist eine sehr häufige, chronisch verlaufende Erkrankung, wobei Frauen etwas öfter als Männer betroffen sind, bevorzugt in einem Alter zwischen 30 und 50 Jahren.

Symptome

Das klinische Bild ist vielfältig. Die meisten Patienten klagen über wandernde **Bauchschmerzen** von sehr wechselhaftem Charakter. Gleichzeitig können **Rumoren im Bauch, Völlegefühl, Blähungen, Übelkeit** bis hin zu **Erbrechen** bestehen. Typisch sind weiterhin **Stuhlunregelmäßigkeiten,** die es erlauben, drei Hauptformen des irritablen Kolons zu unterscheiden:

▷ Bei der ersten Gruppe steht die schmerzhafte **Obstipation** im Vordergrund *(spastisches Kolon)*, der Stuhl kann schafskotartig oder bleistiftartig geformt sein.

▷ Die zweite Gruppe zeichnet sich durch **weiche** bis **flüssige** oder **wäßrige Stühle** aus *(nervöse Diarrhöe)*.

▷ Die dritte Gruppe ist charakterisiert durch einen **Wechsel** von Obstipation und Diarrhöe.

Ursachen und Pathogenese

Die Kenntnisse über die Ursachen sind noch lückenhaft. Häufig lassen sich **psychische** Ursachen (Labilität, emotionelle Konfliktsituationen, berufliche Belastungssituationen, familiäre Schwierigkeiten) nachweisen. Als **organische** Ursachen vermutet man die **Spätfolgen** einer bakteriellen oder viralen **Darmentzündung**, einer oralen **Antibiotika-Langzeittherapie** oder eines chronischen **Laxantienabusus**.

> Auch wenn Anamnese und Symptomatik noch so typisch für das Colon irritabile sind, sollten grundsätzlich bei **jedem** Patienten mit dieser Verdachtsdiagnose einmal **organische** Ursachen für die geschilderten Beschwerden (wie Divertikulose, Cholelithiasis, Ulkus, Pankreatitis, Adnexitis und andere) durch entsprechende Verfahren ausgeschlossen werden.

Therapie

Grundlage der Therapie ist die sogenannte *kleine Psychotherapie*. Der Patient ist aufzuklären und zu beruhigen, daß bei ihm eine funktionelle Darmerkrankung vorliegt, die nichts mit einer entzündlichen oder tumorösen Erkrankung zu tun hat. Unterstützend können vorübergehend **Sedativa, Spasmolytika** und bei Durchfällen **Antidiarrhoika** gegeben werden. Eine spezielle Diät gibt es nicht, jedoch sollte die Kost bei allen Formen des irritablen Kolons **schlackenreich** sein.

3.5 Infektiöse Darmerkrankungen

3.5.1 Akute infektiöse Gastroenteritiden und Nahrungsmittelvergiftungen

Symptome

Durchfall, Übelkeit und **Erbrechen** sind die Hauptsymptome der infektiösen Darmerkrankungen und der Nahrungsmittelintoxikationen durch Bakterientoxine (bakterielle Giftstoffe). Als Erreger kommen Bakterien, Viren und Protozoen in Frage. Die *invasiven* bakteriellen Erreger führen darüber hinaus zu **Fieber, Bauchschmerzen** und anderen systemischen Symptomen, während die *nichtinvasiven* bakteriellen Erreger kein Fieber und nur geringe systemische Symptome verursachen (Tab. 10-9).

Das Enterotoxin des **Staphylococcus aureus** führt zu einer Nahrungsmittelvergiftung, die sich im Gegensatz zu den anderen, nichtinvasiven Diarrhöen durch **Erbrechen** als fast konstantes Symptom auszeichnet, bedingt durch einen direkten toxischen Effekt auf das zentrale Nervensystem. Neben Erbrechen finden sich vermehrter **Speichelfluß, Übelkeit, Leibschmerzen** und **Durch-**

Tabelle 10-9: Erreger infektiöser Darmerkrankungen.

	nichtinvasiv	invasiv
Bakterien	Escherichia coli Vibrio cholerae Clostridium perfringens Staphylococcus aureus Bacillus cereus	Escherichia coli Salmonella Shigella Yersinia enterocolitica Campylobacter jejuni Vibrio parahaemolyticus
Viren	Rotaviren Norwalk-Viren Parvoviren Echoviren Coronaviren	
Protozoen	Giardia lamblia Entamoeba histolytica	
Helminthen (Auswahl)	Schistosoma Trichuris Strongyloides Oesophagostomum	

fälle als weitere Symptome. Charakteristisch sind der **plötzliche Beginn** eine halbe bis sechs Stunden nach dem Essen und eine Dauer der Symptomatik oft unter 24 Stunden.

Die Enterotoxine von **Escherichia coli** führen zur **Diarrhöe** und darüber hinaus besonders häufig beim Säugling und bei weniger als der Hälfte der Erwachsenen zum **Erbrechen**.

Lediglich Übelkeit, krampfartige **Bauchschmerzen** und wäßrige **Durchfälle** rufen die Enterotoxine des **Clostridium perfringens** hervor. Diese Lebensmittelvergiftung verläuft kurz und leicht.

Bacillus cereus bildet zwei Enterotoxine, die jeweils unterschiedliche klinische Bilder induzieren: eine **diarrhöische Form**, bei der weniger als ein Viertel der Patienten Erbrechen hat, und ein **Brechdurchfall** mit Erbrechen in jedem Fall. Diese beiden Formen einer Nahrungsmittelvergiftung sind in der Regel mild und selbstlimitierend.

Vibrio-cholerae-Enterotoxin führt nach einer Inkubationszeit von im allgemeinen 12–48 Stunden zu plötzlich auftretenden, profusen, meist schmerzlosen **Diarrhöen**, die bis zu 10 Liter pro Tag betragen können. Bei einigen Patienten tritt **Erbrechen** bereits vor den Diarrhöen auf, bei den meisten folgt es nach und zwar ohne Übelkeit und ohne Kraftaufwand.

Die **bakterielle Ruhr**, ausgelöst durch **Shigellen**, nimmt offensichtlich als Folge des Tourismus wieder zu. Die Schwere der Erkrankung kann sehr stark variieren. Als Ausdruck invasiver Vorgänge kann es zur Schleimhautschädigung des Kolons und gelegentlich auch des unteren Dünndarms kommen mit oberflächlichen Geschwürsbildungen, klinisch charakterisiert durch **schleimig-blutig-eitrige Entleerungen** und **Tenesmen** (schmerzhafter Stuhldrang).

Das gleiche Bild wie bei der bakteriellen Ruhr ist auch bei einer schweren Infektion mit **Balantidium coli** und **Entamoeba histolytica** möglich. Diese seltenen Protozoen-Infektionen können ebenso importiert werden wie **Helminthen-Infektionen**: Die **Trichuriasis**, die zur hämorrhagischen Kolitis führen kann, die **Oesophagostomiasis** (Ostafrika), die Abszesse im Kolon verursachen kann, die **Strongyloidiasis**, die bei schwerer Infektion nicht nur im Dünndarm, sondern auch im Dickdarm Nekrosen hervorrufen kann, sowie die **Schistosomiasis**, die bevorzugt im Rektum und Sigmabereich eine granulomatöse und hämorrhagische Kolitis auslösen kann.

Von den **Salmonellen** wurden bisher fast 2000 unterschiedliche Typen identifiziert. Allerdings verursachen nur einige von ihnen Erkrankungen des Verdauungskanals, wobei sowohl enterotoxinbildende wie invasive Formen existieren. Terminales Ileum oder Dickdarm oder beide Regionen zugleich können befallen sein, so daß je nach Typ, nach aufgenommener Keimzahl, dem Befallsmuster und der Reaktionsweise des Organismus sehr variable − asymptomatische bis septische − klinische Verläufe zur Beobachtung kommen. Im Einzelfall kann es schwierig sein, eine Salmonellen-Infektion von fieberhaften Gastroenteritiden durch Shigellen oder Viren abzugrenzen. Nach einer **Inkubationszeit** von durchschnittlich 14−36 Stunden setzen plötzlich profuse, wäßrige **Durchfälle** ein, **Bauchschmerzen**, **Übelkeit**, **Erbrechen** und **Fieber** können hinzutreten. Die Durchfälle kommen meistens innerhalb von vier Tagen zum Stillstand, selten erst nach einer Woche. Eine Antibiotikatherapie ist in der Regel **nicht** angezeigt. Von Salmonellen-Infektionen ist bevorzugt das Kolon betroffen. In 70% der Fälle finden sich die entzündlichen Veränderungen im linksseitigen Kolon (Descendens- und Sigmabereich), in je 15% im gesamten Kolon oder im Colon descendens. Typisch sind **Schleimhautblutungen** bis hin zu konfluierenden Ulzerationen, die oft nicht von einer Colitis ulcerosa oder ei-

nem Morbus CROHN zu unterscheiden sind. Typisch ist weiterhin, daß diese Läsionen ohne eine spezifische Behandlung innerhalb weniger Wochen abheilen.

Das durch eine **Yersinien-Infektion** hervorgerufene klinische Bild ist gekennzeichnet durch **breiige, wäßrige Stühle**, die nur selten einen blutigen Charakter annehmen, abdominelle **Schmerzen** (diffus, periumbilikal, rechter Unterbauch), hohes **Fieber** und selten Erbrechen. Die Diarrhöen können gelegentlich über Monate persistieren. Die Infektionen werden bei uns überwiegend durch Yersinia enterocolitica, selten durch Yersinia pseudotuberculosis ausgelöst. Die **Inkubationszeit** liegt bei etwa drei bis zehn Tagen.

Da die akuten Bauchschmerzen den Durchfällen ein bis drei Tage vorausgehen können, wird die Diagnose einer Yersiniose (entzündlich vergrößerte **Lymphknoten** im Ileozökalwinkel) oft durch die unter der Verdachtsdiagnose „akute Appendizitis" erfolgende Laparotomie gestellt.

Die **Campylobacter-jejuni-Infektion** beginnt nach einer durchschnittlichen Inkubationsdauer von zwei bis fünf Tagen mit **Fieber** und **Bauchschmerzen**, gefolgt von blutig-schleimigen **Diarrhöen**. Die Schleimhautläsionen finden sich sowohl im Jejunum und Ileum als auch besonders im Kolon.

Die durch die **invasiven E. coli** hervorgerufene infektiöse Darmerkrankung weist klinisch ein ähnliches Krankheitsbild auf wie die Shigellosen.

Die **Vibrio-parahaemolyticus-Infektion** nach Genuß von Meeresfrüchten manifestiert sich mit einer akuten **Diarrhöe** und **Bauchkrämpfen**, in der Hälfte der Fälle mit **Schüttelfrost** und **Fieber** und in weniger als einem Drittel mit **Erbrechen**.

Akute virale Gastroenteritiden können durch verschiedene Erreger hervorgerufen werden, wobei das Erregerspektrum (s. Tab. 10-9) Beziehungen zum Alter der Erkrankten aufweist. So ist z. B. ein Großteil der akuten Diarrhöen im Kindesalter auf **Rotavirus-Infektionen** zurückzuführen. Die Infektionen verlaufen meist wie leichte oder mittelschwere bakterielle Infektionen: Beginn mit **Erbrechen**, fast immer gefolgt von wäßrigen **Durchfällen** und geringgradigem **Fieber** bei leichten oder fehlenden **Bauchbeschwerden**. Weitere Symptome können **Muskelschmerzen**, **Kopfschmerzen** und **Atemwegsinfektionen** sein. Gelegentlich kann Erbrechen bei fehlenden Diarrhöen ganz im Vordergrund stehen.

Während unter endemischen Bedingungen die

Giardiasis überwiegend eine asymptomatische Parasitose ist, kommt es bei epidemischen Infektionen ein bis drei Wochen nach Exposition plötzlich zu wäßrigen **Durchfällen** ohne Schleim- und Blutbeimengungen, epigastrischen **Krämpfen**, leichtem **Fieber, Anorexie, Blähsucht, Aufstoßen, Übelkeit** und **Erbrechen.** Die Infektion heilt gewöhnlich nach ein bis vier Wochen ab, chronische Verläufe sind jedoch auch zu beobachten.

Die **Ruhramöbe, Entamoeba histolytica,** ist der Erreger der akuten **Amöbiasis** (Amöbenruhr). Nach oraler Aufnahme der Amöbenzysten und einer Inkubationszeit von wenigen Tagen bis mehreren Monaten können sich aus den Minutaformen die invasiven Magna- oder Gewebeformen entwickeln, die die Dickdarmschleimhaut andauen und zu Geschwüren unterschiedlicher Größe führen. Unter Tenesmen wird ein schleimig-blutiger *(himbeergeleeartiger)* Stuhl abgesetzt. Gefürchtete **Komplikationen** sind Amöbenabszesse, die infolge Durchwanderung oder embolischer Verschleppung der Magnaformen auf dem Blutwege vor allem im Darm und in der Leber, aber auch in anderen Organen auftreten können.

Therapie

Die allgemeine Therapie der infektiösen Darmerkrankungen besteht in einer Korrektur der **Wasser- und Elektrolytverluste,** die in leichten Fällen oral, in schwereren parenteral vorgenommen werden muß. **Null-Diät** sowie Gabe von **Antiemetik, Antidiarrhoika** oder **Antibiotika** können im Einzelfall notwendig werden.

3.5.2 Wurminfektionen

Die zunehmende Fluktuation der Bevölkerung (Tourismus, ausländische Arbeitnehmer etc.) läßt in zunehmendem Maße auch bei uns Wurmerkrankungen zur Beobachtung kommen, die hier nicht endemisch sind. Die Infektionen können **symptomlos** (wie z.B. Spul- oder Madenwurm-Infektionen), aber auch mit einem **variablen klinischen Bild,** darunter einer gastrointestinalen Symptomatik, verlaufen (Tab. 10-10).

Gastrointestinale Symptome wie Übelkeit, Erbrechen, Durchfall und Bauchschmerzen sind allerdings auch die häufigsten **Nebenwirkungen** einer Therapie mit Anthelminthika (Medikamente gegen Würmer). Kopfschmerzen, Schwindel, Benommenheit, Sehstörungen, Abgeschlagenheit

Tabelle 10-10:
Symptomatik bei Wurminfektionen.

Erreger	Mögliche Symptome
Ascaris lumbricoides (Spulwurm)	diffuse Leibschmerzen, Erbrechen, Durchfall, Gallengangsinvasion, Ileus, eosinophiles Infiltrat, Pneumonie, Hämoptyse
Oxyuris (Madenwurm)	uncharakteristische gastrointestinale Beschwerden, perianaler Juckreiz
Trichuris trichuria (Peitschenwurm)	Übelkeit mit Obstipation oder Diarrhöe, Meteorismus, Gewichtsverlust, Anämie, Eosinophilie
Trichinella spiralis (Trichine)	initial Brechdurchfall; Fieber, Muskelschmerzen, Nesselsucht, Lidödem, Exanthem, Eosinophilie
Ancylostomiasis (Hakenwurmkrankheit)	Diarrhöen, Gewichtsabnahme, Husten, Heiserkeit, Hämatemesis, Dermatitis
Strongyloides stercoralis	Übelkeit, Oberbauchschmerzen, Durchfall, Urtikaria, Eosinophilie
Taenia saginata und solium (Rinder- und Schweinebandwurm)	uncharakteristische gastrointestinale Symptome, Durchfall, Gewichtsabnahme, Eosinophilie
Filariasis	Fieber, Kopfschmerzen, Übelkeit, Erbrechen, Photophobie, Muskelschmerzen, Lymphangitis, lymphatische Obstruktion
Schistosomiasis (Bilharziose)	Exanthem, Kopf- und Muskelschmerzen, Husten, Fieber, Abdominalschmerzen, Lymphadenopathia, Hepatomegalie, Durchfall

und Arzneimittelexantheme sind weitere Nebenwirkungen einer solchen Therapie.

3.6 Chronisch-entzündliche Darmerkrankungen: Morbus Crohn und Colitis ulcerosa

Definition

Auch wenn Colitis ulcerosa und Morbus CROHN mit über 90% der chronisch-entzündlichen Darmerkrankungen die häufigsten Krankheitsbilder darstellen, kann im Einzelfall die Diagnostik schwierig sein. Denn infektiöse, durch Medikamente verursachte und ätiologisch noch unklare Kolitiden können gleichfalls das Bild dieser beiden chronisch-entzündlichen Darmerkrankungen hervorrufen, so daß letztlich nur eine Zusammenschau von klinischem Befund, makroskopischem Aspekt, histologischem Befund, viralen, parasitären und bakteriologisch-serologischen Untersuchungen und schließlich der Verlauf der Erkrankung eine Differenzierung gestatten.

Epidemiologie

In den verschiedenen Ländern finden sich für Colitis ulcerosa und Morbus CROHN gleiche Angaben zur Inzidenz (d. h. die Zahl der Neuerkrankten pro Jahr und 100 000 Einwohner) und Prävalenz (d. h. die Gesamtzahl der Erkrankten pro 100 000 Einwohner). Die Inzidenz wird mit 0,2–6, die Prävalenz mit 20–80 angegeben. In der Bundesrepublik Deutschland leiden etwa 50 000 Patienten an einer dieser chronisch-entzündlichen Darmerkrankungen, wobei mit je 1000 bis 3000 Neuerkrankungen pro Jahr zu rechnen ist.

Die chronisch-entzündlichen Darmerkrankungen kommen bei beiden Geschlechtern etwa gleich häufig vor und können in allen Altersstufen auftreten. Überwiegend betroffen sind Kinder, Jugendliche und junge Erwachsene (bis 70%), ein zweiter Erkrankungsgipfel findet sich aber auch nach dem 50. Lebensjahr.

Ursachen und Pathogenese

Ätiologie und Pathogenese von Colitis ulcerosa und Morbus CROHN sind bis heute ungeklärt. Man vermutet ein multifaktorielles Geschehen, wobei **genetische, immunologische** und **Umweltfaktoren** sowie **Infektionen** zur Diskussion stehen. Das überdurchschnittlich häufige Auftreten von Morbus CROHN und Colitis ulcerosa in bestimmten Familien war Anlaß, **hereditäre** (erbliche) Faktoren in der Pathogenese anzunehmen. Hierfür sprachen auch die engen genetischen Wechselbeziehungen zum Morbus BECHTEREW. Ob letztlich die genetischen Faktoren die entscheidende Rolle spielen, muß jedoch bezweifelt werden. Dies um so mehr, als einige Berichte vorliegen, nach denen bis dahin gesunde Ehepartner von Erkrankten gleichfalls an einer der beiden entzündlichen Darmerkrankungen erkrankten. Dies läßt auf einen gemeinsamen **exogenen** pathogenetischen Faktor schließen. Vielleicht ist nur eine besondere Empfänglichkeit gegenüber diesen Faktoren genetisch bedingt, zum Ausbruch der Erkrankung kommt es jedoch erst beim Hinzutreten eines bestimmten Umweltfaktors oder einer Infektion.

An derartigen schädigenden Reizen stehen zur Diskussion: **Infektionen** vor allem durch Bakterien und Viren, Einflüsse durch **Persönlichkeitsstruktur** oder vermehrte **psychische Streßsituationen, Ernährungsfaktoren** (hochraffinierte Zucker, hydrierte Fette) und **chemische Substanzen** (wie z. B. ein vermehrter Medikamentenverbrauch).

Ohne Zweifel sind auch **immunologische** Faktoren bei der Pathogenese der chronisch-entzündlichen Darmerkrankungen mitbeteiligt, obwohl eine Autoimmunerkrankung im eigentlichen Sinne nicht vorzuliegen scheint.

Symptome

Colitis ulcerosa

Die entzündlichen Veränderungen sind bei der Colitis ulcerosa auf die Schleimhaut und die angrenzende Bindegewebsschicht des Kolons beschränkt. Bei den meisten Erkrankten (etwa 80%) sind die **unteren** Kolonabschnitte betroffen, nur bei etwa 20% kommt es zum Befall des gesamten Kolons, evtl. sogar zur nicht-ulzerösen Beteiligung der unteren Dünndarmabschnitte. Der Befall der Schleimhaut ist unabhängig von der Ausdehnung stets kontinuierlich und symmetrisch (Abb. 10-7).

Als Grundlage für Therapie und Prognose hat es sich in der Klinik als sinnvoll erwiesen, nach Lokalisation, Ausdehnung, Schweregrad und Verlauf verschiedener Krankheitsvarianten zu unterscheiden.

Allgemein gilt: Je ausgedehnter der Entzündungsprozeß, desto schwerer ist das Krankheitsbild. Entsprechend verläuft die Krankheit, wenn die oberhalb des Sigmas gelegenen Darmabschnitte frei bleiben, in der Regel leichter als eine totale Kolitis. Daher weist — bei der beschriebenen Bevorzugung der unteren Kolonabschnitte — ein Großteil der Patienten (etwa 65%) einen leichten Krankheitsverlauf auf. Hierbei treten als **Leitsymptom** nicht mehr als vier blutig-eitrigschleimige **Durchfälle** täglich auf; allgemeine Symptome fehlen meistens.

Als **leichteste** Form ist dabei die **hämorrhagische Proktitis** (Entzündung des Mastdarms) anzusehen, die auch bei langjährigem Verlauf selten (in etwa 10% der Fälle) auf proximale Kolonabschnitte übergreift, allerdings gelegentlich auf eine orale medikamentöse Therapie weniger anspricht als eine ausgedehnte Kolitis.

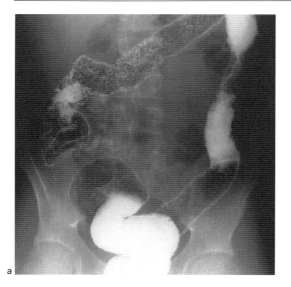

a

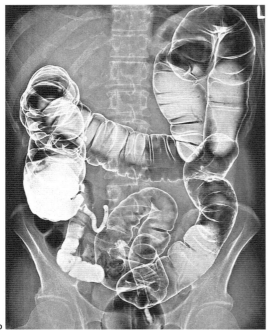

b

Abb. 10-7. Röntgen-Kontrastmitteluntersuchung des Dickdarms.

a) Colitis ulcerosa: diffuse, ulzeröse Kolitis des gesamten Kolons mit Haustrenverlust und schrumpfender Verkürzung des Caecums.

b) zum Vergleich: Normalbefund.

Beim **mittelschweren** Verlauf, den etwa 25 % der Patienten aufweisen, steigt die Zahl der **Stuhlentleerungen** auf fünf bis acht pro Tag. Hinzu kommen **Appetitlosigkeit, Gewichtsverlust** und intermittierende **Temperaturerhöhungen**.

Bei ca. 10 % der Patienten ist ein **schwerer** Verlauf zu beobachten. Profuse **Durchfälle, Tenesmen**, druckempfindliches Abdomen, **Fieber, Anorexie, Gewichtsabnahme, Verlust von Blut, Wasser, Elektrolyten** und Vitaminen durch den Stuhl charakterisieren das Bild und führen zu **Exsikkose** und starker **Hinfälligkeit**.

Die **schwerste** Verlaufsform stellt das *toxische Megakolon* dar, das häufig durch exogene Faktoren wie Durchführung eines Kontrasteinlaufes oder Gabe von Opiaten ausgelöst wird und bei dem die Entzündung die **gesamte Darmwand** ergreift. Charakteristisch ist die massive **Überblähung** des gesamten Kolons oder bestimmter Teile, vor allem des Colon transversum.

Unabhängig vom Ort des Befalls lassen sich im wesentlichen zwei Verlaufsformen unterscheiden: Ein **schubweiser** Verlauf (60–75 % der Patienten), d. h. Remissionen wechseln mit Verschlimmerungen, und ein **chronischer** Verlauf mit unverändert anhaltender Aktivität ohne Remission (5–20 %).

Morbus Crohn

Der Morbus CROHN kann prinzipiell im **gesamten** Verdauungstrakt, vom Mund bis zum Anus, auftreten, mit deutlicher Bevorzugung des **terminalen Ileums** und des **Kolons**, wobei Kombinationen relativ häufig sind. Die Entzündung erfaßt nicht nur die oberflächlichen, sondern **alle Wandschichten**, und durch die Mitbeteiligung des Bindegewebes kommt es in der verdickten Wand zu Vernarbungs- und Schrumpfungsprozessen mit der Gefahr der **Stenose-, Fistel-** und **Abszeßbildung**. Der Befall ist diskontinuierlich und asymmetrisch (Abb. 10-8).

Der Beginn des Morbus CROHN ist in der Regel noch schleichender als der der Colitis ulcerosa und selten exakt festzulegen. Die Symptomatik ist ausgesprochen variabel, ein Verlauf in Schub- und Remissionsphasen ist schwer abzugrenzen, die Progredienz ist weniger deutlich und damit unberechenbar. Die abdominelle Symptomatik hängt weitgehend von der Lokalisation der entzündlichen Veränderungen ab. **Bauchschmerzen** im rechten Unterbauch und periumbilikal sowie **chronische Durchfälle** (die rektale Blutung ist selten!) sind die **Leitsymptome** (Tab. 10-11).

Gelegentlich fehlen sämtliche intestinalen und die noch zu besprechenden extraintestinalen Symptome; subfebrile bis febrile **Temperaturen**, eine erhöhte **BKS**, eine **Anämie** (Eisenmangel, in-

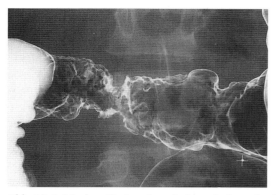
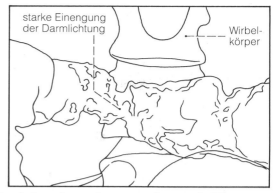

starke Einengung
der Darmlichtung

Wirbel-
körper

Abb. 10-8. Morbus Crohn; Ausschnittsaufnahme des Querkolons: Lumeneinengung mit unregelmäßigem, pflastersteinartigem Relief.

Tabelle 10-11:
Intestinale Symptome bei Morbus CROHN.

▷ abdominelle Beschwerden („Pseudoulkus", „Pseudoappendizitis")
▷ chronische Durchfälle (mit oder ohne Fieber)
▷ Analläsionen (Fistel, Fissur, Abszeß)
▷ Gewichtsabnahme
▷ Erbrechen
▷ abdominelle Resistenzen durch Konglomerattumoren
▷ Ileus
▷ innere Fisteln

fektiös-toxisch) oder eine **Thrombozytose** sind dann die einzig faßbaren Hinweise auf das Vorliegen eines Morbus CROHN. Im Kindesalter kann eine **Einschränkung des Längenwachstums** das einzige Symptom – lange vor dem Auftreten einer Darmsymptomatik – sein.

Vor Beginn der Therapie müssen Lokalisation und Ausdehnung der **Crohn**-Läsionen festgelegt werden, wobei sich die folgenden Lokalisationsformen unterscheiden lassen:
▷ Ileitis terminalis mit isoliertem Befall des **distalen Ileums**;
▷ Ileokolitis mit Befall des **terminalen Ileums und** der sich anschließenden Abschnitte des **Kolons**;
▷ Kolitis mit alleinigem Befall des **Dickdarms**;
▷ multipler Befall mit Läsionen am **gesamten Verdauungtrakt**;
▷ **isolierter Befall** von Lippen, Mundhöhle, Ösophagus, Magen, Duodenum, Jejunum oder Anus.

Der obere Verdauungtrakt dürfte in durchschnittlich 3–7%, das terminale Ileum allein in 26–30%, Ileum und angrenzendes Kolon (Ileokolitis) in 40–55% und das Kolon isoliert in 17–27% der Fälle betroffen sein.

Diagnostik

Bei beiden chronisch-entzündlichen Darmkrankungen fußt die morphologische Sicherung der Diagnose auf **endoskopischen, radiologischen** und **sonographischen** Befunden, wobei heute die Endoskopie in Verbindung mit der histologischen Befundung der Biopsie die effektivste Maßnahme darstellen dürfte. Da gerade die Symptomatik beim Morbus CROHN atypisch, komplex und sehr variabel sein kann, empfiehlt sich die Kombination mehrerer diagnostischer Verfahren.

Neben der Sicherung der Diagnose und der Festlegung der Ausdehnung der Erkrankung hat die Diagnostik zum Ziel, die entzündliche Aktivität zu beurteilen. Gerade die Therapie des Morbus CROHN orientiert sich an der Aktivität des Krankheitsprozesses.

Komplikationen

Colitis ulcerosa wie Morbus CROHN können mit verschiedenen extraintestinalen (nicht das Verdauungssystem betreffenden) Begleitkrankheiten einhergehen, die den entzündlichen Darmkrankungen vorausgehen, parallel nebeneinander bestehen oder auch erst nach operativer Entfernung der erkrankten Darmabschnitte auftreten können (Tab. 10-12). Auch hier ist zur Ätiologie und Pathogenese kaum Sicheres bekannt.

Ursachen und Pathogenese

Störungen im Wasser- und Elektrolythaushalt, Anämie, Blutgerinnungsstörungen, Eiweißmangelzustände, Osteoporose und Osteomalazie sowie Wachstumsstörungen bei jugendlichen Patienten finden ihre einfache Erklärung in Malabsorption, Durchfällen, exsudativer Enteropathie

Tabelle 10-12: Extraintestinale Komplikationen bei Morbus CROHN und Colitis ulcerosa.

Kolitis-assoziierte Begleitkrankheiten

periphere Gelenke: Arthralgie, Arthritis (seronegativ)
Haut: Erythema nodosum, Pyoderma gangraenosum
Schleimhaut: Stomatitis aphthosa
Augen: Iritis, Episkleritis, Konjunktivitis
Lunge: interstitielle Lungenfibrose, fibrosierende
    Alveolitis, pulmonale Vaskulitis
Herz: Perikarditis, Perimyokarditis
Blut: autoimmunhämolytische Anämie

Folgen einer gestörten Darmfunktion

(Malabsorption, Diarrhöe, exsudative Enteropathie)
Wasser- und Elektrolytstörungen
Anämie (hypochrom, megaloblastär)
Blutgerinnungsstörungen
Hypoproteinämie
Osteoporose, Osteomalazie
Wachstumsretardierung im Adoleszentenalter
Cholelithiasis
Nephrolithiasis

genetisch assoziierte Begleitkrankheiten

Spondylitis
Sakroiliitis

sonstige Komplikationen

Leber- und Gallenwegserkrankungen: Pericholangitis, sklerosierende Cholangitis, reaktive Hepatitis, chronisch-aggressive Hepatitis, Leberzellverfettung
venöse und arterielle Thrombosen, Periostitis
Pyelophlebitis, Hydronephrose
Amyloidose
Pankreatitis (bei Morbus CROHN)

---

oder in unzureichender Nahrungszufuhr. Eine vermehrte Gallenstein- und Nierensteinbildung ist Folge eines ausgedehnten Dünndarmbefalls bzw. einer Dünndarmresektion.

Nicht-deformierende Arthritiden und Arthralgien, Augenentzündungen, Hauterkrankungen (Erythema nodosum, Pyoderma gangraenosum) sowie autoimmun-hämolytische Anämie werden, da sie häufiger bei einer Kolitis gesehen werden und enge Beziehungen zur Aktivität der Grunderkrankung aufweisen, als *kolitische Begleiterkrankungen* aufgefaßt.

Die Zusammenhänge zwischen entzündlichen Darmerkrankungen und dem Auftreten der verschiedensten Leber- und Gallenwegserkrankungen sind noch nicht geklärt.

Therapie

Da Ätiologie und Pathogenese der chronisch-entzündlichen Darmerkrankungen nicht bekannt

sind, existiert bisher auch keine spezifische Therapie. **Glucocorticoide** und **Salazosulfapyridin** (SASP) bzw. 5-**Aminosalicylsäure** (5-ASA) werden heute als Standardsubstanzen angesehen, die in begrenztem Umfang bei spezieller Indikation durch **Metronidazol** und **Azathioprin** ergänzt werden können.

Prednisolon ist das Mittel der Wahl bei sämtlichen Formen des **Morbus Crohn**, allerdings spricht eine Kolitis weniger gut an als eine Ileitis. Bei Dünndarmbeteiligung sind **Elementardiäten** bzw. eine totale **parenterale Ernährung** eine Alternative zum Prednisolon. SASP bzw. 5-ASA und Metronidazol sind beim Kolonbefall wirksam.

In der Behandlung der **Colitis ulcerosa** sind **SASP** bzw. 5-ASA und **Glucocorticoide** als Standardsubstanzen anzusehen. Wie beim Morbus CROHN ist **Azathioprin** ein Reservemedikament.

Grundsätzlich stellen die chronisch-entzündlichen Darmerkrankungen ein interdisziplinäres Dauerproblem dar. Nur durch die nahtlose Zusammenarbeit zwischen dem behandelnden Internisten und dem Psychosomatiker, der die Patienten begleitend psychotherapeutisch versorgt, sowie dem Chirurgen, dessen Eingreifen die Verhütung bzw. Behandlung von Komplikationen zum Ziel hat, ist es möglich, ein auf den Einzelfall abgestimmtes optimales Therapiekonzept zu verwirklichen.

Informationen für Patienten erteilt die Deutsche Morbus Crohn/Colitis ulcerosa Vereinigung – DCCV – e. V. (Verbandszeitschrift: Bauchredner), Schwabstr. 68, 7400 Tübingen.

3.7 Gutartige Tumoren

3.7.1 Dünndarm

Benigne Tumoren des Dünndarms sind sehr selten. Da grundsätzlich jede Zelle der Darmwand den Ausgangspunkt für einen Tumor bilden kann, wurden bereits über 30 verschiedene Tumorarten beschrieben. Die **häufigsten** Tumoren sind adenomatöse Polypen, es folgen Lipome, Fibrome, Myome, Angiome und neurogene Tumoren.

Epidemiologie und Symptome

Benigne Tumoren finden sich etwa ab dem 30. Lebensjahr gleichmäßig in allen Altersgruppen, gleich häufig bei Männern und Frauen. Etwa

45% davon verursachen keine Symptome, 20% bieten leichte, 25% schwerere Symptome (uncharakteristische Bauchbeschwerden, Übelkeit, Erbrechen, Obstipation, Diarrhöe, Koliken).

Diagnostik und Komplikationen

Da die meisten Patienten beschwerdefrei sind, wird ein Großteil der Tumoren zufällig bei einer **Operation, Endoskopie**, beim **Röntgen** oder bei der Autopsie gefunden. Obwohl also ihre klinische Bedeutung gering ist, können **Komplikationen** zu lebensbedrohlichen Zwischenfällen führen. Hier sind es vor allem der partielle oder komplette **Darmverschluß** (Ileus), aber auch die intestinale **Blutung** oder die durch Ulzeration oder Tumorzerfall bedingte **Perforation**.

Therapie

In der Therapie stehen zwei Methoden zur Verfügung: Die **endoskopische** Polypektomie und die operative Entfernung mittels **Laparotomie**. Im Duodenum sollte die endoskopische Polypektomie angestrebt werden. Hat der Tumor eine gewisse Größe erreicht oder sind Komplikationen aufgetreten, so ist die Laparotomie angezeigt.

3.7.2 Dickdarm

Definition

Auch am Kolon können sich die gleichen gutartigen Tumoren wie im Dünndarm entwickeln. Von besonderer klinischer Bedeutung sind hier die vom Epithel ausgehenden Tumoren, die unter dem Oberbegriff *Polypen* (umschriebene Vorwölbungen der Schleimhaut) zusammengefaßt werden. Diese sind variabel in der Größe (reiskorn- bis walnußgroß) und sitzen der Schleimhaut gestielt, tailliert oder breitbasig auf (Abb. 10-9 und Abb. 10-10). Bevorzugte **Lokalisation** ist der untere Darmbereich.

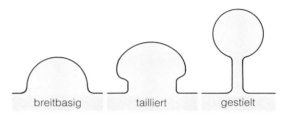

breitbasig   tailliert   gestielt

Abb. 10-10. Makroskopische Typen von kolorektalen Polypen.

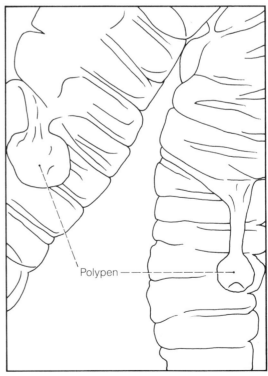

Polypen

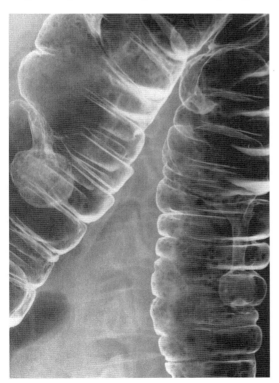

Abb. 10-9. Kolonpolypen: zwei große, in das Lumen hineinragende Polypen im Bereich des Colon transversum und descendens.

Diagnostik

Polyp ist ein nur beschreibender Begriff, der nichts über die Dignität (gutartig – bösartig) aussagt. Ausschließlich die **histologische** Untersuchung des gesamten Polypen ist in der Lage zu klären, welche Läsion vorliegt.

Da etwa die Hälfte der benignen Kolonpolypen intermittierend blutet, kommt neben den röntgenologischen und endoskopischen Verfahren dem Nachweis von okkultem Blut im Stuhl bei der Diagnose eine nicht unerhebliche Rolle zu.

3.7.2.1 Familiäre Polypose

Polypen können einzeln, multipel oder als Polypose (mehr als 100 Polypen) auftreten. Werden bei einem Patienten mehr als 100 polypöse Adenome im Kolon entdeckt, so kann das seltene Bild einer **familiären, generalisierten Polypose** vorliegen. Es handelt sich dabei um eine autosomal-dominant **vererbliche** Erkrankung. Die Patienten werden meist um das 20. Lebensjahr durch **Diarrhöen, Bauchkneifen,** perianale **Blutungen, Elektrolytverluste** oder **Gewichtsabnahme** auffällig. Da sich bis zum 40. Lebensjahr aus den Adenomen fast immer ein **Karzinom** entwickelt, ist mit dem Zeitpunkt der Diagnosestellung die operative **Entfernung des Dickdarms** angezeigt.

3.8 Bösartige Tumoren

3.8.1 Dünndarm

Bösartige Tumoren des Dünndarms sind ebenso **selten** wie gutartige. In der Häufigkeit rangieren die **Karzinome** vor den **Sarkomen** und den **Karzinoiden**, wobei die Karzinome häufiger im Duodenum und Jejunum, die Sarkome häufiger im Ileum gefunden werden. Der **Häufigkeitsgipfel** dieser Tumoren liegt zwischen dem 50. und 70. Lebensjahr. Die Symptome und Komplikationen entsprechen denen der benignen Tumoren.

Die **Therapie** der bösartigen Dünndarmtumoren besteht in der operativen Entfernung des Tumors, evtl. auch in der zytostatischen Therapie.

3.8.2 Dickdarm

Epidemiologie

Das **Karzinom** im Bereich von **Kolon** und **Rektum** stellt den häufigsten Tumor im Gastrointestinaltrakt dar, wobei die Häufigkeit in den letzten Jahrzehnten deutlich zunimmt.

Über 22 000 Menschen sterben jährlich in der Bundesrepublik Deutschland an Dickdarmkrebs, die Zahl der jährlichen Neuerkrankungen liegt zwischen 35 000 und 40 000.

Bei etwa gleicher Geschlechtsverteilung liegt auch hier die Altersspitze jenseits des 50. Lebensjahres.

Definition

Jedes Adenom zeigt Veränderungen der normalen Schleimhaut (**Dysplasien**), die je nach Schweregrad der Abweichungen in leichte, mäßige und schwere Dysplasien unterteilt werden (Abb. 10-11). Adenome mit schweren Dysplasien werden, da sie noch auf die Schleimhaut beschränkt sind, nicht als Karzinome bezeichnet. Erst wenn die atypischen Proliferationen die Bindegewebsschicht unter der Schleimhaut infiltrieren, liegt ein metastasierungsfähiges Karzinom vor. Dieser stufenweise Übergang vom gutartigen Adenom

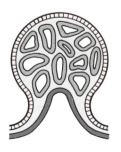
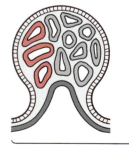
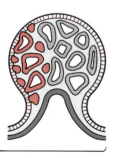
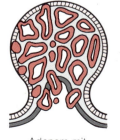

Adenom   Adenom mit schwerer Dysplasie   Adenom mit invasivem Karzinom

Abb. 10-11. Adenom-Karzinom-Sequenz (Erläuterung siehe Text!) (mit freundlicher Genehmigung von Prof. Dr. Hermanek, Erlangen).

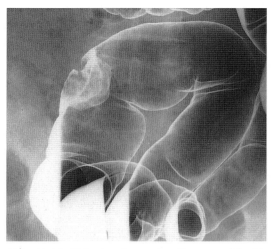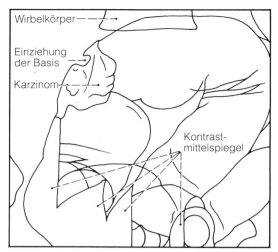

Abb. 10-12. Kolonkarzinom: der Sigmawand breitbasig aufsitzender, relativ glatt begrenzter, in das Lumen hineinragender Tumor; beginnende Einziehungen im Bereich der Tumorbasis.

zum infiltrierenden Karzinom wird als *Adenom-Karzinom-Sequenz* bezeichnet.

Ursachen und Pathogenese

Trotz intensiver Bemühungen sind die auslösenden Karzinogene bisher nicht bekannt. Da die kolorektalen Karzinome wie auch die Adenome gerade in hochentwickelten Industrienationen sprunghaft zugenommen haben (ausgenommen Japan), werden **Ernährungsgewohnheiten** wie der hohe Konsum von Fleisch und tierischen Fetten bei gleichzeitigem Mangel an Ballaststoffen als Cofaktoren diskutiert.

Es besteht heute kein Zweifel, daß über 90% der Kolonkarzinome aus benignen Adenomen entstehen und sich nur selten auf dem Boden einer lange bestehenden subtotalen bis totalen Colitis ulcerosa entwickeln. Das **polypöse Adenom,** dazu zählt auch die familiäre **Polyposis coli,** ist somit die wichtigste **präkanzeröse** Läsion des Magen-Darm-Traktes. Bei etwa zehn Prozent der Erwachsenen finden sich Adenome und bei etwa vier Prozent der Bevölkerung der Bundesrepublik Deutschland entwickelt sich im Laufe des Lebens ein Karzinom des Kolons.

Über die Hälfte der Karzinome lokalisiert sich im **Rektum,** es folgen in der Häufigkeit das Sigma, der Coecum-Colon-ascendens-Bereich, das Colon descendens und das Colon transversum.

Die Tumoren wachsen polypös, ulzerierend und infiltrierend und liegen in drei bis vier Prozent der Fälle als Doppeltumoren vor. Histolo-gisch handelt es sich auch hier fast immer um Adenokarzinome, selten um Sarkome.

Symptome

Die Symptome des kolorektalen Karzinoms treten relativ **spät** auf; sie sind zunächst uncharakteristisch und bedingen eine relativ späte Diagnosestellung. Die häufigsten Symptome sind dumpfe **Bauchschmerzen, Wechsel von Obstipation und Diarrhöe, Blut** im Stuhl und **Gewichtsabnahme.** Zu den **Komplikationen** zählen **Darmverschluß,** stärkere **Blutungen, Perforation, infiltratives Wachstum** in die Nachbarorgane und die **Metastasierung** in die regionären Lymphknoten, Leber, Lunge und Skelett.

Diagnostik

Endoskopie, Röntgen (Abb. 10-12) und der Nachweis von **okkultem Blut** sind auch hier die wichtigsten klinischen Untersuchungen. Da nach dem 45. Lebensjahr die Dickdarmkarzinomrate steil ansteigt, sieht in Deutschland das **Vorsorgeprogramm** für Männer und Frauen nach dem 45. Lebensjahr eine jährliche Stuhluntersuchung auf okkultes Blut (Test-Systeme: Haemoccult®-Test, hemo-Fec®) einschließlich einer digital-rektalen Austastung (bis zu 25% der Rektumkarzinome sind der digitalen Untersuchung zugänglich) vor. Sinn einer solchen Vorsorge ist es, einen Darmkrebs und seine Vorstufen, die Adenome, noch vor dem Auftreten von Beschwerden und vor einer Metastasierung zu erkennen. Tumormarker wie z. B. das *karzino-embryonale Antigen (CEA)* sind geeignet als prognostischer Indikator für die weitere Therapie und für die postoperative Verlaufskontrolle.

Da man makroskopisch einem Polypen nicht ansehen kann, ob bereits ein Karzinom vorliegt, hat die **histologische** Untersuchung des total entfernten Polypen zu erfolgen. Gewisse Hinweise auf die Dignität ergeben sich aus der Größe, der makroskopischen Wuchsform und dem histologischen Aufbau. Die endoskopische Polypektomie stellt somit eine Krebsvorbeugung (*sekundäre Prävention*) dar.

Therapie

Die **endoskopische Abtragung** von Kolonadenomen ist bei gestielten Polypen die Methode der Wahl, bei breitbasigen Adenomen steigt jedoch das Komplikationsrisiko bei diesem Verfahren ab einem Durchmesser von 2 cm deutlich an. Da in etwa zehn Prozent mit Rezidiven zu rechnen ist, sind koloskopische Nachsorgeuntersuchungen in zwei- bis dreijährlichen Abständen erforderlich.

Beim Frühkarzinom ist die endoskopische Polypektomie oder die chirurgische **lokale Exzision** in einigen ausgewählten Fällen therapeutisch ausreichend. Nur in etwa drei Prozent der Fälle zeigen derartige Frühkarzinome bereits regionale Lymphknotenmetastasen.

In der Regel muß beim kolorektalen Karzinom die radikale, operative Tumorentfernung erfolgen. Das Ausmaß der Resektion richtet sich nach der segmentalen Blutversorgung und dem Lymphabfluß. Die Kontinuität des Darms wird durch eine End-zu-End-Anastomose wiederhergestellt. Auch beim Rektumkarzinom kann heute die Stuhlkontinenz dank verbesserter Operationstechniken oft erhalten werden, so daß Radikaloperationen mit Anlage eines Anus praeter naturalis (künstlicher Darmausgang) nicht immer erforderlich sind. Ein solches *Stoma* läßt sich allerdings bei sehr tief sitzenden Rektumkarzinomen oder auch bei Palliativeingriffen nicht umgehen.

> Stomaträgern kann empfohlen werden, sich an die **Deutsche ILCO** (Abkürzung für Ileostomie und Colostomie) in 8050 Freising, Thalhauser Str. 40, zu wenden, die diesen Patienten bei ihren vielfältigen Problemen Hilfestellung leistet.

Der Wert einer Chemo- und/oder Immuntherapie bezüglich Erhöhung der Heilungsrate ist bisher nicht erwiesen. Zur palliativen Therapie kolorektaler Tumoren s. Kapitel 21.

Verlauf und Prognose

Die Prognose hängt entscheidend davon ab, wie früh das Karzinom erkannt und behandelt wird. Beim früh erkannten und radikal entfernten Kolonkarzinom beträgt die Fünf-Jahres-Überlebensrate 90%; liegen bereits regionale Lymphknotenmetastasen vor, so sinkt die Fünf-Jahres-Überlebensrate auf nur noch 30%. Aber auch noch beim metastasierenden Karzinom sollte die Palliativresektion versucht werden, ebenso wie die Entfernung einzelner Leber- und Lungenmetastasen, da damit längere Überlebenszeiten erzielt werden können.

Weiterführende Literatur zum medizinischen Teil

Clodi, P. H. (Hrsg.): Gastroenterologie. 2. Aufl., Springer, Berlin–Heidelberg–New York–Tokyo 1985.

Hafter, E.: Praktische Gastroenterologie. 7. Aufl. Thieme, Stuttgart–New York 1988.

Hansen, W. E.: Internistische Gastroenterologie. Springer, Berlin–Heidelberg–New York 1987.

Huchzermeyer, H. (Hrsg.): Chronisch entzündliche Darmerkrankungen. Dustri, München 1986.

III Pflegerischer Teil

M. Mischo-Kelling

1 Umgang mit Krebsschmerzen

Wie im medizinischen Teil beschrieben, stellt das Karzinom im Bereich von Kolon und Rektum den häufigsten Tumor des Gastrointestinaltrakts dar. Da die Häufigkeit dieser Tumoren im Stei-

gen begriffen ist, soll im pflegerischen Teil ein Patient mit einem metastasierenden Sigmakarzinom vorgestellt werden.

In Kapitel 6 wurden allgemeine Aspekte der Pflege onkologischer Patienten, insbesondere der der Aufklärung und der Kommunikation, skizziert. An dieser Stelle soll deswegen hauptsächlich auf die Behandlung von **Tumorschmerzen** eingegangen werden. Das Hauptanliegen pflegerischer Interventionen sollte hier in der **Linderung** des Schmerzes und damit verbundener Beschwerden gesehen werden. Der Pflegekraft werden dabei unterschiedliche Fähigkeiten abverlangt. So soll sie in der Lage sein, **sich in die Situation** des Betroffenen **hineinzuversetzen** und ein **Verständnis** dafür zu **entwickeln**, was der Patient erlebt. Dafür benötigt sie ein umfassendes Wissen bezüglich der verschiedenen mit Schmerz in Verbindung gebrachten **Konzepte**, wie etwa der Wahrnehmung, sowie Wissen über Möglichkeiten der Datengewinnung und entsprechende sinnvolle pflegerische Maßnahmen.

Auch wenn die Heilungschancen bei Krebserkrankungen insgesamt durch die in den letzten Jahren erzielten Fortschritte in Diagnostik und Therapie erheblich gestiegen sind, bestehen auf dem Gebiet der Schmerzbehandlung große Defizite. Krebskranke sind in bezug auf die Linderung ihrer Schmerzen häufig unzureichend versorgt. Es ist deshalb äußerst wichtig, daß das Pflegepersonal solide Kenntnisse über die Schmerzbehandlung besitzt. Wird der Schmerz nicht ernstgenommen oder werden Schmerzmittel erst auf Verlangen des Patienten gegeben (nicht jeder Patient meldet sich!), folgt daraus leicht eine Untermedikation. Ebenso verkehrt wäre es aber, Analgetika in zu hohen Dosen zu verabreichen oder bei Schmerzen, die durch einfache andere Maßnahmen zu lindern wären (z. B. Schmerzen aufgrund einer übervollen Blase oder wegen einer mehrstündigen und einseitigen Belastung einzelner Körperteile). Da die Schmerzempfindung individuell stark schwankt, wäre es falsch, bestimmten Krankheitsbildern und -situationen eine gleichsam *genormte* Schmerzintensität zuzuschreiben. Mit solchen *Normen* richtet die Pflegekraft ihr Handeln nur an ihrem eigenen Krankheitsverständnis aus und setzt dies als Kriterium für die Beurteilung der Äußerungen des Patienten ein.

Wenn demgegenüber das übergreifende Ziel der Pflege onkologischer Patienten darin gesehen wird, die Betroffenen bei der Aufrechterhaltung einer weitestgehenden Unabhängigkeit in der Ausübung der *Aktivitäten des Lebens* zu unterstützen, muß man sich mit dem Phänomen des Schmerzes auseinandersetzen.

Der Schmerz gilt allgemein als eine der am meisten gefürchteten Begleiterscheinungen der Krebserkrankung. Die Wahrnehmung der Betroffenen wie die der professionell mit ihr Befaßten wird weitgehend von solchen Ansichten geprägt. Dabei variieren die Ansichten über die Krebsschmerzen innerhalb der medizinischen Berufe genauso stark wie die der Patienten. Eine umfassende Schmerzbehandlung kann aber nur dann erfolgreich durchgeführt werden, wenn nicht nur diese Ansichten und die verschiedenen in Frage kommenden Ursachen des Schmerzes, seien sie z. B. physisch, psychisch, sozial oder kulturell bedingt, berücksichtigt werden. Vielmehr sollte in erster Linie das subjektive Empfinden des Patienten zur Grundlage der Behandlung gemacht werden. Schmerz ist eine persönliche und intime Empfindung, ein Phänomen, das nur der daran leidende Mensch fühlt, das nur von ihm erfahren werden kann, und das ausschließlich zu seiner individuellen Wirklichkeit gehört.

In bezug auf Krebsschmerzen werden verschiedene **Phasen** beschrieben, eine frühe, eine fortgeschrittene und eine späte. In der **frühen Phase** können die Schmerzen unmittelbar nach einem ersten chirurgischen Eingriff, sei es zur Diagnostik oder Therapie, auftreten. Hierbei handelt es sich in der Regel um akute und zeitlich begrenzte Schmerzzustände. In der **fortgeschrittenen Phase** können die Schmerzen durch Operationen, Nervenkompressionen, Knocheninfiltrationen, Metastasen etc. hervorgerufen sein. Der Schmerz kann nachlassen oder mittels palliativer Maßnahmen wie etwa Radium- und Chemotherapie sowie neurochirurgischer Maßnahmen oder Analgetika unter Kontrolle gebracht werden. Die Schmerzen können aber auch erst als Folge dieser Maßnahmen auftreten. Im **späten Stadium** kann der Schmerz chronisch werden, an Intensität zunehmen und gelegentlich äußerst hartnäckig sein.

Chronischer Schmerz beeinträchtigt den Patienten nachhaltig in seinem Wohlbefinden. Wenn nichts dagegen unternommen wird, kann er für den Betroffenen zum beherrschenden Krankheitsinhalt werden. Der eintretende Kontrollverlust über seinen Körper kann der **Selbstachtung** des Patienten schaden, da er genötigt wird, immer wieder um Schmerzmittel zu bitten, wodurch er ungewollt in eine **Abhängigkeit** gerät. Dies kann wiederum seine **Ängste** erhöhen und seine **Schmerztoleranz** herabsetzen. Andererseits kann aber die Angst des Patienten vor einer Medikamentenabhängigkeit auch zu einer nicht ausreichenden Dosierung führen.

Um professionell auf Schmerzzustände reagieren zu können, ist deren **Einschätzung** im Rahmen des Pflegeprozesses von fundamentaler Bedeutung. Erst auf der Basis *objektiver* **und** *subjektiver* Daten (der Patient beschreibt etwa seine Schmerzempfindungen als drückend, ziehend, stechend, ihn seiner Sinne beraubend etc.) können gemeinsam mit dem Patienten Ziele formuliert werden, kann die Pflege geplant und schließlich bewertet werden. Die **objektiven Daten** umfassen physiologische Größen und das Verhalten, z.B. eine bestimmte Körperhaltung, Schreien, Stöhnen, Zähne zusammenbeißen usw. Da aber das Verhalten nicht ausschließlich durch Schmerzen bedingt ist, reicht die Einschätzung des Schmerzes allein auf der Basis der „objektiven" Daten nicht aus. Gerade bei chronischen Schmerzen können die physiologischen Zeichen aufgrund der kompensatorischen bzw. adaptiven Fähigkeiten des Organismus fehlen, was aber nicht mit Schmerzfreiheit gleichzusetzen ist.

Chronische Schmerzen können sich mit der Zeit auf das äußere Erscheinungsbild des Menschen auswirken, sie können sich in Abgemagertsein aufgrund mangelnden Appetits, geringem Interesse an der körperlichen Pflege und vernachlässigter Kleidung etwa aufgrund anhaltender Müdigkeit oder depressiver Zustände ausdrücken. In diesem Zusammenhang kann aus dem Bereich der subjektiven Daten in Erfahrung gebracht werden, welche Faktoren den Schmerz verstärken bzw. vermindern, welche persönlichen Strategien bislang gewählt wurden, welche Auswirkungen der Schmerz auf die Gestaltung des Alltags und auf die Beziehungen zu Angehörigen und Freunden hat, und welche Bedeutung dem Schmerz beigemessen wird.

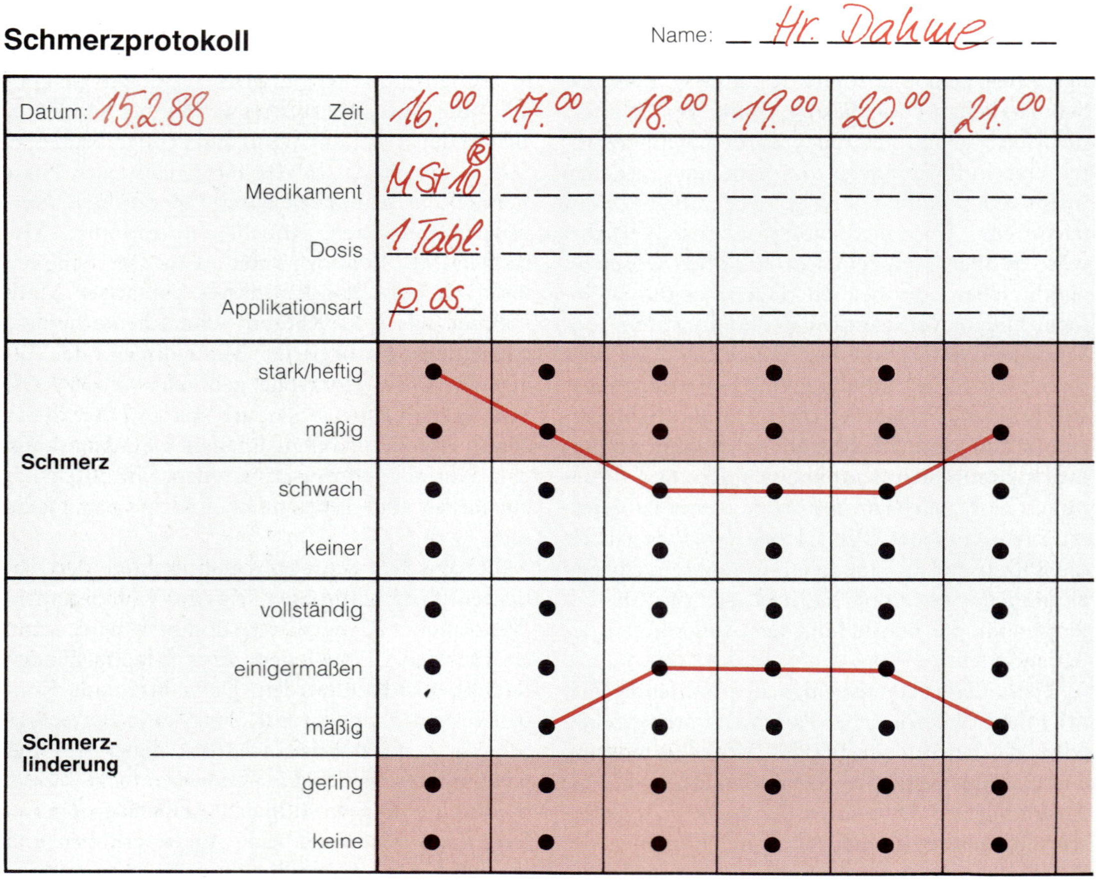

Schmerzprotokoll

Name: _Hr. Dahme_ _ _

Datum: 15.2.88	Zeit	16.00	17.00	18.00	19.00	20.00	21.00	
	Medikament	MSt 10®	—	—	—	—	—	
	Dosis	1 Tabl.	—	—	—	—	—	
	Applikationsart	p.os.	—	—	—	—	—	
Schmerz	stark/heftig	•	•	•	•	•	•	
	mäßig	•	•	•	•	•	•	
	schwach	•	•	•	•	•	•	
	keiner	•	•	•	•	•	•	
Schmerz-linderung	vollständig	•	•	•	•	•	•	
	einigermaßen	•	•	•	•	•	•	
	mäßig	•	•	•	•	•	•	
	gering	•	•	•	•	•	•	
	keine	•	•	•	•	•	•	

Abb. 10-13. Beispiel eines Schmerzprotokolls (nach: Heidrich, P., S. Perry: Helping The Patient in Pain 1982).

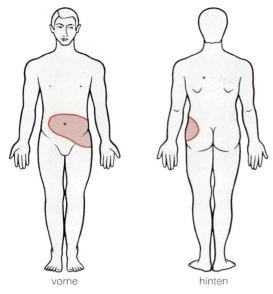

vorne   hinten

Markieren Sie mit einem Punkt die Stelle auf der Abbildung, wo der Schmerz am intensivsten ist, und/oder kennzeichnen Sie den Bereich, in dem der Schmerz empfunden wird.

Name: _Hr. Dahme_ _ _ Datum: _15.2.88_ _ _

Abb. 10-14. Schmerzdiagramm (nach: Heidrich, P., S. Perry: Helping The Patient in Pain 1982).

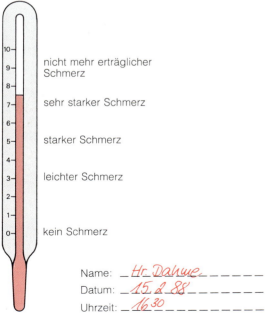

10—
9—   nicht mehr erträglicher
8—   Schmerz
7—
6—   sehr starker Schmerz
5—   starker Schmerz
4—
3—   leichter Schmerz
2—
1—
0—   kein Schmerz

Name: _Hr. Dahme_ _ _ _ _ _
Datum: _15.2.88_ _ _ _ _ _
Uhrzeit: _16 30_ _ _ _ _ _ _

Abb. 10-15. Schmerzthermometer (nach: O'Neill, J.: Nursing assessment of the Cancer patient who has protracted pain 1985).

Für die **Schmerzeinschätzung** können verschiedene Instrumente miteinander kombiniert werden. Beispielhaft sind hier das *Schmerzthermometer*, das *Schmerzprotokoll* und ein *Schmerzdiagramm* abgebildet (Abb. 10-13, 10-14, 10-15). Alle drei können, wenn der Patient es wünscht, von ihm selbst ausgefüllt werden. Das ermöglicht ihm, ein Stück Kontrolle über seinen Körper zurückzugewinnen und aktiv an der Pflege teilzunehmen.

Die Schmerzeinschätzung bietet für die Schmerztherapie folgende Vorteile:

▷ Die gewonnenen Informationen erlauben eine genauere Vorstellung von der Art des Schmerzes.

▷ Die Dokumentation der Verabreichung von Schmerzmitteln nach Zeitpunkt und Art des Medikaments sowie des Schmerzgrades hilft bei der Beurteilung der Wirkung der Analgetika.

▷ Die Einbeziehung des Patienten bei der Überwachung seiner Schmerzempfindungen hilft ihm, dieselben objektiver einzuschätzen.

▷ Die Anwendung der Instrumente ist für Pflegekraft und Patienten eine Hilfe bei der Formulierung der anzustrebenden Ziele.

2 Fallbeispiel: Herr Friedrich Dahme[1]

Herr Dahme, ein 70jähriger Mann, ist aufgrund krampfartiger Bauchbeschwerden, die schon seit zwei Wochen bestehen, ins Krankenhaus eingewiesen worden. Erste Informationen über Herrn Dahme entnimmt die Pflegekraft der Krankenakte und der ärztlichen Anamnese, bevor sie im Rahmen der Pflegeanamnese ein längeres Gespräch mit ihm führt. Sie weiß, daß Herr Dahme an einem metastasierenden Sigmakarzinom leidet, und nach der Untersuchung, daß der Verdacht auf intermittierende Subileuszustände besteht. Herr Dahme hat im Arztgespräch angedeutet, daß er davon ausgeht, die „bösartigen Darmgeschwüre seien entfernt", und er hoffe, „sie würden nicht woanders wieder auftauchen".

Im Verlauf des Gesprächs erfährt sie, daß Herr Dahme sich seit einer Darmoperation im letzten Jahr durch die Schmerzen und andere Beschwerden in seinen täglichen Gewohnheiten stark ein-

---

[1] Die Pflegeanamnese und der Pflegeplan sind von Frau GILDA NAUSED erstellt worden.

Patientenerhebungsbogen

Tag der Aufnahme:	*15. 2. 88*
Tag der Erhebung:	*16. 2. 88*

Name:	*Dahme, Friedrich K.*
Geschlecht:	*männlich*
Geburtsdatum:	*30. 4. 17*
Alter:	*70 Jahre*
Familienstand:	*verheiratet*
Beschäftigung:	*Rentner*
Religion:	*katholisch*

Anschrift:	*Coburg,*
	Ostpreußenstr. 213
Tel.:	*8 08 06 52*
Art der Wohnung:	*Bungalow*
Personen,	
die dort wohnen:	*Ehefrau*
Nächster Angehöriger:	*Ehefrau*
Andere	
Bezugspersonen:	*2 erw. Söhne*
Soziale Dienste:	*–*

Wie nehmen der Patient/die Patientin seinen/ ihren gegenwärtigen Gesundheitszustand wahr:

hat seit zwei Wochen krampfartige Bauch-schmerzen; glaubt, daß bösartige Darm-geschwüre entfernt sind und nicht woanders wie-der auftauchen

Gründe der Einweisung/Überweisung:

krampfartige Bauchbeschwerden

Medizinische Diagnose:

metastasierendes Sigmakarzinom; Verdacht auf intermittierende Subileuszustände

Krankheitsgeschichte:

1985 Diabetes mellitus – tablettenpflichtig; 1987 Sigmaresektion bei Doppelkarzinom des Sigmas mit Subileus; diffuse Lebermetastasen

Allergien:

keine

Bedeutsame Lebenskrisen:

Krebserkrankung

Pflegeanamnese: Herr Dahme „Einschätzung der Aktivitäten des Lebens"

		Gewohnheiten im Bereich der Aktivitäten des Lebens (ALs)	Beeinträchtigungen in den ALs	Coping (Bewältigungsstrategien)
1	**Für eine sichere Umgebung sorgen**	Pat. wohnt mit Ehefrau im eigenen Bungalow; wird von der Ehefrau seit der OP im Okt. 87 versorgt; verläßt das Haus, nur, wenn er zum Hausarzt muß	Schwäche in den Beinen; KH: Bett ist zu hoch	Deltawagen/Stock
2	**Kommunizieren**	gibt an, daß er von Natur aus gesellig ist, die Familie kommt häufig zusammen; er „liebe Familienfeste"; mit dem Hören habe er Probleme, er höre nicht mehr so gut wie früher, insbesondere nicht, wenn sein Gegenüber weiter entfernt von ihm spreche; die Schmerzen beeinträchtigen (zeitweise) das Sprechen KH: Ehefrau möchte ihn tgl. besuchen; es störe ihn nicht, daß sein Mitpatient nicht ansprechbar ist	klagt über Taubheitsgefühl im linken Ohr; Schmerzen	Hörgerät; Schmerzmittel
3	**Atmen**	kann seit der OP 1987 beim Aufstehen nur schwer durchat-men, verspürt dann Kreisen im Kopf + Schmerzen im Zwerchfell; in Ruhe hat er keine Schmerzen; vor 15 Jahren hat er tgl. bis zu 80 Zigaretten geraucht; KH: Puls 88; RR 150/100	Schmerzen im Zwerchfell	Aufstehen mit Hilfe der Ehefrau; KH: Aufstehen mit Hilfe der Pflegekraft

geschränkt sieht. Er berichtet, daß er nach der Operation „am liebsten nicht mehr aufgewacht wäre", sein Lebensmut sei gesunken, da er „nicht mehr voll in Aktion sein könne". Herr Dahme „war stolz, daß (er) früher nie krank war". Als er nach seiner Operation aus dem Krankenhaus entlassen war, hat er versucht, aufzustehen und seinen bisherigen Beschäftigungen nachzugehen. Doch die Schmerzen und die seit einigen Wochen hinzukommenden Beschwerden wie der zunehmende Bauchumfang (Aszites), Probleme mit der Verdauung und eine allgemeine körperliche Schwäche haben ihm zunehmend zu schaffen gemacht. Im Moment würden ihn besonders die Schmerzen und die Krämpfe im Bauch plagen. Er hoffe, daß sie im Krankenhaus schnell beseitigt werden können.

Herr Dahme wurde wenige Tage später, nach der Linderung der akuten Beschwerden, auf eigenen Wunsch entlassen. Das wiederholte Angebot der Ärzte, ihn über seinen Krankheitszustand, insbesondere über die weiter fortschreitende Metastasierung, aufzuklären, wehrte Herr Dahme stets ab. Auch Gesprächsangebote des Pflegepersonals wollte er nicht annehmen.

Weiterführende Literatur zum pflegerischen Teil

Bourbonnais, F.: Pain assessment: development of a tool for the nurse and the patient. J. of Adv. Nursing 6 (1981) 277–282.

Dicks, B.: Schmerzbehandlung bei Krebspatienten: die Rolle des Pflegepersonals. In: Glaus, A., H.-J. Senn: Unterstützende Pflege bei Krebspatienten. Springer, Berlin–Heidelberg–New York–London–Paris–Tokyo 1988.

Glaus, A.: Die Onkologieschwester. In: Meerwein, F. (Hrsg.): Einführung in die Psycho-Onkologie. Huber, Bern–Stuttgart–Toronto 1985.

Heidrich, G., S. Perry: Helping the patient in pain. Amer. J. of Nurs. (1982) 1828–1833.

B. C. Long, W. J. Phipps: Essentials of Medical-Surgical Nursing. A Nursing Process Approach. Mosby, St. Louis–Toronto–Princeton 1985.

O'Neill, J.: Nursing assessment of the cancer patient who has protracted pain. Nursing Practice 1/1 (1985) 20–25.

Pflegeplan „in bezug auf die ALs"

Probleme des/r Patienten/in	Patienten- und Pflegeziele	Pflegemaßnahmen in bezug auf die ALs	Kontrolle (Bewertung, Evaluation)
fühlt sich schwach auf den Beinen und kann ohne Hilfsmittel nicht gehen	– möchte sich im KH mit Hilfsmittel im Zimmer und bis zur Toilette fortbewegen können	– Pat. Hilfsmittel (Deltawagen + Stock) besorgen – Pat. beim Gehen beobachten, ggf. Hilfestellung geben	am 16. 2. Beobacht. dokumentieren am 16. 2.
empfindet das Krankenhausbett als „zu hoch", hat daher Angst, zu fallen	– möchte sich nicht im KH verletzen	– Pat. alle Örtlichkeiten (Stationszimmer, Toilette etc.) zeigen – Krankenhausbett in für Pat. angenehme Pos. bringen, Bettgitter z. Nacht anbieten	sofort ggfs. mehrmals tgl. verstellen
hat Probleme, aus der Entfernung zu hören ist aufgrund der Schmerzen in der Kommunikation beeinträchtigt	– möchte von den Pflegekräften immer aus der Nähe angesprochen werden – möchte tgl. schmerzfreie Intervalle haben, um so mit Angehörigen, Ärzten, Pflegekräften etc. beschwerdefrei sprechen zu können – möchte keine Ängste entwickeln, sich bei Schmerzen zu melden – möchte trotz Schmerzmittel die Kontrolle über seinen Körper behalten (während des KH-Aufenthaltes)	– tgl. überprüfen, ob das Hörgerät funktionstüchtig ist – jede Pflegevorrichtung lt. + deutlich erklären – mit Pat. aus der Nähe und in Gesichtshöhe des Pat. sprechen – Schmerzverhalten, -äußerungen und -lokalisation beobachten – Pat. das Führen eines Schmerzprotokolls erklären und zum regelmäßigen Ausfüllen auffordern – mit dem Pat. das Schmerzprotokoll besprechen (jede Schicht) – Schmerzmittel lt. ärztl. Anordnung verabreichen – Wirkung der Schmerzmittel anhand des Schmerzprotokolls überprüfen – mit Ehefrau flexible Besuchszeiten vereinbaren + über „Schmerzen" reden	jeden Morgen bis zum 18. 2. tgl. Schmerzanalyse erstellen am 16. 2. bei der Visite zeigen n. jeder Medikamentengabe am 17. 2. + n. jedem Besuch
hat beim Aufstehen Probleme, durchzuatmen hat dann Schmerzen im Zwerchfell	– möchte mit Hilfe aufstehen, um so besser atmen zu können – möchte mit Hilfe von Atemtechnik Schmerzen im Zwerchfell bewältigen können (bis zur Entlassung)	– Pat. bei jedem Aufstehen behilflich sein; ihn dabei zum tiefen Ein- und Ausatmen anhalten – KG anmelden – Pat. n. Absprache mit KG zur Anwendung der Atemtechnik anhalten – Schmerzverhalten bei Belastung (z. B. Aufstehen) beobachten sowie Wirkung der Medikamente (s. auch Pkt. 2) – Kontrolle der Vitalzeichen	am 16. 2. bei je. Aufstehen + Belastung 3 × tgl.

		Gewohnheiten im Bereich der Aktivitäten des Lebens (ALs)	Beeinträchtigungen in den ALs	Coping (Bewältigungsstrategien)
4	Essen und Trinken	sagt, daß sein Appetit gut sei und er ihn „künstlich bremsen" müsse, weil er „einen Verschluß" habe; er hat beim Essen Krämpfe; hat Diät eingehalten → es komme „Essen auf Rädern"; nach sauren Getränken und Speisen bekomme er Sodbrennen; trinkt wenig, da er Angst hat, der Bauch „wird zu dick"; KH: braucht zu Hause und hier keine Hilfe beim Essen; mag mit Vorliebe den Nuß- und Vanillegeschmack beim Fresubin	Krämpfe – Schmerzen; Diät aufgrund eines tablettenpflichtigen Diabetes; Sodbrennen; Angst vorm dicken Bauch	Schmerzmittel; Essen auf Rädern (Tiefkühlkost); Antazidum trinkt wenig
5	Ausscheiden	früher, vor der OP, hatte er weder mit dem Wasserlassen noch mit Stuhlgang Probleme; seit der OP kann er häufig erst mit „Entwässerungstablette" Wasserlassen; damit er Stuhlgang hat, nimmt er tgl. Abführmittel	Probleme Wasser zu lassen; Obstipation	ab + zu Entwässerungstablette; Abführmittel
6	Für seine persönliche Hygiene sorgen und sich kleiden	wird seit der OP 1987 von der Ehefrau täglich geduscht; benötigt Hilfe beim Anziehen; trägt seit der OP einen Bart; hat oben eine Vollprothese und unten eine Teilprothese; KH: benötigt Hilfe bei der Körperpflege	kann sich seit der Erkrankung nicht mehr ohne Hilfe pflegen; körperliche Schwäche; Schmerzen	Ehefrau unterstützt ihn bei der Körperpflege
7	Die Körpertemperatur regulieren	KH: Temp. 36,8	kalte Füße	Wärmflasche
8	Sich bewegen	hat früher gerne Radtouren unternommen und hat gesegelt; nach der OP hat er größtenteils im Bett gelegen oder ist mit dem Deltawagen bzw. Stock im Haus umhergelaufen (s. auch Pkt. 1); KH: kommt schwer aus dem Bett, da es zu hoch ist	Schmerzen; Schwäche in den Beinen (s. Pkt. 1); Krankenhausbett	Deltawagen/Stock (s. Pkt. 1)
9	Arbeiten und sich in der Freizeit beschäftigen	ist seit 8 Jahren Rentner; hat früher gerne gearbeitet; hat in seiner Freizeit am Haus gearbeitet; ist Radgefahren oder hat gesegelt (s. Pkt. 8); er liest gerne und hat vor der OP Englisch- und Französisch-Kurse an der Volkshochschule belegt; Fernsehen; KH: möchte gerne eigenen Fernseher „benutzen"	Schmerzen seit der OP körperl. Schwäche	hat Aktivitäten stark eingeschränkt
10	Seine Geschlechtlichkeit leben	KH: wünscht, daß Ehefrau ihn tgl. besuchen kann		
11	Schlafen	hat früher, vor der OP, zwischen 6 und 8 Std./Nacht geschlafen; hatte weder Ein- noch Durchschlafprobleme; seit der OP ist sein Schlaf gestört, er wird von den Schmerzen wach	Schmerzen KH: Mitpatient schnarcht	Schmerz- und Schlafmittel
12	Sterben	geht davon aus, „daß die bösartigen Darmgeschwüre entfernt sind, daß sie nicht woanders auftauchen"		

Probleme des/r Patienten/in	Patienten- und Pflegeziele	Pflegemaßnahmen in bezug auf die ALs	Kontrolle (Bewertung, Evaluation)
klagt über Krämpfe – Schmerzen während des Essens muß aufgrund des Diabetes Diät halten bekommt Sodbrennen nach dem Genuß von sauren Getränken od. Speisen mag nicht „viel" trinken, da er Angst hat, sein Bauch werde zu dick	– möchte Nahrung während schmerzfreier Intervalle zu sich nehmen – möchte keine sauren Getränke oder Speisen zu sich nehmen – möchte tgl. 1,5 bis 2 l Flüssigkeit zu sich nehmen – möchte seine Angst in bezug aufs Trinken abbauen (bis zur Entl.) – möchte die Wirkung + Einnahmeart, -zeit der verschiedenen Medikamente verstehen (sofort und bei jeder Neuanordnung)	– Schmerzanalyse s. Pkt. 2 – Wirkung der Schmerzmittel überprüfen anhand des Schmerzprotokolls, danach 5–6 kleine Mahlzeiten tgl. mit Pat. planen – tgl. BZ-Kontrolle n. ärztl. Anordnung – Diätberatung anmelden – Pat. keine sauren Speisen od. Getränke anbieten, Essenstablett vor jeder Mahlzeit daraufhin prüfen – Pat. zum Essen an den Tisch setzen, dabei auf bequeme und entspannte Sitzposition achten (Atmung!) – Pat. auf Wichtigkeit des Trinkens in bezug auf Verdauung unterrichten – Pat. das Führen eines „Einfuhrplans" erklären und ihn dazu anhalten – mit Pat. bei Bedarf über Ängste sprechen – Schmerzmittel und andere Medikamente verabreichen lt. ärztl. Anordnung – Wirkung u. Einnahmeart, -zeit erklären	jeden Morgen am 15. 2. tgl. 5–6× täglich, Reakt. notieren, Essensmengen überprüfen am 15. 2. + bei Bedarf, Reakt. notieren jeden Morgen besprechen Verhalten + Reaktionen notieren am 15. 2. + bei Bedarf
hat seit der OP 1987 Probleme mit dem „Wasserlassen" mag nicht viel trinken, da er Angst hat, der Bauch werde zu dick (s. Pkt. 4) klagt aufgrund des „Verschlusses" über Obstipation	– möchte ohne Tablette Wasserlassen können – möchte Kontrolle übers „Wasserlassen" zunächst gewinnen (bis zur Entlassung) – s. Pkt. 4 – möchte wie zu Hause jeden Tag abführen	– Pat. bei Harndrang zur Toilette begleiten (s. Pkt. 3) – Miktionsrhythmus dokumentieren (Erfassungsblatt für Toilettentraining) – Pat. Zusammenhang zwischen Flüssigkeitszufuhr + Harndrang erklären – mit Pat. Möglichkeiten erkunden, die „Wasserlassen" erleichtern (s. auch Pkt. 4) – mit Arzt und KG über Miktionsprobleme sprechen (s. auch Pkt. 4) – 3× tgl. Kolonmassage – Abführmittel lt. ärztl. Anordnung verabreichen – tgl. Urin + Stuhl auf Farbe, Aussehen + Beimengen kontrollieren	Schwierigkeiten beim Wasserlassen notieren bis zum 18. 2. bis zum 18. 2. am 16. 2.; bei Bedarf tgl. bis zum 18. 2. am 16. 2. Wirkung tgl. überprüfen 1× tgl.
ist aufgrund seiner „körperlichen Schwäche" auf Hilfe bei der Körperpflege angewiesen ist bei der Ausführung der Körperpflege aufgrund der Schmerzen beeinträchtigt	– möchte entsprechend seinen körperlichen Kräften Körperpflege selbständig ausführen und sich tgl. neue Ziele setzen – Schmerzen (s. Pkt. 2, 3)	– Pat. tgl. fragen, wann er die Ganzkörperwäsche durchführen möchte, ihm die Möglichkeit des Duschens anbieten – Pat. in die Waschecke oder zur Dusche begleiten; Eigenaktivität entsprechend der Körperkraft fördern – Pat. auf Schmerzen beobachten (s. auch Pkt. 2, 3) – Pat. zur Mundpflege anhalten, ihm die Notwendigkeit erklären, ggf. unterstützen – tgl. bei der Körperpflege Haut + Schleimhäute auf Veränderungen (z. B. Blutungen) kontrollieren	morgens tgl. neu einschätzen und Aktivitätsgrad tgl. dokumentieren n. jeder Mahlzeit Veränderungen dokumentieren
leidet unter kalten Füßen	– möchte sich melden bei kalten Füßen	– Pat. bei Bedarf Wärmflasche geben – Haut beobachten und bei Veränderung (Schwitzen, Kälte) Temp. messen – Pat. zu Bewegungsübungen mit den Beinen u. Füßen mehrmals motivieren (s. Pkt. 8)	2× tgl. tgl.
ist aufgrund von Schwäche + Schmerzen in den Beinen in seiner Beweglichkeit eingeschränkt (s. Pkt. 1) empfindet KH-Bett als zu hoch, hat daher Angst, zu fallen	– möchte sich im KH mit Hilfsmittel im Zimmer und bis zur Toilette fortbewegen können; Schmerz s. oben – s. Pkt. 1	– Pflegemaßn. (s. Pkt. 1) – n. Absprache mit KG tgl. Mobilisation entsprechend den körperl. Kräften + der Schmerzen steigern – Pat. beim Aufstehen behilflich sein (s. Pkt. 3) – s. Pkt. 1	Fortschritte tgl. dokumentieren
ist aufgrund der körperl. Schwäche und der Schmerzen in seinen Gewohnheiten beeinträchtigt klagt über Schmerzen (s. Pkt. 2)	– möchte tgl. im Fernsehen die aktuellen Tagesereignisse verfolgen können – s. Pkt. 2, 3	– mit Pat. absprechen, welche Sendungen er sehen möchte – zu den Sendungen Pat. im Bett od. auf dem Stuhl in entspannte Sitzposition bringen – Ruhe- und Aktivitätsphasen mit dem Pat. neu absprechen, dabei schmerzfreie Phasen berücksichtigen – Schmerzen (s. Pkt. 2, 3)	tgl. neu vereinbaren jeden Morgen
	– wünscht den tgl. Besuch der Ehefrau (s. auch Pkt. 2)	– mit Ehefrau flexible Besuchszeiten vereinbaren (s. Pkt. 2)	
kann aufgrund der Schmerzen nicht durchschlafen fühlt sich durch das Schnarchen des Mitpatienten im Schlaf gestört	– möchte während schmerzfreier Intervalle nachts nicht gestört werden – wie oben	– Schlafrhythmus und -tiefe tgl. beobachten – Schmerzen (s. Pkt. 2) – Pat. z. Nacht „Lärmstop" für die Ohren anbieten	bis zum 18. 2. am 16. 2., Wirkung am 17. 2. erfragen
		– Pat. auf Wunsch Gespräch anbieten	

11 Krankheiten der Leber und der Gallenwege

H. HUCHZERMEYER und F. J. VONNAHME

Das folgende Kapitel informiert über:

▷ Aufgaben der Leber im Körperstoffwechsel und bei Entgiftung schädlicher Substanzen;
▷ typische Reaktionsmuster der Leber auf schädigende Einflüsse;
▷ verschiedene Formen der Virushepatitis, und was zu tun ist, um sich beim Umgang mit infizierten Patienten nicht anzustecken;
▷ durch Alkohol und andere Gifte verursachte Leberschäden;
▷ wichtige Gallenwegserkrankungen, die zu den häufigsten Erkrankungen der Bauchorgane zählen.

I Allgemeiner Teil

1 Bau und Funktion der Leber und der Gallenwege

Die Leber als zentrales Stoffwechselorgan des Körpers mit einem Gewicht zwischen 1200 und 1700 g setzt sich aus vielen kleinen Einheiten zusammen, den **Läppchen**. In umschriebenen Gebieten am Rande der Läppchen, den **Portalfeldern**, liegen Äste der Pfortader und der Leberarterie. Die Pfortader führt **nährstoffreiches**, jedoch sauerstoffarmes Blut aus dem Darm heran, die Leberarterie bringt **sauerstoffreiches** Blut. Das Blut fließt über ein verzweigtes Netz von Blutgefäßen (**Sinusoide**) aus den Pfortader- und Leberarterienästen zu den in der Mitte der Läppchen

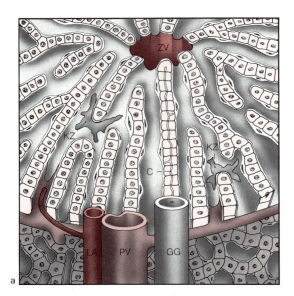

liegenden **Zentralvenen** (Abb. 11-1). Etwa 70% des die Leber durchströmenden Blutes entstammen der Pfortader, 30% der Leberarterie. So verfügt die Leber über zwei zuführende und ein abführendes Blutgefäßsystem. Zwischen den Sinusoiden bilden die Leberzellen ein kontinuierliches Netzwerk von Bälkchen. Zwischen diesen Bälkchen und den Kapillaren befinden sich die DISSE-Spalträume, in denen ein intensiver **Stoffaustausch** zwischen Leberzellen und Blut stattfindet. Die von den Leberzellen gebildete Galle wird über die **Gallenkapillaren** und weiter über Sammelkanälchen zu den Portalfeldern geführt, wo sich die Gallenkanälchen vereinigen und kleinere Gallengänge bilden, die sich schließlich zu größeren intrahepatischen Gallengängen zusammenschließen. Außerhalb der Leber im Hilus vereinigen sich diese Gallengänge zu einem Gang, der als **Ductus hepaticus** bezeichnet wird. In diesen Gang mündet T-förmig der Gallenblasengang (**Ductus cysticus**) ein. Aus der Vereinigung dieser beiden Gänge entsteht der **Ductus choledochus** (Hauptgallengang), der – meist gemeinsam mit dem Pankreasgang (Ductus pancreaticus) – in das Duodenum einmündet. Die Einmündung erfolgt auf einem kleinen Vorsprung der Duodenalwand, der Papilla duodeni major.

Die Leberzellen haben im Stoffwechsel wichtige **Speicherungsfunktionen**, **anabole** (aufbauende), **katabole** (abbauende) und **exkretorische** (ausscheidende) Funktionen, wobei ihnen im **Kohlenhydrat-, Fett-** und **Eiweißstoffwechsel** eine besonders wichtige Rolle zukommt.

Bei Schädigung der Leberzellen oder bei Einschränkung der funktionsfähigen Lebermasse kann nahezu jede spezifische Teilfunktion in unterschiedlichem Maße gestört sein. Die Prüfung von Teilfunktionen spielt daher eine wichtige Rolle bei der Diagnose und Differentialdiagnose von Leberkrankheiten.

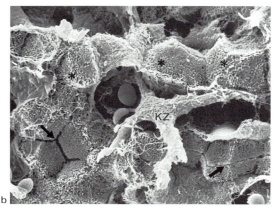

Abb. 11-1. a) Schematischer Ausschnitt eines Leberläppchens. Im Portalfeld liegt ein Portalvenen- (PV) und ein Leberarterienast (LA), die in die Sinusoide münden. Das Blut gelangt so an den Leberzellen vorbei in die Zentralvene (ZV). In den Sinusoiden findet man einzelne Freßzellen (KUPFFER-Sternzellen, KZ), die unter anderem Bakterien aus dem Blut beseitigen. Zwischen den Leberzellen verlaufen Gallekanälchen (C), die die Galle in die größeren Gallengänge (GG) transportieren (nach Muto, Arch. histol. Jap. 37, 1975).
b) Rasterelektronenmikroskopische Aufnahme von Leberzellen (*). In einem Sinusoid liegt eine KUPFFER-Sternzelle (KZ). Die Pfeile weisen auf Gallekanälchen an den Leberzelloberflächen.

2 Pathophysiologische Grundlagen

2.1 Hepatozelluläre Degeneration und Nekrose

Schädigungen der Leber (z. B. durch Infektionen, Alkohol oder andere Gifte) können sowohl bestimmte Zelleigenschaften der Leberzellen zerstören (**Degeneration**) als auch zum Untergang der Leberzellen führen (**Nekrose**).

Die Leberzelldegenerationen ergeben morphologisch ganz unterschiedliche Bilder, je nach Art der auslösenden Noxe. Intensivere Schädigungen der Leber führen zu Leberzellnekrosen. Diese können je nach Art und Massivität der Noxe nur gering ausgeprägt sein, manchmal kann es aber zu ganz erheblichen Zelluntergängen mit submassiven (unvollständigen) oder massiven (vollständigen) Nekrosen kommen. Solche Erkrankungen haben dann meist eine schlechte Prognose und führen nicht selten zum Tode.

Degenerative und nekrotische Veränderungen der Leber zeichnen sich neben klinischen Symptomen auch durch typische klinisch-chemische Befunde im Serum aus. Von besonderer Bedeutung ist die für Leberschäden typische Konzentration bestimmter Enzyme, die wegen ihrer diagnostischen Aussagekraft auch als *Leberenzyme* bezeichnet werden. Zur Sicherung der Diagnose erübrigt sich daher meist der Einsatz von invasiven Methoden einschließlich der Leberbiopsie.

2.2 Regeneration

Eine Regeneration, der **Ersatz von Zellen**, tritt als Folge einer Schädigung, einer Nekrose oder nach Entfernung von Lebergewebe auf. Der Grad und Charakter dieser Regeneration sind für das strukturelle und funktionelle Bild verschiedener Leberkrankheiten von Bedeutung. Die Regenerationskraft der Leber ist groß. Wenn z. B. im Tierexperiment 75% der Leber entfernt werden, tritt beim Hund ein vollständiger Ersatz innerhalb von acht Wochen und bei der Ratte innerhalb von drei Wochen ein. Im Rahmen der Regeneration kommt es entweder zur kompletten Heilung (**Restitutio ad integrum**), oder es entstehen Narben mit Bildung einer mehr oder weniger ausgeprägten Leberfibrose, bzw. bei der nodulärknotigen Regeneration kommt es zur Entwicklung einer Leberzirrhose.

2.3 Leberentzündung

Wenn degenerative und nekrotische Vorgänge der Leber längere Zeit andauern, kommt es zur Leberentzündung. Die nach ihren Ursachen wichtigsten Formen sind die **Virushepatitis**, die **toxische Hepatitis** und die Entzündung der intrahepatischen Gallengänge, die als **Cholangitis** bezeichnet wird.

Für die weitere Entwicklung und Prognose der Erkrankung sind im wesentlichen die Intensität, Aggressivität und die Dauer der Entzündung von entscheidender Bedeutung. Bei leichten Formen wie z. B. bei der chronisch-persistierenden Hepatitis schreitet der Leberprozeß praktisch nicht fort, und die Entzündung kann auch nach mehr als 10 Jahren komplett ausheilen. Bei chronisch-aggressiven Hepatitiden, chronisch-toxischen Hepatitiden und chronischen Cholangitiden mit Bindegewebsvermehrung ist dagegen die Prognose immer unsicher, mit der Möglichkeit der Entwicklung in eine hepatitische, toxische oder biliäre Leberzirrhose.

2.4 Bindegewebsvermehrung und Leberzirrhose

Eine durch verschiedene Noxen hervorgerufene Leberschädigung kann zur Bindegewebsvermehrung (**Fibrose**) der Leber führen, was zunächst nur geringe funktionelle Bedeutung haben kann. Sogar schwere und diffuse Veränderungen stören die Leberzellfunktion, die Zirkulation oder den Gallefluß nicht. Erst wenn es zusätzlich zur Fibrose auch zur Degeneration und Nekrose der Leberzellen mit Entstehung von Regeneratknoten und Entzündung kommt, tritt eine **portale Hypertension** (Pfortaderhochdruck) als Folge des gestörten intrahepatischen Blutstromes auf.

Bei der Leberzirrhose wird abgestorbenes Lebergewebe durch Bindegewebe ersetzt. So entstehen Narben, das Leberparenchym wird knotig umgebaut. Davon ist auch der Gefäßapparat betroffen, und es kommt zur Minderung des effektiven Blutflusses durch das Parenchym.

Der Untergang metabolisch aktiver Leberzellen erfolgt meistens schubweise. Demzufolge können Phasen starker, entzündlicher Aktivität von solchen mit weitgehend fehlenden Entzündungszeichen unterschieden werden.

Patienten mit fortgeschrittener Leberzirrhose sind durch Komplikationen wie Pfortaderhochdruck mit Ausbildung von Ösophagusvarizen, Aszites und Leberkoma gefährdet (s. Abschnitt II,3).

2.5 Cholestase und Ikterus

Die wäßrige Gallenflüssigkeit setzt sich aus Gallensäuren (50% des Gewichtes), Phospholipiden (20%), Cholesterin (5%), Gallenpigmenten wie z. B. Bilirubin (2%) und anorganischen Salzen zusammen. Bei einer Störung des Gallenflusses, beispielsweise durch Steine im Hauptgallengang, können diese gallepflichtigen Substanzen nicht mehr in den Darm ausgeschieden werden (**Chole-stase-Syndrom**); die Folge ist ein Anstieg dieser Stoffe im Blut. Klinisch am auffälligsten ist die Einlagerung von **Bilirubin** in Skleren und Haut (**Ikterus = Gelbsucht**) und von **Gallensäuren** gleichfalls in die Haut, was Juckreiz (**Pruritus**) hervorrufen kann.

Bilirubin, das überwiegend aus dem Abbau der roten Blutkörperchen stammt, muß von der Leberzelle aus dem Blut aufgenommen, durch die Leberzelle geschleust und schließlich in die Gallenkanälchen ausgeschieden werden. Von dort gelangt es in den Darm, wo es weiter abgebaut wird. Dabei entsteht auch das für die braune Stuhlfarbe verantwortliche Sterkobilinogen. Ein farbloser (**acholischer**) Stuhl zeigt somit eine fehlende Bilirubinausscheidung in den Darm bei Verschlußikterus an.

Ja nach der zugrundeliegenden Störung werden drei Hauptformen des Ikterus unterschieden:

▷ **Prähepatischer Ikterus** (Störung *vor* der Leber): Ein gesteigerter Zerfall von Erythrozyten (Hämolyse) führt zu einem vermehrten Bilirubinangebot an die Leberzelle.

▷ **Intrahepatischer Ikterus** (Störung *in* der Leber): Aufnahme, Transport und Ausscheidung des Bilirubins sind gestört bei hepatozellulären Schäden (z. B. funktionelle Hyperbilirubinämie, akute Hepatitis, Leberzirrhose, medikamentös-toxische Schäden).

▷ **Posthepatischer Ikterus** (Störung *hinter* der Leber): Ein Verschlußikterus entsteht in der Regel, wenn mehr als zwei Drittel der Gallenwege verlegt sind. Die häufigsten Verschlußursachen sind: Gallensteine im Hauptgallengang, ein Karzinom des Pankreaskopfes mit Kompression des Hauptgallenganges oder ein Karzinom der Papilla duodeni major.

Für die Behandlung ist es außerordentlich wichtig, zu erkennen, um welche Form von Ikterus es sich handelt. Insbesondere muß ein Verschlußikterus sobald wie möglich durch operative Beseitigung des Abflußhindernisses behandelt werden.

3 Diagnostik

3.1 Anamnese

In der Befragung ist insbesondere auf eine **Gelbsucht** in der Vorgeschichte des Patienten, eine Gelbsucht in der Umgebung, auf vorangegangene

Bluttransfusionen und andere ärztliche, auch zahnärztliche Behandlungen, auf eine **Medikamentenanamnese** und auf **Alkoholkonsum** zu achten.

3.2 Inspektion

Die sog. **Leber-Hautzeichen** sind zwar nicht leberspezifisch, sie lenken aber den dringenden Verdacht auf eine Lebererkrankung, die dementsprechend ausgeschlossen werden muß. In der Regel sind derartige Leber-Hautzeichen besonders ausgeprägt bei fortgeschrittenen Leberprozessen.

Folgende Veränderungen lassen sich finden:

▷ *Lebersternchen* (Spider naevi), die bevorzugt auf Schultergürtel, Brust, Rücken und Oberarmen auftreten;

▷ **Palmarerythem**, d. h. eine fleckige Rötung von Daumen- und Kleinfingerballen sowie Fingerendgliedern;

▷ *Lackzunge* und *Lacklippen*, die sich besonders bei drohender Leberinsuffizienz finden;

▷ **Nagelveränderungen** in Form von *Uhrglasnägeln* und *Weißnägeln*;

▷ **Gynäkomastie** bei Männern, die oft schmerzhaft ist;

▷ **Cholesterinablagerungen** in der Haut, speziell bei primär-biliärer Zirrhose;

▷ **Venenerweiterungen** in der Bauchhaut bei Pfortaderhochdruck.

3.3 Palpation

Die Palpation von Leber und Milz zählt zu den wichtigsten Untersuchungsmethoden. **Größe, Härte** und **Druckempfindlichkeit** der Leber sind von außerordentlicher Bedeutung. Auch heute gilt noch immer der Satz: *Eine große, harte Leber ist immer krank, auch wenn sämtliche Leberfunktionsproben normal ausfallen.*

Die gesunde Gallenblase ist nicht tastbar. Erst bei einer Abflußbehinderung im Bereich des Ductus cysticus oder des Ductus choledochus durch Steine oder Tumor kann sie als praller Tumor nachweisbar sein. Eine Druckempfindlichkeit der Gallenblasengegend findet man bei Koliken und bei Entzündungen der Gallenblase.

3.4 Klinisch-chemische Untersuchungen

Die klinisch-chemischen Untersuchungen besitzen einen hohen Stellenwert in der Diagnostik von Leber- und Gallenwegserkrankungen. Sie werden eingesetzt, um bei einer allgemeinen Untersuchung eine Leberschädigung nachzuweisen oder auszuschließen, um eine vermutete Leberkrankheit zu differenzieren, um die Schwere einer Lebererkrankung abzuschätzen und um den Erfolg einer Therapie zu überprüfen. In der Regel werden gleichzeitig mehrere Untersuchungen durchgeführt, um die verschiedenen Partialfunktionen der Leber zu erfassen.

Einige der wichtigsten sog. *Leberenzyme* sind GOT, GPT, GLDH, LDH und Gamma-GT. Informationen über Leberfunktionen geben der Albumin-Spiegel, die Aktivität von Cholinesterase und Gerinnungsfaktoren sowie der Bilirubin-Wert und die Aktivität der alkalischen Phosphatase.

Zur exakten Differenzierung einzelner Krankheitsbilder können im Einzelfall weitere Ergänzungsuntersuchungen erforderlich werden.

3.5 Sonographie, Computertomographie, Szintigraphie

Methode der Wahl ist die **Sonographie**, die als nicht-invasive, risikofreie und beliebig oft wiederholbare Methode nahezu überall verfügbar ist.

Ähnlich dem Ultraschallverfahren entsteht bei der **Computertomographie** ein Körperquerschnittsbild, so daß auch mit dieser Methode für die meisten Fragestellungen gute Resultate zu erzielen sind. Infolge Strahlenbelastung, Aufwand und Kosten wird die Computertomographie allerdings nur dann eingesetzt, wenn die Ultraschalldiagnostik keine ausreichenden Ergebnisse liefert.

Die **Szintigraphie** der Leber ist weitgehend durch Sonographie und Computertomographie abgelöst worden.

3.6 Angiographie

Die Angiographie dient in der Leberdiagnostik dazu, für dieses Organ wichtige Blutgefäße (z. B. V. portae, Leberarterien) darzustellen. Sie ermöglicht die Erkennung von Tumoren und umschriebenen Gefäßverschlüssen. Auch diffuse und lokalisierte Lebererkrankungen können zu sekundären Veränderungen am Lebergefäßsystem führen, die dann an Hand der im Angiogramm dargestellten Gefäße Rückschlüsse auf Art, Ausmaß

und Lokalisation von Lebererkrankungen zulassen.

Indikationen zur angiographischen Diagnostik:

▷ benigne und maligne Lebertumoren;
▷ traumatische Leberveränderungen;
▷ Differenzierung zwischen intra- und extrahepatischem Block;
▷ Erfassung von Milzvenen- und Pfortaderthrombosen;
▷ Darstellung der Kollateralen bei portalem Hochdruck.

3.7 Cholangiographie

Falls bei vermuteter Gallenwegserkrankung Anamnese, körperliche Untersuchung, Laboruntersuchungen und Sonographie noch nicht zur Diagnose geführt haben, stehen zur weiteren Diagnostik verschiedene Cholangiographieverfahren zur Verfügung. Sie ermöglichen es, die kontrastmittelgefüllten Gallenwege röntgenologisch darzustellen und erlauben damit deren Beurteilung.

Bei der **endoskopischen retrograden Cholangiopankreatikographie (ERCP)** können die Gallenwege und das Pankreasgangsystem vom Zwölffingerdarm aus mit Hilfe flexibler Duodenoskope mit Kontrastmittel gefüllt und dadurch röntgenologisch beurteilt werden (s. Kap. 12). Neben der Darstellung der Gangsysteme ermöglicht diese Technik zusätzlich weitere diagnostische Aussagen:

▷ Inspektion und evtl. Probeentnahmen bei begleitenden Erkrankungen des Magens oder Duodenums, speziell der Papillenregion;
▷ Sekretgewinnung aus beiden Gangsystemen zu bakteriologischen, zytologischen oder klinisch-chemischen Untersuchungen;
▷ Druckmessungen in beiden Gangsystemen.

Über die geschilderten diagnostischen Möglichkeiten hinaus lassen sich anschließend auch therapeutische Maßnahmen wie eine **Papillotomie** oder **Steinextraktion** durchführen und ggf. auch eine **Ablaufsonde** einlegen. Dieses weite diagnostische und therapeutische Spektrum zeigt die besonderen Vorteile der ERCP. Die ERCP ist daher besonders bei älteren und operationsgefährdeten Patienten als **Erstmethode** einzusetzen.

3.8 Leberblindpunktion und Laparoskopie

Zur **Biopsie** stehen uns zwei Routinemethoden zur Verfügung: Die Leberpunktion unter laparoskopischer Sicht (**gezielte Punktion**) und die perkutane Leberbiopsie (**Leberblindpunktion**). Eine Erweiterung stellt die sonographisch kontrollierte, gezielte Feinnadelbiopsie umschriebener Leberprozesse dar.

Bei der **perkutanen Leberbiopsie** gewinnt man in Lokalanästhesie mittels Aspiration je nach Durchmesser der Punktionskanüle und der Tiefe des Einstichs in der Regel 10–25 mg Lebergewebe für die mikroskopische Untersuchung.

Da es sich bei der perkutanen Punktion um eine *Blind*-Punktion handelt, ist das gewonnene Material nur repräsentativ für die gesamte Leber, wenn eine diffuse Lebererkrankung vorliegt. So ist bei der akuten Hepatitis und bei der Fettleber mit über 95prozentiger Sicherheit mit einer korrekten Diagnose zu rechnen, während die Zahl der Fehlinterpretationen bei herdförmigen Lebererkrankungen, bei chronischer Hepatitis und Leberzirrhose zunimmt, da nicht immer gewährleistet ist, daß die pathologisch veränderten Leberbezirke getroffen werden.

Bei der **Laparoskopie** werden durch Einblasen von Gas in die Bauchhöhle die Bauchdecken von den Eingeweiden gehoben. Mit dem eingeführten Laparoskop kann dann die Bauchhöhle direkt betrachtet werden. Der Schwerpunkt der Laparoskopie liegt auf der Beurteilung des makroskopischen Aspektes der Leberoberfläche, also der Farbe, Oberflächenveränderungen und Konsistenz, woraus in gewissem Maße auch Rückschlüsse auf die Innenstruktur der Leber zu ziehen sind. Veränderungen des Bindegewebes, der Lymph- und Blutgefäße sowie in besonderem Maße Umbauvorgänge (fein- oder grobknotiger Umbau, Regeneratknoten, Narben) lassen sich sicher erkennen. Daneben ist eine gezielte Biopsie möglich. Durch die Einführung bzw. Weiterentwicklung anderer Untersuchungsverfahren wie klinisch-chemische Diagnostik, Cholegraphie, Sonographie, Angiographie und Computertomographie ist der Indikationsbereich der Laparoskopie in den letzten Jahren deutlich enger geworden. Den Hauptbereich der Laparoskopieindikation bilden somit heute in der Inneren Medizin chronische und herdförmige Lebererkrankungen.

Das Komplikationsrisiko ist sowohl bei der Leberblindpunktion als auch bei der Laparoskopie niedrig, wenn die Verfahren kunstgerecht durchgeführt und die Kontraindikationen beachtet werden.

II Spezieller Teil

1 Virushepatitis

Definition

Die akute Entzündung der Leber wird als Hepatitis bezeichnet. Sie kann durch eine Reihe verschiedener Viren hervorgerufen werden.

Bei der primären Virushepatitis lassen sich grundsätzlich vier Hauptformen voneinander abgrenzen: Hepatitis A (HA), Hepatitis B (HB), Hepatitis Delta (HD) und Hepatitis Non-A-Non-B (HNANB). Während die Erreger der Hepatitis A, B und D eindeutig charakterisiert sind, fehlt bislang der Nachweis für einen Erreger der Hepatitis Non-A-Non-B. Die Diagnose dieser Hepatitisform läßt sich nur durch den Ausschluß anderer Formen stellen.

Verschiedene Virusinfektionen mit EPSTEIN-BARR-Virus (EBV) und Zytomegalie-Virus (ZMV) können als Begleiterkrankung eine Hepatitis hervorrufen.

Ursachen und Pathogenese

Hepatitis A (**epidemische Hepatitis**). Sie wird hervorgerufen durch das Hepatitis-A-Virus, das auf fäkal-oralem Wege übertragen wird. Die **Inkubationszeit** beträgt 20–30 Tage. Insbesondere sind Kinder und jüngere Erwachsene betroffen. Nicht selten bricht die Erkrankung nach Aufenthalten in **Endemiegebieten** auf. Häufig läßt sich ein Zusammenhang mit dem Verzehr von Austern und Muscheln, die aus verseuchtem Wasser stammen, feststellen.

Hepatitis B (**Serum-Hepatitis**): Erreger ist ein komplexes DNA-**Virus**, das aus einem **Kern** und einer umgebenden **Hülle** besteht. Das Hepatitis-B-Virus ist im Blut und anderen Körperflüssigkeiten enthalten und kann durch intensiven **körperlichen Kontakt**, durch **Bluttransfusionen** wie auch **diaplazentar** von Mutter zu Kind übertragen werden. Selbst minimale **Blutspuren** sind in der Lage, eine Hepatitis B hervorzurufen. Demzufolge sind besonders diejenigen Personengruppen gefährdet, die mit Blut und Blutprodukten umgehen oder in Kontakt kommen. Die zufällige Inokulation mit infektiösem Blut im Krankenhausbereich ist als *Nadelstichhepatitis* bekannt.

In medizinischen Berufen muß man sich darüber im klaren sein, daß das Virus tatsächlich in **allen Körpersäften**, vor allem Blut, Speichel, Urin sowie in Galle und Muttermilch vorkommt. Medizinisches Personal sollte heute in jedem Fall gegen Hepatitis B geimpft sein. Die Kosten hierfür übernehmen die Arbeitgeber bzw. die Krankenkassen, da eine Vorbeugung weit kostengünstiger ist als ein entsprechender Krankheitsfall.

Da das Hepatitis-B-Virus auch im Sperma enthalten ist, läßt sich die hohe Durchseuchungsrate von Prostituierten und Homosexuellen leicht verstehen.

Hepatitis Delta: Das Hepatitis-Delta-Virus (HDV) ist ein **defekter** Erreger, der nicht in der Lage ist, sich autonom zu replizieren. Er ist erst dann infektiös, wenn gleichzeitig eine Hepatitis-B-Virusinfektion besteht. Das Hepatitis-B-Virus ist für die Synthese der Delta-Viren vonnöten. Das HDV wird auf **parenteralem Wege** übertragen. Hierdurch läßt sich die Ausbreitung der Virus-D-Hepatitis insbesondere bei **Drogenabhängigen** erklären. Die Gefahr, bei einer Blutübertragung eine Virus-D-Hepatitis zu bekommen, ist sehr gering, da beim Nachweis von Serum-HBS-Antigen der HDV-Träger kein Blut spenden darf. Das HDV ist **hochgradig pathogen**. Es verschlimmert den Verlauf einer zugrundeliegenden HBV-Infektion. Auf diese Weise kann es bis zu tödlich verlaufenden Hepatitiden kommen.

Non-A-Non-B-Hepatitis: Diese Diagnose kann durch serologischen Ausschluß anderer Virushepatitiden vom Typ A, B und Delta gestellt werden. Der Erreger ist bislang nicht bekannt. Ähnlich wie bei der Hepatitis B findet eine **parenterale** Übertragung statt. 85–95% der Posttransfusionshepatitiden sind vom Typ Non-A-Non-B. Die Inkubationszeit liegt zwischen fünf und zehn Wochen.

Symptome

Eine Hepatitis beginnt mit unspezifischen Symptomen wie **Abgeschlagenheit** und **Müdigkeit**. Dazu können unbestimmte gastrointestinale Beschwerden mit **Übelkeit** und **Erbrechen** treten. Nicht selten beobachtet man **Fieber** um 39 °C und **Hautexantheme**. Bereits kurze Zeit später treten ein **Ikterus** (Gelbsucht) und ein **Pruritus** (Juckreiz) auf. Mit dem Ikterus gehen eine Dunkelverfärbung des Urins sowie ein Hellerwerden des Stuhls einher. Nicht selten sind **anikterische** Verlaufsformen (d. h. ohne Gelbsucht), so daß die Erkrankung nicht als solche erkannt und als grippaler Infekt mißinterpretiert wird, insbesondere dann, wenn zusätzlich **Arthralgien** (Gelenkschmerzen) auftreten. Bei der klinischen Untersuchung erweist sich die Leber häufig als vergrößert und druckempfindlich, auch die Milz kann vergrößert sein.

Diagnostik

Bei den Laborbefunden fällt eine mäßige bis starke Erhöhung des **Bilirubins** auf. Die **Transaminasen** im Serum sind stark erhöht (über 1000 U/l), wobei die GPT höhere Werte erreicht als die GOT. Die alkalische Phosphatase und die Gamma-GT sind nur zu Beginn der Erkrankung mäßig erhöht, insbesondere aber dann, wenn eine cholestatische Verlaufsform vorliegt. Das **Enzymmuster** ist für die akute Hepatitis so typisch, daß bei den meisten Patienten eine genaue Diagnosestellung möglich ist, ohne daß eine Leberbiopsie durchgeführt werden muß. Weder von den klinischen Symptomen noch von den Laborbefunden lassen sich die einzelnen Hepatitistypen voneinander abgrenzen. Dies gelingt erst durch die **serologische Differentialdiagnostik**.

Die **Hepatitis A** wird durch den Nachweis von Antikörpern der IgM-Klasse gegen das Hepatitis-A-Virus (**Anti-HAV-IgM**) gesichert. Schon in der Frühphase der Erkrankung ist Anti-HAV-IgM vorhanden.

Beim Hepatitis-B-Virus lassen sich verschiedene Antigene nachweisen. Von besonderer diagnostischer Bedeutung sind das Hepatitis-B-Oberflächen-Antigen (**HB$_s$-AG**), das Hepatitis-B-Core-Antigen (engl.: core = Kern; **HB$_c$-AG**) und ein weiteres Kern-Antigen, das **HB$_e$-AG**. Von den im infizierten Organismus gebildeten Antikörpern sind **Anti-HB$_c$** und **Anti-HB$_e$** diagnostisch besonders wichtig.

Eine **Hepatitis B** liegt vor, wenn das HB$_s$-AG und Anti-HB$_c$ positiv sind. Ist das Anti-HB$_c$-IgM hochtiterig positiv, liegt eine akute Hepatitis B vor. Ist das Anti-HB$_e$ positiv und das Anti-HB$_c$-IgM negativ, kann eine chronische HBV-Infektion vorliegen. Bei chronischen HBV-Infektionen sollte auch das Anti-HD untersucht werden.

Die Diagnose der Hepatitis Non-A-Non-B ist nur durch den Ausschluß von HA, HB, HD und von anderen viralen Begleithepatiden möglich.

Verlauf und Prognose

Die Virus-Hepatitis A heilt immer vollständig aus, chronische Verlaufsformen oder sogar Übergänge in eine Zirrhose sind nicht bekannt. Dagegen geht die Hepatitis B bei etwa zehn Prozent der Erkrankten in eine chronische Verlaufsform über.

HDV-Infektionen, die sich auf ein HBV-Trägerstadium aufpfropfen, nehmen einen chronischen Verlauf. Auch die Non-A-Non-B-Hepatitis hat eine starke Tendenz zur Chronifizierung. Dabei kann es zu einem raschen Fortschreiten der Erkrankung bis hin zur Zirrhose kommen.

Ein **anikterischer** Verlauf läßt sich gehäuft bei der Hepatitis B und NANB beobachten. Die **cholestatische** Hepatitis geht mit einer starken Hyperbilirubinämie einher bei gleichzeitigem Anstieg der cholestaseanzeigenden Enzyme Gamma-GT und AP. Differentialdiagnostisch muß hier ein extrahepatischer Verschluß von einer intrahepatischen Cholestase abgegrenzt werden.

Die **fulminante Hepatitis** ist eine seltene Verlaufsform, bei der wenige Tage nach Krankheitsbeginn Leberzerfall und Leberkoma auftreten. Hierbei liegt die Mortalität um 80%.

Therapie

Da eine ursächliche Therapie viraler Erkrankungen nicht möglich ist, ist das Ziel der Behandlung, den Leberzellschaden zu begrenzen sowie die Leberzellregeneration zu unterstützen. In der akuten Krankheitsphase ist **Bettruhe** angezeigt, die wegen des allgemeinen Krankheitsgefühls auch von den Patienten eingehalten wird. Eine strenge Bettruhe ist nicht erforderlich, so daß der Kranke zum Waschen und zu den Mahlzeiten aufstehen darf. Der Hepatitis-Patient erhält eine **Diät**, die reich an Kohlenhydraten, jedoch fettarm ist.

Die **fulminante Hepatitis** macht eine **parenterale Ernährung** erforderlich. Der prognostisch ungünstige Verlauf wird durch therapeutische Maßnahmen wie die Gabe von Steroiden oder die Hämoperfusion kaum beeinflußt.

Prophylaxe

Beim Umgang mit Patienten mit akuter Hepatitis ist besondere **Vorsicht** geboten. Zwar ist eine Unterbringung auf der Isolierstation nicht zwingend notwendig, da für die Mitpatienten kein wesentlich höheres Infektionsrisiko besteht. Jedoch ist das **Pflegepersonal** in besonderer Weise gefährdet.

> Vorsicht ist beim Umgang mit Blut und bei der Handhabung von Stuhl und Urin geboten. Hierbei sollten grundsätzlich Handschuhe getragen werden. Nach direktem Kontakt mit dem Patienten sollten die Hände gewaschen und desinfiziert werden. Kanülen und Spritzen müssen in besonderen, dafür vorgesehenen Behältern entsorgt werden. Medizinische Geräte wie Thermometer, Beatmungsgeräte, Endoskope müssen nach Kontakt mit Hepatitis-Patienten sorgfältig desinfiziert werden. Laborproben müssen die Aufschrift „Hepatitis" tragen, um eine besondere Infektiosität hervorzuheben.

Ist es dennoch zu einer potentiellen Infektion gekommen, sollte in jedem Falle eine **Immunprophylaxe** durchgeführt werden. Hierzu wird Immunserum-Globulin gegeben, so daß sich eine Virus-A-Hepatitis weitgehend verhindern läßt. Der Erfolg ist um so größer, je kürzer die Zeit zwischen Infektion und Gabe von Immunserum-Globulin ist.

Gegen die B-Hepatitis ist seit einigen Jahren auch eine aktive Immunprophylaxe möglich. Eine Immunisierung wird in der Regel durch drei Einzeldosen erreicht. Eine Auffrischungsimpfung sollte dann jeweils nach fünf Jahren erfolgen.

1.1 Chronische Hepatitis

Während die Hepatitis A stets vollständig ausheilt, gehen etwa zehn Prozent aller akuten B-Hepatitiden in eine chronische Form über. Bei der Non-A-Non-B-Hepatitis ist dies sogar in bis zu 40% der Fall. Sind sechs Monate nach Durchmachen einer akuten Hepatitis die Transaminasen und die Gamma-GT noch bis zum Dreifachen der Norm erhöht, muß man von einer chronischen Verlaufsform der Hepatitis ausgehen.

Grundsätzlich werden zwei verschiedene Formen der chronischen Hepatitis unterschieden:
▷ die chronisch-persistierende Hepatitis;
▷ die chronisch-aktive (aggressive) Hepatitis.

Anhand der Laborwerte lassen sich diese Formen nicht voneinander unterscheiden. Daher ist es notwendig, eine **Leberbiopsie** zu gewinnen. Am Lebergewebe läßt sich das Ausmaß der chronischen Veränderung abschätzen, insbesondere kann zu der Frage der Aktivität der Erkrankung Stellung genommen werden. Hieraus ergeben sich Hinweise auf das Fortschreiten der Erkrankung.

Die chronisch-persistierende Hepatitis zeigt eine milde Verlaufsform, die auch noch nach langer Zeit vollständig ausheilen kann. Andererseits kann sie auch in 15–20% der Fälle in eine chronisch-aktive Hepatitis übergehen.

Die chronisch-aktive Hepatitis verläuft häufig in **Entzündungsschüben**. Es kommt zu einer langsam fortschreitenden Zerstörung von Lebergewebe und bindegewebigem Ersatz. Am Ende dieser Entwicklung steht schließlich die **Leberzirrhose**.

Symptome

Patienten mit chronischer Leberentzündung klagen häufig über Müdigkeit, Abgeschlagenheit, Inappetenz, Fettunverträglichkeit und Gewichtsabnahme. Bei der chronisch-aktiven Hepatitis findet man während der körperlichen Untersuchung eine Vergrößerung der Leber sowie häufig auch der Milz. Bei akutem entzündlichem Schub tritt ein Ikterus auf. Neben den erhöhten Transaminasen und den cholestaseanzeigenden Enzymen fällt ein Anstieg der Gamma-Globuline auf.

Therapie

Die chronisch-persistierende Hepatitis bedarf keiner besonderen Behandlung. Neuere Untersuchungsergebnisse sprechen für einen positiven Effekt von Interferon bei der chronischen Non-A-Non-B-Hepatitis. Die Behandlung mit Interferon bei der chronisch-aktiven Hepatitis hat gute Erfolge.

2 Toxische Leberschädigung

Definition

Die Leber spielt eine wichtige Rolle in der Entgiftung zahlreicher Substanzen. Die Zellen sind so mit einer Reihe von Stoffen ausgesetzt, die direkt die Leberzellen schädigen können. Darüber hinaus gibt es ungiftige Substanzen, die erst während des Stoffwechselvorganges zu giftigen Produkten werden und dann das Organ schädigen. Man spricht dann von einer *Giftung*.

Die mikroskopischen Veränderungen der Leberzellen reichen von geringen Fetteinlagerungen einzelner Zellen bis hin zu einer vollständigen Verfettung der Leber, bei der nahezu jede Leberzelle betroffen ist. Von einer **Fettleber** spricht man, wenn mehr als 50% der Leberzellen Fetteinlagerungen aufweisen.

Ursachen und Pathogenese

Das Spektrum der schädigenden Substanzen ist sehr breit. Am häufigsten sind Alkohol, Arzneimittel (Nebenwirkungen), Industriegifte (z. B. bei Chemiearbeitern) und Gifte, die zufällig, durch Verwechslung, oder bewußt in suizidaler Absicht eingenommen werden. Das **Ausmaß** der Leberschädigung wird bestimmt durch die **Menge** der eingenommenen Gifte oder durch die **Zeitdauer** bei Medikamenteneinnahme.

Häufigste Ursache der **Fettleber** ist die **alkoholtoxische** Leberschädigung. Daneben kommt sie auch beim schlecht eingestellten Diabetes mellitus, bei Überernährung und bei Fettstoffwechselstörungen vor.

Zahlreiche Leberzellgifte führen zu direktem **Zelluntergang**. Das Ausmaß der Schädigung reicht von Einzelzellnekrosen über Gruppennekrosen bis hin zu Massennekrosen, bei der ganze Leberläppchen zugrunde gehen. Manche Medikamente können bei Langzeitgabe das Bild einer chronisch-aktiven Hepatitis verursachen, die bis zur Zirrhose fortschreiten kann.

Bestimmte Substanzen führen zu einem Ikterus, der auf einer Ausscheidungsstörung des Bilirubins aus der Leberzelle beruht.

Diagnostik

Die Fettleber tastet man bei der klinischen Untersuchung als deutlich vergrößertes Organ. Bei den **Laborbefunden** fällt eine starke Erhöhung der Gamma-GT auf, dagegen sind die Transaminasen allenfalls mäßig erhöht.

Erst bei Leberzellnekrosen steigen die Transaminasen, abhängig vom Ausmaß der Zelluntergänge, an. Sie können beim Leberzerfall extrem hohe Werte erreichen. Dann steigt auch das Bilirubin an, und der Patient wird ikterisch.

Therapie

Die Therapie der toxischen Leberschädigung ist scheinbar einfach. Sie besteht im Weglassen der schädigenden Substanz. Schwierigkeiten bestehen jedoch darin, Alkoholkranke vom Alkoholkonsum abzubringen. Nehmen Patienten mehrere Arzneimittel gleichzeitig ein, gilt es, herauszufinden, welche Substanz die Leberschädigung herbeigeführt hat. Bei Industriearbeitern muß der Arbeitsplatz untersucht werden, um die auslösende Ursache zu finden.

Prognose

Auch ausgedehnte Fettlebern sind voll rückbildungsfähig, sofern nicht eine **Fettleberhepatitis** vorliegt, die in einen narbigen Umbau der Leber übergehen kann. Da die Leber ein regenerationsfreudiges Organ ist, können auch umschriebene Zelluntergänge vollständig repariert werden. Ausgedehntere Nekrosen haben jedoch eine Narbenbildung zur Folge.

Die Prognose des **Leberzerfallskomas** ist denkbar schlecht. Hier besteht eine sehr hohe Letalität. Die Behandlung zielt darauf ab, den Leberzellschaden zu begrenzen und die Regeneration des noch intakten Lebergewebes zu fördern. Es werden bilanzierte Aminosäure-Lösungen infundiert. Überlebt der Patient, so bleibt meist eine grobknotige Zirrhose zurück.

3 Leberzirrhose

Definition

Unter einer Leberzirrhose versteht man einen chronischen, nicht reparablen Zustand der Leber, bei dem das normale Lebergewebe und die Blutgefäßarchitektur durch die Bildung von neu entstehenden regenerierenden **Lebergewebsknoten** zerstört werden. Zwischen den Knoten bildet sich vermehrt narbiges **Bindegewebe** aus. Die Beschaffenheit des Organs wird dadurch derb. Durch den Gewebsuntergang nimmt die Organmasse ab, und die **Funktion** wird beeinträchtigt. Die regenerierenden Zellknoten zerstören das normale Gefäßnetz der Leber. Die Strömung in den Aufzweigungen der Pfortaderäste wird behindert, es resultiert ein Druckanstieg im Pfortaderkreislauf (**portale Hypertension**).

Epidemiologie

Die Häufigkeit der Leberzirrhose ist in stetem Anstieg begriffen. Alters- und Geschlechtsverteilung weisen breite Schwankungen auf.

Ursachen und Pathogenese

Ursächlich sind die Hauptformen der Zirrhose auf die Virushepatitis und den chronischen Alkoholkonsum zurückzuführen. Biliäre Zirrhosen, bedingt durch chronisch-entzündliche Prozesse der Gallenwege, sind ebenso selten wie Zirrhosen bei Eisen- und Kupferstoffwechselstörungen. Ein Großteil der Zirrhosen (ca. 40%) ist ursächlich nicht zuzuordnen, man spricht dann von **kryptogenen** Zirrhosen.

Symptome

Nicht alle Patienten haben Beschwerden, so daß der Verdacht auf das Vorliegen einer Zirrhose oft erst bei einer Routineuntersuchung auftritt. Als Leber-Hautzeichen im Kopf-, Arm- und oberen Brust- bzw. Rückenbereich fallen **Spider naevi** (*Gefäßspinnen*) auf. Die Patienten geben gehäuftes Vorkommen von *blauen Flecken* an, die ebenso wie vermehrtes Zahnfleisch- und Nasenbluten durch die gestörte **Gerinnung** bedingt sind.

Erst wenn die Leberfunktion stark eingeschränkt ist, treten vermehrte Symptome auf, man spricht von einer **dekompensierten** Zirrhose. Die Haut des Patienten ist **ikterisch**, es bestehen **Aszites** (Bauchwassersucht) und **Beinödeme**. Eine **vergrößerte Milz** tastet man als Zeichen des Pfortaderhochdruckes. Zusätzlich fällt eine deutliche **Bauchvenenzeichnung** auf, die Ausdruck eines Umgehungskreislaufes ist. Nicht selten läßt sich ein charakteristischer Mundgeruch nach frischer Leber oder Lehmerde wahrnehmen (**Foetor hepaticus**). Aufgrund der fehlenden Entgiftung durch die Leber treten **psychische Veränderungen**, Schläfrigkeit (**Somnolenz**), Verwirrtheitszustände und schließlich Bewußtlosigkeit als Ausdruck der eingeschränkten Gehirnfunktion (**Coma hepaticum**) auf.

Diagnostik

Erhöhungen der Serum-Transaminasen (GOT, GPT), der Gamma-GT und der alkalischen Phosphatase können auf eine Leberzirrhose hinweisen. Auch die Verminderung der Konzentration von Syntheseprodukten der Leber (Gerinnungsfaktoren, Cholinesterase) kann durch Funktionsstörungen bei Zirrhose verursacht sein.

Sonographisch läßt sich die Verdichtung des Lebergewebes erkennen, obwohl gerade die Diagnose der feinknotigen Leberzirrhose Schwierigkeiten bereiten kann. Durch die sonographische Beurteilung der Pfortader läßt sich eine portale Hypertension nachweisen. Hierfür würde auch eine sonographisch erkennbare Vergrößerung der Milz sprechen.

Die Diagnosesicherung gelingt durch eine **Biopsie**. Diese kann laparoskopisch erfolgen, da dann die Möglichkeit einer makroskopischen Beurteilung des Organs gegeben ist. Bei der gleichen Untersuchung läßt sich ein Pfortaderhochdruck nachweisen. Die histologische Sicherung der Erkrankung gibt weiterhin Aufschluß über die entzündliche Aktivität und das Fortschreiten des Prozesses.

In jedem Falle sollte eine **Endoskopie** des oberen Verdauungstraktes erfolgen, um **Ösophagusvarizen** (Krampfaderbildung der Speiseröhre) auszuschließen oder nachzuweisen. Ösophagusvarizen sind Ausdruck eines Umgehungskreislaufes bei Pfortaderhochdruck.

Therapie

Bei der alkoholischen Leberzirrhose ohne Aszitesbildung und ohne Enzephalopathie kommt es im wesentlichen auf eine absolute **Alkoholkarenz** an. Eine weitere medikamentöse Therapie ist dabei nicht erforderlich. Dagegen verlangt die **dekompensierte** Leberzirrhose eine weit aufwendigere Behandlung. Sie besteht in einer **kochsalzarmen, eiweißreduzierten Ernährung**, gleichzeitig werden **Diuretika** gegeben. Bei Eiweißmangel werden **Albumininfusionen** durchgeführt. Zur Behandlung der Enzephalopathie kommt der Patient bilanzierte Aminosäure-Lösungen. Zusätzlich bekommt der Patient **Lactulose**.

Verlauf und Prognose

Der Verlauf einer Zirrhose als Endstadium der Lebererkrankung wird – unabhängig von der Entstehung – bestimmt durch das **Leberzellversagen** und durch den **Pfortaderhochdruck**. Sowohl die Therapie als auch die Prognose hängen davon ab.

4 Ösophagusvarizenblutung

Die folgenschwerste Komplikation des Pfortaderhochdruckes ist die Ösophagusvarizenblutung, da hier **Verblutungsgefahr** besteht. Die Situation verlangt rasches Handeln.

Therapie

Der Kreislauf wird durch **Blutersatzmittel** aufrechterhalten, bis geeignete Blutkonserven zur **Transfusion** zur Verfügung stehen. Bei stabilen Kreislaufverhältnissen wird eine **Notfallendoskopie** durchgeführt, die die Lokalisation der Blutungsquelle und die Blutstillung zum Ziel hat. Die Blutung wird durch Einspritzen von Sklerosierungsmitteln (**Verödung**) zum Stehen gebracht.

Kommt es trotz wiederholter sklerosierender Behandlung zu Rückfällen, kann eine Operation helfen, bei der ein Kurzschlußsystem zwischen der Pfortader und unteren Hohlvene geschaffen wird (**portokavaler Shunt**). Dadurch wird der Druck im Pfortadersystem gesenkt. Ein wesentlicher Nachteil der Operation besteht jedoch darin, daß das Pfortaderblut direkt in den großen Kreislauf gelangt, und somit auch durch die Leber nicht entgiftete Substanzen ins Gehirn gelangen. Hierdurch kann sich eine **Enzephalopathie** entwickeln.

5 Lebertumoren

Definition

In der Leber können benigne (gutartige) und maligne (bösartige) Tumoren entstehen. Während gutartige Geschwülste sehr selten vorkommen, sind maligne Neubildungen in der Leber häufiger zu finden. Um eine einheitliche Einteilung von Tumoren zu erreichen, wurden internationale Klassifikationen eingeführt, bei denen die Tumorbezeichnung nach dem Ursprung des Gewebes erfolgt. **Adenome** sind grundsätzlich gutartige Neubildungen, **Karzinome** und **Sarkome** dagegen bösartig. Entsteht die Neubildung direkt in der Leber, spricht man von einem **primären Lebertumor** (z. B. primäres Leberzellkarzinom). Bei **sekundären Lebertumoren** handelt es sich um Tochtergeschwülste maligner Neubildungen anderer Organe. Sie werden **Metastasen** genannt.

Das **Hämangiom** ist eine Blutgefäßgeschwulst. Es tritt einzeln an der Leberoberfläche auf. Manchmal kommen auch mehrere Hämangiome in der Leber vor. Zahlreiche blutgefüllte Hohlräume bilden die Geschwulst, die gelegentlich mehr als faustgroß werden kann.

Das **Leberzelladenom** ist ein knotiger Tumor und besteht nur aus Leberzellen und Gefäßen; Gallenwege fehlen darin. Die Knoten treten meistens einzeln auf und haben einen Durchmesser zwischen sechs und 30 cm. Ihr Gewicht kann bis zu 3 kg betragen.

Leberzellkarzinome können einzeln oder in zahlreichen Knoten auftreten. Zahlreiche Karzinogene (krebserregende Substanzen) können im Tierversuch ein Leberzellkarzinom auslösen. Beim Menschen ist das **Aflatoxin** von besonderer Bedeutung. Aflatoxin wird von einem Schimmelpilz produziert, der in feuchtem tropischem Klima auf Soja, Mais, Reis, Weizen und anderen Nahrungsmitteln gedeiht und dann vom Menschen aufgenommen wird. Hierin liegt eine Erklärung für das gehäufte Auftreten des Leberkarzinoms in Südostasien und Afrika. Zwischen der Einnahme männlicher Sexualhormone und der Entwicklung eines Leberzellkarzinoms wird ebenfalls ein Zusammenhang gesehen.

Epidemiologie

Das **Hämangiom** ist der häufigste gutartige Lebertumor, kommt aber dennoch selten vor.

Leberzelladenome werden fast nur bei Frauen gefunden. Langzeitige Hormoneinnahme zur Ovulationshemmung scheint die Entstehung von Adenomen zu begünstigen. Das Risiko liegt bei Frauen unter 40 Jahren, die ständig Kontrazeptiva einnehmen, etwa bei 3:100 000.

Von **Leberzellkarzinomen** werden in Afrika und Südostasien bereits jüngere Menschen zwischen 20 und 40 Jahren befallen. In Europa und Amerika dagegen ist der Tumor selten und kommt bei unter 60jährigen kaum vor. Männer sind häufiger betroffen als Frauen. Eine Leberzirrhose geht der Entwicklung eines Leberzellkarzinoms in 60–80% der Fälle voraus.

Symptome

Hämangiome werden meistens zufällig bei Operationen im Bauchraum entdeckt. Nur wenn sie durch ihre Größenzunahme zu Verdrängungserscheinungen führen, können sie sich durch einen rechtsseitigen **Oberbauchschmerz** oder als dumpfes **Druckgefühl** bemerkbar machen. Ein dramatisches Krankheitsbild tritt auf, wenn ein Hämangiom reißt (**Ruptur**) und es zu einer starken Blutung in die Bauchhöhle kommt.

Adenome fallen als tastbare Knoten im rechten Oberbauch auf. Drücken sie auf Nachbarorgane, können **Schmerzen** entstehen. Ein akuter Bauchschmerz ist auf einen **Tumorinfarkt** mit Einblutung in den Tumor zurückzuführen. Die Schmerzen können wegen ihrer Lokalisation leicht mit einer akuten Gallenblasenentzündung verwechselt werden. Ähnlich wie bei Hämangiomen kann eine Ruptur eine Blutung in die Bauchhöhle verursachen.

Leberzellkarzinome verursachen selten charakteristische Symptome. Der Patient klagt über unspezifische **Oberbauchschmerzen, Abgeschlagenheit, Appetit- und Gewichtsverlust**. Manchmal macht sich die Erkrankung erst durch einen **Ikterus** (Gelbfärbung der Haut) bemerkbar. Bei der klinischen Untersuchung tastet man eine vergrößerte und knotige Leber.

Diagnostik

Sonographie und **Computertomographie** haben bei der Diagnostik von Lebertumoren zentrale Bedeutung (Abb. 11-2). Um die Diagnose histologisch zu sichern, ist es beim Leberzellkarzinom wünschenswert, eine **Biopsie** durchzuführen. Bei den beiden genannten gutartigen Lebertumoren ist das Risiko, mit einer Nadelbiopsie massive Blutungen zu verursachen, sehr hoch; insbesondere beim Hämangiom ist deshalb die Probepunktion kontraindiziert.

Die **Laborbefunde** sind bei den benignen Tumoren nicht charakteristisch, lediglich beim

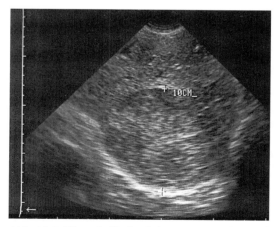

Abb. 11-2. Ultraschallbefund eines 10 cm großen, runden Leberzellkarzinoms, das sich gut vom umgebenden Lebergewebe abgrenzen läßt.

Hämangiom wird gelegentlich eine Thrombopenie beobachtet. Auffällig dagegen sind die Laborwerte beim Leberzellkarzinom: Die Transaminasen sind mäßig erhöht, fast immer auch alkalische Phosphatase, Gamma-GT und LDH. Besondere Bedeutung hat das Alpha-Fetoprotein (AFP). Dieses Glykoproteid wird von malignen Leberzellen gebildet und ins Blut abgegeben. Deutlich erhöhte Werte sind deshalb verdächtig auf ein Leberzellkarzinom.

Als weitere diagnostische Maßnahmen bei Lebertumoren werden die **Szintigraphie, Laparoskopie** und die **Angiographie** der Lebergefäße eingesetzt.

Therapie

Hämangiome und **Adenome** werden operativ entfernt, wenn sie zu Beschwerden führen oder wenn bei längerer Verlaufsbeobachtung eine Größenzunahme zu verzeichnen ist. Liegt eine Ruptur vor, muß sofort operiert werden, da der Patient sonst innerlich verblutet.

Adenome, die unter der Einnahme von Ovulationshemmern entstanden sind, können sich zurückbilden, wenn die Hormonzufuhr gestoppt wird.

Das **Leberzellkarzinom** kann nur bei einem kleinen Teil der Patienten noch operiert werden. Ist der Tumor auf einen Leberlappen begrenzt, wird dieser entfernt. Durchsetzt das Tumorgewebe die gesamte Leber, kann über einen Katheter bzw. ein Pumpsystem in der Leberarterie eine kontinuierliche oder intermittierende **Chemotherapie** erfolgen. Fehlen die Möglichkeiten zu einer lokalen Chemotherapie, ist die allgemeine systemische Chemotherapie das Mittel der Wahl.

Verlauf und Prognose

Die Prognose des Leberzellkarzinoms ist insgesamt sehr **schlecht**, da die Diagnose erst im Spätstadium gestellt wird.

Die mittlere Überlebenszeit liegt bei etwa 6 Monaten. Bei allgemeiner Chemotherapie erhöht sich der Zeitraum um wenige Monate.

Die lokale Chemotherapie verdoppelt die mittlere Überlebenszeit, so daß man etwa von 12 bis 14 Monaten ausgehen kann. Patienten, die sich für eine Tumorresektion eignen, überleben etwa 24 Monate.

6 Gallensteinleiden (Cholelithiasis)

Definition

Als Cholelithiasis (griech.: chole = Galle; lithos = Stein) wird das Vorhandensein von Steinen in Gallenblase und/oder Gallenwegen bezeichnet.

Epidemiologie

Die Cholelithiasis ist eine der häufigsten Erkrankungen der Bauchorgane. Die Häufigkeit nimmt mit zunehmendem Alter stetig zu, so daß im Alter zwischen 50 und 60 Jahren jede fünfte Frau und jeder zehnte Mann Gallensteinträger ist. Es besteht ein eindeutiges Überwiegen des weiblichen Geschlechts.

Ursachen und Pathogenese

Prädisponierende Faktoren sind Adipositas, Diabetes mellitus, hämolytische Anämie und entzündliche Ileumerkrankungen.

Die **cholesterinhaltigen** (94%) und die **bilirubinhaltigen** (6%) Gallensteine sind die klinisch bedeutsamsten Steintypen, die in unterschiedlichem Maße Calciumsalze enthalten können.

Die Ätiologie der Gallensteinbildung ist noch nicht in allen Einzelheiten geklärt. Das wasserunlösliche **Cholesterin** wird mit Hilfe seiner Lösungsvermittler Gallensäuren und Lecithin durch Bildung von sogenannten **Mizellen** in Lösung gehalten. Kommt es zu einer Störung dieses Gleichgewichtes (wobei genetische, diätetische und hormonelle Faktoren eine Rolle spielen), d. h. zu einer geringen Erhöhung des Cholesterins oder geringfügigen Änderungen der Relationen zwischen Gallensäuren und Lecithin zum Cholesterin, so kann Cholesterin auskristallisieren und zum Ausgangspunkt eines Cholesterinsteins werden. Bei der Bildung der **Bilirubinsteine** (Pigmentsteine) ist offensichtlich ein Überschuß an Bilirubin, wie er z. B. im Rahmen der hämolytischen Anämien vorkommt, von Bedeutung.

Symptome

Etwa zwei Drittel der Gallensteinträger haben Symptome, etwa ein Drittel ist beschwerdefrei. Die Zahl der Steine und ihre Größe sind dabei nicht von Bedeutung.

Das charakteristischste Symptom ist die **Gallenkolik**, ein anfallsartiger, unter dem rechten Rippenbogen auftretender Schmerz, der in die rechte Schulter und in

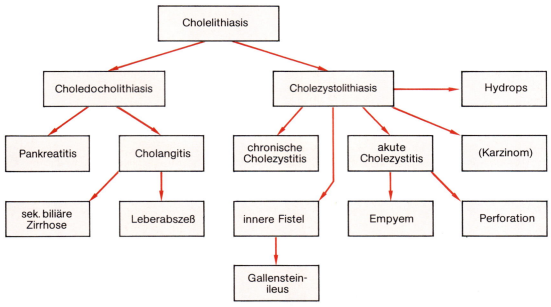

Abb. 11-3. Komplikationen des Gallensteinleidens (Cholelithiasis).

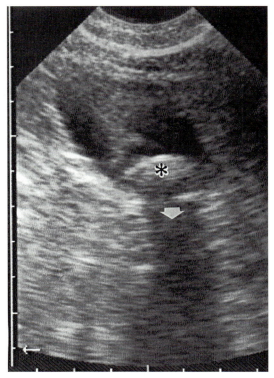

Abb. 11-4.
Ultraschallbefund eines 2 cm großen Gallensteins (*) in der Gallenblase. Hinter dem Stein kommt es zu einer Schallauslöschung (Pfeil).

den Rücken ausstrahlt. Als uncharakteristische Beschwerden können **Druckgefühl im Oberbauch, Aufstoßen, Übelkeit, Fettunverträglichkeit** und **Blähsucht** vorhanden sein.

Über die möglichen Komplikationen des Gallensteinleidens gibt Abbildung 11-3 Auskunft. Der Verlauf der Cholelithiasis hängt davon ab, ob eine dieser Komplikationen eintritt, was etwa bei der Hälfte der Steinträger der Fall ist. Einmal aufgetreten, wird das Steinleiden nur selten wieder klinisch latent.

Diagnostik

Bei unkomplizierter Cholelithiasis ist von der klinischen Untersuchung und von den Laboruntersuchungen ein typischer Befund nicht zu erwarten. Eine tastbare Gallenblase (Hydrops, Empyem), Fieber, Gelbsucht, erhöhte BKS, Leukozytose, Anstiege von Enzymaktivitäten im Serum weisen bereits auf **Komplikationen** durch Steinverschluß bzw. Infektion hin.

Die entscheidenden diagnostischen Verfahren stellen die **Sonographie** und die **Röntgenuntersuchung** dar. Bei gleicher Trefferquote (bis zu 95%) ist die beliebig oft wiederholbare Sonographie bei fehlender Strahlenbelastung die primär einzusetzende Methode (Abb. 11-4, 11-5).

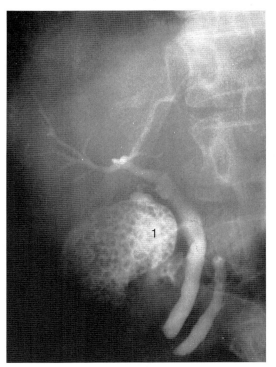

Abb. 11-5. Röntgendarstellung der Gallenwege. Die gesamte Gallenblase (1) ist ausgefüllt mit zahlreichen kleinen Steinchen.

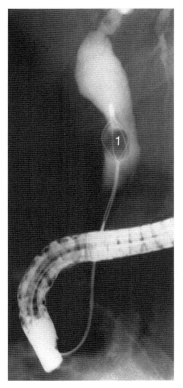

Abb. 11-6. Gallengangsstein. Im erweiterten Ductus choledochus befindet sich ein Stein (1), der mit einem Fangkörbchen zur Extraktion gefaßt wurde.

Therapie

Die Behandlung der Gallenkolik erfolgt durch Gabe von Spasmolytika und Analgetika. Die Kost sollte fettarm sein, da Fette durch Gallenblasenkontraktionen Koliken auslösen können.

Bei rezidivierenden Beschwerden und bei Komplikationen ist die Operation (Cholezystektomie = Entfernung der Gallenblase) angezeigt. Wegen des nicht vorhersehbaren Auftretens von Komplikationen neigt man auch bei asymptomatischen Gallensteinen heute dazu, die Gallenblase operativ zu entfernen.

Spontaner Steinabgang bzw. Steinauflösung führen nur selten zur Heilung.

Bei erhöhtem Operationsrisiko oder bei Ablehnung der Operation durch den Patienten ist unter bestimmten Bedingungen eine **medikamentöse Gallensteinauflösung** möglich. Bei Vorliegen röntgennegativer Cholesterinsteine mit einem Durchmesser unter 1,5 cm in einer funktionstüchtigen Gallenblase gelingt es bei etwa 70% der Patienten, mit Cheno- oder Ursodesoxycholsäure in einer sechs- bis 18monatigen Behandlung die Gallensteine teilweise oder vollständig aufzulösen.

Bei Vorliegen einer **Choledocholithiasis** (Gallengangssteine) sind medikamentöse Auflösungsversuche wenig erfolgversprechend. Hier bietet sich die **endoskopische Papillotomie** (Schlitzung des Papillendaches mit einer Diathermieschlinge) an. Anschließend läßt sich der Stein mit einem Körbchen aus dem Gallengang herausziehen (Abb. 11-6), oder aber der spontane Steinabgang wird abgewartet. Die Indikation zur endoskopischen Papillotomie ist besonders beim älteren, cholezystektomierten Patienten gegeben.

7 Cholezystitis

Definition

Die akute oder chronische Entzündung der Gallenblase wird als Cholezystitis bezeichnet.

7.1 Akute Cholezystitis

Ursachen und Pathogenese

Die akute Cholezystitis tritt fast immer als Komplikation des Steinleidens auf, nur in fünf Prozent der Fälle sind keine Steine nachweisbar. Ursache ist die steinbedingte **Abflußbehinderung** am Gallenblasenausgang, die zur Überdehnung der Wand (Durchblutungsstörungen, Entzündung, Nekrose) und sekundär zur bakteriellen Infektion der Galle führt.

Symptome

Die Patienten klagen über rechtsseitige **Oberbauchschmerzen, Übelkeit, Erbrechen** und **Fieber.** Es besteht ein lokalisierter Druckschmerz oder eine Abwehrspannung, die vergrößerte Gallenblase kann tastbar sein.

Diagnostik

Klinisch-chemisch finden sich die **Zeichen der Entzündung:** Leukozytose mit Linksverschiebung sowie BKS-Erhöhung. Erhöhungen der **Enzymaktivitäten** im Serum und **Bilirubinanstieg** deuten bereits auf das Übergreifen der Entzündung auf Leber und Gallenwege hin. **Röntgenologisch** findet sich ein negatives Cholezystogramm, nur **sonographisch** lassen sich der Stein und die gestaute Gallenblase darstellen.

Therapie

Vielfältige Komplikationen drohen bei der akuten Cholezystitis (s. Abb. 11-3), von denen Empyem und Perforation in die Bauchhöhle die gefährlichsten sind. Gerade wegen der Komplikationen ist die **Sofort-** oder **Frühoperation** anzustreben. Die **konservative** Therapie bei blandem Verlauf ohne Steinnachweis, bei Operationsverweigerung oder Inoperabilität umfaßt **Nahrungsreduktion** (Tee, Zwieback) und Gabe von **Analgetika, Spasmolytika** und **Breitbandantibiotika.**

7.2 Chronische Cholezystitis

Die chronische, meist rezidivierende Cholezystitis entwickelt sich gewöhnlich aus einer akuten Cholezystitis. Der Verlauf kann aber auch von Anbeginn an chronisch-rezidivierend sein. Ursache der chronischen Entzündung sind auch hier fast immer **Gallensteine.**

Der schleichende Verlauf geht meist mit nur geringen, uncharakteristischen Oberbauchbeschwerden und fehlenden oder geringen Entzündungszeichen einher. Die **Sonographie** ist auch hier die diagnostische Methode der Wahl.

Die **Hauptkomplikation** ist ein Übergreifen des entzündlichen Prozesses auf die Gallenwege. Daneben werden Pankreatitis und Pericholezystitis beobachtet.

Bei Cholezystolithiasis sollte in Anbetracht der möglichen Komplikationen in jedem Fall die **Cholezystektomie** erwogen werden. Die konservative Therapie umfaßt die Behandlung von Schmerzen und Infektion.

8 Cholangitis

Definition

Unter einer Cholangitis versteht man eine lokale oder diffuse entzündliche Erkrankung der intra- und extrahepatischen Gallenwege, wobei häufig – gerade bei der Entzündung der kleinen intrahepatischen Gallenwege – das Leberparenchym mit beteiligt ist.

Ursachen und Pathogenese

Fast immer handelt es sich um eine aufsteigende Infektion aus dem Dünndarm bei Vorliegen einer **Galleabflußbehinderung.** Ursachen einer Gallestauung sind vor allem die **Choledocholithiasis,** dann angeborene und erworbene **Stenosen,** benigne und maligne **Tumoren,** entzündliche und tumoröse **Papillenprozesse** sowie **Parasitenbefall** (Leberegel, Lamblien, Spulwurm). Auch operativ angelegte biliodigestive Anastomosen – besonders die **Choledochoduodenostomie,** die zur Überbrückung eines nicht zu beseitigenden Abflußhindernisses des Hauptgallengangs angelegt wird, können eine Cholangitis zur Folge haben.

Wird eine akute Cholangitis nicht rechtzeitig wirksam behandelt, entwickelt sich daraus eine chronisch-rezidivierende Cholangitis.

Wesentlich seltener treten als **primäre Formen** die primär-sklerosierende und die chronisch-destruierende, nichteitrige Cholangitis auf. Ihre Ätiologie ist ungeklärt. Vermutlich liegen diesen Erkrankungen pathologische Autoimmunprozesse zugrunde.

Symptome

Die Patienten klagen bei der **akuten** Cholangitis über rechtsseitige **Oberbauchschmerzen, Fieber, Schüttelfrost** und häufig **Juckreiz.** Die Beschwerden bei der **chronisch-rezidivierenden** Cholangitis sind meist geringer, oft werden nur **Abgeschlagenheit** und **Appetitlosigkeit** angegeben.

Diagnostik

Die Leber ist bei der **akuten** Cholangitis vergrößert und druckempfindlich. Die Blutkörperchensenkungsgeschwindigkeit ist erhöht, ebenso die

Leukozytenzahl im Blut. Im Differentialblutbild fällt eine Linksverschiebung auf. Die Cholestase-anzeigenden Enzyme (Gamma-GT, alkalische Phosphatase) und häufig auch die Bilirubinkonzentration im Blut steigen an.

Bei der **chronischen** Form kommen als diagnostische Maßnahmen in erster Linie die Sonographie und die ERCP zum Einsatz. Erlauben diese Verfahren keine befriedigenden Aussagen, wird unter Umständen die perkutane transhepatische Cholangiographie (PTC) mit direkter Einspritzung von Kontrastmittel in die Gallengänge oder die Laparoskopie mit Biopsie durchgeführt.

Therapie

Wenn ein **Abflußhindernis** vorliegt, muß es – ggf. chirurgisch – entfernt werden. Medikamentös müssen daneben bei der akuten Erkrankung **Antibiotika, Analgetika** und **Spasmolytika** gegeben werden. Bei der hochakuten eitrigen Cholangitis ist die Gefahr einer Sepsis und der Bildung von Leberabszessen gegeben.

Zur Behandlung der primären Cholangitiden werden Corticosteroide, Immunsuppressiva oder Antibiotika eingesetzt. Allerdings sind die Therapieerfolge bisher nicht überzeugend; das Krankheitsgeschehen kann meist nicht entscheidend beeinflußt werden und schreitet dann unaufhaltsam fort.

9 Tumoren der Gallenwege

9.1 Benigne Tumoren

Gutartige Tumoren der Gallenwege (Adenome, Papillome u. a.) sind ausgesprochene Seltenheiten. Sie können klinisch auffällig werden, wenn sie aufgrund ihrer Größe oder Lokalisation die Gallenwege verlegen.

9.2 Maligne Tumoren

Der häufigste maligne Tumor ist das **Gallenblasenkarzinom.** Zwei Drittel aller Gallenwegskarzinome gehen von der Gallenblase, ein Drittel geht von den Gängen aus.

Ursachen und Pathogenese

Gallenblasenkarzinome treten bei Frauen etwa drei- bis viermal häufiger auf als bei Männern. Da bei 60–90% aller Gallenblasenkarzinome ein **Steinleiden** vorliegt, wird von vielen die Cholelithiasis mit chronischer Cholezystitis als fakultative Präkanzerose angesehen. Da andererseits aber nur ein bis zwei Prozent der Gallenblasensteine mit einem Karzinom vergesellschaftet sind, ist der Zusammenhang letztlich noch nicht gesichert.

Symptome

Die Symptome des Gallenblasenkarzinoms sind persistierende, über Monate dauernde **Oberbauchschmerzen,** schmerzlose **Gelbsucht, Gewichtsverlust** und Entwicklung eines tastbaren **Oberbauchtumors.** Leider treten diese Symptome relativ spät auf, so daß die operative Therapie bei der rasch einsetzenden Metastasierung in der Regel zu spät kommt.

Die Symptomatik bei Karzinomen der Papille und des Ductus choledochus ist bis zur Entwicklung eines Verschlußikterus uncharakteristisch. Verdächtig ist stets die **schmerzfreie Entstehung eines Verschlußikterus.**

Prognose

Auch beim Karzinom des Ductus choledochus ist die Prognose relativ schlecht, obwohl im Gegensatz zum Gallenblasenkarzinom die Metastasierung verhältnismäßig spät erfolgt. Nur beim Papillenkarzinom ist die Prognose günstiger, sofern es in einem frühen Stadium erkannt und operiert wird.

Weiterführende Literatur zum medizinischen Teil

Gerok, W. (Hrsg.): Hepatologie. Urban & Schwarzenberg, München–Wien–Baltimore 1987.

Hausamen, T. U. (Hrsg.): Leber-, Gallenwegs- und Pankreas-Erkrankungen. Urban & Schwarzenberg, München–Wien–Baltimore 1984.

Kienzle, H. F., J. Wachter: Gallensteinleiden. Thieme, Stuttgart–New York 1984.

Meyer zum Büschenfelde, K. H., T. H. Hüttenroth: Lebererkrankungen. In: Siegenthaler, W., W. Kaufmann, H. Hornbostel, H. D. Waller (Hrsg.): Lehrbuch der inneren Medizin. 2. Aufl., Thieme, Stuttgart–New York 1987.

III Pflegerischer Teil

M. Mischo-Kelling

1 Sucht und Alltag

Wie im medizinischen Teil ausgeführt, ist die Leber ein zentrales Stoffwechselorgan. Sie kann in ihrer Funktion durch eine Reihe von Substanzen wie Alkohol, Medikamente, Chemikalien und andere Gifte sowie durch Infektionen nachhaltig geschädigt werden. In die Abteilungen der inneren Medizin werden zunehmend mehr Patienten mit bereits eingetretenen körperlichen Schädigungen aufgrund von Alkoholmißbrauch eingewiesen.

Die Pflege und medizinische Versorgung dieser Patienten ist nicht unproblematisch, und zwar auch deshalb, weil nach Abklingen der akuten Beschwerden der Leidensdruck nicht selten schwindet und die Einstellung zu einer Entwöhnungstherapie zwiespältig ist. Da die relativ hohe soziale Akzeptanz des Alkoholkonsums die Bemühungen des pflegerischen und ärztlichen Personals erschwert, den Patienten zur Veränderung seiner Lebens- und Trinkgewohnheiten in Richtung auf ein positives Gesundheitsverhalten zu motivieren, soll hier auf einige Aspekte des mißbräuchlichen Alkoholkonsums eingegangen werden.

In der Bundesrepublik gibt es nach Angaben der Deutschen Hauptstelle für Suchtgefahren etwa 1,8 bis 2,0 Millionen alkoholabhängige Menschen. Der Frauenanteil wird auf mindestens 30% geschätzt (absolut: 570 000), die Dunkelziffer dürfte insgesamt jedoch wesentlich höher liegen.*

Die Phänomene **Abhängigkeit** und **Sucht** gehören generell zum menschlichen Leben und sind teilweise sogar eine Voraussetzung für das Überleben, so z. B., wenn das Neugeborene von der Mutter oder einer anderen Bezugsperson abhängig ist. Der *normale Alltag*, wie er sich in den alltäglichen Einstellungen und Gefühlen, den Lebensinhalten und Lebensangeboten, den Lebensstrukturen und Lebensmethoden darstellt, produziert aus sich heraus bereits abhängig und süchtig machende Verhaltensweisen. Das Pro-

blem beginnt also nicht erst bei Auffälligkeit, Krankheit und Kriminalität. Die Entstehung von Abhängigkeit und Sucht verläuft automatisch und wird oft unhinterfragt und unwidersprochen akzeptiert, da die entsprechenden Alltagsgewohnheiten häufig als *normal* und damit als positiv belegt werden. Insbesondere der Alkoholismus ist in unserer Gesellschaft ein allgemeines Problem. Das Trinken beim Essen, bei Gesellschaften oder anderen privaten und öffentlichen Anlässen gehört ganz einfach dazu: Wer nicht trinkt, gilt bereits als Sonderling. In diesem Zusammenhang kann von einer ausgesprochenen *Trinkkultur* gesprochen werden, wobei die Rollen von Männern und Frauen durchaus unterschiedlich bewertet werden. So gilt es in stärkerem Maße als ungehörig, wenn eine Frau sich in der Öffentlichkeit betrinkt, weshalb das **heimliche Trinken** ein spezifisches Frauenproblem darstellt. Dagegen herrscht in einschlägigen *Männerrunden* (Fußball, Bundeswehr, Skatclubs, Studentenverbindungen u. a.) ein regelrechter *Trinkzwang*, durch den das Suchtverhalten geradezu anerzogen wird.

Zur Entstehung der Alkoholkrankheit werden verschiedene Theorien diskutiert, und zwar biologisch-medizinische, psychologische und soziologische. Es gibt gute Gründe für all diese Theorien, und es scheint daher angebracht, von einem **multikausalen** Entstehungsgefüge auszugehen. Auffällig ist, daß die meisten Theorien auf ein **geringes Selbstwertgefühl** und eine **mangelnde Selbstsicherheit** der Betroffenen hinweisen, was auf eine Störung im **Selbst-Konzept** schließen läßt. So erscheint ein verstärkter Alkoholkonsum als **passive Bewältigungsstrategie**, d. h., die Probleme werden nicht aktiv gelöst, sondern nur überdeckt.

Alkoholmißbrauch wird als eine der Hauptursachen für die Ausbildung einer Leberzirrhose gesehen. Epidemiologischen Daten zufolge sind 80% der Lebererkrankungen der städtischen Bevölkerung auf Alkoholmißbrauch zurückzuführen. Von den Alkoholkranken bekommen etwa 10–20% eine Leberzirrhose.

Im pflegerischen Fallbeispiel wird eine Patientin vorgestellt, die seit mehreren Jahren einen ex-

---

* Mündlicher Hinweis von Herrn D. Maul, Hamburger Landesstelle gegen Suchtgefahren e. V.

zessiven Alkoholmißbrauch betreibt, und die an einer Leberzirrhose leidet.

Grundsätzlich können zirrhotische Leberschäden nicht rückgängig gemacht werden, aber aufgrund einer bemerkenswerten Regenerationskraft der Leber kann eine **Änderung der Lebensgewohnheiten**, insbesondere der Trinkgewohnheiten, das Leben des Betreffenden um etliche Jahre verlängern. Insofern muß es ein zentrales Anliegen der Pflege sein, dem Patienten dabei zu helfen, sein Verhalten zu ändern bzw. therapeutische Angebote in Anspruch zu nehmen. Dabei muß die Pflegekraft aber die oben dargestellten sozialen und psychologischen Hintergründe der Erkrankung berücksichtigen. Sie soll dem Alkoholkranken zwar zu verstehen geben, daß er krank ist, daß er Hilfe braucht und wenn möglich Hilfsangebote wahrnehmen soll, sie sollte jedoch vermeiden, ihn zu kritisieren und im Gegenteil versuchen, sein ohnehin labiles Selbstwertgefühl zu stärken.

Der Alkoholkranke ist häufig den **Vorurteilen** der Gesellschaft ausgeliefert. Hiervon können sich auch die Angehörigen der Gesundheitsberufe nicht ganz frei machen. Dieses Problem wird insbesondere dadurch verschärft, daß der Alkoholkonsum des Kranken Ärzte und Pflegekräfte mit ihrem eigenen Trinkverhalten konfrontiert.

Wie oben gezeigt, ist die Alkoholproblematik ein allgemeines Problem, dem sich jeder einzelne in irgendeiner Form stellen muß. Zu einer effektiven Pflege kann es demnach erst kommen, wenn das Pflegepersonal ein Bewußtsein von seinen eigenen Fähigkeiten und Schwächen hat. Ohne dieses bleiben sie Gefangene ihrer eigenen Emotionen und des daraus resultierenden Verhaltens.

2 Fallbeispiel: Frau Rosi Speider[1]

Frau Rosi Speider ist 52 Jahre alt und lebt in einer Eineinhalb-Zimmer-Sozialwohnung am Rande der Stadt. Zeitweise wohnt ihr Freund, der zur See fährt, bei ihr. Frau Speider ist verheiratet, lebt aber seit 10 Jahren von ihrem Mann getrennt. Sie ist nicht geschieden, da sie nicht weiß, wo ihr Mann sich aufhält. Sie lebt seither von der Sozialhilfe und bessert ihren Lebensunterhalt durch stundenweise Arbeiten als Aushilfskellnerin in einer Gaststätte auf.

Frau Speider wurde am 10.8.87 um 23.00 Uhr mit dem Rettungswagen ins Krankenhaus eingeliefert. Sie wurde in ihrer Wohnung

---

[1] Die Pflegeanamnese und der Pflegeplan sind von Frau HILDEGARD GERKEN erstellt worden.

Patientenerhebungsbogen

Tag der Aufnahme:	*10.8.87*
Tag der Erhebung:	*11.8.87*

Name:	*Speider, Rosi*
Geschlecht:	*weiblich*
Geburtsdatum:	*5.5.35*
Alter:	*52 Jahre*
Familienstand:	*getrennt lebend*
Beschäftigung:	*Aushilfskellnerin*
Religion:	*keine*

Anschrift:	*Pulsweg 51, Emden*
Tel.:	*41 39 87*
Art der Wohnung:	*Sozialwhg. III. Etage kein Fahrstuhl*

Personen, die dort wohnen:	*zeitweise mit Freund*
Nächster Angehöriger:	*keiner*
Andere Bezugspersonen:	*Nachbarin*
Soziale Dienste:	*–*

Wie nehmen der Patient/die Patientin seinen/ihren gegenwärtigen Gesundheitszustand wahr:

Beschwerden, von denen sie annimmt, daß sie mit dem Trinken zusammenhängen

Gründe der Einweisung/Überweisung:

unklare Oberbauchbeschwerden mit Bewußtseinstrübungen

Medizinische Diagnose:

dekompensierte Leberzirrhose

Krankheitsgeschichte:

seit einigen Monaten allgemeine Schwäche und morgendliche Übelkeit mit Erbrechen

Allergien:

nicht bekannt

Bedeutsame Lebenskrisen:

Trennung vom Ehemann vor 10 Jahren; kennt seinen Aufenthaltsort nicht

Pflegeanamnese: Frau Speider „Einschätzung der Aktivitäten des Lebens"

		Gewohnheiten im Bereich der Aktivitäten des Lebens (ALs)	Beeinträchtigungen in den ALs	Coping (Bewälti-gungsstrategien)
1	**Für eine sichere Umgebung sorgen**	braucht eine geregelte Arbeit, findet diese trotz langen Suchens nicht; möchte nicht mehr in der Gaststätte arbeiten, da sie dort mit Alkohol in Berührung kommt KH: z. Zt. bei vollem Bewußtsein; kann alleine aufstehen; geht unsicher	Arbeitsplatz KH: Gefahr des Delirs und Gefahr zu stürzen	ist auf der Suche n. einer neuen Arbeit
2	**Kommunizieren**	hat Kontakt zur Nachbarin, zum Freund, der oft nicht da ist, und zu den Gästen in der „Kneipe"; sagt, sie würde gerne wissen, wo ihr Mann sei, ob er überhaupt noch lebt; KH: ist z. Zt. zeitlich und örtlich orientiert; gibt bereitwillig Auskunft	Ehemann ist seit 10 Jahren weg	macht sich Gedanken und versteht nicht, warum er s verlassen hat
3	**Atmen**	atmet schnell und oberflächlich, überwiegend im oberen Atemwegsbereich; KH: AF: 22/min; Puls: 104; RR: 110/75; Atem riecht nach Fäulnis		
4	**Essen und Trinken**	ißt viel Brot und kalte Speisen; in der Gaststätte mit Vorliebe Pommes frites und Currywurst; ißt unregelmäßig, zwischen 1 und 3 Mahlzeiten; häufig kommt es vor, daß sie nur 1× pro Woche warm ißt; dann gerne Kotelett mit Sauerkraut; trinkt außer Alkohol 10–15 Tassen Kaffee, ansonsten nichts; zwischendrin schluckweise Leitungswasser; trinkt, insbesondere tgl., wenn sie in der Gaststätte arbeitet, bis zu 10 Glas Bier und 20–30 Schnäpse; zu Hause etwas weniger; KH: wiegt 54 kg; Größe 166 cm	erwacht morgens mit leichten Übelkeitsgefühl; erbricht dabei, regelmäßig in kleinen Mengen	trinkt einen Schnaps
5	**Ausscheiden**	gibt an, daß sie ca. alle 2 Std. auf's Klo muß; scheidet größere Mengen aus; und ihr Urin „rieche komisch"; mit ihrer Verdauung klappt es nicht so recht; sie habe häufig Verstopfung	Verstopfung	alle 3–4 Tage Früchtewür
6	**Für seine persönli-che Hygiene sorgen und sich kleiden**	berichtet, daß sie sich jeden Abend wäscht und 1× in der Woche badet; alle 2 Wochen macht die Nachbarin ihr die Haare und alle 4 Mo. geht sie zur Dauerwelle KH: Pat. hat im Gesicht, an Armen, am Hals und auf der Brust EPPINGER-Sternchen; Haut ist am gesamten Körper ge-trocknet und bräunl. verfärbt; stellenweise rissig; am Unter-arm und Gesicht leichte Kratzspuren; hat ausgeprägte Aszi-tes; Bauchumfang: 104 cm; dünne Haut am Bauch; schlaffe u. trockene Haut an Beinen u. Armen; kurze abgeknabberte Fingernägel; lange, eingewachsene Zehennägel	Juckreiz KH: klagt über Juckreiz	kratzt sich an Unterarmer + im Gesicht

Pflegeplan „in bezug auf die ALs"

Probleme des/r Patienten/in	Patienten- und Pflegeziele	Pflegemaßnahmen in bezug auf die ALs	Kontrolle (Bewertung, Evaluation)
wird am Arbeitsplatz verleitet, Alkohol zu trinken (10 Glas Bier 20–30 Schnäpse) kann sich aufgrund eines möglichen Delirs verletzen, insbesondere Gefahr, aufgrund der Muskelschwäche in den Beinen zu stürzen	– äußert den Wunsch, weniger Alkohol trinken zu wollen – sollte sich keine Verletzung (Stürze, Blutungen) während des KH-Aufenthalts zuziehen – möchte mit zunehmender Sicherheit alleine aufstehen und alleine zur Toilette gehen (bis zum 15. 8.)	– Gespräch anbieten über Möglichkeiten des Entzugs – Kontakt zu AA-Gruppe herstellen; Materialien über Selbsthilfegruppen zur Verfügung stellen – Kontakt zur Sozialarbeiterin herstellen – alle 3 Std. Tremor u. Unruhe beobachten – Aufstehen nur in Begleitung; Pat. Klingel ans Bett geben und Mitpatienten bitten, Bescheid zu geben – Pat. Sicherheit vermitteln, in Eigenaktivitäten bestärken – Haut auf Flecken, Blutergüsse beobachten	bei Bedarf am 15. 8. Gespräch anbieten am 12. 8. bis zum 13. 8. Verhalten + Reakt. notieren bis zum 13. 8. 2× tgl.
ist z. Zt. zeitlich + räumlich orientiert, aber aufgrund der Leberzirrhose Gefahr des Stimmungswechsels und der Bewußtseinstrübung	– möchte während des KH-Aufenthaltes keine Einschränkung in ihrer Bewußtseinslage erleben – soll Coping-Strategien entwickeln, um evtl. Bewußtseinsbeeinträchtigungen und Stimmungsschwankungen bewältigen zu können (bis zum 25. 8.)	– tgl. alle 3 Std. Bewußtseinskontrollen durchführen und auf Tremor achten – tgl. Gespräche anbieten – Pat. tgl. Beschäftigungsmöglichkeiten anbieten wie Lesematerial, Verrichtung v. kl. Arbeiten – Pat. klare und deutliche Anweisungen in bezug auf Pflegemaßnahmen geben – jeden 2. Tag Konzentrationsfähigkeit überprüfen (z. B. anhand des Lesematerials)	bis zum 13. 8. Reakt./Verh. dokumentieren Reaktionen dokumentieren bei jeder Pflegemaßnahme 13./15./17.
atmet aufgrund des Aszites und Atmung in den oberen Atemwegen oberflächlich, daher Gefahr der Pneumonie	– soll eine vertiefte und gleichmäßige Ein- und Ausatmung entwickeln (bis zum 25. 8.) und entsprechende Atemtechnik ausführen können	– Pat. mit leicht erhöhtem Oberkörper mehrmals tgl. lagern; beim Sitzen mit Kissen unterstützen – Atemtechnik mit KG absprechen – Pat. zum langsamen Ein- und Ausatmen anregen – tgl. auf Auswurf (Blutung) achten – 3× tgl. Kontrolle der Vitalzeichen (RR, AF, Puls)	tgl. bis zum 12. 8. mehrmals tgl. tgl. bis zum 12. 8.
klagt morgens über Übelkeitsgefühle und Erbrechen wiegt 54 kg ißt unregelmäßig und nimmt unausgewogene Kost zu sich; gibt dabei „kein Hungergefühl" an empfindet „Alkoholkonsum" als Problem (s. Pkt. 1) hat Braunüle im li. Arm, daher Gefahr der Verletzung (Blutung) und Infektion (Einstichstelle) trinkt überwiegend Kaffee und Alkohol	– möchte Ernährungs- und Trinkgewohnheiten ändern, damit das Erbrechen zurückgeht (bis zur Entl.) – möchte nicht mehr abnehmen – möchte ihre Ernährungsgewohnheiten während des KH-Aufenthaltes ändern – möchte bis zum 25. 8. Kenntnisse über Diät erwerben – möchte weniger Alkohol trinken – soll sich aufgrund der Braunüle keine Verletzung zuziehen (bis zum Ende der Infusionstherapie, bis zum 12. 8.) – soll 1,5–2 l Flüssigkeit tgl. zu sich nehmen	– Pat. bei morgendl. Erbrechen unterstützen; Erbrochenes auf Farbe, Geruch, Aussehen und Menge kontrollieren – Medikamente lt. ärztl. Anordnung verabreichen – Pat. vor dem Frühstück wiegen + Bauchumfang messen – Diätberatung anmelden – Pat. Diät und deren Notwendigkeit erklären – 5–6 kl. Mahlzeiten anbieten; Zeiten mit Pat. vereinbaren – Wissensstand über Diät überprüfen – Gespräche und Kontakte ggf. vermitteln (s. Pkt. 1) – Infusionen und Elektrolytzugabe + Zusätze n. ärztl. Anordnung – tgl. Verbandwechsel und Inspektion der Einstichstelle d. Braunülen – Pat. morgens Kaffee anbieten, Tee n. Wunsch – Pat. Notwendigkeit des Trinkens erklären sowie die Notwendigkeit, die Menge zu protokollieren	bei jedem Erbrechen jeden Morgen am 11. 8. + bei Bedarf tgl. Eßverhalten beobachten, Menge notieren am 25. 8. + vor der Entlassung tgl. tgl. 1× tgl. bilanzieren
		– Miktionsverhalten und -rhythmus dokumentieren – Urin bis zum 14. 8. sammeln; im Auffanggefäß auffangen + Menge messen – Urin auf Beimengungen, Farbe und Geruch beobachten – tgl. Gesamturinmenge + andere Ausscheidungen bilanzieren – Pat. bei jedem Toilettengang begleiten (s. Pkt. 1), dabei Eigenaktivität schrittweise fördern	bis zum 14. 8. bei jeder Ausscheidung + bei Visite berichten 1× tgl. Verhalten + Reakt. notieren
muß ca. alle 2 Std. Wasser lassen, aufgrund der Muskelschwäche in den Beinen Gefahr, zu stürzen leidet unter Verstopfung	– möchte ohne Hilfe und ohne zu stürzen auf Toilette gehen (bis zum 25. 8.) können – möchte jeden 2. Tag „Verdauung" haben	– Pat. über die Notwendigkeit des Trinkens in bezug auf Kleie und Darmwirkung erläutern – 3× tgl. Kolonmassage durchführen – Stuhl auf Aussehen, Farbe, Menge, Konsistenz, Geruch + Beimengungen beobachten	tgl. Trinkmenge kontrollieren bis zum 15. 8. Wirkung notieren n. jedem Stuhlgang + bei Visite berichten
hat trockene, dünnhäutige und stellenweise rissige Haut sowie Juckreiz ist aufgrund der Hautverhältnisse, der mangelnden Bewegung und zeitweise tröpfelnden Urins gefährdet, ein Druckgeschwür zu entwickeln geht unsicher und benötigt Hilfestellung bei der Körperpflege	– soll sich keine Infektion und keine Hautverletzung zuziehen – soll während des KH-Aufenthaltes kein Druckgeschwür entwickeln – möchte Körperpflege alleine durchführen	– Pat. tgl. nach der Körperwäsche ganz eincremen – juckreizstillende Emulsion n. ärztl. Anordnung tgl. – Haut tgl. auf Rötung bzw. Anzeichen eines Druckgeschwürs beobachten – Pat. auf Risiken eines Druckgeschwürs hinweisen – Pat. zum mehrmaligen „Lagewechsel" und zur Bewegung motivieren (s. Pkt. 8) – Pat. abends zur Waschecke begleiten; Hilfestellung geben, Fußbad anbieten – Pat. morgens Möglichkeit der Gesichtswäsche + des Händewaschens anbieten – Pediküre anbieten – 1× die Woche Haarewaschen anbieten – Mundinspektion, Pat. Notwendigkeit der Mundpflege und -hygiene erklären und 3× tgl. zur Mundpflege anhalten sowie nach Erbrechen	tgl. tgl. Veränderungen dokumentieren am 11. 8. + bei Bedarf Verhalten notieren tgl. + Fortschritte notieren tgl. am 11. 8., bei Bedarf am 15. 8. tgl.

		Gewohnheiten im Bereich der Aktivitäten des Lebens (ALs)	Beeinträchtigungen in den ALs	Coping (Bewältigungsstrategien)
7	**Die Körpertemperatur regulieren**	hat leicht kalte Füße und friert leicht KH: Temp. 36,2		
8	**Sich bewegen**	muß immer in der Wohnung rumlaufen; kann nicht lange ruhig sitzen; geht einkaufen und zu Fuß zur Arbeit; KH: wirkt unruhig; Muskelatrophie an Armen und Beinen; ist beim Laufen unsicher (s. Pkt. 1)	klagt über Schmerzen in den Beinen, die unregelmäßig kommen; hat ab und zu Wadenkrämpfe	
9	**Arbeiten und sich in der Freizeit beschäftigen**	arbeitet auf Abruf stundenweise in der Gaststätte; wartet zu Hause tgl. auf Anruf; möchte ihren Aussagen zufolge gerne einer anderen Tätigkeit nachgehen (s. auch Pkt. 1); unterhält sich mit Nachbarin; liest ab und zu Liebesromane und sieht fern	Arbeitsplatz s. Pkt. 1	s. Pkt. 1
10	**Seine Geschlechtlichkeit leben**	hat ca. alle 3–4 Monate Menstruationsblutung mit starken Bauchschmerzen; sagt, daß sie gerne mit Freund, der jedoch nur unregelmäßig da sei, zusammenleben würde; versteht nicht, warum ihr Mann sie vor 10 Jahren verlassen hat; KH: hat z. Zt. keine Regelblutung	starke Bauchschmerzen während der Regelblutung Verlust des Ehemannes	Schmerzzäpfchen; grübelt immer wieder nach, macht sich Vorwürf trinkt Alkohol
11	**Schlafen**	geht je nach Arbeitssituation zu unterschiedl. Zeiten ins Bett, wenn sie arbeitet, zwischen 1.00 und 2.00 Uhr, ansonsten ca. zwischen 24.00 und 1.00 Uhr; sie steht gegen 9.00 Uhr morgens auf; schläft unruhig, muß nachts ab und zu auf's Klo; legt sich tagsüber ab und zu hin, döst herum	schläft unruhig, muß auf's Klo; in den letzten Monaten Müdigkeit	trinkt einen Schnaps od. ein warmes Bier; legt sich tagsüber hin
12	**Sterben**	–	–	–

von einer Nachbarin im Bad liegend aufgefunden, klagte über starke Bauchschmerzen, stöhnte sehr laut und war zeitweise nicht ansprechbar.

Auf der Aufnahmestation ergaben die ärztlichen Untersuchungen eine beginnende dekompensierte Leberzirrhose. Am nächsten Morgen wurde Frau Speider auf eine Station der inneren Medizin verlegt. Sie befand sich in einem schlechten körperlichen Allgemeinzustand und war sehr unruhig, aber bei vollem Bewußtsein.

Nachdem Frau Speider sich wenige Stunden später mit dem Zimmer und mit den Örtlichkeiten der Station vertraut gemacht hatte, wurde bei ihr eine Pflegeanamnese durchgeführt. Während des Gesprächs wirkte sie klar und orientiert. Sie gab bereitwillig Auskunft, widersprach sich aber selbst des öfteren.

Im Verlauf des Gesprächs mußte Frau Speider zur Toilette. Dies nutzte die gesprächsführende Pflegekraft, um zu beobachten, wie sicher sich Frau Speider bewegte und wie ihr Hautzustand war. Ihre Beobachtungen legte sie der weiteren Planung zugrunde. Das Gesicht von Frau Speider war stark gerötet, es zeichneten sich hier ebenso wie auf den Armen, am Hals und auf der Brust die EPPINGER-Sternchen (Spider-Naevi) ab. Zudem war die Haut am gesamten Körper sehr trocken, bräunlich verfärbt und stellenweise rissig. Frau Speider hatte einen ausgeprägten Aszites, war untergewichtig und hatte eine fortgeschrittene Muskelatrophie an Armen und Beinen.

Frau Speider berichtete, daß sie bis zu ihrer jetzigen Krankenhauseinweisung eigentlich ganz gesund gewesen sei. Erst in den letzten Monaten

robleme es/r Patienten/in	Patienten- und Pflegeziele	Pflegemaßnahmen in bezug auf die ALs	Kontrolle (Bewertung, Evaluation)
friert leicht und hat leicht kalte Füße	– soll nicht frieren	– Pat. Baumwollsocken geben – Pat. abends Fußbad anbieten (s. Pkt. 6) – tgl. Beobachtung der Hauttemperatur, der Schweiß-absonderung und des Aussehens der Augen – Pat. nachts bei Bedarf 2. Decke anbieten	am 11.8. tgl. tgl. Beobachtungen notieren, bei Veränderung Temp. messen
ist aufgrund der Muskelatrophie in den Beinen beim Laufen unsicher, daher Sturzgefahr (s. auch Pkt. 1) es besteht Gefahr, Kontrakturen zu entwickeln ist gefährdet, Druckgeschwüre zu entwickeln (s. Pkt. 6) hat in unregelmäßigen Abständen Schmerzen in den Beinen und Wadenkrämpfe	– soll sich im KH keine Verletzungen zuziehen (s. Pkt. 1) – soll während des KH-Aufenthaltes kein Druckgeschwür entwickeln (s. Pkt. 6) – soll während des KH-Aufenthaltes keine Kontrakturen entwickeln – soll sich bei Schmerzen und/oder Wadenkrämpfen melden	– Aufstehen nur in Begleitung ... (s. Pkt. 1) – KG anmelden – Massage der Arme und Beine n. Absprache mit KG – aktive + passive Bewegungsübung n. Absprache mit KG – Pat. Antithrombosestrümpfe bzw. Beine wickeln vorm Aufstehen anbieten – Pat. Wichtigkeit des häufigen „Drehens" bzw. „Lagewechsel" erklären (s. Pkt. 6) und motivieren – Schmerzen und Wadenkrämpfe beobachten	bis zum 13.8. am 11.8. 2× tgl. 2× tgl., Reaktionen und Verhalten dokumentieren tgl. bei Bedarf Intensität, Dauer + Häufigkeit notieren
s. Pkt. 1	– s. Pkt. 1	– s. Pkt. 1	
hat während der Regelblutung Bauchschmerzen macht sich Sorgen wegen ihres Ehemannes; trinkt Alkohol, um Sorgen zu vergessen	– möchte mit Arzt über Bauchschmerzen reden – möchte Möglichkeiten der Schmerzbewältigung kennenlernen (bis zur Entlassung) – möchte verstehen, warum ihr Ehemann sie verlassen hat – möchte weniger Alkohol trinken (s. auch Pkt. 1)	– Arzt während der Visite auf Bauchbeschw. hinweisen – Gespräch wegen Menstruationsbeschwerden anbieten – Entspannungstechniken und Atemtechniken n. Absprache mit KG zeigen und üben – Gespräch tgl. anbieten, Kontakt zur Sozialarbeiterin bzw. zum Psychologen vermitteln (s. a. Pkt. 1)	am 12.8. bei Bedarf je 3. Tag und Fertigkeiten 2 Tage vor Entlassung überprüfen Verhalten und Reaktion notieren
schläft nachts unruhig aufgrund des nächtl. Wasserlassens klagt tagsüber über Müdigkeit	– möchte durchschlafen können – möchte tagsüber „aktiver" sein (bis zur Entlassung)	– Schlafrhythmus und Häufigkeit der nächtl. Miktionen beobachten – Pat. auf Unruhe, Bewußtseinszustand + Tremor nachts beobachten – Pat. anhalten, ab 21–22.00 Uhr keine Flüssigkeit mehr zu sich zu nehmen – Lesematerial (s. Pkt. 2) – mit Pat. tgl. Ruhe- und Aktivitätspausen planen – Medikamente lt. ärztl. Anordnung verabreichen	tgl. bis zum 20.8. bis zum 20.8. tgl. Veränderungen notieren tgl. + Reakt. notieren tgl. neu abstimmen tgl.
–	–	–	–

habe sie sich sehr müde und schwach gefühlt. Sie hätte immerzu im Bett liegen können. Morgens sei sie häufig schon lustlos und habe das Gefühl, nicht mehr „in Gang zu kommen". Sie erbreche morgens regelmäßig kleinere Mengen. Erst mit Schnaps ginge das Übelkeitsgefühl weg.

Erst gegen Ende des Gespräches kam Frau Speider darauf zu sprechen, daß sie vor zwölf Jahren angefangen habe, ab und zu ein Bier zu trinken. Damals hätte sie häufig Streit mit ihrem Ehemann gehabt. Die Ehe habe sich zunehmend verschlechtert. Kein Tag sei ohne Streit vergangen. Sie habe das nur noch ertragen können, indem sie Bier trank. Als ihr Ehemann sie zwei Jahre später verließ, habe sie häufiger auch schon mal einen Schnaps zum Bier getrunken. 1979 habe sie angefangen, in der Gaststätte zu arbei-

ten. Dort habe sie öfters mit den Kunden getrunken. Sie wußte nicht genau wieviel, meinte aber, es wären bis zu zehn Biere und 20–30 Schnäpse am Tag gewesen. Beiläufig erwähnte sie, daß sie schon wegen des Alkohols gerne eine andere Arbeit annehmen würde. Das Arbeitsamt habe bislang noch nichts Passendes für sie gehabt.

Im Verlauf des fünfwöchigen Krankenhausaufenthalts mußte der Pflegeplan mehrmals vollständig geändert werden. So kam Frau Speider nach zwei Tagen Krankenhausaufenthalt in ein leichtes Delir. Sie äußerte in Gesprächen mit dem Stationsarzt und mit den Pflegekräften wiederholt den Wunsch, eine Entziehungskur durchzuführen. Es gelang, einen Therapieplatz für Frau Speider zu finden, den sie wenige Wochen nach der Entlassung antreten konnte.

Weiterführende Literatur zum pflegerischen Teil

Gipser, D., M. Stein-Hilbers (Hrsg.): Wenn Frauen aus der Rolle fallen. Alltägliches Leiden und abweichendes Verhalten von Frauen. 2. Aufl., Beltz, Weinheim – Basel 1987.

Hase, St., A. J. Douglas: Human Dynamics and Nursing. Psychological Care in Nursing Practice. Churchill Livingstone, Melbourne–Edinburgh–London–New York 1986.

Long, B. C., W. J. Phipps: Essentials of Medical-Surgical Nursing. A Nursing Process Approach. Mosby, St. Louis–Toronto–Princeton 1985.

Schmeling-Kludas, Ch.: Die Arzt-Patient-Beziehung im Stationsalltag. edition medizin, VCH, Weinheim 1988.

Soltau, R.: Die frauenspezifische Abhängigkeit von Suchtmitteln. In: Mefert-Diete, Ch., R. Soltau (Hrsg.): Frauen und Sucht. Die alltägliche Verstrickung in Abhängigkeit. 2. Aufl., Rowohlt, Reinbek bei Hamburg 1988.

12 Krankheiten der Bauchspeicheldrüse

J. Freise und W. Bertram

Das folgende Kapitel informiert über:

▷ Das anatomische Bauprinzip und die physiologischen Grundlagen der Bauchspeicheldrüse;
▷ den Unterschied zwischen exokrinen und endokrinen Pankreasfunktionen;
▷ die wichtigsten Leitsymptome von Pankreaserkrankungen;
▷ die diagnostischen Verfahren, mit denen die Pankreasfunktion untersucht werden kann;
▷ die häufigsten Erkrankungen, die zu Pankreasfunktionsstörungen führen;
▷ die große Bedeutung des chronischen Alkoholmißbrauchs bei der Entstehung von Pankreaserkrankungen;
▷ eine mögliche medikamentöse Ergänzung von Bauchspeicheldrüsenfermenten;
▷ die Bedeutung von Gesundheitsaufklärung (z. B. bezüglich einer Diät) bei Pankreasfunktionsstörungen.

I Allgemeiner Teil

Die Bauchspeicheldrüse ist der wichtigste Lieferant von Verdauungsenzymen. Eine Beeinträchtigung oder Störung ihrer Funktion hat deshalb schwerwiegende Konsequenzen für die Aufbereitung und Verwertung der aufgenommenen Nahrung und führt auf Dauer zu Mangelerscheinungen.

1 Anatomie und Entwicklungsgeschichte

Das Pankreas ist bindegewebig im **Retroperitonealraum** fixiert und hat bei einer Länge von ca. 18 cm, einer Breite von ca. 3 cm und einer Dicke von ca. 2,5 cm enge **Nachbarschaftsbeziehungen** zu folgenden anatomischen Strukturen:

Der **Pankreaskopf** liegt in Höhe des 2. Lendenwirbelkörpers retroperitoneal im rechten Oberbauch und ist eng in die innere Kurvatur des Zwölffingerdarms (Duodenum) eingebettet. Der **Pankreaskörper** verläuft dorsal des Magens quer über den 2. LWK und über die großen Gefäße des Retroperitonealraumes wie Bauchaorta, Vena cava inferior (untere Hohlvene), Arteria und Vena mesenterica superior (Darmgefäße). Der **Pankreasschwanz** verläuft weiterhin quer, aber mehr nach dorsal und liegt eng benachbart zur Milz und zum oberen linken Nierenpol. Am oberen hinteren Rand der Bauchspeicheldrüse verläuft die Vena lienalis (große Milzvene), sie mündet mit der Vena mesenterica superior in die Pfortader. Abbildung 12-1 zeigt die anatomische Lage des Pankreas. Die Blutversorgung erfolgt über mehrere kleine, miteinander verbundene Gefäße. Eine eigentliche Hauptarterie gibt es nicht.

Entwicklungsgeschichtlich entsteht das Pankreas aus der ventralen und dorsalen Keimanlage mit zunächst jeweils eigenem Gangsystem. Der Gang der ventralen Anlage wird als Ductus pancreaticus major (früher auch Ductus Wirsungianus genannt) zum Hauptausführungsgang und mündet in die Papilla duodeni major (früher auch Papilla VATERI genannt) und dann in den Zwölffingerdarm. Gangsysteme der dorsalen Keimanlage können rudimentär als sogenannte akzessorische Pankreasgänge erhalten bleiben, wobei sie auch oft eigene Verbindungen zum Zwölffingerdarm haben.

Bei über 90% der Menschen mündet gemeinsam mit dem Pankreasgang auch der Ductus choledochus (großer Gallengang) in die Papilla duodeni major. Die Papilla duodeni major ist ein sphinkterartig wirkender Schließapparat, der aus Ringmuskelzügen des Ductus choledochus und des Ductus pancreaticus major besteht und gering in das Lumen des Zwölffingerdarms hineinragt.

2 Histologie

Um einen weitverzweigten Gangbaum gruppiert sich ein System von Lappen und Läppchen aus tubulo-alveolären Speicheldrüsen. Die Drüsenendstücke, die sogenannten Acini, setzen sich aus kubischen und kegelförmigen Drüsenkämmerchen zusammen, in denen die Enzymproduktion stattfindet. In das Parenchym ist das **Inselzellsystem** (LANGERHANS-Inseln) eingestreut. Die ca. 1 000 000 Inseln des Organs wiegen zusammen 1–2 g. Die Inseln gehören zum **endokrinen Pankreas** und sind vom **exokrinen Pankreas** durch eine Bindegewebsschicht abgegrenzt. Durch unterschiedliche histologische Färbeverfahren lassen sich in den Inseln hauptsächlich A- und B-Zellen, die auch eine verschiedene Funktion haben, unterscheiden: In den B-Zellen wird das Hormon **Insulin** gebildet, in den A-Zellen das antagonistisch wirkende Hormon **Glucagon**. Das Verhältnis von A- zu B-Zellen liegt bei 1:4.

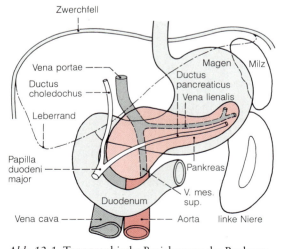

Abb. 12-1. Topographische Beziehungen des Pankreas.

3 Physiologische Grundlagen der exokrinen Funktion

Entsprechend dem Aufbau des Organs aus einem Drüsenepithel mit einem Ausführungsgang in den Zwölffingerdarm und dem Inselzellsystem hat die Bauchspeicheldrüse zwei völlig unterschiedliche Aufgaben, nämlich eine exokrine und eine endokrine Sekretion. In diesem Kapitel wird nur auf die **exokrine** Funktion eingegangen. Die **endokrine** Funktion wird in Kapitel 16 beschrieben.

In den Drüsen wird das Pankreassekret gebildet, das aus einer bicarbonatreichen alkalischen Elektrolytlösung und den Verdauungsenzymen besteht. Die Produktionsstätten für die Enzyme und die bicarbonatreiche Elektrolytlösung sind getrennt. Die Menge und Zusammensetzung des Pankreassekretes kann daher von der Bauchspeicheldrüse über **neurale** und **humorale** Faktoren selbst variiert werden.

3.1 Neurale Steuerung

Über einen **Vagusreiz** kann die Enzymproduktion, nicht aber die Bicarbonatproduktion angeregt werden, ein **Sympathikusreiz** hemmt die Enzymproduktion.

3.2 Humorale Steuerung

Eine humorale Steuerung erfolgt vor allem über die beiden Hormone **Sekretin** und **Cholezystokinin-Pankreozymin.** Beide Hormone werden in der Schleimhaut des Magenantrums und des Zwölffingerdarms gebildet, wobei die Freisetzung über die Salzsäure des Magens und den Speisebrei in Gang gesetzt wird. Sekretin regt in erster Linie die Bicarbonatsaft-Sekretion des Pankreas an, während Cholezystokinin die Enzymproduktion in den Acini anregt. Cholezystokinin wird in der Schleimhaut des Antrums, des Magens und des Zwölffingerdarms gebildet. Fleischextrakte und Fette bedeuten einen besonders starken Reiz zur Bildung dieses Hormons. Die Nahrungszufuhr übt insgesamt über Sekretin und Cholezystokinin einen etwa 3 Stunden dauernden Reiz auf die Pankreassekretion aus. Die täglich von einem Menschen sezernierte Pankreassaftmenge beträgt ungefähr einen Liter.

3.3 Enzyme des Pankreassaftes

3.3.1 Eiweißspaltende Enzyme (Proteasen)

> Aufgabe der Proteasen ist es, die mit der Nahrung zugeführten und durch Magensalzsäure denaturierten Eiweiße in ihre Bausteine, Polypeptide und Aminosäuren, zu zerlegen.

Dies ist notwendig, da die großen Eiweißmoleküle nicht von der Darmwand resorbiert werden können, sondern nur deren Spaltprodukte, insbesondere Aminosäuren. Die Aminosäuren werden nach der Resorption und Überführung in die Blutbahn von den Körperzellen, bevorzugt von der Leber, wieder zu körpereigenem Eiweiß aufgebaut oder anderweitig für Stoffwechselvorgänge verbraucht.

> Damit die Proteasen sich nicht im Pankreas selbst gegenseitig verdauen – Proteasen sind ihrerseits Proteine – oder gar das Pankreas andauen, werden die Proteasen in inaktiven Vorstufen gebildet und erst im Duodenum in die aktive Form umgewandelt.

Da Eiweiße in ihrer Struktur sehr verschieden sind, muß das Pankreassekret mehrere Proteasen mit unterschiedlicher Funktion enthalten:

▷ **Trypsin:** Eine inaktive Vorstufe dieses Enzyms, das Trypsinogen, wird in das Darmlumen sezerniert und dort selbst durch Enzyme, sog. Enteropeptidasen, in die aktive Form umgewandelt. Trypsin hat eine sehr breite Aktivität und spaltet fast alle denaturierten Eiweiße. Lebendes Protein, z. B. Würmer und Bakterien, die sich im Darm befinden, werden allerdings nicht angegriffen. Ebenso werden Keratin, Elastin und Kollagen kaum gespalten.

▷ **Chymotrypsin:** Auch Chymotrypsin wird in einer inaktiven Vorstufe, dem Chymotrypsinogen, gebildet. Die Umwandlung in aktives Chymotrypsin wird durch Trypsin ausgelöst. Chymotrypsin spaltet die von Trypsin angedauten denaturierten Proteine weiter in kleine Peptideinheiten und Aminosäuren.

▷ Weitere Proteasen: Hierzu gehören die **Elastase**, die **Kollagenasen, Kallikrein** und **Carboxypeptidasen.** Diese Proteasen werden ebenfalls nur in Vorstufen im Pankreas gebildet und erst im Duodenum in die aktive Form umgewandelt. Diese Enzyme spalten spezielle Proteine wie Skleroprotein, Elastin, Kollagenfasern, oder wie die Carboxypeptidase bevorzugt endständige Carboxylgruppen aromatischer Aminosäuren.

3.3.2 Fettspaltende und esterspaltende Enzyme (Lipasen und Esterasen)

Aufgabe der Lipasen ist die Spaltung der Fettmoleküle (die ebenso wie Eiweißmoleküle nicht von der Darmwand resorbiert werden können) in die resorbierbaren Bestandteile Glyzerin und Fettsäuren. Die Pankreaslipasen werden gleich in aktiver Form in das Darmlumen sezerniert. Die Spezifität der Pankreaslipase ist sehr gering. Neben den eigentlichen Fetten werden auch Esterverbindungen anderer Alkohole gespalten.

3.3.3 Das kohlenhydratspaltende Enzym (Alpha-Amylase)

Die Alpha-Amylase, eine Hydrolase, spaltet Kohlenhydrate wie Zucker oder Stärke in Disaccharide. Die Amylase wird bei einem entsprechenden Reiz (Pankreozymin, Cholinergika) in das Duodenum abgegeben.

3.3.4 Nukleinsäurespaltende Enzyme (Nukleasen)

Die mit dem Pankreassaft ausgeschiedenen Ribonukleasen und Desoxyribonukleasen spalten die polymeren Nukleinsäuren der Nahrung.

4 Typische Leitsymptome

Schmerz: Besonders bei der akuten Pankreatitis treten heftigste **Oberbauchschmerzen** auf, die charakteristischerweise **gürtelförmig** in den Rücken ausstrahlen. Chronisch-rezidivierende Pankreatiden führen zu schubweisen Oberbauchschmerzen, während die chronische Pankreatitis im fortgeschrittenen *(ausgebrannten)* Stadium schmerzlos verläuft.

Bei Pankreastumoren treten erst sehr spät und meist erst dann Schmerzen auf, wenn der Tumor in die Umgebung einwächst.

Verdauungsbeschwerden: Sowohl bei akuten als auch bei chronischen Pankreaserkrankungen ist die Verdauung stark beeinträchtigt, da die Enzymproduktion und -sekretion gestört ist. Die Patienten klagen deswegen vor allem über **Übelkeit, Fettunverträglichkeit** und starke **Blähungen.** Wegen der mangelhaften Fettverwertung kommt es vor allem bei der chronischen Pankreatitis zu **Fettstühlen (Steatorrhö)** und **Diarrhöen.**

Ikterus: Durch die enge Nachbarschaft der Ausführungsgänge von Pankreas und Galle kann bei Pankreaserkrankungen die Kompression des Gallengangs (durch Tumoren oder Vernarbungen) zu einem Sekretstau und zum Ikterus führen. Andererseits kann es bei Gallensteinen neben der Gallestauung auch zu einem Rückstau von Pankreassekreten und zur akuten Pankreatitis kommen.

5 Diagnostische Grundlagen

Zur speziellen Diagnostik von Erkrankungen der Bauchspeicheldrüse steht eine Vielzahl unterschiedlichster direkter und indirekter Untersuchungsverfahren zur Verfügung, die sich jedoch in fünf Kategorien zusammenfassen lassen.
▷ morphologische Untersuchungsmethoden;
▷ Untersuchungen zur exokrinen Pankreasfunktion;
▷ Aktivitätsbestimmungen von Enzymen des Pankreas in Serum und Urin;
▷ zytologische Untersuchungen von einzelnen Pankreaszellen, die bei der Zytopunktion im Pankreassekret gewonnen werden;
▷ Untersuchungen von Nachbarorganen, die durch Pankreaserkrankungen gestört werden können.

5.1 Morphologische Untersuchungsmethoden

Aufgrund der versteckten Lage des Pankreas im Retroperitonealraum und weil das Pankreas der Röntgendiagnostik nur schwer zugänglich ist, sind morphologische (d. h. über Gestalt und Form aufschlußgebende) Darstellungsverfahren des Organs erst seit wenigen Jahren möglich.

5.1.1 Sonographie

Bei dieser Untersuchungsmethode werden elektrisch erzeugte Ultraschallimpulse in das zu untersuchende Gewebe abgegeben. Die an Grenzflächen reflektierten Impulse werden entsprechend ihrer Laufzeit auf einem elektronischen Bildschirm abgebildet, wobei sowohl die **Konturen** eines Organs wie seine **Feinstrukturen** sichtbar werden. Die Sonographie gestattet eine hervorragende morphologische Untersuchungsmöglichkeit der Bauchspeicheldrüse (Abb. 12-2).

Die Vorteile der Sonographie liegen darin, daß sehr viele verläßliche Angaben über **Pankreaszysten, Pankreastumoren** und **-abszesse** gemacht

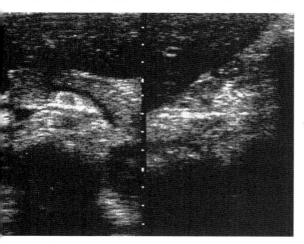
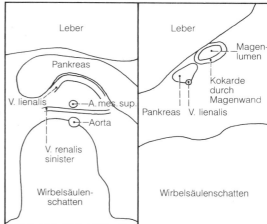

Abb. 12-2. Normales Pankreassonogramm (links sonographische Darstellung auf dem Bildschirm, rechts Nachzeichnung mit Angabe der erkennbaren Organe).

werden können und auch akute oder chronische **Pankreatitiden** häufig typische Echomuster ergeben. Die Untersuchung dauert nur wenige Minuten, erfordert kein Kontrastmittel und stellt für den Patienten keine Belastung dar. Sonographiegeräte sind im Vergleich zu Röntgengeräten sehr billig.

Viel Luft im Darm stört die Schallimpulse, so daß bei ca. 10% der Patienten die Sonographie keine gut interpretierbaren Bilder der Pankreasregion ergibt. Auch durch Reste von Bariumbrei nach einer röntgenologischen Magen-Darm-Untersuchung wird die Sonographie gestört.

Die Sonographie und die ERCP (s. u.) sind die heute am meisten angewandten morphologischen Untersuchungsverfahren.

5.1.2 Abdomenübersichtsaufnahme

Da das Pankreas auf Röntgenaufnahmen nicht sichtbar ist, gibt diese Untersuchung in der Regel keine weitere Information. Der Nachweis von **Kalkeinlagerungen** in die Pankreasloge ist jedoch typisch für die primär kalzifizierende chronische Pankreatitis.

5.1.3 Computertomographie

Mit der Ganzkörper-Computertomographie lassen sich axiale Röntgenschichtaufnahmen der Pankreasregion erstellen (Abb. 12-3). Die Darstellung des Pankreas und das Erkennen von morphologischen Veränderungen am Organ (**Tumoren, Zysten, Abszesse, Entzündungen**) gelingen optimal, gelegentlich sogar besser als mit der

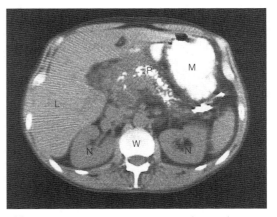

Abb. 12-3. Computertomogramm: Chronische Pankreatitis mit diffusen Kalkeinlagerungen; L = Leber, M = Magen mit Kontrastmittel, N = Niere, P = Pankreas mit Kalkeinlagerungen, W = Wirbelkörper.

Sonographie. Der Nachteil ist, daß Ganzkörper-Computertomographen nur in wenigen Zentren vorhanden sind, die Untersuchung sehr aufwendig und sehr teuer ist und die Mitarbeit des Patienten erfordert. Eine computertomographische Untersuchung des Pankreas ist nur angezeigt, wenn die Sonographie und die ERCP keine verläßliche Aussage zulassen.

5.1.4 Endoskopische retrograde Cholangio- Pankreatikographie (ERCP)

Bei dieser Methode wird unter Sicht eines speziellen Duodenoskops ein Katheter in die Papilla Duodeni major eingeführt und dann röntgen-

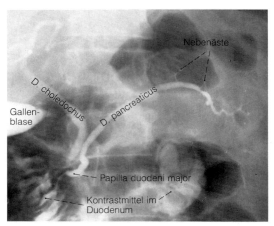

Abb. 12-4. Normales ERCP-Bild des Ductus pancreaticus mit einzelnen Nebenästen.

dichtes Kontrastmittel in das Pankreasgangsystem injiziert. Das Gangsystem kann dann geröntgt werden. Abbildung 12-4 zeigt ein normales Gangsystem.

Perlschnurartige Begrenzungen des Ganges finden sich häufig bei narbigen und entzündlichen Verziehungen im Rahmen einer chronischen Pankreatitis. Für solide oder zystische Raumforderungen sind Gangabbrüche typisch. Der Nachteil dieser Methode ist, daß ihre Durchführung schwierig ist und daß sie nur von wenigen Spezialisten beherrscht wird. Zudem kann vereinzelt durch die Injektion des Kontrastmittels eine akute Pankreatitis ausgelöst werden. Der Vorteil ist die hohe diagnostische Aussagefähigkeit der Methode.

5.1.5 Pankreasszintigraphie

Radioaktiv markierte Aminosäuren werden nach intravenöser Injektion wegen der hohen Proteinsynthese des Pankreas bevorzugt im Gewebe der Bauchspeicheldrüse eingebaut, und die abgegebene Strahlung über der Pankreasregion gestattet eine gewisse Beurteilbarkeit des Organs. Der Aussagekraft der Computertomographie, der Sonographie und der ERCP ist die Szintigraphie jedoch weit unterlegen. Diese Methode hat heute, abgesehen von wissenschaftlichen Fragestellungen, fast nur noch historischen Wert.

5.1.6 Andere röntgendiagnostische Untersuchungsmethoden

Neben der erwähnten Abdomenübersichtsaufnahme, der ERCP und der Computertomogra-

phie gibt es noch mehrere direkte und indirekte Untersuchungsverfahren, die, da sie in der Pankreasdiagnostik nur in Einzelfällen weiterhelfen, hier nur aufgelistet werden (Tab. 12-1).

5.2 Untersuchungsmöglichkeiten der exokrinen Funktion des Pankreas

Die Menge der Enzymsekretion des Pankreas, der Bicarbonatgehalt und das Sekretvolumen variieren zwar von Mensch zu Mensch erheblich, doch es gibt untere Grenzwerte.

5.2.1 Sekretin-Pankreozymin-Test

Der zuverlässigste Test zur Bestimmung der exokrinen Pankreasfunktion ist der Sekretin-Pankreozymin-Test. Hierzu wird eine Sonde in das Duodenum gelegt und das Pankreassekret fraktioniert direkt vor und nach Stimulation mit Sekretin und Pankreozymin abgesaugt. Von diesen Sonden gibt es mehrere Variationen; die verläßlichste ist die dreiläufige BARTELHEIMER-Doppelballonsonde, bei der durch aufblasbare Ballons der Duodenalbereich mit der Papilla duodeni major abgeschottet und die Neutralisation des Pankreassaftes durch den sauren Magensaft verhindert werden kann. Die Normwerte des Sekretin-Pankreozymin-Testes sind in Tabelle 12-2 aufgelistet.

Da der Sekretin-Pankreozymin-Test mit Hilfe einer Sonde sehr aufwendig und für den Patienten durch das Schlucken und das fast dreistündige Verweilen der Sonde sehr lästig ist, werden meist einfachere, allerdings auch weniger verläßliche Untersuchungsmethoden angewandt.

Tabelle 12-2: Untere Grenzwerte der Volumen-, Bicarbonat- und Enzymproduktion des Pankreas nach Stimulation mit Sekretin und Pankreozymin (eigene Ergebnisse).

Bestimmung	Normalwert
Volumen	über 1,6 ml/min
Bicarbonat	über 70 mmol/l
Lipase	über 13 000 nkat/min (780 U/min)
Trypsin	über 933 nkat/min (56 U/min)
Chymotrypsin	über 467 nkat/min (28 U/min)
Amylase	über 6667 nkat/min (400 U/min)

5.2.2 Chymotrypsin im Stuhl

Eine deutliche oder mittelgradig ausgeprägte Pankreasinsuffizienz ist auch relativ zuverlässig mit der fäkalen Chymotrypsin-Messung zu erfassen. Bei gesunden Personen liegt die Chymotrypsin-Aktivität oberhalb von 500 nkat/g (30 U/g) Stuhlfeuchtgewicht.

5.2.3 Stuhlgewicht und Stuhlfett

Bei einer fortgeschrittenen exokrinen Pankreasinsuffizienz kommt es zum Absetzen **voluminöser** und **fettreicher Stühle.** Hierbei muß der Stuhl über einen, besser drei Tage gesammelt und das Gewicht sowie der Fettgehalt bestimmt werden. Stuhlgewichte über 250 g/d und eine fäkale Fettausscheidung über 7 g/d sind pathologisch.

5.2.4 Sondenlose Pankreasfunktionstests

Bei diesen Tests verwendet man einen resorbierbaren und mit dem Urin ausscheidbaren Farbstoff in chemischer Bindung an eine nicht resorbierbare Substanz. Durch bestimmte Pankreasenzyme, z. B. Chymotrypsin oder Elastasen, wird im oberen Darmbereich der resorbierbare Farbstoff abgespalten, resorbiert und mit dem Urin ausgeschieden. Die ausgeschiedene Menge des Farbstoffes erlaubt Rückschlüsse auf die jeweilige Pankreasenzymaktivität im Darm und somit auf die exokrine Pankreasfunktion. Gebräuchlich sind der Pancreolauryl-Test® und der Peptid-Paba-Test.

Allen Verfahren der exokrinen Pankreasfunktionsdiagnostik ist gemeinsam, daß lediglich eine Aussage über den **Funktionszustand** der Bauchspeicheldrüse zu erwarten ist, nicht aber eine Diagnose der Krankheit, die eventuell zur Funktionseinschränkung geführt hat.

5.3 Aktivitätsbestimmung von Enzymen des Pankreas in Serum und Urin

Die im Pankreas produzierten Enzyme werden, nachdem sie über das Pankreasgangsystem in den Darm gelangt sind, entweder im Darm durch Proteasen abgebaut oder aber mit noch erhaltener enzymatischer Funktion mit dem Stuhl ausgeschieden. Die enzymatische Aktivität von Pankreasenzymen im Stuhl kann leicht bestimmt werden, und insbesondere die Bestimmung des Chymotrypsins im Stuhl läßt sehr verläßliche Rückschlüsse über die exokrine Funktion des Pankreas zu.

Die in den Acinuszellen gebildeten Enzyme gelangen auch beim Gesunden zu einem sehr kleinen Teil „rückwärts" in die Blutbahn. Hier haben diese Enzyme keine eigentliche Funktion. Die Aktivität der Pankreasenzyme im Blut ist normalerweise relativ konstant, bei bestimmten Pankreaserkrankungen wie z. B. einer **akuten Pankreatitis,** bei **Gewebszerfall** oder bei **Verlegung des Ausführungsganges** durch Steine steigt die Aktivität der Pankreasenzyme im Blut jedoch auf das Vielfache der Norm an. In der klinischen Routine hat sich die Bestimmung der Aktivität der Alpha-Amylase und Lipase im Blut als Routinemethode eingebürgert, da sich bei normaler Aktivität dieser Enzyme z. B. eine akute Pankreatitis weitgehend ausschließen läßt. Die anderen Pankreasenzyme sind ebenfalls alle im Blut nachweisbar. Für die Routinediagnostik sind sie jedoch nicht geeignet, da die Bestimmungsmethoden zu aufwendig sind oder weil im Blut zirkulierende Antikörper die Bestimmung stören.

Als einziges Pankreasenzym läßt sich die Alpha-Amylase auch im Urin nachweisen. Dies ist auf das relativ niedrige Molekulargewicht zurückzuführen. Proteine mit einer solch geringen Größe werden von der Niere nicht in der Blutbahn zurückgehalten, sondern mit dem Urin ausgeschieden. Die Alpha-Amylase kommt auch in anderen Organen, wie z. B. in der Mundspeicheldrüse, im Darm, in der Leber oder den Tonsillen vor. Akut entzündliche Erkrankungen dieser Organe können ebenfalls zum Anstieg der Alpha-Amylase im Plasma führen. Dies kann differentialdiagnostische Schwierigkeiten bereiten.

Obere **Normwerte** für die Alpha-Amylase im Serum sind 1670 nkat/l (100 U/l) und im 24-Stunden-Urin 8333 nkat/l (500 U/l). Für die Alpha-Amylase gibt es sehr viele unterschiedliche

Bestimmungsmethoden. Der obere Normwert für die Lipase ist 2333 nkat/l (150 U/l).

5.4 Zytologische Untersuchungen

Der Nachweis oder Ausschluß eines Pankreaskarzinoms ist häufig erst intraoperativ mit einem Schnellschnitt möglich. Gezielte Zytopunktion einer Raumforderung im Pankreas unter sonographischer Führung der Zytopunktionsnadel und Aspiration von Pankreaszellen oder das Absaugen von Pankreassekret mit abgeschilferten

Pankreaszellen während der ERCP erlauben jedoch schon häufig präoperativ den Nachweis eines Pankreaskarzinoms.

5.5 Untersuchung von Nachbarorganen

Raumforderungen, die durch Entzündungen des Pankreas, Zysten oder solide Tumoren bedingt sind, führen zu Kompressionen von Nachbarorganen, z. B. einer Magenausgangsstenose, einer Aufweitung der duodenalen C-Schlinge oder zur Kompression des Ductus choledochus.

II Spezieller Teil

1 Entzündliche Pankreaserkrankungen

Die Pankreatitiden lassen sich nach ätiologischen, klinischen oder pathologisch-anatomischen Gesichtspunkten einteilen. Üblich ist heute eine Einteilung nach der klinischen Symptomatik in die Formen:
▷ akute Pankreatitis,
▷ chronische Pankreatitis.

1.1 Akute Pankreatitis

Definition

Bei der akuten Pankreatitis handelt es sich um eine plötzlich einsetzende Entzündung der Bauchspeicheldrüse, die durch verschiedene Ursachen hervorgerufen werden kann. Meist nimmt die Erkrankung einen gutartigen Verlauf, sie kann aber auch zum Schock mit tödlichem Ausgang führen.

Epidemiologie

Die Häufigkeitsangaben in verschiedenen Studien schwanken zwischen ca. fünf bis ca. zehn Fällen pro 100 000 Einwohner. Da Alkoholismus und Gallenwegserkrankungen bei den Ursachen die größte Rolle spielen und diese Erkrankungen geographisch sehr unterschiedlich verteilt sind, gibt es auch bei der akuten Pankreatitis große regionale Unterschiede. Frauen überwiegen mit etwa 60% entsprechend der größeren Häufigkeit von Gallenwegserkrankungen beim weiblichen Geschlecht.

Ursachen und Pathogenese

Die akute Entzündung der Bauchspeicheldrüse wird im typischen Fall verursacht durch intrapankreatische Aktivierung der Verdauungsenzyme mit autodigestiven (selbstverdauenden) Prozessen. Als deren Folge kommt es zu entzündchem Ödem, zu Hämorrhagien, Fettgewebs- und Pankreasparenchymnekrosen und zur Ausbildung von Pankreasabszessen.

Die Ausprägung der anatomisch-pathologischen Veränderungen ist sehr unterschiedlich und reicht von einfachen, schnell reversiblen ödematösen Veränderungen bis zur vollständigen Zerstörung des Organs durch die intrapankreatisch aktivierten Proteasen und Lipasen.

Für die Entstehung einer akuten Pankreatitis kommt eine Vielzahl von auslösenden Faktoren in Frage. Die inaktiven Vorstufen der Pankreasenzyme, die normalerweise erst im Duodenum aktiviert werden, können durch verschiedene körpereigene und körperfremde Stoffe schon frühzeitig in der Bauchspeicheldrüse aktiviert werden.

Zu den häufigsten Ursachen zählt die Verlegung des Gallen- und Pankreasausführungsganges durch **Gallensteine** im gemeinsamen Ausführungsgang vor der Papilla duodeni major mit Stase (= Stauung) des Pankreassekretes und Reflux von Galle in das Gangsystem des Pankreas, wodurch es zur vorzeitigen Aktivierung von Pankreasenzymen in der Bauchspeicheldrüse kommt (**biliäre Pankreatitis**).

Ebenfalls häufig ist die **alkoholtoxische** Pankreatitis. Der Wirkungsmechanismus bei der al-

Tabelle 12-3: Mögliche Ursachen einer akuten Pankreatitis.

▷ Abflußhindernisse für Gallen- und Pankreassekret
  – präpapilläres Gallengangskonkrement
  – Spasmus, Ödem oder Sklerose des Sphincter ODDI
  – Tumoren (Papillenkarzinom, Gallengangskarzinom, Pankreaskarzinom, Lymphome)
  – juxtapapilläres Duodenaldivertikel
  – entzündliche Stenosen
  – iatrogen durch chirurgische Ligatur
▷ toxische Ursachen
  – Alkohol
  – andere Toxine (Arzneimittel, gewerbliche Gifte)
▷ Infektionen
  – Viren, Bakterien, Parasiten, Pilze
▷ endokrine Ursachen
  – erhöhte Spiegel von Glucocorticoiden (M. CUSHING, iatrogen)
  – Hyperparathyreoidismus
  – Schwangerschaft
▷ Stoffwechselveränderungen
  – Hyperlipoproteinämie
  – fettreiche Mahlzeit
▷ immunologische Faktoren
  – Allergien
  – Systemerkrankungen
▷ Traumen
  – Unfälle
  – postoperativ

koholischen Pankreatitis ist nicht sicher geklärt. Diskutiert werden in erster Linie direkt toxische Einwirkungen des Alkohols auf das Pankreas. Alkoholabusus führt aber auch zu einer gesteigerten Produktion eines in der Zusammensetzung veränderten Pankreassekretes mit Ausfällungen von Proteinplugs (*plug* = Pfropfen) und zu einer spastischen Einengung des Sphinkters der Papilla duodeni major, so daß wie bei der durch Gallenstein bedingten Pankreatitis ein **Gallenreflux** in die Pankreasgänge möglich wird. Außerdem kommt es unter Alkoholeinwirkung zu einer entzündlich-ödematösen Wandschwellung des Pankreasgangsystems.

Weitere mögliche ätiologische Faktoren der akuten Pankreatitis sind in Tabelle 12-3 aufgelistet.

Die ödematösen, entzündlichen und autodigestiven Veränderungen am Pankreas können sich nach Beseitigung der Noxe weitgehend zurückbilden. Die Menge des zerstörten Pankreasgewebes ist oft nur gering und führt klinisch nicht zu den Zeichen einer Minderfunktion des Organs. Wird die Ursache – z.B. Gallensteine, Alkoholmißbrauch – nicht beseitigt, dann kann es zu

neuen Pankreatitiden kommen. Solche akut **rezidivierenden** Pankreatitiden führen zu zunehmender narbiger Umwandlung des Organs mit Ausfall der exokrinen und häufig auch deren dokrinen Pankreasfunktion. Ausfall der endokrinen Funktion führt zum Diabetes mellitus (s. Kap. 16), die exokrine Pankreasinsuffizienz wird im Abschnitt „Komplikationen" besprochen. Neben der **akuten** und der **akut rezidivierenden** Pankreatitis gibt es auch **primär chronisch** verlaufende Formen mit schleichendem Beginn, die progredient über bindegewebige Umbauvorgänge zu einer Zerstörung der Drüse mit Ausbildung einer exokrinen Insuffizienz führen.

Eine Sonderform ist die **primär kalzifizierende chronische Pankreatitis**. Dieses Krankheitsbild beginnt mit einer Präzipitation (Ausfällung) von eiweißartigem Material in den Acini und frühzeitiger Verkalkung mit Ausbildung von Pankreasgangsteinen. Diese verlegen dann die Pankreasgänge und führen zu prästenotischen Aufweitungen, wobei die entstehenden zystischen Gebilde faustgroß oder auch kindskopfgroß werden können und Nachbarorgane rein mechanisch in der Funktion behindern. Die **Zysten** bilden sich meist im Retroperitonealraum aus und reichen nicht selten auch nach vorn, unten und oben bis in den Thorax.

Symptome

Die Symptomatik der akuten Pankreatitis ist häufig unspezifisch und entspricht einem sub-

Tabelle 12-4: Häufigkeit verschiedener Symptome bei der akuten Pankreatitis. (Nach SCHMIDT, H. und W. CREUTZFELDT: Akute und rezidivierende Pankreatitis. In: L. DEMLING: Klinische Gastroenterologie. Thieme, Stuttgart 1973.)

Symptom	Häufigkeit (in % der Fälle)
Schmerzen	90–100 %
Schmerzausstrahlung in den Rücken	50 %
Übelkeit, Erbrechen	75– 85 %
Meteorismus, Darmparese	70– 80 %
elastische Bauchdeckenspannung (*Gummibauch*)	50 %
palpabler Oberbauchtumor	10– 20 %
Ikterus, Subikterus	20 %
Fieber	60– 80 %
Hämatemesis	3 %
Melaena	4 %
passagere Hypertonie	10– 15 %
Schock	40– 60 %
Anurie, Oligurie	20 %

akuten oder akuten Abdomen, so daß differentialdiagnostisch stets an alle möglichen Ursachen eines akuten Abdomens gedacht werden muß. Pankreatitiden können klinisch sehr milde, aber auch foudroyant mit tödlichem Ausgang verlaufen.

Zur klinischen Symptomatik gehören **Abdominalschmerzen**, die typischerweise **gürtelförmig** bis in den Rücken ausstrahlen, **Übelkeit, Meteorismus** und **Bauchdeckenspannung** *(Gummibauch)*. Die Häufigkeit der verschiedenen klinischen Symptome der Pankreatitis ist in Tabelle 12-4 aufgelistet.

Diagnostik

Die Diagnose der akuten Pankreatitis oder des akuten Schubes der chronischen Pankreatitis stützt sich vor allem auf die **klinische Symptomatik** und auf die Bestimmung der **Alpha-Amylase** in Serum und Urin bzw. der **Lipase** im Serum.

Ultraschalluntersuchungen geben Auskunft über Veränderungen in Struktur und Größe der Bauchspeicheldrüse. Als weiterführende Untersuchungen kommen vor allem die **Endoskopie mit ERCP** in Frage, in unklaren Fällen kann die **Computertomographie** weitere Aufschlüsse geben.

Komplikationen

Einen Überblick über Komplikationen, die im Verlauf einer akuten Pankreatitis auftreten können, gibt Tabelle 12-5.

Das Endstadium der chronisch-rezidivierenden akuten Pankreatitiden oder der primär chronischen und progredienten Pankreatitiden kann die **exokrine Pankreasinsuffizienz** sein. Sie ist häu-

Tabelle 12-5: Komplikationen, die im Verlauf einer akuten Pankreatitis auftreten können.

Schock
pulmonale Insuffizienz
akutes Nierenversagen
Enzephalopathie
gastrointestinale Blutung
Abszesse, Pseudozysten
Fistelbildung
Infektionen, Sepsis
Störungen der Hämostase
Hypokalzämie
latenter oder manifester Diabetes
Hypoglykämie
Ikterus
Aszites
Pleuraerguß
kardiovaskuläre Störungen

fig auch verbunden mit einer endokrinen Pankreasinsuffizienz, d. h., durch Minderfunktion der LANGERHANS-Inseln tritt eine diabetische Stoffwechsellage ein. Unter einer exokrinen Pankreasinsuffizienz verstehen wir die verminderte Abgabe von Verdauungsenzymen in den Zwölffingerdarm. Da Pankreasenzyme beim Gesunden im Überschuß gebildet werden, müssen ca. 80% der exokrinen Pankreasfunktion ausfallen, bevor es zu klinischen Symptomen der **Maldigestion** (ungenügende Verdauung) kommt. Wenn die Nahrung im Darm nicht mehr „richtig" aufgeschlossen werden kann, ändert sich deutlich die Zusammensetzung des Stuhls, da unverdaute Nahrungsbestandteile mit dem Stuhl ausgeschieden werden. Ein Lipasemangel führt zum Beispiel zur Ausscheidung unverdauter Fette, und ein Proteasenmangel hat einen erhöhten Eiweiß- und Stickstoffgehalt des Stuhls zur Folge. Wenn die verminderte Ausnutzung der aufgenommenen Nahrung nicht durch vermehrte Nahrungszufuhr ausgeglichen wird, kommt es zu einem Defizit an Betriebs- und Aufbaustoffen und damit zu einer Gewichtsabnahme bis hin zur ausgeprägten **Kachexie** *(Auszehrung)*. Besonders am Skelett- und Muskelsystem macht sich der Schwund organischer Substanzen bemerkbar. Mit den voluminösen Stühlen gehen Elektrolyte verloren, wobei der Calciumverlust Knochenleiden mit der klinischen Symptomatik einer Osteoporose hervorrufen kann. Die fettlöslichen Vitamine A, D, E und K und auch das Vitamin B_{12} werden nicht mehr im Darm resorbiert, sondern mit den Fettstühlen ausgeschieden. Ein Teil der Patienten mit exokriner Pankreasinsuffizienz zeigt daher die klinische Symptomatik eines Mangels an den aufgezählten Vitaminen.

Therapie

Bei der Therapie der akuten Pankreatitis werden fünf Ziele verfolgt:
1. Unterdrückung der autodigestiven und entzündlichen Prozesse im Pankreas durch die aktivierten Pankreasenzyme;
2. Bekämpfung des Schmerzes;
3. Allgemeine Bilanzierung des Elektrolyt- und Wasserhaushaltes und hochkalorische parenterale Ernährung bei oraler Nahrungskarenz;
4. Frühzeitige Erkennung und Therapie von Komplikationen;
5. Beseitigung der auslösenden Noxe.

Zu 1.: Inhibition der Pankreassaftsekretion oder der im Pankreas aktivierten Enzyme: Hierfür sind verschiedenste Substanzklassen, insbesondere Proteaseninhibitoren, als spezifische Therapiemöglichkeiten bei der akuten Pankreatitis erprobt worden. Leider hat sich gezeigt, daß weder der Proteaseninhibitor Trasylol® noch andere Pharmaka bei der akuten Pankreatitis eine den Krankheitsverlauf günstig beeinflussende Wirkung haben. Ein Guanidinoester, der verschiedene Proteasen und die Phospholipase A_2 hemmt, ist noch in der klinischen Erprobung. Stimulierende Einflüsse auf die Pankreassekretion können jedoch ausgeschaltet werden. Dies kann erreicht werden durch:
▷ absolute Nahrungskarenz;
▷ Absaugen des Sekretes im oberen Duodenum durch eine Duodenalverweilsonde, insbesondere bei Ileus oder Subileus-Zuständen;
▷ Unterdrückung der Magensaftsekretion durch H_2-Blocker.

Zu 2.: Schmerzbekämpfung: Analgetika sind bei den meisten Patienten zum Teil in hoher Dosierung erforderlich.

Morphin ist wegen seiner Spasmen erzeugenden Wirkung am Sphincter ODDI kontraindiziert!

Zu 3.: Elektrolyt- und Wasserhaushalt, parenterale Ernährung: Während der akuten Pankreatitis kommt es vor allem bei fieberhaftem Verlauf, Einschränkung der Nierenfunktion und Subileus oder Ileus zu einer Störung des Elektrolytgleichgewichts. Tägliche Kontrollen von Natrium, Kalium, Chlor, Calcium, Glucose und entsprechende Substitution sind während der akuten Krankheitsphase erforderlich. Während der akuten Pankreatitis besteht wie bei jedem schwerentzündlichen Prozeß ein hoher Kalorienbedarf, so daß parenteral (intravenös) mindestens 10 470–12 560 kJ (2500 bis 3000 kcal) zugeführt werden müssen.

Zu 4.: Erkennung und Therapie von Komplikationen: Der wichtigste Punkt bei der Behandlung der akuten Pankreatitis ist das frühzeitige Erkennen und Behandeln von Komplikationen. Von den in Tabelle 12-5 aufgeführten Komplikationsmöglichkeiten sind viele verursacht durch einen komplizierten Verlauf am Pankreas selbst mit Ausbildung von Zysten, Abszessen oder Blutungen in das Pankreas. Diese sind durch regelmäßige Ultraschalluntersuchungen leicht zu erkennen und stellen eine Indikation zur operativen Entfernung des pankreatischen Krankheitsherdes dar.

Zu 5.: Beseitigung der auslösenden Noxe: Die auslösende Noxe (s. Tab. 12-3) einer akuten Pankreatitis läßt sich oft nicht sicher erkennen. Meistens handelt es sich jedoch um eine alkoholtoxische oder eine biliäre Pankreatitis. Insbesondere eine biliäre Ursache sollte frühzeitig erkannt werden, da nach Beseitigung eines Abflußhindernisses die Pankreatitis meist schnell und komplikationslos ausheilt. Hinweise für eine biliäre Ursache der akuten Pankreatitis sind ein ausgeprägter Ikterus oder sonographisch erweiterte Gallenwege. Wenn durch eine ERCP ein Galleabflußhindernis, z. B. ein präpapilläres Konkrement, nachgewiesen werden kann, so ist dieses operativ oder endoskopisch durch eine Papillotomie zu entfernen.

Operationsindikationen und operative Verfahren: Wenn sonographisch oder computertomographisch große Abszesse oder Blutungen in das Pankreas nachgewiesen werden, ist ein operativer Eingriff angezeigt. Von Fall zu Fall können jedoch noch andere schwere Verlaufsformen zum operativen Vorgehen nötigen. Die Art des operativen Vorgehens hängt vom intraoperativen Lokalbefund, d. h. von der Ausdehnung des Krankheitsprozesses ab. Es bestehen folgende Möglichkeiten:
▷ alleinige peripankreatitische oder Zysten-Drainage und Lavage;
▷ Nekrosektomie;
▷ Segmentresektion;
▷ partielle oder totale Duodenopankreatektomie.

Verlauf und Prognose

Ca. 5–10% der Patienten mit akuter Pankreatitis sterben. In der Regel klingen einfache ödematöse Pankreatitiden jedoch nach mehreren Tagen ab, d. h., die Schmerzen lassen nach, und die Pankreasenzymaktivitäten im Serum normalisieren sich. Die entzündlichen Veränderungen, d. h. die Schwellung des Organs und das Ödem, sind sonographisch noch nach Wochen nachweisbar.

Ein schwerer Krankheitsverlauf ist die Folge, wenn es im Pankreas zu Blutungen, Nekrosen

und Abszessen kommt. Aufgrund der Nieren-
und Lungenkomplikationen kann es erforderlich
werden, die betroffenen Patienten zu dialysieren
bzw. zu beatmen. Der Tod kann im therapieresistenten Kreislaufschock eintreten.

1.2 Chronische Pankreatitis

Definition

Bei den chronischen Formen der Pankreatitiden
führen fortschreitende Entzündungen typischerweise zu wiederkehrenden Schmerzen und zum
Untergang des exokrinen Pankreas mit einer zunehmenden Verschlechterung der exokrinen und
auch der endokrinen Pankreasfunktion.

Epidemiologie

Die chronische Pankreatitis ist relativ **selten.** Das
Verhältnis von akuten zu chronischen Pankreas-
entzündungen beträgt etwa 5:1.

Ursachen und Pathogenese

Bei den Ursachen spielt der chronische **Alkoholmißbrauch** mit etwa 80% die größte Rolle. An
zweiter Stelle stehen nicht ausreichend behan-
delte Gallenwegserkrankungen. Seltenere Ursachen sind Hyperparathyreoidismus, Abflußbehinderungen im Papillenbereich oder genetische
Faktoren.

Symptome

Die klinischen Symptome sind zunächst im Abstand von Tagen oder Monaten auftretende
Oberbauchschmerzen, meist mit der typischen
Ausstrahlung in den Rücken, sowie ein fortschreitender **Gewichtsverlust.** Erst wenn der weit
überwiegende Anteil des exokrinen Pankreas zerstört ist, kommt es zu den typischen voluminösen, lehmfarbenen, breiigen und stinkenden **Stühlen,** die oft auch sichtbar unverdaute Speisereste
enthalten.

Diagnostik

Bei weniger stark ausgeprägter exokriner Pankreasinsuffizienz erlauben die exokrinen Pankreasfunktionstests Rückschlüsse auf schon zugrunde gegangenes Pankreasgewebe. Wichtige
diagnostische Aufschlüsse geben außerdem
ERCP und Ultraschalluntersuchungen; letztere
erlaubt gleichzeitig eine gezielte Punktion von
Pankreaspseudozysten. Zur Differentialdiagnose

des Pankreaskarzinoms eignet sich vor allem die
Computertomographie (s. Abb. 12-3) und die sonographisch gesteuerte Feinnadelpunktion.

Therapie

Eine kurative Therapie der chronischen Pankreatitis und der Pankreasinsuffizienz gibt es nicht.
Auch ist der progrediente Krankheitsverlauf
kaum zu beeinflussen. Das therapeutische Konzept umfaßt folgende Maßnahmen:
1. Verzögerung der Progredienz und Verhinderung akuter Schübe;
2. Verringerung des Schmerzes;
3. Enzymsubstitution und Anpassung der Nährstoffzufuhr an die exokrine Restfunktion des
   Pankreas.

Zu 1.: Verzögerung der Progredienz und Verhinderung akuter Schübe: Progredienz, akut entzündliche Schübe und die Schmerzattacken werden durch Alkoholabusus und fettreiche Mahlzeiten begünstigt. **Alkoholkarenz** und **fettreduzierte Diät** bei der chronischen Pankreatitis gehören zu den wichtigsten therapeutischen Maßnahmen.

Zu 2.: Verringerung des Schmerzes: Alkoholkarenz und eine fettreduzierte Diät führen bei vielen Patienten mit chronischer Pankreatitis schon
zu weitgehender Beschwerdefreiheit. Nicht wenige Patienten brauchen jedoch regelmäßig **Analgetika,** zum Teil in relativ hoher Dosierung.

Zu 3.: Enzymsubstitution und Ernährungsweise:
Bei klinischen Zeichen einer exokrinen Pankreasinsuffizienz wie Meteorismus, Völlegefühl oder
fettreiche und voluminöse Pankreasstühle müssen die unzureichend ins Duodenum abgegebe-
nen Verdauungsenzyme substituiert (ersetzt)
werden. Die oral zugeführten **Enzympräparate**
müssen reich an Lipasen und Proteasen sein.
Auch die Zusammensetzung der Nahrung ist
wichtig. Zu Meteorismus führende zellulosehal-
tige Speisen sind zu meiden. Die tägliche Fett-
menge ist auf 50–70 g zu reduzieren, Hauptkalo-
rienträger müssen Kohlenhydrate und Eiweiße
sein. Von den Fetten sind die mittelkettigen Triglyceride (MCT) zu bevorzugen, da sie nicht nur
durch Lipasen, sondern auch durch im Darmlumen befindliche Hydrolasen gespalten werden
und zum Teil auch ohne Aufspaltung in die Mu-
kosazellen des Dünndarms aufgenommen werden.

Gelegentlich zeigen Patienten mit exogener Pankreasinsuffizienz Vitaminmangelerscheinungen, da insbesondere die fettlöslichen **Vitamine A, D, E, K**, aber auch das **Vitamin B$_{12}$** nicht ausreichend resorbiert werden. Diese Vitamine sind ebenfalls parenteral zu substituieren. Wieweit die therapeutischen Maßnahmen wirksam sind, läßt sich objektiv am besten an der Gewichtszunahme des Patienten abschätzen, aber auch die Verringerung von Meteorismus und Flatulenz zeigen eine subjektive Besserung des Krankheitsbildes an. Die Stuhlfrequenz und Stuhlbeschaffenheit normalisieren sich.

Die Behandlung eines Diabetes mellitus bei Patienten mit sowohl endokriner als auch exokriner Pankreasinsuffizienz darf bei den schon unterernährten Patienten niemals durch Nahrungseinschränkung erfolgen!

Operationsindikation und operative Verfahren: Kommt es trotz optimaler internistischer Therapie nicht zu Beschwerdefreiheit, sondern rezidivieren die Oberbauchschmerzen und vermindert sich das Gewicht des Patienten weiterhin, muß man operieren. Dies ist oft bei der primär chronisch kalzifizierenden Pankreatitis mit Pankreasgangsteinen der Fall. An Operationsverfahren stehen mehrere Möglichkeiten zur Wahl: Bei erweitertem Ductus pancreaticus schlitzt man diesen ein und legt eine Seit-zu-Seit-Anastomose mit einer langen Jejunalschlinge an.

Bei normal weitem Ductus pancreaticus kommt eine Resektion des Pankreaskopfes als **Duodenopankreatektomie** (Pankreaskopfresektion) in Frage, wobei der Pankreasschwanz abgetrennt und die Schnittfläche mit einer Jejunalschlinge anastomosiert wird, oder aber man führt eine vollständige **Duodenopankreatektomie** durch. Rezidivierende Pankreatitiden führen nicht selten zu einer Thrombose der am kranialen Pol des Pankreas verlaufenden Milzvene, so daß in diesem Fall auch die Milz exstirpiert werden muß. Auch unter optimaler internistischer und chirurgischer Behandlung werden letztlich nur zwei Drittel der Patienten beschwerdefrei und wieder arbeitsfähig.

Verlauf und Prognose

Der Krankheitsverlauf erstreckt sich über Jahre und wird entscheidend durch die Fähigkeit des Patienten beeinflußt, auf Alkohol zu verzichten und sich an die Diätvorschriften zu halten. Im Endstadium der Erkrankung, nach völligem bindegewebigem Umbau der Drüse *(Ausbrennen)*, verstummen die Schmerzen.

2 Zysten

Vom Pankreas ausgehende Raumforderungen sind entweder auf Pankreaszysten (Pseudozysten) oder solide benigne oder maligne Pankreastumoren zurückzuführen.

Pathologisch-anatomisch werden die Pankreaszysten in primäre, sekundäre und idiopathische Zysten und zystische Pankreastumoren eingeteilt.

Zu den **primären** oder **echten Zysten** gehören die angeborenen Zysten (bei denen es infolge der Hypoplasie eines Gangsystems prästenotisch zu einem Sekretstau mit Ausbildung einer prästenotischen zystischen Gangerweiterung kommt), die **Dermoidzyste** und die Zysten im Rahmen einer **Mukoviszidose**. Zu den **sekundären** oder **Pseudozysten** gehören auch die Zysten, die im Gefolge einer entzündlichen oder traumatischen Gewebszerstörung entstehen. Diese Zysten heißen deshalb Pankreaspseudozysten, weil sie keine eigentliche Pankreasgangepithelauskleidung haben.

Zu den **zystischen Pankreastumoren** gehören die benignen Zystadenome und malignen Zystadenokarzinome. Bei beiden Tumoren kommt es im Tumorbereich zur Proliferation von sezernierendem Pankreasgewebe, was letztlich – weil dabei kein ausführendes Gangsystem gebildet wird – zu schlauchförmigen Hohlräumen innerhalb des Drüsenkörpers führt. Zysten können auch innerhalb eines Karzinoms durch Zerfall des Tumorgewebes entstehen.

3 Gutartige Tumoren

Ursache solider Raumforderungen des exokrinen Pankreas können gutartige und bösartige Geschwülste sein, die sowohl vom Parenchym wie vom Ganggewebe ausgehen können (Tab. 12-6). Die gutartigen Geschwülste treten sehr selten auf und werden meist nur zufällig bei einer Autopsie oder Laparotomie entdeckt.

4 Bösartige Tumoren

4.1 Pankreaskarzinom

Definition

Beim Pankreaskarzinom handelt es sich meist um ein Adenokarzinom; die bevorzugte Lokalisation ist der Pankreaskopf (Abb. 12-5). Tabelle 12-6 gibt einen Überblick über die vom Pankreas ausgehenden Geschwülste.

Epidemiologie

An Neuerkrankungen treten pro Jahr acht bis zwölf Pankreaskarzinome pro 100 000 Einwohner auf, insgesamt sind ca. 2% aller Karzinomfälle Pankreaskarzinome. Das durchschnittliche

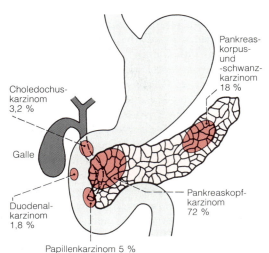

Abb. 12-5. Häufigkeitsverteilung von Karzinomen im Bereich des Pankreas (aus: BERCHTOLD/HAMELMANN/ PEIPER: Lehrbuch Chirurgie, Urban & Schwarzenberg 1987).

Tabelle 12-6: Vom Pankreas ausgehende Geschwülste.

	gutartig	bösartig
Parenchym- geschwülste	Acinuszell- adenome	Acinuszell- adenokarzi- nome
		Zystadeno- karzinome
Gangzellen- geschwülste	solide Adenome	solide Adeno- karzinome
	zystische Adenome (Zystadenome)	
Bindegewebs- geschwülste		Sarkome

Erkrankungsalter liegt im sechsten und siebten Lebensjahrzehnt.

Ursachen und Pathogenese

Die Ursache des Pankreaskarzinoms ist unbekannt. Diskutiert werden krebserregende Substanzen in der Nahrung, übermäßiger Kaffee- und Tabakgenuß sowie Veränderungen des Pankreasganggewebes durch chronische Pankreatitiden oder Gallenerkrankungen.

Pankreaskarzinome entwickeln sich bevorzugt im **Pankreaskopfbereich,** weniger im Korpus und selten im Pankreasschwanzbereich. Die eigentlichen Pankreaskarzinome wachsen manchmal so lange unbemerkt, bis sie andere Organe mechanisch stören. Im Pankreasschwanzbereich können die Karzinome sehr groß werden, im Kopfbereich führen manchmal schon kleine Karzinome zu einer Einengung des Zwölffingerdarms (Magenausgangsstenose) oder zu einer Einengung oder sogar zu einem Verschluß des Gallengangsystems. Eine Metastasierung von Malignomen anderer Organe in das Pankreas ist selten.

Symptome

Die klinische Symptomatik ist vielgestaltig und uncharakteristisch und hängt wesentlich von der Lokalisation innerhalb des Pankreas ab. Zuerst fallen der **Gewichtsverlust** und eine allgemeine **Leistungsverminderung** auf. Häufig vorhandene **Oberbauchbeschwerden** sind dumpf und werden meist als unangenehmes Druckgefühl in der Tiefe des Bauchraumes empfunden, nicht selten kombiniert mit quälenden **Rückenschmerzen.**

In Abbildung 12-6 ist die Häufigkeit der Beschwerden von Patienten mit gesichertem Pankreaskarzinom dargestellt.

Oft ist die Beschwerdesymptomatik so wenig ausgeprägt, daß weder der Patient noch der betreuende Arzt zu einer eingehenden Diagnostik bereit sind, zumal auch klinisch-chemische oder hämatologische Parameter oft völlig im Normbereich sind. Auch pankreasspezifische Enzymaktivitäten in Serum und Urin und die exokrinen Pankreasfunktionstests können normal sein, so daß über diese Werte ein Pankreaskarzinom weder bewiesen noch ausgeschlossen werden kann.

Bis der Tumor erkennbare Auswirkungen auf Nachbarorgane hat, kann er im Pankreasschwanzbereich unbemerkt sehr groß werden, während im Kopfbereich bereits kleine Tumoren

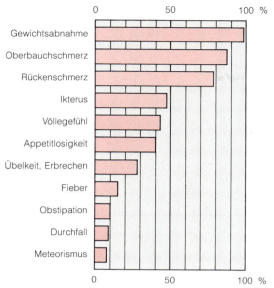

Abb. 12-6. Häufigkeit der ersten Symptome von Patienten mit gesichertem Pankreaskarzinom (eigenes Krankengut des Ev. Krankenhauses in Mühlheim a. d. Ruhr).

zu einer Einengung des Ductus choledochus führen und somit frühzeitig einen **Ikterus** durch das Galleabflußhindernis hervorrufen. Ein Ikterus kann allerdings auch durch eine entzündliche Schwellung des Pankreaskopfes hervorgerufen werden. Das gilt auch für die anderen uncharakteristischen Beschwerden wie z. B. Oberbauchschmerzen und Gewichtsverlust, die auch bei der chronisch-entzündlichen Pankreatitis auftreten können.

Gelegentlich sind die klinischen Zeichen von Metastasen, z. B. in Leber, Lunge und Knochenmark, die ersten faßbaren Symptome. Dabei kann es vorkommen, daß das Pankreaskarzinom selbst noch keine 2 cm im Durchmesser mißt und somit an der Nachweisgrenze morphologischer Abbildungsverfahren liegt. Eine zunehmende Größe des Pankreaskarzinoms führt letztlich zu **Stenoseerscheinungen** (Magenausgangsstenose) durch reine Verdrängung oder Infiltration des Tumors in das Duodenum. Durch Zerstörung des Inselzellapparates tritt eine **diabetische Stoffwechsellage** ein.

Das frühzeitige Erkennen eines Pankreaskarzinoms gehört nach wie vor zu den schwierigsten Aufgaben der inneren Medizin, und häufig handelt es sich bei Diagnosestellung um ein inoperables Stadium mit Infiltration in den Leberhilus und ins Duodenum, Metastasen in regionären Lymphknoten und Fernmetastasen.

Diagnostik

Der präoperative Nachweis eines Pankreaskarzinoms ist über eine Zytopunktion oder das Vorhandensein von malignen Zellen im Pankreassekret nur in ca. zwei Dritteln der Fälle zu erbringen.

Die Diagnostik stützt sich in erster Linie auf die Ultraschallsonographie (Abb. 12-7 und 12-8), die ERCP und die Computertomographie.

Therapie

Die Möglichkeit einer kurativen (heilenden) konservativen internistischen Therapie beim Pankreaskarzinom besteht nicht. Zytostatika, auch in

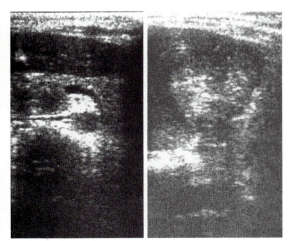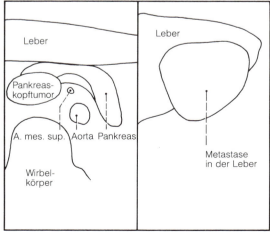

Abb. 12-7. Sonographie des Pankreas: Pankreaskopfkarzinom (links), große Lebermetastase (rechts).

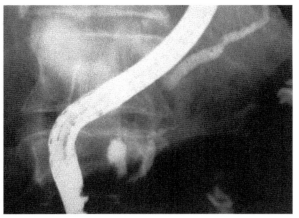
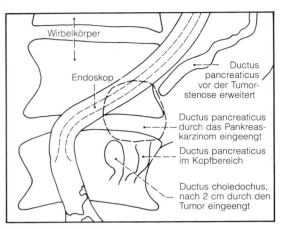

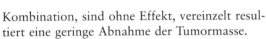

Abb. 12-8. ERCP: Pankreaskopfkarzinom.

Kombination, sind ohne Effekt, vereinzelt resultiert eine geringe Abnahme der Tumormasse.

Bei Patienten, die wegen der Ausdehnung des Tumors, wegen Metastasen oder Kachexie nicht operabel sind, ist nur eine **symptomatische Therapie** mit parenteraler Infusion von Flüssigkeit, Kalorien und Elektrolyten und die Gabe von Analgetika in fortgeschrittenen Stadien möglich. Ansonsten können allgemein roborierende (kräftigende) Maßnahmen und eine leicht verdauliche, vitaminreiche und nicht blähende Kost das Leiden des moribunden Patienten etwas lindern. Der bestehende Diabetes mellitus und die exokrine Pankreasinsuffizienz erfordern eine **Substitution** mit Insulin und Pankreasenzymen.

Radikale Operation: Wenn der Lokalbefund (abgrenzbares Pankreaskarzinom ohne Metastasen) und der allgemeine klinische Zustand des Patienten es erlauben, ist die **Duodenopankreatektomie** nach WHIPPLE das Vorgehen der Wahl. Hierbei wird en bloc der Pankreaskopf oder das gesamte Pankreas mit Duodenum, Ductus choledochus und zwei Dritteln des Magens entfernt. Dieser Eingriff gehört zu den größten Operationen in der Bauchhöhle. Pankreatektomierte Patienten bedürfen der regelmäßigen Insulin- und Pankreasenzymsubstitution.

Palliativoperationen: Bei lokaler und allgemeiner Operabilität sind zur Beseitigung des Stauungsikterus, einer Duodenalstenose oder pankreostatisch bedingter Schmerzen Palliativeingriffe angezeigt, d. h., es werden nur aktuelle lebensbedrohliche Auswirkungen des Tumors beseitigt, während der eigentliche Tumor belassen wird.

Folgende Palliativeingriffe sind möglich:
▷ biliodigestive Anastomose (Choledochoduodenostomie, s. Kap. 11) oder eine äußere Gallengangsdrainage zur Beseitigung des Ikterus, der meist mit einem quälenden Juckreiz verbunden ist;
▷ Gastroenterostomie zur Umgehung des durch das Karzinom eingeengten und für den Speisebrei nicht passierbaren Duodenalbereiches;
▷ Kombination und Variationen dieser Verfahren, z. B. als Bilio-Gastrojejunostomie oder Bilio-Pankreatikojejunostomie.

Verlauf und Prognose

Die weitaus meisten Patienten sterben innerhalb eines Jahres nach Diagnosestellung. Auch nach noch möglicher operativer Tumorresektion ist die Prognose kaum besser. Die Fünf-Jahres-Überlebensrate beträgt weniger als fünf Prozent.

4.2 Seltene Tumoren im Pankreas

4.2.1 Papillenkarzinom

Beim Papillenkarzinom handelt es sich nicht direkt um ein vom Pankreasgewebe ausgehendes Karzinom, sondern um eine bösartige Erkrankung der Papilla duodeni major, bei der im Anfangsstadium als zwingendes Frühsymptom ein **Ikterus** auftritt.

Nach Tumorentfernung durch eine partielle Duodenopankreatektomie kann die Gesamtprognose im Vergleich zum Pankreaskarzinom als gut bezeichnet werden, da Inoperabilität oder Metastasierung bei Auftreten des obligaten Ikterus in der Regel noch nicht bestehen. Die Fünf-Jahres-Überlebensrate beträgt ca. 40%.

4.2.2 Zollinger-Ellison-Syndrom

Dieser von den Inselzellen des Pankreas ausgehende Tumor, der sowohl als benignes wie als malignes solitäres **Adenom** wie auch multipel im Pankreas vorkommt, ist selten und kommt bevorzugt bei jungen Männern vor. Die klinische Symptomatik wird durch die gastrinähnliche Substanz, die vom Tumor abgegeben wird, bestimmt. Dieses Hormon führt zu einer Hypersekretion von Magensäure und sekundär zu multiplen, therapeutisch weitgehend nicht beeinflußbaren Ulcera duodeni oder jejuni.

Die Geschwüre führen zu starken Oberbauchschmerzen, bei 20% kommt es auch zur Perforation und zur oberen Gastrointestinalblutung. Die Tumoren breiten sich in der Regel lokal aus, **metastasieren** jedoch auch früh in die Leber. Bei immer wiederkehrenden, therapeutisch nicht beeinflußbaren rezidivierenden Ulcera und beim Vorliegen einer Salzsäurehypersekretion in der Magensekretionsanalyse sollte der Gastrinspiegel nüchtern und nach einer Reizmahlzeit bestimmt werden. Er ist bei Patienten mit einem ZOLLINGER-ELLISON-Syndrom insbesondere nach einer Reizmahlzeit deutlich erhöht.

Therapeutisch besteht die Möglichkeit, entweder den hormonproduzierenden Tumor im Rahmen einer Duodenopankreatektomie oder aber das Erfolgsorgan, den Magen, operativ zu entfernen. Da der Tumor aber meist schon Metastasen außerhalb des Pankreas und auch Lebermetastasen gesetzt hat, bleibt auch nach einer Pankreatektomie der Gastrinspiegel hoch, und das Ulkusleiden besteht weiter. Das Vorgehen der Wahl ist heute die totale **Gastrektomie**. Viele Patienten leben trotz der Metastasierung noch viele Jahre beschwerdefrei.

4.2.3 Insulinom

Insulinome sind ebenso wie das ZOLLINGER-ELLISON-Syndrom, vom Inselapparat des Pankreas ausgehende Tumoren mit unkontrollierter Freisetzung eines Hormons, in diesem Fall Insulin. Klinisch sind charakteristisch die **hypoglykämischen Zustände**.

Die klinische Symptomatik reicht von einfachen Schweißausbrüchen bis zur Form eines schweren psychotischen Krankheitsbildes. Unter intravenöser Glucosezufuhr normalisiert sich das Krankheitsbild innerhalb weniger Minuten.

Sonographisch, computertomographisch und in der Mesenterikoangiographie läßt sich der Tumor oft lokalisieren. Im Zweifelsfall läßt sich intraoperativ der Insulinspiegel in verschiedenen Abschnitten der aus dem Pankreas kommenden Venen bestimmen und so indirekt auf die Tumorlokalisation schließen. Therapeutisch ist allein die **Tumorentfernung** erfolgversprechend, notfalls muß auch hier eine subtotale oder totale Pankreatektomie durchgeführt werden.

III Kurzbeschreibung weiterer Erkrankungen

1 Lage- und Formanomalien des Pankreas

Durch primäre embryonale Fehlbildungen oder sekundär durch mechanische Einwirkungen, z.B. durch Zwerchfellhernien oder Nabelhernien, kann es zu Lageanomalien kommen. In der Regel führen diese seltenen Lageanomalien zu keinerlei klinischen Erscheinungen.

Die ebenfalls insgesamt seltenen Formanomalien umfassen das **Pancreas divisum**, bei dem der Kopf des Pankreas aufgeteilt ist, das **Pancreas minus**, bei dem ein Teil des Organs abgetrennt ist und einen eigenen Ausführungsgang hat, das Auftreten einzelner oder multipler, in die Duodenalwand eingesprengter Drüsenläppchen und das **Pancreas anulare**. Beim Pancreas anulare umfaßt ein Ring aus Pankreasgewebe den absteigenden Schenkel des Zwölffingerdarms. Dies führt nicht selten zu einer Einengung des Zwölffingerdarms, die schon beim Säugling eine lebensbedrohliche Duodenalstenose hervorrufen kann.

2 Mukoviszidose, zystische Pankreasfibrose

Die Mukoviszidose ist eine autosomal rezessiv vererbte Krankheit, bei der das Sekret exokriner Drüsen abnorm zähflüssig ist. In den Bronchien ist eine starke Neigung zu rezidivierenden Infektionen die Folge (s. Kap. 9), im Pankreas kommt es zur Verstopfung der Ausführungsgänge mit Sekretstau und zu zystischer und schließlich bindegewebiger Umwandlung der Bauchspeicheldrüse (**zystische Pankreasfibrose**). – Diese Krankheitserscheinungen beginnen bereits im Kindesalter.

Als Folge dieser Verstopfung der Ausführungsgänge gelangen nur wenig Pankreassekret und somit auch nur wenige die Nahrung aufspaltende Enzyme in das Darmlumen. Der zähe Schleim lagert sich darüber hinaus noch auf die Darmwand ab, wobei dieser Schleimüberzug die Resorption der Nahrungsbestandteile stark behindert. Bei der zystischen Pankreasfibrose liegt also sowohl eine Maldigestion (Digestion = Verdauung – die Nahrung kann wegen verminderter Aktivität der Pankreasenzyme im Darm nur wenig in resorbierbare Bruchstücke aufgespalten werden) sowie eine Malabsorption vor (die aufgespaltenen Bruchstücke der Nahrung können den Schleimüberzug auf der Darmwand nur erschwert überwinden).

Die Produktion des zähflüssigen Sekretes ist, wie bereits gesagt, bei der Mukoviszidose nicht auf das exokrine Drüsensystem des Pankreas beschränkt. Auch andere exokrine Drüsen produzieren bei dieser Krankheit einen zähflüssigen Schleim, besonders die mukösen Drüsen des Bronchialsystems, des Genitaltraktes, des Darms und der Leber.

Literatur zum medizinischen Teil

Classen, M.: Erkrankungen des Pankreas. In: Siegenthaler, W., W. Kaufmann, H. Hornbostel, H. D. Waller (Hrsg.): Lehrbuch der inneren Medizin. 2. Aufl., Thieme, Stuttgart – New York 1987.

Creutzfeldt, W.: Erkrankungen der Bauchspeicheldrüse. In: Gross, R., P. Schölmerich, W. Gerok (Hrsg.): Lehrbuch der inneren Medizin. Schattauer, Stuttgart 1987.

Löffler, A.: Exokrines Pankreas. In: F. Krück (Hrsg.): Pathophysiologie – Grundlagen der Inneren Medizin. Urban & Schwarzenberg, München – Wien – Baltimore 1988.

Peiper, H.-J.: Pankreas. In: Berchtold, R., H. Hamelmann, H.-J. Peiper (Hrsg.): Chirurgie – Lehrbuch der Allgemeinen und Speziellen Chirurgie. Urban & Schwarzenberg, München – Wien – Baltimore 1987.

IV Pflegerischer Teil

M. MISCHO-KELLING

1 Offenheit in der Beobachtung und in der Aufklärung

Im medizinischen Teil wurde festgestellt, daß Gallenwegserkrankungen und Alkoholismus als Hauptursachen der Pankreatitis diskutiert werden. Die Pankreatitis kann akut im Sinne einer einmaligen Episode oder als immer wiederkehrendes akutes Ereignis auftreten, und sie kann einen chronischen Verlauf nehmen.

Im nachfolgenden pflegerischen Fallbeispiel geht es um Herrn Engler, bei dem der Verdacht einer akuten Pankreatitis besteht. Im Vordergrund des akuten Geschehens stehen starke **Oberbauchbeschwerden** und die Gefahr, einen **Subileus** bzw. einen **Ileus** zu entwickeln, wie auch die Gefahr, in einen **Schock,** also in einen lebensbedrohlichen Zustand zu geraten. Neben der ständigen **Kontrolle der Vitalzeichen** steht die **Schmerzbeobachtung und -bekämpfung** (s. Pflegeteil Kap. 10) an erster Stelle. Daneben sind die **Atmung,** die Temperatur und die **Flüssigkeitszufuhr** im Rahmen des pflegerischen Prozesses von zentraler Bedeutung.

Damit die Pflegekraft mit dem Patienten Möglichkeiten der Krankheitsbewältigung erarbeiten kann, ist es wichtig, während der Pflegeanamnese und im weiteren Verlauf der Pflege Hinweise über die der Krankheit möglicherweise zugrundeliegenden **Ursachen** zu erhalten. So kann die Pflegekraft, wenn der Patient von seinen Ernährungsgewohnheiten berichtet, im Bereich der Aktivität *Essen und Trinken* Hinweise darauf bekommen, ob er sich möglicherweise zu fetthaltig ernährt, ob er stark gewürzte Speisen bevorzugt, ob er raucht oder dem Alkohol zuspricht.

Je nach den entsprechenden Gewohnheiten des Patienten wird es die Aufgabe der Pflegekraft sein, ihn ergänzend zur Aufklärung durch den Arzt über die Gesundheitsrisiken der verschiedenen Noxen (Alkohol, Nicotin, Arzneimittel) und über eine ausgewogene Diät zu informieren, und mit ihm über die Vermeidung weiterer Krankheitsattacken zu sprechen. Schließlich soll sie den Patienten über die Bedeutung der Krankheitssymptome und mögliche Komplikationen informieren.

Für den Beziehungsprozeß zwischen Patient und Pflegekraft wäre es jedoch fatal, wenn die Pflegekraft das Krankheitsbild ausschließlich auf übermäßigen Alkoholgenuß zurückführte und somit die notwendige Offenheit für die akuten Probleme des Patienten vermissen ließe. **Offenheit** und genaue **Beobachtung** des Patienten sind unerläßlich, wenn eine gezielte Gesundheitsaufklärung und -erziehung im Sinne der Vermeidung weiterer Krankheitsepisoden oder eines chronischen Verlaufs erfolgreich sein sollen.

2 Fallbeispiel: Herr Philipp Engler

Herr Philipp Engler wurde in der Nacht von Montag auf Dienstag von heftigen Oberbauchschmerzen gequält. Da die Schmerzattacken trotz der Einnahme eines Schmerzmittels nicht nachließen, rief er in den frühen Morgenstunden den Notarzt an. Er erzählte dem Arzt, daß er am Abend bei Freunden zum Aalessen eingeladen war und ihm der Aal offenbar nicht bekommen sei. Natürlich habe er zum Essen auch Bier und einen Verdauungsschnaps getrunken, denn „Fisch müsse ja schwimmen". Herr Engler wurde vom Arzt mit akuten Oberbauchbeschwerden ins Krankenhaus eingewiesen.

Im Krankenhaus äußert der diensthabende Arzt nach einer ersten Untersuchung den Verdacht auf eine akute Pankreatitis und leitet die erforderlichen Maßnahmen ein. Die Verdachtsdiagnose wird durch die ersten Laborbefunde bekräftigt.

Noch am gleichen Tag wird bei Herrn Engler die nachstehende Pflegeanamnese erhoben und mit ihm die Pflege besprochen. Dabei wird der Schwerpunkt auf die Schmerzbeobachtung und -bekämpfung, auf die engmaschige Kontrolle der Vitalzeichen und auf die Krankenbeobachtung insgesamt gelegt, deren Bedeutung Herrn Engler erläutert wird. Herr Engler zeigt großes Interesse an den für ihn vorgesehenen Pflegemaßnahmen und wünscht, soweit sein Zustand es zuläßt, aktiv beteiligt zu werden. Ihm werden zunächst einmal das Führen eines Schmerzprotokolls und die selbständige Durchführung der Mundpflege erklärt.

Literatur zum pflegerischen Teil

Chilman, A. M., M. Thomas (eds.): Understanding Nursing Care. Third Edition, Churchill Livingstone, Edinburgh – London – Melbourne – New York 1987.

Juchli, L.: Krankenpflege. Praxis und Theorie der Gesundheitsförderung und Pflege Kranker. 5. Aufl., Thieme, Stuttgart – New York 1987.

Long, B. C., W. J. Phipps: Essentials of Medical-Surgical Nursing. A Nursing Process Approach. Mosby, St. Louis – Toronto – Princeton 1985.

Thompson, J. M., G. K. McFarland, J. E. Hirsch et al.: Clinical Nursing. Mosby, St. Louis – Toronto – Princeton 1986.

Patientenerhebungsbogen

Tag der Aufnahme:	*20. 10. 87*
Tag der Erhebung:	*20. 10. 87*

Name:	*Philipp Engler*
Geschlecht:	*männlich*
Geburtsdatum:	*15. 9. 42*
Alter:	*42 Jahre*
Familienstand:	*geschieden*
Beschäftigung:	*Ingenieur*
Religion:	*keine*

Anschrift:	*Rotenburg, Langer Stieg 5a*
Tel.:	*2 22 23 46*
Art der Wohnung:	*Eigenheim*
Personen, die dort wohnen:	*Lebensgefährtin, Tochter (4 Jahre)*
Nächster Angehöriger: Wichtige Bezugsperson:	*Lebensgefährtin, Hiltraut Wald*
Soziale Dienste:	*–*

Wie nimmt der Patient/die Patientin seinen/ihren gegenwärtigen Gesundheitszustand wahr:

hat seit den frühen Morgenstunden kaum auszuhaltende Schmerzen im Oberbauch

Gründe der Einweisung/Überweisung:

akute Oberbauchbeschwerden

Medizinische Diagnose:

Verdacht auf akute Pankreatitis

Krankheitsgeschichte:

siehe ärztl. Anamnese

Allergien:

nicht bekannt

Bedeutsame Lebenskrisen:

Scheidung vor sechs Jahren.

Pflegeanamnese: Herr Engler „Einschätzung der Aktivitäten des Lebens"

		Gewohnheiten im Bereich der Aktivitäten des Lebens (ALs)	Beeinträchtigungen in den ALs	Coping (Bewältigungsstrategien)
1	Für eine sichere Umgebung sorgen	lebt mit Lebensgefährtin und 4jähriger Tochter; „braucht die beiden", um sich wohl zu fühlen; KH: möchte Telefon haben, um mit Tochter und Lebensgefährtin jederzeit Kontakt aufnehmen zu können; möchte mit Firma in Verbindung treten können; hat zentralen Venenkatheter i. linken Arm	KH: ist getrennt von Lebensgefährtin + Tochter Venenkatheter im li. Arm	Telefon
2	Kommunizieren	KH: teilt sich bereitwillig mit; sagt, daß er bei Schmerzen „nur so brüllen könne", so heftig seien sie; momentan seien sie erträglich, daher könne er reden; sonst kommen sie in Schüben; trägt eine Brille, ist kurzsichtig; zu Hause liest er gerne und hört mit Vorliebe klassische Musik	KH: Schmerzen	KH: Schmerzmittel; hält Luft an und krümmt sich (s. Pkt. 3)
3	Atmen	hat normalerweise – bis auf morgens – keine Atembeschwerden, morgens habe er ab und zu den sog. trockenen „Raucherhusten"; er raucht tgl. zwischen 20–30 Zigaretten; Im KH: AF: 18/min; Puls: 104; RR: 100/60; bei Schmerzen muß er zeitweise die Luft anhalten; ist von Schub zu Schub unterschiedlich	ab und zu morgens trockenen Raucherhusten KH: Schmerzen, dadurch z. T. erschwerte Atmung	KH: hält Luft an und krümmt sich (s. Pkt. 2)
4	Essen und Trinken	gibt an, daß er aufgrund seines Berufes unregelmäßig ißt; muß beruflich häufig essen gehen; geht morgens nach Tasse Kaffee + 1 Scheibe Brot aus dem Haus; trinkt i. Büro viel Kaffee od. Tee; abends ißt er warm; ißt gerne stark gewürzt; hat keine Abneigung gegen bestimmte Nahrungsmittel; trinkt zum Essen gern 1 Glas „guten Wein"; ansonsten nur bei festl. Anlässen; wiegt 73 kg; ist 180 cm groß; berichtet, daß er gestern abend mit Lebensgefährtin Aal essen war, „der hat mir im Magen gelegen, mir ist die ganze Nacht über speiübel gewesen", habe versucht, zu brechen; Brechreiz verspüre er jetzt auch noch, insbesondere bei Schmerzschüben	Übelkeit i. d. Nacht KH: Brechreiz während Schmerzattacken Nahrungskarenz/Infusion	versucht, zu erbrechen
5	Ausscheiden	gibt an, daß er zu Hause tgl. Stuhlgang hat; glaubt aber im Krankenhaus auf dem Steckbecken Probleme zu haben, möchte so schnell wie möglich wieder zur Toilette gehen können	KH: Bettruhe	
6	Für seine persönliche Hygiene sorgen und sich kleiden	duscht sich tgl. und je nach körperl. Betätigung mehrmals am Tag; muß sich jeden Tag rasieren; achtet auf guten Körpergeruch, „ich mag nicht nach Schweiß riechen"	KH: Bettruhe	möchte n. Möglichkeit vo männl. Pflegekraft gewaschen werden
7	Die Körpertemperatur regulieren	KH: 38,4	KH: schwitzt leicht; erhöhte Temp.; Schweißausbruch bei Schmerzattacken	wechselt Kleidung KH: möchte Nachthemd wechseln können
8	Sich bewegen	sitzt während der Arbeit viel; versucht in der Freizeit Ausgleich zu finden; geht mit Tochter viel spazieren und spielt regelmäßig mit Lebensgefährtin und Freunden Tennis KH: findet Bettruhe unangenehm; das Liegen mache ihn „kribbelig"	sitzende Tätigkeit KH: Bettruhe	geht spazieren und spielt regelmäßig Tennis
9	Arbeiten und sich in der Freizeit beschäftigen	geht morgens gegen 7.00 Uhr aus dem Haus und kommt abends zu unregelmäßigen Zeiten zurück KH: macht sich wegen eines Auftrags Sorgen	KH: Auftrag	möchte per Telefon für Firma erreichbar sein
10	Seine Geschlechtlichkeit leben	KH: möchte nicht unbedingt von einer Krankenschwester gewaschen werden	KH: Angewiesensein auf fremde Hilfe	KH: möchte n. Möglichke v. männl. Pflegekraft gewa schen werden (s. Pkt. 6)
11	Schlafen	schläft in der Woche zwischen 5 und 6 Std.; steht morgens um 6.00 Uhr auf; am Wochenende n. Laune	KH: Schmerzen	versucht andere Lage einzunehmen
12	Sterben			

Pflegeplan „in bezug auf die ALs"

Probleme des/r Patienten/in	Patienten- und Pflegeziele	Pflegemaßnahmen in bezug auf die ALs	Kontrolle (Bewertung, Evaluation)
braucht für sein Wohlbefinden den Kontakt zu Lebensgefährtin und Tochter	– möchte jederzeit mit Lebensgefährtin + Tochter in Kontakt treten können	– Pat. Telefonanschluß besorgen – mit Pat. Besuchszeit für Lebensgefährtin + Tochter absprechen	sofort am 21. 10.
hat zentralen Venenkatheter, daher in Bewegungsfreiheit des li. Armes eingeschränkt	– wird sich keine Wundinfektion oder Verletzung während der Dauer der Infusionstherapie zuziehen	– sterile Versorgung des Venenkatheters und Wechseln des Infusionssystems – Inspektion der Haut und Einstichstelle – Infusionen lt. ärztl. Anordnung	tgl. mehrmals tgl.
klagt über starke Schmerzen, die in Schüben kommen	– möchte sich bei Schmerzen melden dürfen (jederzeit) – möchte Protokoll über Schmerzen führen und die Wirkung der Schmerzmittel dokumentieren – möchte Wirkung und Nebenwirkung der Schmerzmittel verstehen (sofort) – möchte Möglichkeiten der Schmerzbewältigung kennenlernen	– tgl. Schmerzanalyse erstellen – Pat. das Führen eines Schmerzprotokolls erklären und 1× tgl. das Protokoll mit ihm erläutern – Schmerzmittel lt. ärztl. Anordnung verabreichen + Pat. auffordern, zu dokumentieren, wann Mittel wirkt – Pat. Wirkung + Nebenwirkung der Schmerzmittel nach Absprache mit Arzt erklären – mit Pat. andere Möglichkeiten der Schmerzbehandlung erkunden + ausprobieren (Entspannungsübung, Atemtechnik)	tgl. bis zum 26. 10. mehrmals tgl. überprüfen am 20. 10. und bei Bedarf am 26. 10. überprüfen
hat in Schüben Schmerzen und ist dadurch in Atmung eingeschränkt ist kreislaufgefährdet, daher Gefahr des Schocks	– möchte ohne Schmerzen atmen können (s. Pkt. 2) – will nicht in einen Schock geraten	– Atmung bei jeder Tätigkeit am Bett beobachten und Pat. zur Zwerchfellatmung anregen – KG anmelden – Atemübung + Atemtechnik n. Absprache mit KG – Vitalzeichen (RR, Puls, AF), messen – ZVD nach ärztl. Anordnung – Pat. in entspannte Lagerung bringen (mehrmals tgl.), dabei auf gute Belüftung der Lungen achten	mehrmals tgl. am 20. 10. tgl. n. ärztl. Anordnung tgl. Reaktion dokumentieren bis zum 23. 10., danach jeden 2. Tag
klagt über Brechreiz während Schmerzattacken hat aufgrund der Nahrungskarenz zentralen Venenkatheter, daher Gefahr: des Gewichtsverlusts der Mundtrockenheit und des Mundgeruchs	– möchte Übelkeitsgefühl loswerden – möchte aufgrund der Infusionstherapie keinen Gewichtsverlust erleiden (nicht unter 73 kg) – möchte nicht unter Mundtrockenheit und Mundgeruch leiden – möchte sich während des Krankenhausaufenthalts über „gesunde" Ernährung informieren	– Medikamente lt. ärztl. Anordnung verabreichen – Infusionen lt. ärztl. Anordnung (Kalorienzufuhr beachten) (s. Pkt. 1) + genaue Dokumentation der Menge – überprüfen des Körpergewichts (morgens) – Pat. über Wichtigkeit der Mundpflege informieren und ihm die Durchführung zeigen – Pat. mehrmals (8×) tgl. zur Mundpflege anhalten – Pat. zum Befeuchten der Lippen anregen (mit Gazetupfer) – Diätberatung planen (ggf. mit Lebensgefährtin) – bei Bedarf Gespräche über Ernährung und Trinkverhalten anbieten	Wirkung dokumentieren tgl. neu überprüfen jed. 2. Tag (20. 10.; 22. 10. etc.) am 20. 10. abends Mundinspektion mehrmals tgl. ab 25. 10. Verlauf dokumentieren
glaubt aufgrund der Bettruhe Probleme mit dem Stuhlgang zu bekommen aufgrund der akuten Entzündung, Gefahr des Ileus hat Brechreiz bei Schmerzschüben (s. Pkt. 2 u. 4)	– möchte sich keine Verdauungsprobleme zuziehen und wieder auf Toilette gehen können – möchte keinen Ileus entwickeln – s. Pkt. 2 u. 4	– bei Stuhldrang für ungestörte Ruhe sorgen und Intimsphäre beachten, anschließend lüften – Ausscheidungsverhalten tgl. beobachten – Urinmengen + Farbe und Konsistenz dokumentieren, ebenso bei Stuhlgang – 3× tgl. Bilanz erstellen, evtl. ZVD (s. Pkt. 3) – Pat. bei Bedarf während Brechreiz unterstützen, ggfs. Menge + Aussehen dokumentieren	bei jedem Stuhlgang bis zum 25. 10. tgl. bis zum Ende der Inf.-therapie bei Erbrechen
ist aufgrund der Bettruhe bei der körperl. Pflege auf Hilfe angewiesen	– möchte von männl. Pflegekraft gewaschen werden (n. Möglichkeit) – möchte n. Beendigung der Bettruhe morgens duschen	– mit Pat. tgl. Uhrzeit der Ganzkörperwäsche verabreden – Pat. mit seinen Pflegemitteln waschen, ihn einbeziehen – Pat. bei Bedarf beim Trockenrasieren behilflich sein – n. jeder Ausscheidung, Pat. Möglichkeit des Händewaschens geben und den Intimbereich reinigen	tgl. tgl. tgl. n. jeder Ausscheidung
hat erhöhte Temperatur schwitzt bei Schmerzattacken	– möchte fieberfrei sein – möchte n. Schweißausbruch, Hemd wechseln können	– 3× tgl. Temperatur messen – ab 39 °C Wadenwickel – Haut beobachten und Aussehen dokumentieren, Nachthemd bei Bedarf wechseln	über 39 °C mehrmals tgl. bis zum 25. 10.
fühlt sich aufgrund der Bettruhe in seinem Wohlbefinden beeinträchtigt	– möchte sich trotz der Bettruhe nicht unwohl fühlen (bis zum Ende der Bettruhe)	– Pat. mehrmals tgl. in entspannte Position bringen, Einreibungen vornehmen – Pat. zu aktiven Bewegungsübung anregen (Thromboseprophylaxe) – bei Schmerzen Lagerung ändern (s. auch Pkt. 2 + 3)	mehrmals tgl. Reaktionen dokumentieren mehrmals tgl.
macht sich Sorgen wegen eines Auftrags	– möchte trotz KH-Aufenthalt jederzeit mit Firma in Kontakt treten können	– Pat. Möglichkeit des Telefonierens geben (s. Pkt. 1)	sofort
hat Probleme, sich von „Krankenschwester" waschen zu lassen	– möchte von männl. Pflegekraft gewaschen werden	– Ganzwäsche n. Möglichkeit von männl. Pflegekraft durchführen	tgl. bis Aufheben der Bettruhe
hat ab und zu Schmerzen und ist dadurch im Schlaf evtl. gestört	– möchte ohne Schmerzen schlafen können (tgl.)	– Pat. abends in entspannte Position bringen – Schmerzverhalten in der Nacht beobachten	tgl. bis zum 25. 10.

13 Ernährungsstörungen

H. Canzler

Das folgende Kapitel informiert über:

▷ die richtige Zusammensetzung einer vollwertigen Ernährung des gesunden und des kranken Menschen;
▷ die Rolle der Ernährung zur Vorbeugung und Behandlung verschiedener Erkrankungen;
▷ die Fettsucht als Zivilisationskrankheit und die Möglichkeiten ihrer Behandlung;
▷ die Gesundheitsrisiken, die sich aus Übergewicht und Fettsucht ergeben;
▷ die Bedeutung anderer Ernährungsstörungen wie Unterernährung, Anorexia nervosa und weiterer Mangelzustände;
▷ die Probleme, die sich für Patienten mit Anorexia nervosa bezüglich der Aktivitäten des täglichen Lebens und für das Pflegepersonal im Umgang mit diesen Patienten ergeben.

I Allgemeiner Teil

Der Ernährungszustand eines Menschen ist das Ergebnis seiner Ernährung und der Verwertung der Nahrung in seinem Stoffwechsel. Mit anderen Worten: *Der Mensch ist, was er ißt* (Ludwig Feuerbach, 1850). Der Ernährungszustand beeinflußt nicht nur Wohlbefinden und Leistungsvermögen eines Gesunden, sondern ist auch von entscheidender Bedeutung für Verlauf und Heilungsaussichten bei Krankheiten.

1 Ernährung

Unter *Ernährung* versteht man die Zufuhr von Stoffen aus der Umwelt, die der Mensch wie alle Lebewesen benötigt, um Energie für die Lebensvorgänge zu gewinnen und um körpereigene Substanzen aufzubauen bzw. zu ersetzen. Zu den lebensnotwendigen Inhaltsstoffen der Nahrung gehören:

▷ **organische Stoffe**, aus denen im Stoffwechsel Energie gewonnen werden kann: Kohlenhydrate, Fette, Proteine und eventuell Alkohol;

▷ **Wasser** und **Elektrolyte** (Natrium, Kalium, Calcium, Magnesium, Chlorid, Phosphat, Sulfat in ionisierter Form) zur Erhaltung des inneren Milieus der Zellen und Körperflüssigkeiten;

▷ **Ballaststoffe**, das sind die für den Menschen unverdaulichen Kohlenhydrate (z. B. Zellulose, Hemizellulosen, Pektine) und Holzstoff (Lignin). Sie kommen in Pflanzenfasern und -zellwänden vor und sind nicht nur *Ballast*, sondern zur normalen Funktion der Verdauungsorgane notwendig.

Die drei genannten Stoffgruppen werden in größeren Mengen benötigt (Gramm bis Kilogramm). Für einige von ihnen besteht ein spezifischer Bedarf, weil sie im Stoffwechsel nicht synthetisiert werden können, so z. B. *essentielle* Fettsäuren und *essentielle* Aminosäuren.

Vitamine und **Spurenelemente** benötigt der Organismus nur in kleinen Mengen zum Aufbau von Wirkstoffen. Für sie liegt der Bedarf zwischen einigen Mikrogramm und einigen Milligramm pro Tag.

> Die Ernährung ist vollwertig, wenn sie den Energiebedarf und den Stoffbedarf des Organismus voll deckt.

Das geschieht über die Zufuhr von Nahrung, also von Lebensmitteln. Diese enthalten jedoch noch weitere Stoffe, die teils nützlich sind und Genuß vermitteln, wie **Gewürze, Aromen, Farbstoffe**, teils ernährungsphysiologisch ohne Bedeutung oder gar schädlich sind, weil sie toxisch wirken. Dazu gehören **Genußgifte** wie Alkohol und Koffein, natürliche **toxische Bestandteile** von Lebensmitteln (z. B. Pilzgifte) und schließlich Stoffe, die durch die Umwelt oder durch Verarbeitungsprozesse in die Lebensmittel gelangt sind (z. B. Pflanzenschutzmittel, Konservierungsstoffe, bakterielle Toxine und andere).

> Richtige Ernährung darf im Organismus keine toxischen Wirkungen entfalten.

Auch Überernährung führt zu Gesundheitsschäden, weil im Übermaß aufgenommene Energiestoffe (Kohlenhydrate, Fette, Proteine und Alkohol) nicht wieder ausgeschieden werden, sondern in Fett umgewandelt und im Fettgewebe gespei-

chert werden. Dieser Zustand ist als *Fettsucht* wohlbekannt und die Basis vieler sog. *Zivilisationskrankheiten*. Deshalb wird der Fettsucht ein eigenes Kapitel gewidmet.

> Zur Gesunderhaltung muß die Nahrungszufuhr nach Art und Menge an Kapazität und Bedürfnisse der Stoffwechselmechanismen angepaßt sein.

2 Ernährungsempfehlungen

Für die Höhe der Nährstoffzufuhr gibt es Empfehlungen und Richtwerte, die in der Bundesrepublik von der Deutschen Gesellschaft für Ernährung (DGE) herausgegeben werden. Solche Empfehlungen beziehen sich auf gesunde Referenzpersonen verschiedener Altersklassen und sind als Grenzwerte gegen Nährstoffmangel zu verstehen. Sie entsprechen nicht dem Minimalbedarf, sondern enthalten Sicherheitszuschläge, die eine vollwertige Ernährung nahezu aller Personen einer Bevölkerung gewährleisten sollen. Für die Ernährung Kranker können von Fall zu Fall andere Richtwerte notwendig werden.

Tabelle 13-1 zeigt eine Zusammenfassung der von der DGE empfohlenen Höhe der Nährstoffzufuhr.

3 Ernährungsprophylaxe

Gesundheitsschäden durch einen **Überschuß** an Nährstoffen spielen heute für unsere Bevölkerung eine weitaus größere Rolle als Mangelerscheinungen. Neben allgemeiner Überernährung, die zur Fettsucht führt, können auch andere, weitverbreitete Ernährungsfehler gesundheitliche Nachteile haben: Zu hohe **Fett- und Cholesterinzufuhr** mit der Nahrung läßt den Cholesterinspiegel im Serum ansteigen. Überzufuhr von **Kohlenhydraten**, insbesondere von Zucker (auch von Fruchtzucker und Traubenzucker), steigert den Triglyceridspiegel im Serum, führt zu Leberverfettung und begünstigt die Entwicklung von Zahnkaries. Hohe **Kochsalzzufuhr** kann die Entwicklung von Bluthochdruck fördern. Nahrung mit **hoher Nährstoffdichte** und geringem Gehalt an Pflanzenfasern und Ballaststoffen, wie sie heute bei uns üblich ist, verstärkt die Neigung zu Stuhlverstopfung, begünstigt Dickdarmerkrankungen wie Divertikulose, Appendizitis und

Tabelle 13-1: Empfehlungen und Richtwerte (*) der Deutschen Gesellschaft für Ernährung für die tägliche Nährstoffzufuhr bei Erwachsenen der Altersgruppe 36–50 Jahre.

Referenzmaße:
m: Körpergröße 174 cm, Körpergewicht 73,0 kg
w: Körpergröße 165 cm, Körpergewicht 60,0 kg

		m/w
*Energie[1]	(kJ (kcal))	10 050/8400 (2400/2000)
*Wasser	(ml/kg KG)	20–45
Protein	(g)	55/45
essentielle Fettsäuren	(g)	10
Calcium	(mg)	800
Phosphor	(mg)	800
Magnesium	(mg)	350/300
Eisen[2]	(mg)	12/18
Jod[3]	(µg)	180
Zink	(mg)	15
*Kupfer	(mg)	2–4
*Mangan	(mg)	2–5
Vitamin A	(mg RÄ)	1.0/0.8
Vitamin D	(µg)	5
Vitamin E	(mg TÄ)	12
Thiamin[4]	(mg)	1,3/1,1
Riboflavin	(mg)	1,7/1,5
Niacin	(mg NÄ)	18/15
Vitamin B$_6$	(mg)	1,8/1,6
Folsäure	(µg Gesamt-folat)	400
Pantothensäure	(mg)	8
Vitamin B$_{12}$	(µg)	5
Vitamin C	(mg)	75

[1] Die Werte gelten für Personen mit vorwiegend sitzender Tätigkeit. Beim älteren Menschen nimmt der Energiebedarf deutlich ab.

[2] Der Eisenbedarf sinkt bei Frauen in der Menopause auf den für Männer gültigen Wert.

[3] Der Jodbedarf liegt für Menschen unter 35 Jahren etwas höher.

[3] Der Thiaminbedarf liegt für Menschen unter 35 Jahren etwas höher.

RÄ = Retinoläquivalent; 1 mg RÄ ≙ 3333 IE Vitamin A
TÄ = D-alpha-Tocopherol-Äquivalent
NÄ = Niacin-Äquivalent; 1 mg NÄ ≙ 60 mg Tryptophan

Dickdarmkrebs und wahrscheinlich auch die Bildung von Gallensteinen.

Allerdings entwickeln sich nicht bei allen Personen mit ungünstigen Ernährungsgewohnheiten Gesundheitsstörungen, denn der Mensch kann sich an unterschiedliche Ernährungsbedingungen in weitem Maße anpassen. Offensichtlich ist die Fähigkeit des Stoffwechsels, sich an extreme Ernährungsweisen anzupassen, nicht bei allen Menschen gleich gut ausgebildet und läßt außerdem mit zunehmendem Alter nach. Zunächst

bleibt die Stoffwechselstörung *latent*, und nur pathologisch veränderte Laborparameter lassen die mangelhafte Anpassungsfähigkeit der Stoffwechselmechanismen erkennen. Später treten auch klinische Störungen auf, wobei **atherosklerotische Gefäßveränderungen** und ihre Komplikationen eine besonders gravierende Rolle spielen (s. Kap. 5).

Tabelle 13-2: Prophylaktische Diätmaßnahmen für Personen mit erhöhtem Arteriosklerose-Risiko (Hypertonie – Hyperlipidämie – latenter Diabetes mellitus).

Empfehlung	Durchführung
Gewichtsnormalisierung bei Übergewicht	Kontrolle des zusätzlichen Verzehrs und des Getränkekonsums
Verminderung der **Fettzufuhr** auf weniger als 35% und der **gesättigten Fette** auf weniger als 10% der gesamten Energiezufuhr	Reduzierung der Menge an Koch- und Streichfetten auf weniger als 50 g pro Tag; Auswahl magerer Fleischsorten, Vermeidung von fettreichem Brotbelag, besonders Wurst; Vermeidung von Schlachtfetten, Milchfett, Kokosfett
Steigerung des Anteils **linolsäurereicher Fette** auf ca. 30% der Fettzufuhr	**Fettaustausch:** Verwendung linolsäurereicher Öle als Kochfett und linolsäurereicher Margarinesorten als Streichfett
Verminderung der Zufuhr von **Cholesterin** mit der Nahrung auf unter 300 mg pro Tag	Vermeidung von Innereien wie Bries, Hirn, Herz, Leber; Begrenzung des Fleischkonsums (fleischfreie Tage), nicht mehr als zwei Eier pro Woche)
Vermeidung von **Zucker** (Rohrzucker, Fruchtzucker, Traubenzucker)	Vermeidung von Süßigkeiten, Zucker, Obstsäften; Beschränkung des Verzehrs von Obst auf ca. 300 g pro Tag; Beschränkung des Konsums von Honig und Marmelade
Bevorzugungen von Lebensmitteln mit **komplexen Kohlenhydraten** und hohem **Ballaststoffgehalt**	reichlicher Verzehr von Gemüse, Kartoffeln, Vollkornerzeugnissen Salate, Rohkost
Verminderung der Zufuhr von **Kochsalz** auf 5–6 g pro Tag (entspricht 85–100 mmol/Tag)	Vermeidung von Pökelware und Salzgebäck, sparsame Verwendung von Speisesalz, Bevorzugung von Gewürzen und Küchenkräutern
Begrenzung des **Alkoholkonsums** auf maximal 20 g pro Tag	*Zwei-Gläser-Regel* alkoholische Getränke **nicht** täglich

Kein Lebensmittel und kein Nährstoff ist an sich gesundheitsschädlich – weder Zucker noch Fett noch Kochsalz. Nur das **Übermaß** führt zu Störungen. Zur Prävention ernährungsabhängiger Krankheiten wird deshalb eine ausgeglichene, vernünftige Ernährung empfohlen. Die Grundsätze der Ernährungsprophylaxe sind in Tabelle 13-2 zusammengefaßt.

4 Ernährungstherapie

Die Ernährungstherapie setzt Ernährungsmaßnahmen gezielt zur Therapie ein und strebt über eine qualitative und quantitative Steuerung der Nährstoffzufuhr eine Kompensation manifester Stoffwechselstörungen an mit dem Ziel, die klinischen Folgen dieser Störungen zu verhindern oder wenigstens zu mildern. Manchmal ist dieses Ziel mit üblichen Lebensmitteln nicht zu erreichen. Dann müssen Lebensmittel mit speziellen Eigenschaften (*diätetische Lebensmittel*) oder modifizierte Nährstoffe eingesetzt werden. Diätformen dieser Art sind biochemischen Eingriffen gleichzusetzen und erfordern immer eine **ärztliche Verordnung**. Wie bei Medikamenten müssen Wirkungen und mögliche Nebenwirkungen kontrolliert werden.

5 Künstliche Ernährung

Unter künstlicher Ernährung versteht man die Zufuhr von Nahrung über einen *künstlichen* Weg. Wenn eine normale (orale) Nahrungszu-fuhr nicht möglich ist, kommt Zufuhr über eine **Ernährungssonde** unmittelbar in den Magen oder in tiefere Abschnitte des Verdauungskanals (Duodenum oder Jejunum) in Betracht. Für eine Magensonde reicht es aus, daß die Nahrung flüssig und sondengängig ist. Für tiefer liegende Sonden muß Spezialnahrung angeboten werden, die keine wesentliche Verdauungsfunktion erfordert. Dafür eignen sich **Formeldiäten**, die in flüssiger Form oder als Pulver zum Auflösen anstelle von Stärke Dextrine oder Oligosaccharide, anstelle üblicher langkettiger Nahrungsfette mittelkettige Fette (MCT; von engl.: medium-chain-triglycerides) und anstelle von Proteinen Proteinhydrolysate oder Aminosäuren enthalten. Ferner enthalten sie in bedarfsgerechter Dosierung Elektrolyte, Spurenelemente und Vitamine; sie sind jedoch frei von Ballaststoffen.

Wenn Nahrung nicht mehr über den Verdauungskanal zugeführt werden kann, kann die Zufuhr von Nährstoffen intravenös als **parenterale Ernährung** erfolgen. Dazu eignen sich nur die Transportformen der Nährstoffe im Blut, das sind:
▷ anstelle von **Proteinen** synthetische L-Aminosäuren;
▷ anstelle von **Kohlenhydraten** Glucose, Fructose, evtl. auch Sorbit, Xylit;
▷ anstelle von **Fetten** künstliche Fettemulsionen auf Sojaöl-Basis.
Zusätzlich müssen Elektrolyte, Spurenelemente und Vitamine substituiert werden. Es ist möglich, parenterale Ernährung über beliebig lange Zeit, u. U. jahrelang, durchzuführen.

II Spezieller Teil

1 Fettsucht (Adipositas, Obesitas)

Definition

Als **Fettsucht** wird ein Zustand bezeichnet, der mit vermehrter Speicherung von Fett im Fettgewebe einhergeht. Handelt es sich um reine Volumenzunahme der Fettzellen, spricht man von **hypertrophischer Fettsucht**. Bei hochgradiger Fettsucht und besonders bei Fällen, die schon in der Kindheit begonnen haben, findet man auch eine Vermehrung von Fettzellen im Fettgewebe und spricht von **hyperplastischer Fettsucht**. Je länger eine Fettsucht besteht, um so häufiger liegt neben der Hypertrophie zusätzlich eine Hyperplasie der Fettzellen vor.

Meist wird der Zustand jedoch nach dem **Übergewicht** beurteilt, da die Bestimmung der Körperfettmenge oder der Anzahl und Größe der Fettzellen für klinische Zwecke zu aufwendig ist. Das Körpergewicht (*Istgewicht*) hängt von Körperlänge, Körperbau sowie Geschlecht und Alter ab. Vergleichende Aussagen müssen deshalb auf das relative Körpergewicht bezogen werden. Nachstehend folgen Definitionen einiger häufig verwendeter Begriffe:

$$\text{Relatives Körpergewicht (\%)} = \frac{\text{Istgewicht (kg)}}{\text{Sollgewicht (kg)}} \times 100$$

Das **Normalgewicht** geht vom Durchschnittsgewicht einer bestimmten Alters- und Körperlängenklasse der Bevölkerung aus. Als Grenzwert des Normalbereichs wurde die 75. Perzentile (jenes Gewicht, das 75% einer Bevölkerungsgruppe nicht überschreiten) vorgeschlagen. Damit würde allerdings die Anzahl Übergewichtiger in einer Bevölkerung *per definitionem* auf 25% schematisch festgelegt!

Das **Sollgewicht** muß nicht unbedingt mit dem Normalgewicht im Sinne des Durchschnittsgewichts einer Bevölkerung übereinstimmen. Es kann entweder aus Tabellen entnommen (vor allem für Kinder und Jugendliche) oder nach bestimmten Formeln geschätzt werden. Für Erwachsene über 30 Jahre eignen sich dafür:

$$\text{Sollgewicht nach BROCA (in kg)} = \text{Körperlänge (in cm)} - 100$$

Es ist die einfachste und beliebteste Formel zur Schätzung des Sollgewichtes. Für Frauen sind von diesem Wert zehn Prozent abzuziehen. Überschreitungen um mehr als fünf Prozent gelten als *Übergewicht*, um mehr als 20% als *Fettsucht*.

Andere Berechnungen zur Definition des Übergewichtes:

$$\text{Sollgewicht nach BONHARDT (in kg)} = \frac{\text{Körperlänge (cm)} \times \text{mittl. Thoraxumfang (cm)}}{240}$$

$$\text{QUETELET-Index (Body Mass Index, BMI)} = \frac{\text{Istgewicht (kg)}}{\text{Körperlänge (m)}^2}$$

Grenzwerte für Fettsucht: für Männer: 28, für Frauen: 27.

Der Begriff **Idealgewicht** geht auf die 1959 veröffentlichten Tabellen amerikanischer Lebensversicherungsgesellschaften zurück und bezeichnet das Gewicht, welches statistisch mit der höchsten Lebenserwartung korreliert. Es berücksichtigt Größe, Körperbau, Geschlecht und Alter. Wegen methodischer Fehler ist es umstritten und wird heute nicht mehr als Kriterium für das gesundheitlich optimale Körpergewicht verwendet.

Epidemiologie

Die Fettsucht gehört zu den häufigsten Stoffwechselstörungen in industrialisierten Ländern. Die Angaben über die Häufigkeit schwanken erheblich, da eine klare Definition der Fettsucht bisher fehlt. Immerhin wird aber das Vorkommen schwerer, klinisch bedeutsamer Fälle von Fettsucht auf 11–40% bei Erwachsenen und auf 3–10% bei Schulkindern geschätzt. Leichtere Fälle von Übergewicht sind wesentlich häufiger.

Ursachen und Pathogenese

> Eine zentrale Rolle spielen bei der Entwicklung einer Fettsucht **Störungen des Eßverhaltens.** Häufig sind sie Folge einer falschen Eßerziehung in der Kindheit in Verbindung mit exogenen Faktoren.

Dazu gehören z. B. *Belohnung* durch Süßigkeiten im Übermaß bei Kindern, Beibehaltung gewohnheitsmäßig hoher Nahrungszufuhr trotz Rückgang der körperlichen Aktivität im mittleren Erwachsenenalter oder mangelhafte Kontrolle gegenüber Anreizen aus der Umwelt (Werbung, Angebote attraktiver Leckereien, gesellschaftliche Verpflichtungen).

Obwohl in manchen Familien Fettsucht gehäuft vorkommt, ist umstritten, ob **erblichen Anlagen** für die Entwicklung von Übergewicht entscheidende Bedeutung zukommt. Sicher liegt kein Defekt abbauender Enzyme im Fettgewebe vor, wie bei den Speicherkrankheiten. Die Lipolyse, d. h. der Abbau von Depotfett und die Freisetzung von Fettsäuren, läuft sowohl unter Ruhebedingungen als auch unter Stimulierung durch Arbeitsbelastung, Kältestreß oder lipolytische Hormone (Adrenalin) völlig normal ab. Meist findet man bei Adipösen sogar eine erhöhte Lipolyserate.

Einige spezielle Fettsuchtsformen treten in Verbindung mit **endokrinologischen Erkrankungen** auf, z. B. bei MORBUS CUSHING, Schilddrüsenunterfunktion u. a. (s. Kap. 17 und 18). Diese Formen sind jedoch selten. Beim überwiegenden Teil der Fettsuchtsfälle sind keine endokrinen Störungen nachweisbar, oder sie treten nur sekundär als Folge, aber nicht als Ursache der Fettsucht auf und bilden sich nach Gewichtsnormalisierung zurück.

Die Entwicklung einer Fettsucht ist nur möglich, wenn mindestens zeitweise eine **positive**

Energiebilanz besteht, d.h. mit der Nahrung mehr energieliefernde Nährstoffe aufgenommen werden, als dem Bedarf entspricht. Rasche Gewichtszunahmen in relativ kurzer Zeit werden als **dynamische Phasen** der Fettsucht bezeichnet. In den meisten Fällen ist jedoch das Körpergewicht bei Adipösen über lange Zeiträume konstant oder nimmt nur wenig von Jahr zu Jahr zu (**statische Fettsucht**). Offensichtlich reguliert auch der Übergewichtige sein Körpergewicht, aber eben auf zu hohem Niveau.

Was dieser **Regulationsstörung des Energiehaushaltes** ursächlich zugrunde liegt, ist bis jetzt nicht sicher bekannt. Man dachte an eine Störung der zentralen Regulation von Hunger und Sättigung, denn es konnte nachgewiesen werden, daß im Stammhirn (Hypothalamus) ein *Hungerzentrum* den Vorgang der Nahrungsaufnahme auslöst und ein *Sättigungszentrum* die Beendigung der Nahrungsaufnahme steuert. Bei fettleibigen Menschen wurden bisher jedoch keine anatomisch-pathologischen Veränderungen solcher Hirnzentren nachgewiesen. Seltene Ausnahmen stellen einzelne Fälle massiver Gewichtszunahme und Hyperphagie nach schweren Schädel-Hirn-Traumen (Boxer!) dar.

Für den Stoffwechsel bedeutet das vergrößerte Fettgewebsorgan eine ständig erhöhte Lipolyserate, erhöhten Insulinbedarf, der durch Hyperinsulinismus kompensiert wird, vermehrte Fettablagerung in der Leber und vermehrte Synthese endogener Lipoproteine (VLDL). Deshalb findet man nahezu regelmäßig bei langjährig bestehender Fettsucht weitere Stoffwechselstörungen wie **Fettleber, Diabetes mellitus** und **Hyperlipoproteinämien**. Da außerdem Insulin die Vermehrung von Fettzellen stimulieren kann und Hyperinsulinismus vermehrtes Hungergefühl auslösen kann, ergibt sich ein *Circulus vitiosus*, der auf den einfachen Nenner zu bringen ist: *Fett erhält Fett und vermehrt Fett!*

Symptome

Fettverteilungstypen

Schon normalerweise unterscheidet sich die Verteilung des Fettgewebes bei Männern und Frauen. In Verbindung mit Fettsucht treten die Unterschiede noch deutlicher hervor (Abb. 13-1). Beim **androiden Typ** finden sich Fettansammlungen bevorzugt am Bauch (*Spitzbauch*) und am Stamm (*Stiernacken, Doppelkinn*). Gesamteindruck: *Apfel*. Der **gynoide Typ** ist charakterisiert

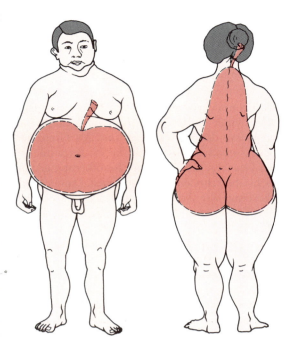

Abb. 13-1. Schema der geschlechtstypischen Fettverteilung: apfelförmige Verteilung beim androiden Typ, birnenförmige Verteilung beim gynoiden Typ.

durch eine Fettansammlung besonders im Bereich von Hüfte, Gesäß, Oberschenkeln und Oberarmen. Gesamteindruck: *Birne*.

Bei extremen Formen von Fettsucht verwischen sich diese geschlechtsspezifischen Unterschiede, und das Fett sitzt überall, wo es nur möglich ist.

Eine dysproportionierte Fettverteilung liegt beim **dysplastischen Typ** vor: Bei magerem Oberkörper können z.B. extreme Fettansammlungen in der Oberschenkel- und Gesäßregion bestehen (*Reithosenfettsucht*), oder es finden sich isolierte, geschwulstartige Fettgewebsmassen an verschiedenen Stellen (*lipomatöse Fettsucht*). Solche Formen sind therapeutisch kaum zu beeinflussen.

Fettgewebsgeschwülste (Lipome, bei gehäuftem Auftreten Lipomatose) sind keine Fettsucht, können aber mit ihr vergesellschaftet sein.

Klinische Bedeutung

Die klinischen Folgen der Fettleibigkeit sind vielseitig:
▷ Stärkeres Übergewicht führt zu vermehrter Belastung des Bewegungsapparats und hat auf Dauer degenerative **Gelenkveränderungen** (Ar-

throsen) zur Folge. Fettansammlungen im Bauchraum stauen den venösen Abfluß und führen zur Entwicklung von **Krampfadern.**

▷ Massives Übergewicht führt zu einer **Mehrbelastung von Herz und Kreislauf,** die vor allem dann zum Tragen kommt, wenn sie ein vorgeschädigtes Herz trifft, z. B. bei Herzfehlern, Bluthochdruck (Hypertonie), Zustand nach Herzinfarkt etc. Aus dem gleichen Grund bedingt Fettsucht ein erhöhtes Risiko bei Operationen. Zusätzlich behindern Fettansammlungen im Abdomen die **Lungenfunktion,** weil sie das Zwerchfell nach oben drängen.

▷ Fettsucht begünstigt die Manifestation von **Stoffwechselerkrankungen** wie Diabetes mellitus, Hyperlipoproteinämien, Leberverfettung, und von **Hypertonien.** Diese Erkrankungen fördern ihrerseits die Entwicklung atherosklerotischer **Gefäßschäden.**

▷ Bei Fettsucht treten oft Störungen der **Sexualfunktion** auf (Ausfall der Regel, Abnahme von Libido und Potenz, Störungen der Konzeptionsfähigkeit). Zusammen mit der Abweichung vom gängigen Schönheitsideal kann das psychische Beeinträchtigungen wie Kontaktverlust, Isolation und Depressionen zur Folge haben.

Daraus resultiert insgesamt nicht nur eine verminderte Lebenserwartung, sondern auch ein schlechterer Gesundheitszustand, geringeres Leistungsvermögen und Beeinträchtigung von Lebensfreude und Selbstwertgefühl.

Diagnostik

Für die Diagnose Adipositas ist der Nachweis einer Vermehrung von Fett bzw. Fettgewebe maßgebend. Meist beschränkt man sich darauf, das *Istgewicht* mit dem *Sollgewicht* zu vergleichen (s. o.) und bei Überschreitungen des Sollgewichts um mehr als 20% die Diagnose *Fettsucht* zu stellen. Dabei können allerdings vermehrte Muskelmasse (Athleten, Schwerarbeiter), Ödeme und Aszites oder eine bestehende Schwangerschaft zu Fehlbeurteilungen führen.

Ein anderes diagnostisches Verfahren ist die Messung der Hautfaltendicke an definierten Körperstellen mit einem *Caliper,* einem zangenähnlichen Meßinstrument. Die erhaltenen Werte werden mit Normalwert-Tabellen verglichen und gestatten eine brauchbare Beurteilung der Menge an Körperfett. Das Verfahren erfordert jedoch einige Übung. Röntgenologische und sonogra-

phische Methoden zur Messung der Hautfaltendicke haben sich nicht allgemein durchgesetzt.

Eine Fettsucht liegt vor, wenn der Fettanteil am Körpergewicht 19% bei Männern und 26% bei Frauen überschreitet.

Bestimmungen der Körperzusammensetzung (fettfreie Körpermasse, Körperfett, Wasser) oder des spezifischen Gewichtes sind sehr aufwendig und werden nur zu wissenschaftlichen Zwecken vorgenommen.

Therapie

Die Fettsucht wird in erster Linie **diätetisch** behandelt. Das Nahziel besteht darin, durch verminderte Nahrungszufuhr eine negative Energiebilanz zu erreichen und damit die Verwertung der übermäßigen Reserven an Depotfett zu erzwingen.

Die wichtigsten Therapieverfahren sind:

Totales Fasten *(Nulldiät)* führt zu besonders rascher Gewichtsreduktion (300–400 g pro Tag). Die Patienten entwickeln regelmäßig eine **Ketose,** die zu Übelkeit, Magenbeschwerden und Appetitverlust führen kann und um den zehnten Tag herum ihren Höhepunkt erreicht. Für ausreichende Flüssigkeitszufuhr (über drei Liter pro Tag!) und Elektrolytzufuhr muß gesorgt werden. Das Verfahren ist nicht ohne Risiko (einzelne Todesfälle!) und sollte deshalb nur stationär durchgeführt werden.

Beim **modifizierten Fasten** wird eine Zufuhr von 50–60 g Protein und 80–100 g Kohlenhydraten pro Tag belassen, um allzu große Proteinverluste, wie sie beim totalen Fasten vorkommen, zu vermeiden. Das Verfahren ist für den Patienten weniger eingreifend und risikoreich und wird heute überwiegend bei stationärer Behandlung von Adipösen eingesetzt.

Die **1000-kcal-Mischkost** ist für die ambulante Behandlung der Fettsucht das Verfahren der Wahl. Dabei wird die Energiezufuhr auf ca. 4200–5000 kJ (1000–1200 kcal) pro Tag reduziert. Die Kost kann aus normalen Lebensmitteln zusammengestellt werden (Tab. 13-3). Durch geeignete Auswahl der Lebensmittel wird sichergestellt, daß der Bedarf für Eiweiß und alle anderen essentiellen Nährstoffe gedeckt ist. Das Verfahren kann beliebig lange durchgeführt werden. Der Gewichtsverlust unter einer solchen Reduktionskost beträgt 800–1000 g pro Woche. Aller-

Tabelle 13-3: Beispiel für eine Reduktionskost mit 4200–5000 kJ (1100–1200 kcal) pro Tag.

Erstes Frühstück
  50 g Vollkornbrot
   5 g Margarine oder Butter
  30 g Magerkäse oder
  60 g Magerquark   795 kJ (189 kcal)

Zweites Frühstück
 250 ml fettarme Milch (1,5%) oder
 250 ml Magerjoghurt   540 kJ (128 kcal)

Mittagessen
 100 g Kartoffeln (ohne Schale)
 125 g Schweineschnitzel oder
       125 g mageres Rindfleisch oder
       200 g magerer Fisch
 200 g Gemüse (Möhren)
  10 g Margarine
 100 g Apfel   1970 kJ (471 kcal)

Zwischenmahlzeit
 100 g Apfelsine   170 kJ (40 kcal)

Abendessen
  50 g Vollkornbrot
   5 g Margarine oder Butter
  20 g Mortadella oder Fleischaufschnitt
  20 g Käse (30% Fett i. Tr.)
 100 g Gemüse (Tomaten)   1220 kJ (291 kcal)

Energiegehalt:
ca. 4600–5000 kJ (1100–1200 kcal)

Nährstoffe:

Protein	ca.	65 g	($\triangleq$ 23 Energieprozent)	
Fett	ca.	41 g	($\triangleq$ 34 Energieprozent)	
Kohlenhydrate	ca.	115 g	($\triangleq$ 42 Energieprozent)	
Calcium	ca.	700 g	Vitamin A	2,6 mg
Eisen	ca.	11 mg	Vitamin B$_1$	1,5 mg
			Vitamin C	95 mg

dings erfordert diese Diät, die bei ausgeprägter Fettsucht ein Jahr und länger durchgeführt werden muß, eine hohe *Compliance* des Patienten. Ärztliche Führung und Überwachung der Nährstoffzufuhr durch ein vom Patienten geführtes Ernährungsprotokoll sind für die erfolgreiche Durchführung und Vermeidung von Zwischenfällen notwendig.

Verhaltenstherapie wird häufig in Form von Gruppentherapie durchgeführt und erstrebt vor allem eine Korrektur falscher Eßgewohnheiten durch eine Art *Lerntraining.* Da das globale Ziel einer Gewichtsreduktion bei Fettsüchtigen darin besteht, den mühsam erreichten Erfolg zu erhalten, sollten verhaltenstherapeutische Grundsätze

und psychologische Hilfen in **jede** Form der Diättherapie einbezogen werden.

Bewegungstherapie kann eine Gewichtsreduktion unterstützen, die Effekte sind jedoch viel geringer als die einer Einschränkung der Nahrungszufuhr. Patienten mit massiver Fettsucht sind bei sportlichen Versuchen vermehrt durch Unfälle wie auch durch Herzversagen gefährdet. Eher ist Bewegungstherapie im **Anschluß** an erfolgreiche Gewichtsreduktion sinnvoll.

Eine **medikamentöse Therapie** mit *Appetitzüglern* ist im allgemeinen nicht notwendig. Diese Präparate ersparen dem Patienten auch nicht die Einhaltung einer Diät. Hormonbehandlungen (z. B. mit Schilddrüsenhormon) sind bei nicht durch Schilddrüsenunterfunktion ausgelösten Formen der Fettsucht abzulehnen.

Chirurgische Verfahren wurden in Fällen extremer Fettsucht angewandt. Zum Beispiel wurden durch Anlage einer Anastomose zwischen oberem Dünndarm und terminalem Ileum das Ileum ausgeschaltet und eine Malabsorption herbeigeführt. Das Verfahren ist mit erheblichen Risiken und Unannehmlichkeiten für den Patienten verbunden und wird heute kaum noch durchgeführt.

Neuerdings wird versucht, durch Einlage eines Ballons in den Magen eine Verkleinerung des Magenvolumens und dadurch eine Beschränkung der Nahrungsaufnahme zu erreichen. Das Verfahren ist noch im Erprobungsstadium und wird speziellen Formen schwerer Fettsucht vorbehalten bleiben.

Nach sehr großen Gewichtsabnahmen (40–60 kg oder mehr) kann es notwendig werden, große, schlaffe Hautfalten am Bauch *(Bauchschürzen)* operativ zu beseitigen.

Pflegerische Probleme

Selten wird heutzutage ein Adipöser zur Behandlung seiner Fettsucht stationär aufgenommen. Auch in Sanatorien werden Heilverfahren kaum noch unter der alleinigen Indikation zur Gewichtsabnahme durchgeführt. Allerdings ist unter Krankenhauspatienten der Anteil Adipöser höher als in der übrigen Bevölkerung. Patienten mit mäßiger Fettsucht (20–30 kg Übergewicht) benötigen meist keinen spezifischen Pflegeaufwand. Extrem adipöse Patienten, bei welchen das Übergewicht 50–100 kg oder mehr betragen kann, leiden häufig an **Intertrigo** und anderen **Hautekzemen** an Stellen, wo Hautfalten aufeinanderliegen. Oft können beim Waschen nicht mehr alle kritischen Stellen erreicht werden. Solche Patienten sind in ihren Bewegungen behindert und in hohem Maße durch Unfälle gefährdet (Sturz aus dem Bett, vom Untersuchungstisch, Ausgleiten in der Badewanne usw.).

Stürze können für stark übergewichtige Patienten schwere Schäden zur Folge haben und sogar tödlich ausgehen, auch wenn der Unfall anfangs harmlos erscheint. Nie dürfen Umbetten, Lagern auf dem Operationstisch, Baden und ähnliche Verrichtungen vorgenommen werden, wenn nicht genügend Pflegekräfte zur Verfügung stehen.

Verlauf und Prognose

Die Erfolge der Fettsuchtstherapie sind nicht ganz so schlecht, wie oft berichtet wird. Bei guter Motivierung, sorgfältiger Beratung und Führung können 30–35% dieser Patienten erfolgreich behandelt werden. *Erfolgreich* heißt, daß mehr als 25% des Übergewichts beseitigt werden und der Erfolg auch nach ein bis zwei Jahren noch fortbesteht. Oft kann sogar eine Normalisierung des Körpergewichts erreicht werden. Allerdings müssen Menschen, die einmal adipös waren, ihre Nahrungsaufnahme ständig kontrollieren, sonst kommt es zum Wiederanstieg des Körpergewichts auf das alte Niveau.

Zusammen mit der Gewichtsreduktion wird häufig eine Reihe weiterer gesundheitlicher Probleme gelöst: Hypertriglyceridämien, Leberverfettung und Bluthochdruck normalisieren sich weitgehend, bei Patienten mit Typ-II-Diabetes wird die Stoffwechsellage verbessert, auf Medikamente kann unter Umständen verzichtet werden. Für Patienten mit Herzinsuffizienz tritt eine fühlbare Entlastung ein.

Weniger gut sind die Erfolge bei **hyperplastischer** Fettsucht. Bei diesen meist extrem fettleibigen Patienten wäre es falsch, eine Gewichtsnormalisierung erreichen zu wollen, da das eine so weitgehende Entspeicherung der Fettzellen erfordern würde, wie sie nur bei kachektischen Menschen vorkommt. Immerhin können auch bei extrem Adipösen erhebliche Gewichtsabnahmen erreicht und den Betroffenen dadurch Erleichterungen verschafft werden.

2 Unterernährung (Malnutrition)

Vom Ernährungszustand eines Kranken hängen in hohem Maße Verlauf und Prognose seiner Erkrankung ab. Bei ausgezehrten Patienten können notwendige und erfolgversprechende Therapieverfahren oft nur deshalb nicht eingesetzt werden, weil sie den Patienten zu stark belasten und er sie nicht aushalten würde. So fand man zum Beispiel bei der Auswertung von Sektionsbefunden Verstorbener mit Krebserkrankungen, daß bei 22% dieser Patienten schwere Unterernährung die eigentliche Todesursache war, nicht aber die Tumorerkrankung. Bei jeder ärztlichen Untersuchung beginnt die Befunderhebung mit einer Beurteilung des Ernährungszustandes, und auch das Pflegepersonal sollte den Ernährungszustand von Patienten beurteilen können und Veränderungen rechtzeitig bemerken.

Definition

Ein **guter (normaler) Ernährungszustand** liegt vor, wenn keine klinischen Folgen mangelhafter Nährstoffzufuhr erkennbar sind, Fettgewebe und Muskulatur wohlproportioniert sind und die Haut einen normalen Turgor besitzt, also weder Ödeme noch Austrocknung auf Störungen des Wasserhaushaltes hinweisen. Physikalische und biochemische Untersuchungen erlauben eine zusätzliche Beurteilung des Ernährungszustandes (s. S. 309).

Mängel in der Nährstoffversorgung führen über einen **reduzierten** zu einem **schlechten Ernährungszustand** (Malnutrition, Kachexie). Damit ist eine breitgestreute klinische Symptomatik verbunden, die nur teilweise spezifisch für einen Mangel an Nährstoffen ist. Sie wird überlagert von Stoffwechselveränderungen, hormonellen Ausfallserscheinungen, Organmanifestationen, Infektionen und psychischen Veränderungen, die ebensogut Ursache wie Folge von Ernährungsstörungen sein können. Außerdem sind klinisches Bild, Verlauf und Prognose vom Alter des Patienten abhängig. Nach der zugrundeliegenden Mangelsituation unterscheidet man:
▷ allgemeine Unterernährung mit Protein- und Energiemangel (PEM);
▷ isolierten Proteinmangel (Kwashiorkor);
▷ spezielle Mangelsyndrome, bei denen Symptome des Mangels an Vitaminen oder Spurenelementen im Vordergrund stehen, z.B. Beriberi, Pellagra, Skorbut, Zinkmangel.

Epidemiologie

Malnutrition infolge Nahrungsmangel ist bei uns selten geworden. Niedriges Einkommen und schlechte soziale Verhältnisse führen in unserer Bevölkerung kaum noch zu Nahrungsmangel und Malnutrition. Eher muß man bei chronischem Alkoholismus, Drogenabhängigkeit und psychogenen Ursachen von Nahrungsverweigerung (Anorexia nervosa) mit primärer Unter- oder Fehlernährung und dem Auftreten entsprechender Mangelerscheinungen rechnen. Da jedoch Ernährungsstörungen im Gefolge vieler chronischer und akuter Erkrankungen auftreten können, sind Mangelsyndrome unter Klinikpatienten keineswegs selten.

Ursachen und Pathogenese

Auslösende Ursache für Malnutrition ist immer eine über lange Zeit im Verhältnis zum Bedarf **zu niedrige Nahrungszufuhr**. Das kann recht verschiedene Gründe haben, von denen hier nur die wichtigsten aufgeführt werden können:

▷ **Störungen der Nahrungsaufnahme:**
- allgemeine Schwäche (Alter, Operationen, schlechter Allgemeinzustand);
- Eßhindernisse (Gebißschäden, schmerzhafte Munderkrankungen wie Soor oder Stomatitis, Schluckstörungen, Magen- und Darmerkrankungen);
- Appetitverlust als Symptom vieler chronischer Erkrankungen, insbesondere wenn diese zu Intoxikationen des Organismus führen (chronisches Nierenversagen, Leberversagen, Tumorerkrankungen, Medikamente, Suchtmittel);
- Nahrungsverweigerung bei psychischen Störungen (Anorexia nervosa, Schizophrenie, Depressionen) oder bei Nahrungsmittelaversionen (oft bei Tumorerkrankungen!);
- Fehlernährung infolge einseitiger Ernährungsgewohnheiten (Vegetarismus, weltanschauliche und religiöse Ernährungssysteme) oder durch falsche und zu rigorose Diätverordnungen.

▷ **Störungen der Nahrungsausnutzung (Malassimilation)** bei:
- Maldigestion (z. B. bei Pankreasinsuffizienz, Magenresektion);
- Malabsorption (z. B. bei Sprue, Dünndarmresektion, Schädigung des Dünndarms nach Strahlentherapie);
- Darmparasiten (insbesondere Bandwürmer).

Im Gegensatz zu den Störungen der ersten Gruppe sind bei Malassimilation Hunger und Appetit meist nicht beeinträchtigt.

▷ **Störungen der Stoffwechselregulation**, die zu erhöhtem Umsatz oder zu unökonomischem Stoffwechsel führen. Dazu gehören vor allem:
- katabole Stoffwechsellage nach größeren Operationen, schweren Unfällen, Verbrennungen, großen Gewebsverlusten (Crush-Syndrom) sowie bei Erkrankungen mit Fieber (Infektionen, Sepsis);
- endokrine Erkrankungen (s. Kap. 17 u. 18) (Schilddrüsenüberfunktion, dekompensierter Diabetes mellitus), hochdosierte Cortisontherapie.

▷ **Chronische Proteinverluste** über Niere (nephrotisches Syndrom), Darm (exsudative Enteropathie) oder Sekretverluste über Fisteln.

Trotz Mangels an Nährstoffen vermag der Organismus die Lebensfunktionen über lange Zeit erstaunlich gut aufrechtzuerhalten. Dies wird durch eine Reihe von Anpassungsvorgängen und Sparmechanismen im Stoffwechsel ermöglicht. Folgende **Phasen** werden dabei durchlaufen:

Zu Beginn eines Hungerzustandes wird Energiesubstrat für die Versorgung der Zellen aus dem Abbau von **Leberglykogen** und von **Depotfett** gewonnen. Der im Fettgewebe gespeicherte Energievorrat beträgt auch bei schlanken Personen ca. 251 000 kJ (60 000 kcal) und würde für mindestens vier Wochen ausreichen.

Die Ganglienzellen des Zentralnervensystems können jedoch Fettsäuren nicht als Energiesubstrat verwerten, sondern sind auf die Versorgung mit Glucose angewiesen. Da der Glykogenvorrat der Leber aber nur etwa 100–150 g beträgt und das Gehirn für seinen Energieumsatz etwa 1700 kJ (400 kcal) pro Tag benötigt, sind die Kohlenhydratreserven spätestens nach 36 Stunden erschöpft. Dann kann Glucose praktisch nur noch aus dem Abbau von Eiweiß gewonnen werden.

In den folgenden acht bis zehn Tagen gehen dadurch 800–1200 g Körperprotein verloren, sowohl Funktionsproteine wie auch Muskelprotein. Aus dem Fettgewebe werden große Mengen an Fettsäuren freigesetzt. Wenn jedoch den Zellen nicht genug Glucose zur Verfügung steht, ist die Verwertung der Fettsäuren im Stoffwechsel gestört: Es werden vermehrt **Ketonkörper** gebildet. Diese Ketose, deren Höhepunkt um den zehnten bis zwölften Tag der Nahrungskarenz erreicht wird, ist mit Appetitverlust, Übelkeit und Magenbeschwerden verbunden. Dadurch wird der Nahrungsdrang paradoxerweise weiter vermindert.

Nach etwa drei Wochen ist ein Zustand hoher **Anpassung** erreicht, der ein Überleben um weitere vier bis zehn Wochen ermöglicht, je nach Menge der Fettreserven. Das **Gehirn** hat sich auf die Verwertung von Ketonkörpern für den Energiestoffwechsel umgestellt, die Ketose und der Abbau von Proteinen zur Neubildung von Glucose werden dadurch erheblich reduziert. Weitere *Sparmechanismen* sorgen für einen Rückgang des Grundumsatzes, der bis zu 40% ausmachen kann. Pulsfrequenz, Blutdruck und Herzminutenvolumen werden herabgesetzt. Die Produktion von Verdauungssekreten, die ja im Hunger nicht benötigt werden, geht zurück, desgleichen die Synthese vieler Zellenzyme. Der gesamte Proteinumsatz wird auf ein minimales Niveau eingestellt. Sogar die Körpertemperatur kann um 1–2 °C gesenkt werden.

Der Energiestoffwechsel erfolgt auf Kosten der **Körpersubstanz**, was in einer kontinuierlichen **Gewichtsabnahme** von anfangs ca. 500 g, später von nur noch ca. 200 g pro Tag zum Ausdruck kommt. Die klinischen Symptome sind in dieser Phase relativ gering. Es handelt sich in diesem Stadium um die **kompensierte Form der Malnutrition**.

Zur **Dekompensation** kommt es, wenn die Fettreserven aufgebraucht sind und der Körper voll auf seinen Proteinbestand zurückgreifen muß. Zu diesem Zeitpunkt ist das Unterhautfettgewebe fast vollständig verschwunden, 30–35% der Muskelmasse sind abgebaut, und auch im Knochen sind erhebliche Substanzverluste eingetreten. Dazu besteht ein ausgeprägter **Proteinmangel** (niedriger Albuminspiegel im Serum, Fehlen von Immunglobulinen, Gerinnungsfaktoren und anderen Funktionsproteinen).

Wird die Hälfte des Sollgewichts unterschritten, besteht absolute Lebensgefahr. Wenn der Organismus beginnt, auch die Proteine des Herzmuskels und des Gehirns abzubauen, die bis zuletzt geschont werden, tritt der Tod sehr bald ein. Bei Erwachsenen ist jedoch fast in jedem Stadium der Malnutrition eine Wiederauffütterung und eine vollständige Wiederherstellung möglich.

Tabelle 13-4:
Klinische Symptomatik bei Malnutrition.

Organsystem	kompensierte Form	dekompensierte Form (akute Lebensgefahr!)
Körpergewicht		
bezogen auf das Sollgewicht	unter 80%	unter 50%
Fettgewebe	stark vermindert (Magerkeit)	völliger Schwund („Haut und Knochen")
Muskulatur	atrophisch	schwere Muskelatrophien;
	verminderter Tonus	Muskeln nur noch als derbe, sehnige Stränge tastbar
Haut	trocken	exsikkotisch; Hyperkeratosen, struppiges Haar, brüchige Nägel
Kreislauf	Bradykardie Hypotonie	evtl. Tachykardie; deutliche Hypotonie, Herzinsuffizienz
Temperatur	etwa normal	Hypothermie
Immunresponse	Intrakutantest abgeschwächt	Intrakutantest abgeschwächt oder negativ
Blutchemie	Albuminspiegel im Serum vermindert	Albumin unter 20 g/l; Immunglobuline vermindert; Transferrin- und Eisenspiegel vermindert; Anämie
Aktivität	erhalten	Stupor, Koma (*Vita minima*)
Alarmierende Symptome:		Infektionen, Durchfälle

Symptome

Die wichtigsten klinischen Symptome der Protein- und Energie-Mangelernährung (PEM) sind in Tabelle 13-4 zusammengestellt. Leichtere Zustände von Unterernährung werden vom Organismus lange Zeit ohne schwere klinische Erscheinungen toleriert. Wir sprechen dann von einer **kompensierten Form** der Malnutrition. Charakteristisch ist eine ausgeprägte **Magerkeit**, die an Bauch und Extremitäten oft mehr ins Auge fällt als am Gesicht. Nicht nur das Unterhautfettgewebe ist vermindert, sondern auch die **Muskulatur**, die **schlaff** wirkt, weil der **Muskeltonus herabgesetzt** ist. Die **Haut** ist **trocken**, Ödeme treten nur bei ausgeprägtem Proteinmangel oder bei falscher Wiederauffütterung auf (zu hohe Salz- und Flüssigkeitszufuhr!). Ferner besteht Neigung zu niedrigem Blutdruck und Störungen der Kreislaufregulation, die körperliche Aktivität bleibt jedoch erhalten und kann überraschend gut sein.

Anders bei der **dekompensierten Form** der Malnutrition: Die Patienten sehen aus wie *„Haut und Knochen"*, das Unterhautfettgewebe fehlt nahezu vollständig, die Haut ist nicht nur trocken, sondern *exsikkotisch*, d. h. so ausgetrocknet, daß Hautfalten längere Zeit stehenbleiben. Die **Muskulatur** ist **atrophisch**, man tastet kaum noch Muskelbäuche, sondern nur noch die derben Stränge von Sehnen (Abb. 13-2). Außerdem

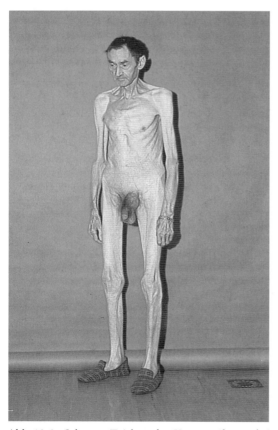

Abb. 13-2. Schwere Zeichen der Unterernährung bei einem Spätheimkehrer aus Kriegsgefangenschaft. (Die Photographie stellte freundlicherweise Herr Prof. Dr. F. Hartmann, Hannover, zur Verfügung.)

kommt es zur **Osteoporose** als Folge der Verluste von Calcium und Protein aus dem Knochensystem. Die körperliche **Aktivität** ist vermindert, **Blutdruck** und **Pulsrate** sind niedrig, und die **Körpertemperatur** ist auf 34–36 °C herabgesetzt. Auch Infektionen laufen meist ohne Fieberanstieg ab. Plötzlicher Anstieg der Herzfrequenz bei weiterhin niedrigem Blutdruck und Zeichen von Herzinsuffizienz müssen als Hinweise auf das baldige Ende angesehen werden. Auf Digitalispräparate sprechen diese Formen von Herzinsuffizienz nicht an. **Durchfälle** sind ebenfalls ein schlechtes Vorzeichen.

Zuletzt leben Ausgezehrte in einem stuporösen Zustand und sind nicht mehr voll ansprechbar *(Vita minima)*.

Diagnostik

Laboruntersuchungen können die klinischen Befunde ergänzen. Sie dienen vor allem der Beurteilung des Körperbestandes an Protein, Eisen und Calcium sowie der Einschätzung von Stoffwechselfunktionen (Proteinsynthese, Funktionsproteine, Enzymaktivitäten, Plasmaaminosäuren, Elektrolyte im Blut, immunologische Reaktion der Haut). Der Calciumbestand des Knochens läßt sich am besten an Hand von **Röntgenaufnahmen** unter standardisierten Bedingungen beurteilen. Ferner läßt sich aus solchen Parametern das ernährungsabhängige Operationsrisiko abschätzen.

Therapie

Wichtigstes Therapieziel bei Malnutrition ist die Erhaltung und Auffüllung des **Körperproteinbestandes**. Bei leichteren Fällen bietet die Wiederauffütterung keine besonderen Schwierigkeiten, wenn der Kranke Appetit hat und essen kann bzw. essen darf. Die Kost muß jedoch behutsam aufgebaut werden. Wegen des Enzymmangels im Darm müssen anfangs leicht verdauliche Nahrungsmittel gegeben und in Form häufiger kleiner Mahlzeiten zugeführt werden. Bei appetitlosen Patienten wird die Nahrung am besten über eine Ernährungssonde zugeführt.

Bei **dekompensiertem** Ernährungszustand besteht akute Lebensgefahr, und es muß sofort gehandelt werden. Hierbei muß im Anfang die Ernährung **parenteral** erfolgen. Der Wasser- und Elektrolythaushalt muß durch entsprechende Infusionstherapie ausgeglichen werden. Bei schwerem Eiweißmangel wird Humanalbumin infundiert, da die Synthese von Serumalbumin aus Nahrungsproteinen zu lange dauern würde. Ebenso werden Vitamine, essentielle Fettsäuren und Spurenelemente parenteral substituiert. Sobald der Patient wieder Appetit hat, wird zusätzlich Ernährung über eine Sonde oder normale orale Nahrungszufuhr vorgenommen. Dabei ist es ausreichend, wenn etwa 2100–2500 kJ/d (500–600 kcal/d) mehr zugeführt werden, als dem Bedarf des Patienten entsprechen. Es ist sinnlos, Patienten, die nur noch 35–40 kg wiegen, riesige Nahrungsmengen anzubieten, die sie weder aufnehmen noch vertragen können.

Eventuell kann die Kost – um das Volumen niedrig zu halten – mit Proteinkonzentraten und leicht aufschließbaren Kohlenhydraten (z. B. Maltodextrin) angereichert werden. Auch Zwischenmahlzeiten mit *Kaloriendrinks* oder mit *Formeldiäten* haben sich bewährt.

Verlauf und Prognose

Solange der Patient noch nicht komatös ist, ist auch in Fällen schwerer Unterernährung die Prognose gut. Bei Erwachsenen führt die Wiederauffütterung fast immer zu vollständiger Rehabilitation, allerdings kann die Restitution schwerer Muskelatrophien länger als ein Jahr dauern. Von größter Wichtigkeit sind **Mitarbeit** und **körperliche Aktivität** des Patienten. Ohne Übungsbehandlung und Training kann weder ein Aufbau von Muskulatur noch von Knochensubstanz erreicht werden. Deshalb ist die Prognose bei sehr alten unterernährten Menschen, die sich nicht bewegen können (z. B. nach Schlaganfall oder nach Schenkelhalsfraktur) schlecht.

III Weitere Ernährungsstörungen

1 Anorexia nervosa

Ursachen und Pathogenese

Bei der Anorexia nervosa handelt es sich um eine Eßstörung auf **psychogener** Basis mit der Folge schwerster Zustände von **Malnutrition**. Betroffen sind fast ausschließlich Mädchen und jüngere Frauen. Die Störung beginnt meist am Ende der Pubertät und stellt sich für die Umgebung anfangs mehr als *modischer Tick* und Anstreben eines überzogenen Schlankheitsideals dar. Dahinter steht jedoch eine schwere **Identitätskrise**: Ablehnung der Geschlechtsrolle und der körperlichen Entwicklung, Ablehnung der Überfürsorge der Mutter mit der Tendenz, durch Hungern die Eltern zu *bestrafen* und die eigene Existenz zu vernichten. Die Kranken versuchen, ihre Nahrungsverweigerung vor der Familie zu verheimlichen, lösen nach den Mahlzeiten auf der Toilette Erbrechen aus und nehmen Abführmittel und manchmal auch Diuretika ein, um Gewichtszunahmen zu verhindern.

Therapie

Wenn bereits ein dekompensierter Ernährungszustand vorliegt, muß die unmittelbare Lebensgefahr durch **Infusionstherapie** und parenterale Ernährung abgewendet werden. Später kann Nahrung über eine **Ernährungssonde** zugeführt werden. Wenn sich der Allgemeinzustand gebessert hat, ist **Psychotherapie** indiziert. Manche Therapeuten beschränken sich auch auf **Verhaltenstherapie**.

Verlauf und Prognose

Die Prognose ist ernst, etwa ein Drittel der Betroffenen stirbt in jungen Jahren an den Folgen der Kachexie, insbesondere an Infektionen. Die Anorexia nervosa ist zwar keine häufige Störung, in den letzten 20 Jahren ist jedoch eine deutliche Zunahme zu verzeichnen.

2 Isolierter Proteinmangel (Kwashiorkor)

Definition

Kwashiorkor bedeutet in einigen Eingeborenensprachen Westafrikas soviel wie *roter Junge*, weil dabei Pigmentierungsstörungen der Haare mit rötlicher Verfärbung auftreten. Man versteht unter Kwashiorkor eine Fehlernährungsform, bei der **Proteinmangel** ganz im Vordergrund steht.

Ursachen und Pathogenese

Die Störung tritt in Entwicklungsländern häufig auf, meist im zweiten Lebensjahr, wenn nach dem Abstillen der Kinder keine geeignete Eiweißnahrung zur Verfügung steht, z. B. Kuhmilch.

Früher war diese Störung auch in Europa verbreitet, weil manche Mütter, die für ihre Babys nicht genug Milch hatten, diese statt dessen mit Mehlbrei ernährten (*Mehlnährschaden*).

Bei solchen Kindern entwickeln sich Lebervergrößerungen (Fettleber), Ödeme und pellagraartige Hauterscheinungen.

Isolierter Proteinmangel kann auch bei Erwachsenen auftreten. Klinische Bedeutung hat er vor allem im Zusammenhang mit der katabolen Stoffwechselsituation im Anschluß an **operative Eingriffe** oder **schwere Verletzungen** des Körpers. Dabei kommt es – hormonell gesteuert – zu massivem **Eiweißabbau**, Absinken des **Serumalbuminspiegels** und zu Mangel an **Funktionsproteinen** (Gerinnungsfaktoren, Immunglobuline).

Symptome

Obwohl mit dem Katabolismus immer eine **Gewichtsabnahme** verbunden ist, können die **Eiweißmangelsymptome** schon voll ausgeprägt sein, bevor die Magersucht auffällt. Der postoperative Katabolismus ist für die Komplikationsrate nach operativen Eingriffen von großer Bedeutung und erfordert gezielte ernährungstherapeutische und pflegerische Maßnahmen, die hier nicht im einzelnen besprochen werden können. Auf Lehrbücher der Chirurgie wird verwiesen.

3 Spezielle Mangelsyndrome

Bei einigen weiteren Mangelsyndromen stehen Symptome des Mangels an Vitaminen oder anderen essentiellen Nährstoffen im Vordergrund. Obwohl sie bei uns in reiner Form selten sind, ist es nützlich, sie zu kennen, da sie bei Patienten mit Ernährungsstörungen durchaus eine Rolle spielen können.

3.1 Beriberi

Definition

Bei der Beriberi handelt es sich um eine schwere Ernährungsstörung, die in der zweiten Hälfte des 19. Jahrhunderts in vielen Ländern Ostasiens (Japan, Indonesien, Polynesien) als Folge einer extrem einseitigen Ernährung mit geschältem und poliertem Reis epidemisch auftrat. In solch einer Kost fehlt **Thiamin** (Vitamin B_1) nahezu vollständig, zusätzlich besteht Mangel an weiteren B-Vitaminen und an Protein.

Symptome

Klinisch sind für Beriberi schwere **neurologische Störungen** charakteristisch, z. B. Sensibilitätsstörungen, Muskellähmungen, Kleinhirnstörungen und Zustände geistiger Verwirrtheit neben ausgeprägter Kachexie. Es gibt auch Verlaufsformen, bei denen **Herzinsuffizienz** und **Ödeme** im Vordergrund stehen. Beriberiähnliche Krankheitsbilder können bei chronischem Alkoholismus und bei schweren Leberschäden sowie bei Resorptionsstörungen vorkommen.

Therapie

Bedarfsgerechte Ernährung und subkutane Injektionen hochdosierter Vitamin B_1-Präparate (20–100 mg/d). Die neurologischen Störungen sind nicht immer reversibel.

3.2 Pellagra

Definition

Um 1920 herum war die Pellagra in Ländern, in denen Mais als Hauptnahrungsmittel diente, eine häufige Mangelkrankheit (Süditalien, Südstaaten der USA). Sie trat unter extrem einseitiger Ernährung mit Mais, Zucker, Zuckerrübenrückständen (Melasse) und Pökelfleisch auf. In einer solchen Kost fehlt das Vitamin Niacin, ferner besteht ein Mangel für weitere **B-Vitamine** und die essentielle Aminosäure **Tryptophan**. Hohe Zucker- und Alkoholzufuhr scheinen die Störung zu verschlimmern.

Symptome

Klinisch findet man bei Pellagra eine **Dermatitis**, besonders an Stellen, die der Sonne ausgesetzt sind, **Entzündungen der Mundschleimhaut** wie auch der Magen- und Darmschleimhaut (**Durchfälle**). Außerdem können **Verwirrtheitszustände** mit Halluzinationen sowie **Sensibilitätsstörungen** auftreten.

Therapie

Die Behandlung besteht in der Gabe von Niacin und Zufuhr biologisch hochwertiger Proteine.

3.3 Skorbut

Definition

Skorbut ist seit mehr als 2000 Jahren bekannt und hatte bei langen Seereisen und bei Expeditionen immer wieder verheerende Folgen. Ursache ist eine Ernährung ohne frisches Gemüse, Obst und Kartoffeln. Das führt zu **Mangel an Vitamin C** (Ascorbinsäure).

Symptome

Nach etwa 100 Tagen treten **Zahnfleischblutungen** und **Hautblutungen** auf, später schmerzhafte **Blutergüsse** in den Gelenken und in der Muskulatur. Durch schwere Körperarbeit werden die Symptome verstärkt. Unbehandelt führt Vitamin-C-Mangel zum Tode.

Therapie

Gaben von Vitamin C (Zitrusfrüchte, Hagebutten, Sanddornsaft) bewirken rasche Besserung. Klinisch manifester Skorbut ist heute sehr selten.

3.4 Zinkmangel

Die klinische Bedeutung von Zinkmangelzuständen wurde erst in den letzten Jahren erkannt. Bei Zinkmangel treten schwere **Hauterkrankungen** auf (Acrodermatitis enteropathica bei genetischer Veranlagung, psoriasisähnliche Ekzeme bei akutem Zinkmangel). Außerdem ist die **Wund**heilung nach chirurgischen Eingriffen verzögert. **Gefährdet** sind Patienten mit Resorptionsstörungen, mit alkoholischer Leberzirrhose sowie solche unter parenteraler Langzeiternährung, wenn die Lösungen nicht genug Zink enthalten. Ein unbehandeltes Zinkmangelsyndrom kann tödlich enden!

Weiterführende Literatur zum medizinischen Teil

Deutsche Gesellschaft für Ernährung: Empfehlungen für die Nährstoffzufuhr. 4. Aufl., Umschau, Frankfurt 1985.

Gries, F. A., H. Canzler: Stoffwechselstörungen. In: Losse, H., E. Wetzels (Hrsg.): Rationelle Diagnostik in der inneren Medizin. 3. Aufl., Thieme, Stuttgart–New York 1982.

Gries, F. A., M. Toeller, Th. Koschinski: Ernährungsstörungen. In: Siegenthaler, W., W. Kaufmann, H. Hornbostel, H. D. Waller (Hrsg.): Lehrbuch der inneren Medizin. 2. Aufl., Thieme, Stuttgart–New York 1987.

Kasper, H.: Ernährungsmedizin und Diätetik. 6. Aufl., Urban & Schwarzenberg, München–Wien–Baltimore 1987.

Welsch, A.: Krankenernährung. 5. Aufl., Thieme, Stuttgart–New York 1986.

IV Pflegerischer Teil

M. MISCHO-KELLING

1 Kontrolle über Körper und Seele – Kampf um Autonomie

Im pflegerischen Teil wird eine Patientin vorgestellt, bei der die Verdachtsdiagnose Anorexia nervosa (Magersucht) besteht. Die Magersucht ist gekennzeichnet durch eine psychisch bedingte Einschränkung der Nahrungsaufnahme und kann, wie im medizinischen Teil dargestellt, zu schwersten Zuständen von Unterernährung (Malnutrition) führen. Da deren organmedizinische Behandlung neben den verschiedenen psychotherapeutischen Interventionen eine wichtige Rolle spielt, steht die Magersucht im Anschluß an das Kapitel Ernährungsstörungen. Hieraus darf jedoch nicht geschlossen werden, es handle sich dabei um eine primär organische Erkrankung. Wie im medizinischen Teil bereits erwähnt, liegen die wesentlichen Ursachen der Anorexia nervosa im psychosozialen Bereich, doch werden in der überwiegenden Zahl zuerst internistische Abteilungen mit diesem Krankheitsbild konfrontiert, da dorthin besonders die Ersteinweisung der oft lebensbedrohlich unterernährten Patienten geschieht.

Die unterschiedlichen Eßstörungen wie Magersucht, Fettsucht und Bulimie äußern sich im Eßverhalten und werden mit Ausnahme der Bulimie in der Figur des Betroffenen offensichtlich. In den westlichen Industriegesellschaften leiden nicht zuletzt aufgrund der vorherrschenden Schlankheits- und Weiblichkeitsideale insbesondere Frauen unter diesen Eßstörungen und unter sogenannten »Figurproblemen«.

Die Magersucht wird in der Literatur als das Ergebnis einer gestörten Entwicklung beschrieben, in der die Herausbildung einer individuellen Persönlichkeit zu wenig gefördert oder systematisch behindert wurde. Die Krankheit stellt hier das Resultat einer Entwicklung dar, die die Anpassung an ungeprüfte Normen ernster nimmt als das Zulassen widersprüchlicher Gefühle. Sie ist das Ergebnis einer Sozialisation, in der die eigene Erfahrungsbildung mit dem Risiko, Fehler zu machen, nicht unterstützt wurde und die den Betroffenen das Benutzen einer Fassade angeraten sein läßt, hinter der sie Unsicherheiten in bezug auf den eigenen Körper, das eigene Selbst, die eigenen Gefühle und Bedürfnisse verstecken können.

Frauen, die an Magersucht leiden, benutzen ihren Körper ganz bewußt, um sich der von ihnen geforderten Anpassung zu widersetzen. Insofern stellen die oben genannten Erkrankungen sozusagen Ausdrucksformen der jeweiligen Individuen dar und können daher auch als Möglichkeit der Kommunikation angesehen werden. Häufig wehren diese Patienten alle sexuellen Bedürfnisse sowohl in der Phantasie als auch in der Realität ab und verhindern durch die Abmagerung die Ausbildung sekundärer weiblicher Geschlechtsmerkmale.

Die Häufigkeit dieser Krankheit nimmt offenbar zu. Sie kommt in der Altersgruppe der 12–40jährigen vor, wobei überwiegend junge Frauen betroffen sind. (In der Literatur wird das Verhältnis Frauen zu Männer mit 10:1 angegeben.) Auffallend ist, daß sie bei psychologischen Testverfahren einen hohen Intelligenzquotienten aufweisen. Der Umstand, daß körperlich gesunde junge Menschen durch selbstauferlegtes Hungern bis in den Bereich bedrohlicher Funktionsstörungen gelangen und sogar, auch wenn das von ihnen nicht beabsichtigt ist, daran sterben, muß als Herausforderung aufgefaßt werden.

Der Wunsch dieser Frauen, „dünn" zu sein, ist ihnen dabei durchaus bewußt, ebenso wie der Versuch, den eigenen Körper und die emotionalen Bedürfnisse unter Kontrolle zu halten. Häufig ist es ein Laxanzienabusus, der sich hinter unerklärbaren, unbehandelten Durchfällen verbirgt. Über das Eßverhalten und die Kontrolle des Körpers gewinnt die an Magersucht Leidende Sicherheit; sie versucht, die Herrschaft über den eigenen Körper und die Seele zu gewinnen, indem sie sich als Person aus sich heraus neu schafft. Dabei verleugnet sie Hungergefühle und andere Bedürfnisse und wird diese dem Arzt oder der Pflegekraft gegenüber nicht eingestehen. Dies kann dazu führen, daß die körperlichen Folgeerscheinungen des vorliegenden Mangelzustands leicht mißgedeutet werden können.

Mit dem Krankheitsbild der Magersucht können Pflegekräfte sowohl in medizinischen, psychosomatischen als auch in psychiatrischen Abteilungen konfrontiert werden. Für die im Laufe der Behandlung auftretenden Probleme sind jedoch nicht nur das klinische Setting, sondern auch die Art der Behandlung entscheidend. Während in medizinischen und psychiatrischen Abteilungen in der Regel Patienten mit einem kritischen somatischen Zustand aufgenommen werden und die Patienten keinerlei Krankheitseinsicht zeigen, wird für die Behandlung in psychotherapeutisch ausgerichteten psychosomatischen Abteilungen das Vorhandensein einer gewissen Motivation verlangt; die Patienten müssen ein sogenanntes Therapiegewicht mitbringen.

Unabhängig vom klinischen Setting wird der Behandlungsverlauf für alle daran Beteiligten als ein sehr schwieriger beschrieben. Pflegekräfte, Ärzte, Psychotherapeuten und andere werden immer wieder aufs neue gefordert, wobei die Patienten aufgrund ihrer Ängste und ritualisierten Verhaltensweisen, z. B. bezüglich des Essens, anscheinend häufig versuchen, die einzelnen Berufsgruppen gegenseitig auszuspielen. Aufgrund dieser Umstände empfiehlt es sich, im interdisziplinären Team zu arbeiten, wobei eine enge Zusammenarbeit und Kooperation angestrebt werden sollte. So sollten sich die verschiedenen Berufsgruppen hinsichtlich ihrer jeweiligen pflegerischen, ärztlichen oder psychotherapeutischen Arbeitspläne aufeinander abstimmen. Sie sollten regelmäßig Informationen austauschen, Veränderungen in den entsprechenden Plänen gegenseitig absprechen, damit sie sich den Patienten gegenüber eindeutig verhalten können. Von den psychotherapeutischen Interventionen kommen psychoanalytische, verhaltenstherapeutische sowie familientherapeutische Methoden in Frage, wobei der Familientherapie der größte Stellenwert zukommt, da empirische Untersuchungen ein wiederkehrendes, typisches Interaktionsmuster in den sog. „Magersuchtsfamilien" beschreiben. Folgende Merkmale werden in diesen Familien gehäuft beobachtet: eine enge Verflechtung der Beziehungen der einzelnen Familienmitglieder, eine überfürsorgliche Haltung, eine ausgesprochene Rigidität und eine Unfähigkeit, emotionale Konflikte zu besprechen und zu lösen.

In ihrer Arbeit wird die Pflegekraft mit zum Teil äußerst bizarren Verhaltensweisen und Ritualen konfrontiert, die sich aus den Problemen der Patienten bezüglich der Aktivitäten des Lebens wie *essen* und *trinken, ausscheiden* oder *sich bewegen* ergeben. Da auf diese Verhaltensweisen je nach Behandlungskonzept mehr oder weniger stark Einfluß genommen wird, können hier für die Pflegekraft große Konflikte entstehen. Wird etwa von ärztlicher Seite Sondenernährung angeordnet, was für die Patienten immer Zwangsernährung bedeutet und mit einem Kontrollverlust in einem für sie existentiell wichtigen Bereich einhergeht, ist es die Pflegekraft, die dieselbe durchführen muß. Darüber hinaus wird sie in der Interaktion mit der Patientin stark mit ihrem eigenen **Selbst-Konzept**, d. h. mit ihrer Rolle als Frau und ihrem Körperbild bzw. ihrer Körperwahrnehmung konfrontiert. Dabei kann sie, je nachdem wie sie gefühlsmäßig auf deren Persönlichkeit und Äußeres reagiert, durch ihr Beteiligtsein das anorektische Verhalten der Patientin günstig, aber auch negativ beeinflussen.

Im Rahmen des Pflegeprozesses und durch einen kontinuierlichen Austausch mit den anderen Berufsgruppen, erhält die Pflegekraft durch die ständig notwendige Reflexion ihres Verhaltens wie auch desjenigen der Patientin die Chance, eigene Verhaltensweisen, die krankheitsstabilisierend sind, frühzeitig zu erkennen und bewußt zu modifizieren.

2 Fallbeispiel: Frau Yvonne Breitenbach[1]

Die siebzehnjährige Yvonne klagte seit sechs Wochen ihren Eltern gegenüber über verschiedene Beschwerden im Rahmen eines grippalen Infekts. Besonders klagte sie über Nahrungsmittelunverträglichkeit. Sie trank in dieser Zeit überwiegend Tee und aß Zwieback. Dabei nahm sie bei ihrem insgesamt niedrigen Ausgangsgewicht von 45 Kilo rapide ab. Sie fühlte sich stark erschöpft. Ihr allgemeiner Zustand verschlechterte sich so sehr, daß sie kaum noch das Bett verlassen konnte. Da die Durchfälle anhielten und sich keine Verbesserung ihres grippalen Darminfekts mit den üblichen Hausmitteln erzielen ließen, rief die Mutter die Hausärztin herbei.

Der Hausärztin gegenüber erwähnte Frau Breitenbach, daß ihre Tochter seit zwei Jahren

---

[1] Dieses Fallbeispiel stellte Frau Dr. med. B. Ritz zur Verfügung; den Pflegeplan erarbeitete Frau Karin Schroeder-Hartwig.

Patientenerhebungsbogen

Tag der Aufnahme:	*6. 4. 88*
Tag der Erhebung:	*6. 4. 88*

Name:	*Breitenbach, Yvonne*
Geschlecht:	*weiblich*
Geburtsdatum:	*15. 3. 71*
Alter:	*17 Jahre*
Familienstand:	*ledig*
Beschäftigung:	*Schülerin*
Religion:	*protestantisch*

Anschrift:	*Am Waldrand 1, Hamburg*
Tel.:	*80 63 14*
Art der Wohnung:	*Eigenheim*
Personen, die dort wohnen:	*Eltern, Bruder, Schwester*
Nächste Angehörige:	*Eltern, Klaus u. Edith Breitenbach*
Andere Bezugspersonen:	*Freund*

Wie nehmen der Patient/die Patientin ihren gegenwärtigen Gesundheitszustand wahr:

meint, sie sei gesund, auch wenn sie im Moment schwach auf den Beinen sei

Gründe der Einweisung/Überweisung:

reduzierter Allgemeinzustand, rapider Gewichtsverlust in den letzten drei Monaten auf 39 kg

Medizinische Diagnose:

Verdacht auf Anorexia nervosa

Krankheitsgeschichte:

alle Kinderkrankheiten; Tonsillektomie mit acht Jahren

Allergien:

Sonnenallergien

Bedeutsame Lebenskrisen:

Auszug der älteren Schwester aus dem Elternhaus vor acht Jahren

Pflegeanamnese: Frau Breitenbach „Einschätzungen der Aktivitäten des Lebens"

		Gewohnheiten im Bereich der Aktivitäten des Lebens (ALs)	Beeinträchtigungen in den ALs	Coping (Bewältigungsstrategien)
1	Für eine sichere Umgebung sorgen	braucht zum Wohlbefinden den Fernseher, das Videogerät + den Walkman; braucht den laufenden Apparat als Hintergrundgeräusch; braucht das eigene Zimmer zum Zurückziehen; hat eine Katze; Freund besucht sie tgl. KH: sagt, sie möchte so schnell wie möglich wieder nach Hause, ihr fehle ihr Zimmer	kann nicht allein sein KH: muß sich Zimmer mit einer Patientin teilen, ungewohnte Umgebung	Fernseher, Video und Walman, um nicht das Gefühl des Alleinseins haben zu müssen
2	Kommunizieren	sagt, daß sie mit Gleichaltrigen, insbesondere aber mit ihrem Freund, ganz gerne rede; mit ihren Eltern sei es schwierig, kann's sich nicht erklären warum, aber eigentlich sei alles in Ordnung; mit Fremden fällt es ihr manchmal schwer, Kontakt aufzunehmen KH: berichtet auf Nachfragen; wirkt dabei ablehnend	KH: eingeschränkter Kontakt zum Freund	KH: möchte Telefon habe
3	Atmen	KH: Brustatmung; wirkt beim Atem verkrampft; zieht Schultern hoch und beugt Kopf nach vorn AF: 9/min; Puls 60; RR: 90/50		
4	Essen und Trinken	ißt am liebsten Salzstangen, Schokolade und trinkt mit Vorliebe Coca-Cola; berichtet, daß sie abnehmen wollte, weil sie zu dick ist; sie fühlt sich nicht unwohl, nur schwach auf den Beinen; Mutter: Tochter hat sich in den letzten Jahren zunehmend nicht an den gemeinsamen Mahlzeiten beteiligt; entweder sie hat keinen Hunger gehabt oder sie hat sich vor oder nach den Mahlzeiten selber etwas gemacht; sie kocht gerne für andere, hat aber selbst keinen Hunger; klagt seit einiger Zeit über Nahrungsmittelunverträglichkeit, hat nur noch Tee getrunken und Zwieback gegessen. KH: wiegt 39 kg; ist 165 cm groß	Nahrungsmittelunverträglichkeit; hat in den letzten zwei Monaten 6 kg abgenommen	Tee und Zwieback
5	Ausscheiden	äußert sich hierzu nicht Mutter: berichtet, daß Tochter nach dem Essen sich „stundenlang" auf der Toilette aufgehalten hat und seit 6 Wochen unter Durchfällen leidet		
6	Für seine persönliche Hygiene sorgen und sich kleiden	duscht täglich und wäscht sich tgl. die Haare; trägt gerne enge Hosen und weite Pullis; achtet auf den Sitz ihrer Frisur und schminkt sich tgl.; seit grippalem Infekt hat sie nicht mehr tgl. geduscht, fühlte sich in den letzten Tagen zu schwach dazu, möchte nur im Bett liegen; KH: bläuliche Hände und Füße	fühlt sich zu dick; glaubt, sie habe zu dicke Beine und einen zu dicken Hintern allgemeine Schwäche	lebt trotz Coca-Cola und Salzstangen kalorienbewu
7	Die Körpertemperatur regulieren	friert leicht, zieht sich gerne „leicht" an, mag keine dicken Kleidungsstücke KH: Temp. 36,0 °C		
8	Sich bewegen	äußert sich hierzu nicht Mutter: berichtet, daß Tochter zuletzt nur noch zur Toilette gegangen sei, ansonsten im Bett gelegen habe	allgemeine Schwäche (s. Pkt. 6)	
9	Arbeiten und sich in der Freizeit beschäftigen	sagt, daß sie nicht gern in die Schule geht; am liebsten ist sie mit Freund zusammen und sieht Fernsehen oder Videos (s. auch Pkt. 1); sie kocht „gerne" oder mag auch „gerne" putzen		
10	Seine Geschlechtlichkeit leben	findet es gut, wenn Freund sie tgl. besucht; mag aber nicht, daß Freund vor anderen „zärtlich" zu ihr ist; sagt, daß sie ihrem Vater „nicht gern" hat; sie fühlt sich zu dick und hat es nicht gern, als „Frau", d. h. als „Dienstmädchen" behandelt zu werden; ihre Regel hat sie mit 12 Jahren bekommen; die letzte Regelblutung hat sie vor 1 Jahr gehabt	fühlt sich zu dick; Mitpatientin	zieht sich mit Freund zurück; lebt kalorienbewußt
11	Schlafen	versucht tgl. 6 Stunden zu schlafen; kann nicht jede Nacht durchschlafen; liegt wach und denkt an gar nichts		
12	Sterben			

Pflegeplan „in bezug auf die ALs"

Probleme des/r Patienten/in	Patienten-/ Pflegeziele	Pflegemaßnahmen in bezug auf die ALs	Kontrolle (Bewertung, Evaluation)
sehnt sich nach „ihrem Zimmer" und ihrer gewohnten Umgebung muß sich Zimmer mit „fremden" Menschen teilen und hat so „relativen" Kontrollverlust	– möchte sich in der ungewohnten Umgebung wohl fühlen – möchte Besuch von Freund – möchte sich im Krankenzimmer „ihren Bereich" schaffen – möchte Anwesenheit v. Mitpatienten tolerieren	– Pat. die Station zeigen, Tagesablauf erklären – Pat. alle Maßnahmen erklären und auf Ängste eingehen – mit Pat. Tagesablauf und Pflegeplan besprechen, z. B. Besuchszeiten, Besuch; Pat. unterstützen, Entscheidungen zu treffen – Pat. anhalten, sich mit Mitpatientin wegen des Fernsehens/Video u. a. Gewohnheiten abzustimmen	am 6. 4. tgl. tgl. Verhalten und Reaktionen dokumentieren Verhalten notieren
hat Probleme, mit „Fremden" in Kontakt zu treten	– wird Kontakt zu Pflegepersonal und Bezugspflegekraft entwickeln und dies durch ihr Verhalten zeigen (bis zum 13. 4.) – wird 1× pro Tag mit Bezugspflegekraft Kurzgespräch führen – möchte lernen, Forderungen, Kritik und Wünsche zu äußern (während des KH-Aufenthalts)	– Bezugsperson aus dem Pflegeteam bestimmen, Vertrauen zu Pat. herstellen, auf Fragen, Ängste eingehen – bei Bedarf Pat. Kontakt zu anderen Diensten herzustellen (Psychologen/Psychiater) – Pflegeplan tgl. mit Pat. besprechen – Pat. unterstützen, Entscheidungen zu treffen und Eigenverantwortung zu übernehmen	am 6. 4. Verhalten notieren morgens bis zum 13. 4.
		– 3× tgl. Kontrolle der Vitalzeichen – KG anmelden – Pat. in angespannten Situation zur vertieften Atmung anhalten; ruhig und langsam mit ihr sprechen	bis zum 9. 4. am 6. 4. Situation/Abhängigkeiten beschreiben
hat durch Gewichtsabnahme Untergewicht wiegt 39 kg bei einer Körpergröße von 165 cm	– möchte das mit dem Arzt vereinbarte Gewicht von 43 kg in 3 Wochen erreichen – kann akzeptieren, daß sie tgl. 200 g oder mehr zunehmen muß – soll bis zum 13. 4. tgl. Kalorienzufuhr von 1500 kcal (6. 4.) auf 2500 kcal erhöhen – zeigt in ihrem Verhalten, daß sie ohne Ängste, Schuldgefühle usw. Essen zu sich nehmen kann – soll nicht mehr als 2,5 l Flüssigkeit tgl. zu sich nehmen – möchte lernen, Forderungen, Kritik und Wünsche zu äußern (s. Pkt. 2) – wird Med. n. ärztl. Anordnung alleine einnehmen	– Gespräch mit Diätassistentin planen – Pat. zu eigenverantwortl. Handeln bei Nahrungsaufnahme anleiten – mit Pat. die „Essenkarte" neu abstimmen, Kalorienzahl erhöhen, Eßverhalten beobachten, tgl. Feedback geben – Pat. zum Wiegen anhalten und zum Führen eines „Gewichtsprotokolls" – Aktivitäten mit Pat. entsprechend dem Gewicht planen und bei Entscheidungen unterstützen – Pat. das Führen eines Flüssigkeitsprotokolls erklären – Pat. Zusammenhang zwischen Gewichtzunahme, Eß- und Trinkverhalten erklären – auf Ängste/Befürchtungen der Pat. eingehen (Körperbild, Körperwahrnehmung) – Medikamente lt. ärztl. Anordnung verabreichen – Pat. Einnahmeart + -zeit sowie Notwendigkeit erklären und Pat. zum eigenständigen Handeln anleiten	am 8. 4. tgl. Verhalten sowie Essensmenge bis zum 13. 4. notieren jeden Morgen besprechen (bis zum 13. 4.) jeden Morgen (s. auch Pkt. 1 + 2) am 6. 4. und bei Bedarf am 7. 4.; bei Bedarf Verhalten/Reaktionen notieren, Veränderungen sofort Arzt mitteilen tgl.
hat Durchfälle äußert sich nicht zum Ausscheidungsverhalten	– möchte über ihre Ausscheidungsgewohnheiten bis zum 9. 4. mit Bezugspflegekraft reden und sich bei „Stuhlgang"-Gefühl melden	– Pat. zur Toilette begleiten, Stuhlkontrolle durchführen – Pat. Notwendigkeit der Maßnahme erklären – Vertrauen der Pat. gewinnen (s. Pkt. 1, 2 u. 4) – mit Pat. über ihre Gewohnheiten reden	tgl. bis zum 9. 4. am 6. 4. und bei Bedarf am 9. 4.
fühlt sich zu dick fühlt sich für die Durchführung der Körperpflege zu schwach	– wird in ihrem Verhalten (z. B. Essen) zeigen, daß sie Gewichtszunahme akzeptieren kann – möchte die Körperpflege entsprechend ihrem körperl. Zustand alleine durchführen	– Pat. tgl. Gespräche anbieten (s. Pkt. 1, 2 und 4) – s. Pkt. 4 – Pat. bei der Körperpflege pos. unterstützen (Körperbild/Körperwahrnehmung) – Eigenständ. der Pat. tgl. fördern; Pat. Feedback geben	Verhalten und Veränderungen tgl. notieren bis zum 13. 4.
friert leicht	– wird bei Frieren und Kältegefühl sich entsprechend kleiden wollen	– Temp. messen – Pat. bei der Auswahl von Kleidungsstücken entsprechend der Körper-, Zimmer- und Außentemperatur pos. unterstützen, nachts ggf. zweite Decke	1× tgl. Verhalten notieren
äußert sich hierzu nicht fühlt sich z. Zt. schwach	– wird bis zum 13. 4. 2× am Tag 1 Std. auf sein	– Aktivitäten mit Pat. entsprechend der Gewichtszunahme u. dem körperl. Zustand planen; Pat. bei Entscheidungen pos. unterstützen (s. Pkt. 4) – Verhalten der Pat. beobachten, Feedback geben – s. Pkt. 8	jeden Morgen Verhalten bis zum 13. 4. notieren
fühlt sich zu dick (s. Pkt. 6) muß sich Zimmer mit Mitpatientin teilen, fühlt sich dadurch eingeschränkt, wenn Freund sie besucht hat ihre Regelblutung seit einem Jahr nicht mehr	– wird in ihrem Verhalten zeigen, daß sie Gewichtszunahme akzeptieren kann (s. Pkt. 6) – möchte lernen, sich mit Mitpatientin (wegen Besuch) abzustimmen	– s. Pkt. 6 – Pat. anhalten, Wünsche mit Mitpatientin abzustimmen (s. auch Pkt. 1)	
kann nicht jede Nacht durchschlafen	– wird bei Nichtschlafenkönnen Kontakt zum Nachtdienst aufnehmen	– Schlafverhalten beobachten – bei Bedarf mit Pat. Möglichkeiten erkunden, die das Ein- und Durchschlafen erleichtern – Medikamente lt. ärztl. Anordnung verabreichen	tgl.; Besonderheiten notieren Verhalten und Reaktion notieren Wirkung überprüfen

auf ihr Gewicht achte, daß sie aber noch nie so viel und so schnell abgenommen habe. Sie habe ihrer Tochter wiederholt gesagt, sie sei zu dünn und hätte für Krankheitsfälle „nichts auf den Rippen". Ja, und dies ständige Haarewaschen, und dauernd mit nassen Haaren und zu dünner Kleidung herumzulaufen, da müsse man sich ja etwas holen.

Die Hausärztin veranlaßte aufgrund des reduzierten Allgemeinzustands die sofortige Krankenhauseinweisung. Hier wurde nach einer ersten eingehenden ärztlichen Untersuchung der Verdacht der Anorexia nervosa geäußert, eine Vermutung, die dann im Laufe eines stationären Aufenthaltes neben der klinischen Diagnosestellung, durch ausführliche Fremdanamnese (Eltern) und durch Verhaltensbeobachtungen auch abgeklärt werden sollte. Yvonne wurde noch am gleichen Tag auf eine internistische Station verlegt. Hier wurde ein Pflegegespräch mit ihr geführt und ein erster vorläufiger Pflegeplan erstellt. Die Angaben der Patientin wurden um die Informationen der Mutter ergänzt, die Yvonne ins Krankenhaus begleitet hatte. Im Pflegeplan wurden das vom Arzt festgesetzte Körpergewicht

sowie die Verhaltensbeobachtungen berücksichtigt.

Während des insgesamt vierwöchigen Krankenhausaufenthalts erhärtete sich die Verdachtsdiagnose, und die Patientin wurde nach Erreichen eines Körpergewichts von 43 kg in eine stationäre psychotherapeutische Anschlußbehandlung überwiesen.

Weiterführende Literatur zum pflegerischen Teil

Gerlinghoff, M., H. Backmund, N. Mai: Magersucht. Auseinandersetzung mit einer Krankheit. Psychologie Verlags Union, München–Weinheim 1988.

Göckel, R.: Eßsucht oder die Scheu vor dem Leben. Eine exemplarische Therapie. Reinbek bei Hamburg, 1988.

Lehmkuhl, G.; U. Lehmkuhl: Magersucht und Eßsucht. Alltagsschwierigkeiten bei der Betreuung von anorektischen und bulimischen Patienten. In: DKZ Heft 10 (39. Jg.) 702–709

Orbach, S.: Hungerstreik. Ursachen der Magersucht. Neue Wege zur Heilung. ECON Verlag, Düsseldorf–Wien–New York 1987.

Selvini Palazzoli, M.: Magersucht. Klett-Cotta, Stuttgart 1986.

14 Fettstoffwechselstörungen

H. Canzler

Das folgende Kapitel informiert über:

▷ Grundzüge des Fettstoffwechsels;
▷ Nomenklatur und Funktion der Lipoproteine im Serum;
▷ Einteilung und klinische Symptome der wichtigsten Fettstoffwechselstörungen;
▷ die Rolle, die eine Erhöhung der Blutfette bei der Entstehung anderer Erkrankungen,
insbesondere des Herz-Kreislauf-Systems, spielt;
▷ Möglichkeiten der diätetischen Behandlung von Fettstoffwechselstörungen;
▷ Grundzüge der medikamentösen Behandlung von Hyperlipidämien;
▷ wichtige Hypolipidämien und Lipidspeicherkrankheiten.

I Allgemeiner Teil

Unter den Begriff *Fettstoffwechselstörungen* fällt eine Vielzahl von Erkrankungen, die teilweise selten sind, wie die *Fettspeicherkrankheiten* (Lipidosen), teilweise aber auch recht häufig vorkommen, wie die mit erhöhten Fettspiegeln im Blut einhergehenden *Hyperlipidämien* (Hyperlipoproteinämien).

In diesem Kapitel sollen in erster Linie die Hyperlipidämien besprochen werden. Ihre klinische Bedeutung liegt darin, daß sie als der wichtigste Ursachenfaktor für die vorzeitige Entwicklung atherosklerotischer **Gefäßveränderungen** gelten. Häufig werden sie erst diagnostiziert, wenn Komplikationen der Atherosklerose wie Herzinfarkt, Hirninfarkt oder peripherer Gefäßverschluß eingetreten sind.

Da eine erfolgreiche Behandlung dieser Fettstoffwechselstörungen fast immer möglich ist, und häufig das Fortschreiten der Atherosklerose dadurch aufgehalten wird, ist es wichtig, daß Blutfettvermehrungen nicht als Nebenbefund ignoriert und behandelt werden.

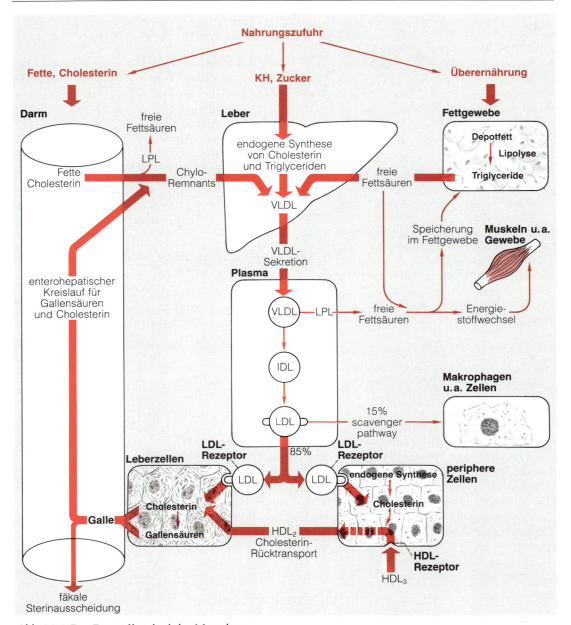

Abb. 14-1. Der Fettstoffwechsel des Menschen.
KH = Kohlenhydrate, LDL = low density lipoproteins, HDL = high density lipoproteins, VLDL = very low density lipoproteins, LPL = Lipoproteinlipase.

1 Definitionen und pathophysiologische Grundlagen

1.1 Fette

Fette kommen in allen lebenden Organismen vor. Beim Menschen machen sie 12–19% des ge-

samten Körpergewichts aus, wobei erhebliche Schwankungen möglich sind. Fette werden regelmäßig mit der Nahrung zugeführt. Sie dienen überwiegend der Energieversorgung des Organismus, aber auch der Bildung von Fettstoffen als Bestandteilen von Zellen und Zellmembranen *(Organlipide)*.

Die wichtigste gemeinsame Eigenschaft der verschiedenen Fette und fettähnlichen Stoffe ist ihre weitgehende Unlöslichkeit in Wasser und ihre gute Löslichkeit in *organischen Lösungsmitteln* wie Alkohol, Benzin, Äther etc. Da alle Stoffwechselvorgänge innerhalb der Zellen ein wässeriges Milieu voraussetzen und auch der Stofftransport im Organismus über das wässerige Medium des Blutes erfolgen muß, resultieren für den Fettstoffwechsel einige charakteristische Besonderheiten.

Im Organismus kommen Fette vor als:

▷ **Depotfette;** das sind die in den Fettgewebszellen gespeicherten Fette. Chemisch handelt es sich um **Triglyceride** *(Neutralfette)*. Sie stellen die **Energiereserve** des Organismus dar und setzen ihn in die Lage, längere Zeiten des Nahrungsmangels zu überstehen. Auch unsere Nahrungsfette, die ja den Fettspeichern von Pflanzen und Tieren entstammen, bestehen überwiegend aus Triglyceriden.

▷ **Organfette;** das sind Fette und fettähnliche Stoffe, die als lebensnotwendige Bestandteile von Zellen vor allem die Lipidschichten der **Zellmembranen** bilden. Es handelt sich dabei um Cholesterin, Cholesterinester, Phospholipide (z. B. Lecithin) und Sphingolipide (z. B. Cerebroside, Ganglioside u. a.).

▷ **Blutlipide;** das Blutserum enthält im Nüchternzustand 4–6 g Lipide pro Liter Serum, nach fettreichen Mahlzeiten auch mehr. Dabei handelt es sich um Cholesterin, Cholesterinester, verschiedene Phospholipide, Triglyceride und kleine Mengen an freien Fettsäuren.

Da Fette nicht wasserlöslich sind, werden sie im Blut stets in Bindung an Eiweiß transportiert. Diese Komplexe aus Fett und Eiweiß werden **Lipoproteine** genannt. Ihr Proteinanteil wird von verschiedenen sog. Apo-Lipoproteinen gebildet. Man kennt heute mehr als 10 solcher Apoproteine, die neben der Aufgabe, die Lipidkomponente zu binden, weitere wichtige Funktionen im Stoffwechsel der Lipoproteine haben. So vermitteln sie z. B. die Aktivierung von abbauenden Enzymen, den Austausch von Lipidkomponenten zwischen verschiedenen Lipoproteinen oder die Erkennung von Rezeptoren an Zelloberflächen, die der Aufnahme bestimmter Lipoproteine in die Zellen dienen. Einen Überblick über den Fettstoffwechsel des menschlichen Körpers gibt Abbildung 14-1.

1.2 Einteilung und Funktion der Lipoproteine

Lipoproteine sind wegen ihres Fettgehaltes leichter als die übrigen Serum-Proteine. Sie lassen sich mit Hilfe einer Ultrazentrifuge in vier *Dichteklassen* trennen:

▷ **Chylomikronen:** Sie transportieren die bei der Resorption aufgenommenen Fette der Nahrung vom Darm über den Ductus thoracicus ins periphere Blut. Sie enthalten mehr als 90% Fette und nur 1–2% Protein. Sie sind daher leichter als Wasser und setzen sich beim Stehenlassen des Blutserums als rahmähnliche Schicht ab *(Aufrahmen)*. Der **Abbau** der Chylomikronen erfolgt in den Kapillaren peripherer Organe (Fettgewebe, Muskulatur) durch **Lipoproteinlipasen** (LPL). Diese Enzyme setzen aus den Triglyceriden der Chylomikronen Fettsäuren frei, die dann von den Geweben als Energiestoffe aufgenommen werden. Die Reste der Chylomikronen *(remnants)* werden von der Leber aufgenommen.

▷ **VLDL** (*very low density lipoproteins*, Lipoproteine sehr niedriger Dichte) transportieren die in der Leber gebildeten *endogenen* Fette. Es handelt sich um große Partikel, die das Serum sichtbar trüben können (*lipämisches* bzw. *milchiges* Serum). Der Abbau der VLDL erfolgt ebenfalls durch Lipoproteinlipasen über eine Zwischenstufe (IDL = *intermediate density lipoproteins*, Lipoproteine mittlerer Dichte) zu den sogenannten LDL.

▷ **LDL** (*low density lipoproteins*, Lipoproteine niedriger Dichte) entstehen beim Abbau der VLDL in der Blutbahn und enthalten sehr viel **Cholesterin.** Sie werden von den meisten Körperzellen mit Hilfe spezifischer *LDL-Rezeptoren* aufgenommen und versorgen die Zellen mit Cholesterin. Gleichzeitig wird dadurch die zelleigene Cholesterinsynthese gehemmt.

▷ **HDL** (*high density lipoproteins*, Lipoproteine hoher Dichte) werden in der Leber gebildet und enthalten ca. 50% Protein, viel Phospholipide und Cholesterin. HDL haben zahlreiche wichtige Funktionen im Lipoproteinstoffwechsel. Unter anderem binden sie Cholesterin, welches die Zellen nicht mehr benötigen, und transportieren es zur Leber zurück. Dort kann es entweder unverändert oder nach Umwandlung in Gallensäuren mit der Galle in den Darm ausgeschieden werden.

Tabelle 14-1: Normale Konzentrationen verschiedener Lipide und Lipoproteine im Serum (Mittelwerte für Männer zwischen dem 30. und 34. Lebensjahr) und Grenzwerte für hohes Atheroskleroserisiko (Behandlungsbedürftigkeit). Diese Werte entsprechen der 90. Perzentile.

	Mittelwert		Erhöhtes Risiko	
	mmol/l	mg/dl	mmol/l	mg/dl
Gesamt-cholesterin	5,0	192	>6,1	237
Gesamt-triglyceride	1,4	128	>2,4	214
VLDL-Cholesterin	0,5	21	>0,9	36
LDL-Cholesterin	3,3	126	>4,3	166
HDL-Cholesterin				
m	1,2	46	<0,8	32
w	1,4	56	<1,0	40

Lipoproteine lassen sich auch durch ihr unterschiedliches Verhalten im elektrischen Feld trennen und identifizieren. Dieses Verfahren wird *Lipoproteinelektrophorese* genannt und häufig zur Routinediagnostik benutzt. Auch mit dieser Methode erhält man vier größere Fraktionen:

▷ **Chylomikronen:** Sie wandern wegen ihres geringen Proteingehaltes im elektrischen Feld nicht und bleiben am Aufgabeort liegen.
▷ **Prä-Beta-Lipoproteine:** Sie wandern wie Alpha-Globuline des Serums und entsprechen etwa der Dichteklasse der VLDL.
▷ **Beta-Lipoproteine:** Sie wandern wie Beta-Globuline des Serums und entsprechen der Dichteklasse der LDL.
▷ **Alpha-Lipoproteine:** Sie wandern wie $Alpha_1$-Globuline des Serums und entsprechen der Dichteklasse der HDL.

Lipid- und Lipoproteinkonzentrationen im Blut hängen vom Alter und vom Geschlecht ab. Für beide Geschlechter steigen Gesamt-Cholesterin, LDL-Cholesterin und Gesamt-Triglyceride kontinuierlich bis zum 65. Lebensjahr an. Für Frauen liegen diese Blutspiegel jedoch bis zum 50. Lebensjahr um etwa zehn Prozent niedriger und die für HDL-Cholesterin um 10–15% höher als für gleichaltrige Männer. Tabelle 14-1 zeigt die Normal- und Risikowerte der Lipoproteine für Männer der Altersgruppe 30–34 Jahre.

1.3 Einteilung der Fettstoffwechselstörungen

Je nach der Stufe des Fettstoffwechsels, auf der eine Störung auftritt, entstehen unterschiedliche Erkrankungen von klinischer Bedeutung:
▷ **Störungen der Verdauung und Resorption von Fetten**
Maldigestion bzw. *Malabsorption* verursachen vermehrte Fettausscheidung im Stuhl, mangelhafte Ausnutzung der Nahrung und Ernährungsstörungen (s. Kap. 13).
▷ **Störungen des Fetttransportes**
Hyperlipoproteinämien sind Vermehrungen von Lipoproteinen im Blut infolge deren vermehrter Bildung und/oder Störungen ihres Abbaus. Man unterscheidet **primäre Formen**, die mit Erbanlagen zusammenhängen, und **sekundäre Formen**, die ursächlich mit anderen Erkrankungen oder mit Umwelteinflüssen (Ernährung!) zusammenhängen. Die heute übliche Einteilung der Hyperlipoproteinämien geht – ohne Rücksicht auf die Ursache – von Lipoproteinmustern aus und unterscheidet sechs sogenannte *Phänotypen* (Tab. 14-2).
Wegen ihrer Häufigkeit und großen klinischen Bedeutung werden die Hyperlipoproteinämien in diesem Kapitel vorrangig besprochen.
Als **Hypolipidämien** bezeichnet man die Verminderung oder das Fehlen von Lipoproteinen infolge Fehlens oder Fehlbildung bestimmter

Tabelle 14-2: Einteilung der Hyperlipoproteinämien in Phänotypen nach FREDRICKSON.

Typ	Erhöhte Lipoproteinfraktion	Lipidfraktion im Serum	
		Cholesterin	Triglyceride
I	Chylomikronen	(+)	+++
II a	Beta-Lipoproteine (LDL)	+++	normal
II b	Beta-LP (LDL) und Prä-beta-LP (VLDL)	+	+
III	abnormes Beta-Lipoprotein (Beta-VLDL, IDL)	++	++
IV	Prä-beta-Lipoproteine (VLDL)	normal oder (+)	++
V	Prä-beta-LP (VLDL) und Chylomikronen	(+) bis +++	+++

Apoproteine. Es handelt sich um extrem seltene genetische Defekte, die hier nur der Vollständigkeit halber aufgeführt werden.

▷ **Störungen im Abbau spezifischer Organlipide (Lipidosen, Fettspeicherkrankheiten)**
Diese Gruppe, die auf angeborenen Enzymdefekten beruht, umfaßt mehr als 20 verschiedene seltene Erkrankungen und Varianten. Sie werden hier nur kurz erörtert, da sie sehr selten sind, meist im Kindesalter diagnostiziert werden und nur wenige Betroffene das Erwachsenenalter erreichen.

▷ **Vermehrte Speicherung normaler Depotfette im Fettgewebe (Adipositas, Obesitas, Fettsucht, Fettleibigkeit)**
Hier liegt keine Stoffwechselstörung im Sinne einer *Speicherkrankheit* vor, sondern eine Störung in der Regulation von Hunger und Sättigung sowie Fehler im Ernährungsverhalten mit der Folge von Regulationsstörungen im Energiestoffwechsel. Die Fettsucht wird deshalb in Kapitel 13 abgehandelt.

1.4 Leitsymptome der Fettstoffwechselstörungen

Erhöhte Blutfettspiegel verursachen meist keinerlei Beschwerden und können jahrzehntelang unbemerkt bleiben. **Lipämisch getrübtes** oder **aufgerahmtes Serum** findet sich nur bei **Hypertriglyceridämien**, was häufig bei der Vornahme einer Blutsenkung auffällt. Bei Hypercholesterinämien sieht das Serum unauffällig aus. Bei den Fettspeicherkrankheiten (Lipidosen) sind die Blutfettspiegel meist normal.

Xanthome sind sichtbare Fett- und Cholesterinablagerungen in Haut, Unterhaut und Sehnen. Hautxanthome sind erhaben und meist leuchtend gelb gefärbt. Sehnenxanthome sind als derbe Knötchen in Strecksehnen tastbar und nicht gelb gefärbt. Sie finden sich vor allem bei bestimmten Hypercholesterinämien. Kleine intrakutane Xanthome der Augenlider werden **Xanthelasmen** genannt. In der Regel treten Xanthome beidseits symmetrisch auf (Abb. 14-2).

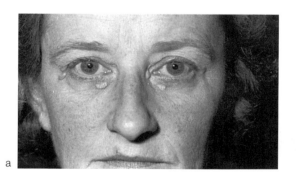
a

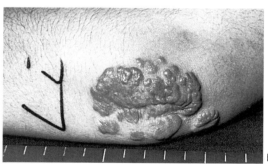
b

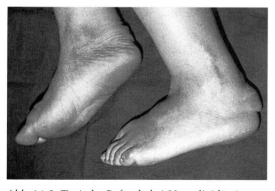
c

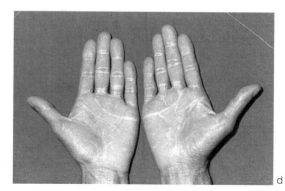
d

Abb. 14-2. Typische Befunde bei Hyperlipidämien:
a) Xanthelasmen und Arcus lipoides corneae bei familiärer Hypercholesterinämie.
b) Subkutane tuberöse Xanthome am Ellenbogen bei familiärer Hypercholesterinämie.
c) Ausgeprägte Sehnenxanthome der Archillessehne bei familiärer Hypercholesterinämie.
d) Palmare Xanthome (Handlinienxanthome) bei Dyslipoproteinämie Typ III.

Arcus lipoides corneae nennt man ringförmig um die Pupille sichtbare Fetteinlagerungen in der Hornhaut des Auges. Auch sie sind ein auffälliges und für Hypercholesterinämien charakteristisches Zeichen (Abb. 14-2).

Herzinfarkte in jüngerem Alter oder andere Komplikationen der Atherosklerose sowie gehäuftes Auftreten solcher Ereignisse in der Familie können ein wichtiger Hinweis auf das Vorliegen einer Hyperlipoproteinämie sein.

Bei ausgeprägteren Hypertriglyceridämien (Chylomikronämie-Syndromen) finden sich regelmäßig **Lebervergrößerungen** infolge Leberverfettung, manchmal auch Milzvergrößerungen. Auch können kleine, stecknadelkopfgroße Hautxanthome am Stamm flächenhaft und plötzlich wie ein Ausschlag auftreten (**eruptive Xanthomatose**). An weiteren Leitsymptomen kommen vor: **Magenbeschwerden**, **Oberbauchkoliken**, Symptome einer akuten **Pankreatitis**, die Anlaß zu stationärer Aufnahme als Notfall sein können! Ferner geben manche Patienten **Kribbeln** und **Schweregefühl** in den **Gliedmaßen** an. Es gibt jedoch keinen Befund, der obligatorisch auftritt.

Fettspeicherkrankheiten werden oft schon im Säuglingsalter diagnostiziert. Einige Formen fallen durch ausgeprägte **Leber-** und **Milzvergrößerungen** auf, bei anderen stehen **Entwicklungsstörungen** und schwere **neurologische Ausfallserscheinungen** (Erblindung, Ataxie u. a.) im Vordergrund. Zur Entwicklung atherosklerotischer Gefäßveränderungen haben die Lipidosen keine Beziehung.

1.5 Klinische Bedeutung der Hyperlipoproteinämien

Die allgemeine klinische Bedeutung der Hyperlipoproteinämien liegt weniger in ihrer spezifischen Symptomatik, wie sie oben angeführt wurde, sondern darin, daß sie die vorzeitige Entwicklung schwerer Atherosklerosen fördern. Das gilt vor allem für Hypercholesterinämien. Prospektive epidemiologische Studien an noch Gesunden haben gezeigt, daß das Risiko, innerhalb der nächsten Jahre einen **Herzinfarkt** zu erleiden, bei erhöhten Cholesterin- bzw. LDL-Spiegeln im Blut deutlich erhöht ist. Neuere Untersuchungen haben gezeigt, daß eine Verminderung der HDL ebenfalls als bedeutender Risikofaktor der Atherosklerose einzuschätzen ist. Umgekehrt haben hohe HDL-Spiegel im Blut eine gewisse **Schutzwirkung**. Frauen haben bis zur Menopause durchweg höhere HDL-Blutspiegel als Männer. Das könnte die Seltenheit von Herzinfarkten bei jüngeren Frauen und die auch in höherem Alter noch deutlich niedrigere Herzinfarktrate bei Frauen gegenüber gleichaltrigen Männern erklären.

Durch angiographische Untersuchungen konnte belegt werden, daß bei erfolgreicher Behandlung einer Hypercholesterinämie in ca. 80% der Fälle ein Stillstand der Atherosklerose und gelegentlich sogar eine Rückbildung atherosklerotischer Herde (Plaques) in den Blutgefäßen erreicht werden kann.

II Spezieller Teil

1 Hyperlipoproteinämien

Epidemiologie

Die Häufigkeit **primärer** Hyperlipoproteinämien dürfte in unserer Bevölkerung bei etwa zehn Prozent liegen und übertrifft damit die des Diabetes mellitus. Einige Formen sind häufig und als Erbanlage bei bis zu einem Prozent der Bevölkerung nachweisbar, andere sind ausgesprochen selten und haben eine Inzidenz von 1/10000 oder weniger.

Über die Inzidenz **sekundärer** Hyperlipoproteinämien lassen sich keine genauen Angaben machen, sie treten ebenfalls häufig auf.

Ursachen und Pathogenese

Vermehrungen von Lipoproteinen im Serum können aus einer vermehrten **Produktion** oder aus Störungen des **Abbaus** und der Elimination von Lipoproteinen aus dem Blut resultieren.

Zur ersten Gruppe gehören vor allem Einflüsse der **Ernährung**. So treten nach fettreichen Mahlzeiten im Blut Chylomikronen auf, die im Nüchternserum des Gesunden nicht vorkommen. Reichliche Zufuhr von **Kohlenhydraten**, insbesondere von einfachen Zuckern, bewirkt einen Anstieg der Produktion und Sekretion von *endogenen Lipoproteinen* (VLDL) durch die Leber. Fett- und cholesterinreiche Ernährung über längere Zeit führt auch bei Stoffwechselgesunden zu einem Anstieg der cholesterinreichen LDL.

Bei **Fettsucht** (s. Kap. 13), also vermehrter Fettspeicherung im Fettgewebe, findet sich fast regelmäßig eine Vermehrung von VLDL im Blut. Sie ist indirekte Folge einer gesteigerten Lipolyserate, denn aus den vergrößerten Fettdepots werden ständig vermehrt Fettsäuren freigesetzt und der Leber zugeleitet. Dort werden sie wieder in Fette (Triglyceride) eingebaut und als VLDL ans Blut abgegeben (s. Abb. 14-1). Aus ähnlichen Gründen findet sich auch bei der **diabetischen** Stoffwechselstörung häufig eine Überproduktion von VLDL.

Störungen des **Abbaus** von Lipoproteinen beruhen meist auf **angeborenen** Defekten. So führt zum Beispiel das Fehlen von Lipoproteinlipase (LPL) zu einer Störung des Chylomikronenabbaus, so daß Chylomikronen im Nüchternserum vorgefunden werden. Eine Fehlbildung bestimmter Proteinanteile der VLDL führt zu einer Ansammlung von *Remnants* bzw. IDL (s. S. 331), weil diese Abbauprodukte der Chylomikronen und VLDL dann nicht mehr ausreichend von der Leber aufgenommen werden.

Auch hinsichtlich des komplizierten Aufnahmemechanismus der LDL über spezifische Rezeptoren in die Zellen sind Störungen bekannt. So beruht zum Beispiel die genetisch bedingte **familiäre Hypercholesterinämie** auf einem Fehlen oder Nicht-Funktionieren dieser LDL-Rezeptoren. Die Folge ist, daß die Zellen nicht mehr genügend Cholesterin aufnehmen, und die intrazelluläre Cholesterinsynthese enthemmt wird. Im Plasma kommt es zu einem Anstieg der cholesterinreichen **LDL**. Unter diesen Bedingungen beginnen dann bestimmte Zellen, z. B. Makrophagen und glatte Muskelzellen der Gefäßwandungen, unreguliert Cholesterin aufzunehmen (*scavenger pathway*, s. Abb. 14-1). Sie „überfressen" sich gewissermaßen mit Cholesterin, wandeln sich in *Schaumzellen* um und gehen schließlich zugrunde. Dieser Prozeß ist die Basis für die Bildung von Xanthomen ebenso wie auch für die Bildung von Atheromen in den Frühstadien der Atherosklerose.

Nachstehend folgen Kurzbeschreibungen der wichtigsten genetisch bedingten Hypercholesterinämien, Hypertriglyceridämien sowie von Chylomikronämien.

1.1 Familiäre Hypercholesterinämie

Epidemiologie

> Die familiäre Hypercholesterinämie ist nicht die häufigste, aber im Hinblick auf das Atherosklerose-Risiko die **gefährlichste** Fettstoffwechselstörung.

Die Erbanlage kommt bei ca. 0,2% der Bevölkerung vor, bei jüngeren Herzinfarkt-Patienten beträgt ihre Häufigkeit jedoch drei bis sechs Prozent.

Symptome

Die familiäre Hypercholesterinämie wurde vor mehr als 100 Jahren als dominant vererbliche Stoffwechselstörung erkannt und als Krankheitsbild mit den charakteristischen Symptomen **Hypercholesterinämie**, **Xanthome**, frühzeitige **Atherosklerose** beschrieben.

Das erste Zeichen, eine erhöhte **Cholesterinkonzentration** im Serum, ist bereits im Säuglingsalter nachweisbar. **Xanthelasmen**, **Sehnenxanthome** und **Arcus lipoides corneae** treten oft schon im Kindes- oder Jugendalter auf; man findet sie bei 30–50% der erwachsenen Patienten. Die frühzeitig auftretende **Atherosklerose** betrifft vor allem die Herzkranzgefäße.

Verlauf und Prognose

Im Alter von 43 Jahren leidet die Hälfte der Männer mit dieser Störung an einer manifesten **koronaren Herzkrankheit**. Bei Frauen wird die Atherosklerose etwa zehn Jahre später klinisch manifest. Homozygote männliche Patienten, das heißt solche, die die Anlage von beiden Eltern geerbt haben, versterben schon vor dem 30. Lebensjahr an Herzinfarkt.

Im Nüchternserum sind ausschließlich Cholesterin bzw. LDL vermehrt (**Lipoproteinmuster Typ IIa**). Der Serumcholesterinspiegel liegt bei heterozygoten Fällen zwischen 7,8 und 12,9 mmol/l (300 und 500 mg/dl), bei homozygoten Fällen um 15,5–20,7 mmol/l (600–800 mg/dl) und höher.

1.2 Familiäre kombinierte Hyperlipidämie

Epidemiologie

Unter den genetischen Hyperlipoproteinämien ist diese Form am häufigsten. Sie tritt in der Gesamtbevölkerung mit einer Frequenz von ca. 1,5% auf, bei Herzinfarkt-Patienten mit ca. 20%! Der Erbgang ist dominant, die Störung manifestiert sich meist im frühen Erwachsenenalter.

Symptome

Xanthome sind bei dieser Erkrankung selten, jedoch finden sich häufig weitere Stoffwechselstörungen wie Störungen der **Glucosetoleranz, Übergewicht** und erhöhte **Harnsäurespiegel** im Blut. Das **Infarktrisiko** ist hoch.

Im Nüchternserum finden sich mäßige Erhöhungen von Cholesterin und Triglyceriden, das **Lipoproteinmuster** entspricht meist dem **Typ IIb**.

1.3 Familiäre Dyslipoproteinämie (HLP Typ III, *remnant disease*)

Es handelt sich um eine seltene, rezessiv vererbliche Fettstoffwechselstörung mit Vermehrung von Cholesterin und Triglyceriden im Serum. Charakteristisch ist das Auftreten der sonst nur in Spuren nachweisbaren Remnants und IDL (s. S. 331).

Klinische Symptome können fehlen, andererseits können nahezu alle Formen von **Xanthomen** vorkommen. Besonders charakteristisch sind gelbliche Einlagerungen in die **Handlinien**. Die Atherosklerose-Gefährdung ist hoch, neben **Herzinfarkten** treten recht häufig **periphere Gefäßverschlüsse** auf.

1.4 Familiäre Hypertriglyceridämie

Epidemiologie

Diese Störung ist häufig und tritt als Erbanlage bei etwa 1% der Bevölkerung auf, bei Herzinfarktpatienten beträgt die Häufigkeit ca. 5%.

Symptome

Klinisch findet sich regelmäßig eine **Fettleber**. In 60–80% der Fälle besteht ein subklinischer **Diabetes** sowie mäßige **Adipositas**. Oft ist der **Harnsäurespiegel** im Blut erhöht. Xanthome sind selten, bei sehr ausgeprägten Fällen können jedoch Hautxanthome innerhalb von Stunden bis Tagen schlagartig aufschießen (eruptive Xanthomatose).

> Der Genuß von Zucker oder zuckerreichen Lebensmitteln kann zu dramatischem Anstieg der Serum-Triglyceride führen und eine eruptive Xanthomatose auslösen.

Das **Atheroskleroserisiko** wird unterschiedlich beurteilt. Bei leichteren Formen scheint es gering zu sein, nicht aber bei ausgeprägteren Formen.

Im Nüchternserum finden sich deutlich erhöhte Triglyceridspiegel (bis zu 11,3 mmol/l (1000 mg/dl)), während die Cholesterinspiegel normal oder nur leicht erhöht sind. Das **Lipoproteinmuster** entspricht dem **Typ IV**, also einer Vermehrung von VLDL.

1.5 Chylomikronämie-Syndrome

Unter dieser Bezeichnung werden Hyperlipoproteinämien zusammengefaßt, bei denen massive Vermehrungen von **Chylomikronen** das Krankheitsbild bestimmen. Für diese Hyperlipoproteinämien besteht wahrscheinlich kein wesentlich erhöhtes Atherosklerose-Risiko.

1.5.1 Familiäre Chylomikronämie (HLP Typ I)

Ursachen und Pathogenese

Die HLP Typ I ist eine sehr seltene, rezessiv vererbte Störung mit massiver Ansammlung von Chylomikronen im Nüchternserum, besonders unter fettreicher Kost. Die Triglyceridspiegel im Serum können sehr hohe Werte erreichen (11,3–16,9 mmol/l [1000–15 000 mg/dl!]). Ursache ist ein Fehlen von **Lipoproteinlipase (LPL)**, des Enzyms, welches für den Abbau der Chylomikronen im Blut zuständig ist.

Symptome

Bereits im Säuglingsalter fällt eine ausgeprägte **Leber- und Milzvergrößerung** auf. Oft entwickeln sich auch eruptive **Xanthome**. Ferner können heftige **Oberbauchkoliken** auftreten, bis zum Vollbild einer akuten **Pankreatitis**.

Verlauf und Prognose

Im ganzen ist die Prognose gut. Trotz der exzessiv erhöhten Serumlipidwerte besteht wahrscheinlich keine überdurchschnittliche Atherosklerosegefährdung, und die Beschwerden können durch streng fettarme Kost weitgehend vermieden werden.

1.5.2 Hyperlipoproteinämie Typ V

Ursachen und Pathogenese

Die Pathogenese der primären Hyperlipoproteinämien vom Typ V ist nicht einheitlich; außerdem können viele andere Erkrankungen eine HLP

Typ V sekundär auslösen, so z. B. Glykogenspeicherkrankheit, dekompensierter Diabetes mellitus, nephrotisches Syndrom, Therapie mit Steroidhormonen u. a. m. Am häufigsten kommen sie in Verbindung mit Alkoholkonsum vor.

Symptome

Bei dieser nicht so seltenen Form, die vorwiegend bei jüngeren Erwachsenen beobachtet wird, finden sich im Nüchternserum **Chylomikronen** und **Prä-Beta-Lipoproteine** (VLDL) gleichzeitig vermehrt. Oft zeigen sich extrem hohe Triglyceridspiegel, wie bei der familiären Chylomikronämie. Regelmäßig findet sich eine **Fettleber**, häufig haben die Patienten **Übergewicht** und **Diabetes mellitus** und klagen über **Schweregefühl** in den Gliedern. Oberbauchkoliken, akute **Pankreatitis**, eruptive **Xanthomatosen** können dramatische Krankheitsbilder auslösen, die zu stationärer Aufnahme als Notfall führen. Öfter wurden solche Patienten als „akutes Abdomen" operiert.

Diagnostik

Das Vorliegen einer Hyperlipoproteinämie (HLP) wird heute durch die **Serum-Mehrfachanalyse** erkannt, die stets die Bestimmung von Gesamt-Cholesterin und Triglyceriden einschließen sollte. Starke Vermehrungen von Triglyceriden fallen durch *milchige Trübung* oder *Aufrahmen* von Fett im Blutsenkungsröhrchen auf. Bei der weiteren Diagnostik geht es um den Ausschluß sekundärer Hyperlipoproteinämien (s. S. 334).

Der nächste Schritt besteht in einer **Klassifizierung** der HLP, also Zuordnung zu einem der oben besprochenen Krankheitsbilder. Das geschieht durch **Lipoproteinanalysen**. Einfache Methoden sind Lipoproteinelektrophorese und HDL-Bestimmung. Weiterführende Analytik einzelner Lipoproteine und Apoproteine können nur von wenigen Speziallabors und Forschungslaboratorien vorgenommen werden. Für alle Untersuchungen kommt man mit Blutserum oder Blutplasma aus. In wenigen Fällen (z. B. bei Verdacht auf homozygote familiäre Hypercholesterinämie) ist es sinnvoll, Hautstanzen zu entnehmen und Zellkulturen für spezielle Untersuchungen (Funktion der LDL-Rezeptoren) anzulegen.

Zur **Routinediagnostik** bei Hyperlipoproteinämien gehören ferner Untersuchungen der wichtigsten **Gefäßgebiete**: Koronargefäße (EKG), periphere Gefäße (angiologische Untersuchungen, Pulsregistrierung), zerebrale Gefäße (Untersu-

chung des Augenhintergrundes). Für den Patienten sind diese Untersuchungen wenig belastend.

Therapie

Für die Behandlung von Hyperlipoproteinämien stehen **diätetische** und **medikamentöse** Maßnahmen zur Verfügung. Diätmaßnahmen sollen vor allem solche Nahrungsbestandteile eliminieren, die Substrate für die Lipoproteinsynthese liefern. Dabei muß sich die Diättherapie nach dem Lipoproteinmuster richten, da die verschiedenen Lipoproteinfraktionen unterschiedlich auf einzelne Ernährungsmaßnahmen ansprechen (Tab. 14-3).

Bei allen **Hypertriglyceridämien** (HLP Typ IV und Chylomikronämie-Syndrome) spielt die Normalisierung eines eventuell zu hohen **Körpergewichtes** eine entscheidende Rolle. Ferner ist eine **Vermeidung** leicht aufschließbarer **Kohlenhydrate**, besonders von Zuckern (Traubenzucker, Fruchtzucker, Rohrzucker), wichtig.

Zur Behandlung von **Hypercholesterinämien** ist hingegen am besten eine möglichst **fettarme, cholesterinarme, kohlenhydratreiche** Kost geeignet, in der außerdem verbliebene gesättigte Fette durch linolsäurereiche Fette ersetzt werden sollen. Ferner wirkt sich der reichliche Verzehr ballaststoffreicher Nahrungsmittel günstig aus. Die Durchsetzung einer Diät, bei der weniger als 25 % der zugeführten Energie als Fett vorliegen, ist nicht einfach. Die Kost enthält große Mengen an Brot, Kartoffeln, Gemüse und Obst, aber kaum Streichfett und Brotbelag wie Wurst und Käse. Außerdem müssen Eier wegen ihres Cholesteringehaltes (nur Eigelb!) völlig vermieden und der Verzehr von Fleisch- und Fischwaren auf ca. 150 g pro Tag begrenzt werden. Nicht alle Patienten gewöhnen sich an eine so voluminöse Kost. Sie essen dann zu wenig und nehmen an Gewicht ab, auch wenn es gar nicht erwünscht ist. Ferner besteht bei konsequenter Durchführung die Gefahr eines Mangels an Vitamin A. Deshalb sollten mindestens zweimal pro Woche der Verzehr von Möhren oder Karotten eingeplant werden.

Zur Behandlung **kombinierter Hyperlipidämien** und der **HLP Typ III** muß die Kost nicht so fettarm sein. Hier ist ein **Fettanteil von 30–35 %** zur Energiebereitstellung angemessen; gesättigte tierische Fette sollten möglichst durch ungesättigte pflanzliche ersetzt werden und zuckerhaltige Speisen und Getränke sind zu vermeiden. Die Kost ist einfacher durchzuführen und entspricht

Tabelle 14-3: Die beiden wichtigsten Diätschemata bei Hyperlipoproteinämien.

	Fettarme Diät mit hohem Rohfaseranteil	Linolsäurereiche Kost mit mittlerem Fettgehalt
Nährstoffrelationen		
Fett	20–30 Cal.-%	30–35 Cal.-%
Kohlenhydrate	55–65 Cal.-%	45–50 Cal.-%
Protein	15 Cal.-%	15–20 Cal.-%
Fettanteil	linolsäurereiche Koch- und Streichfette	Linolsäureanteil ca. 35% der Gesamtfettsäuren
	Cholesterinzufuhr unter 200 mg/d	Cholesterinzufuhr unter 300 mg/d
Kohlenhydratanteil	keine Vorschriften	Beschränkung von Oligosacchariden
Rohfaser	möglichst hoher Rohfaseranteil	–
Praktische Durchführung		
Kostplan	berechneter Kostplan, da sonst Nährstoffrelationen nicht eingehalten werden	quantitativer, bedarfsdeckender Kostplan (wie bei Diabetes-Diät)
Cholesterin	Vermeidung cholesterinreicher Lebensmittel: kein Eigelb, kein Hirn, Bries, Leber, Herz, Niere, kein Hummer, Schalentiere, Krebse, Kaviar maximal 150 g/d fettarme Fleischsorten	Beschränkung cholesterinreicher Lebensmittel (maximal zwei Eier pro Woche)
Fettaustausch	Streichfett: maximal 20–30 g/d (linolsäurereiche Spezialmargarine) Kochfett: maximal 10–15 g/d (linolsäurereiche Öle) versteckte Fette: möglichst wenig (geringe Mengen fettarmer Käsesorten, fettarmer Fleischaufschnitt, Vermeidung von Nüssen) Vermeidung aller gesättigten Fette (Milchfette, Schlachtfette, Kokosfett)	Austausch gesättigter Fette gegen linolsäurereiche Fette
Besonderheiten	rohfaserreiche Lebensmittel in großer Menge: Vollkornbrot 300–400 g/d Kartoffeln ca. 300 g/d Gemüse ca. 500 g/d Obst (roh) ca. 500 g/d Als Brotaufstrich sind Marmelade, Honig, Sirup und Quark zu bevorzugen.	Verbot von glucose- und saccharosereichen Lebensmitteln, zusätzlich Verbot des Zuckeraustauschstoffes Fructose Alkohol in mäßigen Mengen erlaubt
Indikation	primäre Hyperlipidämie Typ II a	primäre Hyperlipidämien: Typ II b, Typ III, Typ V nach Gewichtsreduktion, Typ IV und II a, wenn extreme Kostformen nicht durchführbar sind sekundäre Hyperlipidämien: endogene HLP bei Diabetes mellitus, HLP bei Pankreatitis (zusätzlich Alkoholverbot)

einer Diabetesdiät mit dem oben erwähnten *Fettaustausch.*

Die Diätmaßnahmen beim **Chylomikronämie-Syndrom** hängen stark von der Ursache ab und sind daher sehr speziell.

Medikamente (Tab. 14–4) zur Senkung von Serumlipidspiegeln werden erst eingesetzt, wenn die diätetischen Maßnahmen nicht zur Normalisierung des Lipoproteinmusters führen. Sie beeinflussen teils die Neusynthese von Lipiden und Lipoproteinen in der Leber und anderen Körperzellen, teils die Cholesterinresorption im Darm.

Invasive Verfahren werden neuerdings zur Behandlung schwerster Formen von Hypercholeste-

Tabelle 14-4: Auswahl lipidsenkender Medikamente.

Präparate	Wirkungsmechanismus	Besonderheiten
I. resorbierbar	**Wirkung systemisch**	
Fibrate, z. B. Bezafibrat (Cedur®), Fenofibrat (Lipanthyl®), Gemfibrozil (Gevilon®)	Hemmung der Neusynthese von Lipiden und Lipoproteinen, Steigerung des Abbaus von Lipoproteinen	geeignet für Hypercholesterinämien und Hypertriglyceridämien Leicht einzunehmen, wenig Nebenwirkungen. Bei Überdosierung Wadenkrämpfe
Nicotinsäure und Nicotinsäureester, z. B. Niconacid®, Ronicol®, Complamin® u. a.	ähnliche Angriffspunkte, außerdem Hemmung der Lipolyse	häufige Nebenwirkungen: Flush, Urticaria, Magenbeschwerden, Übelkeit
Lovastatin, Simvastatin, Mevastatin	spezifische Hemmung der Cholesterinsynthese (HMG-CoA-Reduktase-Hemmer)	Neue Präparategruppe zur Behandlung schwerer Hypercholesterinämien (in der Bundesrepublik bisher noch nicht zugelassen)
II. nicht resorbierbar	**Wirkung enteral**	
Anionenaustauscher, z. B. Colestyramin (Quantalan®), Colestipol (Cholestabyl®)	Hemmung der Resorption von Gallensäuren	schwer einzunehmen, aber nebenwirkungsarm, können mit Präparaten zur Hemmung der Neusynthese kombiniert werden
Beta-Sitosterol (Sito-Lande®)	Hemmung der Cholesterinresorption	zur Behandlung von Hypercholesterinämien

rinämie eingesetzt. Dabei werden – ähnlich einem Dialyseverfahren – extrakorporal die LDL aus dem Blut eliminiert und anschließend die Blutzellen und das restliche Plasma wieder reinfundiert. Das Verfahren muß alle 8 bis 14 Tage wiederholt werden. Damit kann auch die homozygote familiäre Hypercholesterinämie beeinflußt werden, die auf alle anderen Maßnahmen kaum anspricht.

Da die Therapie der Hyperlipoproteinämien vor allem das Ziel verfolgt, atherosklerotische Gefäßkomplikationen zu vermeiden, ist es selbstverständlich wichtig, auch andere Risikofaktoren der Atherosklerose wie Nicotinkonsum, Hypertonie, Diabetes mellitus therapeutisch zu berücksichtigen.

Verlauf und Prognose

Alle genannten Fettstoffwechselstörungen lassen sich durch die oben beschriebenen Therapiemaßnahmen beeinflussen, wenn auch nicht immer normalisieren.

> Große epidemiologische Studien haben den Nachweis erbracht, daß die Herzinfarktrate entsprechend der erreichten Cholesterinspiegelsenkung um bis zu 40% reduziert werden kann und daß in etwa 70–80% der Fälle ein Stillstand der Atherosklerose oder sogar eine Rückbildung atherosklerotischer Herde erreicht werden kann, wenn die Therapie erfolgreich ist.

III Kurzdarstellung weiterer Erkrankungen

1 Hypolipidämien

Ursachen und Pathogenese

Verminderungen von Lipoproteinen im Serum kommen bei verschiedenen Erkrankungen vor. Sie finden sich nahezu regelmäßig bei Patienten mit **Malabsorp**tion und bei Patienten in **kachektischem** Zustand. Ursache ist vor allem ein Mangel an Substrat zur Synthese von Lipoproteinen: Mangelhafte **Resorption** von Fetten und Cholesterin, **Mangelernährung** und niedriger Bestand an **Depotfett**. Auch unter **intravenöser Ernährung** kommt es zu einem Absinken von Serumlipoproteinen, besonders von HDL.

Ferner können akute **Lebererkrankungen** zu Störungen der HDL-Synthese und starken Verminderungen der HDL im Blut führen. Klinisch haben diese Hypolipidämien keinen eigenständigen Krankheitswert. Allerdings resultiert aus Verminderungen der HDL, die im Zusammenhang mit Umwelteinflüssen recht häufig beobachtet werden, ein erhöhtes **Atherosklerose-Risiko.** Niedrige HDL finden sich bei **Übergewicht, Bewegungsmangel, Nikotinkonsum** und unter einigen **Medikamenten.**

Neben diesen **sekundären** Hypolipidämien sind zwei sehr seltene genetische Störungen bekannt, die zu charakteristischen Krankheitsbildern führen.

1.1 Familiäre A-Beta-Lipoproteinämie

Kinder mit dieser Störung können keine Chylomikronen bilden und deshalb kein Fett aus der Darmmukosa abtransportieren. Es bestehen deshalb schwere **Fettdurchfälle** von Geburt an. Im Blut fehlen VLDL und LDL, nur HDL sind nachweisbar. Der Serumcholesterinspiegel liegt bei 3,6–3,9 mmol/l (40–50 mg/dl). Später kommt es infolge schweren Mangels an essentiellen Fettsäuren (Linolsäure) und den fettlöslichen Vitaminen A und E zu Störungen im Aufbau von Zellmembranen. Das kann bereits im Blutbild erkannt werden, wenn abnorm geformte Erythrozyten (Akanthocyten) auftreten. Die klinische Symptomatik wird durch neurologische Störungen wie **Lähmungen, Krampfanfälle, Erblindung, Ertaubung** und **Kleinhirnstörungen** bestimmt. Meist sterben die Kinder vor Erreichen des 20. Lebensjahres, es sind aber auch Fälle von Patienten

Tabelle 14-5: Übersicht über einige Lipidosen.

gespeicherte Lipide	Krankheit	betroffene Organe
Ganglioside	z. B. Morbus TAY-SACHS	Ganglienzellen
Sulfatide	metachromatische Leukodystrophie	Markscheiden der Nervenfasern
Cerebroside	z. B. Morbus GAUCHER	Leber, Milz, Knochenmark, bei anderen Formen Gehirn (weiße Substanz)
Trihexoside	Morbus FABRY	Gefäßintima, Glomerula und Tubuli der Nieren
Sphingomyeline	z. B. Morbus NIEMANN-PICK	nahezu alle Organe, besonders Lunge, Leber, Milz

bekannt geworden, bei denen die Krankheit leichter verlief und die das Erwachsenenalter erreicht haben.

1.2 Familiäre An-Alpha-Lipoproteinämie *(Tangier disease)*

Bei dieser Störung können keine Alpha-Lipoproteine (HDL) gebildet werden. Die Folge ist eine ausgeprägte Cholesterinspeicherung in allen Organen des retikuloendothelialen Systems, also in Leber, Milz, Knochenmark, Lymphknoten. Charakteristisch sind vergrößerte, gelb gefärbte Tonsillen. Überraschenderweise führt das jedoch nicht zu frühzeitiger allgemeiner Atherosklerose.

2 Lipidspeicherkrankheiten (Lipidosen)

Unter dieser Bezeichnung wird eine Gruppe seltener Erkrankungen zusammengefaßt, bei denen infolge eines angeborenen **Enzymdefekts** bestimmte, von den Zellen synthetisierte Lipide – vorwiegend handelt es sich um **Sphingolipide** – **nicht mehr abgebaut** werden können und sich deshalb exzessiv **anreichern.** Der Erbgang ist **rezessiv**, das heißt, die Störung tritt nur auf, wenn eine genetische Belastung von beiden Eltern her besteht. [Die meisten Lipidosen manifestieren sich im frühen, teilweise auch im späteren Kindesalter und enden innerhalb von Wochen bis zu einigen Jahren tödlich. Eine Behandlungsmöglichkeit besteht nicht. Einige Lipidosen, wie z. B. der Morbus FABRY oder bestimmte Formen des M. GAUCHER, können auch bei Erwachsenen vorkommen. Die klinischen **Symptome** hängen von den Organen ab, die von der Lipidspeicherung vorrangig betroffen sind: Bei einigen stehen **Milz-** und **Lebervergrößerungen** im Vordergrund, bei anderen **neurologische** und **zerebrale Ausfallserscheinungen.** Verschiedene Formen von Lipidosen sind in Tabelle 14-5 aufgeführt.

Weiterführende Literatur

Assmann, G.: Lipidstoffwechsel und Atherosklerose. Schattauer, Stuttgart 1982.

Mehnert, H.: Stoffwechselkrankheiten. 3. Aufl., Thieme, Stuttgart – New York 1985.

Schlierf, G.: Hyperlipoproteinämien. In: Huth, K., R. Kluthe (Hrsg.): Lehrbuch der Ernährungstherapie. Thieme, Stuttgart – New York 1986.

Gries, F. A., H. Canzler: Stoffwechselstörungen. In: Losse, H., E. Wetzels (Hrsg.): Rationale Diagnostik in der inneren Medizin. 3. Aufl., Thieme, Stuttgart – New York 1982.

15 Gicht

H.-J. MITZKAT

Das folgende Kapitel informiert über:

▷ die Entstehungsursachen der Gicht;
▷ den Harnsäure-Haushalt des Gesunden und des Gichtpatienten;
▷ die Bedeutung von Erbfaktoren und Ernährungsgewohnheiten für die Manifestation der Gicht;
▷ das Erscheinungsbild des akuten Gichtanfalls und über die Langzeitfolgen dieser häufigen Stoffwechselerkrankung;
▷ Therapie und Prophylaxe der Hyperurikämie.

I Allgemeiner Teil

Gicht ist den Ärzten seit über 2500 Jahren bekannt: das Krankheitsbild der Gicht wurde bereits um das Jahr 600 vor Christus von HIPPOKRATES erstmals beschrieben. Berühmte Gichtkranke waren ALEXANDER D. GR., LUDWIG XIV., FRIEDRICH II. von Preußen sowie MARTIN LUTHER und JOHANN WOLFGANG VON GOETHE.

Gicht wird wie die Erhöhung der Harnsäure im Blut, die **Hyperurikämie**, häufig als *Wohlstandskrankheit* bezeichnet. Auftreten und Ausprägung der Krankheit sind nicht immer schicksalsmäßig, weil Gicht von äußeren Faktoren wie der Ernährung beeinflußt wird. Gicht ist daher eher eine Krankheit des Wohlstandes. Die Krankheit tritt andererseits auch als Folge anderer Gesundheitsstörungen auf, wie etwa bei **Nierenfunktionsstörungen** oder bei **Tumoren** mit starkem Zellzerfall.

Die Harnsäureerhöhung im Blut als führendes Symptom der Gicht führt zu **akuten** Krankheitsbildern wie auch zu Symptomen, die erst nach **längerem** Bestehen der Hyperurikämie auftreten. Diese Erscheinungen sind zu deuten als *Überlaufphänomene* mit Ausfällung von harnsauren Salzen. Sie werden im einzelnen durch physicochemische Abläufe beeinflußt, z.B. durch Abkühlung (Ohrmuschel, Großzehen) oder durch Ionenaustauschereffekte (Bindegewebe). Die Ausfällung harnsaurer Salze kann **plötzlich** erfolgen oder **langsam**, schleichend eintreten.

Andere Krankheitsbilder mit Überlaufphänomenen von Stoffwechselzwischen- oder Stoffwechselendprodukten sind Blutfetterhöhungen mit Ablagerungen von Lipiden (s. Kap. 14) und die Zuckerkrankheit, bei der die Blutzuckererhöhung auch zu Glucoseanlagerung an Proteine mit entsprechenden Funktionsstörungen führt (s. Kap. 16). Hier wie bei der Gicht sind Funktionsstörungen in den Organen durch Ablagerung oder Ausfällung bestimmend für Krankheitsverlauf und Prognose.

Die Kenntnis der zur Entstehung von Harnsäure führenden Stoffwechselschritte und die Aufklärung des Verhaltens dieser Substanz im Organismus bis zur Ausscheidung sind die Grundlage für eine **diätetische Behandlung** wie auch für eine gezielte

Pharmakotherapie. Diese Behandlung muß lebenslänglich erfolgen, es sei denn, die zu Gicht oder Hyperurikämie führenden Faktoren sind auszuschalten.

Die Erhöhung der Harnsäure im Blut ist häufig mit Erhöhung anderer Substrate verbunden; eine Hyperurikämie kann deshalb Hinweis sein auf **andere** Stoffwechselstörungen.

II Spezieller Teil

1 Definition

Die Gicht (Urikopathie-Syndrom) ist eine chronische Stoffwechselstörung, die mit einer Erhöhung der Harnsäure im Blut (Hyperurikämie) einhergeht. Die Erhöhung der Harnsäure führt zur Ablagerung von **Urat**, dem Natriumsalz der Harnsäure, im Bewegungsapparat, in den Weichteilen und in der Niere. Die Hyperurikämie ist außerdem Ursache einer Allgemeinerkrankung

mit Veränderungen am Gefäßsystem; sie ist mit weiteren Stoffwechselstörungen vergesellschaftet.

2 Epidemiologie

In der Bundesrepublik Deutschland erkranken von 2000 Menschen ca. drei an Gicht, vorwiegend sind Männer betroffen. Die der Gicht zugrundeliegende Stoffwechselstörung ist angebo-

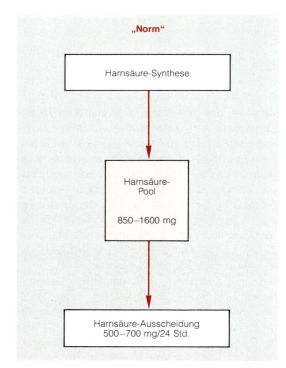
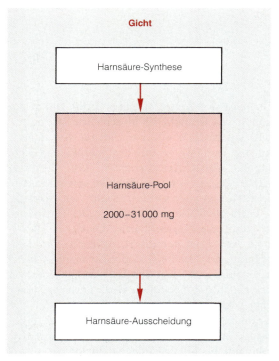

Abb. 15-1. Schematische Darstellung des Harnsäure-Stoffwechsels bei Gicht im Vergleich zu Stoffwechselgesunden (Harnsäure-Pool = Menge der am Stoffwechsel teilnehmenden Harnsäure).

ren. Meist wird die Krankheit erst durch äußere Faktoren wie z. B. Überernährung manifest.

3 Ursachen und Pathogenese

Die Harnsäureerhöhung im Blut kann die Folge erhöhter **Harnsäurebildung** im Stoffwechsel, verminderter **Harnsäureausscheidung** über die Niere oder Folge **beider** Störungen sein (Abb. 15-1).

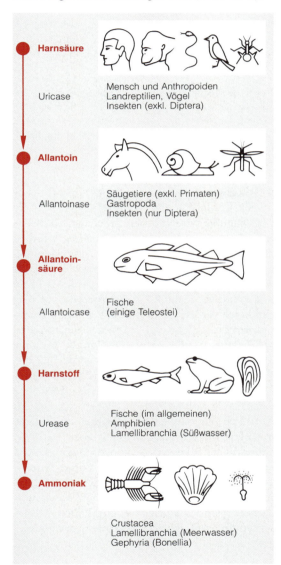

Abb. 15-2. Vergleichende Biochemie von Harnsäure-Bildung und Harnsäure-Abbau bei verschiedenen Tiergruppierungen (nach: Mertz, D.P.: Früherkennung und Frühbehandlung der Gicht. Hippokrates 39 (1968) 5).

Ob die Hyperurikämie durch eine gesteigerte Bildung von Harnsäure oder auch eine verminderte Ausscheidung derselben hervorgerufen ist, läßt sich an einer Reihe von Hinweisen erkennen; Vermutungen sprechen dafür, daß die Störung der Harnsäureausscheidung die häufigere Ursache ist. Die Bildung der Harnsäure im Stoffwechsel aus den Nukleoproteinen der tierischen Zellen ist in den Einzelheiten weitgehend aufgeklärt. Diese Kenntnisse ergeben wesentliche therapeutische Ansätze, die Störung der Stoffwechselwege ist im einzelnen allerdings nur mit erheblichem Laboraufwand zu erkennen.

Ein Abbau von Harnsäure ist beim Menschen nicht möglich; andere Lebewesen können Harnsäure zu Allantoin, Allantoinsäure, Harnstoff und Ammoniak weiter umsetzen (Abb. 15-2).

Die überhöhte Harnsäurekonzentration im Blut wird durch **Plasmaproteine** in Lösung gehalten. Dieser Effekt der Plasmaproteine ist abhängig von der Temperatur und vom pH des Blutes, die Löslichkeit der Urate wird auch durch andere Ionen beeinflußt. **Ausfällung** von Urat im Extrazellulärraum ist zu erwarten bei Stoffwechselveränderungen mit verminderter Löslichkeit der Harnsäure im Blut, also bei Erniedrigung des Proteingehaltes oder bei pH-Erniedrigung, z. B. durch Zirkulationsstörungen und bei Temperaturabfall.

Nach dem Konzept der Entstehung einer Harnsäureerhöhung im Blut (s. Abb. 15-1) sind Hyperurikämien mit und ohne Gichtsymptomatik als Folge anderer Erkrankungen möglich, wenn die Bildung von Harnsäure erhöht oder deren Ausscheidung erniedrigt ist. Bei chronischer **Nierenfunktionsstörung** wird durch die Nierenglomerula weniger Harnsäure ausgeschieden, bei Krankheiten mit erhöhter Nukleinsäuresynthese und damit auch vermehrtem Abbau von Nukleinsäuren wie **Polycythaemia vera, Leukämien** oder **Psoriasis** kommt es zu vermehrter Harnsäurebildung und damit zur Hyperurikämie.

Verschiedene Therapiemaßnahmen können sowohl über eine Erhöhung der Harnsäureproduktion als auch über eine Verminderung der Harnsäureausscheidung die Harnsäure im Blut erhöhen: So kann eine Hyperurikämie unter Behandlung mit **Diuretika,** bei parenteraler Gabe von **Fructose** und durch **Kalorienreduktion** entstehen.

4 Symptome

Harnsäure fällt als Urat aus in der **Gelenkflüssigkeit**, in **Weichteilen** und bei der Harnbereitung in
der **Niere**. **Arthritis, Tophusbildung** in Knochen
und Weichteilen und **Urat-Nephrolithiasis** sind
die Folgen. Dabei verläuft die Arthritis akut als
Gichtanfall, die Ablagerung von Urat als Tophus
oder Stein erfolgt langsamer und ist typisch für
die chronische Form der Harnsäurekrankheit.
Gichtarthritis mit **Rötung, Schmerzen, Überwärmung, Schwellung** und **Fieber** findet sich häufig
im **Großzehengrundgelenk** und im Bereich der
Hände (Podagra, Chiragra), **Weichteiltophi** treten
am **Großzehengrundgelenk** und an der **Ohrmuschel** auf (Abb. 15-3).

Neben der Gelenkerkrankung bedrohen den
Patienten Begleiterkrankungen der Hyperurikämie mit Folgen für das **Gefäßsystem**. Der Gichtkranke neigt zu frühzeitiger Arteriosklerose, zu
Bluthochdruck, zu Diabetes mellitus und Blutfetterhöhungen. Die Verknüpfung von Hyperurikämie mit anderen Stoffwechseldeviationen
kommt möglicherweise durch eine erhöhte Kalorienzufuhr zustande. Es wird angenommen, daß
die Entwicklung von Angiopathien mit Störungen der Thrombozytenfunktion bei Hyperurikämie und bei Blutfetterhöhungen zusammen-
hängt. Neben der Arteriosklerose an den großen
Gefäßen von Gehirn, Herz und den Extremitäten
findet sich frühzeitig eine Einlagerung von Eiweiß, Fibrillen und Hyalin in die Nierenglomerula. Diese Veränderungen führen schließlich zur
Verminderung der **Nierenfunktion**.

Neben der Gicht als Krankheitseinheit gibt es eine äußerst selten vorkommende angeborene Stoffwechselstörung im Abbau der Nukleoproteine zu Harnsäure,
das LESCH-NYHAN-Syndrom mit Schwachsinn, neurologischen Störungen und Gicht.

5 Diagnostik

Die Diagnose wird gesichert durch den Nachweis
einer **Harnsäureerhöhung** im Serum bei Arthritis,
durch den Nachweis von **Tophi** (direkt oder indirekt durch Röntgenaufnahme), durch den Nachweis von **Uratkristallen** in der Gelenkflüssigkeit
und schließlich durch das **Ansprechen** von Gelenkbeschwerden **auf Colchicin** (s. u.). Eine Harnsäureerhöhung liegt vor, wenn der Serumspiegel
bei Männern über etwa 400 µmol/l (6,8 mg/
100 ml), bei Frauen über 375 µmmol/l (6,3 mg/
100 ml) liegt. **Gichtverdächtig** sind Beschwerden
einer Arthritis in einem Gelenk, jede schleichend
verlaufende Polyarthritis bei einem Mann, das
Auftreten von Gelenkbeschwerden zusammen
mit Harnsteinen, Gelenkbeschwerden mit zwei
oder drei der Begleiterkrankungen **Diabetes mellitus, Übergewicht, Hypertonie**, vorzeitige **Arteriosklerose, Streckhemmung der Großzehe** (Hallux-
rigidus-Arthrose), **Blutfetterhöhungen** sowie wiederholte **Hyperurikämien** mit ungeklärter Mikro-
proteinurie und unklaren Beschwerden im Bewegungsapparat.

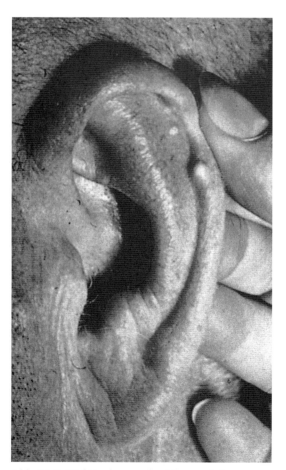

Abb. 15-3. Gichttophus an der Ohrmuschel
(Quelle: s. Bildnachweis).

6 Therapie

Die Behandlung der Gicht hat das langfristige
Ziel, Gelenkerkrankungen, Urat-Nephrolithiasis

sowie die Allgemeinerkrankung zu bessern bzw. beiden vorzubeugen.

Der **akute Gichtanfall** wird mit Ruhe, Kryotherapie und medikamentös mit entzündungshemmenden Mitteln und Schmerzmitteln behandelt (Indometacin, Steroide; Colchicin).

Die Gichtbehandlung im **chronischen Stadium** zielt auf die Senkung der Harnsäure im Blut. Hier sind zwei Wege möglich (s. Abb. 15-1): Eine **Senkung** der Harnsäure bewirken Urikostatika: Allopurinol hemmt die Harnsäuresynthese. Die **Harnsäureausscheidung** läßt sich durch Urikosurika erhöhen, z. B. mit Benzbromaron. Urikosurika bewirken eine Erhöhung der Harnsäurekonzentration im Urin, hierbei kann es zur **Harnsteinbildung** kommen; deshalb ist reichlich Flüssigkeitszufuhr und die Alkalisierung des Urins durch Gabe von Puffersubstanzen (Citrat-Zitronensäure-Gemisch) mit einem pH zwischen 6,4 und 6,8 erforderlich. Ob die Kombination von Urikostatikum mit Urikosurikum echte therapeutische Vorteile bietet, ist bisher nicht eindeutig positiv beurteilt.

Harnsäure wird zu 60% im Stoffwechsel aus Vorstufen neu gebildet, deshalb könnte nur eine extreme Diät mit wenig Harnsäurevorstufen den Harnsäurespiegel im Blut wirksam senken. Eine besondere Gichtdiät ist deshalb nicht praktikabel. Der Patient sollte diätetisch das **Körpergewicht** normalisieren. Eine **chirurgische** Therapie kann erforderlich werden bei großen Gichttophi.

Die Behandlung der Allgemeinerkrankung mit Hypertonus, Diabetes mellitus und Blutfetterhöhungen, Nierenfunktionsstörungen und arteriosklerotischen Komplikationen (Schlaganfall, Herzinfarkt, arterielle Verschlußkrankheit) richtet sich nach den Prinzipien der Behandlung wie bei Patienten ohne Gicht, allerdings müssen die Therapienebenwirkungen wegen möglicher Effekte auf den Harnsäurespiegel sorgfältig beachtet werden.

7 Prognose

Früherkennung und optimale Behandlung der Gicht sichern eine günstige Prognose der Gelenkerkrankung. Ein wesentlicher Bestandteil der Behandlung ist neben Diätberatung und Pharmakotherapie die Mitarbeit des Patienten nach ausführlicher Aufklärung (**Compliance**).

Der Verlauf der Allgemeinerkrankung infolge von Gicht bzw. Hyperurikämie hängt ab von Art und Ausprägung der Begleiterkrankungen.

Literatur

Mertz, D. P.: Früherkennung und Frühbehandlung der Gicht. Hippokrates 39 (1968) 5.
Mertz, D. P.: Gicht. 4. Aufl., Thieme, Stuttgart 1983.

16 Diabetes mellitus

F. W. Elstermann von Elster

Das vorliegende Kapitel informiert über:

▷ Definition und Einteilung der Zuckerkrankheit;
▷ den Stoffwechsel des Gesunden und des Diabetikers;
▷ die Krankheitserscheinungen beim Diabetes;
▷ die Untersuchungsmethoden;
▷ die Grundsätze der Behandlung, speziell die Bedeutung der Diät, ferner theoretische
  und praktische Kenntnisse der Insulinbehandlung;
▷ die Komplikationen der Zuckerkrankheit, sowohl akut – das Koma – als auch langfristig
  mit möglichen Spätschäden;
▷ spezielle Probleme wie Schwangerschaft, Berufswahl, Sport und soziale Aspekte;

I Allgemeiner Teil

Die Zuckerkrankheit – Diabetes mellitus – gehört zu den häufigsten Krankheiten überhaupt, welchen wir heute im Krankenhaus begegnen. Ihre Bedeutung ist weitreichend, vor allem im Hinblick auf mögliche Spätkomplikationen. Mit Hilfe moderner Behandlungskonzepte soll erreicht werden, dem Diabetiker ein Leben in bedingter Gesundheit zu ermöglichen, wobei die Bedingungen in einer Regelung der Ernährung (Diät) und gegebenenfalls einer zusätzlichen medikamentösen Behandlung (Insulin oder Tabletten) bestehen. Wieweit der Diabetiker mit seiner lebenslangen Krankheit fertig wird, hängt wesentlich vom Einsatz und den Kenntnissen aller an der Behandlung des Patienten Beteiligten ab, sowohl der Ärzte als auch besonders der Krankenschwestern, Diätassistentinnen und eventuell Diabetesberaterinnen.*

1 Definitionen

Der Diabetes mellitus ist eine häufige chronische Stoffwechselkrankheit. Ursache ist ein absoluter oder relativer **Mangel an Insulin,** einem Hormon, welches in den **Langerhans-Inseln** der Bauchspeicheldrüse gebildet wird.

Der Name *Diabetes mellitus* drückt zwei Symptome der Krankheit aus:
1. *Diabetes* (griech.) bedeutet *Durchfließen* und weist auf große Urinmengen hin.
2. Der Zusatz *mellitus* (lat. = honigsüß) kennzeichnet den Zuckergehalt des Urins.

Hiervon abzugrenzen ist der *Diabetes insipidus,* bei welchem durch einen Mangel an dem Hypophysenhormon ADH sehr große Urinmengen ausgeschieden werden.

2 Epidemiologie

Für die Bundesrepublik Deutschland gibt es keine genauen Zahlen über die Diabeteshäufig-

keit, sie wird auf 3–4% der Bevölkerung geschätzt. Dabei wissen viele Diabetiker nichts von ihrer Erkrankung, da anfangs sehr oft Krankheitssymptome fehlen können.

3 Physiologie

Im Mittelpunkt des krankhaften Stoffwechsels beim Diabetes steht das Insulin, welches in den B-Zellen der **Langerhans-Inseln** des Pankreas gebildet wird. Die A-Zellen bilden das Glucagon, welches dem Insulin entgegenwirkt. Die Hauptwirkungen des Insulins sind in Tabelle 16-1 zusammengefaßt.

Tabelle 16-1: Hauptwirkungen des Insulins im Stoffwechselgeschehen.

Kohlenhydratstoffwechsel
▷ Förderung des Eintritts der Glucose in die Zellen
▷ Förderung der Glykogensynthese

Fettstoffwechsel
▷ Förderung der Fettsynthese
▷ Hemmung des Fettabbaus (Lipolysehemmung)

Eiweißstoffwechsel
▷ Förderung der Proteinsynthese

Mineralhaushalt
▷ Förderung des Kaliumeintritts in die Zelle

Nach der Aufnahme von Kohlenhydraten mit der Nahrung werden diese im Darm enzymatisch gespalten, wobei z. B. aus Stärke Glucose entsteht. Durch die Resorption der Glucose kommt es zu einem vorübergehenden Anstieg des Blutzuckergehaltes. Dieser Blutzuckeranstieg bedeutet den wichtigsten Reiz für die Ausschüttung von Insulin aus der Bauchspeicheldrüse ins Blut. Erst mit Hilfe von Insulin kann die Glucose im Stoffwechsel verwertet werden, da sie unter normalen Umständen nur in Gegenwart von Insulin die Zellmembran von Muskeln und Fettzellen passieren kann. Insulin fördert ferner die Synthese von Glykogen in der Leber.

Dieses Glykogen bildet einen *Traubenzuckerspeicher,* aus welchem unter Mitwirkung von Glucagon schnell Glucose bereitgestellt werden kann, wenn der Blutzucker abfällt.

---

* Diabetesberaterin ist ein neues Berufsbild. Eine Krankenschwester oder Diätassistentin erhält über die Deutsche Diabetesgesellschaft eine 2mal 4wöchige Zusatzausbildung. Die Aufgabe besteht in einer speziellen Schulung und Betreuung von Diabetikern.

4 Pathophysiologie

Wesentliche **Folge des Insulinmangels ist die Blutzuckererhöhung,** welche auf folgende vier Faktoren zurückzuführen ist:
▷ Glucose kann nicht in die Zellen eintreten;
▷ die Synthese von Glucose zu Glykogen ist blockiert;
▷ es wird vermehrt Glykogen abgebaut;
▷ es werden Aminosäuren in Glucose umgewandelt (diesen Vorgang nennt man Gluconeogenese).

Während beim Gesunden im nüchternen Zustand der Blutzuckergehalt nicht über 5,55 mmol/l (100 mg/dl) ansteigt, werden beim unbehandelten Diabetiker stets höhere Werte gefunden. Durch einen gesteigerten Fettabbau (Lipolyse) kommt es außerdem zur Freisetzung von Fettsäuren und schließlich zur Bildung von sauren Stoffwechselprodukten, es entstehen Aceton, Acetessigsäure und Beta-Hydroxybuttersäure. Dies führt zur Azidose, einer Übersäuerung des Gesamtorganismus (Abb. 16-1).

Abb. 16-1. Auswirkungen des Insulinmangels.

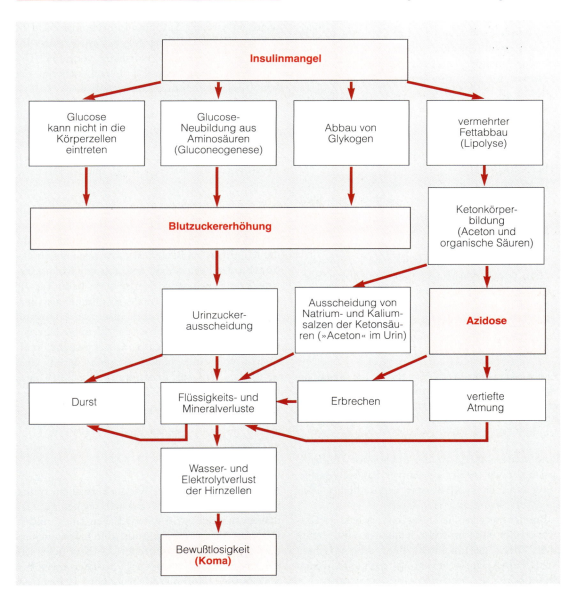

II Spezieller Teil

1 Einteilung

Die moderne Einteilung des Diabetes mellitus beruht auf einer Klassifikation der WHO (World Health Organization = Weltgesundheitsorganisation, 1980).

Der *primäre Diabetes* gliedert sich in folgende Typen:

▷ **Typ-I-Diabetes:** insulinabhängiger Diabetes mellitus.
Es handelt sich überwiegend um schlanke Kinder, Jugendliche oder jüngere Erwachsene mit unzureichender Insulineigenproduktion, so daß immer mit Insulininjektionen behandelt werden muß. Alte Bezeichnungen für diese Form sind kindlicher Diabetes oder jugendlicher Diabetes mellitus.

▷ **Typ-II-Diabetes:** nicht-insulinabhängiger Diabetes mellitus.
Diese Diabetesform ist überwiegend beim Erwachsenen und besonders beim älteren Menschen anzutreffen. Sie geht oft einher mit Übergewicht (Typ II b), selten mit Normalgewicht (Typ II a). Häufig bestehen gleichzeitig andere Krankheiten, wie Fettstoffwechsel-, Harnsäurestoffwechselstörungen oder ein hoher Blutdruck. Im Verlauf von Monaten bis Jahren kann auch bei dieser Diabetesform eine Insulintherapie erforderlich werden. Die alte Bezeichnung für diese Form ist der Alters- oder Erwachsenendiabetes.

Eine seltene Form des Typs II ist der sogenannte MODY-Typ (Maturity-Onset-Diabetes in the Young), welcher bei übergewichtigen jugendlichen Patienten auftritt, eine leichte Verlaufsform zeigt und dominant vererbt wird.

Eine weitere Form ist der *sekundäre Diabetes,* welcher nach totaler operativer Pankreasentfernung oder nach schwerster entzündlicher Pankreaszerstörung auftreten kann.
Bezeichnungen wie latenter (versteckter) Diabetes oder subklinischer Diabetes sind heute nicht mehr gebräuchlich. Bei pathologischem Ausfall eines Zuckerbelastungstestes spricht man besser von einer gestörten Glucosetoleranz.

2 Ursachen und Pathogenese

Die eigentliche Ursache des Diabetes mellitus ist bis heute nicht bekannt. Es wird angenommen, daß verschiedene Faktoren maßgeblich sind, wobei Typ I und Typ II getrennt zu betrachten sind.

Beim **Typ-I-Diabetes** konnte in einigen Fällen gezeigt werden, daß die LANGERHANS-Inseln der Bauchspeicheldrüse durch Viren, z.B. Mumps- oder Coxsackie-Viren, geschädigt wurden. Des weiteren wird ein Autoimmunmechanismus, d.h. eine Antikörperbildung gegen LANGERHANS-Inselzellen, als Krankheitsursache vermutet. Die Vererbung spielt beim Typ I nach neueren Erkenntnissen eine untergeordnete Rolle.

In derzeitigen Forschungsprojekten wird versucht, mit Hemmstoffen der Antikörperbildung (Cyclosporin A), wie sie z.B. bei Nierentransplantationen gegeben werden, das Fortschreiten der Zuckerkrankheit nach dem Erstausbruch aufzuhalten, was sich zum Teil als erfolgreich erweist.

Beim **Typ-II-Diabetes** steht die Vererbung im Vordergrund. Begünstigend für das Auftreten ist vor allem ein Übergewicht. Gelegentlich kommt die Krankheit bei Begleiterkrankungen wie Infektionen oder Herzinfarkt erstmals zur Manifestation. Die Bauchspeicheldrüse stellt beim Typ-II-Diabetes oft noch normale Insulinmengen her, jedoch ist die zeitgerechte Insulinausschüttung verzögert. Zum anderen ist vor allem bei Übergewicht die Insulinwirkung abgeschwächt, man spricht von einer *Insulinresistenz.* Bereits hier wird klar, daß zur Behandlung ursächlich eine Reduktion des Übergewichtes, also eine Diättherapie, angestrebt werden muß.

3 Symptome

Mit dem Ansteigen des Blutzuckers allein treten noch keine klinischen Krankheitszeichen auf. Zu diagnostizieren ist in diesen Fällen eines milden Diabetes die Erkrankung nur durch Blutzuckerbestimmungen. Überschreitet der Blutzucker einen bestimmten Grenzwert, welcher etwa bei 8,88 mmol/l (160 mg/dl) liegt, wird Urinzucker ausgeschieden; wir sprechen von der Nierenschwelle für Glucose. Die Nierenschwelle kann herabgesetzt sein, z. B. oftmals während der Schwangerschaft oder bei Nierenschäden. Mit zunehmendem Alter kann der Wert auch deutlich höher, z. B. über 11,10 mmol/l (200 mg/dl) Blutzucker, liegen. Während eine geringe Urinzuckerausscheidung noch unbemerkt auftreten kann, kommt es bei einer stärkeren Glucosurie (Urinzuckerausscheidung) zu einer **Vermehrung der Harnmenge**, bedingt durch den osmotischen Druck der erhöhten Glucosekonzentration (*Zucker bindet Wasser*). Gleichzeitig mit dem Flüssigkeitsverlust verliert der Organismus auch Mineralien, insbesondere Kalium.

> Als Folge der Flüssigkeitsverluste verspürt der Patient starken Durst, die Trinkmengen reichen jetzt nicht mehr aus, um die Verluste zu decken. Dieses Flüssigkeitsdefizit macht sich als Gewichtsabnahme innerhalb kürzester Zeit bemerkbar.

Bei bislang unbekanntem Diabetes trinkt der Patient häufig zuckerhaltige Getränke, z. B. Limonade oder Cola-Getränke, so daß hierdurch noch zusätzlich der Blutzucker erhöht wird. Grund für eine längerfristige Gewichtsabnahme ist außerdem ein Kalorienverlust infolge der Zuckerausscheidung mit dem Urin.

> Die ersten Anzeichen eines Diabetes mellitus sind häufig Pilzinfektionen im Genitalbereich: Vulvitis (Entzündung der Vulva = des äußeren weiblichen Genitale) oder Balanitis (Entzündung der Eichel beim Mann).

Allgemeinsymptome wie **Kraftlosigkeit** und **Müdigkeit** sind auf Nährstoff- und Mineralverluste zurückzuführen, hinzu kommt die **Exsikkose**.

Das Auftreten von **Übelkeit** und **Erbrechen** ist bereits ein Hinweis auf eine Azidose (Säurevergiftung). Mit zunehmender Azidose kommt es zu einer **Vertiefung der Atmung (Kussmaul-Atmung)**. Hierdurch soll über eine vermehrte Ausatmung von Kohlensäure der Übersäuerung des Körpers entgegengewirkt werden.

Schließlich kann der Körper der Übersäuerung keinen Widerstand mehr bieten, so daß es zur **Bewußtlosigkeit, dem diabetischen Koma,** kommt. In der Ausatemluft mancher ketoazidotischer Pa-

tienten läßt sich der charakteristische **Acetongeruch** wahrnehmen.

4 Untersuchungsmethoden

4.1 Blutzuckerbestimmung

Die Blutzuckerbestimmung kann sowohl aus dem Kapillarblut als auch dem Venenblut erfolgen. Die Bestimmungsmethode im Labor erfolgt in der Regel enzymatisch, d. h. mit Hilfe eines Enzyms wird der im Blut vorhandene Zucker zu einer chemischen Reaktion gebracht, woraus die Zuckermenge genau bestimmt werden kann. Zur schnellen Abschätzung der Blutzuckerkonzentration eignen sich Teststäbchen, mit Hilfe eines **Reflektometers** kann auch vom Teststäbchen ziemlich genau die Blutzuckerhöhe abgelesen werden. **Teststäbchen** und **Reflektometerbestimmungen** eignen sich vor allem auch zur **Selbstkontrolle** (s. S. 362). In der Klinik wird die Blutzuckerkonzentration meist in mg/dl (oft unkorrekt auch mg%) angegeben. Die Stoffmengenangabe mmol/l ist zwar gesetzlich vorgeschrieben, findet in der Klinik aber nur selten Anwendung.

Die Höhe des Blutzuckers ist von der Tageszeit abhängig, d. h., zu verschiedenen Tageszeiten werden auch beim Gesunden unterschiedlich hohe Blutzuckerwerte ermittelt. Bei einem Gesunden sollte der Blutzucker nüchtern unter 5,55 mmol/l (100 mg/dl) betragen, 2 Stunden nach dem Essen sollte er unter 7,77 mmol/l (140 mg/dl) liegen. Betragen die Werte nüchtern über 6,66 mmol/l (120 mg/dl) oder nach dem Essen über 11,10 mmol/l (200 mg/dl), kann ein Diabetes mellitus diagnostiziert werden. In Zweifelsfällen bietet sich ein oraler Glucosetoleranztest an, welcher nach den Anweisungen der Weltgesundheitsorganisation mit 75 g Glucose durchgeführt werden soll. (Einige Kliniken verwenden 100 g.) Vor der Zuckergabe sowie eine Stunde und zwei Stunden danach wird der Blutzuckerwert bestimmt. Die Beurteilung des Tests zeigt Tabelle 16-2.

Die Blutzuckerbestimmung ist ebenfalls notwendig zur dauernden **Überprüfung der Diabetestherapie**. Dazu erstellt man *Tagesprofile* aus den Blutzuckerwerten, die zu folgenden Zeiten bestimmt werden:

▷ vor dem Frühstück,
▷ zwei Stunden nach dem Frühstück,
▷ vor dem Mittagessen,

Tabelle 16-2: Beurteilung des Glucosetoleranztests.

	Normale Glucosetoleranz mmol/l (mg/dl)	Pathologische Glucosetoleranz mmol/l (mg/dl)	Diabetes mellitus mmol/l (mg/dl)
Nüchternwert	< 5,55 (100)	< 6,66 (120)	> 6,66 (120)
1-Stunden-Wert	< 11,10 (200)	> 11,10 (200)	> 11,10 (200)
2-Stunden-Wert	< 7,77 (140)	7,77–11,10 (140–200)	> 11,10 (200)

▷ zwei Stunden nach dem Mittagessen,
▷ vor dem Abendessen.

Gelegentlich kann auch eine nächtliche Blutzuckerbestimmung, vor allem bei Insulintherapie, notwendig werden.

4.2 Urinzuckerbestimmung

Bei Überschreitung eines bestimmten Blutzuckergrenzwertes, der **Nierenschwelle für Glucose**, die beim Gesunden um 8,88 bis 9,99 mmol/l (160 bis 180 mg/dl) liegt, wird Urinzucker ausgeschieden, welcher mit Hilfe von Teststäbchen leicht bestimmt werden kann. Bei positivem Urinzuckernachweis kann im Labor die Urinzuckerkonzentration gemessen werden.

Der Urinzucker eignet sich nicht zur Diabetesfrüherkennung, vor allem nicht bei Verwendung des Morgenurins, da trotz negativen Harnzuckers ein leichter Diabetes vorliegen kann. Der Zuckertest wird üblicherweise mit anderen Urinuntersuchungen zusammen als Suchtest durchgeführt, da gelegentlich anläßlich einer routinemäßigen Urinzuckerbestimmung ein Diabetes diagnostiziert werden kann. Die Urinzuckerbestimmung dient vor allem zur **Therapiekontrolle** des Diabetes, da ein sehr gut eingestellter Diabetiker wie auch ein Gesunder üblicherweise keinen Urinzucker ausscheidet. In der Praxis werden gerade beim Typ-I-Diabetes Urinzuckerausscheidungen vorkommen.

> Je mehr Urinzucker ausgeschieden wird, um so schlechter ist die derzeitige Behandlung.

Zur Ermittlung der pro Tag ausgeschiedenen Zuckermenge ist neben der Urinzuckerkonzentration die Menge des 24-Stunden-Urins erforderlich. Die ausgeschiedene Urinzuckermenge errechnet sich nach folgender Formel:

Urinzucker (g) =
Urinzuckerkonzentration (g/l) × Urinmenge (l).

Wenn die Urinzuckerkonzentration in g/100 ml angegeben wird, lautet die Formel:
Urinzucker (g) = 10 × Urinzuckerkonzentration (g/100 ml) × Urinmenge (l).

Beispiel:
24-Stunden-Urinmenge   = 2,4 l
Urinzuckerkonzentration = 30 g/l

Ausgeschiedene Zuckermenge = 30 g/l × 2,4 l = 72 g

4.3 Ketonkörper

Ketonkörper weisen auf eine vermehrte **Fettverbrennung** hin und kommen beim **entgleisten Diabetes mellitus**, jedoch auch bei **Hungerzuständen** vor. Sie werden üblicherweise mittels Acetonteststäbchen erkannt. Sie sollten bei einem gut behandelten Diabetiker nicht auftreten. Die Beobachtung von Aceton im Urin betrifft vor allem Typ-I-Diabetiker und weist auf eine unter Umständen gefährliche **Stoffwechselentgleisung** hin. Die Ketonkörperbestimmung sollte immer vorgenommen werden, wenn hohe Blut- oder Urinzuckerkonzentrationen ermittelt werden.

4.4 HBA-1

Bei jedem Menschen wird Glucose aus dem Blut an das Hämoglobin angelagert. Je mehr Zucker im Blut ist, um so größer ist die Bindung an das Hämoglobin. Seit mehreren Jahren kann der Anteil des Hämoglobins, welcher mit Zucker verbunden ist, als **HBA-1** oder **HBA-1C** im Labor bestimmt werden. Die Werte werden angegeben als Prozent des Gesamthämoglobins; normal sind Werte bis ca. 7% (Schwankungen von Labor zu Labor), bei Werten über 10% muß eine sehr schlechte Diabeteseinstellung angenommen werden.

Die Besonderheit des **HBA-1-Wertes** liegt darin, daß er einen Überblick über die durchschnittliche Stoffwechselsituation der **letzten Wochen** gibt.

Während manche Diabetiker, die häufig Diätfehler begingen, früher vor dem Arztbesuch durch Einhaltung einer kurzfristigen strengen Diät gute Blutzuckerwerte produzieren konnten, kann heute durch Bestimmung des HBA-1-Wertes trotz guter Blutzuckerwerte auf eine zwischenzeitlich schlechte Diabeteseinstellung geschlossen werden.

5 Therapie

5.1 Therapieziele

> Zwei Grundvoraussetzungen sind für eine wirkungsvolle Diabetestherapie unerläßlich:
> ▷ die Patienten müssen im Rahmen einer gründlichen Diabetesschulung ausführlich über ihre Krankheit und die Therapie aufgeklärt werden;
> ▷ das Pflegepersonal muß gut geschult sein, um die Patienten möglichst gut informieren zu können.

Die Therapie des Diabetes mellitus verfolgt zwei Ziele: zum einen **aktuelles Wohlbefinden,** zum anderen eine **möglichst normale Lebenserwartung** unter Vermeidung diabetestypischer Spätschäden bzw. Begleiterkrankungen, welche sich an Augen, Nieren, den Blutgefäßen sowie an den Nerven abspielen können.

Das erste Ziel, nämlich aktuelles Wohlbefinden, ist relativ einfach zu erreichen, da sich viele Diabetiker auch bei deutlich überhöhten Blutzuckerwerten nicht schlecht fühlen. Das aktuelle Wohlbefinden kann allerdings auch durch Therapienebenwirkungen, vor allem durch **Hypoglykämien** (Unterzuckerungen) beeinträchtigt werden. Deutlich schwieriger ist es, Spätschäden zu verhindern. Dies erfordert eine dauerhafte sehr gute Diabeteseinstellung mit Blutzuckerwerten, die denen eines Gesunden entsprechen sollten. Das ist nur mit sehr großen Anstrengungen möglich. Je jünger der Patient ist, um so intensiver muß das Bemühen um eine optimale Diabeteseinstellung sein, während beim sehr alten Diabetiker mehr an das derzeitige Wohlbefinden gedacht werden muß (vgl. Kapitel 25).

> Zum therapeutischen Plan gehören:
> ▷ Einhaltung der Diät bei allen Diabetikern;

> ▷ Insulintherapie bei allen Typ-I-Diabetikern;
> ▷ bei Typ-II-Diabetikern die Tablettenbehandlung als Ergänzung der Diät, falls diese nicht ausreicht, ggf. auch Insulin;
> ▷ Körperbewegung.

Als *Einstellung des Diabetes* bezeichnet man die Behandlungsphase, in der versucht wird, die optimale Therapie und Medikamentendosierung für einen Diabetiker zu finden. Entsprechend dem individuellen Zustand des Patienten kann dies ausschließlich mit einer Diät oder auch mit der Gabe von Insulin oder oralen Antidiabetika erfolgen.

5.2 Diättherapie

Bei der Diabetesdiät sind folgende Grundregeln zu beachten:

Die Diät muß die für den Patienten **richtige Energiemenge** enthalten, welche nach Körpergewicht und Maß der körperlichen Belastung berechnet wird. Jeder Mensch hat unter völligen Ruhebedingungen einen Minimalbedarf an Energie, welcher etwa bei 4,2 kJ (1 kcal) pro kg Körpergewicht und Stunde liegt (Grundumsatz). Bei leichter körperlicher Arbeit müssen 1/3, bei mittelschwerer Arbeit 2/3 und bei Schwerarbeit 3/3 zugeschlagen werden.

Beispiel: Eine 60 kg schwere, leicht bis mittelschwer körperlich arbeitende Krankenschwester hat einen Grundumsatz von 60 × 4,2 × 24 = 6048 kJ (1440 kcal); Zuschlag für körperliche Tätigkeit ca. 50%, also 3024 kJ (720 kcal), woraus eine Gesamtenergiemenge von aufgerundet ca. 9100 kJ (2200 kcal) resultiert.

Je nach dem gegenwärtigen Ernährungszustand ist der Kaloriengehalt zu variieren; bei einem Übergewicht muß zunächst bis zum Erreichen des Normalgewichtes eine unterkalorische Kost, etwa eine 4200–5040 kJ (1000–1200 kcal) enthaltende Diät, verordnet werden.

Die einzelnen Nahrungskomponenten sind in einer zweckmäßigen Relation zusammenzustellen. Die Nahrung des Menschen setzt sich aus **Kohlenhydraten, Eiweiß** und **Fett** zusammen, wobei Kohlenhydrate und Eiweiß 17,2 kJ/g (4,1 kcal/g), Fett 39,1 kJ/g (9,3 kcal/g) liefern. Alkohol liefert 29,4 kJ/g (7 kcal/g), wird aber üblicherweise in der Diabetesdiät nicht ausgewiesen.

Der Gesamtbrennwert einer Diabetesdiät sollte sich etwa folgendermaßen zusammensetzen:
zu 45–50% aus Kohlenhydraten,
zu 15–20% aus Eiweiß,
zu 35% aus Fett.

In unserem Beispiel der etwa 9100 kJ (2200 kcal) enthaltenden Diät würde die Verteilung wie folgt aussehen:
45% Kohlenhydrate = 4140 kJ (990 kcal), entspricht ca. 240 g,
20% Eiweiß = 1840 kJ (440 kcal), entspricht ca. 105 g,
35% Fett = 3120 kJ (770 kcal), entspricht ca.   80 g.
Die 80 Gramm Fett sind nochmals in je 1/3 Streich-, Koch- und „verstecktes" Fett aufzuteilen. Das bedeutet, daß allenfalls knapp 30 Gramm als Streichfett zur Verfügung stehen, eine ziemlich kleine Menge, für viele Patienten zu wenig, um damit auszukommen.

Die Diät ist in der Regel auf **6 Mahlzeiten** aufzuteilen. Während ein Stoffwechselgesunder in der Regel nur 3 bis 4 Mahlzeiten am Tag zu sich nimmt – er kann mit einer kräftigen Insulinausschüttung aus seiner gesunden Bauchspeicheldrüse die Kohlenhydrate auch gut verarbeiten – sollte der Diabetiker die Gesamtkohlenhydratmenge auf 6 Mahlzeiten verteilen. Außerdem ist es erforderlich, die Diät sowohl den Erfordernissen des Tagesablaufes als auch der Begleitmedikation, z.B. dem Insulin, anzupassen. Die Verordnung der Kohlenhydrate kann aufgeteilt nach Gramm Kohlenhydraten erfolgen; in Deutschland hat sich als Verordnungseinheit allgemein die **BE** (**Brot-Einheit**) eingebürgert.

1 BE ist die Menge eines Nahrungsmittels, welche 12 g Kohlenhydrate enthält.
So entsprechen einer BE:
20 g Weißbrot (1 Scheibe o. ½ Brötchen)
25 g Grau- oder Schwarzbrot (½ Scheibe)
60 g Kartoffeln (etwa 1 hühnereigroße Kartoffel)
100 g Apfel o. Orange
¼ l Milch

Der Kohlenhydratanteil einzelner Nahrungsmittel kann *Austauschtabellen* entnommen werden.

Im vorgenannten Beispiel der 9100 kJ (2200 kcal) Diät mit 240 g Kohlenhydraten wären demnach 20 BE wie folgt zu verteilen:

1. Frühstück 4 BE, z.B. 1 Brötchen, ½ Scheibe Brot und eine Portion Diätmarmelade
2. Frühstück 3 BE, z.B. 1 Joghurt, 1 Apfel und ½ Scheibe Brot
Mittagessen 4 BE, z.B. 2 Kartoffeln, 1 Portion Gemüse aus der Austauschtabelle sowie Kompott mit 12 g Kohlenhydraten
Nachmittagsmahlzeit 3 BE, z.B. 1 Scheibe Brot und 1 Apfel
Abendessen 4 BE, z.B. 2 Scheiben Brot
Spätmahlzeit 2 BE, z.B. ½ Scheibe Brot und 1 Stück Obst

Die entsprechenden Fett- und Eiweißmengen müssen den einzelnen Mahlzeiten noch zugeschlagen werden.

Die Beibehaltung der richtigen Verteilung der Kohlenhydrate auf die einzelnen Mahlzeiten und deren pünktliche Einnahme auch in der Zukunft ist die Voraussetzung für eine erfolgreiche Behandlung; von ganz besonderer Wichtigkeit ist dieses bei gleichzeitiger Insulintherapie, weil sonst unter Umständen starke und gefährliche Blutzuckerschwankungen auftreten können.

5.3 Orale Antidiabetika

Bei Patienten mit Typ-II-Diabetes, bei welchen trotz Einhaltung der Diät die Blutzuckerwerte zu hoch liegen, kann eine Tablettenbehandlung mit **oralen Antidiabetika** eingesetzt werden. Zur wichtigsten Stoffgruppe gehören die **Sulfonylharnstoff-Präparate**, welche zu einer Freisetzung von körpereigenem Insulin aus den B-Zellen des Pankreas führen. Am häufigsten verordnet wird Glibenclamid (Handelsname u.a. Euglucon®), die am stärksten wirksame Substanz. Weitere Präparate sind u.a. Glutril®, Prodiaban® oder Glurenorm®.

Die Dosierung beginnt üblicherweise mit einer halben Tablette à 3,5 mg Glibenclamid und kann auf maximal 3 Tabletten gesteigert werden, wobei dann zweckmäßigerweise morgens 2 und abends 1 Tablette gegeben werden. Eine höhere Dosis ist nicht zweckmäßig; 3 Tabletten bedeuten einen maximal möglichen Reiz auf die Bauchspeicheldrüse.

Eine gefürchtete **Nebenwirkung** ist das Auftreten von **zu tiefen Blutzuckerwerten** (**Hypoglykämien**), wie sie auch unter Insulintherapie beobachtet werden. Ihr Auftreten wird begünstigt durch Therapiefehler, wie das Auslassen einzelner Mahlzeiten oder die Einnahme von zuviel Tabletten, manchmal auch in der irrigen Annahme des Patienten, durch vermehrte Tabletteneinnahme Diätfehler korrigieren zu können. Kontraindiziert sind diese oralen Antidiabetika bei unzuverlässigen, besonders cerebralsklerotischen Patienten. Außerdem darf die Nierenfunktion nicht stark eingeschränkt sein, weil die Wirkungsdauer sonst erheblich verlängert sein könnte.

Eine zweite Stoffgruppe, die **Biguanide**, kann unter Umständen zu **lebensgefährlichen Nebenwirkungen** führen, vor allem zu einer **Laktazidose**. Biguanide werden nur selten, meist in Fällen, in denen sich die alleinige Glibenclamidtherapie als unzureichend erweist, eingesetzt. Einziges Präparat in Deutschland ist das Glucophage retard®. Die Wirkung besteht nicht in einer Insulinfreisetzung, sondern wahrscheinlich in einer Behinderung der Kohlenhydratresorption im Darm und Hemmung der Glucoseneubildung in der Leber.

Mit Hilfe von Quell- und Faserstoffen kann ebenfalls die Zuckerresorption verzögert werden, als Präparat ist Guarmehl in Form von Glucotard® erhältlich. Die Bedeutung ist jedoch gering, es hat allenfalls unterstützenden Charakter.

5.4 Insulintherapie

Das 1921 von den Kanadiern BANTING und BEST entdeckte **Insulin** bedeutete eine Wende in der Behandlung der Zuckerkrankheit. Während zuvor die Lebenserwartung eines Diabetikers unter 5 Jahren lag, nähert sie sich jetzt der eines Stoffwechselgesunden. Das zunächst hergestellte Insulin hatte nur eine kurze Wirkungsdauer von 6 bis 8 Stunden nach der Injektion; es wurden deshalb längerwirkende Präparate entwickelt. Hierdurch konnte gegenüber früher, als täglich 3 bis 4 Insulininjektionen erforderlich waren, die Häufigkeit der Insulininjektionen auf 1 bis 2 pro Tag gesenkt werden. Das Prinzip der längeren Wirkungsdauer beruhte darauf, daß das Insulin entweder in eine langsam lösliche Kristallform ge-

Tabelle 16-3: Gebräuchliche Insulinpräparate.

Art des Insulins		Handelsname ®	Spritz-Eß-Abstand (min)	Wirkungs-maximum (Std.)	Wirkungs-dauer (Std.)
Normalinsulin (Altinsulin)		Insulin Novo Actrapid HM Velasulin Human (Nordisk) H-Insulin Hoechst Huminsulin Normal (Lilly)	15–20	2–4	6–8
Verzögerungsinsuline NPH-Insulin (neutrales Protamin-Insulin)		Insulin Protophan HM (Novo) Insulin Insulatard Human (Nordisk) Huminsulin Basal (Lilly) Basal H-Insulin Hoechst	ca. 45	ca. 4–8	ca. 16–20
kristallines Insulin (ohne Zusätze)		Insulin Novo Monotard HM	ca. 45	ca. 6–10	ca. 16–20
Mischinsuline Normalinsulin	NPH-Insulin				
10%	90%	Huminsulin Profil I	ca. 30	ca. 2–9	ca. 18
20%	80%	Huminsulin Profil II	ca. 30	ca. 2–8	ca. 16
25%	75%	Depot H-Insulin Hoechst	30	2–6	ca. 14–16
30%	70%	Insulin Mixtard Nordisk Human	30	2–6	ca. 14–16
		Insulin Actraphane HM Novo	30	2–6	ca. 14–16
50%	50%	Insulin Initard Nordisk Human	20–30	2–5	ca. 12–16
		Komb H-Insulin Hoechst	20–30	2–5	ca. 12–16
Langzeitinsulin		Novo Ultratard HM (nur im Zusammenhang mit Normalinsulin)			24–28

Anmerkung: Im Handel sind noch vom Rind und vom Schwein Normalinsuline, ebenso Verzögerungsinsuline, z. B. Depot-Insulin Hoechst CR und CS, oder Mischinsuline, z. B. Komb Insulin CR und CS oder Insulin Novo Rapitard; sie sind jedoch kaum mehr gebräuchlich (s. S. 356).

bracht wurde, oder daß es mit anderen Substanzen locker verbunden wurde, etwa mit Protamin, einem Fischeiweißkörper. In den letzten Jahren hatte sich gezeigt, daß die bequemere Therapie mit dem länger wirkenden Verzögerungsinsulin oft zu einer schlechteren Diabeteseinstellung führte, so daß heute gerade bei jüngeren Typ-I-Diabetikern wieder häufiger auf das schnell wirkende reine Insulin zurückgegriffen wird, wobei mehrere Insulininjektionen pro Tag bewußt in Kauf genommen werden.

Die einzelnen Präparate sind in Tabelle 16-3 zusammengefaßt. Es wird dabei zwischen **Normalinsulin** (dem reinen Insulin ohne Zusätze, auch **Altinsulin** genannt), dessen Wirkung schnell einsetzt, aber nicht lange vorhält, und dem **Verzögerungsinsulin** unterschieden. Zusätzlich gibt es **Mischinsuline**, die einen Anteil zwischen 10 und 50% Normalinsulin enthalten.

Während früher nur tierisches Insulin von Schlachthoftieren (Rind und Schwein) zur Verfügung stand, werden heute ganz überwiegend Insulinpräparate verwandt, welche in der Struktur voll dem menschlichen Insulin entsprechen (Humaninsulin). Die auf Seite 358 beschriebenen Nebenwirkungen von tierischem Insulin, wie allergische Reaktionen und Fettgewebsschwund, treten unter der Behandlung mit Humaninsulin kaum noch auf.

Die Herstellung des Humaninsulins erfolgt entweder gentechnisch durch Colibakterien oder synthetisch. Hierzu wurde Colibakterien das Gen für die Insulinproduktion künstlich eingesetzt. Die sich schnell vermehrenden Colibakterien können Insulin in reichlicher Menge herstellen; dieses wird schließlich industriell von bakteriellen Rückständen gereinigt. Ein anderer Weg ist die Umwandlung von Schweine-Insulin in menschliches Insulin. Beide Insuline unterscheiden sich nur in einer Aminosäure, welche auf chemischem Wege ausgewechselt wird.

Für den praktischen Einsatz eines Insulinpräparates sind die Kenntnis des **Wirkungsbeginns**, des **Maximums** und der **Wirkungsdauer** erforderlich. Da nach der Insulininjektion die Wirkung nicht sofort einsetzt, muß auch mit der nachfolgenden Mahlzeit eine bestimmte Zeit gewartet werden. Diese muß beim Normalinsulin etwa 15 Minuten, bei Mischinsulinen 30 Minuten und bei Verzögerungsinsulinen 45 Minuten, unter Umständen 60 Minuten, betragen. Zur Zeit des Wirkungsmaximums sollten auf jeden Fall ausreichend Kohlenhydrate eingenommen werden, da-

mit in dieser Phase der stärksten Insulinwirkung der Blutzucker nicht zu tief abfällt. Nach dem Abklingen der Insulinwirkung ist der Körper ohne Fremdinsulin. Falls überhaupt kein körpereigenes Insulin mehr hergestellt wird, müßte der Blutzucker stark ansteigen; das kann durch eine zweite Insulininjektion am Abend verhindert werden.

5.4.1 Praxis der Insulintherapie

Bei einem neu entdeckten Typ-I-Diabetes liegt meist eine stärkere Stoffwechselentgleisung vor, daher wird zunächst mit mehreren Injektionen Normalinsulin behandelt. Dabei erhält der Patient zumeist morgens, mittags und nachmittags Normalinsulin, gegen Abend unter Umständen Mischinsulin. Später kann bei stabiler Stoffwechsellage die morgendliche Insulingabe in Verzögerungs- oder meist Mischinsulin umgewandelt werden. Beim Typ-II-Diabetes, welcher mit Diät und Tabletten nicht mehr gut einzustellen ist, kann entweder zunächst Normalinsulin verwandt werden, es ist auch der sofortige Einsatz eines Verzögerungsinsulins in einer oder zwei Injektionen pro Tag möglich. Gelegentlich wird auch die Tablettenbehandlung fortgesetzt und zusätzlich eine kleinere Insulinmenge injiziert.

5.4.2 Neuere Entwicklungen

Beim Typ-I-Diabetes führt zwar die Verwendung von Verzögerungsinsulinen zu einer Absenkung der stark erhöhten Blutzuckerwerte, im Vergleich zum Gesunden sind aber die Werte noch immer deutlich erhöht. Da sich aber gezeigt hat, daß durch eine optimale Diabeteseinstellung die Wahrscheinlichkeit von Spätkomplikationen geringer ist, wurde versucht, mit verschiedenen Methoden die Blutzuckerwerte in einen optimalen Bereich zu senken. Eine Möglichkeit ist die **intensivierte Insulintherapie.** Hierzu muß der Patient zum einen regelmäßig mit Hilfe von Teststäbchen den Blutzucker selbst messen, zum anderen wird mehrmals am Tag, etwa drei- bis viermal, Normalinsulin injiziert; abends erhält der Patient ein Verzögerungsinsulin, unter Umständen auch ein sehr lang wirkendes Insulin (Handelsname: Ultratard® Insulin). Zur Vereinfachung der mehrfachen Normalinsulininjektionen wurde ein füllhalterähnliches Injektionsgerät entwickelt, es wird als *Pen* (englisch: Federhalter) bezeichnet (Abb. 16-2).

Ein anderer Weg ist die **ständige subkutane In-**

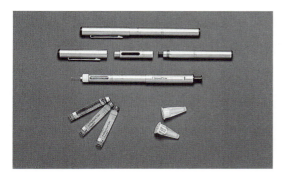

Abb. 16-2. Insulininjektionshilfe (Pen)
(Quelle: s. Bildnachweis).

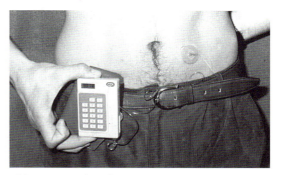

Abb. 16-3. Insulininfusionspumpe
(Quelle: s. Bildnachweis).

sulininfusion. Hierzu wird eine *Butterfly-Nadel* subkutan in die Bauchhaut eingeführt, über eine Pumpe wird ständig eine minimale Menge, etwa eine Einheit pro Stunde, infundiert (Abb. 16-3). Zu den Mahlzeiten wird zusätzlich eine bestimmte Menge von etwa 2 bis 6 Einheiten nach individueller Reaktionslage und beabsichtigter Kohlenhydratzufuhr durch Knopfdruck auf die Pumpe injiziert. Auch bei diesem Verfahren sind sehr häufige Blutzuckerselbstkontrollen unerläßlich. Die Anwendung der Insulinpumpe setzt beim Patienten Intelligenz und besondere Kooperationsbereitschaft voraus. Noch in der Entwicklung stehen Insulininjektionspumpen, welche ähnlich wie ein Herzschrittmacher unter der Haut eingepflanzt werden.

5.4.3 Technik der Insulininjektion

Insulin muß bekanntlich injiziert werden, da es bei oraler Zufuhr als Eiweißkörper (Polypeptid) im Darm gespalten und somit unwirksam würde. In besonderen Situationen wird es als i. v.-Injektion oder Infusion verabreicht, im Regelfall wird es subkutan injiziert. Diese Injektionen sind mit wenigen Ausnahmen **vom Patienten selbst** vorzunehmen. Allenfalls bei Blindheit, Lähmungen, starkem Zittern oder bei dementen Patienten kann diese Aufgabe von Angehörigen oder einer Gemeindeschwester bzw. Altenpflegerin übernommen werden.

Zur Injektion werden heute nahezu ausschließlich Plastikspritzen eingesetzt. Gegen eine mehrmalige Verwendung (etwa 4- bis 6mal) bestehen keine Bedenken.

> Im Krankenhaus sollten die Spritzen nur als Einmalmaterial verwandt werden, um dadurch Verwechslungen auszuschließen.

Insulin steht in Fläschchen zu 10 ml mit 400 Einheiten zur Verfügung (**1 ml = 40 Einheiten Insulin**). Trübe Insulinzubereitungen müssen vor der Injektion gut durchmischt werden. Dazu wird die waagrecht liegende Flasche zwischen den Händen gedreht. Nach Aufziehen des Insulins kann die Injektion subkutan an verschiedenen Körper-

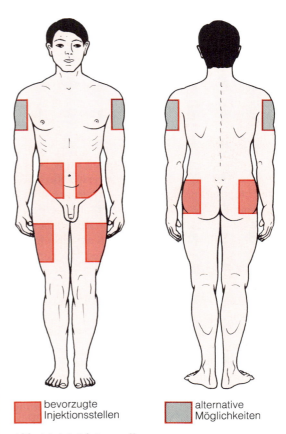

bevorzugte
Injektionsstellen

alternative
Möglichkeiten

Abb. 16-4. Injektionsstellen.

stellen erfolgen, bevorzugt an den äußeren Hälften der Oberschenkel oder an der Bauchhaut. Mögliche Injektionsstellen sind außerdem Oberarme oder Gesäßflächen, wobei sich gezeigt hat, daß die Insulinwirkung bei Injektion in die Oberarme rascher erfolgt als bei Injektion in die Oberschenkel (s. Abb. 16-4). Mit einer 11 mm langen Nadel (Nr. 20) wird senkrecht in eine Hautfalte injiziert, alternativ kann eine längere Nadel im Winkel von 45 Grad eingestochen werden.

Zu beachten ist, daß bei Verwendung eines *Pen* das Insulin 100 Einheiten/ml enthält. Die Einführung eines *Pen* auch für Verzögerungsinsuline steht bevor.

5.4.4 Nebenwirkungen der Insulintherapie

Eigentliche Nebenwirkungen der Insulintherapie sind sehr selten und kommen bei Verwendung des Humaninsulins kaum noch vor: An den Injektionsstellen kam es zum Fettgewebsschwund oder zu einer Verdickung, es konnten lokale oder allgemeine allergische Reaktionen auftreten, ferner kam es sehr selten zu vorübergehenden Ödemen.

Mit Normalisierung der Blutzuckerwerte unter Insulininjektionen kann die Augenlinse vorübergehend die Brechkraft ändern, was zu einem verschwommenen Sehen führen kann. Diese Erscheinung ist harmlos, geht rasch vorüber und sollte nicht dazu verleiten, sofort eine Brille zu verordnen.

> Die gefährlichste Nebenwirkung der Insulintherapie ist strenggenommen keine Nebenwirkung, sondern eine überschießende Hauptwirkung, nämlich die zu starke Absenkung des Blutzuckers, die Hypoglykämie, welche auch unter Tablettenbehandlung, schließlich sehr selten spontan bei Insulin-produzierenden Tumoren vorkommen kann.

Es kommen folgende Ursachen in Frage:
▷ übermäßige Körperbewegung (sehr häufig);
▷ zu geringe Kohlenhydratzufuhr, evtl. Auslassen von Mahlzeiten;
▷ zu große Insulinmenge, was in der Praxis nicht vorkommen sollte, jedoch während der Einstellungsphase möglich ist;
▷ Besserung der Stoffwechsellage, wie sie häufig nach der Ersteinstellung, insbesondere bei Kindern, beobachtet werden kann.

Die **Hypoglykämie** unter einer Insulinbehandlung zeigt folgende **Symptome**:
▷ starker **Heißhunger**;
▷ **Schwitzen, Hautblässe, Herzklopfen** und **Zittern**, verursacht durch eine Gegenregulation des Organismus über eine Sympathikusstimulation (diese Symptome können durch Verordnung eines Beta-Blockers, z. B. bei Angina pectoris oder Hochdruckpatienten, verdeckt sein);
▷ gelegentlich **Kribbeln**, z. B. an Beinen oder Lippen;
▷ als Spätzeichen **Benommenheit, Verwirrtheit** und Übergang in **Bewußtlosigkeit**, gelegentlich **Krämpfe**.

Die Spätzeichen treten erst bei einer starken Absenkung des Blutzuckers weit unter 2,22 mmol/l (40 mg/dl) auf, während die vorgenannten Anzeichen auch schon früher, insbesondere bei raschem Abfall des Blutzuckers, vorkommen können. Selten werden keine Vorwarnzeichen beobachtet, vor allem, wenn der Blutzucker ständig im Normbereich liegt und dann plötzlich abfällt. Solche Patienten sind besonders gefährdet.

Als Gegenmaßnahme ist die **sofortige Glucosezufuhr** erforderlich, bei Bewußtlosen intravenös, ansonsten peroral. Bei milden Reaktionen können auch Kohlenhydrate in Form von Brot oder Obst gegeben werden. Wichtig ist es, vor der Gabe von Glucose eine **Blutabnahme** zur Blutzuckerbestimmung vorzunehmen, um im nachhinein die Diagnose einer Hypoglykämie zu beweisen. Dieses ist besonders im Krankenhaus immer anzustreben.

> Wegen der Aspirationsgefahr darf einem bewußtlosen Patienten niemals etwas oral eingeflößt werden. In diesem Fall kann als Notmaßnahme eine intravenöse Glucoseinjektion verabreicht oder, z. B. bei Abwesenheit eines Arztes, versucht werden, durch eine i. m.- oder s. c.-Injektion von 1 ml Glucagon den Blutzuckerspiegel etwas anzuheben; nach dem Aufwachen des Patienten muß dann sofort Glucose peroral nachgegeben werden.

6 Coma diabeticum

Definition

Das Coma diabeticum stellt eine **lebensgefährliche Komplikation** des Diabetes dar; intensive Behandlungsmaßnahmen sind erforderlich, wenn möglich auf einer Intensivstation.

Ursachen und Pathogenese

Gründe für die Entstehung eines Coma diabeticum sind:

▷ **Bisher unbekannter Diabetes,** so daß die richtige Behandlung nicht oder zu spät eingeleitet werden konnte.

▷ **Begleiterkrankungen bei bekanntem Diabetes,** z. B. Infektionen wie Pneumonie, Pyelonephritis oder Magen-Darm-Infekte sowie andere schwere Erkrankungen, z. B. Herzinfarkt oder Unfälle.

▷ **Auslassen der Insulintherapie,** ein häufiger Fehler bei Übelkeit und Erbrechen. Das Erbrechen ist oft Vorbote des drohenden Komas. Der Patient zieht jetzt folgenden Trugschluß: „Wenn ich infolge Erbrechens keine Nahrung bei mir behalte und dennoch Insulin spritze, würde ich eine Unterzuckerung bekommen." Dieser gefährliche Trugschluß führt dann zum Koma. Einem gut geschulten Diabetiker, welcher Selbstkontrollen durchführen kann, könnte derartiges niemals passieren.

▷ Selten: **Diätverstöße.**

Symptome

Die Symptome des drohenden Komas wurden im Abschnitt 3 dieses Kapitels ausführlich geschildert; **Benommenheit, Kussmaul-Atmung** und **Erbrechen** gehen der **tiefen Bewußtlosigkeit** mit begleitender **Exsikkose** voraus.

Differentialdiagnose

Bei einem bewußtlosen Diabetiker muß zwischen einer Hypoglykämie und einem Coma diabeticum unterschieden werden (s. Tab. 16-4). Wenn Zweifel bestehen, ob eine Hyper- oder Hypo-glykämie vorliegt, darf niemals Insulin gegeben werden. An andere Komaformen, z. B. nach Intoxikation oder durch zerebrale Ursachen, muß ebenfalls immer gedacht werden.

Therapie

Folgende **Maßnahmen** sind jetzt erforderlich: Messung von Blutzucker, Natrium, Kalium, Blutbild und Säurebasenstatus (ASTRUP). Diese Untersuchungen sind ein- bis zweistündlich zu wiederholen. Daneben sollte ein Urinstatus angefertigt werden. Eine lückenlose Überwachung des Patienten mit einer fortlaufenden Kreislaufkontrolle und Messung des zentralen Venendrucks sowie stündliche Urinausscheidung (Dauerkatheter) sind zu fordern.

Folgende Behandlungsmaßnahmen sind beim diabetischen Koma erforderlich:

▷ Intensive intravenöse **Infusionstherapie** unter Beachtung des zentralen Venendrucks, des Serumkaliums und der Urinausscheidung. Meist wird 0,9%ige NaCl-Lösung gegeben, ergänzt durch Kalium über Perfusor;

▷ **Infusion von Normalinsulin,** zunächst Bolusgabe von 0,1 Einheit/kg, anschließend stündliche Infusion 0,1 Einheit/kg, Abänderung der Dosis durch Blutzuckerkontrollen;

▷ nur bei sehr starker Acidose **ggf. Infusion von Natriumbicarbonat;**

▷ unbedingte Beachtung allgemeiner pflegerischer Maßnahmen: **Freihalten der Atemwege,** sofortige **Dekubitusprophylaxe** durch regelmäßiges Umlagern bei Bewußtlosen, **Warmhalten** eines evtl. unterkühlten Patienten, wobei Wärmeflaschen oder Heizkissen absolut verboten sind. Durch Bewußtseinseinschränkung und mögliche Sensibilitätsstörungen droht Verbrennungsgefahr!

Tabelle 16-4: Differentialdiagnose *Coma diabeticum – Hypoglykämie.*

	Coma diabeticum	Hypoglykämie
Vorgeschichte	langsame Entwicklung in Stunden bis Tagen	sehr rasche Entwicklung in Minuten
	Vorausgegangen: Fieber, Infekt, Weglassen von Insulin	Vorausgegangen: Anstrengung, Körperbewegung, zu wenig gegessen
Haut	warm, trocken, eher gerötet	kühl, schweißig, eher blaß
Puls	oft flach	oft tachykard
Geruch	gelegentlich nach Aceton	nicht typisch
Krämpfe	unüblich	gelegentlich
Harnzucker	positiv	kann positiv sein
Blutzucker-Schnelltest	hoch bis sehr hoch	immer erniedrigt

▷ **Erkennen und Behandeln von Begleiterkrankungen,** z. B. Harnwegsinfekt, Lungenentzündung, Pankreatitis oder Herzinfarkt.

7 Komplikationen

Bei über Jahre dauerndem Diabetes mellitus, insbesondere bei ungenügender Einstellung des Blutzuckers, können Komplikationen eintreten, welche lebensverkürzend sind und die Lebensqualität des Diabetikers entscheidend verschlechtern (Abb. 16-5). Wie in Abschnitt II, 5.1 bereits dargestellt, gilt es, diese Komplikationen möglichst zu verhindern.

7.1 Diabetische Retinopathie

Am Augenhintergrund kommt es zu Veränderungen der kleinsten Blutgefäße. Anfangs können kleine Aussackungen der Gefäße (Mikroaneurysmen) auftreten, oder es kann zu punktförmigen Blutungen kommen. Beim Fortschreiten der Veränderungen kommt es zu Blutgefäßneubildungen, zu größeren Blutungen und Narbenbildungen, welche auch Netzhautablösungen und Glaskörpereinblutungen mit nachfolgender Erblindung bedingen können. Von augenärztlicher Seite wird versucht, mittels Licht- oder Laserkoagulation die Mikroaneurysmen oder neugebildeten Gefäße zu behandeln.

7.2 Diabetische Nephropathie

An den Nierenkörperchen, den Glomerula, kommt es zu einer Verdickung der Kapillaren. Dies führt zu einer Eiweißausscheidung im Urin, später zu einem Eiweißmangel im Blut und zu **Ödemen**. Gleichzeitig kann ein **hoher Blutdruck** auftreten. In fortgeschrittenen Stadien läßt die Nierenfunktion nach, Endstadium ist das **Nierenversagen,** die Urämie, wodurch eine Dialysebehandlung notwendig werden kann. Alternativ werden bei Diabetikern auch Nierentransplantationen durchgeführt. (In seltenen Fällen wird gleichzeitig die Bauchspeicheldrüse ebenfalls transplantiert.)

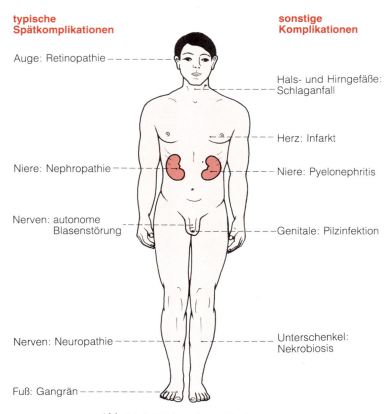

typische Spätkomplikationen

sonstige Komplikationen

Auge: Retinopathie

Hals- und Hirngefäße: Schlaganfall

Herz: Infarkt

Niere: Nephropathie

Niere: Pyelonephritis

Nerven: autonome Blasenstörung

Genitale: Pilzinfektion

Nerven: Neuropathie

Unterschenkel: Nekrobiosis

Fuß: Gangrän

Abb. 16-5. Diabeteskomplikationen.

Zur Verhinderung oder Verzögerung des Nierenversagens ist eine optimale Diabetestherapie wichtig. Regelmäßige Blutdruckkontrollen sind notwendig, um die häufig auftretende Hypertonie rechtzeitig erkennen und behandeln zu können.

7.3 Arteriosklerose

Die Arteriosklerose beim Diabetiker ist keine typische, allein auf den Diabetes zu beziehende Komplikation, kommt aber bei Diabetikern deutlich häufiger vor. Betroffen sind in erster Linie die peripheren Arterien im Bereich der Beine, hier vor allem im **Unterschenkelbereich** mit der **Gefahr einer Gangrän.** Daneben sind die Herzkranzgefäße betroffen, wobei hier insbesondere ein diffuser Befall zahlreicher Kranzarterien auftritt. Auch für die Hirngefäße bedeutet der Diabetes ein erhöhtes Risiko arteriosklerotischer Veränderungen.

7.4 Neuropathie

Eine den Patienten häufig sehr quälende Komplikation des Diabetes stellt die Neuropathie dar. Es kommt hierbei zu einer Schädigung der sensiblen und der motorischen Nerven. Dadurch entstehen schmerzhafte **Kribbelparästhesien** oder **Brennen an den Füßen** sowie **Muskellähmungen,** insbesondere Augenmuskellähmungen. Schließlich wird auch das autonome Nervensystem befallen, es kommt zu Funktionsstörungen im Kreislauf mit Blutdruckabfällen beim Aufstehen (**orthostatische Hypotension**), zu **Störungen der Blasenentleerung** mit Restharnbildung und Überlaufblase oder zu **Störungen der Magen-Darm-Tätigkeit** mit schweren Durchfällen. Die Behandlungsmöglichkeiten sind hier sehr gering, unter einer optimalen Diabeteseinstellung können sich diese Symptome unter Umständen abmildern.

7.5 Diabetischer Fuß

Infolge einer Durchblutungsstörung bei Schädigung der großen und kleinen Blutgefäße, ferner durch die Neuropathie mit Gefühlsstörungen, kann es zu Schädigungen des Fußes kommen. So können sich durch falsche Fußbelastung **Druckstellen** mit reichlich Hornansatz bilden, die sich entzünden können. Verletzungen der Füße werden wegen der Sensibilitätsstörungen eventuell

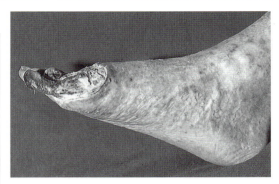

Abb. 16-6. Diabetische Gangrän des Fußes.

nicht bemerkt. Schließlich können bei der Fußpflege bereits nach Bagatellverletzungen schwere Infektionen auftreten. All diese Ursachen können schließlich zur **diabetischen Gangrän** führen (Abb. 16-6). Die Behandlung ist schwierig und langwierig, zunächst muß die Infektion beherrscht werden. Amputationsverfahren werden häufig erforderlich, wobei so schonend wie möglich amputiert werden sollte, z.B. lediglich Zehen- oder Vorderfußamputationen. Trotzdem ist eine höhere Amputation, etwa am Unter- oder Oberschenkel, gelegentlich nicht zu vermeiden. Oberstes Ziel muß deshalb bereits die **Verhütung von Durchblutungsstörungen,** bei bereits vorhandenen Durchblutungsstörungen aber vor allem das **Verhindern von Verletzungen** sein.

Der Fußpflege kommt zur Vorbeugung einer Gangrän große Bedeutung zu. Dabei müssen wegen der erhöhten Infektionsgefahr beim Diabetiker auch kleinste Verletzungen sorgfältig vermieden werden!

7.6 Sonstige Komplikationen

Im Verlauf eines Diabetes, vor allem bei schlechter Stoffwechsellage, treten häufig **Infektionen** auf. Praktisch wichtig sind besonders die Harnwegsinfekte, die zu einer chronischen Pyelonephritis führen können.

Blasenentleerungsstörungen können dabei begünstigend wirken.

Auch **Pilzinfektionen,** insbesondere im Genitalbereich, kommen häufig bei entgleister diabetischer Stoffwechsellage vor. Diese können dann unter Umständen richtungweisend für die Erstdiagnose „Diabetes" sein. Mit Besserung der Stoffwechsellage verschwinden sie wieder. Auch

Hautinfektionen, z. B. eine Furunkulose, können auftreten.

Eine bei Diabetes typische Hautveränderung ist die gelegentlich vorkommende **Necrobiosis lipoidica**, welche bevorzugt vor der Schienbeinkante auftritt. Es handelt sich um gelblich-rötliche bis braune Verfärbungen, welche auch ulzerieren können.

8 Besondere Probleme beim Diabetes

8.1 Schwangerschaft

Eine Schwangerschaft stellt bei der Diabetikerin eine besondere Ausnahmesituation dar. Durch eine optimale Stoffwechselführung sind Schäden von Mutter und Kind in der Regel abzuwenden. Die früher zu beobachtenden *Riesenbabys* mit einem Geburtsgewicht über 9 Pfund sollten bei guter Stoffwechselführung nicht mehr beobachtet werden.

Bereits bei der Konzeption sollte die Diabetikerin eine gute Diabeteseinstellung aufweisen. Die Blutzuckerwerte sollten während der gesamten Schwangerschaft nur so hoch wie bei Stoffwechselgesunden sein. Das kann entweder durch mehrfache Altinsulininjektionen, z. B. mit dem *Pen*, oder durch Pumpenbehandlung erreicht werden. Wichtig ist, daß der Insulinbedarf vom 2. Schwangerschaftsdrittel stetig ansteigen kann. Unter Umständen muß die Diabetesdiät in dieser Zeit dem **vermehrten Kalorienbedarf** angepaßt werden. Eine Tablettenbehandlung kommt während der Schwangerschaft wegen möglicher Fruchtschädigung nicht in Frage. In den seltenen Fällen, in denen eine Typ-II-Diabetikerin schwanger wird, sollte Insulin gespritzt werden, wenn Diät alleine nicht ausreicht.

8.2 Diabetes und Operation

Hier sind engmaschige Stoffwechselkontrollen erforderlich. Bei kleineren Operationen muß die Therapie nicht unbedingt umgestellt werden, bei größeren Operationen ist eine Infusionstherapie mit Gabe von Altinsulin entweder über die Infusion oder mit mehreren kleinen Gaben sinnvoll. Die geplante Operation sollte immer möglichst früh am Tage liegen. Bei sehr hohen Blutzuckerwerten, etwa über 14–17 mmol/l (250–300 mg/dl), sollten nicht dringliche Operationen möglichst nicht begonnen werden.

8.3 Diabetes und Sport

Der Diabetiker braucht selbstverständlich auf sportliche Betätigung nicht zu verzichten. Das gilt auch für das diabetische Schulkind. Vor einer vermehrten Körperbelastung sollten allerdings **zusätzliche Kohlenhydrate, z. B. eine Scheibe Brot**, gegessen werden, ggf. ist auch die **Insulinmenge** vor der Tätigkeit zu **reduzieren**. Sportarten wie alpines Klettern, Tauchen oder Segelfliegen können für den Diabetiker lebensgefährlich werden, wenn er infolge einer Hypoglykämie das Bewußtsein verliert.

8.4 Berufswahl

Hier ist darauf zu achten, daß der Diabetiker eine geregelte Arbeitszeit mit gleichmäßiger körperlicher Belastung hat. Er sollte seine Diät einhalten und Stoffwechselselbstkontrollen durchführen können. Er darf weder sich selbst noch andere durch Hypoglykämien gefährden. Ungeeignet sind demnach Berufe wie Busfahrer oder Lokomotivführer wegen der möglichen Fremdgefährdung, Dachdecker, Schornsteinfeger oder Arbeit auf Gerüsten wegen der Absturzgefahr bei Hypoglykämien, Bäcker, Koch oder Konditor wegen der Schwierigkeiten der Diäteinhaltung und schließlich Berufe wie Handelsvertreter oder Pflegekraft im Schichtdienst wegen der ständig wechselnden Arbeitszeiten.

9 Diabetesschulung

In den letzten Jahren hat sich die intensive Schulung des Diabetikers als ganz wesentlicher Bestandteil der Gesamtbehandlung erwiesen. Es sind spezielle Schulungsprogramme erarbeitet worden, in welchen dem Diabetiker folgende Wissensinhalte vermittelt werden:

▷ Was ist Diabetes? Bedeutung von Urinzucker und Harnzucker;
▷ Theorie und Praxis der Diättherapie incl. Fragen des Nahrungsmitteleinkaufs und der praktischen Essenszubereitung;
▷ Praxis der Insulinbehandlung mit Injektionstechnik, für Typ-II-Diabetes ggf. Fragen der Tablettenbehandlung;
▷ Technik der Harnzucker- und Blutzuckerselbstkontrollen;
▷ die Bedeutung, das Erkennen und das Behandeln von Hypoglykämien;

▷ die Warnzeichen und Abwehrmaßnahmen bei drohendem diabetischem Koma;

▷ der diabetische Fuß, Regeln zur Fußpflege;

▷ Verhalten in besonderen Situationen wie Sport oder körperliche Belastung;

▷ praktische Anwendung des Gelernten, auch Fragen der Dosisänderung des Insulins durch den Patienten selbst.

Dieses umfangreiche Programm setzt bei den Unterrichtspersonen große Kenntnisse voraus. Mit dem Unterricht werden Diätassistentinnen, Krankenschwestern und Ärzte betraut. Die Aufgaben werden heute in vielen Kliniken (und in sog. Diabetes-Hostels) durch besonders geschulte Diabetesberaterinnen vorgenommen. Diese sind entweder Diätassistentinnen oder Krankenschwestern bzw. Kinderkrankenschwestern.

Beratung und Hilfe erhalten Diabetiker außerdem bei Selbsthilfeorganisationen. Weltweit haben sich Diabetiker in der internationalen Diabetiker-Föderation zusammengeschlossen; in der Bundesrepublik Deutschland bietet sich der Deutsche Diabetiker-Bund an.

> Ziel dieser Unterrichtsmaßnahmen ist es, den Diabetiker in die Lage zu versetzen, sich in allen Situationen selbst zu helfen, um den Zustand einer bedingten Gesundheit zu erreichen und zu erhalten.

Literatur zum medizinischen Teil

Berger, M., V. Jörgens: Praxis der Insulintherapie, 2. Aufl., Springer, Heidelberg 1985.

Knick, B., J. Knick: Diabetologie. Kohlhammer, Stuttgart 1986.

Mehnert, H., K. Schöffling: Diabetologie in Klinik und Praxis. 2. Aufl., Thieme, Stuttgart 1984.

Petrides, P., L. Weiss, G. Löffler, O. H. Wieland: Diabetes mellitus. 5. Aufl., Urban & Schwarzenberg, München–Wien–Baltimore 1985.

III Pflegerischer Teil

M. Mischo-Kelling

1 Lernprozesse für Patient und Pflegepersonal

Wie im medizinischen Teil deutlich geworden ist, kann das Therapieziel *Wohlbefinden* beim Diabetes mellitus relativ leicht und schnell erreicht werden, während sich die Vermeidung von Spätschäden häufig als schwierig erweist. Dies hängt nicht nur davon ab, wie die Krankheit vom Betroffenen angenommen und bewältigt wird, sondern auch davon, inwieweit das ärztliche und pflegerische Personal in dem Patienten den *Fachmann* bzw. die *Fachfrau in eigener Sache* sehen kann, und wieweit es in seinen spezifischen Arbeitsbereichen in der Lage ist, auf die speziellen Probleme des Patienten einzugehen.

Die Konfrontation mit der Diagnose *Diabetes mellitus* kommt meist völlig unerwartet für den Betroffenen. Sie bedeutet stets eine Krise. Der Umstand, Diabetes zu haben und mit Diabetes fortan leben zu müssen, stellt viele Gewohnheiten in Frage und verändert die bisherige Lebensplanung. So werden bestimmte Veränderungen im Leben erforderlich, wie z. B. in den Aktivitäten *essen* und *trinken, für seine persönliche Hygiene sorgen* und *sich kleiden, sich bewegen, arbeiten* und *sich in der Freizeit beschäftigen, seine Geschlechtlichkeit leben* etc.

Daneben fordert die Diagnose „Diabetes mellitus" die Auseinandersetzung mit der Angst vor Spätkomplikationen oder einem vorzeitigen Tod heraus. Der Betroffene ahnt, daß die Krankheit und sein zukünftiges Leben in einem Spannungsverhältnis zueinander stehen werden, und daß er sich von seinem bisherigen Leben verabschieden muß. Die Verarbeitung eines solchen Verlustes wird in der Literatur mit dem **Trauerprozeß** verglichen, dessen Phasen folgendermaßen beschrieben werden:

▷ Schock und Verleugnung (z. B. die Erkrankung wird nicht zur Kenntnis genommen, die bisherigen Lebensgewohnheiten werden beibehalten);

▷ Ärger und Protest (Auflehnung gegen alle, die an der Erkrankung schuld haben könnten, z. B. die Mutter oder der Arzt);

▷ Verhandeln (der Diabetes wird teilweise akzeptiert, die Diät wird aber nur befolgt, wenn die Familie sich auch danach richtet);

▷ Depression (z. B. Phasen der Verzweiflung mit Gefühlen der Hilflosigkeit);

▷ Akzeptierung und Wachstum (der Diabetiker hat sich zwar an den neuen Zustand gewöhnt, es kann aber nach wie vor zu Rückfällen in frühere Phasen kommen, die jedoch kürzer werden).

Für die **Verarbeitung** der Diagnose und die **Bewältigung** der Krankheit spielen (wie schon in anderen Kapiteln dargestellt) das **soziale Umfeld**, die **Familie** oder wichtige **Bezugspersonen** als zentrale Interpretationsinstanzen eine herausragende Rolle. Sie entscheiden mit über Art und Ausmaß der Normalisierung des Lebens und darüber, wieweit die Krankheitsfolgen in die alltägliche Routine aufgenommen werden können. Das Umfeld hat außerdem Einfluß darauf, wie krank der Betroffene sich fühlen darf und welche Rolle die sozialen Folgen der Krankheit in seinem täglichen Leben spielen dürfen.

Neben diesen Tatbeständen sollte in der Pflege noch ein weiterer wichtiger Aspekt Berücksichtigung finden: der sogenannte *Patienten-burn-out*, der Überdruß an der Krankheit. Überdruß muß hier in bezug auf die Auswirkungen, die die Krankheit auf den einzelnen hat, verstanden werden. Das Leben mit einer chronischen Erkrankung fordert dem einzelnen täglich körperliche, psychische und soziale **Anpassungen** in Hinblick auf seine spezifischen gesundheitlichen Beeinträchtigungen ab. Dies kann wiederum Schuldgefühle, Streß, eine geringe Selbstwertschätzung etc. hervorrufen. Fehlgeschlagene Anpassungsleistungen und Bewältigungsstrategien ziehen leicht depressive Zustände nach sich. All diese Faktoren können zu einer chronischen emotionalen Überbeanspruchung führen und den Zustand des *Ausgebranntseins (burnout)* erzeugen.

Der Umgang mit chronisch Erkrankten wirkt sich auf die Beziehung Patient – Pflegekraft aus. Hier muß sich zeigen, inwieweit die Pflegekraft das Verhalten des Patienten, etwa sein Eßverhalten, als Ausdruck für seine momentane Verzweiflung interpretieren kann, wieweit sie etwa die Schokolade im Nachttisch als Trotzreaktion, als Nichtakzeptieren der Krankheit versteht. Hier zeigt sich, ob sie in der Lage ist, den Patienten allein Entscheidungen treffen zu lassen, mit ihm in Verhandlung zu treten und ihn als **Partner** und **Experten** mit entsprechenden Kompetenzen zu

akzeptieren. Dies alles ist um so wichtiger, als die Pflegekraft immer nur in Teilen am Leben des Betroffenen teilhat.

2 Fallbeispiel: Frau Elke Wassermann[1]

Frau Wassermann ist eine dreißigjährige Kirchenmusikerin. Sie hat einen unregelmäßigen Lebensrhythmus, da sie auch abends arbeitet.

Einige Wochen vor ihrer Krankenhauseinweisung bemerkte sie, daß sie enorme Mengen an Flüssigkeit (Säfte und Tee) zu sich nahm und vermehrt Wasser lassen mußte. Weiter stellte sie fest, daß sie an Gewicht abnahm, was sie jedoch eher mit Wohlwollen betrachtete als mit Argwohn. Seit Monaten hatte sie schon über immer stärker werdende Ermüdungserscheinungen, Abgeschlagenheit und „Depression" geklagt. Selbst nach einem Urlaub fühlte sie sich nicht erholt. Als sich schließlich noch Probleme mit den Augen einstellten, hatte sie das Gefühl, zum Arzt gehen zu müssen. Ihre Kurzsichtigkeit verschlimmerte sich so sehr, daß sie beim nächtlichen Autofahren nach Proben oder Konzerten Mühe hatte, Entfernungen abzuschätzen. Der Hausarzt teilte ihr nach seinen Untersuchungen mit, daß sie an *Diabetes mellitus* leide. Zur medikamentösen und diätetischen Einstellung überwies er sie ins Krankenhaus. Sie wurde direkt auf eine interne Station aufgenommen, wo die nachstehende Pflegeanamnese erhoben und der Pflegeplan gemeinsam mit ihr erstellt wurden.

Im Verlauf des Krankenhausaufenthalts wurde deutlich, daß Frau Wassermann Probleme hatte, die Diagnose „Diabetes mellitus" zu akzeptieren. Sie fragte sich immer wieder, warum ausgerechnet sie diese Krankheit bekommen habe. Sie nahm die ihr angebotenen Informationen bereitwillig an, fragte viel und hatte keine Mühe, die Spritztechnik und die Selbstkontrollen zu erlernen.

Im Laufe des Krankenhausaufenthalts zeigte sich, daß Frau Wassermann und das Pflegepersonal lernen mußten, als Partner miteinander umzugehen und die Kompetenzen des jeweils anderen zu achten und zu schätzen.

---

[1] Die Pflegeanamnese und der Pflegeplan sind von Herrn HOLGER PAHL erstellt worden.

Patientenerhebungsbogen

Tag der Aufnahme:	*17. 5. 87*
Tag der Erhebung:	*18. 5. 87*

Name:	*Wassermann, Elke*
Geschlecht:	*weiblich*
Geburtsdatum:	*3. 3. 57*
Alter:	*30 Jahre*
Familienstand:	*ledig*
Beschäftigung:	*Kirchenmusikerin*
Religion:	*protestantisch*

Anschrift:	*Bergerstr. 3, Nürnberg*
Tel.:	*27 19 81*
Art der Wohnung:	*Mietwohnung*
Personen, die dort wohnen:	*keine*
Nächster Angehöriger:	*Eltern, Heidi u. Wilfried Wassermann*
Andere Bezugspersonen:	*zwei alte Freunde*

Wie nehmen Patient/Patientin seinen/ihren gegenwärtigen Gesundheitszustand wahr:

weiß, daß sie an Diabetes mellitus erkrankt ist und, daß sie zur Einstellung des Blutzuckers stationär behandelt werden soll;

Gründe der Einweisung/Überweisung:

vermehrtes Wasserlassen; Durst; Verschlimmerung einer bestehenden Kurzsichtigkeit; erhöhter Blutzucker; Müdigkeit

Medizinische Diagnose:

Diabetes mellitus

Krankheitsgeschichte:

Blinddarm-OP mit zehn Jahren;

Allergien: *keine bekannt*

Bedeutsame Lebenskrisen:

Feststellung des Diabetes

Literatur zum pflegerischen Teil

Hirsch, A.: Trotz Diabetes sinnvoll leben. Wege zu einem neuen Selbstverständnis. Econ, Düsseldorf 1986.

Lundman, B., K. Asplund, A. Norberg: Tedium among patients with Insulin-dependent Diabetes Mellitus. J. of Adv. Nurs. 13/1 (1988) 23–31.

Ziegeler, G.: Individuelle und familiale Bewältigungsstrategien am Beispiel von Herzinfarkt und Diabetes. In: Angermeyer, M. C., H. Freyberger (Hrsg.): Chronisch kranke Erwachsene in der Familie. Enke, Stuttgart 1982.

Pflegeanamnese: Frau Wassermann „Einschätzung der Aktivitäten des Lebens"

		Gewohnheiten im Bereich der Aktivitäten des Lebens (ALs)	Beeinträchtigungen in den ALs	Coping (Bewältigungsstrategien)
1	Für eine sichere Umgebung sorgen	gibt an, daß sie in einer „gesicherten äußeren" Umgebung lebt, die sich auch so darstellt; hinsichtlich des sozialen Umfelds hat sie berufsbedingt einen großen Bekanntenkreis; privat habe sie nur sehr wenige wirkliche „Freunde"; sie lebt sehr zurückgezogen und lasse „nur ungern Fremde" in ihre Zurückgezogenheit eindringen	Probleme Kontakte aufzunehmen	macht z. Zt. eine Psychoanalyse; versucht in Selbhilfegruppen Kontaktpr blem zu überwinden
2	Kommunizieren	beruflich: habe mit vielen Leuten zu tun, und habe in diesem Bereich keine Probleme privat: „bin unfähig zum Small talk" trägt Brille aufgrund von Kurzsichtigkeit; kann seit einiger Zeit nachts Entfernungen schlecht einschätzen	s. Pkt 1 Kurzsichtigkeit, insbesondere nachts beim Autofahren	s. Pkt 1 ist zum Arzt gegangen, t die Ursachen zu erkund(
3	Atmen	hat aufgrund ihres Berufes überdurchschnittliche Kenntnisse der Lungenfunktion und aufgrund von Gesangstätigkeit eine erhöhte Lungenkapazität; sie atmet mit dem Bauch		
4	Essen und Trinken	ißt unregelmäßig, z. T. berufsbedingt; hat keine Kochkenntnisse, daher, wenn überhaupt: Dosen, Schnellgerichte, Kurzgebratenes; ißt mit Vorliebe Süßigkeiten → aber „essen ist mir eigentlich unwichtig"; normalerweise trinkt sie ca. 1,5–2 l Flüssigkeit; in letzter Zeit habe sie Unmengen von Säfte bzw. Tee getrunken wiegt 50 kg, ist 152 cm groß	Durst erhöhter BZ	
5	Ausscheiden	hat allgemein keine Probleme damit, nur in Streßsituationen (z. B. vor Konzerten) habe sie „Durchfälle"; seit einiger Zeit muß sie häufig Wasser lassen	Streß häufiges Wasserlassen	
6	Für die persönliche Hygiene sorgen und sich kleiden	duscht tgl.; cremt mindestens 1× tgl. den Körper ein; „fühlt sich sehr unwohl, wenn sie dem nicht nachkommen kann"; Haut ist ihr zufolge sehr trocken, schilfert stark ab: „es ist ein Gefühl, als würde sie reißen"; ist geruchsempfindlich	Hautprobleme	tgl. duschen und eincren
7	Die Körpertemperatur regulieren	im großen und ganzen keine Probleme, friert leicht, hat häufig kalte Füße, Temp. 36,5	friert leicht; kalte Füße	zieht wärmere Strümpfe
8	Sich bewegen	an der Orgel und beim Dirigieren; geht spazieren; bewegt sich ansonsten ungern		
9	Arbeiten und sich in der Freizeit beschäftigen	Problem, wenn Hobby zum Beruf gemacht wird; 85% Beruf; 15% Freizeit, Musik = Arbeit	Krankheit	
10	Seine Geschlechtlichkeit leben			
11	Schlafen	geht berufsbedingt spät zu Bett, ca. 24.00/1.00 Uhr und steht entsprechend später auf, ca. gegen 8.00/8.30 Uhr		
12	Sterben			

Pflegeplan „in bezug auf die ALs"

Probleme des/r Patienten/in	Patienten- und Pflegeziele	Pflegemaßnahmen in bezug auf die ALs	Kontrolle (Bewertung, Evaluation)
...at Probleme, Kontakte bzw. ...ertrauen zu Fremden zu ...ewinnen	– möchte bei aufkommenden Problemen, diese ansprechen – wird Kenntnisse über Komplikationen und Risiken erwerben (z. B. hypoglykämischer Schock, Infektionen)	– Gespräche anbieten – mit Pat. über Möglichkeiten der Bewältigung des Diabetes im Alltag sprechen, über Komplikationen, Risiken (s. auch Pkte 4, 6 u. 8)	bei Bedarf am 22. 5. und bei Bedarf (s. auch Pkte 4, 6 u. 8)
Pkt 1			
...st gerne Süßigkeiten und ernährt ...ch zu Hause mittels Dosen und ...chnellgerichten, da sie nicht kocht; ...uß aufgrund des Diabetes nach ...iät leben und Insulin spritzen	– möchte ihre Eßgewohnheiten umstellen – möchte die Mahlzeiten im KH ihren Lebensgewohnheiten angleichen – möchte bis zur KH-Entlassung Kenntnisse über die Diät, die eingeschränkte Kalorienzufuhr, über BE's erwerben – möchte bis zur KH-Entlassung Kenntnisse über den Zusammenhang zwischen Insulingabe (Spritze) und Essenmenge erwerben – möchte die Spritztechnik (Pen + Spritze) in einer Woche beherrschen und selber sicher anwenden können – möchte den Sinn der BZ-Kontrolle verstehen und selber sicher durchführen und die Werte interpretieren können – möchte alle Möglichkeiten der Selbstkontrolle kennenlernen (bis zur KH-Entlassung) sowie die Testergebnisse interpretieren können	– Diät lt. ärztl. Anordnung bestellen – Diätberatung vereinbaren – Mahlzeiten tgl. zu den gewohnten Eßzeiten der Pat. austeilen, Frühstück z. B. ca. um 8.30 Uhr, Abendbrot 20.00 Uhr, Spätmahlzeit ca. gegen 22.30 Uhr geben – Eßverhalten und -mengen überprüfen – Gespräche tgl. anbieten, damit Pat. über Probleme der Diät und der Alltagsbewältigung (z. B. Kochen, Krankheit + Beruf) sprechen kann – Informationsmaterial über Krankheit, Diät, Selbsthilfegruppen etc. anbieten und mit Pat. darüber sprechen – Wissen über Möglichkeiten der Selbstkontrolle + Selbstversorgung vermitteln – Insulin n. Anordnung des Arztes spritzen – Pat. Technik des Spritzens mit Pen und Spritze erklären, durchführen und Körperregionen zeigen, wo gespritzt wird – Pat. übt Spritztechnik mit Spritze und Pen; am Gegenstand üben lassen und am eigenen Körper im Beisein der Pflegekraft, bis sie die notwendige Sicherheit hat – Sicherheit in Spritztechnik überprüfen – BZ-Kontrollen durchführen, Pat. Sinn und Durchführung erklären sowie die Ergebnisse erläutern – Pat. BZ-Kontrolle erläutern – Nachfragen, ob Pat. alles über Selbstkontrolle und Selbstversorgung verstanden hat	sofort am 18. 5. tgl. + dokumentieren tgl. Reaktionen dokumentieren am 18. 5. am 22. 5. 18., 19. 5. 20. 5. ab 21. 5. alle 2 Tage am 18. 5. am 20. bis zum 25. n. einer Woche und 1 Tag vor der Entlassung
...uß aufgrund des Diabetes häufig ...asser lassen; hat nachts Probleme, Entfernungen richtig einzuschätzen	– Pat. kennt die Örtlichkeiten und kann nachts die Toilette ohne Probleme erreichen	– Pat. Örtlichkeiten zeigen sowie Licht- + Alarmschalter, nachts Licht in der Toilette anschalten	am 18. 5. abends überprüfen
...at Hautprobleme, die sie allein bewältigt, die aufgrund des Diabetes ...ch verstärken können	– möchte im Zusammenhang mit der Krankheit über Änderungen in der Körperpflege aufgeklärt werden (bis zur KH-Entlassung)	– über Notwendigkeit der Körperpflege, insbesondere Fuß-, Haut- und Zahnpflege sprechen und über die Verhütung von Infektionen und Verletzungen – überprüfen, ob sie alles verstanden hat – Pat. Dusche zeigen, die sie tgl. benutzen kann	am 20. 5. 1 Tag vor der Entlassung am 18. 5.
...ewegt sich ungern	– möchte den Zusammenhang zwischen körperlicher Bewegung; BZ und Insulinabsorption verstehen	– KG einbestellen u. KH: Diabetikersportgruppe – tgl. beobachten, wie aktiv Pat. ist und wie sie körperlich reagiert – die Wichtigkeit der körperl. Bewegung erläutern, Schwierigkeiten mit Pat. besprechen (s. Pkte 1, 4)	am 18. 5. tgl.; Reaktionen dokumentieren am 15. 5 und bei Bedarf
...eiß nicht, wie sie die Krankheit ...it ihrem Leben und Beruf vereinbaren soll; „es ist, als stehe ich vor ...nem riesigen Berg"	– möchte über Probleme sprechen können und über ihre Gefühle, Ängste	– Gespräche anbieten (s. auch Pkte 1, 4) – Adressen von Selbsthilfegruppen geben	am 22. 5.
...cht berufsbedingt spät zu Bett	– möchte ihren gewöhnlichen Schlafrhythmus beibehalten		

17 Krankheiten des endokrinen Systems I

Hypothalamus, Hypophyse, Schilddrüse, Nebenschilddrüse

R. Hehrmann

Das folgende Kapitel informiert über:

▷ den Regelkreis Hypothalamus–Hypophyse–periphere Drüsen und seine Steuerung durch die entsprechenden Hormone;
▷ die klinische Symptomatik der wichtigsten Erkrankungen der Hypophyse, des Hypothalamus, der Schilddrüse und der Nebenschilddrüsen – besonders die Darstellung der Über- und Unterfunktionszustände;
▷ die diagnostischen und therapeutischen Methoden bei den Erkrankungen der einzelnen Organe im Überblick;
▷ die Auswirkungen der endokrinen Erkrankungen auf die Aktivitäten des täglichen Lebens sowie adäquate pflegerische Maßnahmen.

I Allgemeiner Teil

Das **endokrine** System umfaßt alle Drüsen mit sogenannter innerer Sekretion. Das sind alle jene Drüsen, die ihre speziellen Wirkstoffe (Hormone) direkt an das Blut abgeben (also nach *innen*: **innere Sekretion**), im Unterschied zu den **exokrinen** Drüsen, die ihr Sekret über ein Gangsystem in den Darm bzw. andere Hohlorgane abgeben oder über die Haut ausscheiden (also nach *außen*: **äußere Sekretion**).

Die Hormone gelangen auf dem Blutweg in alle Körperregionen und Organe, wo sie sehr verschiedene Wirkungen entfalten können. Es handelt sich dabei um definierte und heute chemisch exakt bekannte Substanzen: Die hypothalamischen Hormone sind kurzkettige Polypeptide, die Hypophysenhormone längerkettige Peptide oder Glykopeptide, die Nebennieren- und Keimdrüsenhormone gehören zu den Steroiden.

Hormone steuern Stoffwechsel- und Wachstumsvorgänge entsprechend den Bedürfnissen des Gesamtorganismus. Dazu werden Steuerungs- und Regelmechanismen wirksam, ähnlich solchen, die aus der Technik bekannt sind. Das Grundprinzip der *negativen Rückkopplung* entspricht der automatischen Steuerung einer Zentralheizung: Steigt die Kesseltemperatur über den Sollwert, wird die Feuerung abgeschaltet, sinkt die Kesseltemperatur ab, wird sie wieder eingeschaltet. Man spricht von einem **Regelkreis**. Auf analoge Weise regelt z.B. die Parathormonsekretion der Nebenschilddrüsen die Serum-Calciumkonzentration oder die TSH-Sekretion des Hypophysenvorderlappens die Schilddrüsenhormonkonzentration im Blut.

Unter den endokrinen Drüsen kommt der Hirnanhangsdrüse bzw. ihrem Vorderlappen (Hypophysenvorderlappen = HVL) eine herausragende Bedeutung zu. Die Hypophyse steuert als zentrale übergeordnete Drüse die Funktion mehrerer peripherer Drüsen, nämlich der Schilddrüse, der Nebennierenrinde und der Keimdrüsen (Gonaden). Darüber hinaus produziert der HVL noch Hormone, die direkt an anderen Organen ihre Wirkungen entfalten, wie das Wachstumshormon, das Prolactin und das melanozytenstimulierende Hormon (MSH). Der Hypophyse wiederum übergeordnet ist der Hypothalamus, ein Teil des Zwischenhirns, wo einige neurosekretorische Hormone gebildet werden, die ihrerseits die Hormonproduktion des Hypophysenvorderlappens hemmend oder fördernd beeinflussen. Das Gesamtsystem Hypothalamus–Hypophysenvorderlappen–periphere Drüsen kann mit einer Kaskade verglichen werden, mit dem Hypothalamus als oberster Stufe. Allerdings ste-

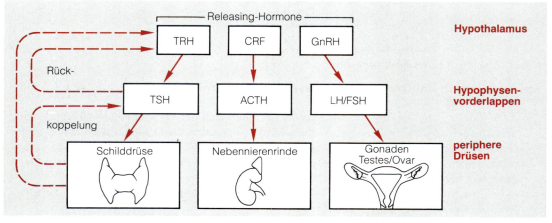

Abb. 17-1. Schema des Regulationssystems zwischen Hypothalamus, Hypophysenvorderlappen und peripheren Drüsen (Abkürzungen s. Tab. 17-1).

hen die verschiedenen Ebenen durch die genannten Rückkopplungsmechanismen in beiden Richtungen miteinander in Verbindung (Abb. 17-1, s. auch Kap. 18, Abb. 18-2 u. 18-3).

Hormone des Hypothalamus, die den Hypophysenvorderlappen stimulieren, heißen Releasing-Hormone (RH) oder auch Releasing-Faktoren (RF) bzw. Liberine, solche, die den HVL hemmen, inhibierende Faktoren (IF) bzw. Inhibine.

Außerdem bildet der Hypothalamus zwei Hormone, Oxytocin und Adiuretin, die im Hypophysenhinterlappen (HHL), der Neurohypophyse, gespeichert werden (s. Abschn. II, 2.1).

Störungen und Schädigungen im Bereich des Hypothalamus und der Hypophyse betreffen fast immer mehrere oder alle dort gebildeten Hormone und wirken sich daher auch auf alle oder mehrere periphere Drüsen im Sinne einer Unterfunktion aus. Sehr selten ist der Ausfall eines einzelnen Hormons (z. B. isolierter Wachstumshormonmangel bei hypophysärem Kleinwuchs). Einige Tumoren des Hypophysenvorderlappens gehen mit einer Überproduktion eines einzelnen Hormons einher (Prolactin, Wachstumshormon, ACTH, selten TSH). Die einzelnen charakteristischen Krankheitsbilder werden im zweiten Teil besprochen. Die peripheren Drüsen können entweder im Sinne einer Hormonüberproduktion (Überfunktion) oder einer Minderproduktion (Unterfunktion) erkranken. Sie können auch morphologische Veränderungen ohne Funktionsstörung aufweisen, z. B. Vergrößerungen, Entzündungen, gutartige Tumoren (Adenome) oder bösartige Tumoren (Adenokarzinome).

II Spezieller Teil

1 Krankheiten des Hypophysenvorderlappens (HVL)

Die Hypophyse ist ein kleines Organ von ca. 0,5 g Gewicht, liegt in einer kleinen knöchernen Ausbuchtung der Schädelbasis, dem sogenannten Türkensattel (Sella turcica), und ist über den Hypophysenstiel mit dem Hypothalamus als Teil des Zwischenhirns verbunden. Der drüsige Anteil (Adenohypophyse) ist der Hypophysenvorderlappen, während der Hypophysenhinterlappen eigentlich ein Hirnanteil ist, der aus Nervenfasern besteht (Neurohypophyse). Im HVL werden die in Tabelle 17-1 aufgeführten Hormone

Tabelle 17-1:
Hormone des Hypothalamus, des Hypophysenhinterlappens (HHL) und des Hypophysenvorderlappens (HVL).

Bildungsort	Bezeichnung des Hormons		Abkürzungen
Hypothalamus	Thyreotropin-Releasing-Hormon bzw. -Faktor		TRH (TRF)
	Corticotropin-Releasing-Hormon bzw. -Faktor		CRF (CRH)
	Gonadotropin-Releasing-Hormon		LHRH, GnRH
	Growth-Hormone-Releasing-Hormon		GHRH
	Prolactin-Inhibiting-Faktor		PIF
	Somatostatin		–
Hypothalamus, Speicherort: Hypophysen-hinterlappen (HHL)	Adiuretin (antidiuretisches Hormon) = Vasopressin		ADH
	Oxytocin		–
Hypophysen-vorderlappen (HVL)	Thyreoidea-stimulierendes Hormon (Thyreotropin)		TSH
	adrenocorticotropes Hormon		ACTH
	luteinisierendes Hormon	Gonado-tropine	LH
	Follikel-stimulierendes Hormon		FSH
	Wachstumshormon (= somatotropes Hormon, growth hormone, Somatotropin)		STH (GH)
	Prolactin		PRL
	Melanozyten-stimulierendes Hormon (Melanotropin)		MSH

gebildet, in jeweils dafür spezialisierten Zellen, die aber über den gesamten HVL verteilt sind. Erkrankungen des HVL entstehen:

▷ durch dessen Zerstörung, z. B. durch eine Geschwulst, die das normale HVL-Gewebe verdrängt und zerstört. Dies führt zu Minderproduktion oder Ausfall meist aller Hormone des HVL und damit zur globalen HVL-Insuffizienz.

▷ selten durch Tumoren, die von den hormonproduzierenden Zellen ausgehen und sich dann auch durch eine Überproduktion einzelner Hormone und damit durch deren Überfunktion manifestieren.

Bei Mehrsekretion von Wachstumshormonen entsteht das Krankheitsbild der **Akromegalie**, bei Mehrsekretion von ACTH der **Morbus Cushing**, und auch die Überproduktion von Prolactin bedingt ein eigenständiges Krankheitsbild, das wegen der Wirkungen von Prolactin auf die Keimdrüsen bei Frau und Mann unterschiedlich ist.

1.1 Hormonaktive Tumoren des HVL

Alle hormonaktiven Tumoren des HVL sind selten; sie führen zu Überfunktionszuständen des HVL.

Von den Erkrankungen mit hypothalamischer Mehrsekretion tritt am häufigsten das Prolactinom auf, seltener die Akromegalie und am wenigsten häufig der Morbus CUSHING.

Der Systematik halber sei schon an dieser Stelle erwähnt, daß es noch andere HVL-Adenome gibt, die aber endokrin inaktiv sind, also kein Hormon produzieren und deshalb nicht zu einem Überfunktionszustand des HVL führen. Diese inaktiven HVL-Adenome sind zwar etwas häufiger als alle endokrin aktiven Formen zusammen, sie manifestieren sich jedoch erst, wenn sie durch ihre Größe die normale Funktion des HVL beeinträchtigen bzw. zerstören oder wenn sie durch Druck auf die Umgebung Symptome verursachen, z. B. eine Sehstörung durch Druck auf den Sehnerv oder Kopfschmerzen durch allgemeine Hirndrucksteigerung.

1.1.1 Prolactinom

Der häufigste endokrin aktive HVL-Tumor ist das Prolactin-produzierende Hypophysenadenom, das Prolactinom. Prolactin fördert nicht nur das Wachstum und die Milchproduktion der Brustdrüse, sondern es wirkt auch hemmend auf

die Gonadotropinproduktion und die Keimdrüsen; es bremst so die reproduktive Funktion bei der Frau und führt zum Ausbleiben der Regelblutung (Amenorrhöe), zu Infertilität und Libidoverlust. Nur selten kommt es auch zum Milchfluß außerhalb der Stillzeit (inappropriate Galaktorrhö).

Bei Männern stehen Libido- und Potenzverlust im Vordergrund, seltener auch eine Vergrößerung der Brustdrüse (Gynäkomastie).

Erhöhungen der Prolactinkonzentration kommen jedoch auch durch andere Ursachen vor. Da der Hypothalamus normalerweise einen hemmenden Einfluß auf die Prolactinsekretion ausübt (PIF, s. Tab. 17-1), kommt es bei Beeinträchtigung des Hypothalamus z. B. durch Tumoren zum Wegfall dieser Hemmung und damit zur Prolactinmehrsekretion (bei an sich intaktem HVL). Auch eine Reihe häufig verwendeter Medikamente wie Beruhigungsmittel, Hemmer der Magensäuresekretion, Medikamente gegen Übelkeit und Erbrechen steigern die Prolactinsekretion und können bei chronischer Einnahme das Krankheitsbild des Prolactinoms imitieren (Hyperprolactinämie-Syndrom).

1.1.2 Akromegalie

Das eindrucksvolle Krankheitsbild der Akromegalie wird durch meist kleine gutartige Adenome des HVL hervorgerufen, die von den Wachstumshormon-produzierenden Zellen ausgehen. In der Regel tritt die Erkrankung im Erwachsenenalter, also nach Abschluß des Skelettwachstums, auf, wenn die Wachstumsfugen der Röhrenknochen bereits verkalkt und geschlossen sind. Die Knochen wachsen also nicht mehr der Länge nach, sondern sie werden durch sog. appositionelles Wachstum verdickt und verplumpt. Typisch ist die Vergrößerung und Vergröberung der *Akren* (= Spitzen: wie Füße, Hände, Nase, Unterkiefer). Wesentlichen Anteil an der Vergrößerung und Vergröberung hat die Schwellung und Verdickung der Weichteile (Haut, Unterhautgewebe, Faszien, Knorpel, Muskulatur). Die Gesichtszüge sind vergröbert, die Nase verbreitert, evtl. knollig aufgetrieben, die Augenbrauenwülste und der Unterkiefer sind geschwollen und vorstehend. Die Kopfhaut wird zu groß und liegt in Falten, die Zunge ist verdickt und für den Mund zu groß (Abb. 17-2a-c). Auch die inneren Organe: Herz, Leber, Magen und Darm, sind vergrößert (sog. *Splanchnomegalie*). Hände und

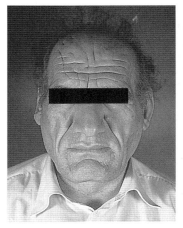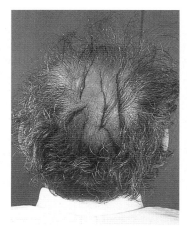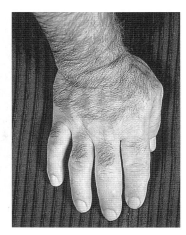

Abb. 17-2. 57jähriger Patient mit Akromegalie.
a) Typische Veränderungen der Gesichtszüge (prominentes Kinn, große Nase, prominente Augenbrauenwülste).
b) Vergrößerung der Kopfhaut, die in Falten liegt.
c) Verplumpung und Verbreiterung der Hand (Mittelhand und Finger).

Füße werden breiter, Ringe passen nicht mehr; es werden größere und breitere Schuhe benötigt.

Selten tritt die Krankheit bereits vor der Pubertät auf; dann wird auch das Längenwachstum noch stimuliert, und die Patienten werden sehr groß (hypophysärer Riesenwuchs). Einige Patienten haben Größen über 2,40 m erreicht.

1.1.3 Morbus Cushing

Von den ACTH-produzierenden Zellen gehen sehr selten kleine, gutartige Adenome aus. Die vermehrte ACTH-Sekretion stimuliert verstärkt die Nebennieren, die ihrerseits im Überschuß Cortisol an die Blutbahn abgeben. Es entsteht das klinische Bild des Hypercortisolismus, ganz analog zu dem, der durch ein Nebennierenadenom hervorgerufen wird. Das klinische Krankheitsbild ist praktisch identisch und wird bei den Nebennierenerkrankungen (s. Kap. 18) beschrieben. Der Unterschied liegt aber darin, daß beim Morbus CUSHING eine Überproduktion von ACTH zur Hyperplasie *beider* Nebennierenrinden führt, während beim *peripheren* CUSHING-Syndrom ein einseitiges Nebennierenadenom besteht und die andere Nebennierenrinde klein und atrophisch ist.

1.2 Unterfunktionszustände des HVL

Unter **Hypophysenvorderlappeninsuffizienz** versteht man den Ausfall einzelner, mehrerer oder aller Hormone des HVL. Man spricht daher auch von partieller oder totaler HVL-Insuffizienz. Das isolierte Fehlen eines Hormons kommt sehr selten in Form des angeborenen, familiären Wachstumshormonmangels vor. Häufiger ist der Ausfall mehrerer oder aller HVL-Hormone durch Tumoren im Bereich des HVL, durch gefäßbedingte Minderdurchblutung oder durch Schädel-Hirn-Verletzungen. Die Tumoren führen zu einem allmählichen, die anderen Ursachen zu einem plötzlichen Ausfall der HVL-Funktionen.

Der **isolierte Ausfall** eines einzigen HVL-Hormons ist – wie oben erwähnt – extrem selten. Klinische Bedeutung hat eigentlich nur der angeborene, familiäre **Wachstumshormonmangel**, also eine genetisch bedingte Erkrankung mit nicht genau bekanntem Erbgang. Gelegentlich ist der isolierte Wachstumshormonmangel der Beginn einer totalen HVL-Insuffizienz, wobei sich der Ausfall der anderen Hormone später manifestiert.

Das klinische Bild ist durch die Wachstumsstörung gekennzeichnet (**hypophysärer Kleinwuchs** oder *Zwergwuchs*). Während diese Kinder in den ersten beiden Lebensjahren noch annähernd normal wachsen, ist danach die Zunahme der Körpergröße verringert. Unbehandelt erreichen die Patienten eine Erwachsenengröße von 1–1,40 m. Sie sind normal proportioniert und weisen ein *puppenhaftes* Aussehen auf, d.h., sie wirken niedlich und wesentlich jünger als sie sind. Ihre Intelligenz ist normal (Abb. 17-3a und b).

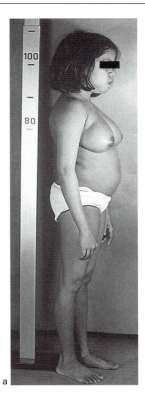

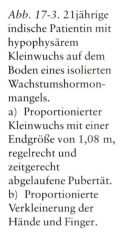

Abb. 17-3. 21jährige indische Patientin mit hypophysärem Kleinwuchs auf dem Boden eines isolierten Wachstumshormonmangels.
a) Proportionierter Kleinwuchs mit einer Endgröße von 1,08 m, regelrecht und zeitgerecht abgelaufene Pubertät.
b) Proportionierte Verkleinerung der Hände und Finger.

a

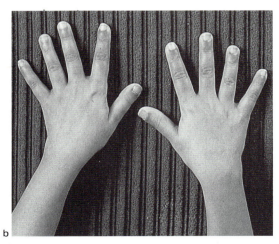

b

Globale HVL-Insuffizienz: Das klinische Bild der totalen oder globalen HVL-Insuffizienz ist durch den kombinierten Ausfall der untergeordneten peripheren Drüsen (Schilddrüse, Nebenniere, Keimdrüse) und durch den Ausfall der direkt in der Körperperipherie wirkenden Hypophysenhormone gekennzeichnet. Folgende Symptome werden beobachtet: Regelstörungen, Verlust der Libido und Potenz, Verlust der Sekundärbehaarung als Folge des Ausfalls der Gonadenfunk-

tion; Verlangsamung, vermehrtes Schlafbedürfnis, Antriebslosigkeit, Kältegefühl, Müdigkeit und Mattigkeit als Folge des Ausfalls der Schilddrüsenfunktion; Kreislaufstörungen mit niedrigem Blutdruck, Apathie bis zum Koma als Folge des Ausfalls der Nebennierenrindenfunktion. Bei Kindern findet sich außerdem eine Wachstumsstörung. Sofern auch der Hypophysenhinterlappen betroffen ist, finden sich auch Polyurie und Polydipsie (Diabetes insipidus, s. Abschn. II, 2.1).

> Das Vollbild einer globalen HVL-Insuffizienz ist eindrucksvoll: Ein apathischer, desinteressierter Patient mit kühler, trockener, blasser Haut, struppigem Haar bei fehlender Geschlechts- und Sekundärbehaarung. Die Haut ist kaum pigmentiert, das Körpergewicht normal oder mäßig erhöht.

Verschiedene Ursachen können zu partieller oder totaler HVL-Insuffizienz führen. Bei Frauen ist häufigste Ursache eine ischämische Hypophysennekrose bei schweren Blutungen unter der Geburt (sog. **Sheehan-Syndrom**). Als weitere mögliche Ursachen sind Schädelverletzungen und Tumoren zu nennen, bei Kindern auch Mißbildungen und Geburtstraumen. Unterfunktionen werden auch postoperativ nach Eingriffen im Hypophysenbereich beobachtet, z. B. nach Operation großer **Kraniopharyngeome**[1], die ja oft unmittelbar oberhalb der Sella turcica lokalisiert sind. Im Falle der Tumoren entwickelt sich das klinische Bild langsam, beim Sheehan-Syndrom oder nach Trauma und Operation innerhalb von wenigen Wochen.

1.3 Diagnostik der Hypophysen-vorderlappen-Erkrankungen

Zur Abklärung und Eingrenzung von Erkrankungen der Hypophyse sind einerseits Untersuchungen ihrer Funktion, also Bestimmungen der jeweiligen Hormonkonzentrationen erforderlich, andererseits morphologische Untersuchungen

---

[1] Das Kraniopharyngeom ist ein meist zystischer Tumor, der oberhalb des Türkensattels sitzt. Er geht von Epithelresten des embryonalen Hypophysengangs aus und führt vor allem im Kindes- und Jugendalter zu neurologischen Ausfällen und Sehstörungen durch Druck bzw. Verdrängung des umgebenden Gewebes.

der Region des Türkensattels, des Hypothalamus und der angrenzenden Strukturen (Kreuzung der Sehnerven, Keilbeinhöhle etc.).

1.3.1 Funktionsdiagnostik

Zwar können heute alle Hormone des Hypophysenvorderlappens durch spezielle Laborverfahren unter Verwendung spezifischer Antikörper gegen einzelne Hormone (sog. *Immunoassays*) quantitativ bestimmt werden. Bei den meisten Hormonanalysen bereitet es jedoch Schwierigkeiten, normale Werte gegenüber erniedrigten Werten sicher abzugrenzen; deshalb müssen sie durch Stimulationstests in einen gut meßbaren Bereich angehoben werden. Erhöhte Konzentrationen von STH, Prolactin und ACTH können sicher im Blut gemessen werden. Um sicher zu sein, daß die erhöhten Konzentrationen auch wirklich durch neoplastische Überproduktion aus HVL-Adenomen stammen, müssen diese erhöhten Konzentrationen im Rahmen von **Suppressionstests** erneut gemessen werden.

Neben den hypophysären Hormonen werden auch die Hormone der peripheren Drüsen gemessen, die insbesondere bei der HVL-Insuffizienz durch die fehlende Stimulation vermindert sind.

Bei Verdacht auf einen Überfunktionszustand des HVL wie bei Akromegalie, Morbus CUSHING und Prolactinom werden die basalen HVL-Hormonwerte bestimmt (Tab. 17-2), die dann schon eine Erhöhung von STH oder ACTH oder Prolactin zeigen. Zusätzlich werden sowohl Suppressionstests als auch Stimulationstests durchgeführt, da das hormonproduzierende Adenom die normale Hypophyse verdrängt und geschädigt haben kann. Zusätzlich werden die Schilddrüsen-

Tabelle 17-3: Periphere Hormonbestimmungen in der Hypophysendiagnostik.

Drüse	Hormone
Schilddrüse	Thyroxin (T4), Trijodthyronin (T3)
Nebenniere	Cortisol (evtl. im Tagesprofil)
Keimdrüsen:	
Ovar	Östradiol (E2) ⎫ (Zyklus- Progesteron ⎬ abhängigkeit)
Hoden	Testosteron ⎭

hormone T3 und T4, das Nebennierenrindenhormon Cortisol im Tagesprofil (um 8 Uhr und um 20 Uhr, selten häufiger) und die Keimdrüsenhormone Östradiol und Progesteron bei der Frau und Testosteron beim Mann gemessen (Tab. 17-3). Bei Verdacht auf HVL-Insuffizienz sind Suppressionstests überflüssig, dagegen Stimulationstests und die Bestimmung der peripheren Hormone notwendig.

Unspezifisch, aber dennoch zur HVL-Diagnostik gehörend sind die Bestimmung von Blutzucker (hoch bei Akromegalie und Morbus CUSHING, niedrig bei HVL-Insuffizienz) Natrium (niedrig bei HVL-Insuffizienz), und Hämoglobin (Anämie bei HVL-Insuffizienz).

1.3.2 Morphologische Diagnostik

Radiologische Diagnostik: Bei Verdacht auf eine Hypophysenerkrankung werden Röntgenaufnahmen des Schädels, besonders seitlich, evtl. auch Ziel- und Schichtaufnahmen der Sellaregion angefertigt. Bei begründetem Verdacht auf einen Hypophysentumor wird eine Computertomographie des Schädels durchgeführt, vor allem dann,

Tabelle 17-2: Stimulations- und Suppressionstests in der Hypophysendiagnostik.

Hormon	empfindliche basale Bestimmung	Stimulation	Suppression
STH (GH)	(+)	Schlaf Insulinhypoglykämie-Test Arginin-Infusion GHRH-Test	orale Glucosebelastung
ACTH	(+)	Insulinhypogylkämie-Test CRF-Test	Dexamethason-Test
TSH	+	TRH-Test	–
LH, FSH	–	LH-RH-Test	–
Prolactin	–	TRH-Test (Metoclopramid-Test) (Chlorpromazin-Test)	(Pravidel®) (Dopergin®)

wenn der Tumor so klein ist, daß er noch zu keiner Vergrößerung und Aufweitung der Sella geführt hat und daher auf dem Röntgenbild noch nicht sichtbar ist. Auch bei großen Tumoren, die sich oberhalb der Sella in Richtung auf den Hypothalamus und das Zwischenhirn ausbreiten, ist die computertomographische Diagnostik wichtig.

Bei Kindern und Jugendlichen ist zusätzlich eine Röntgenaufnahme der Handwurzel zur Bestimmung des Skelettalters erforderlich.

Ophthalmologische Diagnostik: Da Hypophysentumoren auf den Sehnerv (Nervus opticus), insbesondere im Bereich seiner Faserkreuzung (Chiasma), drücken können, kommt es zu Einschränkungen des seitlichen Gesichtsfeldes (sog. **bitemporale Hemianopsie**) oder zum Sehkraftverlust *(Visusverlust)* durch Atrophie des Sehnervs. Vom Augenarzt wird daher im Rahmen der Diagnostik eine Visusbestimmung, eine Gesichtsfeldbestimmung (Perimetrie) und eine Spiegelung des Augenhintergrundes mit der Beurteilung des Sehnerveneintritts (Papilla nervi optici) erwartet.

1.4 Therapie

Bei den **Hypophysentumoren** ist grundsätzlich eine operative Therapie möglich und meist indiziert. Sie wird heute in der Regel – besonders bei den kleineren Tumoren – *von unten*, also durch Nasen- und Keilbeinhöhle hindurch (transnasaltranssphenoidal) durchgeführt. Der Operateur versucht, nur den Hypophysentumor zu entfernen, möglichst unter Schonung des übrigen Hypophysengewebes, damit dessen Funktionen erhalten bleiben und damit es sich von der vorherigen Druckschädigung wieder erholen kann. Bei großen, sich nach kranial ausdehnenden Tumoren kann der früher übliche Zugang durch das Stirnbein (transfrontal) nötig sein.

Bei den Prolactinomen ist auch eine Therapie mit Medikamenten möglich geworden, die die Prolactinsekretion hemmen (sog. Dopaminagonisten wie Bromocriptin = Pravidel® oder Lisurid = Dopergin®). Unter dieser Therapie wird auch das Tumorwachstum gebremst, in vielen Fällen kommt es sogar zur Tumorverkleinerung. Kleine Prolactinome (Mikroadenome) werden heute zuerst mit Dopaminagonisten behandelt; große Prolactinome können mit diesen Substanzen präoperativ verkleinert werden.

Die Strahlentherapie der Hypophyse kommt bei inoperablen Patienten oder nichtkompletter Tumorentfernung in Betracht. Sie wird als konventionelle Röntgenbestrahlung oder als Hochvolt-Therapie durchgeführt. Die operative Einbringung (Implantation) von radioaktivem Material (Yttrium) in die Sella turcica wird heute nur noch ausnahmsweise durchgeführt.

Bei der **Hypophysenvorderlappeninsuffizienz**, die auch nach Operation der HVL-Tumoren oder Kraniopharyngeome entstehen kann, muß eine kombinierte Substitutionstherapie erfolgen. Da die Hypophysenhormone als Eiweißhormone im Magen-Darm-Trakt zerstört würden, scheidet ein medikamentöser Ersatz dieser Hormone aus. Selbst bei intramuskulärer Gabe haben sie nur eine kurze Wirkdauer von wenigen Minuten bis maximal zwei Stunden. Daher ist es wirkungsvoller, einfacher und billiger, die Hormone der peripheren Drüsen zu substituieren:

▷ Schilddrüsenhormone werden durch täglich einmalige Gabe von 100–200 µg L-Thyroxin ersetzt.

▷ Die Nebennierenrindenfunktion wird durch das auch physiologisch vorkommende Cortisol oder Hydrocortison ersetzt, wobei der normale Tagesrhythmus imitiert wird: morgens 15 mg, mittags 5–10 mg, abends 0–5 mg; die Tagesdosis liegt dann zwischen 20 und 30 mg.

▷ Östrogene und Gestagene werden bei geschlechtsreifen Frauen zyklusgerecht verabreicht, bei Frauen in der Menopause in niedrigerer Dosierung, die zu keiner Regelblutung mehr führt.

▷ Testosteron wird schlecht im Magen-Darm-Trakt aufgenommen und deshalb bei hypophyseninsuffizienten Männern in der Regel als Depotspritze injiziert, z. B. 250 mg Testosteronoenantat i.m. alle 3 Wochen.

▷ Bei Kindern und noch nicht ausgewachsenen Patienten mit Hypophysenvorderlappeninsuffizienz muß zusätzlich eine Injektionsbehandlung mit Wachstumshormon erfolgen, meist vier Einheiten Somatotropin zwei- bis dreimal pro Woche subkutan. Diese Therapie wurde bisher mit Wachstumshormon, das aus menschlichen Hypophysen bei Autopsien gewonnen wird, durchgeführt. Sie war daher sehr teuer und aufwendig. In letzter Zeit ist Wachstumshormon auch gentechnologisch herzustellen. Es wird von entsprechend kodierten Kolibakterien synthetisiert und in Zukunft sicher großzügiger zur Verfügung stehen.

▷ Bei den Kindern mit angeborenem familiärem Wachstumshormonmangel genügt ausschließlich die STH-Substitution. Je früher sie einsetzt, um so *normaler* wird die Größe der im übrigen gesunden Patienten.

2 Krankheiten des Hypophysenhinterlappens (HHL) und des Hypothalamus

Bei Schädigung oder Zerstörung des Hypothalamus durch Tumoren wie Kraniopharyngeome und andere kommt es zum Mangel oder Ausfall der hypothalamischen Releasing-Hormone, die ihrerseits den HVL nicht mehr stimulieren. Diese Situation entspricht der HVL-Insuffizienz, d. h., der HVL gibt seine Hormone nicht mehr oder nur noch ganz gering an die Körperperipherie weiter (ohne daß der HVL morphologisch geschädigt wäre).

Das klinische Bild, die Diagnostik und die Therapie der Hypothalamusinsuffizienz sind praktisch identisch mit dem Bild der HVL-Insuffizienz (s. Abschn. II, 1.2). Wegen der räumlichen Nähe ist eine hypothalamische Insuffizienz häufig kombiniert mit dem Ausfall der Adiuretinproduktion, was zum Krankheitsbild des Diabetes insipidus führt.

2.1 Diabetes insipidus

Definition

Das Krankheitsbild des Diabetes insipidus entsteht durch absoluten oder relativen Mangel an antidiuretischem Hormon (ADH = Adiuretin = Vasopressin). Entsprechend seiner physiologischen Funktion, nämlich der Wasserrückresorption in der Niere, bewirkt sein Fehlen eine Urinausscheidung bis zu 20 l in 24 Stunden.

Epidemiologie

Der Diabetes insipidus ist ein sehr seltenes Krankheitsbild und tritt mit einer ungefähren Häufigkeit von 0,02% unter den in Krankenhäuser eingewiesenen Patienten auf.

Ursachen und Pathogenese

Ursächlich kommen Tumoren im Hypothalamus und Hypophysenbereich in Frage sowie entzündliche Veränderungen im Gehirn (z. B. nach Meningitis und Enzephalitis), Verletzungsfolgen (z. B. nach Schädelhirntraumen) und Operations-

folgen in Betracht. In etwa der Hälfte der Fälle bleibt die Ursache der Erkrankung ungeklärt (sog. idiopathischer Diabetes insipidus). In allen Fällen kommt es zu einem ADH-Mangel.

ADH ist ein kurzkettiges Polypeptidhormon aus neun Aminosäuren, das im Hypothalamus gebildet und im Hypophysenhinterlappen gespeichert wird. Es steigert an der Niere die Wasserrückresorption in die Tubuli und führt damit zur Konzentration des Urins auf sein normales Volumen von 1–2 l pro 24 Stunden (antidiuretisches Hormon). Nur in unphysiologisch hohen Konzentrationen erhöht es auch den Blutdruck; daher stammt sein zweiter Name: *Vasopressin*.

Neben dem ADH wird noch ein zweites Hormon an gleicher Stelle gebildet und gespeichert: das Oxytocin; es bewirkt die Kontraktion der Uterusmuskulatur sowie der glatten Muskulatur der Brustdrüse. Sein Fehlen bewirkt kein relevantes Krankheitsbild. Oxytocin spielt heute als wehenanregendes Mittel in der Geburtshilfe eine Rolle.

Symptome

Das Krankheitsbild des Diabetes insipidus ist eindrucksvoll: Das Wasser kann aus dem Primärharn nicht rückresorbiert werden, die Patienten scheiden große Mengen eines unkonzentrierten Urins aus (s. o.). Das spezifische Gewicht übersteigt 1005 nicht. Um die großen Flüssigkeitsverluste auszugleichen, leiden die Patienten unter zwanghaftem Durst (Polydipsie). Auch nachts müssen sie häufig Wasserlassen und entsprechend trinken.

Diagnostik

Die Diagnosestellung und Abgrenzung von der sog. psychogenen Polydipsie kann erfolgen durch:

▷ einen kontrollierten Durstversuch, bei dem stündlich Volumen, spezifisches Gewicht und Osmolalität der Harnportionen und das Körpergewicht bestimmt werden. Beim echten Diabetes insipidus bleibt die Urinmenge unverändert hoch. Bei Absinken des Körpergewichtes um mehr als 5% muß der Versuch abgebrochen werden (Gefahr der Konzentrierung des Blutes und der Exsikkose);

▷ ADH-Bestimmung im Plasma und Urin;

▷ ADH-Bestimmung vor und nach Nikotininjektion;

▷ ADH-Applikation intramuskulär oder nasal sowie Bestimmung von Urinmenge, spezifischem Gewicht und Osmolalität des Urins.

Oft ist der Diabetes insipidus kombiniert mit einer HVL- oder einer hypothalamischen Insuffizienz. Die morphologische und funktionelle Diagnostik muß also wie bei diesem Krankheitsbild durchgeführt werden (s. Abschn. II, 1.3). Analoges gilt für die Therapie (s. Abschn. II, 1.4).

Therapie

Die Therapie erfolgt heute üblicherweise durch nasale Applikation von langwirksamen ADH-Analogen wie DDAVP (Desamino-D-Arginin-Vasopressin = Minirin® als Nasenspray zwei- bis dreimal 50–100 µl pro Tag. Gelegentlich – nach Schädel-Hirn-Verletzungen – kann eine nasale Applikation unmöglich sein und die intramuskuläre Injektion erforderlich machen. Diese Therapie führt zur Normalisierung der Urin- und Trinkmenge.

3 Krankheiten der Schilddrüse

Lage und Funktion der Schilddrüse

Die Schilddrüse liegt als hufeisenförmiges Organ am Hals ventral der Luftröhre oberhalb des Jugulums. Die beiden Lappen sind durch einen dünnen Verbindungssteg (Isthmus) miteinander verbunden. Die Größe der Schilddrüse hängt vom Jodgehalt der Nahrung ab; in der Bundesrepublik Deutschland liegt die obere Normgrenze des Schilddrüsenvolumens bei 20 ml für Frauen und 25 ml für Männer. In Ländern mit besserer Jodversorgung, z. B. in Schweden, sind die *normalen* Schilddrüsenvolumina deutlich kleiner.

> Die Schilddrüse synthetisiert überwiegend die Hormone **Thyroxin** (Tetrajodthyronin, **T4**) und zu einem kleinen Anteil auch **Trijodthyronin (T3)**.

Der größte Teil des im Blut zirkulierenden T3 wird außerhalb der Schilddrüse aus T4 durch Abspaltung von Jod gebildet. Die Schilddrüsenhormone sind von großer Bedeutung für Entwicklung, Wachstum und Reifung des zentralen Nervensystems, des Skeletts, der Muskulatur und der Keimdrüsen. Sie fördern den Energiestoffwechsel und die Wärmeproduktion durch Steigerung des Kohlenhydrat-, Fett- und Eiweißumsatzes. Die konkreten Auswirkungen der Schilddrüsenhormonwirkungen auf die einzelnen Organsysteme wie Herz und Kreislauf, Haut und An-

hangsgebilde, Verdauungstrakt, Nervensystem, Muskulatur und Skelett werden am besten verständlich bei der Betrachtung des klinischen Bildes ihrer Über- bzw. Unterfunktion.

Definition

> Erkrankungen der Schilddrüse gehören zu den häufigsten und damit wichtigsten unter den Krankheiten endokriner Organe.

Sie können unterteilt werden in solche, die – zumindest primär – mit normaler Hormonsynthese und -sekretion einhergehen, und in solche, die durch eine Schilddrüsenfunktionsstörung charakterisiert sind.

> Die wichtigste und häufigste Veränderung der Schilddrüse ist die **euthyreote** (hormonal normal funktionierende) Struma (Struma = Schilddrüsenvergrößerung).

Das Organ ist diffus oder knotig vergrößert. Die Ursache liegt meist in einem Jodmangel der Nahrung. Durch Absinken der T4-Synthese kommt es zu einer gesteigerten Stimulation der Drüse durch den Hypophysenvorderlappen und in der Folge zu einer Anpassungshyperplasie der Schilddrüse. Volkstümlich wird eine solche Struma als *Kropf* bezeichnet.

Andere Ursachen von **Schilddrüsenvergrößerungen** sind verschiedene Formen der Schilddrüsenentzündung. Umschriebene Knoten der Schilddrüse können einfache Zysten darstellen, gutartige Tumoren (Adenome), oder sie können durch Karzinome bedingt sein.

Eine Schilddrüsenüberfunktion (**Hyperthyreose**) wird meist durch eine übermäßige Stimulation der Schilddrüse durch pathologische Immunglobuline hervorgerufen, die den Charakter von Autoantikörpern haben. Auch ein Schilddrüsenadenom kann Ursache einer Überfunktion sein. Schließlich kann sich aus einer euthyreoten Struma auch eine Überfunktion entwickeln. Als charakteristisch für alle diese Hyperthyreoseformen gilt, daß die Überfunktion nicht durch eine übermäßige Stimulation des Hypophysenvorderlappens bedingt ist. Vielmehr ist die TSH-Produktion durch negative Rückkopplung unterdrückt.

Eine Schilddrüsenunterfunktion (**Hypothyreose**) kann angeboren sein oder sich im Laufe des Lebens entwickeln. Liegt die Ursache der Unterfunktion in der Schilddrüse selbst, spricht man von einer **primären Hypothyreose**, die durch eine gesteigerte TSH-Produktion gekennzeichnet ist. Liegt der Defekt nicht in der Schilddrüse selbst, sondern übergeordnet in Hypophyse bzw. Hypothalamus, spricht man von **sekundärer** bzw. **tertiärer Hypothyreose**. Charakteristisch ist die fehlende TSH-Sekretion der Hypophyse (sekundär) bzw. die fehlende TRH-Sekretion des Hypothalamus (tertiäre Hypothyreose). Sekundäre und tertiäre Hypothyreosen sind sehr selten.

Epidemiologie

Die Hyperthyreose findet sich ungefähr fünfmal häufiger bei Frauen als bei Männern. Der Altersgipfel liegt zwischen 30 und 50 Jahren. Ähnlich ist die Verteilung bei der Hypothyreose. Wie oben beschrieben ist das Auftreten der Jodmangelstruma abhängig von Jodgehalt der Nahrung; so wurde bei mehr als einem Drittel der deutschen Bevölkerung eine Schilddrüsenvergrößerung im Vergleich zu Einwohnern aus Gebieten mit ausreichender Jodversorgung festgestellt, deren Schilddrüsen erheblich kleiner waren.

3.1 Funktionsstörungen der Schilddrüse

3.1.1 Überfunktion der Schilddrüse (Hyperthyreose)

Ursachen und Pathogenese

Die Ursachen für eine Überfunktion der Schilddrüse sind in Tabelle 17-4 zusammengestellt.

Die meisten Überfunktionszustände der Schilddrüse sind durch eine exzessive Produktion von Schilddrüsenhormon charakterisiert. Die BASEDOW-Erkrankung ist ein eigenständiges Krankheitsbild, hervorgerufen durch Autoantikörper (Antikörper, die gegen körpereigene Antigene ge-

Tabelle 17-4:
Ursachen einer Schilddrüsenüberfunktion.

▷ Immunthyreopathien
  – Morbus BASEDOW
  – andere Schilddrüsenentzündungen
▷ funktionelle Autonomien
  – disseminierte Autonomie
  – unifokale Autonomie (autonomes Adenom)
  – multifokale Autonomie
▷ im Zusammenhang mit Jodexzeß
▷ exogene Hormonzufuhr (Hyperthyreosis factitia)
▷ bei Neoplasien (Adenome, Karzinome)
▷ durch vermehrte Stimulation
  (TSH oder TSH-ähnliche Aktivitäten)

---

richtet sind), die die Schilddrüsenzellen in ihrer Funktion stimulieren. Sie zählt daher zu den sog. Autoimmunerkrankungen.

Nicht selten wird eine Hyperthyreose ausgelöst (oder verschlimmert) durch Gabe von hohen Joddosen an den Patienten. Solche Jodexpositionen kommen in der Medizin häufig vor, z. B. durch Röntgenkontrastmittel, jodhaltige sekretlösende Medikamente, Augentropfen, Geriatrika, Antiarrhythmika, Zahnpasten u. a. m.

Symptome

Die Hyperthyreose ist ein eindrucksvolles Krankheitsbild: Typischerweise klagt der Patient über Herzklopfen, Herzjagen oder unregelmäßigen Pulsschlag. Dies ist die Folge des gesteigerten Schlagvolumens und der Tachykardie. Die Blutdruckamplitude ist vergrößert, meist durch eine Verminderung des diastolischen Blutdruckes (z. B. 17,3/8 [130/60 mm Hg]). 10% der Hyperthyreosen haben eine Herzrhythmusstörung im Sinne einer absoluten Arrhythmie. Im Rahmen der allgemeinen Verminderung des peripheren Gefäßwiderstandes sind auch die Hautgefäße erweitert, was die Haut warm, feucht und dünn erscheinen läßt. Die Patienten klagen, daß ihnen immer zu warm sei und daß sie viel schwitzten. Das Haar und die Fingernägel sind dünn und brüchig. Trotz guten Appetits oder sogar Heißhunger nehmen die Patienten an Gewicht ab, da die Nahrungsaufnahme mit dem vermehrten Substratabbau nicht Schritt hält. Häufiger Stuhlgang und Durchfall sind eine Folge der gesteigerten Darmmotilität. Schwäche und Ermüdbarkeit der Muskulatur gehören zu den häufigen Symptomen. Bei schweren Hyperthyreosen imponiert ein über das Maß des allgemeinen Gewichtsverlustes hinausgehender Muskelschwund, der besonders den Schulter- und Beckengürtel betrifft (thyreotoxische Myopathie). Durch Beeinträchtigung des neurovegetativen Systems klagen die Patienten über Nervosität, Rastlosigkeit, Konzentrationsschwäche. Obwohl sich die Patienten durch Schlaflosigkeit und muskuläre Schwäche erschöpft fühlen, verniedlichen sie häufig ihre Symptome und wollen mehr leisten als sie im Rahmen ihrer schweren Krankheit können. Sie sind emotional labil, mit Neigung zum Weinen, und sind durch Nichtigkeiten reizbar. Durch ihre Unruhe machen sie hastige, überschießende Bewegungen. Bei der Untersuchung findet sich ein feinschlägiges Zittern der Hände, der Zunge und

der Augenlider. Die Reflexzeit, z. B. des Achilles-
sehnenreflexes, ist verkürzt.

Die Wirkung der gesteigerten Schilddrüsenhormonkonzentration an den Keimdrüsen zeigt
sich vor der Pubertät an verzögerter sexueller
Reifung bei sonst normaler körperlicher Entwicklung. Bei erwachsenen Frauen sind Zyklus-
störungen häufig, die Fruchtbarkeit ist eingeschränkt. Tritt dennoch eine Schwangerschaft
ein, so sind Komplikationen wie Fehlgeburt,
Frühgeburt und angeborene Erkrankungen des
Kindes häufiger als bei Gesunden.

Die Stimulation des Energiestoffwechsels und
der Wärmeproduktion spiegelt sich wider im gesteigerten Grundumsatz, im Gewichtsverlust
trotz reichlicher Nahrungsaufnahme, in Wär-
meunverträglichkeit und leicht erhöhter Körpertemperatur. Der gesteigerte Fettabbau führt zur
Verminderung von Serum-Cholesterin, der Eiweißabbau zu Muskelschwund und Verminderung von Serum-Albumin.

Das bisher skizzierte Krankheitsbild ist Ausdruck des Schilddrüsenhormonexzesses und gilt
daher für alle Formen der Hyperthyreose.

Ist die Hyperthyreose durch schilddrüsen-
stimulierende Immunglobuline bedingt, kommt
es zu einem eigenständigen Krankheitsbild, dem
Morbus BASEDOW. Seine charakteristischen
Symptome sind:
▷ die Zeichen der Schilddrüsenüberfunktion (wie
  oben),
▷ eine Struma und

▷ nicht obligat eine Mitbeteiligung der Augen
  (endokrine Orbitopathie).

Die endokrine Ophthalmopathie oder Orbitopathie ist charakterisiert durch ein Hervortreten
der Augäpfel (Protrusio bulbi oder Exophthalmus), meist beidseitig, oft asymmetrisch, gelegentlich aber auch einseitig. Hinzu kommen Lid-
ödeme des Ober- und Unterlides und Augenmuskellähmungen, die zu häufig Doppelbildern und
Schielstellungen führen. Der Patient klagt meist
über Lichtempfindlichkeit, Tränenneigung,
Fremdkörpergefühl, verschwommenes Sehen
und Doppelbilder. Die endokrine Ophthalmopathie kommt nur beim Morbus BASEDOW –
wenn auch nicht in allen Fällen – vor und fehlt
bei allen anderen Formen der Hyperthyreose
(Abb. 17-4a–c).

Eine seltene, aber dramatische Komplikation
der Hyperthyreose ist die sogenannte **thyreotoxische Krise**. Auf dem Boden einer vorbestehenden
Hyperthyreose wird sie meist ausgelöst durch Infektionen, Traumata oder Operationen. Sie kün-
digt sich oft an durch Übelkeit, Erbrechen,
Bauchschmerzen, Fieber, profuses Schwitzen und
extreme Tachykardie. Die Patienten werden deli-
rant und psychotisch, später apathisch und komatös.

> Die thyreotoxische Krise ist ein absoluter
> endokrinologischer Notfall, der nur auf
> einer Intensivstation behandelt werden
> kann und darf.

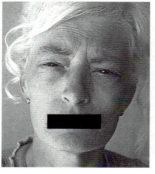
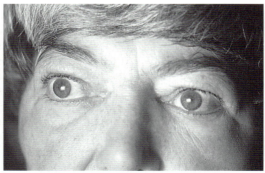
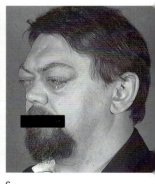

a   b   c

Abb. 17-4. Verschiedene Ausprägungen der endokrinen Orbitopathie bzw. Ophthalmopathie.
a) Ausgeprägte Entzündungszeichen der Augen, Oberlidödem und komplette Parese der Augenmuskeln.
b) Geringfügige Protrusio und deutliches Oberlid- und Unterlidödem.
c) Ausgeprägte Protrusio bulborum bds., schweres Oberlid- und Unterlidödem, entzündliche Schwellung und
Ödem der Bindehaut (Konjunktivitis und Chemosis).

3.1.2 Unterfunktion der Schilddrüse
(Hypothyreose)

Ursachen und Symptome

Die Ursachen einer Schilddrüsenunterfunktion sind in Tabelle 17-5 zusammengestellt, wobei je nach erkranktem Organ die Einteilung der Hypothyreose in eine primäre, sekundäre oder tertiäre erfolgt.

Das klinische Bild manifestiert sich an den gleichen Organsystemen wie der Hormonüberschuß, nur liegt hier ein Hormonmangel vor: Durch Minderdurchblutung der Haut und durch Einlagerung von Hyaluronsäure und Wasser ist besonders die Haut des Gesichtes, der Hände und der Füße teigig geschwollen, blaß, kalt, trocken, rauh und schuppig. Dies wird durch den Begriff **Myxödem** beschrieben, der häufig als Synonym für eine ausgeprägte Hypothyreose verwendet wird. Die Haare sind trocken, spröde und brüchig (Abb. 17-5a, b). An Herz und Kreislauf finden sich die entgegengesetzten Veränderungen wie bei der Hyperthyreose, nämlich Bradykardie, erniedrigtes Herzzeitvolumen und daher eine kleine Blutdruckamplitude.

Die verminderte Darmmotilität bei fehlendem Appetit und eingeschränkter Nahrungsaufnahme bedingt die schwere Obstipation. Die Veränderungen des Energiestoffwechsels mit vermindertem Protein- und Lipidabbau führen zu vermindertem Grundumsatz, verminderter Körpertemperatur, Kälteintoleranz, Gewichtszunahme bei geringerer Nahrungsaufnahme, Steigerung von Cholesterin und Triglyceriden. Die Veränderungen am zentralen Nervensystem hängen ab vom Alter beim Eintritt des Schilddrüsenhormonmangels. Beim hypothyreoten Erwachsenen sind alle intellektuellen Leistungen verlangsamt, auch die

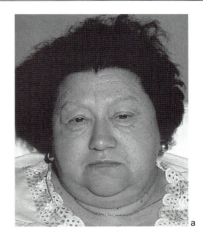

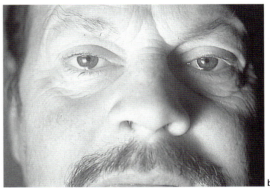

Abb. 17-5. Klinischer Aspekt einer primären Hypothyreose (Myxödem).
a) 65jährige Patientin mit typischer, teigiger Schwellung der Gesichtshaut, insbesondere im Bereich der Augen, grau-blasse Verfärbung der Haut.
b) 55jähriger Patient mit myxödematöser, teigig geschwollener Gesichtshaut im Bereich der Augen.

Tabelle 17-5:
Ursachen einer Schilddrüsenunterfunktion.

▷ primäre Hypothyreose
  – entzündlich (nach Thyreoiditis)
  – postoperativ
  – nach Strahlentherapie
  – durch strumigene Medikamente
  – bei extremem Jodmangel
▷ sekundäre Hypothyreose
  (Hypophysenvorderlappeninsuffizienz)
▷ tertiäre Hypothyreose
  (hypothalamische Schädigung)
▷ periphere Hormonresistenz
  (sehr seltene genetisch bedingte Erkrankung)

Sprache, die zudem tief, heiser und verwaschen ist. Den Patienten fehlt die frühere vor der Erkrankung vorhandene Initiative, sie sind lethargisch, zuweilen somnolent. Die Motorik ist ebenfalls verlangsamt und plump, die Reflexzeit verlängert. Da die Schilddrüsenhormone für die Entwicklung des Zentralnervensystems unentbehrlich sind, führt ihr Fehlen während der Fetalentwicklung und nach der Geburt zu irreversiblen Schäden, die in ihrem Gesamtbild den sogenannten **Kretinismus** ausmachen, mit geistiger Behinderung, Taubheit, Minderwuchs, Hypogonadismus etc.

Eine lange bestehende schwere Hypothyreose kann schließlich übergehen in das sog. **Myxödem-Koma** mit Hypothermie, Bradykardie, erniedrigtem Blutdruck, Reflexverlangsamung, Areflexie und schließlich Eintrübung des Bewußtseins.

3.2 Morphologische Veränderungen der Schilddrüse

Eine Reihe von Schilddrüsenerkrankungen ist zumindest primär ausschließlich durch morphologische Veränderungen an der Schilddrüse charakterisiert. Dazu gehören:
▷ als häufigste Erkrankung die sogenannte euthyreote Struma;
▷ die gutartigen Schilddrüsentumoren (Adenome);
▷ die bösartigen Schilddrüsentumoren (Karzinome) und
▷ die Schilddrüsenentzündungen.

3.2.1 Struma

Definition und Ursachen

Eigentlich ist der Begriff der Struma (auch: Kropf) kein eigenes Krankheitsbild, sondern die Bezeichnung für die Vergrößerung der Schilddrüse und muß durch Form und Größe (z. B. diffus, ein- oder mehrknotig) und durch die Ursache (z. B. durch Jodmangel, Entzündung etc.) näher beschrieben werden. Als euthyreote Struma wird eine vergrößerte Schilddrüse bezeichnet, deren Funktion noch normal ist, d. h., bei der keine Hypo- oder Hyperthyreose besteht.

Die möglichen Ursachen einer Struma sind in Tabelle 17-6 zusammengefaßt.

3.2.1.1 Jodmangelstruma

Epidemiologie

Die Jodmangelstruma ist die häufigste Veränderung der Schilddrüse überhaupt. Mit einer Häu-

Tabelle 17-6: Ursachen einer Struma.

▷ Jodmangel
▷ strumigene Substanzen
▷ Autonomie
▷ Zystenbildung, Blutung, Trauma
▷ Immunthyreopathien
▷ Schilddrüsenentzündungen
▷ Schilddrüsentumoren
▷ andere seltene Ursachen
   (wie Enzymdefekte, Akromegalie, TSH-Stimulation, Hormonresistenzen, extrathyreoidale Krankheiten)

figkeit von mehr als 10% der Bevölkerung ist die Struma in der Bundesrepublik endemisch. Am meisten durch Jodmangel gefährdet ist die Bevölkerung der extremen Jodmangelgebiete in den Alpen, am Alpenrand und in den Mittelgebirgen. Dennoch ist im gesamten Bundesgebiet die Verwendung von jodangereichertem Kochsalz zur Kropfverhütung empfehlenswert. Eine entsprechende Initiative der Deutschen Gesellschaft für Endokrinologie läuft seit 1974.

Ursachen und Pathogenese

Während der tägliche Jodbedarf bei 100 bis 200 µg pro Tag liegt, werden in der Bundesrepublik – abgesehen von den küstennahen Gebieten mit besserer Jodversorgung – pro Tag im Durchschnitt nur 30–70 µg Jod mit der Nahrung aufgenommen. Der Jodmangel bedingt eine Minderversorgung des Organismus mit Schilddrüsenhormonen, was zu einer gesteigerten Stimulation der Drüsen durch das hypophysäre TSH und in der Folge zu einer Anpassungshyperplasie der Schilddrüse führt. Regressive Veränderungen und Narben lassen schließlich eine knotige Struma entstehen.

Symptome

Die klinischen Symptome resultieren aus der diffusen und knotigen Vergrößerung des Organs. Häufig wird die Zunahme des Halsumfangs und/oder eine sichtbare Schilddrüsenvergrößerung beklagt. Wegen eines subjektiven Engegefühls werden enge Kleidungsstücke am Hals nicht vertragen. Bei größeren Strumen kann eine Einengung und/oder Verlagerung der Speise- oder Luftröhre vorkommen, die zu Schluckbeschwerden, Kloßgefühl im Hals, inspiratorischem Stridor und Dyspnoe führen. Wenn auch retrosternale Strumaanteile bestehen, resultiert häufig eine Einengung der oberen Thoraxapertur mit möglicher oberer Einflußstauung der Hals- und Armvenen. In solchen Fällen ist die Angabe von Schwindel und Synkopen (Ohnmachtsanfälle) häufig. Die Kompression des Nervus recurrens mit Heiserkeit ist bei einer nicht operierten Knotenstruma selten und erweckt eher den Verdacht auf ein Karzinom. Eine Blutung in einen Strumaknoten oder eine Zyste führt zu akuter schmerzhafter lokaler Schilddrüsenvergrößerung. Nicht selten entwickelt sich bei einer euthyreoten Struma im weiteren Verlauf eine Schilddrüsenüberfunktion im Sinne einer funktionellen Autonomie, die unifokal (solitäres autonomes Adenom), multifokal (mehrere autonome Knoten) oder disseminiert (gleichmäßig über die ganze Schilddrüse verteilt) sein kann (Abb. 17-6a–c).

3.2.2 Schilddrüsentumoren

Gutartige Schilddrüsentumoren: Die gutartigen Tumoren der Schilddrüse sind Adenome, die durch eine histologische Untersuchung noch unterteilt werden können (z. B. follikuläre, onkozytäre u. a. Adenome).

Unter funktionellen Gesichtspunkten können Adenome endokrin aktiv sein und Schilddrüsenhormon produzieren; dies sind die sogenannten **autonomen Adenome,** die sich im Szintigramm als *heiße Knoten* darstellen. Häufig zu finden sind die endokrin inaktiven Adenome, die nicht am Jodstoffwechsel teilnehmen und auch keine Schilddrüsenhormone produzieren. Sie stellen sich im Szintigramm als sog. *kalte Knoten* dar. Diese gutartigen *kalten Knoten* sind eine wichtige Differentialdiagnose des Schilddrüsenkarzinoms.

Bösartige Schilddrüsentumoren: Bis auf sehr seltene Sonderformen malignen Befalls der Schilddrüse sind die bösartigen Schilddrüsentumoren ausnahmslos Karzinome. Es werden die prognostisch sehr ungünstigen, undifferenzierten (anaplastischen) Karzinome von den beiden prognostisch viel günstigeren, differenzierten (follikulären und papillären) Karzinomformen unterschieden. Alle diese Karzinome entstehen aus den Schilddrüsenfollikelepithelzellen. Eine andere, seltene Form, das medulläre Schilddrüsenkarzinom, geht von den Calcitonin-produzierenden parafollikulären C-Zellen in der Schilddrüse aus.

Die beiden **differenzierten** Karzinomformen lassen sich heute gut behandeln und haben nach totaler Thyreoidektomie, nach Behandlung mit radioaktivem Jod (Radiojod-Therapie) und lebenslanger Substitution mit Schilddrüsenhormon eine gute Langzeitprognose.

Die **medullären** Schilddrüsenkarzinome müssen möglichst radikal operiert werden und haben wegen ihres langsamen Wachstums ebenfalls eine relativ günstige Prognose. Es gibt familiäre Formen des C-Zellkarzinoms mit oder ohne Kombination mit Nebennierenmarkstumoren (Phäochromozytome), so daß hier Familienuntersuchungen notwendig sind.

Die **anaplastischen** Karzinome sind hoch ma-

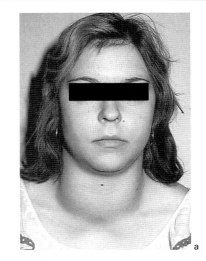

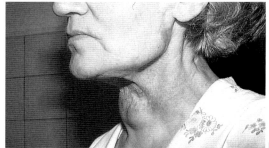

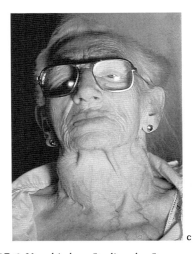

Abb. 17-6. Verschiedene Stadien der Struma.
a) Junge Patientin mit diffuser Struma, die eben sichtbar wird (Stadium Ib).
b) Sichtbare Knotenstruma mit einem Knoten in der Mittellinie. Die Pigmentveränderungen der Halshaut gehen auf eine Bestrahlung in der Kindheit zurück.
c) 92jährige Patientin mit großer Knotenstruma, Stadium III, mit deutlich sichtbarem Umgehungskreislauf (erweiterte, geschlängelte Venen im Bereich der Hals- und Thoraxhaut).

ligne. Trotz Operation und eventueller Strahlentherapie und Zytostase versterben die meisten Patienten innerhalb weniger Monate bis eines Jahres nach Diagnosestellung.

3.2.3 Schilddrüsenentzündungen

Neben sehr seltenen Formen der Schilddrüsenentzündung (Thyreoiditis) wie der akut eitrigen Thyreoditis und der chronischen fibrös-invasiven Thyreoiditis, die wegen ihrer ungewöhnlich harten Konsistenz auch *eisenharte* Struma genannt wird, kommen klinisch zwei Formen häufiger vor:

Die **subakute Thyreoiditis** (DE QUERVAIN) äußert sich im allmählichen Auftreten von Schmerzen in der Schilddrüsenregion, die sich bei Bewegung des Kopfes und beim Schlucken verstärken. Die Schilddrüse ist druckschmerzhaft, fest, oft knotig vergrößert und die Haut darüber gelegentlich gerötet. Oft wandert das Areal der stärksten Schmerzen innerhalb einiger Wochen über die ganze Schilddrüse. Ausstrahlungen bis zum Kieferwinkel und zum Ohr sind häufig. Der Allgemeinzustand der Patienten ist schlecht, mit starkem Krankheitsgefühl, Abgeschlagenheit und Gliederschmerzen. Die Behandlung besteht in der Gabe von Antiphlogistika und Cortisonderivaten über zwei bis drei Monate. Danach ist die Erkrankung meist ausgeheilt. Im Unterschied zu allen anderen Thyreoiditiden entsteht in der Folge nur selten eine Hypothyreose.

Die **chronische lymphomatöse Thyreoiditis** (HASHIMOTO) ist eine Autoimmunerkrankung und besteht in einer langsam sich vergrößernden, festen Struma, die nur selten schmerzhaft ist. Im Frühstadium bestehen gelegentlich Symptome einer milden Hyperthyreose, die aber meist nicht behandlungsbedürftig ist. Fast immer geht die chronische Thyreoiditis in eine Hypothyreose über, die dann mit Schilddrüsenhormon behandelt werden muß. Charakteristisch für die Erkrankung sind die im Blut nachweisbaren Schilddrüsenautoantikörper.

3.3 Diagnostik der Schilddrüsenerkrankungen

Die Schilddrüse ist der **Palpation** zugänglich, so daß eine Vergrößerung leicht ertastet werden kann. Bei stärkerer Vergrößerung kann Schilddrüsengewebe hinter das Sternum in das obere Mediastinum hinabreichen, was auf Röntgenaufnahmen des Thorax als Weichteilschatten erkennbar ist, insbesondere aber durch Verdrängung der Luftröhre aus ihrer normalen Lage.

Eine Zunahme des **Halsumfangs** ist ein grobes Maß für eine Schilddrüsenvergrößerung, jedoch nur bei konstantem Körpergewicht von diagnostischem Wert.

Für die **Schilddrüsenfunktionsdiagnostik** ist heute die Bestimmung der Schilddrüsenhormonkonzentrationen im Serum die wichtigste Untersuchung, die am Anfang stehen sollte, weil deren Ergebnisse am deutlichsten die Schilddrüsenfunktion widerspiegeln und weil sie zugleich für den Patienten nicht belastend ist. Es werden entweder die Gesamthormonkonzentrationen T3 und T4 bestimmt oder die freien Hormonkonzentrationen FT3 und FT4 (T3 und T4 sind im Serum an Bindungseiweiße gebunden, weniger als 1% ist *frei*, d. h. ungebunden; das wichtigste Bindungsprotein ist das TBG (thyroxinbindendes Globulin), das ebenfalls bestimmt werden kann.

Fast ebenso wichtig wie die T3- und T4-Bestimmung ist die TSH-Bestimmung, meist im Rahmen des sog. **TRH-Tests**, d. h. vor und 30 Minuten nach intravenöser oder intranasaler Gabe von 200–400 µg TRH. Dieser Test deckt die normale oder gestörte Regulation zwischen Hypophysenvorderlappen und Schilddrüse auf. Bei der **Hyperthyreose** sind T4 und T3 (gelegentlich auch nur T3) erhöht. Dies unterdrückt den HVL, so daß die TSH-Konzentration erniedrigt ist und nach Gabe von TRH nicht ansteigt (**negativer TRH-Test**). Bei **Hypothyreose** sind T4 und T3 vermindert; hierbei stumuliert der HVL vermehrt, so daß die TSH-Konzentration erhöht ist und nach Gabe von TRH noch überschießend ansteigt (TSH erhöht: **primäre Hypothyreose**). Ist jedoch der HVL geschädigt, so ist der **TRH-Test** wiederum **negativ** (**sekundäre Hypothyreose**).

Die indirekten Parameter zur Beurteilung der Schilddrüsenfunktion wie **Gesamtjod** und **proteingebundenes Jod**, die heute oft durch Jodexposition, z. B. durch Röntgenkontrastmittel und Medikamente, verfälscht werden, und die Bestimmung von Grundumsatz, Cholesterin, Achillessehnenreflexzeit u. a. spielen in der Diagnostik der Schilddrüsenfunktion nur noch eine untergeordnete Rolle.

Seitdem es die Möglichkeit gibt, T4, T3 und TSH zu bestimmen, hat auch die Bedeutung des **Radiojodtests** zur Erfassung der Schilddrüsenfunktion stark abgenommen. Nach Gabe einer Spurendosis von ^{123}Jod oder ^{99m}Technetium

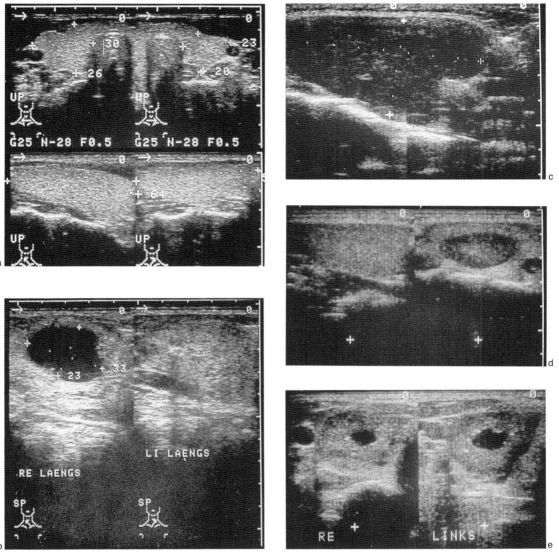

Abb. 17-7. Ultraschallbilder bei verschiedenen Schilddrüsenerkrankungen.

a) Normales Ultraschallbild einer nicht vergrößerten Schilddrüse (homogenes, normales, graues Binnenreflexmuster in beiden Lappen). Obere Bildhälfte: Querschnitt durch den rechten und linken Lappen; untere Bildhälfte: Längsschnitt durch den rechten und linken Lappen.

b) Beidseits Schilddrüsenvergrößerung. Im linken Lappen echodichte Strukturen mit dorsaler Schallauslöschung, entspricht einer Verkalkung; im rechten Lappen großer, annähernd echofreier zentraler Bezirk, einer Zyste entsprechend.

c) Deutlich vergrößerter Schilddrüsenlappen im Längsschnitt mit fast homogenem, echoarmem Binnenreflexmuster (typischer Befund bei Morbus BASEDOW).

d) Längsschnitt durch beide Schilddrüsenlappen. Im rechten Lappen normales homogenes Binnenreflexmuster, links glatt begrenzt echoarmer Knoten mit echoreichem Zentrum (entsprechend einem Schilddrüsenadenom).

e) Querschnitt durch jeweils vergrößerten rechten und linken Schilddrüsenlappen. Im rechten Lappen inhomogenes Binnenreflexmuster mit kleinem zentralen echofreien Bezirk entsprechend einer Zyste. Links großer, in der Peripherie echoarmer Knoten, mit Zunahme der Echodichte zur Mitte. Im Zentrum wiederum echofreier Bezirk entsprechend einer Zyste, in deren unmittelbarer Umgebung jedoch echodichte Strukturen, am ehesten Verkalkungen entsprechend, sichtbar werden. Es handelt sich um ein autonomes Adenom mit zentralen regressiven Veränderungen.

konnten bei Hyperthyreosen eine schnelle Aufnahme in die Schilddrüse und ein schneller Umsatz gemessen werden, bei der Hypothyreose eine langsame, geringe Aufnahme. Diese Untersuchungen spielen heute bei der Diagnostik des autonomen Schilddrüsenadenoms eine Rolle, wobei die Nuklidaufnahme in die Schilddrüse vor und nach Suppression mit Schilddrüsenhormonen gemessen und jeweils ein Schilddrüsenszintigramm (s. u.) aufgezeichnet wird (Suppressionstest).

Die **Ultraschalluntersuchung** (Sonographie) hat auch die Schilddrüsendiagnostik in den letzten Jahren entscheidend bereichert (Abb. 17-7a-e). Sie liefert ein dreidimensionales Bild und erlaubt die relativ exakte Beurteilung des Schilddrüsen-

volumens, das normalerweise bei Frauen unter 20 ml und bei Männern unter 25 ml liegt. Darüber hinaus kann man mit der Sonographie charakteristische Strukturen und Befunde unterscheiden: bei Zysten, Verkalkungen, Knoten mit oder ohne Kapsel, bei Schilddrüsenentzündungen und beim Morbus BASEDOW. Schilddrüsentumoren lassen sich an ihrem meist echoarmen Reflexmuster erkennen; eine Unterscheidung gut- und bösartiger Tumoren ist jedoch nicht möglich.

Hierzu wird zusätzlich die zytologische Untersuchung benötigt, die durch Ultraschall sehr gut gezielt durchgeführt wird, wobei Zellen bzw. Gewebe durch Punktion der Schilddrüse gewonnen werden.

Abb. 17-8. Beispiele für Szintigraphie der Schilddrüse.
a) Normales Szintigramm einer nicht vergrößerten Schilddrüse mit gleichmäßiger Nuklidspeicherung und glatter Lappenbegrenzung.
b) Intensive, verstärkte Nuklidspeicherung in beiden, vergrößerten Schilddrüsenlappen; der rechte Lappen ist noch deutlich größer als der linke. Typischer Befund bei Morbus BASEDOW.
c) *Heißer Knoten* im Bereich des linken Schilddrüsenlappens mit noch angedeuteter Darstellung einer Aktivitätsaufnahme in den rechten Schilddrüsenlappen. Typischer Befund eines autonomen Adenoms des linken Schilddrüsenlappens.
d) Szintigramm einer beidseitigen Knotenstruma mit einem größeren *heißen* Bezirk in der Basis des rechten Lappens und einem kleineren *heißen* Areal in der Spitze des linken Lappens. Im übrigen inhomogene, teils verminderte Nuclidaufnahme. Typischer Befund einer sog. multifokalen oder multinodösen Autonomie.

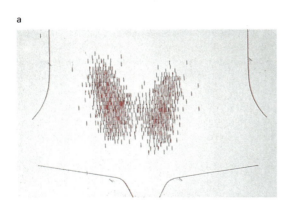

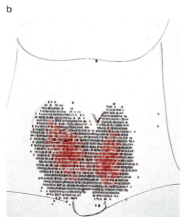

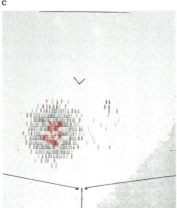

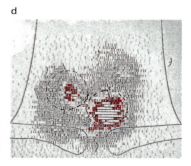

Die **Szintigraphie** der Schilddrüse gibt nicht nur Aufschluß über Form, Lage und Größe der Schilddrüse, sondern auch über Veränderungen innerhalb des Organs. Bei der Szintigraphie wird die Anreicherung eines von den Schilddrüsenzellen aufgenommenen radioaktiven Stoffes topographisch aufgezeichnet (Abb. 17-8a–d). Wegen der geringeren Strahlenbelastung wird heute radioaktives Technetium ^{99m}Tc oder ^{123}Jod dem früher verwendeten ^{131}Jod vorgezogen. Speichert dabei z. B. ein Knoten innerhalb der Schilddrüse mehr von dem Radionuklid als die restliche Schilddrüse *(heißer Knoten)*, so kann es sich um ein sog. autonomes Adenom mit oder ohne Überfunktion handeln. Speichert ein Knoten weniger oder kein Radionuklid *(kalter Knoten)*, so kann es sich um gutartige, funktionsarme Tumoren (Adenome), um Zysten oder um Karzinome handeln.

> Kalte Knoten bedürfen wegen des Karzinomverdachts der ständigen Kontrolle.

Durch zytologische Untersuchungen mehrerer Feinnadelbiopsien aus kalten Knoten, die durch Punktion gewonnen werden, kann die Diagnose eines Karzinoms gesichert oder die gutartige Genese untermauert werden.

3.4 Therapie der Schilddrüsenerkrankungen

Die Behandlung der **euthyreoten Struma** kann medikamentös, chirurgisch oder – selten – nuklearmedizinisch erfolgen. Soweit wegen grober Einengung der Luft- und Speiseröhre bzw. der oberen Thoraxapertur bei retrosternalen Strumen keine zwingende Operationsindikation besteht, ist die medikamentöse Therapie mit Schilddrüsenhormonen zu bevorzugen, wobei mit den synthetischen, reinen T4-Präparaten behandelt wird. Ziel der Therapie ist die Unterdrückung der gesteigerten Stimulation durch den Hypophysenvorderlappen mit exogenem T4. Eine Dosierung von 100–200 µg Thyroxin pro Tag ist in der Regel notwendig. Nach Einleitung der Behandlung sind zunächst häufigere Kontrolluntersuchungen zur Beurteilung des Therapieerfolges notwendig (Halsumfang, Tastbefund, Sonographie). Während bei jüngeren Patienten mit relativ kurzer Anamnese die Behandlung meist erfolgreich ist, ist bei länger bestehenden Strumen mit narbigen und regressiven Veränderungen die Behandlung

oft schwierig. Bei solchen Patienten mit mechanischer Indikation (s. o.) ist die operative subtotale Strumaresektion unter sorgfältiger Schonung der Stimmbandnerven und der Nebenschilddrüse notwendig. Um jedoch dem Nachwachsen einer Rezidivstruma vorzubeugen, und wegen der postoperativ häufig auftretenden Hypothyreose, muß nach der Operation ebenfalls eine meist lebenslange Schilddrüsenhormonsubstitution durchgeführt werden. Die bei Hyperthyreose oft durchgeführte Radiojod-Therapie ist bei der euthyreoten Struma die Ausnahme (z. B. bei inoperablen Patienten mit großer Struma).

Hyperthyreosen können ebenfalls medikamentös, operativ und nuklearmedizinisch mit Radiojod behandelt werden.

Medikamente, die die Schilddrüsenhormonsynthese hemmen, heißen Thyreostatika. Sie werden bei allen Formen der Hyperthyreose als Ersttherapie eingesetzt, bis eine normale Stoffwechsellage und normale Schilddrüsenhormonkonzentrationen erreicht sind. Als Langzeittherapie (1–2 Jahre) werden Thyreostatika bei Patienten mit Morbus BASEDOW eingesetzt, da diese Erkrankung in diesem Zeitraum zumindest vorübergehend ausheilen kann (sog. Remission).

Thyreostatika wie Carbimazol, Thiamazol, Propylthiouracil u. a. haben Nebenwirkungen besonders auf Leber und Blutbildung, die bei Kontrollen beachtet werden müssen. Nicht selten werden Thyreostatika und Thyroxin miteinander kombiniert.

Die operative Behandlung ist dann notwendig, wenn neben der Hyperthyreose eine Struma besteht, die zu mechanischen Beeinträchtigungen geführt hat, wie Einengung und Verdrängung der Luft- und/oder Speiseröhre, restrosternales Strumawachstum, Behinderung des venösen Rückstroms in die obere Hohlvene u. a. Auch wenn unter medikamentöser Therapie die Schilddrüse unbeeinflußbar größer wird, kann eine operative Strumaresektion notwendig werden. Immerhin muß bei der Stellung der Operationsindikation berücksichtigt werden, daß das Risiko einer Schädigung des Stimmbandnervs (Nervus recurrens) und einer unbeabsichtigten Entfernung der Nebenschilddrüsen besteht, die zur postoperativen Tetanie durch erniedrigtes Serum-Calcium mit der Notwendigkeit einer Dauertherapie mit Medikamenten führen kann. Zudem muß besonders bei älteren Patienten das allgemeine Operationsrisiko berücksichtigt werden. Da dies bei noch bestehender Hyperthyreose erheblich gesteigert ist, sollte jede Schilddrüsenüberfunktion, auch bei grundsätzlich bestehender Indikation zur Operation, so lange mit Thyreostatika vorbehandelt werden, bis eine normale Stoffwechsellage erreicht ist.

Die Radiojod-Therapie, d. h. die innere Bestrahlung der Schilddrüse durch gespeichertes ^{131}Jod, sollte wegen der Strahlenbelastung des Patienten nur in Ausnahmefällen vor dem 40. Lebensjahr durchgeführt werden. Sie kommt in Frage bei Patienten, bei denen eine langjährige medikamentöse Therapie wegen mangelnder Kooperationsbereitschaft oder -fähigkeit nicht möglich erscheint und bei denen eine mechanische Indikation zur Operation nicht gegeben ist, also in der Regel bei älteren Patienten mit Hyperthyreose ohne wesentliche Struma. Solitäre autonome Adenome oder multifokale Autonomien bei älteren Patienten sind ebenfalls eine mögliche Indikation zur Radiojod-Therapie. Auch nach der Radiojod-Therapie sind regelmäßige Kontrolluntersuchungen notwendig, damit Rest- oder Rezidivhyperthyreosen ebenso erkannt werden wie eine sich nicht selten entwickelnde Hypothyreose.

Eine **Hypothyreose** wird durch Substitution mit Schilddrüsenhormonen behandelt. Die Behandlung mit T4 allein ist risikoärmer als eine T3/T4-Kombinationstherapie. Die Substitutionstherapie sollte schrittweise beginnen. Wichtig ist die Kontrolle des Serum-Hormonspiegels. Als Nebenwirkung kann eine hyperthyreote Stoffwechsellage unter Substitutionstherapie zu kardialen Symptomen, vor allem zu Herzrhythmusstörungen, führen.

4 Krankheiten der Nebenschilddrüsen

Lage und Funktion

Die vier etwa linsengroßen Nebenschilddrüsen oder Epithelkörperchen (Glandulae parathyreoideae) liegen jeweils paarig dorsal am oberen und unteren Pol der Schilddrüse. Sie produzieren das **Parathormon** (PTH), ein Polypeptidhormon, das aus einer Kette von 84 Aminosäuren besteht. Es ist das wichtigste Hormon in der Regulation des Calcium-, Phosphat- und Knochenstoffwechsels. Bei Erniedrigung des Calciums im Blut (Hypokalzämie) wird es vermehrt ausgeschüttet und hebt über Wirkungsmechanismen am Knochen

(Mobilisation von Calcium), an der Niere (Steigerung der Rückresorption von Calcium) und indirekt über das Vitamin D am Darm (Steigerung der Calciumresorption) die Calciumkonzentration im Blut an.

Gegenspieler (Antagonist) des Parathormons ist das Calcitonin aus den parafollikulären C-Zellen der Schilddrüse. Physiologischerweise kommt ihm beim Menschen keine große Bedeutung zu. Es spielt lediglich beim C-Zellkarzinom (medulläres Schilddrüsenkarzinom) eine Rolle sowie therapeutisch als den Serum-Calciumspiegel senkendes Medikament bei Hyperkalzämie.

4.1 Funktionsstörungen

4.1.1 Unterfunktion der Nebenschilddrüsen (Hypoparathyreoidismus)

Die wichtigsten Erkrankungen der Nebenschilddrüsen sind die Funktionsstörungen. Eine **Unterfunktion** (Hypoparathyreoidismus) kann angeboren bzw. genetisch determiniert bei Erwachsenen vorkommen. Häufigste Ursache des erworbenen Hypoparathyreoidismus ist jedoch die unbeabsichtigte operative Entfernung der Nebenschilddrüsen bei Strumaresektionen und bei totalen Thyreoidektomien wegen Schilddrüsenkarzinomen.

Analog zu den Autoimmunerkrankungen der Schilddrüse und der Nebenniere kann auch eine chronische Entzündung zur Unterfunktion der Nebenschilddrüsen führen.

Der Parathormonmangel bewirkt ein Absinken des Serum-Calciums und einen Anstieg des Serum-Phosphats. Der Calciummangel im Blut führt zu einer Steigerung der neuromuskulären Erregbarkeit.

Das dominierende Symptom des Hypoparathyreoidismus ist daher die sog. **Tetanie.**

Meist beginnen die Symptome des Hypoparathyreoidismus mit Taubheitsgefühl, Kribbeln und Steifheit in Händen, Füßen und Lippen. Schließlich gehen diese Gefühlsstörungen in echte tetanische Krämpfe der Extremitäten mit sog. **Karpopedalspasmen** (*Pfötchenstellung* der Hände) über. Gelegentlich kann das Krankheitsbild durch einen **Laryngospasmus** (Krampf der Kehlkopfmuskulatur mit Verschluß der Stimmritze) oder generalisierte Krämpfe bedrohlich werden. Der postoperative Hypoparathyreoidismus ist nach Schilddrüsenoperationen leicht zu diagnostizieren, da er meist akut nach der Operation auftritt und mit nachweisbar **erniedrigtem Serum-Calciumspiegel** und **erhöhtem Serum-Phosphatspiegel** einhergeht.

Die spontane Entstehung eines Hypoparathyreoidismus ist sehr selten, meist handelt es sich um Kinder mit genetisch bedingten Anlagestörungen der Nebenschilddrüsen. Im Kindesalter werden die tetanischen Anfälle leicht mit epileptischen Anfällen verwechselt, und die Ursache, die Hypokalzämie wird oft über Jahre verkannt. Es findet sich bei diesen Kindern oft auch eine verminderte Intelligenz, eine Störung der Zahnentwicklung, Hautveränderungen und gelegentlich Linsentrübungen. Deshalb ist die frühzeitige Erkennung und Behandlung des Hypoparathyreoidismus im Kindesalter besonders wichtig.

4.1.2 Überfunktion der Nebenschilddrüsen (Hyperparathyreoidismus)

Eine **Überfunktion** (Hyperparathyreoidismus = HPT) kann verschiedene Ursachen haben: Die Erkrankung kann primär von der Nebenschilddrüse ausgehen und durch ein oder mehrere Nebenschilddrüsenadenome hervorgerufen werden (**primärer HPT**).

Sie kann sekundär hervorgerufen werden durch Erkrankung anderer Organe, die zu einer Hypokalzämie führen (**sekundärer HPT**). Häufigste Erkrankung ist die chronische Niereninsuffizienz (renale Form), ebenfalls nicht selten sind Malabsorptionssyndrome (intestinale Form). Es wird versucht, die durch diese Störungen entstehende Hypokalzämie über vermehrte PTH-Sekretion zu kompensieren (regulativer oder sekundärer HPT). Hier sind in der Regel alle vier Epithelkörperchen vergrößert (Hypertrophie).

Primärer Hyperparathyreoidismus: Das klinische Bild des primären HPT entwickelt sich meist langsam über Monate bzw. Jahre. Als Folge der vermehrten PTH-Sekretion steigt das Serum-Calcium und bewirkt das sog. **Hyperkalzämie-Syndrom** mit Appetitlosigkeit, Erbrechen, Meteorismus, Obstipation, Polyurie, Polydipsie, Kopfschmerzen, Reizbarkeit, Depression, Abnahme intellektueller Leistungen, Verlangsamung.

Darüber hinaus wirken sich erhöhtes Parathormon und Hyperkalzämie besonders auf die Nieren, das Skelettsystem, den Bewegungsapparat, den Gastrointestinaltrakt und das Herz-Kreislauf-System aus. Rezidivierende Nieren-

steine (**Nephrolithiasis**) kommen etwa bei zwei Drittel aller Patienten mit HPT vor. Seltener sind Verkalkungen des Nierenparenchyms und Infektionen des Nierenbeckenkelchsystems (**Pyelonephritis**). Diese Veränderungen der Nieren können gemeinsam zu einer Einschränkung der Nierenfunktion führen. An den Knochen und Gelenken kommt es durch gesteigerten Knochenabbau und eventuelle Kalkeinlagerungen im Gelenkknorpel (**Chondrokalzinose**) zu Gelenkbeschwerden, seltener zu Knochenschmerzen. In den Röhrenknochen können **Zysten** entstehen, die den Knochen sichtbar auftreiben oder zu Spontanfrakturen führen können (Abb. 17-9a, b). Schließlich kann es zu Verbiegungen und Deformierungen von Knochen kommen.

Einige Patienten (bis zu 30%) mit Hyperparathyreoidismus und Hyperkalzämie leiden an Geschwüren des Magens bzw. des Duodenums, andere an einer akuten oder rezidivierenden Pankreatitis. Mehr als die Hälfte der Patienten mit Hyperparathyreoidismus haben eine arterielle

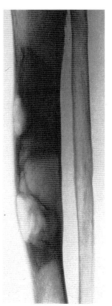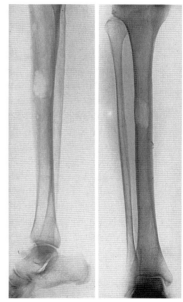

Abb. 17-9. Röntgenbefunde bei primärem Hyperparathyreoidismus.
a) Mehrere gekammerte Zysten im Bereich der rechten Tibia, die zu einer Auftreibung des Knochens geführt haben.
b) Glattbegrenzte größere Knochenzyste in der Mitte der Tibia und kleinerer, ebenfalls glattbegrenzter zystischer Prozeß unterhalb des Tibiakopfes rechts. Typischer Röntgenbefund bei primärem Hyperparathyreoidismus.

Hypertonie; die Hyperkalzämie bewirkt außerdem typische EKG-Veränderungen, die Ausdruck der gesteigerten und beschleunigten Erregungsleitung und Kontraktilität sind. Aus diesem Grund besteht auch eine Digitalisüberempfindlichkeit.

> Wegen der Digitalisüberempfindlichkeit sollten Patienten mit Hyperkalzämie nicht mit Digitalis behandelt werden.

Das **Hyperkalzämie-Syndrom** kann schließlich bei weiter steigender Calciumkonzentration übergehen in die sog. **hyperkalzämische Krise**, die charakterisiert ist durch unstillbares Erbrechen, Exsikkose (Austrocknung), hohes Fieber, Koma, Schock, Niereninsuffizienz und Verkalkung (Kalzinose) weiterer Organe, z. B. Lunge, Auge, Muskulatur.

> Die hyperkalzämische Krise ist eine lebensbedrohliche Form des HPT und bedarf intensivmedizinischer Überwachung und Therapie.

Sekundärer Hyperparathyreoidismus: Bei der renalen Form des sekundären Hyperparathyreoidismus entsteht durch eine chronische Niereninsuffizienz eine Hyperphosphatämie und eine Hypokalzämie. Die kompensatorische PTH-Mehrsekretion und die gleichzeitige Störung des Vitamin-D-Stoffwechsels bei Niereninsuffizienz führen auf die Dauer zu schwerer Entmineralisierung des Skeletts, klinisch manifestiert durch Rücken- und Knochenschmerzen, Spontanfrakturen, Verbiegungen. Gleichzeitig kommt es zu extraossären Verkalkungen an Gefäßen, Muskeln und Faszien (Abb. 17-10). Es ist eine der wichtigsten Aufgaben bei der Betreuung von Patienten mit chronischer Niereninsuffizienz und bei Dialysepatienten, diese schwersten Komplikationen der Erkrankung frühzeitig zu erkennen und zu verhüten bzw. zu behandeln. Auch Erkrankungen des Verdauungstraktes führen über eine gestörte Resorption von Calcium aus dem Darm zu Hypokalzämie. Ursachen sind z. B. die Sprue, ein ausgedehnter Morbus CROHN, ausgedehnte Magen-Darm-Resektionen oder eine chronische Pankreasinsuffizienz (s. Kap. 10).
   Andere Erkrankungen der Nebenschilddrüsen sind sehr selten. Beispielsweise kommt ein von den Epithelkörperchen ausgehendes **Adenokarzinom** vor, das gelegentlich auch endokrin aktiv

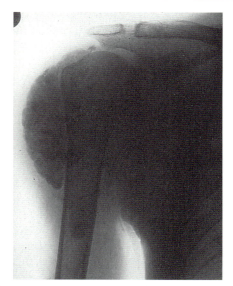

Abb. 17-10. Ausgedehnte Verkalkung der Umgebung des rechten Schultergelenkes bei einem 30jährigen Dialysepatienten mit schwerem renalen Hyperparathyreoidismus. Die Verkalkung, insbesondere in der Muskulatur des M. deltoideus, hat zu einer völligen Versteifung des rechten Schultergelenks geführt.

ist, also vermehrt Parathormon produziert und damit ein ähnliches Krankheitsbild verursacht wie der primäre HPT.
   Interessant ist noch eine sehr seltene Erbkrankheit, der sog. **Pseudoparathyreoidismus.** Diese Patienten haben eine Hypokalzämie und Hyperphosphatämie wie beim Hypoparathyreoidismus, aber sie produzieren durchaus PTH, sogar mehr als normal. Ursache dafür ist, daß die peripheren Zellen, z. B. des Knochens, nicht auf Parathormon ansprechen (es liegt also eigentlich keine Erkrankung der Nebenschilddrüsen, sondern der peripheren Organrezeptoren vor). Patienten mit Pseudoparathyreoidismus weisen morphologische Besonderheiten auf, die die Krankheit beinahe auf den ersten Blick erkennen lassen: Die Patienten sind insgesamt kleinwüchsig und haben eine charakteristische Verkürzung von Mittelhand- und Mittelfußknochen, meistens des 3., 4. oder 5. Strahles (Abb. 17-11a, b).

4.2 Diagnostik der Nebenschilddrüsen-Erkrankungen

Infolge ihrer Kleinheit und Lage in der Tiefe der Halsweichteile sind die Nebenschilddrüsen der direkten Untersuchung durch Palpation nicht zu-

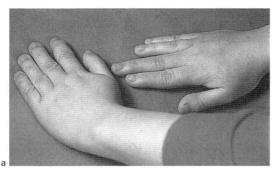

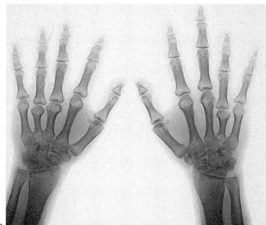

Abb. 17-11. Typischer Aspekt bei Pseudohypoparathyreoidismus: Brachymetakarpie des 4. und 5. Strahles der rechten Hand und des 3., 4. und 5. Strahles der linken Hand.
a) Sichtbare Verkürzung des 4. und 5. Fingers der rechten Hand.
b) Deutlich erkennbare Verkürzung des 4. und 5. Mittelhandknochens rechts sowie des 3., 4. und 5. Mittelhandknochens links.

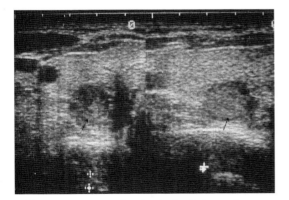

Abb. 17-12. Sonographischer Befund eines echoarmen Knotens am unteren und hinteren Pol des linken Schilddrüsenlappens, entspricht dem sonographischen Nachweis eines Nebenschilddrüsenadenoms.

gänglich. Normale Nebenschilddrüsen sind weder bei Röntgenuntersuchungen noch im Computertomogramm, noch durch Ultraschall zu erkennen. Nur bei Nebenschilddrüsenadenomen mit einem Durchmesser über 5 mm ist eine sonographische Lokalisation möglich (Abb. 17-12). Bei atypischer, intrathorakaler Lage der Nebenschilddrüsen ist das Computertomogramm hilfreich.

Unter den Laborparametern ist die **Serum-Calciumkonzentration** der wichtigste und verläßlichste Wert (wenn möglich sollte nicht nur der Gesamtcalciumspiegel, sondern der Anteil des ionisierten Calciums bestimmt werden). Beim primären HPT ist die Serum-Calciumkonzentration bis auf wenige Ausnahmen erhöht, beim sekundären Hyperparathyreoidismus erniedrigt (denn diese Erniedrigung ist ja der Auslöser für die regulatorisch vermehrte Ausschüttung von Parathormon). Der zweitwichtigste Laborparameter ist die **Phosphatkonzentration** im Serum. Bei Nebenschilddrüsenüberfunktion ist die Phosphatkonzentration erniedrigt; dies gilt jedoch nicht für den sekundären Hyperparathyreoidismus bei Niereninsuffizienz, weil insuffiziente Nieren weniger Phosphat ausscheiden können; der Phosphatspiegel ist bei dieser Erkrankung daher trotz der Nebenschilddrüsenüberfunktion erhöht.

Die Calcium- und Phosphatausscheidung im 24-Stunden-Urin ist nur unter standardisierter Diät diagnostisch zu verwerten: Beim renal bedingten sekundären Hyperparathyreoidismus sind beide Werte wegen der Ausscheidungsstörung der Nieren erniedrigt, desgleichen beim intestinal bedingten sekundären Hyperparathyreoidismus, weil hier die Resorption dieser Stoffe im Darm gestört ist. Beim primären Hyperparathyreoidismus sind beide Werte erhöht, weil Parathormon die Phosphatausscheidung durch die Nieren beschleunigt und weil die Calciumausscheidung durch die Hyperkalzämie zunimmt.

Die knochenabbauenden Zellen, die Osteoklasten, bilden das Enzym **alkalische Phosphatase,** das sich im Blut messen läßt. Bei allen schweren Formen von Hyperparathyreoidismus – ebenso wie bei anderen Erkrankungen, die mit Knochenabbau einhergehen – findet sich im Blut eine erhöhte Aktivität der alkalischen Phosphatase.

Die direkte Bestimmung der **Parathormonkonzentration** im Blut ist heute möglich, aber kompliziert. Bei fast allen Patienten mit Hyperparathyreoidismus ist die Parathormonkonzentration erhöht.

Eine weitere wichtige Auswirkung erhöhter Parathormonsekretion sind die **Knochenveränderungen**, die sich röntgenologisch in allen ausgeprägten und länger bestehenden Zellen nachweisen lassen: Entweder finden sich eine generalisierte Skelettentkalkung oder charakteristische Veränderungen wie große Knochenzysten oder subperiostale Knochenabbauzonen, die zu *mottenfraßartigen Defekten* an den Knochen führen können. Röntgenologisch finden sich solche Veränderungen vorzugsweise am **Handskelett** und am **Schädel**.

In zweifelhaften Fällen kann eine histologische Untersuchung einer aus dem Beckenkamm entnommenen **Knochenbiopsie** hilfreich sein bzw. die Diagnose endgültig sichern.

4.3 Therapie der Nebenschilddrüsen-Erkrankungen

Hypoparathyreoidismus: Parathormon selbst steht als Eiweißhormon mit sehr kurzer Halbwertzeit im Blut zur Substitutionstherapie nicht zur Verfügung. Da Vitamin D auch eine calciummobilisierende Wirkung (aus Darm und Knochen) hat, werden Vitamin D_3 oder chemische Abkömmlinge des Vitamins D zusammen mit einer gesteigerten Calciumzufuhr mit der Nahrung therapeutisch eingesetzt. Calcium ist vor allem in Milch und Milchprodukten enthalten (1 l Milch enthält ca. 1 g Calcium). Es kann auch als Brausetablette verabreicht werden.

Es ist wichtig, daß die Patienten die aufgelöste Calciumbrausetablette nicht auf einmal und nicht zu den Mahlzeiten zu sich nehmen; dann wird Calcium nämlich nur gering resorbiert. Die Brausetabletten sollten schluckweise über den ganzen Tag verteilt werden.

Regelmäßige Kontrollen des Serum-Calciums sind unter Therapie mit Vitamin D nötig, da bei zu hoher Dosierung auch eine gefährliche Hyperkalzämie entstehen kann.

Hyperparathyreoidismus: Der **primäre HPT** muß durch operative Entfernung des vergrößerten Nebenschilddrüsenadenoms (bzw. der Adenome)

behandelt werden. Dies muß durch einen erfahrenen Chirurgen geschehen. Oft kann heute die Lokalisation des Adenoms durch Ultraschall oder Computertomographie präoperativ festgestellt werden. Bei sehr hohen Calciumkonzentrationen muß eine präoperative Senkung des Serum-Calciums durch forcierte Diurese mit Kochsalzlösung und Diuretika und durch Injektion von Calcitonin erfolgen. Selten sind weitere – nicht ungefährliche – Medikamente erforderlich.

Bei den **sekundären** Formen des Hyperparathyreoidismus muß die Grundkrankheit möglichst optimal behandelt werden. Bei der chronischen Niereninsuffizienz besteht die Therapie zusätzlich in der Senkung des Serum-Phosphatspiegels, indem die Phosphatresorption aus dem Darm durch Gaben z. B. von Aluminiumhydroxyd behindert wird. Wenn auf diesem Wege die Phosphatwerte im Serum normalisiert sind, wird das Serum-Calcium durch orale Calciumgaben, evtl. kombiniert mit Vitamin D, angehoben.

Manchmal muß auch bei Dialysepatienten eine operative Therapie erfolgen. Da alle vier Epithelkörperchen hypertrophiert sind, werden auch alle vier Epithelkörperchen entfernt und entweder ein kleiner Teil eines Epithelkörperchens am Hals belassen oder an den Unterarm des Patienten transplantiert. Bei den Malabsorptionssyndromen kann die Calciumresorption durch orale Calciumgabe (s. o.) in Kombination mit Vitamin D verbessert werden. Auch hier steht die angemessene Therapie der Grundkrankheit im Vordergrund.

Weiterführende Literatur zum medizinischen Teil

Gerlach, U., N. van Husen, H. Wagner, W. Würth: Innere Medizin für Krankenpflegeberufe. Thieme, Stuttgart 1985.

Labhart, A.: Klinik der inneren Sekretion, 3. Aufl. Springer, Berlin–Heidelberg–New York 1978.

Oberdisse, K., E. Klein, D. Reinwein: Die Krankheiten der Schilddrüse, 2. Aufl. Thieme, Stuttgart 1980.

Stolecke, H. (Hrsg.): Endokrinologie des Kindes- und Jugendalters. Springer, Berlin–Heidelberg–New York 1982.

Toohey, M.: Innere Medizin für Krankenschwestern und Krankenpfleger. In: Bloom, A., S. R. Bloom (Hrsg.). Enke, Stuttgart 1986.

III Pflegerischer Teil

M. Mischo-Kelling

1 Auswirkungen von Krankheit auf die psychische Verfassung und das soziale Umfeld

Im pflegerischen Fallbeispiel wird eine Patientin mit einer Hyperthyreose vorgestellt. Dabei handelt es sich um ein Krankheitsbild, durch welches vielfältige Störungen in verschiedenen Organsystemen, wie z. B. im Nervensystem oder im Skelettsystem, hervorgerufen werden können, da die Schilddrüsenhormone alle Organe und metabolischen Prozesse beeinflussen (s. Abschn. II, 3.1.1). Frauen im mittleren Lebensalter sind öfter betroffen als Männer, wobei die Häufigkeit der Krankheit je nach der geographischen Lage differiert.

Der Krankheitsverlauf hängt von verschiedenen Faktoren ab, wie zum Beispiel von der der Krankheit zugrundeliegenden Ursache, vom Alter des Betroffenen oder von bereits bestehenden Organschädigungen. Die Erkrankung kann vorübergehend oder dauerhaft sein. Psychische Krisen, Infektionen oder erhöhter Streß können manchen Autoren zufolge der Krankheit unmittelbar vorausgehen. Das bedeutet aber nicht, daß sie die Krankheitsursachen sind. Vielmehr muß die emotionale Labilität, die sich in akuten Angstzuständen mit Rastlosigkeit, Tremor und Erregung, oder die sich in Zornesausbrüchen, in leichter Gereiztheit und wechselnden Stimmungen etc. niederschlagen kann, als Krankheitsfolge angesehen werden.

Daneben werden von den Patienten weitere Symptome wie Herzrasen, unregelmäßiger Puls, vermehrtes Schwitzen, Heißhunger u. a. m. als eine Beeinträchtigung in den Aktivitäten des Lebens erlebt, wobei es jüngeren Menschen offensichtlich leichter gelingt, ihre Lebensgewohnheiten den Erfordernissen der Krankheit anzupassen. Solche Beeinträchtigungen können sich in unterschiedlichen Graden auf das Privat- und Berufsleben der Betroffenen auswirken. Teilweise kann der Patient nicht mehr seinem Beruf bzw. der Hausarbeit nachgehen. Die Erkrankung übt insofern einen nachhaltigen Einfluß auf das **Selbst-Konzept** des Betroffenen aus. Der Patient erlebt nicht nur sich anders, er nimmt auch seine Umwelt anders wahr.

Ungeachtet der Ursache ist das klinische Bild meist übereinstimmend. Jedoch sind bei einigen Patienten die Krankheitssymptome offensichtlicher, häufig sind sie aber versteckt und unspezifisch.

Für die Pflege dieser Patienten ist es insbesondere im Hinblick auf die auftretenden psychischen Auffälligkeiten entscheidend, daß die Pflegekraft ihnen ohne vorgefaßte Meinung begegnet und sie nicht als *schwierig* abtut, zumal die körperlichen Symptome unter der medikamentösen Behandlung seltener auftreten. Im Rahmen des Pflegeprozesses muß es daher in erster Linie darum gehen, mit dem Patienten nach Wegen zu suchen, die ihm einen anderen Umgang mit den durch die Krankheit hervorgerufenen Beeinträchtigungen erlauben.

2 Fallbeispiel: Frau Elke Kloos[1]

Frau Elke Kloos, eine 44jährige verheiratete Frau, lebt mit ihrem Ehemann und ihren beiden schulpflichtigen Kindern, einem siebzehnjährigen Sohn und einer elfjährigen Tochter, in einem Reihenhaus mit kleinem Garten in einem Vorort von Hannover. Seit der Einschulung ihrer Tochter arbeitet Frau Kloos halbtags als Verkäuferin in einem großen Kaufhaus. Für die Erziehung der Kinder, für die Haushaltsführung und Gartenarbeit ist sie alleine zuständig. Von ihrem Ehemann, der als selbständiger Immobilienmakler tätig ist, bekommt sie kaum Unterstützung.

Frau Kloos wird von ihrem Hausarzt mit einer Tachykardie bei Verdacht einer Hyperthyreose ins Krankenhaus eingewiesen. Im Verlauf der Pflegeanamnese, die noch am gleichen Tag durchgeführt wird, berichtet sie, daß sie noch nie ernsthaft krank gewesen sei. Sie wäre bisher nur zur Geburt ihrer Kinder und wegen einer Blinddarmoperation 1972 in der Klinik gewesen.

---

[1] Die Pflegeanamnese und der Pflegeplan sind von Frau Hildegard Gerken erstellt worden.

Patientenerhebungsbogen

Tag der Aufnahme:	*20. 4. 88*
Tag der Erhebung:	*20. 4. 88*

Name:	*Kloos, Elke*
Geschlecht:	*weibl.*
Geburtsdatum:	*10. 8. 43*
Alter:	*44*
Familienstand:	*verh.*
Beschäftigung:	*Verkäuferin (halbtags)*
Religion:	*protestantisch*

Anschrift:	*Akazienweg 5, Hannover*
Tel.:	*21 05 43*
Art der Wohnung:	*Reihenhs. mit Garten*
Personen, die dort wohnen:	*Ehemann, zwei Kinder*
Nächster Angehöriger:	*Ehemann, Peter Kloos*
Andere Bezugspersonen:	*Ehemann*
Soziale Dienste:	—

Wie nehmen der Patient/die Patientin ihren gegenwärtigen Gesundheitszustand wahr:

fühlt sich unruhig, und sie sei so durcheinander in der letzten Zeit; wirkt ängstlich

Gründe der Einweisung/Überweisung:

Tachykardie bei Verdacht auf Hyperthyreose

Medizinische Diagnose:

Verdacht auf Hyperthyreose

Anamnese:

1971 Geburt des Sohnes; 1977 Geburt der Tochter; 1972 Blinddarmoperation

Allergien:

nicht bekannt

Bedeutsame Lebenskrisen:

keine Angaben

Pflegeanamnese: Frau Kloos „Einschätzung der Aktivitäten des Lebens"

		Gewohnheiten im Bereich der Aktivitäten des Lebens (ALs)	Beeinträchtigungen in den ALs	Coping (Bewältigungsstrategien)
1	**Für eine sichere Umgebung sorgen**	fühlt sich in ihrer Ehe und ihrer häuslichen Umgebung sicher	Ehemann habe zu wenig Zeit – Einsamkeit	arbeitet im Haushalt, viel Garten; Erziehung der Kinder; Berufstätigkeit
2	**Kommunizieren**	empfindet sich seit einigen Wochen als launisch, lust- und kraftlos; KH: wechselt bei der Anamnese schnell die Themen; wirkt unruhig und fahrig; kann Augenkontakt nur kurz halten	plötzliche Stimmungsänderung; regt sich über „Lappalien" auf, ist „so durcheinander"	
3	**Atmen**	Ehemann berichtet, daß Ehefrau in den letzten Monaten vermehrt über Herzschmerzen klagt KH: atmet schnell und in den oberen Atemwegen; AF: 22/min; Puls: 124 fadenförmig und arrhythmisch; RR: 140/75	Herzschmerzen	atmet bei Schmerzen schneller, dann werden die Schmerzen weniger

Sie gibt an, daß sie sich mit ihrem Ehemann gut verstehe. Sie leide jedoch darunter, daß er soviel arbeite und nur wenig Zeit für sie und die Kinder habe. Aber daran habe sie sich inzwischen gewöhnt. Die Kinder hätten ihr bislang keine Probleme bereitet. Der Sohn sei sehr selbständig und gehe seine eigenen Wege. Mit der Tochter liefe alles reibungslos, außer daß sie keine Lust habe, ihre Schulaufgaben zu machen. Da müsse sie schon öfter mal Druck ausüben. Ihr selbst mache die viele Arbeit, die sie habe, Spaß. Sie bedauere aber, daß sie nicht mehr so unternehmungslustig sei wie vor ihrer Heirat. So sei sie, als sie noch alleine lebte, häufig ins Kino oder mit einer Freundin regelmäßig zum Schwimmen, ins Konzert oder zum Tanzen gegangen. Sie habe früher viel gelesen, komme jetzt aber nicht mehr so oft dazu.

Sie erzählt, daß sie sich etwa seit einem dreiviertel Jahr nicht mehr so wohl in ihrer Haut fühle. Abends sei sie müde, habe zu nichts mehr Lust oder Kraft. Sie sei sehr nervös, launisch, rege sich über „Lappalien" auf und schreie die Kinder an. Sie könne sich dies gar nicht erklären, weil sie sich so nicht kenne. Sie meint, daß ihr Verhalten vielleicht damit zusammenhänge, daß sie in den letzten Wochen schlecht geschlafen

habe und von daher unausgeglichen sei. Trotz Heißhunger und vermehrtem Essen habe sie in der letzten Zeit sechzehn Pfund abgenommen. Außerdem müsse sie viel schwitzen, was ihr nicht gerade angenehm sei. Früher sei es ihr immer eher zu kalt gewesen.

Als Herr Kloos am Abend seine Frau besucht, erzählt er der diensthabenden Pflegekraft, daß seine Frau seit einigen Monaten häufig über Herzschmerzen und schnellen Puls geklagt habe, deshalb habe er sie gedrängt, zum Arzt zu gehen.

Weiterführende Literatur zum pflegerischen Teil

Chilman, A. M., M. Thomas (eds.): Understanding nursing care. Churchill Livingstone, Edinburgh–London–Melbourne–New York 1987.

Krüskemper, G. K.: Psychodiagnostik und Psychotherapie bei Erkrankungen der Schilddrüse. Deutsche Krankenpflegezeitschrift, 41. Jg., Heft 6 (1988) 411–415.

Long, B. C., W. J. Phipps: Essentials of medical-surgical nursing. A nursing process approach. Mosby, St. Louis–Toronto–Princeton 1985.

Thompson, J. M., G. K. McFarland, J. E. Hirsch: Clinical nursing. Mosby, St. Louis–Toronto–Princeton 1986.

Pflegeplan „in bezug auf die ALs"

Probleme d/r Patienten/in	Patienten-/ Pflegeziele	Pflegemaßnahmen in bezug auf die ALs	Kontrolle (Bewertung, Evaluation)
fühlt sich zu Hause „leicht alleingelassen"		– bei Bedarf Gespräche anbieten – Besuchsverhalten des Ehemannes und der Kinder beobachten, ggf. mit ihnen reden	tgl. bis zum 23. 4.
klagt über plötzliche Stimmungsänderung	– soll Vertrauen zur Bezugspflegekraft entwickeln	– Anzahl der Gesprächs- und Bezugspersonen begrenzen	am 20. 4. klären
atmet schnell und oberflächlich, hat dabei Schmerzen Puls ist fadenförmig und arrhythmisch	– möchte langsamer und schmerzfrei atmen lernen (während des KH-Aufenthaltes) – möchte während des KH-Aufenthaltes keine zusätzl. Beeinträchtigungen aufgrund v. Pulsveränderungen erleiden – möchte die Wirkung, Einnahmeart und -zeit der Medikamente erklärt bekommen (am 20. 4. u. bei Bedarf) und verstehen (bis zur KH-Entlassung) – möchte Anzeichen von Nebenwirkungen kennen (bis zur Entlassung)	– Beobachtung der Tiefe, Atemfrequenz und der Qualität der Atmung (4–5× tgl.) – 4–6stdl. Kontrolle der Vitalzeichen – KG anmelden (Atemtherapie) – Pat. mehrmals tgl. n. Absprache mit KG zur Atemtechnik anhalten – Pat. auf Schmerzen beobachten (Situation, Häufigkeit, Dauer + Intensität) – bei der Kontrolle der Vitalzeichen insbesondere Veränderungen des Pulses beobachten – exakte regelmäßige (Zeit/Dosierung) Medikamenteneinnahme n. ärztl. Anordnung (s. Pkt. 4) – Wirkung der Reaktion auf Medikamente überprüfen (s. Pkt. 4) – Pat. Medikamente und deren Einnahme erklären – Wissen über Medikamente abfragen	tgl. bis zum 22. 4. Veränderungen notieren bis zum 22. 4. am 20. 4. tgl. neu absprechen bis zum 22. 4. Veränderungen notieren + Arzt sofort berichten tgl. neu überprüfen n. jeder Einnahme am 20. 4. + bei Bedarf 2 Tage v. d. Entlassung

		Gewohnheiten im Bereich der Aktivitäten des Lebens (ALs)	Beeinträchtigungen in den ALs	Coping (Bewältigungsstrategien)
4	Essen und Trinken	ißt ständig zwischen den 3 Hauptmahlzeiten, überwiegend Süßes, auch in der Nacht, wenn sie aufwacht; sie trinkt „normal viel"; d. h. morgens 1 Tasse Kaffee, zwischendrin mal ein Glas Milch oder Saft und abends Tee; ab und zu trinkt sie zum Essen ein Glas Wein KH: wiegt 54 kg, 173 cm groß	Heißhunger und Gewichtsverlust in den letzten Monaten	ißt immer zwischendurch um den Gewichtsverlust zu kompensieren
5	Ausscheiden	geht ca. 6–7× am Tag zur Toilette; läßt größere Mengen Wasser; gibt an, daß sie tagsüber und auch während der Nacht stark schwitzt; berichtet, daß sie in den letzten Wochen überwiegend Durchfall gehabt habe; vorher habe sie mehr unter Verstopfung gelitten	muß größere Mengen Wasser lassen; Durchfall	
6	Für seine persönliche Hygiene sorgen und sich kleiden	duscht tgl. 2–3×; pflegt sich mit „teuren" Körperkosmetika; kleidet sich „leicht", auch wenn sie leicht friert; zieht sich am Tag 2–3× um; wäscht sich tgl. die Haare (kurzer Pagenschnitt); KH: Haut an Armen und Beinen wirkt trocken	schwitzt während des Tages und in der Nacht „leicht erschlaffte" Haut	duscht sich mehrmals, cremt sich ein und zieht sich häufiger um
7	Die Körpertemperatur regulieren	schwitzt (s. Pkt. 5 + 6) und friert leicht; KH: 36,8 °C = Körpertemperatur	Schwitzen (s. Pkt. 5 + 6)	s. Pkt. 5 + 6
8	Sich bewegen	gibt an, daß sie bei körperlicher Betätigung vermehrt schwitzt	Schwitzen (s. Pkt. 5, 6 + 7)	s. Pkt. 5, 6 + 7
9	Arbeiten und sich in der Freizeit beschäftigen	arbeitet halbtags und kümmert sich um den Haushalt, die Kinder und um den Garten; seit einigen Wochen wird ihr die Arbeit zuviel; sie hat das Gefühl, es nicht mehr zu schaffen, und sie macht ihr nicht mehr soviel Spaß; in ihrer Freizeit möchte sie gerne mehr mit ihrem Ehemann unternehmen, aber er habe zu wenig Zeit	ständiges Müdigkeits- und Unlustgefühl Ehemann habe zu wenig Zeit für sie – fühlt sich alleingelassen –	versucht dagegen anzugehen, indem sie ihrer Arbeit „wie gewohnt" nachgeht; arbeitet viel (s. Pkt. 1)
10	Seine Geschlechtlichkeit leben	sagt, daß Regelblutung unregelmäßig und von kurzer Dauer sei (2 Tage), aber sie blute stark; gibt an, daß sie unter ihrer „leicht erschlafften Haut leide" – das würde „ihre Attraktivität beeinträchtigen"	„leicht erschlaffte Haut"	cremt sich nach jedem Duschen ein
11	Schlafen	geht häufig gegen 23 Uhr zu Bett, versucht zu lesen; schläft trotz Müdigkeit schlecht ein und in den letzten Wochen kaum noch eine Nacht durch; schwitzt nachts und geht zur Toilette	Ein- und Durchschlafstörung; Hungergefühl	versucht zu lesen; steht auf und ißt
12	Sterben			

Probleme des/r Patienten/in	Patienten-/ Pflegeziele	Pflegemaßnahmen in bezug auf die ALs	Kontrolle (Bewertung, Evaluation)
hat Heißhunger und ein ständiges Hungergefühl	– möchte „normal" essen können und das Gefühl des Heißhungers „loswerden" – möchte während des KH-Aufenthaltes Möglichkeiten einer „sinnvollen" Ernährung kennenlernen (bis zum 4. 5.) – möchte in 2 Wochen bis zu 3 kg zunehmen – wird tgl. 2–2,5 l Flüssigkeit zu sich nehmen (bis zum 23. 4.; danach auf 3 l erhöhen)	– Diätberatung anmelden – Absprache mit Diätassistentin – 6 Mahlzeiten (inkl. Spätmahlzeit) anbieten – Vorlieben absprechen und Eßverhalten beobachten – Pat. Gespräche über Ernährung anbieten – Medikamente s. Pkt. 3 – Pat. jeden 3. Tag vor dem Frühstück wiegen – Pat. über Notwendigkeit der Trinkmenge informieren + das Führen eines „Trinkprotokolls" erklären – Pat. aufklären, daß sie überwiegend Selters und Säfte trinken soll, keine koffein- + theinhaltigen Getränke	am 20. 4. am 22. 4. tgl. bei Bedarf am 23./26. 4. ... am 20. 4. + bei Bedarf, 1× tgl. Gesamtmenge bilanzieren am 20. 4. + bei Bedarf
hat 8 kg abgenommen trinkt weniger als 1,5 l Flüssigkeit am Tag			
muß am Tag größere Mengen Wasser lassen, fühlt sich „ausgetrocknet" schwitzt vermehrt am Tag und in der Nacht	– möchte ihr Miktionsverhalten kennenlernen und regulieren können (bis zum 4. 5.) – während des KH-Aufenthaltes sollte das Schwitzen nicht zunehmen	– Pat. das Messen der Urinmenge zeigen sowie das Führen eines Ausführprotokolls – Pat. Zusammenhang zwischen Trinkverhalten und Ausscheidung erklären – Pat. zum Führen des Ausfuhrprotokolls anhalten – „exakte" Medikamenteneinnahme (s. Pkt. 3 + 4) – Beobachtung der Schweißabgabe und Schweißqualität, Hautinspektion – Pat. die Möglichkeit zum Duschen anbieten sowie die Möglichkeit des „Wäschewechsels" – Pat. nach dem Duschen eine Feuchtigkeitsemulsion zur Körperpflege anbieten – Bettwäsche bei Bedarf wechseln – Trinkmenge entsprechend der Schweißabsonderung erhöhen	am 20. 4. + bei Bedarf Reakt. + Verhalten notieren am 20. 4. + bei Bedarf bis zum 23. 4. tgl. tgl. bei Bedarf tgl. s. Protokoll Pkt. 4
schwitzt vermehrt am Tag und in der Nacht (s. Pkt. 5) leidet unter ihrer „leicht erschlaffen Haut" schwitzt insbesondere bei Aufregung und nach körperl. Anstrengung	– s. Pkt. 5 – möchte zusätzliche Möglichkeiten kennenlernen, um die Elastizität der Haut wiederherzustellen (bis zum 4. 5.) – möchte lernen, mit nicht alltägl. Situationen sicher umzugehen (bis zur Entlassung) – möchte lernen, ihre körperl. Energien + Aktivitäten besser einzuteilen (bis zur Entlassung)	– s. Pkt. 5 – Masseur anmelden – Pat. Bürstenmassage erklären und zeigen (Selbstpflege) – Pat. Gespräch anbieten über Anwendung der Körperpflegemittel – Pat. tgl. Gespräche, insbesondere vor Untersuchungen anbieten; ggf. Gespräch mit Psychologen vermitteln – tgl. mit Pat. Aktivitäts- und Ruhephasen planen, Besuchszeit danach ausrichten	am 21. 4. am 21. 4. und bei Bedarf am 22. 4. tgl. + Reakt. sowie Verhalten notieren tgl. neu planen Verhalten notieren
schwitzt vermehrt ... (s. Pkt. 5)	– s. Pkt. 5	– mit Pat. über Kleidung sprechen (z. B. Materialien aus Naturfasern) – bei starkem Hitze- oder Kältegefühl Temperatur messen – ggf. zweite Decke anbieten	am 22. 4. tgl. erfragen
	– s. Pkt. 5, 6 + 7		
klagt über Müdigkeits- und Unlustgefühl fühlt sich vom Ehemann allein gelassen	– möchte lernen, ihre körperl. Energien besser einzusetzen (s. Pkt. 6) – möchte Arbeits- und Freizeitverhalten ändern (weniger Arbeit/ mehr Freizeit) – möchte lernen, über ihre Gefühle zu sprechen (während des KH-Aufenthaltes)	– tgl. mit Pat. Aktivitäts- und Ruhephasen planen (s. Pkt. 6) – Pat. tgl. Gespräche anbieten – mit Pat. über Arbeits- und Freizeitgestaltung sprechen, Pat. anhalten, ihre Gedanken schriftl. festzuhalten – Pat. unterstützen, Forderungen zu formulieren und durchzusetzen	 bei Bedarf tgl. Reakt. und Verhalten notieren
leidet unter ihrer „leicht erschlaffen Haut" und fühlt sich dadurch „nicht mehr so attraktiv" (s. Pkt. 6)	– s. Pkt. 6	– s. Pkt. 6 – Gespräch mit KG über Gymnastik anbieten	am 22. 4.
klagt über Schlafstörung und nächtliches Hungergefühl	– möchte mehrere Stunden (5–6) durchschlafen können	– Schlafrhythmus beobachten – Pat. zur Einnahme der Spätmahlzeit anhalten (s. Pkt. 4) – Aktivitäts- und Ruhephasen (s. Pkt. 6 + 9) – bei Einschlafstörung Einreibung des Körpers z. B. mit Pfefferminzteee anbieten – Medikamente lt. ärztl. Anordnung verabreichen + Wirkung überprüfen	tgl. bis zur Entlassung bei Bedarf bei jeder Medikamenteneinnahme

18 Krankheiten des endokrinen Systems II
Nebennieren und Hoden

W. GEISTHÖVEL

Das folgende Kapitel informiert über:

▷ die physiologische Bedeutung der in den Nebennieren und Hoden gebildeten Hormone;
▷ Grundzüge der Regulation der verschiedenen Hormone;
▷ die pathophysiologischen Veränderungen bei Unter- und Überfunktion;
▷ Leitsymptome der verschiedenen Unter- und Überfunktionszustände;
▷ Diagnostik und Therapie der Unterfunktion der Nebennierenrinde (Morbus ADDISON);
▷ Diagnostik und Therapie der Überfunktion der Nebennierenrinde (CUSHING-Syndrom; CONN-Syndrom);
▷ die therapeutischen Einsatzmöglichkeiten von Glucocorticoiden (Cortison) und die damit verbundenen Risiken;
▷ Diagnostik und Therapie der Überfunktion des Nebennierenmarks (Phäochromozytom); Bedeutung des Phäochromozytoms im Rahmen der Hochdruckdiagnostik;
▷ Diagnostik und Therapie der Unterfunktion der Hoden (männlicher Hypogonadismus mit Eunuchoidismus und/oder Zeugungsunfähigkeit).

I Allgemeiner Teil

Physiologie, Pathophysiologie und Erkrankungen der Nebennierenrinden stellen ein ungewöhnlich komplexes Gebiet dar. Demgegenüber steht die untergeordnete praktische Bedeutung von eigentlichen Nebennierenrinden-Erkrankungen, die vergleichsweise sehr selten vorkommen. Alltägliche Wichtigkeit erhält der Begriff *Nebennierenrinde* erst durch Medikamente, die sich von den Hormonen der Nebennierenrinden ableiten und bei verschiedensten Erkrankungen eingesetzt werden (z. B. Cortison-Präparate, Aldosteron-Antagonisten). Hier sind aber auch die insbesondere bei unsachgemäßer Anwendung dieser Präparate drohenden Gesundheitsstörungen zu erwähnen. Darüber hinaus müssen die Über- und Unterfunktionszustände der Nebenniere – auch wenn sie selbst nur selten vorkommen – von anderen Erkrankungen abgegrenzt werden, die wesentlich öfter auftreten und ähnliche Beschwerden und Symptome verursachen können.

Auch die wesentliche Erkrankung des Nebennierenmarks, die Überfunktion (Phäochromozytom), ist eine Rarität. Trotzdem gilt es, sie wegen ihres Leitsymptoms Bluthochdruck im klinischen Alltag besonders bei jüngeren Patienten mit Hochdruck differentialdiagnostisch zu berücksichtigen.

Bei den Erkrankungen der Hoden steht die Unterfunktion mit Unfruchtbarkeit und/oder Eunuchoidismus ganz im Vordergrund. Leider wird diesen relativ häufigen Störungen bis heute im ärztlichen Alltag viel zu wenig Bedeutung beigemessen.

1 Definitionen

Die beiden den Nieren oben aufliegenden Nebennieren bestehen aus einem inneren Teil, dem **Nebennierenmark** (**NNM**), und einem äußeren Mantel, **der Nebennierenrinde** (**NNR**). NNM und NNR stellen zwei voneinander unabhängige Hormondrüsen dar.

Der **Hoden** ist ein Drüsenorgan mit zwei unterschiedlichen Funktionen. In den Samenkanälchen findet die **Spermiogenese**, d. h. die Erzeu-

gung von reifen Samenzellen statt (**exkretorische Funktion**), während die Leydig-Zellen des Interstitiums (Zwischengewebe, hier zwischen den Samenkanälchen) der Hauptort der Bildung von **Adrogenen** sind (**inkretorische Funktion**).

2 Wirkungsweise der Hormone

2.1 Nebennierenrindenhormone

In der NNR werden vier Gruppen von Hormonen produziert: Glucocorticoide, Mineralcorticoide, Androgene und Östrogene. *Corticoide* bedeutet **Rindenhormone** (lat.: cortex = Rinde). Diese Hormone haben eine gemeinsame chemische Grundstruktur, nämlich eine ringförmige Verbindung von Kohlenstoff- und Wasserstoffatomen, die als Steran (Abb. 18-1) bezeichnet wird – daher auch die Bezeichnung **Steroidhormone**. Für Funktionsstörungen der Nebennierenrinde haben praktisch nur die ersten drei Gruppen Bedeutung, weshalb die Östrogene in dieser Darstellung unberücksichtigt bleiben.

Glucocorticoide: Der wichtigste Vertreter dieser Gruppe ist das **Cortisol**. (Durch chemische Abwandlungen entstehen daraus Cortison und andere synthetische Glucocorticoide, die eine ähnliche Wirkung haben und als Medikamente verwendet werden.)
Die wesentlichen Wirkungen sind:
▷ Steigerung der Umwandlung von Eiweiß und Fett in Zucker (**Gluconeogenese**; daher die Bezeichnung *Glucocorticoide*), Erhöhung der **Blutzuckerkonzentration**;

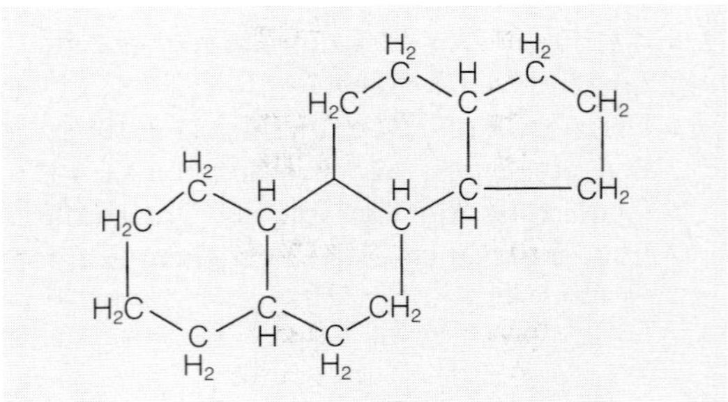

Abb. 18-1. Strukturformel des Sterans, des Grundstoffes vieler Hormone.

▷ **Bindegewebshemmung:** Entzündungen, auch Wundheilungsvorgänge, sind eine Reaktion des Bindegewebes und der Blutkapillaren, die durch Cortisol gebremst wird. Aus diesem Grund verwendet man Cortison zur Unterdrückung unerwünschter Entzündungserscheinungen, z. B. beim Rheuma oder bei Allergien;

▷ **Beschleunigung des Eiweißabbaus (katabole Wirkung):** Unter hohen Cortisongaben kann es zu einem Schwund von Muskelfasern und Knochenzellen kommen. Dadurch wird allmählich die Knochensubstanz reduziert. Der Knochen wird grob-porös (Osteoporose).

Mineralocorticoide: Der wichtigste Vertreter ist das **Aldosteron.** Dies Hormon reguliert in erster Linie den **Natrium-** und **Kalium-** und damit auch den **Wasserhaushalt,** indem es einerseits die Natriumrückresorption aus den Harnkanälchen der Niere fördert und damit die Natriumausscheidung bremst und andererseits die Ausscheidung von Kalium- und Wasserstoffionen steigert. Natrium ist mengenmäßig das wichtigste Ion der extrazellulären Flüssigkeit (EZF). Zur EZF gehören das Blut und die Gewebsflüssigkeit. Etwa 20% des Gewichts des erwachsenen Menschen macht die extrazelluläre Flüssigkeit aus. Zusammen mit den Natriumionen wird auch Wasser im Körper zurückgehalten; dadurch nimmt die Extrazellulärflüssigkeit zu. Hingegen führt eine gesteigerte Natriumausscheidung zu vermehrter Wasserausscheidung und zur Abnahme der Extrazellulärflüssigkeit.

Androgene (männliche Sexualhormone): Oft wird irrigerweise angenommen, daß beim weiblichen Geschlecht nur weibliche und beim männlichen Geschlecht nur männliche Sexualhormone gebildet werden. Dies trifft nicht zu. Bei beiden Geschlechtern werden männliche wie weibliche Sexualhormone sezerniert; beim Mann überwiegend die gonadalen androgenen Hormone, bei der Frau die weiblichen Sexualhormone. Die Androgene der NNR bewirken bei der Frau normalerweise das Entstehen der Scham- und Achselbehaarung. Bei pathologischer Überproduktion kommt es zur Ausbildung männlicher sekundärer Geschlechtsmerkmale (s. Abschn. I, 2.3).

2.2 Nebennierenmarkhormone

Im Nebennierenmark werden die Hormone **Adrenalin** und **Noradrenalin** gebildet, die (zusammen mit einigen verwandten Stoffen) als **Cat**echolamine bezeichnet werden. Catecholamine können nicht nur im NNM gebildet und ins Blut abgegeben werden, sondern ebenso in verschiedenen sympathischen Ganglien, die der Aorta und den großen Arterien im Brust- und Bauchraum angelagert sind. Catecholamine werden auch bei der Reizung sympathischer Nerven an den Nervenendigungen freigesetzt, z. B. in der Darm- oder Blutgefäßwand. Diese Form der Catecholaminfreisetzung tritt dann ein, wenn nur ein örtlicher Catecholaminreiz erforderlich ist (etwa im Zusammenhang mit der Darmperistaltik). Bei außergewöhnlichen Belastungen (Streß) dienen die Catecholamine jedoch der schnellen Umstellung des Gesamtorganismus auf hohe Leistungsbereitschaft. In diesem Fall werden die Hormone aus dem NNM und aus sympathischen Ganglien ins Blut abgegeben. Sie bewirken einerseits die Bereitstellung notwendiger Betriebsstoffe wie Glucose und freie Fettsäuren, andererseits eine Aktivierung von Organen wie Augen, Lunge, Herz, zentrales Nervensystem.

Auch in Ruhe werden vom NNM in geringen Mengen Catecholamine freigesetzt, überwiegend Noradrenalin. Die gesteigerte Sekretion bei **Streß** wird durch Nerven bewirkt, die das NNM versorgen. Es wird dabei in erster Linie **Adrenalin** ausgeschüttet. Die Wirkungen von Adrenalin und Noradrenalin sind teilweise ähnlich, teil-

Tabelle 18-1:
Physiologische Wirkungen der Catecholamine.

Wirkungen	Adrenalin	Noradrenalin
Glykogenabbau, Hemmung der Insulinausschüttung, Blutzuckeranstieg	+	+
Lipolyse (Spaltung der Neutralfette mit Anstieg der freien Fettsäuren im Blut)	+	+
Durchblutung der Skelettmuskulatur	↑	↓
Herzfrequenz	↑	↓
Erweiterung der Koronargefäße	+	+
Steigerung des Sauerstoffbedarfs des Herzmuskels	+	∅
Blutdruckanstieg	+	+
Erweiterung der Bronchialmuskulatur	+	∅
zentralnervöse Wirkungen (Unruhe, Angstgefühl, Brechreiz)	+	∅

weise unterschiedlich (Tab. 18-1). Die biologische Wirkung dieser Hormone kommt über eine Wechselwirkung zwischen den Catecholamin-Molekülen und spezifischen Rezeptoren der Zellen in den Erfolgsorganen zustande, wobei zwischen Alpha- und Beta-Rezeptoren zu unterscheiden ist.

Alpha-Rezeptoren vermitteln vornehmlich die **stimulierenden** Wirkungen der Catecholamine wie Gefäßverengung, Beschleunigung der Reizleitung im Myokard, Uteruskontraktion.
Beta-Rezeptoren hingegen haben vorwiegend hemmende Wirkungen wie Gefäßerweiterung, Uteruserschlaffung, Bronchialmuskelerschlaffung.

Es gibt Medikamente, mit denen man die Catecholaminwirkung beeinflussen kann. So ist z. B. ein **Beta-Rezeptorenblocker** ein Medikament, welches die Beta-Rezeptoren gegen die Wirkungen von Catecholaminen abschirmt.

2.3 Männliche Sexualhormone

Die Androgene (männliche Sexualhormone) sind nach ihrer chemischen Struktur **Steroidhormone** (s. 2.1); ihr Hauptvertreter ist das **Testosteron.**

In der Pubertät des Knaben steigt die Androgenproduktion an, es kommt zur Ausbildung von sekundären Geschlechtsmerkmalen des Mannes: Die Entwicklung des **Genitale,** der männlichen **Körperbehaarung,** des **Kehlkopfs,** der **Muskulatur,** des **Skeletts** und nicht zuletzt der **Psyche** werden durch androgene Hormone geprägt. Diese Entwicklungsvorgänge kommen dadurch zustande, daß die Androgene in den Zellen der betroffenen Gewebe und Organe **anabol** wirken, d. h. den Eiweißaufbau fördern. Der Begriff *Anabolika* ist aus der Sportwelt allgemein bekannt.

Bei den Anabolika handelt es sich um chemische Verwandte des Testosterons, das man abgewandelt hat in dem Bestreben, möglichst nur die Wirkungen an Muskulatur und Skelett zu erhalten und die Wirkung auf das Genitale, die Körperbehaarung und den Kehlkopf zurückzudrängen. Dieses Ziel ist bisher nur unvollkommen erreicht. Daher zeigen die Anabolika bei Frauen auch im Bereich des Genitale und der sekundären Geschlechtsmerkmale einschließlich des Kehlkopfs vermännlichende Wirkungen.

3 Regulation der Hormone

3.1 Nebennierenrindenfunktion

Das Regulationsprinzip der **Cortisolsekretion** entspricht in wesentlichen Aspekten dem der Schilddrüsenhormone (s. Kap. 17). Im Hypothalamus wird, in Anpassung an die Bedürfnisse des Gesamtorganismus und unter Berücksichtigung des vorhandenen Cortisol-Blutspiegels, **CRH** (Corticotropin-Releasing-Hormon) ausgeschüttet, welches im Hypophysenvorderlappen **ACTH** (adrenocorticotropes Hormon) freisetzt. Dieses stimuliert die Synthese und Ausschüttung von Corti-

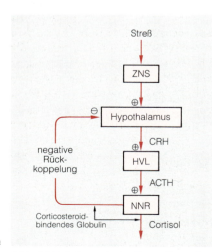
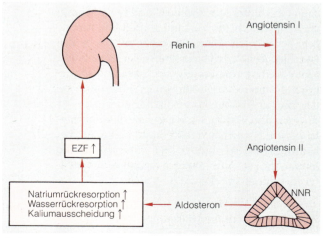

Abb. 18-2. Schematische Darstellung der Regulation der Nebennierenhormone;
a) Regelkreis Hypothalamus-Hypophysenvorderlappen-Nebennieren;
b) Renin-Angiotensin-Aldosteron-System.

sol. Das Prinzip der **negativen Rückkopplung** bewirkt bei hohem Cortisolspiegel eine Hemmung der ACTH-Freisetzung, bei niedrigem Cortisolspiegel dagegen eine verstärkte ACTH-Sekretion (Abb. 18-2a). Normalerweise unterliegt die Sekretion von Cortisol einer **Tagesrhythmik** mit einem Maximum in den Morgenstunden und einem Abfall zur Nacht hin; diese Rhythmik wird vom Hypothalamus gesteuert. Bei Streß besteht ein besonders hoher Bedarf an Cortisol, dessen Ausschüttung durch eine gesteigerte CRH-Freisetzung veranlaßt wird.

Die Sekretion von **Aldosteron** aus der NNR wird im wesentlichen durch ein andersartiges Regulationssystem gesteuert. In der Niere werden von bestimmten Zellen Veränderungen des extrazellulären Flüssigkeitsvolumens registriert, was auch die Bildung des Gewebshormons **Renin** beeinflußt.

Renin gelangt in den Blutkreislauf und bewirkt die Umwandlung des in der Leber gebildeten, zunächst noch unwirksamen Angiotensins I in die wirksame Form Angiotensin II. Dieses **Angiotensin** induziert in der NNR die Ausschüttung von Aldosteron. Der Regelkreis funktioniert so, daß bei Abnahme des extrazellulären Flüssigkeitsvolumens vermehrt Renin in der Niere gebildet wird, wodurch in verstärktem Maße aktives Angiotensin II und Aldosteron entstehen (Abb. 18-2b). Hierdurch kommt es zu einer **Abnahme der Natriumausscheidung** in der Niere und folglich – weil Natrium Flüssigkeit bindet – zu einer **Zunahme des extrazellulären Flüssigkeitsvolumens.**

Wenn umgekehrt das extrazelluläre Flüssigkeitsvolumen vermehrt ist, sinkt die Reninsekretion in den Nieren, wodurch letztlich das extrazelluläre Flüssigkeitsvolumen vermindert wird. Der über Hypothalamus und Hypophyse gesteuerten Aldosteronsekretion kommt nur untergeordnete Bedeutung zu.

Für die Ausschüttung der **androgenen Hormone** aus der NNR ist, entsprechend dem Cortisol, der hypothalamisch-hypophysäre Regelkreis mit seinen Hormonen CRH und ACTH von Bedeutung.

3.2 Hodenfunktion

Die endokrine und die exokrine Hodenfunktion werden durch Hypothalamus und Hypophyse gesteuert. Im Hypothalamus wird das Releasing-Hormon **LHRH** gebildet, das in der Hypophyse

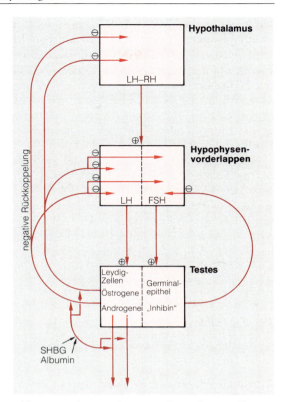

Abb. 18-3. Schematische Darstellung des Regelkreises Hypothalamus-Hypophysenvorderlappen-Testes.

das luteinisierende Hormon **LH** und das follikelstimulierende Hormon **FSH** freisetzt. (Die auf die Keimdrüsen wirkenden Hypophysenhormone des Mannes sind identisch mit denen der Frau).

LH stimuliert die LEYDIG-Zellen des Hodeninterstitiums zur Produktion von Androgenen. Steigt der Androgenspiegel zu weit an, wird die Freisetzung von LHRH und LH gedrosselt; fällt der Androgenspiegel zu stark ab, dann steigern Hypothalamus und Hypophyse die Ausschüttung ihrer stimulierenden Hormone (Abb. 18-3).

FSH regt die Spermiogenese in den Samenkanälchen des Hodens an. Wahrscheinlich existiert auch hier ein Rückkopplungsmechanismus, indem eine im Sperma des Mannes enthaltene Substanz *Inhibin* ins Blut übertritt und in der Hypophyse die Freisetzung von FSH bremst.

4 Pathophysiologie

4.1 Unterfunktion der Nebennierenrinden

Werden die Nebennierenrinden durch krankhafte Prozesse zerstört, fehlen dem Körper die

NNR-Hormone. Weil hier die Ursache für den Hormonmangel in den NNR selbst liegt, wird diese Form als **primäre NNR-Insuffizienz** (Morbus ADDISON) bezeichnet. Unter einer **sekundären NNR-Insuffizienz** versteht man eine Funktionsstörung der NNR als Folge einer Insuffizienz des Hypophysenvorderlappens mit mangelnder Abgabe des die NNR stimulierenden Hormons ACTH.

Eine passagere (= vorübergehende) Form einer sekundären NNR-Insuffizienz findet sich nach längerfristiger Behandlung mit NNR-Hormonen in höheren Dosen. Im Rahmen der negativen Rückkopplung wird wegen der hohen Spiegel an Corticoiden im Blut im Hypothalamus kein CRH und infolgedessen in der Hypophyse kein ACTH mehr ausgeschüttet. Das führt zu einer funktionellen Ruhigstellung der NNR.

4.2 Überfunktion der Nebennierenrinden

4.2.1 Überproduktion von Cortisol (CUSHING-Syndrom)

Als **Cushing-Syndrom** bezeichnet man ein Krankheitsbild mit recht typischen klinischen Symptomen, das durch ein **Überangebot an Glucocorticoiden** bzw. ihren synthetischen Abkömmlingen (im Falle einer Behandlung mit solchen Medikamenten) hervorgerufen wird. Die wesentliche pathologische Grundlage der Veränderungen liegt im Abbau von Eiweiß zugunsten einer verstärkten Produktion von Zucker und Fett unter dem Einfluß des Hormonüberschusses.

4.2.2 Überproduktion von Aldosteron

Kommt der Überschuß an Mineralocorticoiden durch einen Tumor der NNR zustande, liegt ein **primärer Aldosteronismus (Conn-Syndrom)** vor. Als **sekundären Aldosteronismus** bezeichnet man Zustände mit vermehrter Aldosteronsekretion, deren Ursache hauptsächlich in mit Ödemen einhergehenden Krankheiten wie nephrotischem Syndrom, Leberzirrhose und Herzinsuffizienz zu suchen ist. Hierbei führt eine gesteigerte Renin-Angiotensin-Sekretion zur Erhöhung der Aldosteronsekretion.

4.2.3 Überproduktion von Androgenen (Adrenogenitales Syndrom)

Als **adrenogenitales Syndrom** wird eine Gruppe von Krankheitsbildern bezeichnet, denen eine

Überproduktion von aus der NNR stammenden Androgenen gemeinsam ist.

Infolge eines angeborenen Enzymdefekts kann z. B. der Aufbau von Cortisol in der NNR gestört sein, während die Synthese der anderen NNR-Hormone ungestört verläuft. Wegen des zu niedrigen Cortisolspiegels im Blut wird die NNR verstärkt durch ACTH stimuliert, was zu einer starken Ausschüttung von Androgenen bei blockierter Cortisolsynthese führt. Bei Knaben kommt es zu einer verfrühten Ausbildung der sekundären Geschlechtsmerkmale (**Pubertas praecox**) mit Penisvergrößerung und Schambehaarung, bei Mädchen zu einer starken **Virilisierung** (Vermännlichung) mit männlicher Ausprägung der sekundären Geschlechtsmerkmale und erheblicher Vergrößerung der Klitoris.

4.3 Überfunktion des Nebennierenmarks (Phäochromozytom)

Im Gegensatz zur Nebennierenrinde spielen Unterfunktionszustände des Nebennierenmarks keine Rolle, weil selbst bei seinem totalen Ausfall Catecholamine in ausreichendem Maße in den sympathischen Ganglien gebildet werden können.

Dagegen gibt es eine mit eindrucksvollen Symptomen einhergehende Überfunktion als Folge einer übermäßigen Bildung von Catecholaminen, die ins Blut abgegeben werden. Ursache hierfür ist ein meist gutartiger Tumor des Nebennierenmarks, das **Phäochromozytom**.

4.4 Unterfunktion der Hoden (Testesinsuffizienz)

Entsprechend der zweifachen Funktion der Hoden kann es zu einer Störung der exkretorischen und/oder der inkretorischen Hodenfunktion kommen. Die **exkretorische** Funktion kann isoliert geschädigt sein. Da das äußerliche Bild des Mannes (Phänotypus) ausschließlich durch die Androgene bestimmt wird, unterscheidet sich ein solcher Patient, den in erster Linie ein bisher nicht erfüllter Kinderwunsch zum Arzt führt, phänotypisch nicht von einem gesunden Mann. Bei einer **inkretorischen** Testesinsuffizienz fehlt die vermännlichende Wirkung der Androgene, und die Pubertät bleibt aus. Bei nach der Pubertät eintretender inkretorischer Insuffizienz sind die Ausfallserscheinungen im wesentlichen geringer. Oft liegt eine kombinierte Schädigung der exkretorischen und der inkretorischen Hodenfunktion vor. Wie bei anderen endokrinen Drüsen kann es sich um eine primäre oder sekundäre Insuffizienz handeln. Findet sich die Ursache der Störung im Hoden selbst, spricht man von einer **primären Testesinsuffizienz**, hingegen von einer **sekundären Testesinsuffizienz**, wenn die Sekretion von LH und/oder FSH aus der Hypophyse beeinträchtigt ist.

Überfunktionszustände als Folge einer Überproduktion von Androgenen sind sehr selten. Sie werden nur bei Tumoren der Hoden oder bei der sog. ektopischen Gonadotropinbildung bei Vorliegen bestimmter Tumoren (z. B. Bronchialkarzinom) gefunden.

5 Leitsymptome

5.1 Unterfunktion der Nebennierenrinde

Der Mangel an NNR-Hormonen führt zu einer schwerwiegenden Stoffwechselstörung mit Reduktion vieler Lebensvorgänge. Die allgemeine **Schwäche** ist in erster Linie Folge der **Erniedrigung von Blutdruck** und **Blutzucker**. Eine Eigentümlichkeit der primären NNR-Insuffizienz besteht in einer übermäßigen **Hautpigmentierung**. Deren Ursache liegt darin, daß wegen des Cortisolmangels über eine vermehrte Ausschüttung des hypothalamischen Hormons CRH auch die Hypophyse angeregt wird. Diese reagiert nicht nur mit der Sekretion von ACTH, sondern auch eines zweiten Hormons, des **MSH** (Melanozyten-stimulierendes Hormon). Im Gegensatz zur primären NNR-Insuffizienz fehlt bei der sekundären NNR-Insuffizienz die ACTH- und MSH-Ausschüttung, weshalb im letzteren Fall die Hautpigmentierung vermindert ist.

5.2 Überfunktion der Nebennierenrinde

Das Kardinalsymptom des CUSHING-Syndroms ist eine besondere Form der Fettsucht (Adipositas), die sog. **Stammfettsucht** (s. Abb. 18-4). Hierunter versteht man eine Fettsucht, die in erster Linie den Rumpf betrifft, während die Extremitäten schlank sind. Im Gegensatz dazu betrifft die weitaus häufigste Form der Adipositas – die durch überschüssige Kalorienzufuhr bedingte (alimentäre) – den ganzen Körper. Die Stammfettsucht des CUSHING-Syndroms wird begleitet von zwei weiteren typischen Zeichen, nämlich dem geröteten *Vollmondgesicht* und dem sog. *Büffelnacken* (kissenartiges Fettpolster im Bereich der unteren Halswirbelsäule) (Abb. 18-5).

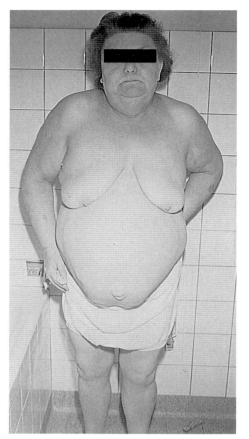

Abb. 18-4. Stammfettsucht mit relativ schlanken Beinen beim CUSHING-Syndrom.

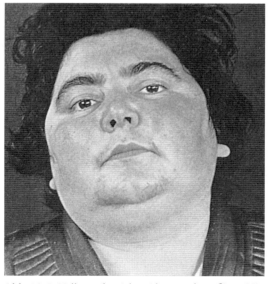

Abb. 18-5. Vollmondgesicht, Akne und mäßiger Hirsutismus beim CUSHING-Syndrom (aus: Labhart, A.: Klinik der inneren Sekretion, Springer 1978).

Das CONN-Syndrom ist durch die typische Symptomkombination von **Hochdruck** und **Hypokaliämie** gekennzeichnet.

5.3 Überfunktion des Nebennierenmarks

Das Leitsymptom dieser Erkrankung ist **Bluthochdruck**. Auch wenn diese Form der Hypertonie selten ist, muß sie doch im klinischen Alltag insbesondere bei jüngeren Patienten immer wieder differentialdiagnostisch mitbedacht werden. Weitere Hauptsymptome sind stechender **Kopfschmerz**, **Schwitzneigung** und **Herzklopfen**.

5.4 Unterfunktion der Hoden

Das entscheidende Symptom der **exokrinen** Hodeninsuffizienz ist die **Infertilität** (Unfruchtbarkeit). Phänotypisch bestehen gegenüber einem Mann mit normaler Hodenfunktion – abgesehen von verkleinerten Hoden – keine Abweichungen.

Im Vordergrund der Symptomatik der **inkretorischen** Hodeninsuffizienz steht die fehlende anabole Wirkung auf die Haut und ihre Anhangsorgane, den Kehlkopf, Muskulatur und Skelett sowie den Genitalbereich. Die Folgen sind **fehlende Gesichts-, Körper- und Schambehaarung, helle Stimme, eunuchoider Hochwuchs** (s. S. 411), **Unterentwicklung der Genitalien.**

II Spezieller Teil

1 Nebennierenrinde

1.1 NNR-Insuffizenz

Epidemiologie

Sowohl die primäre wie die sekundäre NNR-Insuffizienz sind seltene Krankheiten. Die Häufigkeit des Morbus ADDISON wird mit 5:25 000 angegeben, die des SHEEHAN-Syndroms als der relativ häufigsten Unterform des Panhypopituitarismus (Minderung bzw. Ausfall der Hormonproduktion in der Hypophyse) in etwa gleicher Größenordnung mit 1:10 000.

Ursachen und Pathogenese

Als Ursache des Morbus ADDISON haben hauptsächlich zwei Möglichkeiten Bedeutung. Zum einen kann es durch einen noch nicht geklärten Defekt im Immunsystem zur Ausbildung von **Antikörpern** gegen das NNR-Gewebe kommen, wodurch dieses zerstört wird. Des weiteren können die NNR im Rahmen einer **Tuberkulose** befallen werden. Die NNR-Tuberkulose ist aber seit einiger Zeit deutlich im Abnehmen begriffen.

Unter den Ursachen der **sekundären** NNR-Insuffizienz bzw. der Hypophyseninsuffizienz spielen der **Blutverlust unter einer Geburt** (postpartale Nekrose, SHEEHAN-Syndrom) und die Zerstörung des Vorderlappens durch einen **Hypophysentumor** die Hauptrolle.

Symptome

Im Vordergrund der von Patienten mit Morbus ADDISON beklagten Beschwerden stehen **Müdigkeit, Adynamie** (Kraftlosigkeit) und **Gewichtsabnahme** als Folge mangelnder Nahrungsaufnahme. Weitere Auffälligkeiten sind: Neigung zu Benommenheit, Schwindelgefühl, Schwäche- und Hungergefühl, Zittern. Diese Symptome sind durch **hypotone Kreislaufstörungen** (Neigung zu Blutdruckabfall als Folge des Mangels von Mineralocorticoiden) und/oder **Hypoglykämie** (erniedrigter Blutzucker als Folge des Mangels an Glucocorticoiden) bedingt. Die hypotone Kreislaufreaktion zeigt sich besonders durch **Blutdruckabfall im Stehen.**

Das auffälligste Symptom beim Morbus ADDISON ist die nur selten fehlende **Hautverfärbung**, die in der Regel den ganzen Körper betrifft, aber bestimmte Stellen bevorzugt, so Hautfalten, Brustwarzenhöfe, perianale und perigenitale Region, Mundschleimhaut.

Wie bereits erwähnt, ist dies die Folge der Überproduktion von MSH in der Hypophyse. Im Bereich der Hautanhangsorgane ist bei Frauen als Folge des Ausfalls androgener Hormone der NNR oft ein vermindertes Wachsen oder **Fehlen der Scham- und Axillarbehaarung** zu bemerken. **Psychische Veränderungen** können von mangelnder Konzentrationsfähigkeit bis hin zu erheblichen Wesensveränderungen reichen. Inkonstante **laborchemische Veränderungen** sind Hypoglykämie, Hyponatriämie, in fortgeschrittenen Fällen Hyperkaliämie, Hyperkalzämie und im Blutbild

Eosinophilie. Patienten mit NNR-Insuffizienz sind in Belastungssituationen (Streß) gefährdet, weil der Körper zur Bewältigung von Streß Glucocorticoide benötigt. Es kann daher bei Infektionskrankheiten, Operationen oder Unfällen zu einem lebensgefährlichen Versagen von Körperfunktionen kommen, der sog. **Addison-Krise**. Die Hauptsymptome dabei sind extremer **Schwächezustand, Austrocknung, Untertemperatur, Hypotonie, Erbrechen, Durchfälle, Hypoglykämie**.

Diagnostik

Bei klinischem Verdacht auf NNR-Insuffizienz sind die wichtigsten Untersuchungen:

▷ Bestimmung des morgendlichen (**basalen**) **Plasma-Cortisolspiegels**;
▷ Prüfung der **Stimulierbarkeit der Cortisolsekretion durch ACTH-Gabe** zur Unterscheidung zwischen einer primären und einer sekundären Insuffizienz (was aufgrund der klinischen Symptome nicht immer gelingt). Steigt das Plasma-Cortisol nach der Gabe von ACTH nicht an, liegt eine **primäre** Insuffizienz vor. Kommt es zu einem Anstieg, handelt es sich um eine **sekundäre** Insuffizienz (hierbei ist die NNR primär nicht krank, reagiert also auf entsprechende Stimulation).

Therapie und Prognose

Die Behandlung besteht in einer lebenslangen Substitution von Gluco- und Mineralocorticoiden. Diese Therapie ist einfach und sehr wirkungsvoll. Die Patienten fühlen sich gesund und leistungsfähig und sind in der Lage, ein normales Leben zu führen.

1.2 Cushing-Syndrom

Epidemiologie

Das CUSHING-Syndrom ist selten. Es kommt in einer Häufigkeit von 1:1000 bis 1:10 000 vor. Frauen sind etwa drei- bis viermal häufiger befallen als Männer.

Ursachen und Pathogenese

Dem CUSHING-Syndrom liegt immer ein Überangebot an Glucocorticoiden zugrunde. Die Ursache dieses Hyperkortizismus kann in einer gutartigen oder bösartigen Geschwulst (**Adenom, Karzinom**) liegen oder in einer übermäßigen Stimulation beider NNR durch übergeordnete Regulationszentren, z.B. durch ein **ACTH-produzierendes Adenom** des Hypophysenvorderlappens (s.

Kap. 17); schließlich kann auch eine ACTH-Bildung in bestimmten Tumoren zu einer beidseitigen Hyperplasie der NNR mit Überproduktion von NNR-Hormonen führen.

> Die häufigste Ursache eines CUSHING-Syndroms oder eines CUSHING-ähnlichen Bildes liegt in der **Gabe von Corticoiden** als Medikamente, die bei einer Vielzahl von Erkrankungen eingesetzt werden.

Symptome

Bei voller Entwicklung ist das Krankheitsbild des CUSHING-Syndroms sehr eindrucksvoll. Die überwiegende Zahl der Hauptsymptome ist bereits durch **Inspektion** erfaßbar:

▷ **Stammfettsucht** und Ausbildung des *Vollmondgesichts* und des *Büffelnackens* bei schlanken Extremitäten;
▷ **Hautveränderungen:** dünne, glänzende, gut durchblutete Haut; **Pyodermien** (eitrige Pustelausschläge), die oft schlecht heilen; charakteristische rote Streifen (**Striae rubrae**) vor allem über den Hüften, den Oberschenkeln und den Brüsten;
▷ **Muskelschwund;**
▷ Wirbelsäulenveränderungen aufgrund von zum Teil schwerer **Osteoporose** (Knochenentkalkung);
▷ weitere typische Veränderungen: **Hypertonie** und **Diabetes mellitus**.

Alle diese Auffälligkeiten lassen sich auf die Umstellung des Stoffwechsels von vermehrtem Eiweißabbau zugunsten einer verstärkten Glucose- und Fettproduktion unter dem Einfluß der im Übermaß gebildeten Glucocorticoide zurückführen. Die Osteoporose hat oft **Schmerzen im Bereich der Wirbelsäule** zur Folge. Im Laufe der Zeit kann es zum Zusammensinken der Wirbelsäule kommen. Auch **Spontanfrakturen** im Bereich der Extremitäten können auftreten. Die meisten Patienten vermögen für die Entwicklung der Fettsucht einen ungefähren Zeitpunkt anzugeben, im Gegensatz zum konstitutionell-alimentär Fettsüchtigen, der meist berichtet, „schon immer dick gewesen zu sein". Die Durchsicht früherer Fotografien kann hier hilfreich sein. Neben den äußeren Veränderungen klagen die Patienten häufig über **Müdigkeit** bis hin zu völliger **Kraftlosigkeit**. Nicht selten fallen dem Kranken und/ oder seiner Umgebung auch deutliche **Wesensveränderungen** auf.

Diagnostik

Bei Verdacht auf ein CUSHING-Syndrom kommt neben der Funktionsdiagnostik auch eine morphologische Diagnostik zur Anwendung.

Die wesentlichen **funktionsdiagnostischen** Maßnahmen sind:

▷ morgendliche Konzentration oder besser **Tagesprofil der Plasma-Cortisolkonzentration.** Der morgendliche Wert (Basalwert) allein genügt nicht zur Erkennung einer Cortisolübersekretion, weil der obere Grenzwert unter Normalbedingungen (z. B. „Streß" durch Blutentnahme!) sehr stark schwanken kann. Die normale Tagesrhythmik der Cortisolsekretion (Maximum in den Morgenstunden, Abfall zur Nacht hin) ist beim CUSHING-Syndrom jedoch in typischer Weise aufgehoben;

▷ Bestimmung der **Ausscheidung von freiem Cortisol im 24-Stunden-Sammelurin;**

▷ **Dexamethason-Test:** Dexamethason ist ein synthetisches Corticoid, welches in starkem Maße das Hypothalamus-Hypophysen-System durch negative Rückkopplung hemmt. Fällt nach Gabe von Dexamethason der Cortisolspiegel nicht ab, dann handelt es sich um eine **autonome** Cortisolübersekretion, d. h., die Cortisolsekretion unterliegt nicht der Regulation durch Hypothalamus und Hypophyse;

▷ Bestimmung des **ACTH** im Plasma zur Differenzierung zwischen zentraler Ursache (z. B. Hypophysenadenom) und peripherer Ursache (z. B. Adenom oder Karzinom in der NNR): Bei **zentraler Ursache** ist der ACTH-Spiegel erhöht, während bei **peripherer Ursache** die ACTH-Konzentration stark erniedrigt bzw. nicht meßbar ist.

In der **morphologischen** Diagnostik stehen heute **Sonographie** und **Computertomographie** ganz im Vordergrund. Im normalen Röntgenbild der Bauchregion sind die Nebennieren nicht zu erkennen.

Therapie und Prognose

Bei einer **Geschwulst** besteht die Therapie in der **Entfernung der befallenen Nebennieren.** Soweit es nicht schon zu irreparablen Schäden, z. B. Knochendeformierungen, gekommen ist, kann sich das Krankheitsbild vollständig zurückbilden. Bei **inoperablen NNR-Karzinomen** ist der – allerdings wenig aussichtsreiche – Versuch mit einer **medikamentösen Behandlung** erlaubt.

Handelt es sich um eine Hyperplasie der NNR infolge übermäßiger Stimulation aus dem **Hypothalamus-Hypophysenbereich,** sind verschiedene Behandlungsmöglichkeiten gegeneinander abzuwägen. In Frage kommen **medikamentöse** Bremsung der NNR-Hormonbildung, **operative Entfernung beider Nebennieren** und Substitution der NNR-Hormone, operative **Entfernung eines Hypophysenadenoms** (selektive Hypophysektomie). Der Behandlungserfolg ist nicht eindeutig vorhersagbar, daher entsprechend unterschiedlich auch die Prognose.

1.3 Primärer Aldosteronismus (Conn-Syndrom)

Epidemiologie

Das CONN-Syndrom ist eine sehr seltene Erkrankung, deren Häufigkeit nicht klar ist. Das weibliche Geschlecht ist etwa zwei- bis dreimal öfter betroffen als das männliche.

Ursachen und Pathogenese

Die Ursache liegt in einem Aldosteron-produzierenden Tumor der NNR (**Aldosterom**). Es handelt sich um ein Adenom, das in 90% solitär vorkommt, und zwar auf der linken Seite zwei- bis dreimal so häufig wie auf der rechten.

Symptome

Im Vordergrund des Krankheitsbildes steht ein **Bluthochdruck,** der Kopfschmerzen verursachen und bei längerem Bestehen wie jeder Bluthochdruck zu Gefäßveränderungen und Herzvergrößerung mit Herzinsuffizienz führen kann. Das zweite Hauptsymptom ist eine **Hypokaliämie,** die in Verbindung mit anderen metabolischen Veränderungen zu folgenden Störungen führen kann: Muskelschwäche, anfallsweise Muskellähmungen, tetanische Anfälle, **Polyurie** (Ausscheidung einer großen Harnmenge) und **Polydypsie** (Bedürfnis, viel zu trinken).

Differentialdiagnostisch müssen zunächst Zustände mit Hypokaliämie abgegrenzt werden, die nicht in einem CONN-Syndrom ihre Ursache haben. Von praktischer Bedeutung ist hier vor allem der Kaliummangel bei Einnahme von **Saluretika** *(Wassertabletten),* **Abführmitteln** und **Lakritzen.** Des weiteren sind Krankheiten zu berücksichtigen, die mit einer lediglich regulativ vermehrten Aldosteronsekretion einhergehen (sekundärer Aldosteronismus; s. Abschn. I, 4.2.2).

In erster Linie sind das Herzinsuffizienz, nephrotisches Syndrom und Leberzirrhose.

Diagnostik

Bei Verdacht auf Aldosteronhypersekretion werden folgende Untersuchungen durchgeführt:
▷ Bestimmung des morgendlichen **Plasma-Aldosteronspiegels**;
▷ Bestimmung der **Aldosteronausscheidung** im 24-Stunden-Sammelurin;
▷ Liegt eine Überproduktion vor, so prüft man, ob durch **Funktionsteste** die Aldosteronproduktion beeinflußbar ist (was gegen ein Adenom sprechen würde, da dieses durch die Autonomie charakterisiert ist). Bei Wechsel der Körperlage (**Orthostase-Test**) steigt normalerweise der Aldosteronblutspiegel an. Nach reichlicher **Kochsalzzufuhr** über mehrere Tage nimmt die Aldosteronproduktion normalerweise ab.

Therapie und Prognose

Die Therapie der Wahl ist eine **Entfernung der erkrankten Nebenniere**. Danach ist mit einer schnellen Normalisierung der Stoffwechselveränderungen zu rechnen, während der Hochdruck sich innerhalb weniger Monate normalisiert oder bessert.

1.4 Therapeutischer Einsatz von Nebennierenrindenhormonen

NNR-Hormone oder synthetische Abkömmlinge (Derivate) der Glucocorticosteroide werden bei verschiedenen allgemeinen Indikationen eingesetzt:
▷ zur **Substitutionstherapie** (Ersatztherapie) bei NNR-Insuffizienz zur Deckung eines Defizits;
▷ zur **Hemmtherapie** bei adrenogenitalem Syndrom. Genaugenommen handelt es sich hierbei um eine kombinierte Substitutions- und Suppressionsbehandlung. Die infolge eines Enzymdefektes fehlenden Glucocorticoide (s. Abschn. I, 4.2.3) werden durch Cortisol ersetzt, gleichzeitig wird dadurch die überschießende ACTH-Freisetzung, die zur vermehrten Sekretion von Androgenen geführt hat, gehemmt;
▷ zur **pharmakodynamischen Therapie**; das praktisch wichtigste Anwendungsgebiet für NNR-Hormone liegt außerhalb des eigentlichen endokrinologischen Sektors. Es handelt sich um die Therapie einer Vielzahl von Erkrankungen aus verschiedenen Fachgebieten der Medizin

mit Derivaten der Glucocorticosteroide. Es haben sich hierfür die Bezeichnungen *Cortisontherapie* oder *Corticoidtherapie* eingebürgert. Hierbei ist nicht Substitution, also Ausgleich eines Defizits, das Ziel, sondern die **Hemmung von Bindesgewebsreaktionen**, die physiologischerweise eine Hauptwirkung der Glucocorticoide darstellt. Um einen therapeutischen Bremseffekt auf Entzündung, Exsudation und Proliferation zu erreichen, müssen meist, insbesondere in der Anfangsphase einer Behandlung, unphysiologisch hohe Dosen von Cortison eingesetzt werden (sog. pharmakodynamische Therapie im Gegensatz zur Substitutionstherapie mit Ersatz nur des fehlenden Quantums an Corticoiden).

Es ist leicht zu verstehen, daß die Cortisontherapie in Abhängigkeit von Dosis und Dauer der Anwendung zu einer Vielzahl von unerwünschten **Nebenwirkungen** und **Risiken** führen kann. Nach einer längerfristigen höherdosierten Behandlung entsteht ein **Cushing-Syndrom**. Umgekehrt kann sich nach abruptem Absetzen einer solchen Therapie eine **passagere** sekundäre **NNR-Insuffizienz** bzw. eine Funktionsstörung des Hypothalamus-HVL-Systems entwickeln. Das kann für den Patienten in Streßsituationen gefährlich werden, wenn ein erhöhter Bedarf an Cortisol besteht, dies jedoch nicht in ausreichendem Maße bereitgestellt werden kann. Bei Patienten mit latentem Diabetes kann sich unter Cortison eine manifeste Zuckerkrankheit ausbilden (sog. **Steroid-Diabetes**). Bei bereits manifester diabetischer Stoffwechsellage droht eine Entgleisung. Die katabole Wirkung von Corticoiden kann Störungen im Eiweißhaushalt zur Folge haben. Die wichtigste damit zusammenhängende Erkrankung ist die **Osteoporose**, die zu den schwerwiegendsten Komplikationen einer Cortisontherapie zählt. Im Bereich der **Haut** stehen **atrophisierende** Veränderungen (verdünnte Haut, Neigung zu kleinen Einblutungen) im Vordergrund. Aber auch **Hirsutismus** (verstärkte Behaarung im Gesicht, an den Brüsten und im Schambereich) sowie **Akne** haben Bedeutung. Unter Cortisontherapie ist das **Infektionsrisiko** durch Hemmung u. a. des Leukozytenaustritts und der Antikörperbildung erhöht.

> Es hat sich im Laufe der Zeit erwiesen, daß bei einer Dosis von täglich nicht mehr als etwa **7,5 mg Prednison** (z. B. Ultracorten®;

vergleichbar auch Ultralan®, Decortilen®, Urbason®), was etwa einer Dosis von **40 mg Cortison** entspricht, die Entwicklung eines CUSHING-Syndroms und anderer Störungen meist unterbleibt. Diese Dosis wurde deshalb **Cushing-Schwelle** genannt.

Eine andere wichtige Regel bei der Behandlung mit Corticoiden ist, das Corticoid-Präparat nicht – wie von anderen Medikamenten gewohnt – über den Tag verteilt zu geben, sondern die **gesamte Dosis morgens** auf einmal (**zirkadianer Rhythmus**) oder noch besser die doppelte Dosis jeden zweiten Tag mit einem Tag Pause dazwischen (**alternierender Rhythmus**).

Die wichtigsten **Anwendungsgebiete** für die Cortisontherapie sind: rheumatische Erkrankungen (z. B. chronische Polyarthritis, Polymyalgia rheumatica), allergische Erkrankungen (z. B. Asthma bronchiale, anaphylaktischer Schock), Lungenerkrankungen (z. B. Lungenfibrose, Sarkoidose), Blut- und Tumorerkrankungen (z. B. hämolytische Anämie, Panzytopenie, maligne Lymphome), Nierenerkrankungen (z. B. nephrotisches Syndrom), HNO-Erkrankungen (z. B. akute Kehlkopf- und Luftröhrenstenose), Hauterkrankungen (z. B. akutes Exanthem), Augenerkrankungen (z. B. Hornhautentzündungen).

2 Überfunktion des Nebennierenmarks

Epidemiologie

Die Häufigkeit des Phäochromozytoms wird sehr unterschiedlich angegeben (zwischen 1:200 und 1:40 000 in verschiedenen Statistiken); jedenfalls gilt es als ziemlich seltener Tumor. Er wird am häufigsten zwischen dem 20. und 50. Lebensjahr angetroffen und kommt bei Männern und Frauen in etwa gleichem Ausmaß vor.

Ursachen und Pathogenese

Ursächlich liegt dem Überfunktionszustand des NNM in 90% der Fälle ein benignes Phäochromozytom zugrunde, das ungesteuert im Übermaß Catecholamine bildet und ins Blut ausschüttet. Zehn Prozent der Phäochromozytome sind maligne.

Symptome

In typischen Fällen klagen die Patienten über **anfallsweise** auftretende Beschwerden wie **Übelkeit** und **Erbrechen, Schwarzwerden vor den Augen,** starkes und schnelles **Herzklopfen, Schweißausbruch, Blässe, Kopfschmerzen, Sehstörungen, Ohrensausen, Angstgefühl.** Oft wird der Anfall durch eine körperliche Anstrengung oder durch einen Lagewechsel ausgelöst. Dabei ist der **Blutdruck** stark, gelegentlich auch extrem erhöht. Nach dem Anfall kehrt die rosige Hautfarbe bald zurück. Es fällt dem Patienten bald eine starke **Harnflut** auf. Über längere Zeit fühlt er sich noch oft sehr müde. In schweren Fällen kann es bei einer solchen Blutdruckkrise zu **Herzrhythmusstörungen** und zu einem **Linksherzversagen** mit Lungenödem und tödlichem Ausgang kommen.

Der Bluthochdruck tritt entweder in der Form eines anfallsweisen (paroxysmalen) Hochdrucks oder in der Form eines Dauerhochdrucks auf. Die Form der **paroxysmalen Hypertonie** findet man bei etwa 40–50% der Patienten mit Phäochromozytom. Bei den übrigen Patienten liegt ein **Dauerhochdruck** vor, dessen Symptomatik sich von anderen Hochdruckformen nicht eindeutig unterscheidet.

Diagnostik

Zum Nachweis der übermäßig ausgeschütteten Catecholamine bestimmt man die **Catecholamine** bzw. ihre Abbauprodukte im 24-Stunden-Urin und/oder den Catecholaminspiegel im Plasma. Hier ist darauf hinzuweisen, daß Rauchen und der Genuß von Kaffee und Vanille sowie Einnahme verschiedener Medikamente die Ergebnisse verfälschen, weshalb die Untersuchungen unter genau vorgeschriebenen Bedingungen durchgeführt werden müssen. Hat man hormonanalytisch das Vorliegen eines Phäochromozytoms diagnostiziert, stellt sich die Aufgabe seiner Lokalisation. Diese gelingt meistens durch Kombination von **Sonographie, Computertomogramm** und **Szintigraphie.**

Therapie und Prognose

Wegen der Gefahr des paroxysmalen Hochdrucks und der Dauerhypertonie wird das Phäochromozytom nach Möglichkeit **operativ** entfernt, wobei üblicherweise die befallene Nebenniere ganz exstirpiert wird. In unklaren Fällen ist manchmal die Entfernung beider Nebennieren erforderlich, was dann eine Substitution mit NNR-Hormonen zur Folge haben muß.

Eine medikamentöse Behandlung mit einem **Alpha-Rezeptorenblocker** (z. B. Regitin®) verwendet man zur Operationsvorbereitung oder wenn der Patient aus verschiedenen Gründen nicht operabel ist.

Die operative Behandlung des Phäochromozytoms stellt eine außerordentlich wirksame Therapieform dar, sieht man von den wenigen Fällen mit malignem Phäochromozytom oder schwerer, bereits mit Komplikationen belasteter Hypertonie ab.

3 Männlicher Hypogonadismus

Definition

Der Begriff des männlichen Hypogonadismus umfaßt alle – sowohl inkretorischen wie exkretorischen – Formen der Testesinsuffizienz.

Epidemiologie

Wegen der außerordentlichen Vielfalt der Ursachen, die zum männlichen Hypogonadismus führen können, ist es sehr schwierig, die Häufigkeit der einzelnen Krankheiten bzw. Syndrome anzugeben. Eine der bekannteren Erkrankungen, das auf einer Chromosomenstörung beruhende KLINEFELTER-Syndrom, soll in einer Häufigkeit von 1:500 bis 1:1000 vorkommen.

Ursachen und Pathogenese

Die Vielzahl der ätiologischen und pathogenetischen Faktoren bei der Entwicklung einer inkretorischen und/oder exkretorischen Testesinsuffizienz erlaubt in diesem Rahmen keine detaillierte Darstellung. Neben chromosomalen, Erb- und angeborenen Leiden sind äußere Schädigungen (z. B. Entzündungen, Strahlen, Druck), hypothalamische und hypophysäre Störungen sowie eine Vielzahl innerer Erkrankungen (Leberzirrhose, Zuckerkrankheit, Nierenerkrankung) zu nennen.

Symptome

Das *Hauptsymptom* der isolierten **exkretorischen** Hodeninsuffizienz ist die **Infertilität**. Ansonsten unterscheidet sich der infertile Mann in seinem Äußeren nicht vom gesunden Mann. Als **Eunuchoidismus** bezeichnet man die Summe der Symptome, die eintreten, wenn es vor der Pubertät zu einer **inkretorischen** primären oder sekundären

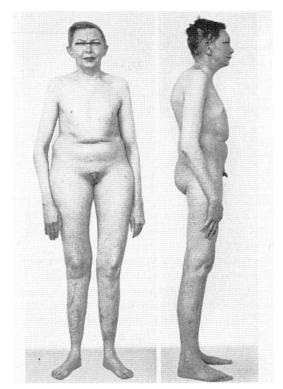

Abb. 18-6. Mann mit ausgeprägtem Eunuchoidismus (eunuchoider Hochwuchs, fehlende Gesichts- und Körperbehaarung, X-Beine, genitale Unterentwicklung) (aus: Labhart, A.: Klinik der inneren Sekretion, Springer 1978).

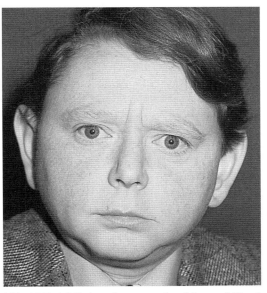

Abb. 18-7. 46jähriger hypogonader Mann: fehlende Oberlippen- und Kinnbehaarung, jugendliches Aussehen.

Testesinsuffizienz kommt. Der Stimmbruch bleibt aus, es fehlen die Bartbehaarung und weitgehend die männliche Körperbehaarung. Das Sexualinteresse ist mangelhaft entwickelt. Erektionen und Ejakulationen treten nur selten oder gar nicht auf. Die Sexualorgane befinden sich in unterentwickeltem Zustand.

In der Gesamterscheinung fallen oft ein **Hochwuchs** mit typischem Überwiegen der Unterlänge über die Oberlänge (der Hypogonade ist ein *Stehriese* und ein *Sitzzwerg*!) und ein charakteristischer *weiblicher* Fettansatz im Bereich des Unterbauchs und der Hüften auf (Abb. 18-6). Die **Physiognomie** ist neben der fehlenden Bartbehaarung vor allem durch hochstehende Backenknochen, gefältelte Haut sowie die oft merkwürdige Kombination kindlicher und präseniler Gesichtszüge gekennzeichnet (Abb. 18-7). Als Zeichen der **Osteoporose** und der **allgemeinen Bindegewebsschwäche** kann man Rundrücken, Plattfüße, X-Beine, Varizen und Hämorrhoiden beobachten.

Diagnostik

Die **exkretorische** Funktion des Hodens wird hauptsächlich durch eine differenzierte Untersuchung des **Spermas** geprüft. Ggf. werden **Hormonuntersuchungen** durchgeführt (u.a. Testosteron, FSH, Prolactin). Bei bestimmten Erkrankungen, z.B. beim KLINEFELTER-Syndrom, ist eine **Chromosomenbestimmung** von Bedeutung.

Die wichtigste Untersuchung der **inkretorischen** Hodenfunktion ist die Bestimmung der morgendlichen Konzentration von **Testosteron** im Blutplasma. Zur Differenzierung zwischen einer primären und sekundären Testesinsuffizienz stehen standardisierte Tests zur Verfügung. Mit dem **LHRH-Test** prüft man die Sekretion der hypophysären Gonadotropine, mit dem **HCG-Test** die Sekretion von Testosteron aus den LEYDIG-Zellen der Hoden. HCG ist eine Substanz mit LH-ähnlicher Wirkung. Man untersucht den Testosteronspiegel im Plasma vor und nach der Stimulation mit HCG. Kommt es nach Gabe von HCG zu keinem Anstieg, so liegt ein primärer Hypogonadismus vor. Bei Verdacht auf sekundäre Testesinsuffizienz müssen die entsprechenden zusätzlichen Untersuchungen im Rahmen einer Hypophysendiagnostik durchgeführt werden.

Therapie und Prognose

Die Therapie der **exkretorischen** Hodeninsuffizienz ist abhängig von ihrer Ursache. So kann eine der häufigsten Ursachen gestörter männlicher Fertilität, die **Varikozele** (Erweiterung und Vermehrung des im Skrotum gelegenen Venengeflechts), operativ angegangen oder eine Infektion im Bereich der Samenwege antimikrobiell behandelt werden. Unter den verschiedenen medikamentösen Behandlungsmöglichkeiten hat der Einsatz von **Gonadotropinen** beim sekundären Hypogonadismus eine sehr hohe Erfolgsquote, ist allerdings nur selten indiziert.

Bei allen Formen von **inkretorischer** Testesinsuffizienz besteht die Behandlung in einer **lebenslangen Testosteronsubstitution**. Diese zeigt, besonders bei jungen Patienten, oft sehr gute Wirkung mit Ausbildung eines annähernd normalen männlichen Phänotypus (s. Kap. 17).

Literatur

Faber v., H., H. Haid: Endokrinologie. 3. Aufl. UTB, Ulmer, Stuttgart 1980.

Klein, E., D. Reniwein: Klinische Endokrinologie. Schattauer, Stuttgart–New York 1978.

Labhart, A. (Hrsg.): Klinik der inneren Sekretion. 3. Aufl., Springer, Berlin–Heidelberg–New York 1978.

Reniwein, D., G. Benker: Checkliste Endokrinologie und Stoffwechsel. 2. Aufl., Thieme 1988.

19 Krankheiten der Niere

R. M. Lederle

Das folgende Kapitel informiert über:

▷ Ursachen und Entstehungsmechanismen für Störungen der Nierenfunktion;
▷ typische Symptome bei verschiedenen Nierenerkrankungen;
▷ wichtige Behandlungsmöglichkeiten für chronisch Nierenkranke;
▷ therapiebedingte Verbesserung der Lebensqualität und der Lebenserwartung der betroffenen Patienten;
▷ Möglichkeiten zur Selbsthilfe für chronisch Nierenkranke in Patientenselbsthilfegruppen auf regionaler und überregionaler Ebene.

I Allgemeiner Teil

Die Nieren befähigen den gesunden Menschen zur Anpassung des Organismus an die Aufnahme unterschiedlicher Flüssigkeits- und Salzmengen unter wechselnden Umweltbedingungen und sorgen für eine Entgiftung des Körpers. Bei einer Schädigung der normalen Nierenfunktion kommt es zu einschneidenden Veränderungen im Leben des einzelnen. Bei chronischen Nierenleiden kommen zur körperlichen noch erhebliche psychische und soziale Belastungen hinzu. Die medizinischen Betreuungs- und Behandlungsmöglichkeiten für chronisch Nierenkranke sind jedoch in den letzten Jahren durch Fortschritte in der Dialysebehandlung und durch Zunahme der Nierentransplantationen kontinuierlich verbessert worden, so daß viele Patienten die Wiederherstellung der körperlichen Leistungsfähigkeit und des seelischen Gleichgewichts an sich selbst erlebt haben und andere, die auf solche Hilfe noch warten müssen, wieder Mut und Hoffnung gewinnen können.

1 Definitionen

Die **Nephrologie** (griech.: nephros = Niere) befaßt sich mit Bau und Funktion der Niere und mit den Nierenkrankheiten; sie ist damit ein Teilgebiet der inneren Medizin, während sich die **Urologie** entsprechend ihrer Herkunft als Teilgebiet der Chirurgie und damit im wesentlichen als operatives Fach versteht.

Eine häufige Folge verschiedener Nierenerkrankungen ist das **akute Nierenversagen**, das durch den plötzlichen, prinzipiell reversiblen Ausfall der Nierenfunktion charakterisiert ist. Als **chronische Niereninsuffizienz** wird eine renale Funktionseinschränkung mit einer endgültigen Verminderung des funktionstüchtigen Nierengewebes bezeichnet. Die häufigste Ursache der chronischen Niereninsuffizienz ist die **Glomerulonephritis**, die meist als Folge anderer Krankheiten mit Bildung zirkulierender Immunkomplexe auftritt, welche sich besonders leicht im Glomerulum der Niere ablagern und so das Organ schädigen. Dagegen ist die **Pyelonephritis** eine bakterielle Entzündung des Nierenbeckens mit Parenchymbeteiligung (Parenchym = der eigentlichen Funktion eines Organs dienendes Gewebe, im Gegensatz zu Binde- und Stützgewebe), bei der die Erreger meist über die Harnwege in die Niere aufsteigen oder auf dem Blutwege dahin gelangen.

Dialyse bedeutet ein physikalisches Trennverfahren zur Reinigung des Blutes von Stoffwechselprodukten und Giften. Dieses Prinzip hat sich in den letzten 25 Jahren zu einer routinemäßigen Nierenersatztherapie bei Patienten mit terminaler (lat.: endgültig; hier: unheilbar) Niereninsuffizienz entwickelt. In der Bundesrepublik Deutschland befinden sich derzeit etwa 24 000 Patienten in der Dauerdialysebehandlung.

Die **Nierentransplantation** als zweite Form der Nierenersatztherapie gewinnt zunehmend an Bedeutung. In der Bundesrepublik Deutschland werden z. Zt. jährlich ca. 1700 Transplantationen mit hoher Erfolgsquote durchgeführt.

2 Bau und Funktion der Niere

Die **Nieren** und die **ableitenden Harnwege** bilden ein zusammengehörendes System. Der Urin wird in den Nieren gebildet, in den Nierenbecken gesammelt, dann über die Harnleiter (Ureteren) in die Harnblase befördert und durch die Harnröhre (Urethra) nach außen entleert (Abb. 19-1). Die Nieren liegen retroperitoneal im Nierenlager beidseits der Wirbelsäule in Höhe des zwölften Brustwirbelkörpers und reichen bis zum dritten bzw. vierten Lendenwirbelkörper. Jede Niere wiegt etwa 150 g und mißt ungefähr 11 × 6 × 2,5 cm.

Die morphologische und funktionelle Niereneinheit zur Harnbereitung wird als **Nephron** bezeichnet (Abb. 19-2); jede Niere setzt sich aus ca. 1,2 Millionen Nephronen zusammen. Jedes Nephron beginnt in der Rinde mit einem Nierenkörperchen (**Glomerulum**), das aus der BOWMAN-Kapsel und den schlingenartig angeordneten Kapillaren besteht (Abb. 19-3). Das arterielle Blut wird durch die zuführenden Gefäße (afferente Aterriolen) zu den Kapillarschlingen befördert; hier wird ein Teil des Blutplasmas durch die Wand der Kapillaren als **Primärharn** abfiltriert. Das Blut verläßt die Nierenkörperchen über die

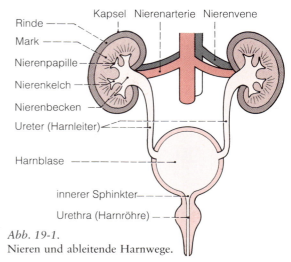

Abb. 19-1.
Nieren und ableitende Harnwege.

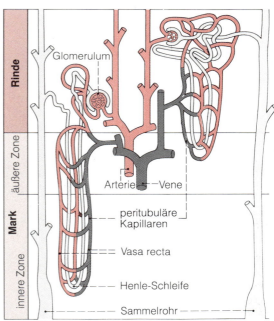

Abb. 19-2. Schematische Darstellung der Funktionseinheiten der Niere (Nephron) mit Blutgefäßversorgung.

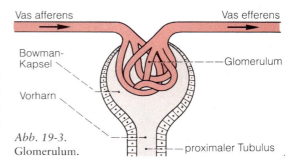

Abb. 19-3.
Glomerulum.

abführenden Gefäße (efferente Ateriolen). Der Primärharn gelangt aus der BOWMAN-Kapsel in die Tubuli, wo zur Vermeidung von Verlusten Salze, Glucose und Aminosäuren **rückresorbiert** werden und so dem Organismus erhalten bleiben, während Schadstoffe sogar durch zusätzliche **tubuläre Sekretion** vermehrt ausgeschieden werden können. Beide Nieren werden täglich von 1500 l Blut durchströmt und bereiten dabei ca. 150 l Primärharn; davon werden von gesunden Nieren 99% in den Tubuli rückresorbiert, so daß ca. 1,5 l **Endharn** als tatsächliche Urinmenge des gesunden Erwachsenen in den ableitenden Harnwegen erscheinen.

> Die Funktionen der Niere sind im wesentlichen folgende:
> ▷ Kontrolle der **Salz- und Wasserausscheidung,** dadurch Regulation des Volumens des Extrazellulärraumes;
> ▷ Steuerung des **Säure-Basen-Haushaltes** durch Anpassung der Ausscheidung von Wasserstoff- und Bicarbonat-Ionen an die jeweils gegebene Situation; damit halten die Nieren den pH-Wert des Blutes konstant und verhindern azidotische oder alkalotische Entgleisungen;
> ▷ **Entgiftung** des Organismus durch Ausscheidung von Stoffwechselendprodukten wie z.B. Harnstoff als Endprodukt des Eiweißstoffwechsels;
> ▷ Produktion von **Hormonen**; in der Niere werden Erythropoetin und Renin gebildet. Erythropoetin fördert den Aufbau roter Blutkörperchen im Knochenmark, Renin spielt bei der Blutdruckregulierung eine wichtige Rolle. Durch Bildung des sog. *aktiven* Vitamin D greifen die Nieren in den Knochenstoffwechsel ein.

3 Leitsymptome bei Nierenkrankheiten

3.1 Proteinurie

Als Proteinurie wird die **Ausscheidung von Eiweiß** mit dem Urin bezeichnet. Eine Menge unter 150 mg/d ist als physiologisch anzusehen. Bei Erkrankungen der Glomerula kommt es infolge des Verlustes der glomerulären Eiweißdichtigkeit zu einer **glomerulären** Proteinurie mit Ausscheidung mittelgroßer und höhermolekularer Proteine. Bei Erkrankungen wie interstitieller Nephritis oder akutem Nierenversagen tritt durch Änderung der Tubulusfunktion eine **tubuläre** Proteinurie auf. Dabei erscheinen im Urin nur niedermolekulare Proteine. Bei hochfieberhaften Infekten kommt es zu einer **febrilen** Proteinurie. Als **orthostatische** Proteinurie wird ein bei Jugendlichen infolge hyperlordotischer Wirbelsäulenhaltung und Kreislauflabilität auftretender Eiweißverlust bezeichnet. Nach sportlichen Anstrengungen, langen Märschen und Nierenkontusionen kann eine **funktionelle passagere** Proteinurie auftreten. Bei dekompensierter Herzinsuffizienz kommt es zu einer **Stauungsproteinurie**. Als **falsche** Proteinurie werden positive Eiweißproben im Harn infolge Eiter-, Blut- und Fibrinbeimengungen, z.B. bei Zystitis, bezeichnet.

3.2 Renale Hypertonie

Schon seit über 150 Jahren ist das gemeinsame Vorkommen von Nierenerkrankungen und arterieller Hypertonie bekannt. Patienten mit chronischer Glomerulonephritis und chronischer Pyelonephritis haben in über 50% eine renale Hypertonie. Eindeutige Unterscheidungsmerkmale zur Differenzierung zwischen essentieller und renaler Hypertonie gibt es nicht; eine chronische Glomerulonephritis kann auch ohne faßbare Nierenfunktionseinschränkung eine renale Hypertonie bewirken. Da bei renalen Erkrankungen häufig schwere Hypertonien auftreten, sind auch entsprechend massive hochdruckbedingte Veränderungen am Augenhintergrund nachweisbar (s. Kap. 3).

3.3 Renale Ödeme

Die Ödeme Nierenkranker beginnen meist im Gesicht, vielfach an den Lidern, treten jedoch häufig auch als generalisierte Ödeme in den abhängigen Körperpartien auf. Beim nephrotischen Syndrom bilden sich oft ausgeprägte, schmerzlose, weiche Ödeme mit teigiger Konsistenz und symmetrischer Ausprägung an den unteren Extremitäten, die auf Skrotum, Penis, Sakralregion und Unterbauch übergehen können und auch, besonders bei längerem Liegen, die obere Körperhälfte und das Gesicht erfassen.

> Als Ursachen renaler Ödeme kommen in Betracht:
> ▷ erhöhte Durchlässigkeit für Eiweiß in größeren Kapillargebieten;

> ▷ Verminderung des Glomerulumfiltrats mit Kochsalz- und Wasserretention;
> ▷ starke Eiweißverluste (Proteinurie) und daher verminderter onkotischer Druck, wobei eine Abnahme des Albumins im Blut in einen Bereich unter 435 μmol/l (3 g/dl) zwangsläufig zur Ödembildung führt.

3.4 Hämaturie

Eine **Mikrohämaturie** bedeutet eine geringgradige, nur mikroskopisch (bis drei Erythrozyten pro Blickfeld) oder mit Streifentests (über fünf pro Mikroliter) nachweisbare Erythrozyturie. Eine **Makrohämaturie** ist eine mit bloßem Auge an der Harnfarbe erkennbare Blutbeimengung im Urin, wobei der Urin *fleischwasserfarben* aussieht oder andere rötliche und rotbraune Farbabstufungen in Abhängigkeit von der Intensität der Blutung zeigt. Die Phasenkontrastuntersuchung von Erythrozyten im Urin erlaubt die Unterscheidung von glomerulären und nichtglomerulären Erythrozyten, wodurch glomeruläre Hämaturien von Hämaturien aus dem Bereich der ableitenden Harnwege unterschieden werden können.

Manchmal können Nahrungsbestandteile (Rhabarber, Rote Bete, Brombeeren, Pilze), Farbstoffe aus Medikamenten (Pyrazolol, Antipyrin, Laxantien mit Senna, Phenolphthalein), eine Porphyrie oder eine Methämoglobinbildung den Urin rot färben und so eine Hämaturie vortäuschen.

3.5 Oligurie, Anurie, Polyurie

Die tägliche Harnausscheidung beträgt unter unseren Lebensbedingungen im Durchschnitt 1,2–1,5 l. Eine Verminderung der ausgeschiedenen Harnmenge unter 500 ml/d oder 20 ml/h wird als **Oligurie** bezeichnet. Als physiologische Reaktion kann dies nach Flüssigkeitsverlusten, als pathologischer Zustand z. B. bei akutem Nierenversagen oder bei Verlegung der ableitenden Harnwege auftreten. Von einer **inkompletten Anurie** wird gesprochen, wenn eine Tagesausscheidungsmenge von 100 ml nicht erreicht wird; ein völliges Versiegen der Diurese wird als **komplette Anurie** bezeichnet. Übersteigt die tägliche Harnmenge ein Volumen von zwei Litern, so spricht man von einer **Polyurie**. Sie kommt im fortgeschrittenen Stadium einer chronischen Nie-

reninsuffizienz vor, wenn die Nieren ihre Fähigkeit zur Harnkonzentration verloren haben und die Ausscheidung der harnpflichtigen Substanzen über ein großes, schlecht konzentriertes Harnvolumen erfolgt.

Pollakisurie dagegen bedeutet den Drang zu häufigem Wasserlassen ohne vermehrte Ausscheidung, wie er z. B. bei Reizblase oder Prostataerkrankungen auftritt.

4 Diagnostische Maßnahmen bei Nierenkrankheiten

4.1 Urinuntersuchungen

> Es ist darauf zu achten, möglichst immer frisch gelassenen Urin zu verwenden, am besten den morgendlichen Nüchternurin.

4.1.1 Urin-pH und Urinfarbe

Der **pH-Wert** des Urins schwankt zwischen 4,5 und 8,0. Er wird mit Streifentests gemessen, die einen pH-empfindlichen Farbstoff besitzen. Messungen des pH-Werts sind bei einigen Störungen des Säure-Basen-Haushalts und bei bestimmten Formen der Nierensteinbildung angezeigt. Die **gelbliche** Farbe des konzentrierten Morgenurins stammt von Urinpigmenten (**Urochromen**). Erfolgt in den Tubuli und Sammelrohren eine verringerte oder nur eine geringe Rückresorption des Primärharns, wird der Urin durch Verdünnung der Urinpigmente heller. **Weißer** Urin kann auftreten, wenn Lymphflüssigkeit in die ableitenden Harnwege übertritt (**Chylurie**), bei einer Hyperphosphaturie und beim Plasmozytom. Ein **milchig-trübes** Aussehen hat der Urin bei einer Pyurie infolge eines Infektes. **Schwarzer** Urin kann auf die Ausscheidung von Melanin oder auf eine Ochronose (eine angeborene blauschwärzliche Verfärbung von Bindegewebe) hinweisen. Zentrifugierter, von Zellbestandteilen getrennter Urin mit roter und rotbrauner Farbe deutet auf eine **Hämoglobinurie** (häufig auch Serum rötlich) oder auf eine **Myoglobinurie** (Serum normal gefärbt) hin.

4.1.2 Harnkonzentration

Das genaueste Verfahren ist die Ermittlung der **Osmolalität**. Sie ist ein Maß für die Konzentration der im Urin gelösten, osmotisch wirksamen Stoffe. Die Normalwerte liegen zwischen 50 und

1320 mOsm/kg. Eine einfach durchzuführende Methode ist die Bestimmung der relativen Dichte (spezifisches Gewicht) mit dem Urometer. Sie ist allerdings ziemlich ungenau und störanfällig. Eine Erniedrigung der relativen Dichte kann sowohl durch große Trinkmengen als auch durch eine eingeschränkte Konzentrationsfähigkeit der Nieren hervorgerufen werden. Durch harngängige Röntgenkontrastmittel oder infundierte Zuckeraustauschstoffe wie Mannit oder Sorbit entstehen ungewöhnlich hohe spezifische Gewichte. Die Werte beim Gesunden liegen je nach Flüssigkeitszufuhr zwischen 1,002 und 1,030 (1002–1030 g/l).

4.1.3 Eiweiß

Für klinische Belange genügt meist der semiquantitative Nachweis mit einem **Stäbchentest** als Suchmethode für eine Proteinurie. Befunde, die als positiv (+) bewertet werden, zeigen beginnende Proteinurien von 200–300 mg/l an und sind bei hochgestellten Urinproben mit spezifischem Gewicht über 1,025 noch nicht als pathologisch anzusehen. Falsch-positive Proteinuriebefunde liefern die Teststreifen bei alkalischen Urinproben. Wegen der hohen Affinität zu Albumin sind bei den Teststreifen falsch-negative Befunde bei BENCE-JONES-Proteinurie (s. Kap. 6) zu erwarten. Die Normalwerte bei quantitativer Bestimmung einer Proteinurie im Labor liegen bei bis zu 150 mg/l. Beim selektiven Nachweis von Albumin ist an eine diabetische Nephropathie zu denken.

4.1.4 Glucose

Bei tubulären Erkrankungen und Diabetes renalis ist eine renale Glucosurie von Bedeutung. Der Glucosurienachweis erfolgt semiquantitativ durch **Teststreifen**. Falsch-positive Ergebnisse entstehen durch Einnahme großer Mengen von Vitamin C oder Acetylsalicylsäure.

> Da Bakterienwachstum in den Harnsammelgefäßen zu einer signifikanten Abnahme der Glucosekonzentration im Harn und damit möglicherweise zu falsch-negativen Ergebnissen führt, ist es bei der Glucosebestimmung besonders wichtig, den frisch gelassenen Urin möglichst unverzüglich zu untersuchen.

4.1.5 Mikroskopische Harnuntersuchung

Zur Gewinnung eines Harnsediments werden etwa 12 ml frisch gelassenen Morgenurins nach zwölfstündiger Flüssigkeitskarenz und gleichzeitig **Mittelstrahlurin** spätestens nach vier Stunden zentrifugiert. Das Harnsediment wird zunächst am Boden des Röhrchens makroskopisch beurteilt. Ein rotbrauner fester Sedimentteil in der untersten Schicht spricht für Vorhandensein von **Erythrozyten**. Ein rosafarbenes Sediment ist dagegen durch amorphe Urate *(Ziegelmehlsediment)* verursacht. Ein gelblich-grauweißes, festes Sediment spricht für eine **Pyurie**.

Bei der mikroskopischen Beurteilung des Harnsediments kommt folgenden Bestandteilen diagnostische Bedeutung zu (Abb. 19-4):

▷ **Erythrozyten;** ihr Vorkommen kann auf Tumoren, Entzündungen, Verletzungen, Steinleiden oder Blutgerinnungsstörungen hindeuten. Physiologisch ist ihr Auftreten während der Regelblutung.

▷ **Leukozyten** sind ein Zeichen für Entzündungen der Harnwege.

▷ **Epithelien** der Nieren und der ableitenden Harnwege sind ebenfalls bei Entzündungen der Harnwege vermehrt.

▷ **Harnzylinder** werden unterteilt in **hyaline** und **granulierte Zylinder**, **Wachszylinder** und **Zellzylinder**. Es handelt sich dabei um Eiweißausgüsse der Nierentubuli. Wachszylinder und granulierte Zylinder sind Zeichen einer schweren Nierenparenchymerkrankung.

▷ **Harnkristalle** werden in stark konzentriertem Urin gefunden.

▷ **Bakterien** in frisch gelassenem Urin zeigen eine Harnwegsinfektion an. Bei älteren oder verunreinigten Urinproben ist das Vorkommen von Bakterien wenig aussagekräftig.

▷ **Pilze** deuten auf eine entsprechende Infektion hin.

▷ **Trichomonaden** werden wesentlich häufiger bei Frauen nachgewiesen als bei Männern und deuten meist auf eine vaginale Infektion, selten auf eine Blaseninfektion hin.

Der Nachweis von **Erythrozyten** und **Leukozyten** im Harn läßt sich in **semiquantitativer Messung** auch mit **Streifentests** durchführen. Die einzige **quantitative Bestimmung** der Ausscheidung von Erythrozyten und Leukozyten im Urin pro Zeiteinheit ist der **Addis-Count**. Dabei wird Urin über eine bestimmte Stundenzahl unter Einhaltung

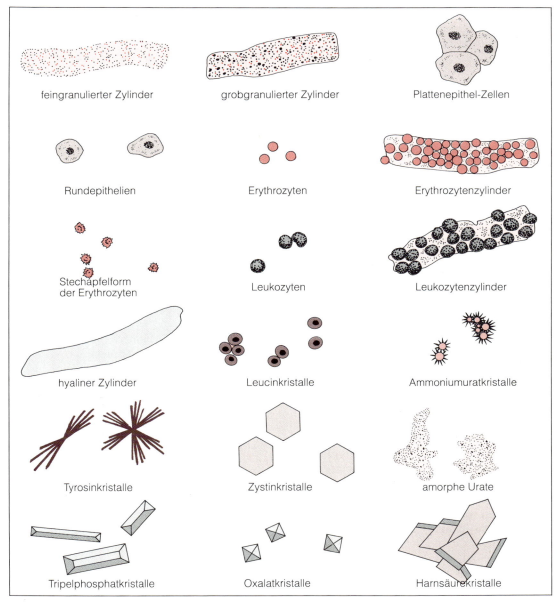

feingranulierter Zylinder   grobgranulierter Zylinder   Plattenepithel-Zellen

Rundepithelien   Erythrozyten   Erythrozytenzylinder

Stechapfelform der Erythrozyten   Leukozyten   Leukozytenzylinder

hyaliner Zylinder   Leucinkristalle   Ammoniumuratkristalle

Tyrosinkristalle   Zystinkristalle   amorphe Urate

Tripelphosphatkristalle   Oxalatkristalle   Harnsäurekristalle

Abb. 19-4. Geformte Elemente des Harnsediments.

von Bettruhe gesammelt, das Volumen gemessen und die Zellzahl pro Mikroliter durch Kammerzählung bestimmt.

Als Normalwerte bei Erythrozyten gelten Werte bis 1500/min, bei Leukozyten bis 3000/min.

4.1.6 Urinkultur

Die Uringewinnung zur bakteriologischen Untersuchung sollte mit Hilfe der **Mittelstrahltechnik** oder bei unklarem Befundergebnis bei Frauen durch **Blasenpunktion** erfolgen. Eine Indikation zur Katheterisierung der Harnblase besteht hierfür nur in den seltenen Fällen, wo die Mittelstrahltechnik nicht durchführbar und eine Blasenpunktion kontraindiziert ist.

Nach 24stündiger Inkubation im Brutkasten bedeutet eine Keimzahl von mehr als 10^5/ml eine signifikante Bakteriurie; die Bakterienkulturen erlauben auch eine qualitative Keimbestimmung und Resistenzprüfung. Zur Schnelldiagnostik von Harnwegsinfekten können als orientierende Untersuchung **Teststreifen** (Nitrit-Test) verwendet werden.

4.2 Blutuntersuchungen

4.2.1 Harnpflichtige Substanzen

Zu den Stoffwechselprodukten, die physiologisch durch die Niere ausgeschieden werden müssen, zählen Kreatinin, Harnstoff und Harnsäure. **Kreatinin** entsteht in Abhängigkeit von der Muskelmasse des Organismus; gekochtes Nahrungsfleisch ändert den Plasmaspiegel nicht. Ein Serum-Kreatininspiegel an der oberen Normgrenze weist bereits auf einen 50%igen Funktionsverlust der Nieren hin. **Harnstoff** ist das Endprodukt des Eiweißstoffwechsels, seine Plasmakonzentration hängt sehr wesentlich von der Eiweißzufuhr ab. **Harnsäure** entsteht aus mit der Nahrung zugeführten bzw. der Zellmauserung entstammenden Nukleinsäuren bzw. Purinen (Normalwerte: Harnstoff im Serum 1,7–8,3 mmol/l (10–50 mg/dl), Harnsäure 170–380 µmol/l (2,9–6,4 mg/dl), Kreatinin 53–106 µmol/l (0,6–1,2 mg/dl)).

4.2.2 Serumelektrolyte

Die Konzentration von Natrium, Kalium, Chlorid, Calcium und Phosphat sollte routinemäßig bestimmt werden. Zum einen erlaubt der Elektrolytstatus wichtige diagnostische Rückschlüsse, zum anderen muß bei deutlichen Entgleisungen unter Umständen sofort therapeutisch eingegriffen werden.

4.2.3 Säure-Basen-Status

Der Säure-Basen-Status ist nicht nur in der Intensivmedizin, sondern auch für viele ambulante Nierenpatienten eine unverzichtbare Untersuchung (Normalwerte: pH-Wert: 7,35–7,45, Kohlendioxid-Partialdruck (pCO_2) 35–45 mm Hg, Plasmabicarbonatkonzentration (HCO_3) 21–28 mmol/l, Base-Exceß ± 2,3 mmol/l).

4.2.4 Bluteiweiß

Hypoproteinämien und Dysproteinämien, wie sie z. B. beim nephrotischen Syndrom auftreten, machen die Bestimmung von Gesamteiweiß im Blut und die Durchführung einer Eiweißelektrophorese erforderlich.

4.3 Nierenfunktionsuntersuchungen

Exakte Untersuchungen der Nierenfunktion sind besonders bei solchen Patienten wünschenswert, die noch normale Serum-Kreatininwerte aufweisen, die jedoch bereits eine Einschränkung der renalen Funktion haben können (*kreatininblinder Bereich*). Exogene, endogene und Isotopen-Clearance-Untersuchungen haben sich hierbei bewährt.

4.3.1 Exogene Clearance-Untersuchungen

Die **Clearance** gibt dasjenige Plasmavolumen an, das pro Minute von einer bestimmten Substanz durch die Nieren vollständig befreit (geklärt) wird. Wird eine Substanz verwendet, die keine Eiweißbindung aufweist, unbehindert filtrierbar ist, im Tubulussystem weder rückresorbiert noch metabolisiert oder sezerniert wird, so gibt der damit erhaltene Clearance-Wert die **glomeruläre Filtrationsrate (GFR)** an. Die geeignete Untersuchung hierfür ist die **exogene Inulin-Clearance**; Normalwerte: bei Männern 2,07 ± 0,43 ml/s (124 ± 25,8 ml/min), bei Frauen: 1,98 ± 0,22 ml/s (119 ± 12,8 ml/min). Clearance-Werte von zugeführten Substanzen, die bei einmaliger Nierenpassage durch Filtration und tubuläre Sekretion vollständig aus dem Blut entfernt werden, sind für die Messung des **effektiven renalen Plasmaflusses (ERPF)** geeignet; dies trifft für die **Paraaminohippursäure (PAH)** zu. Für die PAH-Clearance werden als Normalwerte 10,9 ± 2,73 ml/s (654 ± 164 ml/min) bei Männern und 9,9 ± 1,7 ml/s (594 ± 102 ml/min) bei Frauen angegeben.

Trotz ihrer Genauigkeit haben sich die exogenen Clearanceverfahren als Routineuntersuchung nicht durchgesetzt, da sie hierfür zu aufwendig sind.

4.3.2 Endogene Kreatinin-Clearance

Wegen ihrer wesentlich einfacheren Durchführbarkeit und dennoch ausreichender Meßgenauigkeit hat sich zur Bestimmung des Glomerulumfiltrats bei grenzwertiger oder leicht erhöhter Serum-Kreatininkonzentration die **endogene** Kreatinin-Clearance durchgesetzt.

Sie läßt sich nach folgender Formel berechnen:

$$\text{Kreatinin-Clearance} = \frac{C_u \times V_u}{86400 \times C_s} \ (\text{ml/s})$$

C_u = Kreatininkonzentration im Urin (mg/dl), C_s = Kreatininkonzentration im Serum, V_u = Harnvolumen (ml/d). Für die Berechnung spielt es keine Rolle, ob C_u und C_s in der SI-Einheit μmol/l oder in der veralteten Einheit mg/dl angegeben sind; wichtig ist jedoch, daß beide Größen dieselbe Einheit besitzen.

Üblicherweise wird das Ergebnis in Relation gesetzt zu einer Körperoberfläche von 1,73 m². Als Normalwert werden 2 ± 0,83 ml/s/1,73 m² (120 ± 50 ml/min/ 1,73 m²) angegeben.

4.3.3 Isotopen-Clearance-Untersuchung mit ^{51}Chrom-EDTA

^{51}Chrom-EDTA: Diese Clearancemethode zeigt eine gute Korrelation mit der Inulin-Clearance und ist wegen ihrer einfacheren Durchführbarkeit eine breit anwendbare Methode zur Bestimmung der GFR. Die Clearance wird aus dem Abfall der Plasmaaktivität der Testsubstanz ermittelt, wobei während des mehrstündigen Untersuchungszeitraums einige Blutentnahmen erforderlich sind.

Zur seitengetrennten Beurteilung der Nierenleistung wird die Isotopen-Nephrographie mit ^{99m}Tc-EDTA oder ^{131}J-Orthohippurat zur Messung des renalen Blutflusses durchgeführt. Als Normalwerte für die Gesamtclearanceleistung werden 400 ml/min, seitengetrennt für jede Niere entsprechend 200 ml/min, angegeben.

4.4 Bildgebende Verfahren

4.4.1 Röntgendiagnostik

Die röntgenologische Untersuchung mit und ohne Kontrastmittel nimmt in der morphologischen Darstellung der Nieren und ableitenden Harnwege weiterhin einen wichtigen Platz ein. Die **Leeraufnahme** gibt wichtige Informationen über Größe, Form und Lage der Nieren, über intrarenale Verkalkungen und schattengebende Konkremente. Die Untersuchung mit Röntgenkontrastmittel als **i.v.-Urogramm** oder **Infusionsurogramm** liefert Hinweise auf Obstruktionen, anatomische Abnormitäten oder Tumoren und läßt morphologische Veränderungen im ableitenden Hohlsystem erkennen; schließlich können Restharnbildung und Veränderungen im kleinen Becken dargestellt werden.

> Bei hochgradig eingeschränkter Nierenfunktion ist die intravenöse Applikation von Kontrastmittel kontraindiziert.

Unabhängig von der Nierenfunktion läßt sich das Nierenbeckenhohlsystem bei der **retrograden** Pyelographie mit Röntgenkontrastmittel darstellen.

4.4.2 Sonographie

Die Nieren-Sonographie hat sich inzwischen auf breiter Ebene durchgesetzt. Sie erlaubt die Bestimmung von Größe, Form und Parenchymdicke der Nieren, die Erkennung von Lageanomalien, Zysten, Zystennieren, sog. funktionslosen Nieren und Tumoren sowie die Überwachung von Transplantatnieren. Sie stellt eine problemlose Alternative bei Kontrastmittelüberempfindlichkeit dar.

4.4.3 Digitale Subtraktionsangiographie (DSA)

Bei Verdacht auf Nierenarterienstenose ist die DSA angezeigt. Dabei wird das Bild vor Gabe des Röntgenkontrastmittels von dem Bild nach Kontrastmittelverabreichung subtrahiert und so ein virtuelles Bild erstellt, das die Nierenarterien frei von Überlagerungen darstellt.

4.4.4 Computertomographie

Liefert die Sonographie unklare Befunde, so stellt die Computertomographie eine weiterführende Untersuchungsmethode dar. Sie ist indiziert bei unklaren intrarenalen Prozessen (Tumoren, Zysten) und zur morphologischen Darstellung der perirenalen Region, des Retroperitonealraumes und des kleinen Beckens.

4.4.5 Szintigraphie

Die Nierenszintigraphie hat zur Darstellung von Lage, Form und Größe der Niere sowie zum Nachweis von Zysten und Tumoren wesentlich an Bedeutung verloren.

4.5 Biopsie

Die Nierenbiopsie wird als invasivstes Verfahren in der nephrologischen Diagnostik unter stationären Klinikbedingungen durchgeführt. Der Biopsiezylinder wird in Lokalanästhesie aus der linken Niere entnommen.

Als **Indikation** für eine perkutane Nierenbiopsie gelten das nephrotische Syndrom, persistierende glomeruläre Proteinurien, eine rasch progrediente **Niereninsuffizienz** oder eine fragliche Nierenbeteiligung bei bekannter Systemerkrankung. Als **Kontraindikationen** gelten eine funktionelle oder anatomische Einnierigkeit, Störungen der Blutgerinnung und eine Hypertonie mit schlechter Blutdruckeinstellung. Die häufigste **Komplikation** sind perirenale Hämatome. Bei sachgerechter Durchführung und guter Kooperation des Patienten auch nach der Biopsie ist dieser Eingriff sehr komplikationsarm.

II Spezieller Teil

1 Glomerulonephritiden

Definition

Als Glomerulonephritis (GN) werden **abakterielle, doppelseitige Nierenentzündungen** mit primärem Befall der Glomerula bezeichnet.

Die **klinische Einteilung** der Glomerulonephritiden orientiert sich am Krankheitsverlauf (Tab. 19-1).

Ursachen und Pathogenese

Die Mehrzahl der Glomerulonephritiden (ca. 75%) wird durch **immunologische Vorgänge** ausgelöst. Dabei kann es entweder zu einer Ablagerung zirkulierender Antigen-Antikörper-Komplexe, zur Verbindung zirkulierender Antikörper mit Antigenen, die im Glomerulum abgelagert wurden, oder zur Bildung von Antikörpern gegen Bestandteile der glomerulären Basalmembran kommen. Glomerulonephritiden nichtimmunologischer Genese finden sich vor allem bei **Diabetes mellitus** und **Amyloidose**.

Je nach Ausmaß des entzündlichen Prozesses können die Glomerula diffus oder fokal befallen werden. Die Veränderungen innerhalb der Glomerula können diese segmental oder global betreffen.

1.1 Akute Glomerulonephritiden

1.1.1 Akute Poststreptokokkenglomerulonephritis

Definition

Die akute GN ist eine meist plötzlich einsetzende Entzündung der Glomerula als Folge einer Streptokokkeninfektion.

Epidemiologie

Über die absolute Erkrankungshäufigkeit liegen keine genauen Zahlen vor, da nur schwer verlaufende Fälle klinisch behandelt und statistisch erfaßt werden. Eine jahreszeitliche Häufung ist im Winter und im frühen Frühjahr zur beobachten.

Tabelle 19-1: Klinische Einteilung der Glomerulonephritiden (nach Klaus, D.: Nephrologische Erkrankungen, Urban & Schwarzenberg 1983).

▷ akute Glomerulonephritiden
 – Poststreptokokkenglomerulonephritis
 – Nicht-Streptokokkenglomerulonephritis
▷ rasch progressive Glomerulonephritis
 – idiopathisch
 – GOODPASTURE-Syndrom
▷ chronische Glomerulonephritiden
 – Oligosymptomatisches Latenzstadium
 – nephrotisches Verlaufsstadium
 – progrediente Niereninsuffizienz

Äußere Einflüsse wie schlechte hygienische Verhältnisse begünstigen die Erkrankung.

Ursachen und Pathogenese

Ursache sind Infektionen mit verschiedenen Typen der beta-hämolysierenden Streptokokken der Gruppe A, die nach einem symptomfreien Intervall von 6–30 Tagen zum Nierenbefall führen.

Symptome

Nach einer Latenzzeit von durchschnittlich 10–14 Tagen kommt es zu plötzlich auftretender **Hämaturie, Oligurie,** zu **Ödemen** der Lider, des Gesichtes, der Hände und Beine, zu **Kopfschmerzen, Schwindel** und **Übelkeit.** Dabei besteht eine **Hypertonie,** manchmal ein akutes oligurisches **Nierenversagen.** Nicht selten sind allerdings auch klinisch symptomlose Verläufe mit Mikrohämaturie und kleiner Proteinurie.

Diagnostik

> Ein plötzlicher Beginn von Hämaturie, Ödembildung und Hypertonie bei durchgemachtem Streptokokkeninfekt ist immer verdächtig auf das Vorliegen einer Poststreptokokkenglomerulonephritis.

Der serologische Nachweis eines akuten Streptokokkeninfekts und die Verminderung der Komplementfaktoren (3 und 4) sichern die Diagnose.

Urinbefund: Mikro- oder Makrohämaturie, Proteinurie (meist unter 3,5 g/d), Erythrozytenzylinder, formveränderte Erythrozyten.

Blutbefund: hoher Antistreptolysintiter, Kreatinin und Kalium u. U. erhöht, Natrium eher erniedrigt.

Therapie

Wichtig ist absolute **Bettruhe** für drei bis vier Wochen, bis Hämaturie, Proteinurie und Hypertonie zurückgehen. Streptokokkeninfekte werden mit Penicillin behandelt. Daran sollte sich eine Penicillinprophylaxe für vier bis sechs Wochen anschließen. Bei ausgeprägten Ödemen ist **Wasser- und Salzrestriktion** (5 g Kochsalz täglich) und eventuell eine Entwässerung mit Furosemid erforderlich. Bei Bluthochdruck muß oft auch Dihydralazin zusätzlich gegeben werden. Wenn diese Maßnahmen nicht ausreichen, kann eine arteriovenöse **Ultrafiltration** oder eine arteriovenöse **Hämofiltration** notwendig werden. Die Eiweißzufuhr sollte bei deutlich erhöhten Harnstoff- und Kreatininwerten auf 0,5 g/kg Körpergewicht beschränkt werden. Eine eiweißreiche Kost ist in keinem Fall indiziert. Bei progredienter Niereninsuffizienz kann die Einleitung einer Dialysebehandlung unumgänglich werden (s. Abschn. II, 8.1.3).

Verlauf und Prognose

Im allgemeinen ist der Verlauf der akuten Poststreptokokkenglomerulonephritis günstig. Ein Rückgang der Hypertonie, der Ödeme, der Kreatininerhöhung und der Harnbefunde tritt innerhalb von sechs bis zehn Tagen ein. Bei etwa 70% der erwachsenen Patienten und etwa 90% der Kinder heilt die Erkrankung vollständig aus. Die Mortalität im akuten Stadium wird mit 0,5–0,8% angegeben. Todesursachen sind Komplikationen der Natrium- und Wasserretention. Beim Erwachsenen ist die Entwicklung einer **chronischen Glomerulonephritis** mit 20–30% häufiger als bei Kindern.

Gefährliche **Komplikationen** der akuten GN sind Lungen- und Hirnödem sowie Hochdruckkrisen und akute Herzinsuffizienz.

Nach überstandener akuter Erkrankung sind wegen der Möglichkeit des Übergangs in eine chronische GN als **Langzeitüberwachung** Kontrollen des Harnbefundes und der endogenen Kreatinin-Clearance nicht selten über Jahre notwendig.

1.1.2 Akute, nichtstreptokokkenbedingte Glomerulonephritis

Bakterielle Antigene (z. B. bei Endocarditis lenta, Sepsis, Typhus, Pneumonie und Diphtherie) sowie virale Antigene (z. B. bei Hepatitis B, Windpocken, Mumps und Mononukleose) können ebenfalls eine akute GN auslösen. Dabei sind Hämaturie und Proteinurie ohne klinische Symptomatik häufig, selten ähnelt das klinische Bild einer schweren Poststreptokokkenglomerulonephritis. Das Intervall zur auslösenden Erkrankung ist kürzer. Die meisten der akuten nicht-treptokokkenbedingten Glomerulonephritiden heilen aus.

1.2 Chronische Glomerulonephritiden

Definition

Die chronischen Glomerulonephritiden stellen eine Gruppe entzündlicher Erkrankungen bevorzugt der Glomerula dar, bei der Entzündungszeichen wie Proteinurie und Mikrohämaturie definitionsgemäß länger als zwölf Monate bestehen.

Epidemiologie

Die Angaben über die Erkrankungshäufigkeit an chronischer GN sind wegen vieler schleichender Krankheitsverläufe wenig verläßlich. Die epidemiologische Bedeutung kann an der Zahl der Patienten abgelesen werden, deren Erkrankung in eine terminale Niereninsuffizienz einmündet:

> Bei 25% der Patienten, die in Europa im Jahre 1985 eine chronische Dialysebehandlung beginnen mußten, lag als Grunderkrankung eine chronische Glomerulonephritis vor.

Ursachen und Pathogenese

Die chronische GN kann sich entweder aus einer akuten GN entwickeln oder durch Immunkomplexe als primär chronische Entzündung ausgelöst und unterhalten werden. Dabei spielt mit großer Wahrscheinlichkeit ein **Immundefekt** als erbliche Disposition eine nicht unwesentliche Rolle.

Symptome

Das klinische Bild der chronischen GN ist meist durch einen **schleichenden Verlauf** gekennzeichnet. Viele Patienten weisen über Jahre hinweg nur eine Proteinurie und Mikrohämaturie auf. Daher kommen sie häufig erst im Stadium der fortgeschrittenen Niereninsuffizienz wegen zunehmender **Anämie, Hypertonie** oder **Wasserretention** zur Diagnostik.

Diagnostik

Beim Verdacht auf eine chronische GN ist der Grad der renalen Funktionsminderung zu klären. Liegt nur eine leichte chronische Niereninsuffizienz vor (Serumkreatinin unter 220 µmol/l [2,5 mg/dl]), ist zur Klärung therapeutischer Konsequenzen eine Nierenbiopsie indiziert.

Therapie

Bei Patienten im Latenzstadium der chronischen GN ohne renale Funktionseinschränkung oder Hypertonie ist keine besondere Therapie erforderlich. Als **Allgemeinmaßnahmen** sind lediglich körperliche Schonung, Schutz vor Kälte- und Nässeschäden sowie eine Penicillinprophylaxe über zehn Tage bei Racheninfekten empfehlenswert. Bestimmte Formen der chronischen GN werden, solange nur eine leichte Niereninsuffizienz besteht, mit Steroiden und Immunsuppressiva behandelt. Bei Patienten mit mittelschwerer (Serumkreatinin über 220 µmol/l [2,5 mg/dl]) und fortgeschrittener Niereninsuffizienz (Serumkreatinin über 440 µmol/l [5 mg/dl]) steht die Behandlung der chronischen Niereninsuffizienz im Vordergrund (s. Abschn. II, 7). Im Stadium der terminalen Niereninsuffizienz ist eine Hämodialyse einzuleiten und die Frage der Nierentransplantation zu klären (s. Abschn. II, 8).

Verlauf und Prognose

Das Ergebnis der Nierenbiopsie hat bei der chronischen GN auch prognostische Bedeutung. Während manche Formen rasch zur Entwicklung einer Urämie neigen, besteht bei anderen Aussicht auf Heilung oder Besserung, sofern rechtzeitig mit einer intensiven medikamentösen Therapie begonnen wird. Besonders wichtig ist die Behandlung einer metabolischen Azidose und einer Hypertonie.

2 Nephrotisches Syndrom

Definition

Ein nephrotisches Syndrom ist gekennzeichnet durch eine große Proteinurie (mehr als 3,5 g/d) infolge erhöhter glomerulärer Durchlässigkeit.

Ursachen und Pathogenese

Häufigste Ursachen eines nephrotischen Syndroms sind verschiedene Formen der **chronischen Glomerulonephritis**, die **diabetische Glomerulosklerose**, die **Nierenamyloidose** und **Kollagenosen**. Seltenere Ursachen sind das maligne Lymphom, die Lymphogranulomatose und verschiedene Karzinome. Auch Nierenvenenthrombosen, konstriktive Perikarditis, Malaria oder Lues und verschiedene Medikamente können die Krankheit auslösen. Durch die Schädigung der glomerulären Membran können Eiweißkörper von mittlerem und höherem Molekulargewicht in den Harn übergehen. Dort werden dann bei der elektrophoretischen Untersuchung vor allem Albumin und Gamma-Globulin gefunden.

Symptome

Wichtigste Symptome sind teigig weiche **Ödeme**, **große Proteinurie, Hypoproteinämie** (verminderter Bluteiweißgehalt) und **Hyperlipoproteinämie** mit stark erhöhten Cholesterin- und Triglyceridwerten. Die Patienten zeigen trotz nur mäßiggradiger Anämie eine auffallende **Blässe**. Durch den Verlust gerinnungshemmender Faktoren mit dem Urin kommt es gehäuft zu venösen Thrombosen und akut auftretenden arteriellen **Gefäßverschlüssen**, Lungenembolien und Nierenvenenthrombosen. Renale Verluste von Transferrin und einem Transportprotein für Vitamin D führen zu **Eisenmangelanämie** und **Hypokalzämie**.

Diagnostik

Die **BSG** ist immer stark beschleunigt. Im Harnsediment lassen sich immer hyaline und granulierte **Zylinder** sowie Cholesterinkristalle nachweisen. Die **Serumelektrophorese** zeigt eine Verminderung der Albumine und Gamma-Globuline mit einer Erhöhung der Alpha-2- und Beta-Globuline.

Es ist wichtig, festzustellen, ob eine selektive oder eine nichtselektive Proteinurie vorliegt, da die selektive Form meist durch eine GN mit Minimalveränderungen hervorgerufen wird. Weitere Untersuchungen dienen der Erkennung der **Grunderkrankung**. Insbesondere ist dabei zu denken an Diabetes mellitus, Lupus erythematodes, Amyloidose, Plasmozytom, Glomerulonephritis und Nierenvenenthrombose.

Differentialdiagnostisch sind andere Formen renaler Ödeme (z.B. bei Poststreptokokkenglomerulonephritis oder bei terminaler Niereninsuffizienz) und nicht renal bedingte Ödeme (kardiale Ödeme, Ödeme bei Leberzirrhose, medikamentös bedingte Ödeme und lokal bedingte Ödeme wie bei Thrombose oder Lymphödem) abzugrenzen.

Therapie

Bei einer Glomerulonephritis mit Minimalveränderungen führen **Steroide** meist zu einem guten therapeutischen Erfolg. Bei anderen Formen der Glomerulonephritis und häufigen Rezidiven des nephrotischen Syndroms nach Steroidtherapie ist ein Therapieversuch mit Chlorambucil (Leukeran®) oder Cyclophosphamid (Endoxan®) empfehlenswert. Bei allen Formen des nephrotischen Syndroms läßt sich mit Indomethazin (Amuno®) ein Rückgang der Proteinurie erzielen.

Zur allgemeinen Entlastung der Nieren empfiehlt sich eine eiweißarme Kost (0,5–0,7 g/kg KG pro Tag). Zur Ausschwemmung der Ödeme werden Diuretika (z. B. Aldactone-Saltucin®) gegeben. Sog. therapieresistente Ödeme lassen sich mit der Kombination von hochprozentigem (20%igem), salzarmem Humanalbumin und hochdosiertem Furosemid sehr günstig beeinflussen.

Verlauf und Prognose

Der Krankheitsverlauf ist fast immer **chronisch** und von mehrfachen Rezidiven gekennzeichnet. Einmalige Schübe und Spontanremissionen kommen vor. Die Behandlung jedes Erkrankungsschubes dauert meist Monate. Eine Langzeitüberwachung zur frühzeitigen Erkennung von Rezidiven ist über Jahre erforderlich. Das nephrotische Syndrom im Rahmen einer Glomerulonephritis mit Minimalveränderungen hat eine wesentlich günstigere **Prognose** als bei anderen Glomerulonephritisformen.

3 Akutes Nierenversagen

Definition

Das akute Nierenversagen (ANV) ist durch den plötzlichen **Ausfall der Nierenfunktion** als Folge einer akuten, potentiell rückbildungsfähigen Nierenparenchymschädigung charakterisiert. Zu Beginn der Erkrankung ist nur die renale Ausscheidungsfunktion beeinträchtigt, später treten auch Folgen der endokrinen Funktionsstörung der Nieren auf. Als akutes Nierenversagen im engeren Sinn werden **zirkulatorisch-ischämische** und **tubulotoxische** Schädigungen bezeichnet.

Früher wurde das ANV je nach seiner Ursache in eine prärenale, intrarenale oder postrenale Form unterteilt. Heute wird als **ANV im engeren Sinne** nur noch das prärenale Nierenversagen verstanden.

Epidemiologie

Die Häufigkeit des akuten Nierenversagens hat sich im Laufe der Zeit wesentlich geändert. Da der Schock eine der wesentlichen Krankheitsursachen darstellt, hat die verbesserte Schockbekämpfung zu einem deutlichen Rückgang des ANV als Verletzungsfolge geführt. Für die Bundesrepublik Deutschland schätzte man 1962 etwa 20 Fälle von akutem Nierenversagen pro 1 Million Einwohner und Jahr. Genaue aktuelle Zahlen liegen für die Bundesrepublik nicht vor.

Ursachen und Pathogenese

Beim ANV werden zirkulatorische und toxische Ursachen unterschieden.

▷ **Zirkulatorische Ursachen:** Massive Blutverluste (z. B. bei Unfällen) oder exzessive Flüssigkeitsverluste und Flüssigkeitsverschiebungen (z. B. bei Ileus, Peritonitis oder Pankreatitis) führen zur **Hypovolämie** (Volumenmangel) und damit zum **hypovolämischen Schock** und zur **Schockniere**. Daneben führen andere Schockformen (z. B. septischer Schock, kardiogener Schock) zum zirkulatorischen AVN.

▷ **Toxische Ursachen:** Bei massivem Gewebszerfall, so etwa bei starker Hämolyse, Myolyse oder Polytrauma, entstehen **endogene Toxine**, die einen Schockzustand auslösen können. Als **exogene Toxine** können verschiedene Arzneimittel, zahlreiche Chemikalien, pflanzliche und tierische Gifte die Nierentubuli schädigen.

Abzugrenzen ist das ANV im engeren Sinne von akuten Erkrankungen der Niere oder der ableitenden Harnwege, die ebenfalls einen vorübergehenden Ausfall der Nierenfunktion zur Folge haben können (Tab. 19-2 und 19-3).

Tabelle 19-2: Akutes Nierenversagen infolge akuter Nierenerkrankungen.

▷ akute Glomerulonephritis
▷ rasch progressive Glomerulonephritis
▷ Kollagenosen
▷ akute interstitielle Nephritis
▷ beidseitige Pyelonephritis
▷ beidseitiger Verschluß der Nierenaterie
▷ tubuläre Verstopfung bei Gicht, Zytostatikabehandlung und Myelom

Tabelle 19-3: Postrenales akutes Nierenversagen durch Obstruktion.

▷ Obstruktion von Nierenbecken und Ureter beidseits (Steine, Papillennekrosen, Blutgerinnsel)
▷ Kompression der Ureteren von außen (Tumoren, entzündliche Prozesse)
▷ gynäkologische Tumoren und entzündliche Prozesse im kleinen Becken
▷ neurogene Blase
▷ Harnblasenkarzinom
▷ Prostataerkrankungen
▷ Obstruktion der Urethra

Symptome

Das akute Nierenversagen durchläuft **vier Stadien:**
▷ **Schädigungsphase** (Stunden bis wenige Tage);
▷ **oligoanurisches** Stadium (eine Woche bis Monate);
▷ **polyurisches Stadium** (zwei bis drei Wochen);
▷ **Stadium der funktionellen Wiederherstellung** (Monate bis Jahre).

Initiales **Leitsymptom** des ANV ist die Oligoanurie. (Bei 5–15% der Patienten bleibt die Diurese normal oder ist sogar gesteigert.) Wenn diese Oligoanurie fortbesteht, folgen ein Anstieg der **harnpflichtigen Substanzen**, eine **Hyperkaliämie** und eine **metabolische Azidose.**

Die Patienten klagen im oligoanurischen Stadium über allgemeines **Krankheitsgefühl, Schwäche, Übelkeit** und **Erbrechen.** Sie sind unruhig und atmen aufgrund der Azidose vertieft. Durch die Hyperkaliämie kann es zu **Parästhesien, Muskelschwäche** oder zum **Subileus,** in schweren Fällen sogar zum **Kammerflimmern** kommen. Gefährlich sind außerdem eine Überwässerung der Lunge *(fluid lung)* und die Entstehung eines **Hirnödems.**

Diagnostik

Die Oligoanurie und die oft schon nachweisbare Erhöhung der harnpflichtigen Substanzen geben erste Hinweise auf ein ANV. Im Urin ist eine Erniedrigung des spezifischen Gewichts (kleiner als 1,015) und der Osmolalität (kleiner als 350 mosmol/kg Wasser) feststellbar, die Natriumkonzentration ist auf über 40 mmol/l (90 mg%) erhöht. Die Harnstoffausscheidung im Urin fällt unter 167 mmol/l (unter 1 g/dl) ab. Der Harnstoffquotient von Harn/Plasma beträgt unter 3, der Kreatininquotient von Harn/Plasma liegt unter 20. Die fast immer nachweisbare Proteinurie übersteigt selten 1 g/d. Das Harnsediment bietet unterschiedlich viele Erythrozyten und Leukozyten; manchmal besteht eine Makrohämaturie.

Therapie

Von großer Bedeutung ist eine exakte Flüssigkeitsbilanz. Beim ANV beträgt die erlaubte tägliche Flüssigkeitszufuhr 500 ml plus ausgeschiedene Urinmenge plus Flüssigkeitsverluste über den Magen-Darm-Trakt und die Haut. Tägliche Kontrolle des Körpergewichts ist obligat.

Bei einer Hyperkaliämie werden 3 × 15 – 3 × 20 g eines Ionenaustauschers (Resonium A®, CPS®) oral oder über Magensonde gegeben; auch rektal ist die Verabreichung ein- bis dreimal täglich (40 g in 150 ml 5%iger Glucoselösung) möglich. Bei gefährlicher Hyperkaliämie (über 7 mmol/l) werden zur kurzfristigen Kaliumsenkung 20 ml 10%ige Calciumgluconat-, 10–30 ml 10–20%ige NaCl-, 30–50 ml 8,4%ige Bicarbonat- oder 250 ml 20%ige Glucose-Lösung mit 20 Einheiten Altinsulin i.v. (Laufgeschwindigkeit 5 ml/min) verabreicht. Die metabolische Azidose wird je nach Basendefizit ausgeglichen.

Für die parenterale Ernährung beim akuten Nierenversagen gelten folgende Richtwerte: Der Energiebedarf beträgt 30–40 kcal/kg Körpergewicht täglich.

Kohlenhydrate sind als Dreizuckerinfusionslösung (maximal 0,5 g/kg Körpergewicht/h) empfehlenswert, Glucose sollte in einer Dosierung von maximal 0,3 g/kg Körpergewicht/h gegeben werden. Aminosäuren werden ohne Dialyse zu 0,4–0,6 g/kg Körpergewicht/d verabreicht, unter Dialysebedingungen können 0,8–1,2 g/kg Körpergewicht/d verabreicht werden. Der Energiebedarf sollte maximal zu 30% mit Fettlösungen gedeckt werden (maximal 0,15 g/kg Körpergewicht/h). Kriterien zur Dialysebehandlung bei ANV sind in Tabelle 19-4 zusammengestellt.

Tabelle 19-4: Kriterien zur Dialysebehandlung bei akutem Nierenversagen.

▷ Serum-Kreatinin > 5 mg/dl
▷ Serum-Harnstoff > 150 mg/dl
▷ Hyperkatabolismus
▷ Urämiegefahr
▷ Oligoanurie länger als 3 Tage
▷ nicht beherrschbare Hyperkaliämie
▷ Überwässerung
▷ Verschlechterung der Gesamtsituation
▷ Risikopatienten
▷ unzureichende Ernährungsmöglichkeit

Prognose

Die Letalität beim ANV lag vor einigen Jahrzehnten noch bei 90% und sank erst bei Einführung der Dialysebehandlung bis auf 30% ab. In schwersten Fällen bei protahiertem Schock oder Polytrauma mit gestörten Vitalfunktionen, deren Zahl in den letzten Jahren stark zugenommen hat, muß weiter mit einer Letalität von etwa 60% gerechnet werden. Eine besonders schlechte Prognose haben Patienten bei ANV mit gleichzeitig bestehendem septischem Abdomen und respiratorischer Insuffizienz. Keine Überlebenschance besteht für Patienten mit akutem Nierenversagen bei gleichzeitig bestehender, chirurgisch nicht radikal sanierbarer Peritonitis.

4 Akuter Harnwegsinfekt

Definition

Unter Harnwegsinfekt (HWI) wird das Auftreten und die Vermehrung von Bakterien in den ableitenden Harnwegen verstanden (s. Kap. 22). Die Bakteriurie kann mit und ohne Infektionszeichen der Harnwege (Leukozyturie, Proteinurie) erfolgen. Die Keime können dem oberen (Nieren, Nierenbecken, Ureter) oder dem unteren Teil des harnableitenden Systems (Blase, Prostata, Urethra) entstammen. Die Infektion kann für den Patienten unbemerkt verlaufen (asymptomatischer Harnwegsinfekt) oder mit Beschwerden und Krankheitszeichen einhergehen (symptomatischer Harnwegsinfekt).

> Als Harnwegsinfekt im engeren Sinne wird die bakterielle Entzündung des unteren Harntraktes verstanden.

Epidemiologie

Harnwegsinfekte sind die häufigsten bakteriellen Infektionen des Menschen. 4–5% der erwachsenen Frauen weisen eine Bakteriurie auf; diese Zahl steigt mit zunehmendem Alter auf 10–12% an. Dagegen sind bei Männern vor dem 50. Lebensjahr Harnwegsinfekte selten, danach werden sie mit der steigenden Zahl der Prostataerkrankungen ebenfalls gehäuft beobachtet.

Ursachen und Pathogenese

Ursächlich relevant ist die bakterielle Besiedlung des Harntraktes mit verschiedenen Erregergruppen. Häufigster Keim ist Escherichia coli, seltener finden sich Bacterium proteus, Klebsiellen, Enterobacter, Enterokokken, Staphylokokken und Streptokokken.

Eine flüchtige Besiedlung der ableitenden Harnwege mit verschiedenen Erregern ist bei intakten Abwehrmechanismen möglich, ohne daß dies zu einem symptomatischen Infekt führen muß. Für das Angehen der Entzündung ist wahrscheinlich ein lokaler Mangel an Immunglobulinen von Bedeutung. Es ist bisher nicht geklärt, ob die asymptomatische Bakteriurie zu einer chronischen Nierenschädigung führt. Allerdings wird bei Vorliegen prädisponierender Risikofaktoren (Schwangerschaft, Diabetes mellitus, Analgetika-Abusus, immunsuppressive Behandlung, Gicht, Hochdruck) die Entwicklung einer Pyelonephritis aus einer asymptomatischen Bakteriurie begünstigt.

> Als iatrogene Ursache spielt der Harnblasenkatheterismus eine Rolle. Auch nach Einmalkatheter werden gehäuft Harnwegsinfekte beobachtet. Harnblasenverweilkatheter führen nach einiger Zeit in mehr als 90% der Fälle zum Auftreten eines HWI. Nach Möglichkeit sollten daher anstelle von Verweilkathetern suprapubische Ableitsysteme eingesetzt werden.

Symptome

Häufigste Beschwerden beim unteren HWI sind schmerzhafter Harndrang mit Erschwernis des Wasserlassens, Pollakisurie und suprapubische Schmerzen. Besteht einseitiger oder beidseitiger Flankenschmerz, Fieber und initialer Schüttelfrost, so liegt kein unterer HWI, sondern eine akute Pyelonephritis vor. Leukozyturie und Bakteriurie sind die führenden Leitsymptome eines HWI. Eine Mikrohämaturie ist häufig, eine Makrohämaturie kommt vor.

Diagnostik

Vor Beginn der antibiotischen Therapie eines HWI sollte eine Urinkultur für den Nachweis von Keimen, deren Differenzierung und Empfindlichkeit gegenüber Antibiotika angelegt werden. Eine signifikante Bakteriurie ist bei Urethritis oder Prostatitis nicht zu erwarten, wohl aber bei Zystitis oder Pyelonephritis. Fehlt eine signifikante Bakteriurie, kann ein **akutes Urethralsyndrom** vorliegen, ein Krankheitsbild mit Fieber und Schmerzen in Blase oder Nierenlagern, das mit Leukozyturie, jedoch ohne signifikante Bakteriurie einhergeht. Keimzahlen zwischen 10^2 und 10^4/ml sollten als Hinweis auf diesen akuten HWI gelten. Bei fehlendem Erregernachweis könnten ursächlich auch Chlamydien eine Rolle spielen (Chlamydien sind mit Bakterien eng verwandte Mikroorganismen, die dem Routinenachweis entgehen).

Differentialdiagnostisch abzugrenzen ist beim Mann eine **Prostatitis** und bei der Frau die **nervöse Reizblase**, bei der organische Befunde fehlen und häufig Rezidive auftreten. Außerdem ist abzugrenzen die **spezifische tuberkulöse Zystitis**, die eine sterile Leukozyturie (kein Keimnachweis auf Eintauchnährböden) bietet.

Therapie

Bei der Erstbehandlung eines unteren HWI wird vielfach die **Einmaltherapie** gewählt, bei der einmalig entweder 3 g Amoxicillin® oder 2 Tabletten Cotrimoxazol® forte gegeben werden. Es kann jedoch auch eine drei- bis fünftägige Behandlung in herkömmlicher Dosierung mit einer Sulfonamidkombination (z. B. Co-trimoxazol® forte 2 × 1 Tablette täglich), mit einem Tetracyclin-Antibiotikum (z. B. Doxycyclin® am ersten Tag zwei, dann täglich eine Tablette) oder mit einem Penicillinpräparat (z. B. Amoxicillin® 3 × 750 mg täglich) durchgeführt werden.

Beim akuten Urethralsyndrom gelten zunächst dieselben therapeutischen Richtlinien; symptomatisch helfen Spasmolytika. Besteht Verdacht auf eine Chlamydienerkrankung, ist eine Behandlung mit Doxycyclin® für zehn Tage erforderlich. Bei erfolgreichem Therapieverlauf sollte nach einer **dreitägigen antibiotikafreien Pause** eine Kontrolle des Harnsediments erfolgen. Bei Rezidiven eines akuten HWI ist die Durchführung einer Urinkultur und die Wahl des Antibiotikums entsprechend der Austestung vordringlich. Ist bei rezidivierenden akuten Harnwegsinfekten der Harn nach mehrtägiger Behandlung nicht keimfrei, sollte entsprechend der Austestung eine weitere drei- bis fünftägige Therapie anschließen. Bei häufigen Rezidiven eines HWI ist eine chemotherapeutische Dauerprophylaxe über sechs bis zwölf Monate, manchmal über Jahre, unvermeidlich; dafür ist Nitrofurantoin (Furadantin®, eine Tablette nach Blasenentleerung vor dem Schlafengehen) oder Cotrimoxazol® (eine Tablette abends) geeignet.

Als prophylaktische Maßnahme bei rezidivierenden Harnwegsinfekten sollten eingehalten werden: Warmhalten, nach dem Schwimmen sofort trockene Wäsche anziehen, nicht mit nassem Haar in die Abendkühle, nicht Motorrad oder Moped fahren und nicht zelten.

Prognose

Ein unkomplizierter akuter HWI heilt innerhalb von ein bis zwei Wochen vollständig aus. Liegen prädisponierende Risikofaktoren vor, wie Obstruktion der Harnwege, werden rezidivierende symptomatische Harnwegsinfekte begünstigt. Rezidive eines Harnwegsinfektes treten meist frühzeitig, innerhalb von ein bis vier Wochen nach beendeter Therapie, auf. Rezidive eines Harnwegsinfektes mit einem anderen Keim werden meist erst nach mehreren Monaten manifest. Bei rezidivierenden Harnwegsinfekten ist eine Langzeitbetreuung der Patienten erforderlich. Eine bakteriologische Kontrolle des Urins sollte monatlich, jeweils nach drei therapiefreien Tagen, erfolgen. Alle sechs Monate sollte die Nierenfunktion überprüft werden. Ist eine renale Funktionseinschränkung nachweisbar, muß das Vorliegen einer chronischen Pyelonephritis angenommen werden.

5 Interstitielle Nephritiden

Definition

Interstitielle Nephritiden sind Erkrankungen mit primärem Befall des Interstitiums und der Tubuli. Die Glomerula und Gefäße weisen zunächst keine spezifischen Veränderungen auf; sie gehen jedoch im Krankheitsverlauf zugrunde, wenn sie in Narbenbereichen liegen. Ätiologisch wird zwischen bakteriell bedingten und nicht bakteriell ausgelösten interstitiellen Nephritiden unterschieden. Beide Gruppen werden in akute und chronisch verlaufende Formen unterteilt.

5.1 Akute bakterielle interstitielle Nephritis (akute Pyelonephritis)

Definition

Es handelt sich um einen akut einsetzenden bakteriellen Befall des interstitiellen Bindegewebes und der Tubuli einer oder beider Nieren mit klinischen und laborchemischen Entzündungszeichen. Am häufigsten steigen die Keime über die unteren Harnwege auf, seltener gelangen sie auf dem Blutwege oder über die Lymphbahnen in die Niere. Akute Pyelonephritis ist eine synonyme Bezeichnung, es handelt sich um die gleiche Erkrankung.

Epidemiologie

Die akute bakterielle interstitielle Nephritis ist eine der häufigsten Infektionskrankheiten, welche bei Frauen öfter auftritt als bei Männern.

Ursachen und Pathogenese

Die bakterielle aufsteigende Infektion breitet sich in der Niere vom Mark zur Rinde hin aus; bei auf dem Blutweg erfolgten Befall zeigen sich erst in der Nierenrinde, dann aber auch im Mark zellreiche leukozytäre Infiltrate.

Symptome

Charakteristische klinische Leitsymptome sind heftiger Flankenschmerz, Brennen beim Wasserlassen, vermehrter Harndrang und häufiges Wasserlassen. Das Nierenlager ist oft beidseits druckdolent, daneben bestehen Frösteln, Schüttelfrost, Fieber. Der Harn ist oft trübe. Nicht selten klagen die Patienten über ein schweres allgemeines Krankheitsgefühl mit Kopfschmerzen, Müdigkeit, Abgeschlagenheit, Appetitlosigkeit, Brechreiz, Erbrechen und Gewichtsabnahme. Häufig bestehen gleichzeitig eine Zystitis und Urethritis.

Diagnostik

Das klinische Bild und die charakteristischen Urinbefunde führen zur Diagnose. Im Harnsediment finden sich Leukozyten, Bakterien, Erythrozyten und Leukozytenzylinder. Die Urinkultur bringt die bakteriologische Klärung mit Resistenzbestimmung. Die Proteinurie liegt unter 3 g/d. Die BSG ist stark beschleunigt, häufig besteht eine Leukozytose. Bei gravierendem Verlauf mit ausgedehnter Parenchymschädigung kann eine Erhöhung der harnpflichtigen Substanzen auftreten. Sonographisch lassen sich Pyonephrosen, intrarenale und paranephritische Abszesse gut erkennen. Im akuten Stadium ist die Durchführung eines intravenösen Urogramms nicht angezeigt. Nach Abklingen der akuten Symptomatik ist zu klären, ob eine Harnwegsobstruktion oder ein akuter Schub einer chronischen Pyelonephritis ausgeschlossen werden muß.

Therapie

Grundsätzlich ist Bettruhe angezeigt. Bei guter Diurese ist reichliche Flüssigkeitszufuhr günstig. Nach Probenentnahme für Urin- und eventuell Blutkultur ist sofortiger antibiotischer Therapiebeginn erforderlich, wobei Ampicillin meist ausreicht. Bei Verdacht auf eine hospitalerworbene Infektion ist ein Cephalosporin mit einem Aminoglykosid empfehlenswert. Liegt die Resistenztestung vor, kann eine spezifische Monotherapie für 14 Tage fortgeführt werden.

Verlauf und Prognose

Die akute Pyelonephritis heilt unter antibiotischer Behandlung innerhalb von zwei Wochen ab. Werden auslösende urologische Erkrankungen nicht beseitigt oder sind sie unbehandelbar, kann es zu erneuten akuten Entzündungen oder zum Übergang in eine chronische Pyelonephritis kommen.

5.2 Chronische bakterielle interstitielle Nephritis

Definition

Es handelt sich um einen chronischen, bakteriellen, sich meist sekundär auf eine vorgeschädigte Niere aufpfropfenden Infekt. Chronische Pyelonephritis ist eine synonyme Bezeichnung für dieselbe Erkrankung.

Epidemiologie

Die chronische Pyelonephritis ist eine häufige Nierenerkrankung. Im Sektionsgut verschiedener pathologischer Institute wird sie in 4–8% aller Sektionen angetroffen. Im Jahre 1980 war bei etwa 20% der Dialysepatienten in Europa eine chronische Pyelonephritis als Grundkrankheit festgestellt worden.

Ursachen und Pathogenese

Die häufigsten Ursachen einer chronischen Pyelonephritis sind mechanische Abnormalitäten der Harnwege wie z. B. Fehlbildungen, Obstruktionen durch Steine, Strikturen oder Prostatahypertrophie, Blasenfunktionsstörungen oder ein vesikoureteraler Reflux. Außerdem spielen Stoffwechselstörungen wie z. B. Diabetes mellitus, Gicht, Hyperkalzämie und Hypokaliämie, Medikamentenabusus (z. B. Analgetika-Abusus), allgemeine Abwehrschwäche, z. B. bei chronischen Erkrankungen oder immunsuppressiver Therapie, und Gravidität eine ursächliche bzw. prädisponierende Rolle. Histologisch finden sich im Interstitium vorwiegend Lymphozyten und Plasmazellen, später häufig auch segmental angeordnete Narben. Diese können die Basis für erneute Infekte darstellen. Auch immunologische Prozesse sollen eine Progredienz der Erkrankung bewirken können.

Symptome

Das klinische Bild ist von Patient zu Patient sehr variabel. Es finden sich alle Übergänge zwischen der klinisch stummen Form, bei welcher die terminale Niereninsuffizienz die ersten klinischen Anzeichen hervorruft, und der hochfloriden Form, die sich als eine Kette von rezidivierenden akuten Pyelonephritiden im Verlauf von Jahren darstellt.

An **allgemeinen Symptomen** können auftreten: BSG-Erhöhung, Leukozytose, Fieber, Anämie, Schwindel, Erbrechen, Müdigkeit, Abmagerung, Knochenschmerzen und Hautpigmentierung. Bei manchen Patienten stehen **kardiovaskuläre Symptome** wie Hypertonie, Herzhypertrophie, Perikarditis, Fundusveränderungen und Kopfschmerzen im Vordergrund. **Renale Symptome** sind: Flankenschmerz, Druckdolenz der Nierenlager, Polyurie, Hypo- und Isostenurie, Azidose, Azotämie, Ödeme oder Dehydratation, sonographisch oder röntgenologisch erkennbare Nierenschrumpfung und pathologische Clearancewerte. Gelegentlich treten bevorzugt **Blasen- und Harnleitersymptome** wie Dysurie, Pollakisurie und Koliken auf. Viele Patienten zeigen charakteristische Befunde bei der Harnuntersuchung, wie Leukozyturie, Leukozytenzylinder, Hämaturie, Proteinurie (selten über 1,5 g/d) und eine signifikante Bakteriurie.

Diagnostik

Die Diagnose der chronischen Pyelonephritis ist relativ leicht, wenn die wichtigsten Symptome vorliegen: Leukozyturie, Bakteriurie, mäßige Proteinurie, Zeichen der allgemeinen Infektion, renale Funktionseinschränkung und typische sonographische oder röntgenologische Veränderungen. Differentialdiagnostisch sind Harnwegsinfekte abzugrenzen, die keine Beteiligung der Nieren, keine renale Funktionseinschränkung und keine pathologischen Veränderungen im Nierensonogramm erkennen lassen. In symptomarmen Fällen ohne Leukozyturie kann dennoch bei einer signifikanten Bakteriurie und einer anderweitig nicht erklärbaren renalen Funktionseinschränkung eine chronische Pyelonephritis vorliegen.

Therapie

Empfehlenswert ist eine 7tägige antibakterielle Chemotherapie entsprechend der Resistenzbestimmung, z.B. mit Ampicillin® oder Cotrimoxazol®. Ist eine symptomlose Bakteriurie nicht zu beeinflussen, z.B. wegen nicht zu beseitigender obstruktiver Veränderungen (Ausgußsteine, Fehlbildungen), sollte die erneute antibakterielle Chemotherapie erst wieder beim Auftreten von Beschwerden aufgenommen werden. Eine Langzeitbehandlung oder Rezidivprophylaxe mit Antibiotika ist nicht zu empfehlen. Die Beseitigung der auslösenden Ursachen, insbesondere von Veränderungen im ableitenden Harnsystem, sollte angestrebt werden.

Verlauf und Prognose

Die Gefahr bei der chronischen Pyelonephritis besteht in ihrem Übergang in eine Niereninsuffizienz. Es ist nicht sicher, daß eine erfolgreiche antibiotische Behandlung bei einem Entzündungsschub die Prognose verbessert, wenn bereits eine Niereninsuffizienz besteht. 25% aller Patienten im chronischen Dialyseprogramm hatten als Grundleiden eine chronische Pyelonephritis. Die Mehrzahl der chronischen Pyelonephritiden hat sich auf dem Boden von Abflußbehinderungen des Harns entwickelt. Daran ist abzulesen, welche Bedeutung der frühzeitigen Erkennung und Behandlung von urologischen Erkrankungen zukommt.

5.3 Akute abakterielle interstitielle Nephritis

Definition

Die akute abakterielle interstitielle Nephritis ist eine über Tage bis Wochen anhaltende Entzündung des Niereninterstitiums aufgrund einer allergischen oder toxischen Reaktion auf bestimmte Medikamente. Die toxische Reaktion erfolgt dosisabhängig und führt zur Bildung einer akuten Tubulusnekrose. Dosisunabhängig können unter medikamentösem Einfluß Hypersensibilitätsreaktionen ablaufen. Auch bakterielle und virale Infekte können durch eine allergische Reaktion eine akute abakterielle interstitielle Nephritis bewirken.

Epidemiologie

Die Auftretenshäufigkeit der abakteriellen Nephritis ist schwer zu ermitteln, da bei Krankheitsverläufen mit einer großen Dunkelziffer zu rechnen ist und weil die Erkrankung vermutlich häufig als Begleitreaktion von Infekten oder als Medikamentennebenwirkung unbemerkt verläuft.

Ursachen und Pathogenese

Die akute interstitielle Scharlachnephritis ist seit langem bekannt. Als medikamentöse Ursachen der akuten abakteriellen interstitiellen Nephritis kommen Antibiotika (Ampicillin, Aminoglykoside und Cephalosporine) und Sulfonamide sowie Diuretika (Thiazide, Furosemid und Etacrynsäure), nicht-steroidale Antirheumatika und andere Medikamente wie z. B. Allopurinol und Antikoagulantien infrage. Klinisch und laborchemisch finden sich pathogenetische Hinweise auf eine Hypersensibilitätsreaktion.

Symptome

Klinische Symptome sind Exantheme, Fieber und Arthralgien; außerdem entsteht ein oligurisch oder nichtoligurisch verlaufendes Nierenversagen. Im Blut finden sich Eosinophilie, Azotämie und IgE-Erhöhung, im Harn Hämaturie, Proteinurie und Eosinophilie.

Diagnostik

Wichtige diagnostische Hinweise sind eine tubuläre Proteinurie unter 2 g pro Tag, Hämaturie, Leukozyturie und Eosinophilie im Urin. Treffen Medikamentenexposition und akutes Nierenversagen zusammen, so können neben der akuten allergischen interstitiellen Nephritis differentialdiagnostisch auch eine akute Glomerulonephritis auf Grund des bakteriellen Infektes oder ein akutes Nierenversagen als Folge einer anderen Grundkrankheit vorliegen. Eine Nierenbiopsie kann die Klärung herbeiführen.

Therapie

Ist die medikamentöse Ursache erkannt, führt das Absetzen des Medikaments in der Mehrzahl der Fälle rasch zur Normalisierung der Nierenfunktion. Ungünstige Ausgänge mit irreversibler Nierenfunktionsschädigung kommen vor. Ein Therapieversuch mit Steroiden ist angezeigt.

Liegt der akuten interstitiellen Nephritis eine bakterielle Erkrankung zugrunde, ist eine gezielte antibakterielle Chemotherapie indiziert.

Verlauf und Prognose

Die Prognose der akuten abakteriellen interstitiellen Nephritis ist in der Regel gut. Protrahierte Verläufe über zwei bis vier Monate sind möglich. Chronische irreversible Verläufe sind sehr selten.

5.4 Chronische abakterielle interstitielle Nephritis

Definition

Eine Vielzahl endogener und exogener Noxen führt zu einer einheitlichen chronischen interstitiellen Schädigung der Nieren ohne Infektion. Im Vordergrund stehen degenerative Prozesse, die durch autoimmunologische Vorgänge ausgelöst werden. Die Gichtniere gehört ebenfalls in diese Gruppe.

Epidemiologie

Am häufigsten ist das Auftreten der durch die chronische Einnahme von Schmerzmitteln verursachten interstitiellen Nephritis (s. Abschn. II, 5.4.1). Die Gichtniere ist ein für den Allgemeinmediziner sehr häufiges Krankheitsbild. Die der Gichtniere ursächlich zugrundeliegende Hyperurikämie ist heute bei jedem vierten bis fünften Patienten in einer Allgemeinpraxis nachweisbar. Eine manifeste Gicht findet sich z. Zt. bei etwa 1–2% der erwachsenen Personen.

Die chronische Strahlennephritis nach Röntgenbestrahlung ist sicher selten, sie ist in Einzelfällen nach Bestrahlung wegen Seminom oder Ovarialkarzinom auch heute nachweisbar.

Von der Balkan-Nephritis, die in bestimmten Regionen nahe der Donau und ihren Nebenflüssen in Bulgarien, Rumänien und Jugoslawien endemisch auftritt, sind bis zu 50% der Bevölkerung betroffen.

Ursachen und Pathogenese

Als Ursachen der chronischen abakteriellen interstitiellen Nephritis sind Phenacetin-Abusus, Hyperurikämie, chronischer Kaliummangel bei Laxanzien- und Saluretika-Abusus, Hypokalzämie, Bestrahlung der Nieren mit Dosen von 2000–2500 rad, ein vesikoureteraler Reflux ohne Infektion der Nieren und Schwermetallvergiftungen mit Blei und Cadmium anzusehen.

Die Pathogenese ist zu Beginn der Erkrankung uneinheitlich. Ein Teil der Erkrankungen beginnt mit degenerativen Veränderungen, denen die Entzündung im Laufe der Erkrankung folgt. Der vesikoureterale Reflux führt beim Überschreiten eines Drucks von 30 cm Wassersäule im Ureter und gleichzeitiger Insuffizienz der Sammelröhrenmündungen zu einer abakteriellen interstitiellen Entzündung. Allerdings kommen dabei auch bakterielle Besiedelungen vor, wie überhaupt jede abakterielle interstitielle Entzündung eine günstige Voraussetzung für die Entstehung einer Pyelonephritis ist.

Symptome

An klinischen Symptomen finden sich zu Beginn über lange Zeit nur Kopfschmerzen, Abgeschlagenheit und Müdigkeit. Frühzeitig können auch eine verminderte Konzentrationsfähigkeit des Harns mit Polyurie und Polydipsie sowie eine renale Azidose auftreten. Nicht selten tritt eine renale Hypertonie auf, die den Verlauf der Nierenerkrankung langfristig verschlechtern kann. Im Harn finden sich eine Leukozyturie, Erythrozyturie und eine mäßige tubuläre Proteinurie. Bei den meisten Patienten bildet sich eine langsam progrediente chronische Niereninsuffizienz aus.

Diagnostik

Neben der genannten Serum- und Harndiagnostik ist die Harnsäureerhöhung ein wichtiges Indiz für eine Gichtniere; eine Hypokaliämie ist verdächtig für einen Laxanzien- oder Diuretika-Abusus.

> Der wichtigste diagnostische Hinweis ist die gezielte Anamnese, wobei besonderes Augenmerk auf Langzeiteinnahme von Medikamenten und auf berufliche Kontakte mit Chemikalien oder Giften zu richten ist.

Differentialdiagnostisch muß besonders an die chronische Pyelonephritis und Glomerulonephritis gedacht werden.

Therapie

Wichtigstes Ziel ist die Beseitigung der exogenen und Verminderung der endogenen Noxen. Bei der Gichtnephropathie ist der Harnsäurespiegel mit Allopurinol in den Normbereich zu senken. Eine Alkalisierung des Harns, z.B. mit Uralyt U®, kann die Auflösung von Harnsäureablagerungen in der Niere bewirken und neue Ablagerungen verhindern. Ob bei einem vesikoureteralen Reflux eine Antirefluxplastik sinnvoll ist,

hängt von der Dauer und Schwere der interstitiellen Nephritis ab.

Verlauf und Prognose

Die Prognose ist abhängig von der Art, der Dauer und der Stärke der Wirkung der auslösenden Ursache. Manchmal schreitet die Erkrankung unaufhaltsam bis zur terminalen Niereninsuffizienz fort (z.B. Strahlennephritis). Eine Besserung kann eintreten, wenn sich eine als Ursache identifizierte Substanz (z.B. Medikament) vermeiden läßt; es besteht dann zumindest langfristig keine Progredienz des Leidens. Die Gichtniere zeigt unter effektiver Therapie eine günstige Prognose.

5.4.1 Analgetika-Nephropathie

Definition

Die Analgetika-Nephropathie ist eine chronische interstitielle Nephritis, die durch langdauernde Einnahme analgetisch wirksamer Mischpräparate entsteht und durch Auftreten von Papillennekrosen und Urothelkarzinomen kompliziert wird.

Epidemiologie

Seit 1950 ist der Zusammenhang zwischen langjähriger Einnahme von Schmerzmitteln und der Entwicklung einer abakteriellen interstitiellen Nephritis aus der Schweiz bekannt. Die Verbreitung der Erkrankung ist regional sehr unterschiedlich; die höchsten Erkrankungsraten sind in der Schweiz, in Belgien und in den skandinavischen Ländern anzutreffen. Insgesamt ist der Analgetika-Abusus heute wohl die häufigste Ursache für eine chronische interstitielle Nephritis (siehe Abschn. II, 5.4). 70–80% der betroffenen Patienten sind Frauen im mittleren Lebensalter.

Ursachen und Pathogenese

Früher glaubte man an die alleinige auslösende Ursache von Phenacetin, heute kennt man auch die nephrotoxische Wirkung zahlreicher anderer schmerzstillender Substanzen. Daher ist der Begriff *Phenacetin-Nephropathie* zugunsten der Bezeichnung *Analgetika-Nephropathie* verlassen worden. Für Phenacetin ist bekannt, daß sich die Erkrankung in der Regel nach Einnahme von 1–2 kg über einen Zeitraum von drei Jahren oder länger entwickelt. Die Pathogenese der Nierenschädigung ist ungeklärt. Es wird angenommen, daß eine verminderte Prostaglandinproduktion mit nachfolgender renaler Minderdurchblutung im Bereich des Nierenmarks zur Anhäufung toxischer Substanzen führt.

Symptome

Bei vielen Patienten besteht eine Anämie. Die Ursachen der Anämie sind gastrointestinale Blutverluste mit Eisenmangel, eine toxische Hämolyse, eine Methämoglobinbildung und eine renale Genese bei Niereninsuffizienz. Häufig bestehen gastrointestinale Symptome wie z. B. Ulzera und Erosionen mit gastrointestinalen Blutungen und sogar Perforationen. Die betroffenen Patienten wirken häufig psychisch auffällig und machen einen vorgealterten Eindruck. Sie klagen über Schmerzen unterschiedlicher Lokalisation, insbesondere über Kopfschmerzen. Die Nierenbeteiligung ist gekennzeichnet durch die typischen Symptome der chronischen interstitiellen Nephritis (s. S. 429), wobei sich Papillennekrosen häufig durch kolikartige Schmerzen bemerkbar machen.

Diagnostik

Die Sicherung der Diagnose erfolgt durch einen mehrjährigen Analgetika-Abusus in der Anamnese, durch eine positive Suchprobe für Analgetika mittels Phenestix, wobei auch Analgetikakombinationen nachgewiesen werden können, durch Nachweis von phenacetinhaltigen Metaboliten im Urin und durch radiologische oder histologische Sicherung von Papillennekrosen.

Therapie

Die wichtigste therapeutische Maßnahme ist die Aufklärung des Patienten über die schädigende Wirkung der Medikamente und ein Bestehen auf Beendigung der Analgetikaeinnahme. Rückfälle sind jedoch sehr häufig, nicht zuletzt weil Entzugssymptome auftreten können. Die Abstinenz kann langfristig überwacht werden, indem der Urin regelmäßig auf Phenacetinmetaboliten und Salicylate überprüft wird. Bei vielen Patienten ist eine psychotherapeutische Behandlung indiziert.

Verlauf und Prognose

Wird der Analgetika-Abusus rechtzeitig erkannt und bei Kreatininwerten unter 3 mg/dl unterbrochen, kommt es in bis zu 25% der Fälle wieder zu einer Besserung der Nierenfunktion. Bei fortgesetztem Abusus nimmt die Niereninsuffizienz weiter zu. Die Mortalität dieser Patienten schwankt zwischen 20% und 51%. Die Prognose ist abhängig von der Nierengröße zum Zeitpunkt der Diagnosestellung und von der Fähigkeit des Patienten, den Analgetika-Abusus einzustellen. 10% der Patienten entwickeln Harnwegstumoren (Nierenbecken-, Ureter- und Blasenkarzinom), wobei das Nierenbeckenkarzinom bei Analgetika-Abusus 77mal häufiger und das Ureterkarzinom 89mal häufiger auftritt als bei Nichtabusern.

6 Nephrolithiasis und Nephrokalzinose

Definition

Unter Nephrolithiasis werden Steinbildungen in den Hohlsystemen der Nieren und in den ableitenden Harnwegen verstanden. Intrarenale Verkalkungen werden dagegen als Nephrokalzinose bezeichnet.

Epidemiologie

Die Häufigkeit des Harnsteinleidens hat in den letzten Jahrzehnten weltweit zugenommen und wird heute in Europa mit 1–3% der Bevölkerung veranschlagt, in den skandinavischen Ländern sogar mit 14%. In der Bundesrepublik Deutschland ist eine Erkrankungshäufigkeit von durchschnittlich 5–7% der erwachsenen Bevölkerung anzunehmen. Der Verzehr animalischer Proteine korreliert direkt mit der Steinhäufigkeit. Für die Nephrokalzinose sind unterschiedliche Häufigkeitsverteilungen in bestimmten Gegenden bisher nicht beobachtet worden.

Patienten mit einer Sarkoidose neigen in den Sommermonaten häufiger zu einer Hyperkalzämie, die dann zu einer entsprechenden Beeinträchtigung der Nierenfunktion führen kann.

Gemäß der chemischen Steinzusammensetzung läßt sich folgende Häufigkeitsverteilung der Harnkonkremente angeben:

▷ Steine aus Calciumoxalat oder aus einem Gemisch von Calciumoxalat und Calciumphosphat   70–80%
▷ Magnesium-Ammonium-Phosphatsteine (Struvit)   7–20%
▷ Harnsäuresteine   5–15%
▷ Cystinsteine   0,8–2%
▷ Xanthinsteine   unter 0,5%

Ursachen und Pathogenese

Die Neigung zur Harnkonkrementbildung hängt von anatomischen Gegebenheiten der Nieren und ableitenden Harnwege ab, die im ungünstigen Fall zu Abflußbehinderungen führen. Sie steigt mit der Urinkonzentration der steinbildenden Substanzen an. Urin neigt als übersättigte Lösung bei bestimmtem Urin-pH zur Aggregation von Kristallen, und diese Kristallkerne zum langsam sich vergrößernden Konkrement. Die Nephrokalzinose entsteht bei bestimmten Stoffwechselstörungen wie z. B. primärem Hyperparathyreoidismus, Hyperoxalurie und bei Hyperkalzurien verschiedener Ursache, wie z. B. bei Sarkoidose.

Symptome

Nichtobstruierende Steine in den Nierenkelchen und im Nierenbecken sind häufig asymptomatisch. Sie werden zufällig bei einer Sonographie der Nieren entdeckt. Lösen sich Konkremente aus ihrem festen Sitz und führen sie intermittierend zur Obstruktion am Übergang vom Nierenbecken zum Ureter oder wandern sie bei entsprechender Größe in die Ureteren, können dramatische spastische Schmerzen (sog. **Nierenkoliken**) auftreten (Abb. 19-5). Je nach Lokalisation des Konkrements tritt ein Flankenschmerz auf, oder der Schmerz strahlt entlang der Ureteren bis in die Leistengegend aus. Dabei bestehen oft Allgemeinsymptome wie Übelkeit und Erbrechen, Schüttelfrost und Kollapsneigung sowie eine Subileussymptomatik und Harnverhaltung. Bis zum Steinabgang können sich die Koliken wiederholen. Dumpfes Druckgefühl in der Flanken-

region der Steinseite spricht für einen intermittierenden Harnstau. Manche Konkremente passieren die Harnwege und verursachen dabei nur ein unbestimmtes Druckgefühl in der Lendenregion.

Diagnostik

Die üblichen Standarduntersuchungen beim erstmaligen Auftreten des Nierensteinleidens, deren Ergebnisse Rückschlüsse auf Pathogenese und Steinzusammensetzung erlauben und auch therapeutische Hinweise liefern, sind in Tabelle 19-5 zusammengefaßt. Im Urinsediment sind nur die unverwechselbaren Cystinkristalle diagnostisch verwertbar. Ein alkalischer pH-Wert des Urins weist auf ureasespaltende Bakterien hin, die bei Harnwegsinfekten die Bildung von Magnesium-Ammonium-Phosphatsteinen begünstigen. Sammelurin gibt Informationen über die Ausscheidung steinbildender Substanzen (Calcium, Harnsäure, Oxalsäure, Cystin). Die chemische Analyse des Morgen-Nüchternurins mit Bestimmung des Calcium-Kreatininquotienten und des Harnsäure-Kreatininquotienten ist nützlich für die Diagnose der Hyperkalzurie und vor allem dann, wenn Sammelurin nicht zur Verfügung steht. Die röntgendiffraktiometrische Steinanalyse ist bei jedem Erststein obligat, da sie die zuverlässigsten Ergebnisse liefert. Weitere zusätzliche Methoden sind Polarisationsmikroskopie und Infrarotspektroskopie.

Calciumsalze enthaltende Nierensteine und auch die schwefelhaltigen Cystinsteine sind röntgenpositiv, reine Harnsäure- und reine Xanthinsteine sind röntgennegativ.

Die Nephrokalzinose läßt sich röntgenologisch durch Leeraufnahme und Ausscheidungsurographie einschließlich Schichtaufnahmen nachweisen. Serologische Untersuchungen, Harnanalysen, Nierenfunktionsuntersuchungen, Klärungen des Säure-Basen-Haushaltes und die

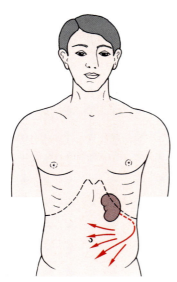

Abb. 19-5.
Schmerzausstrahlung bei einseitiger Nierenkolik.

Tabelle 19-5: Standarduntersuchungen bei Nephrolithiasis.

▷ Röntgenuntersuchung: Leeraufnahme, Ausscheidungsurographie
▷ Blutuntersuchungen: Kreatinin, Harnsäure, Calcium, Phosphat, alkalische Phosphatase, Gesamteiweiß, Parathormon
▷ Harnuntersuchung: Urin-pH, Harnsediment, Urinkultur, 24-Stunden-Sammelurin, chemische Analysen
▷ Harnsteinanalyse: Röntgen, Diffraktiometrie
▷ urologische Konsiliaruntersuchung

Untersuchung des Parathormons sind obligat, da in 21% der Fälle ein primärer Hyperparathyreoidismus, in 19% eine renale tubuläre Azidose und in 14% eine chronische Pyelonephritis ursächlich zugrunde liegt.

Therapie

Bei einer Nierensteinkolik bewirkt die Gabe von Spasmoanalgetika in Verbindung mit Trinkstößen und Diuretika die Wiederherstellung des Harnflusses und der Ureterperistaltik zur Steinaustreibung. Eine zusätzliche Bewegungstherapie ist hilfreich. Solange ein Tiefertreten des Steines röntgenologisch oder klinisch feststellbar ist, können diese Maßnahmen fortgeführt werden. Kommt es bei stärkerer Harnstauung nach 14 Tagen zu keinem Steinabgang, sind urologische Maßnahmen zur Steinentfernung indiziert. Bei einem Stein im unteren Ureterdrittel kann der Versuch einer Steinentfernung mittels Schlinge unternommen werden. Höher gelegene Steine werden operativ entfernt. Bei therapieresistenten Koliken, steinbedingten Infektionen der Nieren und der ableitenden Harnwege oder großen Harnsteinen, die keinen Spontanabgang erwarten lassen, sowie bei mißglückten Schlingenversuchen ist ebenfalls operatives Vorgehen angezeigt. Als Langzeitbehandlung ist eine unspezifische Prävention der Nierensteinbildung dringend erforderlich. Dabei ist eine Reduktion von Oxalsäure, Calcium, tierischem Eiweiß in der Nahrung und eine Erhöhung der Trinkmenge vordringlich. Die Calciumzufuhr kann durch diätetische Einschränkung von Milch und Milchprodukten gemindert werden. Die Oxalsäurezufuhr kann durch Verzicht auf Zitrusfrüchte und Zitrussäfte, Spinat, Rhabarber, Schokolade, Kakao, Mandeln und schwarzen Tee eingeschränkt werden. Die drastische Erhöhung der Trinkmenge und damit des Urinvolumens, das auf drei, in Einzelfällen auf vier Liter pro Tag gesteigert werden sollte, bewirkt eine Verminderung der Harnübersättigung mit steinbildenden Substanzen und die Ausspülung von Kristallaggregaten und Mikrosteinen. Die Patienten sollen ermuntert werden, auch nachts zu trinken, damit keine Übersättigungsphasen entstehen. Die Effektivität der Trinktherapie ist gewährleistet bei einem spezifischen Gewicht unter 1,012. Bei calciumhaltigen Nierensteinen ist eine Pharmakotherapie mit Thiaziddiuretika in Betracht zu ziehen, die die Calciumrückresorption im distalen Tubulus und damit ein Absinken der Calciumausscheidung bewirken. Dieser Effekt ist nur unter Einhaltung einer kochsalzarmen Diät gewährleistet (5 g NaCl täglich). Auch die Gabe von ortho-Phosphat ist hilfreich; sie bewirkt die Ausscheidung von Phosphat und eine Abnahme der Calciumausscheidung im Urin. Die Dosierung ist so zu wählen, daß der Patient eine Phosphaturie über 2 g/d aufweist. Allopurinol ist hilfreich zur Verringerung der Harnsäureausscheidung im Urin.

Bei einer infizierten Nephrolithiasis ist die Therapie der Wahl eine urologische Steinentfernung mit Stoßwellenlithotrypsie oder Operation. Bei persistierender Infektion kann eine Dauertherapie mit Mandelsäure oder Hippursäure notwendig sein.

Bei einer Harnsäure-Nephrolithiasis ist die Restriktion purinreicher Nahrungsmittel (große Fleischmengen, vor allem Innereien; Spinat; Hülsenfrüchte) erforderlich. Außerdem ist eine Alkalisierung des Urins sehr hilfreich, da bei einem pH-Wert knapp unter 7 ein starker Anstieg der Harnsäurelöslichkeit erfolgt. Allopurinol ist so zu dosieren, daß der Harnsäurewert im Serum unter (380 µmol/l) 6,35 mg/dl absinkt. Zur Auflösung eines Harnsäuresteines eignet sich die Kombination von Allopurinol und Alkalisierung am besten. Bei einem Cystinstein stützt sich die Therapie auf Alkalisierung und reichliche Flüssigkeitszufuhr, wobei medikamentös D-Penicillamin und Alpha-Mercaptopropionylglycin in Frage kommen. Beide Medikamente verbinden sich im Organismus mit Cystin zu einem wesentlich löslicheren Disulfidkomplex. Zur Auflösung vorhandener Steine sind hohe Dosen erforderlich, zur Prophylaxe niedrige Dosen ausreichend. Zur Prophylaxe eines Xanthinsteines sind reichlich Flüssigkeitszufuhr und Alkalisierung des Harns empfehlenswert. Die Effektivität von Allopurinol ist hierbei fraglich, obwohl Allopurinol theoretisch zu einem Anstieg des besser löslichen Hypoxanthin auf Kosten von Xanthin führen müßte.

Bei der Nephrokalzinose steht therapeutisch die Behandlung der auslösenden Grunderkrankung im Vordergrund. Eine Hyperkalzämie sollte durch kausale oder symptomatische Maßnahmen beseitigt werden. Calciumresorptionshemmende Substanzen wie z. B. Natriumcellulosephosphat unterstützen dabei die diätetische Einschränkung der Calciumzufuhr.

Verlauf und Prognose

Die Prognose einer Nephrolithiasis hängt im wesentlichen von der Einhaltung der präventiven und therapeutischen Maßnahmen durch den Patienten ab. Bei der Nephrokalzinose hängt die Prognose im allgemeinen vom Ausmaß der Verkalkungen ab. In frühen Stadien ist die Prognose im allgemeinen gut. Besteht jedoch eine Nephrokalzinose mit deutlicher Niereninsuffizienz, so ist auch nach Normalisierung der Calciumkonzentration nicht mehr mit einer Besserung der Nierenfunktion zu rechnen. Die Prophylaxe der Nephrokalzinose ist daher von erheblicher Bedeutung. Alle Medikamente, die zu einer Hyperkalzämie führen können, sind nur unter genauer Kontrolle der Calciumwerte im Serum zu verwenden.

7 Chronische Niereninsuffizienz

Definition

Der Begriff der chronischen Niereninsuffizienz bezeichnet die Folgen einer endgültigen Abnahme des funktionstüchtigen Nierengewebes mit Störungen der exkretorischen und endokrinen Funktionen.

Epidemiologie

Die Gesamtzahl derer, die an Niereninsuffizienz sterben, ist nicht so groß, wie vielfach angenommen wird. Im Jahre 1978 waren es in der Bundesrepublik Deutschland 4445 Personen. Dies entspricht einem Drittel der in einem Jahr bei Kraftfahrzeugunfällen tödlich Verunglückten. Die Häufigkeit der terminalen Niereninsuffizienz wird nach einer schwedischen Untersuchung mit 150 Fällen pro Million Einwohner und Jahr angegeben. Wieviele dieser Patienten einer chronischen Nierenersatztherapie (Dialyse oder Transplantation) zugeführt werden können, hängt vom Alter der Patienten und von den Behandlungsmöglichkeiten in den verschiedenen Ländern ab. In 33 europäischen und an das Mittelmeer angrenzenden Ländern mit einer Gesamtbevölkerung von 624 Millionen wurden im Jahr 1986 110 300 Patienten (177 Patienten pro Million Einwohner) mit einer Nierenersatztherapie versorgt. In der Bundesrepublik Deutschland waren es im gleichen Jahr 18 205 Patienten (198 Patienten pro Million Einwohner). Nur 40% aller Todesfälle an Nierenleiden ereignen sich bis zum 65. Lebensjahr.

Ursachen und Pathogenese

Zahlreiche chronische Nierenerkrankungen münden in die chronische Niereninsuffizienz. In der Reihenfolge ihrer Häufigkeit sind sie in Tabelle 19-6 zusammengestellt.

Diese Erkrankungen bewirken meist mit unaufhaltsamer Progression eine irreversible Zerstörung von Nephronen und führen so zur Niereninsuffizienz. Mit dieser Abnahme des normalfunktionierenden Nierengewebes kommt es zu-

Tabelle 19-6: Ursachen der chronischen Niereninsuffizienz bei Erwachsenen (Reihenfolge nach Häufigkeit).

▷ chronische Glomerulonephritis
▷ chronische interstitielle Nephritis
▷ diabetische Nephropathie
▷ vaskuläre Nephropathien
▷ angeborene Zystennieren
▷ Nephropathie bei Systemerkrankungen
   (Amyloidose, Lupus-Nephritis und andere)
▷ Analgetika-Nephropathie
▷ obstruktive Nephropathie
▷ ALPORT-Syndrom

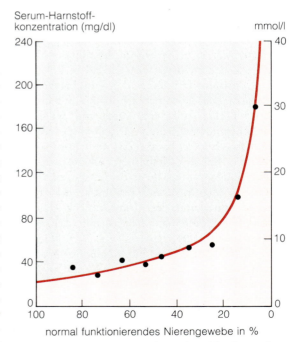

Abb. 19-6. Verhältnis zwischen der Abnahme des funktionstüchtigen Nierengewebes und dem Anstieg der Serum-Harnstoff-Konzentration, z. B. bei der chronischen Niereninsuffizienz.

nächst langsam, später beschleunigt zu einem Anstieg der harnpflichtigen Substanzen, wie z. B. des Serum-Harnstoffes (Abb. 19-6). Entsprechend fällt die glomeruläre Filtrationsrate ab, zunächst im kreatininblinden Bereich, erkennbar an der Abnahme der Kreatinin-Clearance, und später an den steigenden Kreatininwerten im Serum. Die gestörte exkretorische Funktion der Niere führt wahrscheinlich durch Ansammlung von Substanzen mit niedrigem und mittlerem Molekulargewicht im Organismus (sog. **Urämietoxine**) zur Ausbildung eines Teils der urämischen Symptome. Die Störung der endokrinen Funktion der Niere führt zu klinischen Auswirkungen (s. Symptome) bei chronischer Niereninsuffizienz durch die verminderte Erythropoetinsekretion, durch erhebliche Minderbildung des aktiven Vitamins D und durch vermehrte Reninsekretion.

Symptome und Diagnostik

Die Ausbildung der chronischen Niereninsuffizienz führt aufgrund einer verminderten Blutbildung unter der Wirkung von Erythropoetinmangel und Urämietoxinen und einer verkürzten Erythrozytenüberlebenszeit zu einer **normochromen Anämie** ohne Erhöhung der Retikulozytenzahl. Schon bei mäßiger, verstärkt bei fortgeschrittener Niereninsuffizienz bewirkt die zunehmende Unfähigkeit der Nieren, die täglich im Stoffwechsel anfallenden Wasserstoffionen zu eliminieren, zur **metabolischen Azidose**, die unbehandelt gastrointestinale Beschwerden verstärkt, zur Calciumfreisetzung aus dem Knochen führt, das Allgemeinbefinden verschlechtert und die Nierendurchblutung vermindert. Kaliumexzesse in der Nahrung, kaliumhaltige Medikamente, eine Abnahme der tubulären Kaliumsekretion und Verteilungsstörungen zwischen Intrazellulärraum und Extrazellulärraum (metabolische Azidose und katabole Stoffwechsellage) führen zur **Hyperkaliämie**, die bei über 6 mmol/l (23,5 mg%) als schwer und über 7 mmol/l (27,4 mg%) als bedrohlich einzustufen ist.

Dermatologische Veränderungen sind bei chronischer Niereninsuffizienz häufig; besonders beeinträchtigend ist ein **generalisierter Pruritus**. Er entsteht bevorzugt bei erhöhtem Calciumphosphat im Blut, durch Verringerung der renalen Phosphat-Eliminierung und unter der Wirkung von Urämietoxinen.

Kardiale und pulmonale Veränderungen sind bei chronischer Niereninsuffizienz oft plötzlich auftretende Ereignisse: die Röntgenaufnahme des Thorax läßt **Herzinsuffizienz** und **interstitielles Lungenödem** erkennen, die Echokardiographie ist zur Früherkennung eines **Perikardergusses** geeignet, im EKG zeigt sich die **linksventrikuläre Hypertrophie** des Herzens bei ausgeprägtem **renalem Hochdruck**; es hilft auch bei der Abklärung einer **urämischen Perikarditis**.

Je nach Schwere und Dauer der renalen Hypertonie entsteht ein unterschiedlich ausgeprägter **Fundus hypertonicus**; bei schweren Fällen treten streifige und fleckförmige Blutungen am Augenhintergrund und Zeichen eines **Retinaödems** auf. Ein häufiges Augensymptom bei chronischer Niereninsuffizienz ist ein **Exophthalmus**, dessen Pathogenese unklar ist und hierbei nicht mit der Schilddrüsenfunktion korreliert.

Die **renale Osteopathie**, deren zweigleisige Pathogenese die Abbildung 19-7 zeigt, läßt sich durch Röntgenaufnahmen des Skeletts, mit Knochenszintigraphie und Knochenbiopsie (Beckenkammbiopsie) nachweisen. Zahlreiche Gefäßverkalkungen, schollige Kalkablagerungen um die Gelenke und punktförmige Kalkherde in den Konjunktiven (sog. *Red-eye-Syndrom*) werden durch einen Anstieg des Calciumphosphatproduktes im Serum auf über 5,7 (mmol/l×mmol/l) [70 (mg/dl×mg/dl)] hervorgerufen.

Eine **periphere Polyneuropathie** betrifft vorwiegend und symmetrisch die unteren Extremitäten; sie fällt durch Unruhe, Kribbeln, Krämpfe und Muskelschwäche der Beine auf und kann durch Bestimmung der motorischen Nervenleitgeschwindigkeit und mittels Prüfung des Vibrationsempfindens objektiviert werden.

Stadieneinteilung: Bei der chronischen Niereninsuffizienz hat sich nach klinischen Gesichtspunkten eine Einteilung in vier Stadien bewährt:

▷ Im **Stadium 1** besteht bereits eine eingeschränkte Funktionsleistung der Nieren; die glomeruläre Filtrationsrate liegt bei 50–90 ml/min/1,73 m². Die harnpflichtigen Substanzen sind im Normbereich (kreatininblinder Bereich), die Elektrolyte im Serum sind normal. Die Konzentrationsfähigkeit der Nieren ist eingeschränkt (Hyposthenurie bis Isosthenurie, Polyurie, Nykturie). Klinische Symptome bestehen noch nicht.

▷ Im **Stadium 2** besteht eine mäßige Niereninsuffizienz (sog. *kompensierte Retention*); die glo-

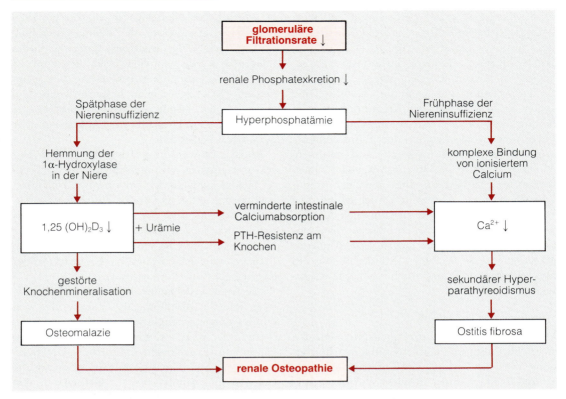

Abb. 19-7. Pathogenese der renalen Osteopathie.

meruläre Filtrationsrate liegt zwischen 15 und 50 ml/min/1,73 m². Serum-Kreatinin zwischen 115 und 530 μmol/l (1,3 und 6 mg/dl), Harnstoff zwischen 8,3 und 25 mmol/l (50 und 150 mg/dl); häufig ist der Nachweis einer metabolischen Azidose, anorganisches Phosphat ist leicht erhöht.

Die klinischen Symptome sind oft diskret und treten im Verlauf der kompensierten Retention allmählich auf: mäßige Leistungsminderung, blaß-fahles Hautkollorid, nächtliche Muskelkrämpfe; aufgrund eines sich entwikkelnden sekundären Hyperparathyreoidismus kann Pruritus auftreten. Durch die Wasserund Salzretention und vermehrte Reninsekretion kommt es häufig zu einer Hypertonie.

▷ Im **Stadium 3** besteht eine fortgeschrittene Niereninsuffizienz (sog. *dekompensierte Retention*) mit einer glomerulären Filtrationsrate von 5–15 ml/min/1,73 m², Kreatininwerten zwischen 530 und 1061 μmol/l (6 und 12 mg/dl), Harnstoffwerten zwischen 25 und 41,6 mmol/l (150 und 250 mg/dl); Kalium ist normal bis erhöht; es besteht stets eine metabo-

lische Azidose und eine ausgeprägte normochrome Anämie, eine Hypokalzämie und Hyperphosphatämie mit renaler Osteopathie; häufig findet sich eine urämische Polyneuropathie; Hypertonie und Hypervolämie führen nicht selten zu Herzinsuffizienz mit Stauungslunge.

Bei den klinischen Symptomen fällt vor allem eine deutliche Leistungseinschränkung auf; außerdem bestehen urinöser Mundgeruch *(Foetor uraemicus)*, eine deutlich vertiefte Atmung (Versuch, durch Abatmen von CO_2 die metabolische Azidose zu kompensieren), Übelkeit, manchmal Erbrechen, Unruhe und Kribbeln in den Beinen, anämiebedingte Luftnot bei Belastung und nicht selten Ruhedyspnoe bei Überwässerung und Knochenschmerzen bei renaler Osteopathie.

▷ Im **Stadium 4** führt die terminale Niereninsuffizienz zum Vollbild einer schweren Harnvergiftung (einer sog. *Urämie*) bei einer glomerulären Filtrationsrate unter 5 ml/min/1,73 m², bei Kreatininwerten über 1061 μmol/l (12 mg/dl)sowie bei Harnstoffwerten über 41,6 mmol/l

Tabelle 19-7: Stadieneinteilung der chronischen Niereninsuffizienz (nach SARRE).

Stadien	Serum-Harnstoff (SH) Serum-Kreatinin (SKr)			Symptome
	0	50	100	
I Eingeschränkte Funktionsleistung	SKr = 1,2 mg/dl (106 μmol/l)			▷ Glomerulusfiltrat vermindert ▷ Konzentrationsfähigkeit der Nieren eingeschränkt ▷ noch keine *Retention*
II mäßige Nieren-insuffizienz *(kompensierte Retention)*	SKr = 1,3–6 mg/dl (115–530 μmol/l) SH = 50–150 mg/dl (8,3–25 mmol/l)			▷ mäßige bis ausgeprägte *Retention* ▷ keine oder nur mäßige klinische Symptome von Niereninsuffizienz ▷ Beginn von Anämie, Osteopathie
III fortgeschrittene Nieren-insuffizienz *(dekompensierte Retention)*	SKr = 6–12 mg/dl (530–1061 μmol/l) SH = 150–250 mg/dl (25–41,6 mmol/l)			▷ deutliche klinische Zeichen von Niereninsuffizienz ▷ durch konservative Maßnahmen beherrschbar
IV terminale Nieren-insuffizienz *(Urämie)*	SKr > 12 mg/dl (> 1061 μmol/l) SH > 250 mg/dl (> 41,6 mmol/l)			▷ durch konservative Maßnahmen nicht mehr beherrschbar ▷ **dialysebedürftig**
	0	50	100	

Quelle: KLAUS, D. (Hrsg.): Nephrologische Erkrankungen

(250 mg/dl), häufig verbunden mit einer schweren Hyperkaliämie und Hyperphosphatämie, einer Anämie und metabolischen Azidose und einer ausgeprägten Hypokalzämie. Als klinische Symptome fallen auf: Somnolenz, Desorientiertheit, zerebrale Krampfanfälle, Foetor uraemicus, Übelkeit, Erbrechen und Durchfälle, verstärkte Hautblutungen (Hämorrhagien), trockene Perikarditis oder Perikarderguß, Überwässerungszeichen (Ödeme) oder Exikkose, diffuser Pruritus mit multiplen Kratzeffekten.

Diätetische und medikamentöse Behandlungsmaßnahmen allein reichen nicht mehr aus, eine sofortige Dialysebehandlung muß eingeleitet werden (Tab. 19-7).

Therapie

Diät: Neuere Untersuchungen haben den Nutzen einer Eiweißrestriktion zur Verringerung der Progredienz der Niereninsuffizienz nicht erst im fortgeschrittenen Stadium erneut unter Beweis gestellt. Schon im Stadium 2 der Niereninsuffizienz sollte die Eiweißzufuhr auf 0,7 g/kg Körpergewicht/d reduziert werden. Im Stadium 3 ist eine weitere Restriktion auf maximal 0,3 g/kg Körpergewicht zu versuchen, um Urämiesymptome zu mildern und den Beginn der Hämodia-

lysebehandlung möglichst hinauszuzögern. Dabei sollte eine tägliche Eiweißmenge von mindestens 21 g gegeben werden, um das Stickstoffbilanzminimum nach KOFRANYI nicht zu unterschreiten und katabole Stoffwechselzustände zu vermeiden.

▷ **Giovannetti-Diät:** GIOVANNETTI entwickelte eine proteinarme Kost mit 12 g biologisch hochwertigem Eier-Protein und 6 g pflanzlichem Eiweiß unter Verwendung spezieller eiweißarmer Brot- und Teigwaren.

▷ **Kartoffel-Ei-Diät:** Diese Diät wurde nach Stoffwechselstudien von KOFRANYI, der die Mischung von Kartoffel- und Eier-Eiweiß im Verhältnis 3:2 als Proteinmischung mit höchster biologischer Wertigkeit ermittelte, von KLUTHE und QUIRIN propagiert; aufgrund fehlender Akzeptanz durch die Patienten fand sie jedoch keine entsprechende Bedeutung.

▷ **Gemischte eiweißarme Kost (sog. Schwedendiät):** Als viel variabler erwies sich die eiweißarme Kost von BERGSTRÖM, der eine Proteinmischung aus Fleisch, Fisch und Früchten empfahl und diese nicht so hochwertige Diät unter zusätzlicher Verordnung von essentiellen Aminosäuren anreichert. Statt der essentiellen Aminosäuren wurden auch ketoanaloge Säuren als stickstofffreie Vorläufer der essentiellen Aminosäuren erfolgreich eingesetzt, mit denen der körpereigene Stickstoff zur Proteinsynthese herangezogen wird. Die Schwedendiät wird aufgrund ihrer Vielseitigkeit und ihrer konkreten Durchführbarkeit von vielen Patienten bevorzugt.

Medikamentöse Behandlung: Die Behandlung der renalen Anämie wäre erst möglich, wenn in naher Zukunft ausreichende Mengen von synthetischem **Erythropoetin** zur Verfügung stünden; bei Hämodialysepatienten war der Effekt erwartungsgemäß positiv. Die metabolische Azidose bessert sich unter Eiweißrestriktion, medikamentös ist SHOHL-Lösung (Zitronensäure und Natriumcitrat), Acetolyt®-Granulat (Calciumnatriumcitrat), Nephrotrans® (Natriumbicarbonat als magenresistente Kapseln) oder Bullrichsalz® erfolgreich. Die Notfallbehandlung und Dauertherapie der Hyperkaliämie wird durchgeführt wie beim akuten Nierenversagen (s. Abschn. II, 3), außerdem ist eine kaliumarme Diät unter Vermeidung größerer Mengen von Obst und Obstsäften und großen Mengen an Gemüse und Kartoffeln erforderlich. Bei Zuständen von Überwässerung sind bei einem Serum-Kreatinin größer als 159 µmol/l (1,8 mg/dl) Schleifendiuretika wie z. B. Furosemid (Lasix®), Etacrynsäure (Hydromedin®) und Indapamid (Natrilix®) geeignete Diuretika; auf kaliumretinierende Diuretika sollte dabei verzichtet werden. Eine Digitalisierung sollte wegen seiner vorwiegend extrarenalen Elimination mit Digitoxin erfolgen; bei Verwendung von Digoxin ist eine Dosisanpassung an die Nierenfunktion erforderlich. Die Behandlungsmaßnahmen zur Prophylaxe und Therapie der renalen Osteopathie umfassen eine phosphatarme Diät unter Einschränkung von Milch und Milchprodukten, Verabreichung von Phosphatbindern (wie Aluminiumhydroxyd) und Substitution von Calcium, Verabreichung von Vitamin-D-Metaboliten (Rocaltrol® oder Delakmin®) und die subtotale Parathyreoidektomie bei schwerem sekundären Hyperparathyreoidismus. Eine Diurämische Polyneuropathie ist medikamentös nicht beeinflußbar. Schwere Formen können nur mit regelmäßiger Dialysebehandlung gebessert werden. Komplikationen der chronischen Niereninsuffizienz, bei denen wie bei der Polyneuropathie nur mit einem sofortigen Beginn der chronischen Dialysebehandlung eine Befundbesserung erzielt werden kann, sind in Tabelle 19-8 zusammengefaßt.

Tabelle 19-8: Komplikationen der chronischen Niereninsuffizienz mit sofortiger Indikation zur Dialysebehandlung.

▷ urämische Perikarditis
▷ interstitielles Lungenödem (sog. *fluid lung*)
▷ schwere urämische Polyneuropathie
▷ hämorrhagische Diathese
▷ bedrohliche Hyperkaliämie
▷ therapieresistente Hypertonie bei Überwässerung
▷ schwere Fehl- und Mangelernährung

Verlauf und Prognose

Mit den dargestellten differenzierten therapeutischen Möglichkeiten sind viele Maßnahmen zur Abschwächung der Progressionstendenz der Niereninsuffizienz durchführbar. Insoweit hat sich die Prognose der medikamentös und diätetisch behandelbaren chronischen Niereninsuffizienz um einiges gebessert. Die entscheidende Verbesserung der Prognose des chronischen Nierenversagens kam jedoch durch die seit etwa 25 Jahren angewandte und seither stetig verbesserte Dialysebehandlung und durch die ungefähr im gleichen Zeitraum eingesetzte und sich in den letzten Jahren erfolgreich entwickelnde Nierentransplantation. Beide Behandlungsverfahren der Nierenersatztherapie machen es möglich, Patienten im Endstadium des chronischen Nierenversagens langfristig am Leben zu erhalten.

8 Dialyse und Nierentransplantation

8.1 Dialysebehandlung

Geschichtliche Entwicklung: Erste Dialyseversuche gehen zurück auf G. HAAS in Gießen (1926). Erst nach Entdeckung des Kunststoffs Polyäthylen für Schlauchsysteme und des Heparins zur Verhinderung der Blutgerinnung im extrakorporalen Kreislauf gelang W. K. KOLFF (1946) die erste erfolgreiche Hämodialysebehandlung am Menschen. Erste Behandlungsversuche mit Peritonealdialyse beim Menschen gehen auf GANTER (1923) zurück. Doch erst nach wesentlichen Verbesserungen des Verfahrens, insbesondere seit Einführung eines Dauerkatheters aus Silastik durch TENCKHOFF (1968), fand das Verfahren breitere Anwendung.

Im Jahr 1986 wurden in Europa und den angrenzenden Mittelmeerländern 83 200 Patienten (= 133 Patienten pro Million Einwohner) mit Hämodialysebehandlung und 9400 Patienten (= 15 Patienten pro Million Einwohner) mit Peritonealdialyse langzeitbehandelt.

Definition

Dialyse ist ein physikalisches Trennverfahren für kolloidal gelöste Teilchen mittels der selektiven Diffusion durch semipermeable Membranen. Die Richtung des Stofftransports erfolgt von der höheren zur niedrigeren Konzentration. Der Flüssigkeitsentzug erfolgt in gleicher Richtung mittels Ultrafiltration.

Aufgaben der Dialyse: Dialysen dienen der zeitlich begrenzten (beim akuten Nierenversagen) oder der dauernden Entgiftung des Organismus als Nierenersatz (beim chronischen Nierenversagen). Dabei handelt es sich um:

▷ die Entfernung von Stoffwechselprodukten,
▷ die Ausscheidung von Wasser aus Gründen der Flüssigkeitsbilanz,
▷ die Entfernung von Medikamenten oder Giften bei Intoxikationen und
▷ den Elektrolytaustausch.

Diese Aufgaben werden mit Hilfe der Diffusion und Ultrafiltration durch die semipermeablen Membranen erfüllt.

Indikation zur chronischen Dialysebehandlung: Erfahrungsgemäß sollte die chronische Dialysebehandlung eingeleitet werden, wenn der Beginn des Terminalstadiums der chronischen Niereninsuffizienz (s. Tab. 19-8) erkennbar wird. In dieser Situation ist die glomeruläre Filtrationsrate auf einen Wert unter 5 ml/min abgesunken, der Hämoglobingehalt liegt unter 7 g/dl (4,34 mmol/l Hb (Fe)), das Serum-Kreatinin steigt auf über 1061 µmol/l (12 mg/dl) und der Serum-Harnstoff auf über 41,6 mmol/l (250 mg/dl). Bei Patienten, die durch ein höheres Lebensalter zusätzlich gefährdet sind, sollte die Behandlung früher beginnen, etwa bei einem Serum-Kreatinin von 707 µmol/l (8 mg/dl).

Bei Diabetikern, die an einer schweren diabetischen Retinopathie leiden, sollte unter dem Aspekt einer frühzeitig anzustrebenden Nierentransplantation mit der Dialysebehandlung noch eher begonnen werden, häufig bei einem Serum-Kreatinin von 530 µmol/l (6 mg/dl). Nicht selten zwingen auftretende Komplikationen zum sofortigen Beginn der chronischen Dialysebehandlung, noch bevor die angegebene Konstellation der Laborparameter erreicht ist (Tab. 19-9).

8.1.1 Die verschiedenen Dialysearten

Intermittierende Peritonealdialyse: Das Peritoneum als natürliche Membran mit semipermeablen Eigenschaften ist für eine effektive Entgiftung des Organismus geeignet, wenn eine in die freie Bauchhöhle über einen Dauerkatheter eingeleitete Flüssigkeit durch Diffusion über die Poren der Membran die klein- und mittelmolekularen Substanzen aufnimmt (Abb. 19-8a). Die Behandlung erfolgt dreimal wöchentlich über einen Zeitraum von jeweils zehn bis zwölf Stunden bei einem Dialysatfluß von 4–5 l/h. Geeignet ist diese Behandlung für Patienten mit fehlendem Gefäßzugang für die Hämodialyse, mit höherem Lebensalter und der Gefahr von zerebro- oder kardiovaskulären Komplikationen, bei Kontraindikationen für Heparinanwendung und bei diabetischer Nephropathie mit schwerer Retinopathie.

Kontinuierliche ambulante Peritonealdialyse (CAPD): Die Anwendung dieses Behandlungsverfahrens bedeutet, daß der Patient viermal täglich zwei Liter Dialysat in die freie Bauchhöhle aufnimmt und dieses nach einer Verweildauer von 4–6 Stunden am Tage und 8 Stunden nachts nach erfolgter Anreicherung mit diffusiblen Stoffen und eliminierungspflichtiger Flüssigkeit wieder abgibt (Abb. 19-9). Die seit 1976 angewandte Methode wurde zunächst für polymorbide Patienten und solche ohne Gefäßzugang zur Hämodialyse empfohlen. In jüngster Zeit gilt die Empfehlung mehr für jüngere, besonders kooperative Patienten. Die Kostenersparnis gegenüber der Hämodialyse hat sich nicht wie erwartet bestätigt. Die Tatsache des abdominellen Dauerkatheters schafft nicht selten kritische Probleme.

Hämodialyse: Mit synthetischen semipermeablen Membranen (z. B. Cuprophan), die in Plat-

Tabelle 19-9: Komplikationen und Begleiterkrankungen der Nierentransplantation und ihre Behandlung

Begleiterkrankung	Behandlung
akute Abstoßungsreaktion (als klinisches Zeichen manchmal nur banaler Infekt)	hochdosierte Cortisontherapie (100 mg Decortin H®, täglich)
gastrointestinale Blutung (ohne Beschwerden möglich)	H_2-Rezeptorenblocker Antazida
fieberhafte Harnwegsinfekte	Antibiotika nach Antibiogramm
Bronchopneumonien	Antibiotika
Myopathie und Osteonekrosen (Hüftkopfnekrose)	Gewichtsreduktion, evtl. Cortison reduzieren

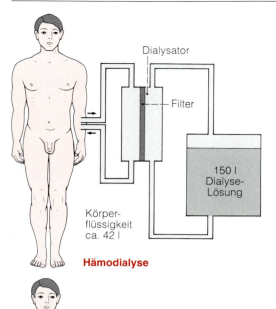

Hämodialyse

Dialysator

Filter

150 l
Dialyse-
Lösung

Körper-
flüssigkeit
ca. 42 l

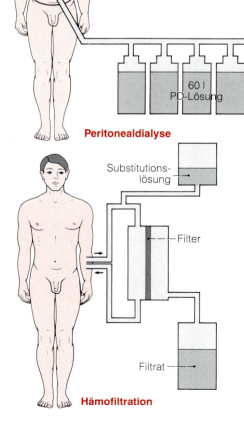

Peritoneum

60 l
PD-Lösung

Peritonealdialyse

Substitutions-
lösung

Filter

Filtrat

Hämofiltration

ten-, Spulen- oder Kapillardialysatoren zu künstlichen Nieren aufbereitet werden, und unter Verwendung eines extrakorporalen Blutkreislaufs erfolgt der diffusive Stoff- und ultrafiltrative Wassertransport vom Patientenblut zu einer geeigneten Spüllösung, dem Dialysat (Abb. 19-8b).

Es wird heparinisiertes Patientenblut im Dialysator mit nichtsterilem Dialysat in engen Kontakt gebracht, wobei der diffusive Stofftransport ins Dialysat erfolgt, das im Gegenstrom durch den Dialysator fließt. Der Durchfluß beträgt ca. 200 ml/min, der Dialysatfluß 500 ml/min. Die Hämodialyse gilt wegen ihrer breiten Anwendung als **Dialysestandardverfahren**.

Hämofiltration: Bei der Hämofiltration, einem Alternativverfahren zur Hämodialyse, wird die Elimination gelöster Teilchen über besonders großporige Membranen durch konvektiven Stromtransport mittels Filtration erzielt (Abb. 19-8c). Unter Verwendung eines höheren Durchflusses werden bei jeder Behandlung 18–24 l Plasmawasser in etwa 3–5 Stunden abfil-

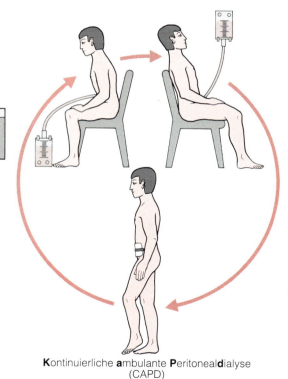

Kontinuierliche **a**mbulante **P**eritoneal**d**ialyse
(CAPD)

Abb. 19-9. Kontinuierliche ambulante Peritonealdialyse (CAPD).

◁ Abb. 19-8. Schematische Darstellung der verschiedenen Dialysearten: Peritonealdialyse, Hämodialyse, Hämofiltration.

triert, unter Rückführung einer erforderlichen Menge einer sterilen Ersatzlösung. Die Hämofiltrationsbehandlung wird bevorzugt bei schwerer Hypertonie und zur Kreislaufstabilisierung, wenn unter Hämodialysebedingungen Hypotonie oder Kollapsreaktionen aufgetreten sind.

Arteriovenöse Hämofiltration: Bei Patienten mit akutem Nierenversagen kann, wenn keine Dialysemaschinen vorhanden sind, durch einen extrakorporalen Kreislauf von Leiste zu Leiste (von der Arteria femoralis zur Vena femoralis) eine kontinuierliche Hämofiltration mit Rückführung einer isotonen Ersatzlösung mit einem automatischen Infusionsgerät durchgeführt werden. Bei Neigung zu Hyperkaliämie oder hyperkatabolen Zuständen ist wegen nicht ausreichender Effektivität die Kombination mit Hämodialyse oder die Durchführung einer alleinigen maschinellen Hämofiltration angezeigt.

Hämodiafiltration: Eine Kombination von Hämodialyse und Hämofiltration kann mit großporigen Membranen in einem einzigen Filter durchgeführt werden, um die Vorteile beider Verfahren (bessere Effektivität im niedermolekularen Bereich bei der Hämodialyse, bessere Effektivität im mittelmolekularen Bereich und bessere Kreislaufstabilität bei der Hämofiltration) zu nutzen, unter Vermeidung der Nachteile (hypotone Kreislaufreaktionen bei Hämodialyse, geringere Effektivität im niedermolekularen Bereich bei der Hämofiltration).

8.1.2 Dialysegefäßzugang (Dialyse-Shunt)

Zur Durchführung einer Hämodialyse kann der erforderliche extrakorporale Kreislauf nur problemlos und regelmäßig zustande kommen, wenn ein unkomplizierter Zugang zum Blutgefäßsystem des Patienten gewährleistet ist. Zu diesem Zweck werden mittels kleiner operativer Eingriffe arteriovenöse Fisteln am Arm angelegt, die nach einigen Wochen gehäufte Punktionen erlauben, nachdem die Venen sich in dicke, sichtbare Gefäße umgewandelt und die Venenwände sich unter dem arteriellen Druck muskulär verdickt haben. Im einzelnen werden verwendet: die sogenannte Cimino-Brescia-Fistel (seit 1965), körpereigene Venentransplantate (z. B. der Vena saphena), Rinderarterientransplantate und Kunststoffgefäßimplantate.

Um kurzfristig einen temporären extrakorporalen Kreislauf bei akutem Nierenversagen, bei akuten Intoxikationen oder bei akuter Shunt-Thrombose im Rahmen der Dauerdialyse zu gewinnen, kann ein einlumiger oder doppellumiger **Vena-femoralis-Katheter** zur jeweils einmaligen Anwendung oder ein **Vena-cava-superior-Katheter** über die Vena jugularis externa oder die Vena subclavia zum längeren Gebrauch bei Klinikaufenthalten angewandt werden.

8.1.3 Neuere Blutreinigungsverfahren für renale und nichtrenale Erkrankungen

Hämoperfusion: Die Hämoperfusion ermöglicht eine Reinigung des Blutes bei schweren, mit konservativen Maßnahmen infolge zu hoher Giftkonzentration oder wegen Versagens der natürlichen Ausscheidungsmechanismen nicht beherrschbaren Vergiftungen. Eine wie ein Dialysator im extrakorporalen Kreislauf liegende Patrone, die mit steriler Aktivkohle oder elektrisch neutralem Kunstharz gefüllt ist, gewährleistet eine meist in wenigen Stunden erfolgende Giftentfernung auf adsorptivem Weg. Eliminierbare exogene Gifte sind aus Versehen oder in suizidaler Absicht in größerer Menge eingenommene Medikamente (z. B. Barbiturate oder andere Schlafmittel, Herzglykoside, Antiarrhythmika, Theophyllin), Herbizide (z. B. Paraquat®), Insektizide (z. B. E 605®) und die Gifte des Knollenblätterpilzes. Grundsätzlich gilt eine gute Eliminierbarkeit mittels Hämoperfusion bei allen lipophilen Substanzen. Eine Mischintoxikation mit z. T. mehr oder weniger hydrophilen Substanzen sowie ein komplizierend hinzugetretenes akutes Nierenversagen erfordern häufig die simultane Anwendung der Hämoperfusion und der Hämodialyse, wobei Hämoperfusionspatrone und Dialysator in einem einzigen extrakorporalen Kreislauf hintereinander durchströmt werden.

Plasmaseparation mit Membranfilter: Unter Verwendung besonders grobporiger Membranfilter, die für Moleküle bis zu einem Molekulargewicht von etwa 3 000 000 durchlässig sind, werden bei jeder Behandlung drei bis vier Liter Plasma entfernt, wobei die Blutzellen mit einer Ersatzlösung aus Gefrierplasma oder Humanalbumin dem Patienten zurückgegeben werden. Behandlungsabsicht des Plasmaaustausches ist es, im Patientenplasma enthaltene Antikörper oder Immunkomplexe im Rahmen immunologischer Erkrankungen (z. B. bei Myasthenia gravis, Goodpasture-Syndrom, Rhesusinkompatibilität und rapid progressiver Glomerulonephritis) zu entfernen. Bei einer Paraproteinämie mit Hyperviskositätssyndrom – bei dem die Überproduktion von Paraprotein die Viskosität und damit das Fließvermögen des Blutes so herabsetzt, daß periphere und zerebrale Durchblutungsstörungen auftreten – läßt sich durch Plasmaaustausch das Paraprotein in gewünschtem Ausmaß verringern. Bei familiärer Hypercholesterinämie kann durch Cholesterinentfernung über den Membranfilter die Prognose der sonst schon in jungen Jahren zum Myokardinfarkt führenden Erkrankung wesentlich verbessert werden. Schließlich lassen sich mit Hilfe der Plasmaseparation hochgradig an Eiweiß gebundene Hormone (z. B. bei der Thyreotoxikose), Toxine (z. B. beim hepatischen Koma) oder exogene Gifte (z. B. bei Pilzvergiftungen und Paraquatintoxikation) aus dem Plasma entfernen.

8.1.4 Krankheitsbedingte Komplikationen bei Dauerdialysepatienten

Durch die Dialysebehandlung werden akute urämische Symptome und gefährliche biochemische Entgleisungen beseitigt, die Eigendynamik der chronischen Niereninsuffizienz mit Auswirkungen auf andere Organsysteme bleibt jedoch erhalten. Daher können bei Dialysepatienten zahlreiche Komplikationen im Gefolge des chronischen Nierenversagens auftreten.

Hyperkaliämie: Wird die Kaliumzufuhr durch Verzehr unerlaubter Mengen kaliumreicher Nahrungsmittel im Dialyseintervall plötzlich erhöht und wird vielleicht dazu ein verordneter Kaliumionenaustauscher nicht eingenommen, so kann es kurzfristig zu einer schweren Hyperkaliämie oder gar zu einer tödlichen Kaliumintoxikation kommen.

> Jeder Dialysepatient ist wegen der Gefahr der Kaliumintoxikation mündlich und schriftlich informiert, welche Nahrungsmittel und Getränke mit hohem Kaliumgehalt gemieden werden müssen.

Das häufigste Symptom bei schwerer Hyperkaliämie ist **plötzlich einsetzende Muskelschwäche.** Eine sofortige Notfalldialyse bringt rasche Hilfe.

Interstitielles Lungenödem *(fluid lung):* Ein plötzlicher Trinkexzeß von mehreren Litern Flüssigkeit kann im Dialyseintervall zu quälendem Husten und schwerer Atemnot führen. Ursache ist ein akut aufgetretenes interstitielles Ödem der Lunge. Eine sofort durchgeführte Notfalldialyse oder eine akute Ultrafiltration beseitigen kurzfristig die schwere Komplikation.

Renale Hypertonie: Bei den meisten Dialysepatienten ist die Hypertonie durch die regelmäßige Dialysebehandlung unter geeignetem Flüssigkeitsentzug und Festlegung eines sinnvollen Sollgewichts am Dialyseende gut zu beeinflussen. Bei etwa 5–10% der Patienten besteht eine durch Dialyse nicht beeinflußbare Hypertonie, die meist als Folge eines stimulierten Renin-Angiotensin-Systems anzusehen ist und mit geeigneten

blutdrucksenkenden Mitteln behandelt werden muß.

Herzinsuffizienz: Hauptursachen einer Herzinsuffizienz sind Hochdruck, Überwässerung und ausgeprägte Anämie. Ausreichende Hämodialyse mit genügender Ultrafiltration sowie Salz- und Wasserrestriktion sind hier die wesentlichen prophylaktischen und therapeutischen Maßnahmen.

Koronare Herzkrankheit: Die Dialysebehandlung ist offenbar nicht in der Lage, eine fortschreitende Arteriosklerose wie auch eine Koronararteriosklerose aufzuhalten; nicht selten verschlechtert sich sogar eine Angina pectoris bei Hämodialysepatienten, da das myokardiale Sauerstoffangebot durch die Anämie vermindert wird.

Urämische Perikarditis: Bei 40–80% der Dauerdialysepatienten kommt es zu einer urämischen Perikarditis. Sie kann Anlaß für den Beginn der Dauerdialysebehandlung werden; sie kann jedoch auch als Langzeitkomplikation nach langjähriger Hämodialysetherapie auftreten. Häufig ist es eine trockene Perikarditis mit entsprechendem perikarditischen Reiben, nicht selten lassen sich echokardiographisch deutliche Perikardergüsse nachweisen. Zunächst bringt eine Erhöhung der Dialysefrequenz (4–5 Hämodialysen wöchentlich) und eine Verlängerung der Dialysezeit um eine Stunde pro Dialyse nach ein bis zwei Wochen eine deutliche Besserung; die Beibehaltung der verlängerten Dialysezeit verhindert in aller Regel ein Rezidiv.

Anämie: Die Anämie des Dialysepatienten ist keine isolierte renale Anämie, sondern kommt durch krankheits- und therapiebedingte Ursachen zustande. Ein Eisenmangel wegen chronischer Blutverluste unter der starken Heparinisierung ($3\times$ wöchentlich) läßt sich durch erniedrigte Ferritinwerte nachweisen; ein Mangel an Vitamin B_{12} und Folsäure läßt sich medikamentös ausgleichen. Bei jüngeren Patienten bedeuten Hämoglobinwerte unter 3,72 mmol/l Hb[Fe] (6 g/dl), bei älteren Patienten unter 4,34 mmol/l Hb[Fe] (7 g/dl) transfusionsbedürftige Zustände. Häufig sind solche Anämien durch Verlängerung der Dialysezeit soweit besserungsfähig, daß keine weiteren Blutübertragungen mehr erforderlich sind. Bei therapieresistenten Anämien mit hohen Transfusionsfrequenzen ist zur Vermeidung der von den Transfusionen ausgehenden Risiken (Übertragung von Krankheiten, extreme Überladung des Organismus mit Eisen) seit kurzer Zeit die regelmäßige Gabe von Erythropoetin möglich. Inwieweit Erythropoetin in Zukunft eingesetzt werden kann, bei vielen Dialysepatienten die bestehende Anämie zu bessern und dadurch den Grad der Rehabilitation erheblich zu steigern, wird die Kostenentwicklung bei dem gentechnologisch hergestellten Hormon zeigen.

Hautveränderungen: Viele Dialysepatienten haben eine extrem trockene Haut und äußerst lästigen Pruritus. Ist der Pruritus im Zusammenhang mit einer Hyperphosphatämie zu sehen, verspricht eine Verlängerung der Dialysezeit hilfreich zu sein. Ansonsten sind hautfettende Emulsionen und Cremearten (Linola®-Emulsion) und Ölbäder (Balneum HERMAL F®) und UV-Bestrahlungen günstig.

Bakterielle Infektionen und Sepsis: Wegen eingeschränkter Abwehrlage ist der Dauerdialysepatient durch bakterielle Infektionen gefährdet. Häufigste Ursachen sind von den Gefäßanschlüssen ausgehende Infektionen. Eine besonders hohe Mortalität nach Infektionen und Sepsis wurde bei diabetischen Patienten beobachtet. Eine Endocarditis lenta mit anfänglich unklaren konstanten Temperaturerhöhungen wird oft zu spät erkannt. Frühzeitige Diagnosestellung und eine mindestens sechswöchige parenterale antibiotische Therapie sind entscheidend für die Prognose.

Urämische Polyneuropathie: Eine im Dialysestadium auftretende oder sich verstärkende urämische Polyneuropathie kann durch Intensivierung der Dialysehäufigkeit oder Verlängerung der Dialysezeit gebessert oder beseitigt werden. Bei ausbleibender Besserung ist die Nierentransplantation vordringlich.

Renale Osteopathie: Die Formen der renalen Osteopathie (s. Abb. 19-7, S. 438) treten bei Dialysepatienten meist gemischt auf und sind im Terminalstadium der Niereninsuffizienz häufiger als in der prädialytischen Situation. 50% der Dauerdialysepatienten zeigen röntgenologische Veränderungen einer renalen Osteopathie, bei 20% der Patienten finden sich Weichteilverkalkungen und ausgeprägte Gefäßverkalkungen. Osteomalazie und Ostitis fibrosa verlaufen häufig ohne nennenswerte Knochen- und Gelenkschmerzen, der sekundäre Hyperparathyreoidismus verursacht jedoch starken Juckreiz. Exzessiv erhöhte Parathormonspiegel machen bei ausbleibender Besserung unter konservativen Maßnahmen eine subtotale Parathyreoidektomie erforderlich.

8.1.5 Therapiebedingte Komplikationen bei Dauerdialysepatienten

Die Dialysebehandlung stellt einen immer wieder neuen erheblichen Eingriff in Flüssigkeitshaushalt, Elektrolysituation und Osmolarität der Körperflüssigkeit dar. Unter bestimmten Voraussetzungen können daher nicht selten behandlungsabhängige Komplikationen auftreten.

Blutdruckabfall: Ist die Dialysezeit für den erforderlichen Flüssigkeitsentzug zu kurz gewählt oder sind seit der letzten Dialyse exzessive hohe Flüssigkeitsmengen zugeführt worden, kann es während der Dialyse aufgrund des Verlustes an extrazellulärer Flüssigkeit zum Blutdruckabfall, ja sogar zum Kollaps kommen. Die Zufuhr von hochprozentigem NaCl, von Dextran oder von 0,9%iger NaCl-Lösung sorgt für rasche Abhilfe.

Dysäquilibrium-Syndrom: Die Harnstoffentfernung aus der Extrazellulärflüssigkeit während der Dialyse bedingt durch unterschiedliche Osmolaritätsverhältnisse im Liquor cerebri und im zirkulierenden Blut infolge Wassereinstroms in den Liquorraum ein **Hirnödem**. Dies führt zu akuten Beschwerden wie heftigem Kopfschmerz, Schwindel, Erbrechen, Puls- und Blutdruckanstieg, Bewußtseinsstörungen und Muskelzuckungen bis hin zu zerebralen Krämpfen. Rasche intravenöse Injektionen von hochprozentiger Glucose oder einer Albuminlösung lindern das akute Bild. Das Dysäquilibrium-Syndrom ist meist Folge einer zu hohen Dialyseeffektivität bei hohen Harnstoffausgangswerten.

Hypokaliämie: Bei niedrigen Kaliumausgangswerten im Serum kann eine weitere Abnahme des Kaliums zu **Herzrhythmusstörungen** wie Extrasystolie oder Vorhofflimmern führen. Am häufigsten treten Herzrhythmusstörungen bei Hypokaliämie und gleichzeitiger Digitalisierung mit Digitoxin auf, da aufgrund der Heparinisierung des Blutes während der Dialyse die Rate an freiem, nicht an Eiweiß gebundenem Digitoxin ansteigt. Bei Behandlung mit Digoxin ist dies nicht der Fall. Die Hypokaliämie läßt sich durch aktuelle Kaliumzufuhr und durch Erhöhung der Kaliumzufuhr im Dialysat beheben.

Orthostatische Störungen: Meist nach größerem Flüssigkeitsentzug oder nach Blutdruckabfall während der Dialyse kommt es beim Aufstehen danach in der Klinik oder zu Hause in aufrechter Körperhaltung zum Blutdruckabfall. Geringe Kochsalzzufuhr, z.B. in Form einer Suppe, und eventuell Medikamente, wie z. B. Akrinor®, helfen meist gut.

Pyrogene Reaktionen: Trotz regelmäßiger Desinfektion der Dialysegeräte und der Umkehrosmoseanlagen kommt es in seltenen Fällen zum Durchtritt von Bakterientoxinen durch die Dialysemembran in das Patientenblut. Fieberreaktionen mit Schüttelfrösten während oder nach der Dialyse sind die Folge. Wadenwickel und Antipyretika sind hier angezeigt.

Shunt-Komplikationen: Durch mangelhafte Hygiene des Patienten oder durch unsteriles Arbeiten des Dialysepersonals kommen Shunt-Infektionen vor, die zu Abszessen führen können und eine Septikämie – eventuell mit Endokarditis – zur Folge haben können. Eine frühzeitige hochdosierte Antibiotikatherapie ist dringend angezeigt. Blutungen während der Dialyse oder Nachblutungen zu Hause aus den Punktionsstellen des Dialyse-Shunts werden immer wieder beobachtet. Manchmal führt dies zum Abbruch der Dialyse. Zu Hause ist jedoch ein erneutes Komprimieren der Punktionsstellen meist ausreichend. Bei manchen Patienten kommt es oft ganz überraschend zu einer Shunt-Thrombose, die am fehlenden Shunt-Geräusch erkennbar ist. Meist sind operative Thrombektomien oder die Anlage eines neuen Shunts erforderlich.

Hepatitiserkrankung: Durch gemeinsame Gerätebenutzung in Dialysezentren und Bluttransfusionen kommt es in seltenen Fällen zu einer Infektion mit Hepatitis B oder Non-A-Non-B. Bei nachgewiesener Infektion werden die Patienten während der Dialyse isoliert und an hitzesterilisierbaren Maschinen behandelt. Die Erkrankung verläuft für die Patienten zumeist leicht und anikterisch; ein großes Problem ist die Gefährdung des Pflegepersonals. Sind Patienten und Personal gegen Hepatitis B geimpft, besteht keine Erkrankungsgefahr. Gegen die Non-A-Non-B-Hepatitis steht noch kein Impfstoff zur Verfügung.

Aluminiumbedingte Organschäden: Durch eine hochdosierte Einnahme aluminiumhaltiger Phosphatbinder oder bei fehlender Umkehrosmose bei der Wasseraufbereitung für die Dialyse können bei Dialysepatienten schwere Organschäden wie Aluminiumenzephalopathie, Aluminiumosteopathie und Entwicklung einer schweren hypochromen, mikrozytären Anämie auftreten. In schweren Fällen kann die Aluminiumanreicherung mit Desferrioxamin (Desferal®) aus dem Organismus sukzessiv entfernt werden. Bei wenigeren schweren Fällen ist Reduzierung oder Verzicht aluminiumhaltiger Präparate ausreichend.

Psychische Streßsituationen: Die ständige Abhängigkeit von einer maschinellen Dauertherapie, die Furcht vor potentieller Gefährdung durch die Dialysegeräte, der intensive Kontakt zu einem kleinen, hochspezialisierten Kreis von Pflegepersonal und Ärzten, die Abhängigkeit von einem fixen Zeitplan, von organisierten Transportsystemen und einem funktionierenden Dialyse-Shunt, schließlich das Einhalten diätetischer Restriktionen und einer regelmäßigen medikamentösen Therapie, dies alles sind schwere psychische Belastungen für den Dialysepatienten und führt oft zu schweren Problemen in der Interaktion mit Angehörigen und Pflegepersonal (siehe v. Uexküll [Hrsg.]: Psychosomatische Medizin. 3. Aufl., Kap. 65, von Gaus, E. et al.: Psychosomatische Gesichtspunkte bei der Behandlung der chronischen terminalen Niereninsuffizienz).

8.1.6 Dialysebegleitende Therapie

Vitaminersatz: Den durch die Dialyse verursachten Verlust an wasserlöslichen Vitaminen ersetzt der Patient durch Einnahme entsprechender Kombinationen (Dreisavit®: 1 Dragée täglich).

Shunt-Pflege: Um die Haut im Bereich des Dialyse-Shunts geschmeidig und sauber zu halten, ist mehrmals täglich das Einreiben mit geeigneten Salben und Gelen erforderlich.

Diätetische Maßnahmen: Der Dialysepatient unterliegt keiner diätetischen Eiweißbeschränkung, er sollte im Gegenteil eine reichliche Eiweißzufuhr (1,2–1,5 g/kg Körpergewicht/d) einhalten. Die Kalorienzufuhr sollte reichlich bemessen sein (40–45 Kalorien/kg KG/d); tierisches Fett und einfache Zucker müssen eingeschränkt werden. Die Kaliumzufuhr wird auf 40–50 mmol/d maximal beschränkt. Kaliumreiche Nahrungsmittel und Getränke sind daher zu meiden. Milch und Milchprodukte sind wegen des Phosphatgehalts nur begrenzt erlaubt. Die Verwendung von Kochsalz sollte bei Hypertonie und bei starkem Durstgefühl auf 5–6 g/d eingeschränkt werden.

Anämiebehandlung: Bei nachgewiesenem Eisenmangel sind Eisenpräparate angezeigt (z. B. Ferrosanol-duodenal®-Kapseln); Histidin als essentielle Aminosäure, die bei terminaler Niereninsuffizienz nicht mehr synthetisiert werden kann, bessert die Anämie. Auch Sexualhormone (z. B. Oxandrolon®) haben einen positiven Effekt. Am wirksamsten ist z. Zt. das noch nicht in ausreichender Menge zur Verfügung stehende, bei den Dialysen intravenös zu verabreichende Erythropoetin.

Die Behandlung der **Hypertonie**, der **Hyperkaliämie**, der **metabolischen Azidose** und die diuretische Therapie gleicht den bei der Therapie der chronischen Niereninsuffizienz genannten Maßnahmen (siehe Abschn. II, 7).

Die Therapie der **Herzinsuffizienz** sollte zur Vermeidung von Herzrhythmusstörungen mit Digoxin erfolgen (z. B. Novodigal®-mite und Lenoxin P/G®, jeweils 1 Tablette täglich).

Psychosoziale Betreuung: Durch unterschiedliche psychotherapeutische Maßnahmen ist bei den Patienten eine Verminderung psychischer, psychosomatischer und psychosozialer Störungen zu erreichen. Positive Effekte gehen für die Patienten von Informationsveranstaltungen aus, bei denen spezifische Probleme des Dialysepatienten behandelt werden. Psychisch stabilisierend wirkt auch ein Urlaub in einem geeigneten Feriendialysezentrum. Überaus wertvoll für die Patienten zur Bewältigung ihres Dialysestatus ist die aktive Mitarbeit in einem Selbsthilfeverein von Nierenkranken, wie er sich heute in vielen Städten der Bundesrepublik etabliert hat.

> Zusammengeschlossen sind diese Selbsthilfevereine aus allen Bundesländern im Interessenverband der Dialysepatienten und Nierentransplantierten Deutschlands e.V. (eVDt) – Postanschrift: Weberstraße 2, 6500 Mainz-Weisenau (Tel.: 06131/85152).

8.2 Nierentransplantation

Epidemiologie

Im Jahre 1954 wurde bei eineiigen Zwillingen in Boston (USA) die erste erfolgreiche Nierentransplantation durchgeführt. Nach Überwindung prinzipieller chirurgischer Probleme und nach Einführung immunsuppressiv wirkender Medikamente zur Verhinderung der Transplantatabstoßung sind heute die wesentlichen Voraussetzungen für die routinemäßige Anwendung der Nierentransplantation erfüllt. In Europa und den Mittelmeer-Anrainerländern leben z. Zt. 32 000 nierentransplantierte Patienten, in der Bundesrepublik Deutschland sind es mehr als 3000.

26 Transplantationszentren in der Bundesrepublik bemühen sich flächendeckend um stetige Steigerung der Zahl der jährlich durchgeführten Transplantationen.

8.2.1 Indikation und Kontraindikation

Die Nierentransplantation wird in der Regel als allogene Transplantation (Übertragung des Organs von Mensch zu Mensch ohne Rücksicht auf Verwandtschaft) durchgeführt. Da eine transplantierte Niere nicht immer sofort funktioniert, andererseits aber die Operationssituation zur Dekompensation der chronischen Niereninsuffizienz des Empfängers führen kann, sollte vor Planung einer Transplantation die Dialysebehandlung eingeleitet sein. Ein gut rehabilitierter Dialysepatient bietet bessere Voraussetzungen für eine Nierentransplantation.

Grundsätzlich sollte bei jedem Patienten im Dauerdialyseprogramm die Indikation zur Transplantation überlegt werden. Da mit zunehmendem Lebensalter des Transplantatempfängers die Ergebnisse schlechter ausfallen, sollte bei Patienten im siebten Lebensjahrzehnt geprüft werden, ob nicht die weitere Dialysebehandlung die bessere Alternative darstellt. Obwohl die Ergebnisse nach Nierentransplantation bei Diabetikern schlechter sind als bei nichtdiabetischen Patienten, sind Diabetiker nicht von der Transplantation ausgeschlossen. Sie sollten frühzeitig für die Transplantation ausgewählt werden, damit diabetische Spätschäden die Transplantation nicht unmöglich machen und damit die für Diabetiker ideale Doppeltransplantation (Niere und Pankreas) durchgeführt werden kann.

Als **Kontraindikationen** für die Nierentransplantation gelten fortgeschrittene kardiale Leiden (dekompensierte Herzinsuffizienz, operativ nicht behandelbare koronare Herzkrankheit), eine zerebrale Insuffizienz, chronische, nicht sanierbare Infekte, schwere Lebererkrankungen und alle Sekundär- bzw. Begleiterkrankungen, die eine nicht vertretbare Erhöhung des operativen Risikos darstellen würden.

Wichtige **immunologische Voraussetzungen** für die Übertragung einer Niere sind die AB0-Blutgruppenverträglichkeit zwischen Fremdniere und Empfänger und ein negatives *Cross-match* (Fehlen zytotoxischer Antikörper in der serologischen Kreuzprobe zwischen Spender- und Empfängerblut). Außerdem ist eine größtmögliche Übereinstimmung im HLA-System anzustreben.

8.2.2 Komplikationen während und nach Nierentransplantation

Die Implantation einer allogenen Niere erfolgt retroperitoneal in die rechte oder linke Fossa iliaca (Abb. 19-10). Meist nimmt die transplantierte Niere ihre Funktion unmittelbar nach Implantation auf. Auftretende Komplikationen sind in drei Bereiche unterteilbar:

Technische Komplikationen: In der Frühphase nach der Transplantation können meist als Folge von Gerinnungsstörungen Blutungen auftreten. Wenn nach zunächst guter Dialyse die Harnproduktion versiegt und der Blutdruck krisenhaft ansteigt, muß an eine Stenosierung der arteriellen Anastomose gedacht werden. Ein Rückgang der Diurese unter exzessiver Zunahme der Proteinurie kann Folge einer Stenose der venösen Anastomose sein. Obstruktive Veränderungen des Harnleiters können sich als Folge einer Gerinnsel- oder Granulombildung im Ureter zeigen.

Immunologische Komplikationen: Auch wenn alle immunologischen Voraussetzungen günstig waren, kann es in sehr seltenen Fällen noch intraoperativ nach Öffnung der Gefäßanastomosen durch eine **hyperakute Abstoßungsreaktion** zum immunologischen Transplantatverlust kommen. Postoperativ sind akute Abstoßungsreaktionen frühestens eine Woche nach der Transplantation über Tage bis Wochen hin möglich; auch zu späteren Zeiten, oft noch nach Jahren eines problemlosen Funktionsverlaufes, treten solche akuten Reaktionen auf. Fast alle diese akuten Abstoßungsreaktionen sind unter ent-

sprechender hochdosierter Cortisontherapie reversibel. Das Wiederauftreten einer renalen Hypertonie in Verbindung mit einer zunehmenden Proteinurie und einer allmählichen Transplantatfunktionsverschlechterung ist Ausdruck einer **chronischen Abstoßung**, die schon einige Monate nach der Transplantation beginnen kann und mit langsamer Progredienz zur terminalen Niereninsuffizienz führt. Therapeutisch ist die chronische Abstoßungsreaktion nicht beeinflußbar.

Komplikationen der immunsuppressiven Therapie: Einerseits können unerwünschte Wirkungen von den eingesetzten immunsuppressiv wirkenden Substanzen ausgehen, so z. B. Blutungen im Magen-Darm-Trakt unter Corticoiden, Knochenmarksdepression unter Azathioprin und Hypertrichose, Tremor und eingeschränkte Nieren- und Leberfunktion unter Cyclosporin A. Andererseits können unter der therapieinduzierten Immunsuppression bakterielle, virale und mykotische Infektionen, wie z. B. Infektionen der Lunge, Harnwegsinfektionen, Zytomegalievirus-Infektionen und Mykosen im Verdauungs- und Atmungstrakt, auftreten.

8.2.3 Begleittherapie

Nierentransplantierte Patienten stehen unter einer immunosuppressiven Dauermedikation mit Corticosteroiden, Azathioprin (Imurek®) und Cyclosporin A (Sandimmun®). Manche Patienten sind wegen Unverträglichkeit des Cyclosporin A nur auf Corticoide und Azathioprin eingestellt. Manche andere Patienten tolerieren eine Monotherapie mit Imurek® oder Cyclosporin A. Die häufigsten Komplikationen und Begleiterkrankungen, die bei den nierentransplantierten Patienten eine entsprechende zusätzliche Behandlung erfordern, sind in Tabelle 19-9 zusammengefaßt.

Nierentransplantierte Patienten sind in aller Regel gut rehabilitiert. Die wiedererlangte Unabhängigkeit von einem lästigen Dialyseregime, die Wiederaufnahme lange vermißter Eß- und Trinkgewohnheiten und die abgeklungene Anämie bringen dem Patienten eine wesentliche Verbesserung der allgemeinen Lebensqualität. Verbesserte berufliche Leistung, sportliche Betätigung und dialysefreier Urlaub sind positive Aspekte des neuen Lebensstils. Die Neigung zu Begleiterkrankungen nach Nierentransplantation ist unter guter Führung des Patienten wesentlich geringer als im Stadium der Dauerdialyse.

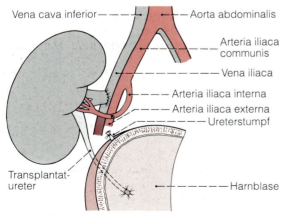

Vena cava inferior — Aorta abdominalis
Arteria iliaca communis
Vena iliaca
Arteria iliaca interna
Arteria iliaca externa
Ureterstumpf
Transplantatureter
Harnblase

Abb. 19-10. Transplantatniere. Die Einpflanzung geschieht retroperitoneal in die Fossa iliaca. Es erfolgt eine Anastomosierung zwischen Arteria und Vena iliaca sowie eine Neueinpflanzung des Transplantatureters in die Harnblase.

III Kurzdarstellung weiterer Erkrankungen

1 Nierenbeteiligung bei Systemerkrankungen

1.1 Systemischer Lupus erythematodes

Systemischer Lupus erythmatodes als Autoimmunerkrankung durch Auftreten von Autoantikörpern gegen Zellkernantigene gekennzeichnet. Glomerulonephritische Nierenbeteiligung durch Bildung von Immunkomplexen und Ablagerungen von zirkulierenden Immunkomplexen. Klinisch faßbare Nierenbeteiligung 40–80% der Betroffenen, histologisch faßbare Nierenbeteiligung bei 100% der Betroffenen. Histologisch durch Nierenbiopsie vier Typen unterscheidbar, auch für Prognosenbeurteilung und Therapieplanung wichtig. Typ I und II meist ohne nephrotisches Syndrom und keine Entwicklung einer Niereninsuffizienz; unter zeitweise niedrigdosierter Cortisonbehandlung ist Prognose gut. Typ III mit schlechtester Prognose: fortschreitende Niereninsuffizienz, oft innerhalb von fünf Jahren Ausbildung einer terminalen Niereninsuffizienz. Unter Therapie (teilweise hochdosiert) mit Prednison® und Immunsuppressiva einschließlich Plasmapharese negativer Verlauf nicht aufzuhalten. Typ IV fast immer mit nephrotischem Syndrom; unter Cortison oft gute Behandlungserfolge, Prognose gut, manchmal lange erscheinungsfreie Phasen, Entwicklung einer Urämie selten.

1.2 Wegener-Granulomatose

Ursache ist eine generalisierte nekrotisierende Arteriitis mit multiplen Granulombildungen im oberen und unteren Respirationstrakt. Frühzeitige Nierenbeteiligung (85%) als Glomerulonephritis; Niereninsuffizienz häufig, nicht selten rasch progrediente Glomerulonephritis. Sicherung der Diagnose mit ANCA-Test. Frühzeitige kombinierte Therapie mit Cyclophosphamid (Endoxan®) und Corticosteroiden hat die Prognose verbessert; bei rasch fortschreitender Glomerulonephritis hohe Dosen dieser Kombination erforderlich, Therapieausgang oft negativ, bei terminaler Niereninsuffizienz Hämodialysebehandlung.

1.3 Progressive systemische Sklerodermie

Kollagenose, durch ausgeprägte Fibrose gekennzeichnet mit Befall der Haut und zahlreicher innerer Organe. Hautbefall 90–95%, Beteiligung des Gastrointestinaltrakts 50–70%, der Lungen, des Herzens und der Nieren je 50%. Renale Beteiligung mit Proteinurie (36%), Hypertonie (24%), maligne Hypertonie (7%) und Niereninsuffizienz (19%). Therapeutisch wichtig:

konsequente Blutdrucknormalisierung, bei maligner Verlaufsform Anwendung von Captopril günstig. Bei terminaler Niereninsuffizienz Planung der Transplantation vorrangig, da Hämodialyse wegen Shunt-Schwierigkeiten und CAPD-Behandlung wegen eingeschränkter peritonealer Clearance problematisch.

1.4 Sarkoidose

Systemerkrankung unklarer Genese mit Ausbildung nichtverkäsender Granulome in verschiedenen Organen. Nierenbeteiligung in 5–20% der Fälle als
▷ Störungen des Calcium-Stoffwechsels mit Hyperkalzämie (10% der Fälle) und Hyperkalzurie (40–50% der Fälle), Nephrolithiasis und Nephrokalzinose;
▷ granulomatöse interstitielle Nephropathie;
▷ verschiedene Formen der Glomerulonephritis.
Entwicklung einer Niereninsuffizienz insgesamt selten. Therapie mit Corticosteroiden bei eingeschränkter Nierenfunktion, bei Hyperkalzämie und beim Vorliegen eines nephrotischen Syndroms.

1.5 Amyloidose

Das Krankheitsbild ist Folge einer extrazellulären Ablagerung von Amyloidfibrillen in Organen wie Nieren, Herz, Leber, Milz und in Gelenken. Primäre Amyloidose ursächlich ungeklärt, sekundäre Amyloidose als Folge chronisch-entzündlicher Erkrankungen (z.B. rheumatoide Arthritis, Morbus BECHTEREW, Morbus CROHN, Colitis ulcerosa), als Folge chronischer Infektionen (z.B. Bronchiektasen, Osteomyelitis), beim familiären Mittelmeerfieber und bei malignen Erkrankungen (wie z.B. beim multiplen Myelom, beim Hypernephrom und beim Morbus HODGKIN).

Renale Beteiligung wurde bei 80–90% aller Patienten mit Amyloidose beobachtet. Es finden sich glomeruläre und peritubuläre Amyloidablagerungen. Proteinurie und Niereninsuffizienz als häufigste Zeichen einer renalen Amyloidose. Rektumbiopsie und Nierenbiopsie diagnostisch wegweisend. Therapeutisch wichtig: frühzeitige Behandlung der für sekundäre Amyloidose ursächlichen Krankheiten. Bei manifesten Amyloidablagerungen schlechte Prognose, therapeutische Möglichkeiten kaum verfügbar. Bei terminaler Niereninsuffizienz Hämodialysebehandlung erfolgreich.

1.6 Diabetes mellitus

10–25% aller Dauerdialysepatienten leiden an diabetischer Nephropathie. Nierenbeteiligungen sind möglich als

▷ diabetische Glomerulosklerose, häufig mit chronischer Niereninsuffizienz und nephrotischem Syndrom,

▷ chronische abakterielle interstitielle Nephritis,

▷ Harnwegsinfekte infolge neurogener Blasenentleerungsstörung,

▷ akutes Nierenversagen nach Gabe von Röntgenkontrastmitteln.

Bei diabetischer Nephropathie führt eine i.v. Urographie häufig zur Verschlechterung der Nierenfunktion, manchmal **irreversibel**.

1.7 Multiples Myelom

Das multiple Myelom, durch maligne Proliferation von Plasmazellen im Knochenmark und durch Auftreten monoklonaler Immunglobuline (IgG oder IgA, seltener IgE und IgD) gekennzeichnet, führt bei 50% der Patienten zu einer Nierenbeteiligung, wobei Proteinurie (Leichtkettenproteinurie im Rahmen des Grundleidens und Albuminurie infolge sekundärer Amyloidose), Niereninsuffizienz (akutes Nierenversagen oder als langsam progrediente Niereninsuffizienz), sekundäre Amyloidose und tubuläre Funktionsstörungen (z. B. renaler Diabetes mellitus) auftreten. 50% aller Myelompatienten entwickeln eine chronische progrediente Niereninsuffizienz. Bei terminaler Niereninsuffizienz ist die Einleitung von Hämodialyse oder CAPD von der Gesamtsituation des Patienten abhängig.

1.8 Hepatorenales Syndrom

Darunter wird ein funktionelles Nierenversagen bei Patienten mit Leberzirrhose oder fulminant verlaufender Hepatitis mit rasch sich verschlechternder Nierenfunktion verstanden. Bei dekompensierter Leberzirrhose führen ausgeprägte Natriumretention, Abnahme des onkotischen Drucks und portale Hypertension zu Aszitesbildung und Ödemen. Das hepatorenale Syndrom ist als Folge der schweren Fehlregulation des Salz- und Wasserhaushalts anzusehen.

Als auslösende Faktoren können gastrointestinale Blutungen und intensive diuretische Maßnahmen wirken. Es entwickelt sich eine progrediente Niereninsuffizienz mit erniedrigter renaler Natriumexkretion (unter 10 mmol/d). Ein akutes Nierenversagen ist differentialdiagnostisch abgrenzbar. Die Prognose des hepatorenalen Syndroms ist schlecht, Komplikationen von seiten der dekompensierten Leberzirrhose oder progrediente Niereninsuffizienz führen meist kurzfristig zum Tod.

1.9 Hyperurikämische Nephropathie (Gichtniere)

Bei Patienten mit Arthritis urica und schlecht kontrolliertem Harnsäurespiegel kommt es in Form einer langsam progredienten Niereninsuffizienz zur chronischen Gichtnephropathie. Pathogenetisch liegen nephrosklerotische Veränderungen bei Arteriosklerose, intrarenale Uratkristallablagerungen und Zeichen einer chronischen interstitiellen Nephritis dem Krankheitsbild zugrunde. An eine Gichtnephropathie ist insbesondere zu denken, wenn bei langsam progredienter Niereninsuffizienz Begleiterkrankungen wie Hypertonie und Diabetes mellitus nachweisbar sind. Therapeutisch sollte die Hyperurikämie, insbesondere wenn Werte über 1,7 mmol/l (10 mg/dl) bestehen, mit Allopurinol gesenkt werden, außerdem sollten Begleiterkrankungen wie Diabetes mellitus, Harnwegsinfekte und Hypertonie gezielt behandelt werden, um einer Progredienz der Niereninsuffizienz entgegenzuwirken.

2 Besondere Formen der Glomerulonephritis

2.1 Rasch progressive Glomerulonephritis

Leitsymptome der rasch progressiven Glomerulonephritis sind:

▷ ein rascher Verfall der Nierenfunktion mit Auftreten einer progredienten Niereninsuffizienz, die innerhalb von Wochen bis Monaten zum Terminalstadium führt,

▷ geringe Spontanheilungstendenz,

▷ typische Histologie mit diffuser sog. *Halbmondbildung* bei 50–80% aller Glomerula.

Ursächlich werden primäre Formen, die durch Antikörper gegen Bestandteile der glomerulären Basalmembran oder durch zirkulierende Immunkomplexe charakterisiert sind, von sekundären Formen unterschieden, die durch Infekte oder Systemerkrankungen (wie Lupus erythematodes, WEGENER-Granulomatose oder GOODPASTURE-Syndrom) ausgelöst werden. Das GOODPASTURE-Syndrom stellt hier insofern eine Variante dar, als der klinische Verlauf durch zusätzliche Schädigung der Lungenkapillaren mit Auftreten von Lungenblutungen kompliziert wird.

Das klinische Bild ist zu Beginn schleichend oder akut, die zunehmende Niereninsuffizienz mit Hämaturie und Proteinurie und Ödeme bei bestehender Oligoanurie stehen im Vordergrund. Wegen der therapeutischen Konsequenzen ist eine frühzeitige Nierenbiopsie zur exakten Diagnosestellung wichtig. Unbehandelt ist die Prognose der rasch progressiven Glomerulonephritis schlecht. Corticosteroide, immunosuppressiv wirksame Medikamente und Behandlungen mit Plasmaseparation führen manchmal zum Stillstand oder zur Besserung. 90% der Patienten bleiben dialysepflichtig, wenn sie die Akutphase der Erkrankung überlebt haben.

2.2 IgA-Nephritis

10–20% aller Nierenbiopsien zeigen den Befund einer IgA-Nephritis. Die Diagnose beruht auf dem immunfluoreszenzoptischen Nachweis von IgA im Mesangium der Glomerula.

Die klinischen Erscheinungsformen des Krankheitsbildes sind variabel. Betroffen sind in 90% der Fälle junge Männer, bei denen eine Mikrohämaturie oder eine rezidivierend auftretende Makrohämaturie nachweisbar ist. Die Makrohämaturie tritt fast immer zwei bis drei Tage nach unspezifischen Infekten der oberen Luftwege auf und verschwindet nach zwei bis drei Tagen wieder spontan. Etwa 30% der Patienten klagen über Flankenschmerz. Im Sediment finden sich Erythrozytenzylinder. Unter dem Phasenkontrastmikroskop sind typische glomeruläre Erythrozyten im Urin sichtbar. Bei 50% der Fälle ist ein erhöhter IgA-Spiegel im Serum nachweisbar. Die Prognose der Erkrankung ist schlechter als bisher angenommen: Bei 10% der Patienten kann ein nephrotisches Syndrom auftreten, 30–50% der Patienten entwickeln eine Hypertonie und ca. 20% der Patienten eine chronische Niereninsuffizienz. Nicht wenige der Dauerdialysepatienten haben als Grundleiden eine IgA-Nephritis. Eine Transplantation ist möglich, obwohl die Entwicklung eines Rezidivs einer Iga-Nephritis im Transplantat nicht selten ist.

3 Vaskuläre Nephropathien

3.1 Benigne und maligne Nephrosklerose

Unter benigner Nephrosklerose versteht man die Arteriosklerose der Nieren mit Befall der Vasa afferentia und nachfolgender Verödung der Glomeruli. Sie tritt bei 80–90% aller Patienten mit Hypertonie auf. Sie kommt jedoch auch beim Normotoniker vor. Ihre Häufigkeit nimmt mit dem Alter zu und ist Ursache der typischen altersbedingten Abnahme der Nierenfunktion. Nur bei stärkergradiger Nephrosklerose kommt es zur Abnahme der glomerulären Filtrationsrate bzw. zum Anstieg des Serum-Kreatinins. Die Abgrenzung gegenüber einer chronischen Glomerulonephritis ist durch Nierenbiopsie möglich.

Die maligne Nephrosklerose ist charakterisiert durch fibrinoide Nekrosen der Nierenarterien und -arteriolen und ist häufig das renale Korrelat einer malignen Hypertonie (sekundäre maligne Nephrosklerose). Es findet sich auch eine primäre maligne Nephrosklerose mit rasch progressivem Blutdruckanstieg und maligner hypertensiver Retinopathie; die meisten wurden bei Frauen entweder nach Einnahme von hormoneller Kontrazeptiva, während einer Schwangerschaft oder danach beobachtet (s. Abschn. III, 5.5).

3.2 Nierenarterienstenosen

Nierenarterienstenosen können ein- oder beidseitig in allen Bereichen der Nierenarterien vorkommen. Die **fibromuskulär-hyperplastische** Form kommt hauptsächlich bei jüngeren Frauen vor, ist nicht selten doppelseitig, bevorzugt die rechte Seite im Bereich des mittleren und äußeren Drittels der Nierenarterie und zeigt eine perlschnurartige Stenosierung. Die **arteriosklerotische** Form kommt bei älteren Patienten vor, findet sich meist abgangsnahe an der Aorta ohne Seitenbevorzugung. Die Stenosierung sieht becherförmig aus, und die Aorta ist meist mitbeteiligt.

Ein klinisches Leitsymptom der Nierenarterienstenose ist ein **abdominelles Strömungsgeräusch** (bei ca. 50% der Fälle) im Epigastrium, in der Gegend des Nabels oder in der Flanke. Der beste Nachweis einer Nierenarterienstenose gelingt mit angiographischen Methoden. Die intravenöse digitale Subtraktionsangiographie (DSA) liefert meist aussagefähige Lokalbefunde; nur bei adipösen Patienten ist Darstellung und Beurteilbarkeit der Nierenarterie mittels DSA erschwert. Für diese Fälle ist die selektive renale Arteriographie angezeigt. Für die Therapie der Nierenarterienstenose kommt in Betracht die Korrektur der Stenose durch

▷ perkutane transluminale Dilatation oder
▷ chirurgische Rekonstruktion des Gefäßes.

Die Dilatation hat sich bei der fibromuskulären Dysplasie gut bewährt, während bei arteriosklerotischen Stenosen nach der Dilatation häufig mit Komplikationen zu rechnen ist. In 20–30% der Fälle tritt eine Restenosierung des Gefäßes auf.

3.2.1 Renovaskuläre Hypertonie

Die renovaskuläre Hypertonie wird in 70–80% der Fälle durch eine arteriosklerotische Nierenarterienstenose und in 10–20% der Fälle durch eine fibromuskuläre Dysplasie hervorgerufen. Bezüglich Krankheitsbild, Diagnose und Therapie wird auf Kapitel 3, Abschn. II, 3 verwiesen.

3.3 Akuter Nierenarterienverschluß

Ein akuter Nierenarterienverschluß kann auf embolischem Weg aus Herz oder arteriosklerotischen Herden der Aorta bzw. als thrombotischer Verschluß bei Arteriosklerose der Aorta im Bereich des Nierenarterienabgangs entstehen. Doppelseitig führt der Verschluß zum akuten Nierenversagen mit totaler Anurie. Bei einseitigem Ereignis einer größeren Nierenarterie entsteht das Bild des **Niereninfarktes** mit plötzlichem Rückenschmerz, Fieber, Leukozytose, LDH-Anstieg, Proteinurie und Hämaturie. Ein Totalverschluß einer Nierenarterie bietet i.v.-urographisch und isotopennephrographisch eine einseitig stumme Niere. Therapeutisch kommen bei einseitigem Verschluß konservative

Maßnahmen in Frage, bei doppelseitigem Verschluß wird Hämodialysetherapie erforderlich.

3.4 Nierenvenenthrombose

Beim Erwachsenen entstehen Nierenvenenthrombosen sekundär entweder intrarenal bei Nierenkrankheiten (z. B. beim nephrotischen Syndrom) oder von Thrombosen der unteren Hohlvene ausgehend. Bei akuter Thrombose setzt plötzlich ein einseitiger oder beidseitiger Flankenschmerz ein. Eine langsame Entwicklung eines Nierenvenenverschlusses gibt es praktisch nur beim nephrotischen Syndrom, dadurch kann ein akutes Nierenversagen ausgelöst werden. Die Diagnosestellung geschieht mittels digitaler Subtraktionsangiographie. Therapeutisch ist bei akuter Nierenvenenthrombose eine fibrinolytische Therapie indiziert, wenn der Erkrankungsbeginn nicht länger als sechs Tage zurückliegt. Anschließend erfolgt eine Langzeitbehandlung mit Antikoagulanzien oder Thrombozytenaggregationshemmern.

4 Obstruktive Nephropathie

Jede Art der Abflußbehinderung des Urins zwischen Nierenkelchen und äußerer Harnröhremündung gilt als **obstruktive Uropathie**. Folgezustände davon können sein: Erweiterung von Harnleiter (Hydroureter), Nierenbecken (Hydronephrose) und Nierenkelchen (Hydrocalix). Wegen der sich daraus für die Niere entwickelnden Konsequenzen spricht man von **obstruktiver Nephropathie**. Ursachen der Harnwegsobstruktion:
▷ im Bereich der Nierenkelche z. B. Stein, nekrotische Papillen, Blutgerinnsel;
▷ im Nierenbecken und am Ureterbeginn z. B. Striktur, Tumor, aberrierende Gefäße;
▷ im Bereich der Ureteren durch Kompression von außen z. B. gynäkologische Erkrankungen, intraabdominale Tumoren, Aortenaneurysma, retroperitoneale Fibrose; durch Obstruktion im Ureter z. B. Steine und Neoplasmen;
▷ im Bereich der Harnblase durch Tumoren und neurogene Entleerungsstörungen;
▷ Prostatavergrößerung;
▷ im Bereich der Harnröhre z. B. Phimose, Stenose und Striktur.
Häufigste Komplikationen der Obstruktion sind Harnwegsinfektionen, Niereninsuffizienz und Hypertonie. Eine komplette einwöchige Obstruktion führt bereits zu irreversiblen Nierenschäden. Die Diagnose wird durch technische Untersuchungen gesichert: i.v. Urogramm, Sonographie, urologisch endoskopische Untersuchung und eventuell Computertomographie.
    Therapie: Primäres Ziel ist die Beseitigung der Obstruktion z. B. durch suprapubische Harnableitung oder transkutane renale Fistel. Therapie eines fieberhaften Harnwegsinfekts wie bei akuter Pyelonephritis (s. Abschn. II, 4 und 5). Bei nicht behebbarer Obstruktion und Infektion gelegentlich Dauerchemoprophylaxe erforderlich.

5 Niere und Schwangerschaft

5.1 Genuine Gestose (früher EPH-Gestose)
Siehe Kapitel 3, Abschnitt II, 3.1.2

5.2 Pfropfgestose
Siehe Kapitel 3, Abschnitt II, 3.1.3

5.3 Akutes Nierenversagen in der Schwangerschaft

Pro 1400–5000 Schwangerschaften wird ein akutes Nierenversagen beobachtet. Ursachen: z. B. artifizieller Abort (intravasale Hämolyse, Sepsis), Gestose, akute Pyelonephritis und obstruktive Uropathie. Diagnostik und Behandlung wie bei akutem Nierenversagen.

5.4 Akute Pyelonephritis während der Schwangerschaft

Die Häufigkeit, mit der eine akute Pyelonephritis während der Schwangerschaft auftritt, beträgt etwa 1% der Schwangeren. Das Aufsteigen der Keime wird durch Weitstellung und Peristaltikverminderung der Ureteren erleichtert. Die Erkrankung tritt häufiger rechts als links auf. Eine asymptomatische Bakteriurie, die außerhalb der Schwangerschaft nicht behandlungsbedürftig wäre, muß antibiotisch behandelt werden, da bei diesen Frauen eine akute Pyelonephritis während der Schwangerschaft viel häufiger (30%) auftritt. Penicillinpräparate sind wegen ihrer geringeren Toxizität für Mutter und Feten zu bevorzugen. Kinder von rauchenden Müttern mit gleichzeitigem Harnwegsinfekt in der Schwangerschaft weisen statistisch eine größere Tendenz zur Retardierung in ihrer weiteren Entwicklung auf.

5.5 Postpartale Nierenerkrankungen

Unter der Geburt sind Verbrauchskoagulopathien mit schwerster doppelseitiger Nierenrindennekrose möglich. Das klinische Bild entspricht dem akuten Nierenversagen und wird bei vorzeitiger Plazentalösung oder Placenta praevia beobachtet. Defektheilung oder bleibende dialysepflichtige Niereninsuffizienz sind möglich. In der ersten bis zwölften Woche nach der Entbindung wird eine primäre maligne Nephrosklerose (s. Abschn. III, 3.1) gehäuft beobachtet.

6 Tumoren der Niere

Hypernephrom: Es ist der häufigste maligne Nierentumor und stellt eine vom Epithel der Nierentubuli ausgehende gelbliche, knotige Geschwulst mit bunter Schnittfläche dar. Es bildet Metastasen in regionären Lymphknoten sowie in Lunge, Knochen, Leber und Nieren und verursacht Nierenvenenthrombose. Bei Nierenbeckenbeteiligung kommt es zu Nierenbluten. Polyglobulie und Hyperkalzämie sind möglich.

Diagnosestellung durch Sonographie, i.v.-Urographie und bei Operationsplanung durch Angiographie. Therapie: operative Entfernung und eventuell Nachbestrahlung.

Wilms-Tumor: eine meist einseitig im ersten bis fünften Lebensjahr auftretende, rasch wachsende, bösartige Nierengeschwulst. Als Symptome fallen auf: großer Bauchtumor, Fieber, gestörtes Allgemeinbefinden, Aszites, oft auch Hämaturie und arterielle Hypertonie sowie Verdrängung von Nachbarorganen; sehr schnelle Metastasierung.

7 Störungen des Säure-Basen-Haushalts

Der pH-Wert ist ein Maß für die Wasserstoffionenkonzentration; er beträgt im Blut normalerweise durchschnittlich 7,4. Für den Organismus ist seine Konstanthaltung besonders wichtig, da z.B. die Molekülform der Proteine und damit eine normale Struktur der Zellbestandteile pH-abhängig ist; auch eine optimale Wirksamkeit der Enzyme ist an einen normalen pH-Wert gebunden. Für die Konstanthaltung des pH-Wertes im Organismus sorgen verschiedene Puffersysteme. Eine große Bedeutung hat das CO_2/HCO_3-Puffersystem, da die Konzentrationen der beiden Pufferkomponenten unabhängig voneinander verändert werden können: CO_2 durch die Atmung, HCO_3 durch die Nieren.

> Ein pH-Wert kleiner als 7,35 bedeutet eine Anhäufung von Säure und wird **Azidose** genannt; ein pH-Wert größer als 7,45 bedeutet eine Anhäufung von Alkali und wird **Alkalose** genannt.

Die beiden variablen Parameter, die den pH-Wert bestimmen, sind die Bicarbonat-(HCO_3-) Konzentration und der Kohlensäurepartialdruck (pCO_2) des Blutes als Maß für Kohlensäure. Kommt es zu einem Anstieg oder Abfall von pCO_2 (Kohlensäure ist eine flüchtige Säure und wird über die Atemluft abgegeben), so spricht man von **respiratorischer Azidose** bzw. **Alkalose**. Eine primäre Erhöhung oder Verminderung der Bicarbonatkonzentration führt dagegen zu einer **metabolischen Alkalose** bzw. **Azidose**. Jede dieser Abweichungen (respiratorisch oder metabolisch) bewirkt Gegenregulationsmechanismen, die die Änderung des pH-Werts in Grenzen zu halten versuchen. Wird bei einer metabolischen Azidose durch die Atemluft vermehrt CO_2 abgeatmet und so der pH-Wert in Richtung Normalisierung verbessert, spricht man von einer **respiratorisch kompensierten metabolischen Azidose**; dabei sind pCO_2 und HCO_3 erniedrigt. Sind HCO_3 und pCO_2 erhöht, liegt eine **metabolische Alkalose mit respiratorischer Kompensation** vor.

Metabolische Azidose: Bei vielen Nierenerkrankungen kommt dieser Störung des Säure-Basen-Haushalts große Bedeutung zu. Ursache ist der vermehrte Anfall von sauren Endprodukten oder die gestörte Ausscheidung von Säuren (Schwefelsäure, Phosphorsäure und andere). Außer bei chronischer Niereninsuffizienz ist z.B. bei einem Schockereignis oder beim Coma diabeticum mit einer metabolischen Azidose zu rechnen. Die Therapie besteht neben der Behandlung der Grundkrankheit in einer gezielten Zufuhr von Natriumbicarbonat, wobei die erforderliche Infusionsmenge in mmol/l errechnet wird, nach der Formel:

$$\text{Menge an Natriumbicarbonat (mmol/l)} = \frac{-\text{BE (Base excess)}}{3} \times \text{kg KG}$$

Respiratorische Azidose: Akute oder chronische Obstruktion der Atemwege sowie akute und chronische restriktive Atemstörungen führen zu einem Anstieg des pCO_2 (Hyperkapnie) und damit zu einer respiratorischen Azidose. Therapeutisch kommen nur Maßnahmen zur Verbesserung der Atmung, wie z.B. künstliche Atmung, in Frage, um den Kohlensäuregehalt des Blutes zu normalisieren.

Respiratorische Alkalose: Durch Hyperventilation bei maschineller Beatmung oder beim sog. Hyperventilationssyndrom unter Angstzuständen kommt es zu einer vermehrten Abatmung von Kohlensäure durch die Atemluft und damit zu einer respiratorischen Alkalose. Beim Hyperventilationssyndrom kann der Zustand durch verbale und medikamentöse Beruhigung häufig beendet werden. Durch Rückatmung aus einer vor den Mund gehaltenen größeren Tüte wird der weitere Verlust an Kohlensäure verhindert.

Metabolische Alkalose: Verlust von Wasserstoffionen und Chlorionen (z. B. durch Erbrechen oder Magendrainage) führen zu schweren Elektrolytstörungen; Diuretikabusus bewirkt eine Hypokaliämie. Diese Zustände führen zu einer metabolischen Alkalose. Therapeutisch kommt die Korrektur des Serum-Kaliumspiegels oder eine exakt dosierte intravenöse Zufuhr von Säure (z. B. Lysin-Hydrochlorid) in Frage.

8 Störungen des Wasser- und Elektrolythaushalts

Unter physiologischen Bedingungen sorgen bevorzugt die Nieren und hormonale Regelkreise für konstante Verhältnisse im Wasser- und Elektrolythaushalt. Dabei spielt das antidiuretische Hormon (ADH) eine wichtige Rolle (s. Kap. 17). Ist die Serumosmolalität erhöht, schüttet der Hypophysenhinterlappen vermehrt ADH aus, was zur Antidiurese und über ein verstärktes Durstgefühl zur Flüssigkeitsaufnahme führt. Ist die Serumosmolalität erniedrigt, führt eine Verminderung der ADH-Ausschüttung zur Wasserdiurese.

Man unterscheidet einen Intrazellulärraum (etwa 40% des Körpergewichts) und einen Extrazellulärraum (etwa 20% des Körpergewichts). Der Extrazellulärraum besteht aus dem interstitiellen Flüssigkeitsraum (etwa 15% des Körpergewichts) und dem intravasalen Flüssigkeitsraum (etwa 5% des Körpergewichts).

8.1 Störungen des Wasserhaushalts

Überwässerung: Eine Hyperhydratation kommt zustande durch mangelnde Wasserausscheidung über die Niere, bei Oligoanurie oder durch eine exzessive Wasserzufuhr z. B. im Rahmen einer fehlbilanzierten Infusionstherapie.

Klinische Symptome sind ödematöses Gesicht, Ödeme der Beine und am Körper, in schweren Fällen Lungenödem. Laborchemisch auffallend ist ein erniedrigter Hämatokritwert; der zentrale Venendruck (ZVD) ist erhöht. Therapeutisch kommt eine Steigerung der Wasserausscheidung

durch Diuretika in Frage, adäquate Flüssigkeitszufuhr; bei akutem Nierenversagen oder fortgeschrittener Niereninsuffizienz ist maschinelle akute Ultrafiltration erforderlich (s. Abschn. II, 8.1).

Wassermangel: Eine Dehydratation entsteht durch verminderte Flüssigkeitszufuhr oder durch gesteigerte Wasserverluste über die Haut und über die Nieren. Auffallende klinische Symptome sind trockene, faltige Haut, trockene Zunge, Somnolenz und eventuell Fieber. Laborchemisch auffallend ist ein erhöhter Hämatokrit, der ZVD ist erniedrigt. Therapeutische Maßnahmen: ausreichende Zufuhr von Flüssigkeit und eventuell von Elektrolyten oral oder als Infusion.

8.2 Störungen des Elektrolythaushalts

Hypokaliämie: Sie ist die häufigste Elektrolytstörung und entsteht durch renale Kaliumverluste bei Diuretikabehandlung, durch gastrointestinale Verluste bei Diarrhö, bei Erbrechen oder über Magensonde und bei sekundärem Hyperaldosteronismus, z. B. bei Leberzirrhose und Herzinsuffizienz. Klinische Symptome sind allgemeine Muskelschwäche und Krämpfe der Beinmuskulatur, bei schweren Zustandsbildern Apathie, Verwirrtheit, delirante Zustände, Halluzinationen, Psychosen und schließlich Koma. Die renale Beteiligung äußert sich in Polydypsie, Polyurie und Nykturie. Lang anhaltender Kaliummangel führt zur dauerhaften morphologischen und funktionellen Veränderung (sog. kaliopenische Nephropathie).

Die Hypokaliämie zeigt im EKG typische Veränderungen. Als Herzbeteiligung treten Herzrhythmusstörungen, Vorhoftachykardie und Vorhofflimmern auf, insbesondere bei gleichzeitiger Digitalisierung. Eine gastrointestinale Komplikation bei Hypokaliämie ist ein infolge Abschwächung der Darmperistaltik auftretender Subileus bis Ileus. Therapeutisch sollten Kaliumverluste langsam (maximal 20 mval Kalium/h i.v.) ausgeglichen werden. Die orale Substitution erfolgt mit Kaliumtabletten oder Brausetabletten (z. B. KCl-retard®-Dragées oder Kalinor®-Brausetabletten).

Hyperkaliämie: Als Ursachen kommen in Frage: verringerte Kaliumausscheidung über die Niere (z. B. bei akutem Nierenversagen), übermäßiger Genuß kaliumreicher Nahrungsmittel (z. B. bei terminaler Niereninsuffizienz), eine schwere metabolische Azidose und katabole Zustände, z. B. infolge schwerer gastrointestinaler Blutungen bei eingeschränkter Nierenfunktion. Die klinische Symptomatik umfaßt sensible Störungen, wie periorale Parästhesien und neuromuskuläre Symptome, wie aufsteigende Paresen und Tetraplegie, sowie schwere Rhythmusstörungen, wie Kammerbradykardie, Kammerflattern und Kammerflimmern. Im EKG sind typische Veränderungen (hohe T-Zacken proportional dem Ausmaß der Hyperkaliämie) nachweisbar.

Als gefährlich werden Plasma-Kaliumspiegel größer als 7 mmol/l angesehen; ein Plasma-Kaliumspiegel größer als 8 mmol/l macht sofortige Notfallmaßnahmen (Hämodialyse) erforderlich. Weitere Maßnahmen siehe unter Abschnitt II/8.

Hypernatriämie: Eine Hypernatriämie ist selten, wenn dem Durst nachgegeben werden kann. Kinder, hirnorganisch veränderte Patienten und Schwerkranke sind davon betroffen. Hypernatriämien sind ab 150 mmol/l von klinischer Bedeutung. Zustände von Hypervolämie (fast immer behandlungsbedingt nach Bicarbonatgabe oder Dialyse gegen Dialysat mit zu hohem Natriumgehalt) sind von solchen von Hypovolämie (Durchfall bei Kindern, exzessives Schwitzen) zu unterscheiden.

Patienten mit Hypernatriämie und Hypervolämie (meist bei Niereninsuffizienz) werden dialysiert oder hämofiltriert. Patienten mit Hypernatriämie und Hypovolämie erhalten isotone Kochsalzlösung bis zur Kreislaufstabilisierung, danach bis zur gewünschten Korrektur hypotone Kochsalzlösung bzw. 5%ige Glucose. Hypernatriämie mit normalen Volumenverhältnissen wird mit isotoner Glucoselösung korrigiert.

Hyponatriämie: Zustände von Hyponatriämie und Hypervolämie werden durch extrarenale Natriumverluste (z. B. Erbrechen, Diarrhö, Pankreatitis) oder durch renale Verluste (bei Diuretikatherapie, Hypoaldosteronismus) verursacht. Ein Natriumwert unter 10 mmol/l im Urin spricht für extrarenale, über 20 mmol/l für renale Natriumverluste. Hyponatriämie mit Hypervolämie (Ödeme) kommt bei nephrotischem Syndrom, bei Leberzirrhose und Herzinsuffizienz vor. Therapeutisch läßt sich die Hyponatriämie bei Volumenmangel mit physiologischer Kochsalzlösung substituieren, bei Hypervolämie und

Hyponatriämie ist Wasser- und Kochsalzrestriktion angezeigt. Bei akuter Hyponatriämie sollte langsam substituiert werden. Als Folge einer möglicherweise zu raschen Korrektur sind organische Hirnveränderungen unter dem Krankheitsbild einer pontinen Myelolyse bekannt.

Hypokalzämie: Ursachen einer Hypokalzämie sind verminderte Synthese des Vitamins D (z. B. bei chronischer Niereninsuffizienz) oder verminderte Wirkung von Vitamin D sowie renale Verluste von Calcium, z. B. bei Behandlung mit Schleifendiuretika, und eine verminderte Parathormonsekretion. Klinische Symptome können oft fehlen, ein plötzlicher ausgeprägter Abfall des ionisierten Calciums kann lebensbedrohlich sein. Therapeutisch ist Calciumsubstitution und Behandlung der Grundkrankheit indiziert.

Hyperkalzämie: Als Ursache kommen in Betracht: ein primärer Hyperparathyreoidismus, maligne Tumoren mit und ohne Skelettmetastasen, akutes Nierenversagen und ein überschießender Effekt unter Vitamin-D-Behandlung. Geringe Hyperkalzämien werden oft zufällig entdeckt, schwere Hyperkalzämien bewirken dramatische klinische Symptome, wie z. B. Apathie, Lethargie und hochgradige allgemeine Schwäche, Herzrhythmusstörungen, Polyurie, Niereninsuffizienz mit Nephrokalzinose, Schwindel, Erbrechen, Obstipation, Kopfschmerzen, Halluzinationen, Arthralgie und Myalgien sowie Somnolenz mit Steigerung bis zum Koma.

Therapie

Bei akuter Hyperkalzämie in erster Linie Kochsalz-Furosemid-Infusionen, eventuell Zusatz von Calcitonin oder Mithramycin. Bei eingeschränkter Nierenfunktion Hämodialyse mit calciumfreiem Dialysat. Bei chronischer Hyperkalzämie kommen Steroide vor allem bei Sarkoidose, multiplem Myelom, Mammakarzinom und Vitamin-D-Intoxikation in Betracht.

Weiterführende Literatur

Bartels, H., R. Barthels: Physiologie. 3. Aufl., Urban & Schwarzenberg, München–Wien–Baltimore 1987.

Klaus, D. (Hrsg.): Nephrologische Erkrankungen. In: Praxis der Allgemeinmedizin. Bd. 7, Urban & Schwarzenberg, München–Wien–Baltimore 1983.

Losse, H. (Hrsg.): Nephrologie, Urologie. In: Taschenbücher Allgemeinmedizin. Springer, Berlin–Heidelberg–New York 1975.

20 Krankheiten des Bewegungsapparates

H. Zeidler

Das folgende Kapitel informiert über:

▷ die Charakteristika von Schmerz, Bewegungsstörungen, Schwellung und Deformitäten
bei Erkrankungen des Bewegungsapparates;
▷ auffällige Befunde der Gelenke, der Wirbelsäule und der Organe;
▷ typische Krankheitsverläufe (akut rezidivierend, chronisch, invalidisierend);
▷ die psychosozialen Folgen z. B. in Hinblick auf die psychische Befindlichkeit,
soziale Kontakte und Berufstätigkeit des Patienten;
▷ die Notwendigkeit psychosozialer Unterstützung;
▷ soziale und berufliche Rehabilitationsmaßnahmen;
▷ die Bedeutung von mechanischen Funktionshilfen;
▷ Pflegeprobleme, die bei Erkrankungen des Bewegungsapparates im Hinblick auf
die Aktivitäten des täglichen Lebens auftreten.

I Allgemeiner Teil

Der Mensch ist als Organismus und als soziales Wesen auf die normale Funktion des Bewegungsapparates angewiesen, um sich in seiner Umgebung bewegen und auf seine Umwelt einwirken zu können. Fällt die Bewegungsfähigkeit aus oder wird sie eingeschränkt, kommt es zur vorübergehenden oder bleibenden körperlichen, psychischen und sozialen Störung des Individuums.

1 Definitionen

Das System des Bewegungsapparates setzt sich zusammen aus dem **passiven Anteil**, bestehend aus Knochen, Gelenken und periartikulärem Gewebe (Sehnen, Sehnenscheiden, Schleimbeutel, Faszien und Bänder), und dem **aktiven Anteil**, den die Muskulatur bildet. Zur funktionellen Einheit im weiteren Sinne gehören noch das Nerven- und das Gefäßsystem, deren Krankheitslehre jedoch hier nicht abgehandelt werden soll (s. Kap. 5 u. 23).

Mit Erkrankungen des Bewegungsapparates eng verknüpft sind die Begriffe *Rheuma* und *Rheumatismus*. Beide Ausdrücke werden häufig vom Patienten benutzt, um seine Beschwerden zu kennzeichnen. Es sind Begriffe, die in der antiken und mittelalterlichen Medizin entstanden sind und alles bezeichnen, was fließende, reißende und ziehende Schmerzen im Bereich des Bewegungsapparates verursacht. Damit wird aber nur ein vordergründiger, symptomatologischer Zusammenhang erfaßt, und keine Krankheitseinheit. In der klinischen Krankheitslehre werden beide Ausdrücke wegen ihrer Vieldeutigkeit und verschiedenen Anwendung deshalb abgelehnt. Statt dessen wird nur noch das Adjektiv *rheumatisch* im Zusammenhang mit weiteren Bezeichnungen gebraucht. Als **rheumatische Erkrankungen** ist eine genau definierte Gruppe von Krankheiten zusammengefaßt, zu denen im engeren Sinne das rheumatische Fieber, die chronische Polyarthritis (cP) und die Spondylitis ankylopoetica (Morbus BECHTEREW) zählen. Neben diesen genannten entzündlich-rheumatischen Erkrankungen werden im weiteren Sinne auch die degenerativen (Arthrose, Polyarthrose, Spondylar-

throse) und paraartikulären Störungen (Myositis, Panniculitis, Tendinitis) des Bewegungsapparates zu den rheumatischen Erkrankungen gerechnet.

Weitere Einteilungsprinzipien der Erkrankungen des Bewegungsapparates berücksichtigen das jeweils betroffene Organ (Knochen, Gelenke, Muskeln etc.) oder Gewebe (z. B. Kollagenosen), bzw. die Ursache (z. B. infektiös, traumatisch, stoffwechselbedingt) und die Pathogenese der Erkrankung.

So verursachen rheumatische Erkrankungen Schmerzen und Bewegungseinschränkungen in bestimmten Bereichen des Muskel-Skelett-Systems. Diese Beschwerden befallen vornehmlich die Gelenke und die umgebenden Bindegewebe (Abb. 20-1), allerdings können auch andere Bindegewebe im gesamten Organismus beteiligt sein.

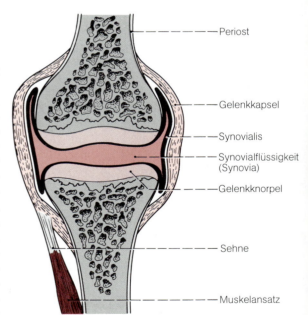

Abb. 20-1. Normales Gelenk.

Tabelle 20-1 gibt einen Überblick über Einteilung und Nomenklatur der rheumatischen Erkrankungen.

Tabelle 20-1: Einteilung der Erkrankungen
des Bewegungsapparates.

Entzündlich-rheumatische Erkrankungen

rheumatisches Fieber
chronische Polyarthritis und verwandte Arthropathien
(juvenile Polyarthritis, FELTY-Syndrom,
SJÖGREN-Syndrom)

Seronegative Spondarthritiden

Spondylitis ankylopoetica
REITER-Syndrom und reaktive Arthritis (z. B. nach
Yersinieninfektion)
Arthropathia psoriatica
intestinale Arthropathien (M. CROHN, Colitis ulcerosa)

Andere Gelenkentzündungen (z. B. bei Sarkoidose, M. BEHÇET, familiärem Mittelmeerfieber)

Kollagenosen

Lupus erythematodes
Sklerodermie
Panarteriitis nodosa
Polymyositis und Dermatomyositis

Degenerative Erkrankungen der Gelenke und der Wirbelsäule

Arthrosen und Polyarthrosen
degenerative Wirbelsäulensyndrome

Weichteilrheumatismus

Arthropathien bei Stoffwechselerkrankungen und anderen Grundleiden

Gicht
Chondrokalzinose
Alkaptonurie
sonstige (Hämophilie, neurologische Erkrankungen,
Leukosen)

Systemische Knochenerkrankungen

Osteoporose
Osteomalazie
sonstige (z. B. Hyperparathyreoidismus, renale Osteo-
dystrophie)

Erkrankungen der Muskulatur

z. B. Polymyalgia rheumatica, infektiöse Myositiden,
Myasthenia gravis

2 Typische Leitsymptome

Im Vordergrund der Beschwerden bei Erkrankungen des Bewegungsapparates stehen **Schmerzen und Bewegungsstörungen** (sowohl in Form
von Kraftlosigkeit als auch von Versteifungen).
Neben diesen beiden Hauptsymptomen können
als weitere lokale Symptome **Schwellung, Rötung**

und **Deformität** hinzutreten. Im Rahmen der entzündlichen Erkrankungen finden sich häufig zusätzlich **Allgemeinsymptome** wie Ermüdbarkeit,
Appetitlosigkeit, Gewichtsabnahme, Fieber und
vermehrte Schweißneigung. In vielen Fällen gehen diese lokalen und allgemeinen körperlichen
Symptome mit **psychischen Störungen** einher: z. B.
Unlust und Reizbarkeit infolge Schmerzen, Angst
vor Verkrüppelung, gestörtes Selbstwertgefühl,
Depressionen, soziale Introversion, Abhängig-
keitsgefühl, *Rollstuhlkomplex.*

2.1 Schmerz

Intensität und Art der Schmerzempfindung sind
in erheblichem Maße abhängig von äußeren und
inneren Faktoren. Vor allen Dingen spielen Ta-
ges- und Jahreszeit, Wetter, Klima sowie organische und seelische Belastungen eine wichtige
Rolle. Wer um die starke Wechselhaftigkeit und
den ziehenden, quälenden, oft nicht genau lokali-
sierbaren Charakter der Schmerzen weiß, wird
die Verstimmung, Reizbarkeit und Angst der betroffenen Patienten besser verstehen können.

Dauer, Stärke, Art und Ort des Schmerzes sowie seine Beziehung zu Funktionen ergeben
wichtige Hinweise für die Diagnose und Behandlung. Der vom Patienten angegebene **Ort** der
Schmerzen läßt erkennen, ob Gelenke, Sehnen,
Muskeln oder Knochen befallen sind. Ihre **Ausbreitung** weist darauf hin, welcher Abschnitt der
Wirbelsäule oder welche Extremität betroffen ist
bzw. ob nur ein Gelenk (monartikulär), zwei bis
fünf Gelenke (oligoartikulär) oder viele Gelenke
(polyartikulär) erkrankt sind. Wichtig sind auch
Angaben über den Zusammenhang von Schmerzen und Bewegungsfunktionen. Bei Beginn einer
Bewegung auftretende Schmerzen werden als
Startschmerzen bezeichnet. **Belastungsschmerzen**
treten im Verlauf einer Bewegung bzw. Belastung
auf, während **Ermüdungsschmerzen** erst nach längerer Belastung, z. B. nach längerem Gehen, bemerkt werden. Ruhe- und Nachtschmerzen
kennzeichnen schwere und sehr aktive Krankheitsprozesse. Ein **Endphasenschmerz** tritt nur am
Ende passiver oder aktiver Bewegung auf. Mitunter werden Schmerzen nur bei ganz bestimmten Tätigkeiten angegeben, wie z. B. beim Hände-
schütteln im Bereich des Ellbogengelenkes infolge einer Epikondylopathie (*Tennisellenbogen*)
oder beim Nähen infolge einer Rhizarthrose des
Daumensattelgelenks.

Auch die **zeitliche Zuordnung** von Schmerzen (Nachtschmerzen, Morgenschmerzen, Abendschmerzen, Anfallscharakter, schubweiser Verlauf) und typische **Ausstrahlungen**, z. B. Ischias, Nervenkompressionssyndrome, Projektionsschmerzen, ergeben wichtige diagnostische und therapeutische Hinweise. Für den BECHTEREW-Patienten ist der nächtliche Schmerz nach Mitternacht und die Schmerzspitze am Morgen charakteristisch. Bei der chronischen Polyarthritis und anderen entzündlichen Gelenkerkrankungen klagen die Patienten über starke morgendliche Schmerzen der Gelenke, die sich im Laufe des Tages bessern und mitunter gegen Abend völlig verschwunden sein können. Mäßige Bewegungen können den Schmerz bei der Spondylitis ankylopoetica (Morbus BECHTEREW) und ebenso bei der chronischen Polyarthritis bessern. Der arthrotisch-spondylotische Schmerz tritt vor allem bei Belastung auf und bessert sich bei Entlastung und im Liegen. Schmerzen der Wirbelsäule bei tuberkulöser Spondylitis, Metastasen oder Plasmozytome sind dauernd vorhanden. Besonders aktive Phasen einer chronischen Polyarthritis, Spondylitis ankylopoetica oder aktivierten Arthrose führen zu dauernden, auch in Ruhe und nachts bestehenden Schmerzen.

2.2 Bewegungsstörungen

Je nach Ort, Dauer und Schwere einer Schädigung treten verschiedenste Bewegungsstörungen an der Wirbelsäule und in Gelenken auf. Im einzelnen sind das: **falsche Beweglichkeit**, d. h. Bewegungen, die von den natürlichen Gelenkverhältnissen abweichen, **Zwangsstellung** (Kontrakturen) bzw. **Versteifung** (Ankylosen). Bewegungsstörungen äußern sich im Gang, in der Haltung und in Störungen von Alltagsfunktionen (z. B. An- und Ausziehen, Essen, Trinken, Körperpflege). Hierauf ist vom Pflegepersonal besonders zu achten, damit der Patient entsprechende Hilfe oder Ermutigung erfährt bzw. alternative Bewegungen einüben kann. Vom Arzt werden durch die eingehende Funktionsprüfung der Gelenke und der Wirbelsäule Ort und Ausmaß der Schädigung im einzelnen festgehalten. Daraus ergeben sich neben der Feststellung der Pflegebedürftigkeit Hinweise für notwendige physikalisch-therapeutische Maßnahmen (z. B. Krankengymnastik), orthopädische Hilfen (z. B. Krücken, Korsett, Rollstuhl) und operative Maßnahmen.

2.3 Schwellung und Rötung

Beide Krankheitszeichen sind meist Ausdruck einer **Entzündung**. Schwellungen werden aber auch infolge degenerativen Um- und Anbaus des Gelenkknochens angetroffen, sowie bei Geschwülsten von Organen und des Bewegungsapparates. In diesen Fällen fehlt jedoch meist eine Rötung.

2.4 Deformität

Formveränderungen im Bereich der Gliedmaßen und der Wirbelsäule entstehen infolge von Schwellungen, Gelenkergüssen, Gelenk- und Knochenfehlstellungen (z. B. X-Beine, O-Beine, Skoliose der Wirbelsäule) sowie Asymmetrien. Solche Formveränderungen können für manche Erkrankungen ganz typisch sein (z. B. Ulnardeviation der Finger bei chronischer Polyarthritis; Steilstellung der Lendenwirbelsäule und verstärkte Brustwirbelsäulenkyphose bei Morbus BECHTEREW). Bei der Prophylaxe und Behandlung solcher Deformitäten spielen pflegerische Maßnahmen eine wichtige Rolle.

2.5 Allgemeinsymptome und psychische Symptome

Wie bei zahlreichen anderen internistischen Krankheiten treten auch bei Erkrankungen des Bewegungsapparates, insbesondere bei den entzündlich-rheumatischen Erkrankungen, allgemeine Krankheitssymptome auf. Hierzu zählen ein allgemeines Krankheitsgefühl, leichte Ermüdbarkeit, Appetitlosigkeit, Gewichtsabnahmen, Schwächegefühl, vermehrte Schweißneigung und erhöhte Temperaturen. Diese Allgemeinsymptome können den eigentlichen Krankheitszeichen manchmal längere Zeit vorausgehen. Im Verlauf der Krankheit sind sie häufig Ausdruck der Schwere und der Aktivität des Krankheitsprozesses.

Seelische Störungen und ungelöste Konflikte können die Ursache sein für Schmerzen im Bereich des Bewegungsapparates und für schmerzhafte Verspannungen der Muskulatur. Andererseits führen primär organische Erkrankungen des Bewegungsapparates durch die oft chronischen Schmerzen, die Bewegungsstörungen und das Bewußtsein der Chronizität des Leidens ihrerseits zu erheblichen psychischen Störungen und Auffälligkeiten. Infolge ihrer Schmerzen sind die Patienten reizbar, lustlos und depressiv. Sie haben Angst, daß sie verkrüppeln könnten und ihre Gewohnheiten aufgeben müssen. Ist bereits eine stärkere Behinderung eingetreten, und damit ein Verlust an Selbständigkeit, neigen die Patienten dazu, sich aus ihrer Umwelt zurückzuziehen (**soziale Introversion**) und ihre Wünsche und Bedürfnisse nicht mehr angemessen zu äußern.

II Spezieller Teil

1 Entzündlich-rheumatische Erkrankungen

1.1 Chronische Polyarthritis
(cP; rheumatoide Arthritis, früher meist „primär-chronische Polyarthritis")

Definition

> Unter den chronischen Erkrankungen des entzündlich-rheumatischen Formenkreises ist die chronische Polyarthritis (cP) die epidemiologisch wichtigste und für das Individuum eingreifendste.

Es handelt sich um eine in der Regel chronisch-fortschreitende Allgemeinerkrankung mit Entzündung vorzugsweise der Gelenke, häufig auch anderer Teile des Bewegungsapparates wie Sehnen, Bänder und Bursen. Seltener sind innere Organe betroffen.

Epidemiologie

Die Häufigkeit der Erkrankung wird bei Erwachsenen mit ein bis zwei Prozent der Gesamtbevölkerung angegeben. Sie beginnt meist zwischen dem 20. und 40. Lebensjahr und befällt Frauen drei- bis viermal häufiger als Männer. Dabei wird eine familiäre Häufung beobachtet.

Ursachen und Pathogenese

Die Ursache der Erkrankung ist weitgehend **unbekannt**. Es werden **immunologische Fehlreaktionen** (Autoantikörperbildung = Antikörper gegen körpereigenes Gewebe) sowie infektiöse (Viren, Mykobakterien) und genetische Faktoren diskutiert.

Die chronische Entzündung spielt sich am Bindegewebe, der Gelenkinnenhaut (Synovialis) und den Sehnenscheiden ab. Von diesen Orten ausgehendes Granulationsgewebe (Pannus) dehnt sich über den Gelenkknorpel oder über die Sehnen aus. Es zerstört diese Strukturen und führt zu Bänder- und Sehnenrupturen, Gelenkfehlstellungen sowie bindegewebiger oder knöcherner Versteifung (Ankylosen) der Gelenke.

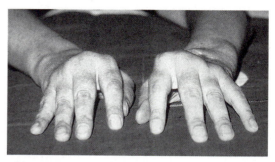

Abb. 20-2. Synoviale Schwellung der Fingergrundgelenke bei chronischer Polyarthritis.

Symptome

Unspezifische **Störungen des Allgemeinzustandes** können der Erkrankung Monate bis Jahre vorausgehen. Hierzu gehören subfebrile Temperaturen, Erschöpfungsgefühle, Appetitlosigkeit, Gewichtsverlust, verstärkte Schweißneigung, Parästhesien, Gelenk- und Muskelschmerzen. Bei Frauen beobachtet man oft die ersten Symptome einer cP nach einer Schwangerschaft oder im Klimakterium. Die **Gelenkentzündung** befällt typischerweise zuerst kleine Gelenke (Fingergrund-, Fingermittel- und Zehengrundgelenke, Gelenke der Halswirbelsäule).

Zeichen der Entzündung sind **Schmerzen, Schwellungen, leichte Überwärmung** und **Morgensteifigkeit**. In der Regel werden mehrere Gelenke **seitengleich** befallen. An den Fingermittelgelenken entsteht dabei das typische Bild einer spindelförmigen Auftreibung (Abb. 20-2). Im Verlauf der Erkrankung werden auch größere Gelenke wie Hand-, Fuß-, Knie- und Ellenbogengelenke befallen. Mit fortschreitender Schwere und Dauer bilden sich zunehmend **Bewegungsbehinderungen** und Deformitäten der Gelenke aus, die je nach der Lokalisation ein charakteristisches und unverwechselbares Bild ergeben: Im Handgelenk entsteht eine *Bajonett-Stellung*, an den Fingergrundgelenken eine *Knopfloch-* oder *Schwanen-*

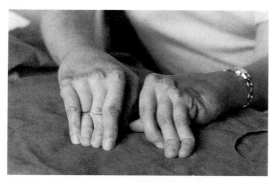

Abb. 20-3. Fortgeschrittener Befall der Hände mit ulnarer Deviation und Subluxationen der Fingergelenke bei chronischer Polyarthritis.

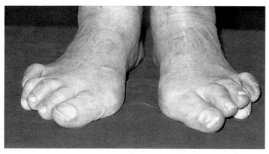

Abb. 20-4. Befall der Zehengrundgelenke mit typischer Vorfußdeformität im Sinne des Hallux valgus und *Hammerzehen*-Bildung.

halsdeformität (Abb. 20-3, 20-4). Bei unsachgemäßer Lagerung und fehlender Bewegungstherapie entwickeln sich in den Hüft- und Kniegelenken die für die Gehfunktion sehr ungünstigen **Beugekontrakturen**, in den Fußgelenken eine **Spitzfußstellung**. Bei den Erscheinungen außerhalb der Gelenke stehen die **subkutanen Rheumaknoten** im Vordergrund. Sie entstehen vor allem an Stellen mit vermehrtem mechanischem Druck (distal der Ellenbogenstreckseite, prätibial, präsakral). Sie deuten auf die Aktivität der entzündlichen Prozesse an den Gelenken hin und lassen sich als Anzeichen für einen fortschreitenden Verlauf interpretieren.

Komplikationen

Die Beteiligung innerer Organe ist nicht selten. Das Herz wird in Form einer **Myokarditis, Perikarditis und Aortitis** befallen. Am Gefäßsystem kann es zu einer **Angiitis** kommen, und am Nervensystem zu einer **Polyneuropathie**. Auch an Augen und Lunge kommt es gelegentlich zu entzündlichen Veränderungen.

Verwandte Arthropathien

Eine Reihe seltener Gelenkerkrankungen verläuft unter dem Bild der chronischen Polyarthritis und ist zusätzlich durch weitere Symptome charakterisiert:

▷ **Juvenile Polyarthritis (Still-Syndrom)**: Beginn im Kindesalter. Besondere Symptome sind Fieber, Exantheme, Schwellungen von Milz und Lymphknoten, Uveitis und fehlende Rheumafaktoren.

▷ **Felty-Syndrom**: beim Erwachsenen auftretende Trias von Polyarthritis, Splenomegalie und Leukopenie.

▷ **Sjögren-Syndrom**: Neben einer chronischen Polyarthritis bestehen infolge einer entzündungsbedingten Atrophie der Schleimhäute und Speicheldrüsen eine Mundtrockenheit (Xerostomie), Pharyngitis, Tränenlosigkeit mit Keratitis und Konjunktivitis (Xerophthalmie) und eine Ösophagitis.

Diagnostik

BSG erhöht in Abhängigkeit von der Entzündungsaktivität. Blutbild: normo- oder hypochrome Anämie. Rheumafaktoren: in 70–80% der Fälle positiv. Röntgen: in fortgeschrittenen Fällen typische arthritische Veränderungen, wie Usurierungen (Konturdefekte), Destruktionen und Deformitäten.

Insgesamt ist die chronische Polyarthritis weniger ein diagnostisches als vielmehr für Arzt und Patienten ein therapeutisches Problem. Nur selten entstehen diagnostische Schwierigkeiten, außer wenn die Krankheit atypisch verläuft mit z. B. oligoartikulärem Befall, schubweiser oder asymmetrischer Gelenkbeteiligung, Bevorzugung großer Gelenke oder vorwiegend periartikulärer Strukturen.

Therapie

Da eine ursächliche Behandlung bisher nicht bekannt ist, steht im Vordergrund die Unterdrückung der Gelenkentzündung, der daraus resultierenden Schmerzen, die Besserung oder zumindest Erhaltung der Funktion bereits geschädigter Gelenke, Muskeln und Sehnen sowie die Verhinderung drohender und die Korrektur bereits manifester Deformitäten. Folgende Maßnahmen haben sich bewährt:

▷ **Allgemein**: optimale Ernährung (ausreichend kalorisch, vitaminreich), körperliche Schonung, psychosoziale Unterstützung, bei akuten Prozessen vorübergehende Entlastung (nur ganz selten komplette Ruhigstellung) der Gelenke und Kontrakturprophylaxe;

▷ **physikalisch-balneologisch:** krankengymnastische Übungstherapie, Massagen, Kryotherapie, Packungen, Hydro- und Elektrotherapie, Ergotherapie, kurörtliche Heilverfahren;

▷ **medikamentös:** nichtsteroidale Antiphlogistika, Glucocorticoide, sog. Basistherapeutika (Antimalariamittel, Goldsalze, Salazosulfapyridin, D-Penicillamin, Immunsuppressiva);

▷ **orthopädisch-konservativ:** Gehhilfen, Schienen, Einlagen, orthopädische Schuhe;

▷ **sonstige Hilfsmittel:** speziell angefertigte Instrumente zur Erleichterung alltäglicher Verrichtungen (behindertengerechte Eßbestecke, Wasserhahnöffner, langer Schuhlöffel);

▷ **operativ:** Synovektomie (Entfernung der Synovialmembran), Resektionsarthroplastik (Skeletteile entfernen, Fehlstellungen beheben), künstlicher Gelenkersatz (z.B. Hüftgelenksendoprothesen), Arthrodese (Gelenkversteifung).

Aufgrund des chronischen, im Einzelfall sehr wechselhaften Verlaufs und der immer wieder auftretenden Krankheitsschübe ist es sinnvoll, den Einsatz aller therapeutischen Maßnahmen individuell auf den Patienten abzustimmen, langfristig zu planen und dies gemeinsam mit dem Patienten zu besprechen. Zudem hat sich gezeigt, daß das **Informationsbedürfnis** gerade bei cP-Patienten besonders groß ist und befriedigt werden muß, wenn eine gute Kooperation erreicht werden soll. Bei der Behandlung wie auch besonders bei den **Rehabilitationsmaßnahmen** ist neben der somatischen auch die familiäre, berufliche und soziale Situation des einzelnen zu berücksichtigen. Für den Erfolg all dieser Bemühungen kommt es auf die Zusammenarbeit des gesamten interdisziplinären Teams an (Arzt, Pflegekraft, Krankengymnastin, Ergotherapeutin, Sozialdienst im Krankenhaus, psychologischer Dienst).

> Grundsätzlich gilt: Rehabilitation geht vor Rente! Es ist deshalb immer zunächst der Versuch zu machen, die Erwerbsfähigkeit des Patienten durch die optimale Ausnutzung von Rehabilitationsmaßnahmen zu erhalten bzw. wieder herzustellen, bevor ein Rentenantrag befürwortet wird.

Träger der Rehabilitationsmaßnahmen sind die Rentenversicherungen. Bei Nichterwerbstätigen (z.B. auch bei Hausfrauen) sind die Krankenversicherungsträger zuständig für die Gewährung von Rehabilitationsmaßnahmen.

Verlauf und Prognose

Der Verlauf der rheumatoiden Arthritis ist äußerst unterschiedlich und kann im Einzelfall nicht vorausgesagt werden. Im günstigsten Fall kommt es etwa bei 20% der Patienten, die im Frühstadium einer cP erkrankt sind, im weiteren Verlauf zu einer kompletten oder nahezu vollständigen Remission.

Die meisten Patienten erleben eine mehr oder minder ausgeprägte Verschlechterung. Ein Teil von ihnen wird frühzeitig arbeitsunfähig und im Aktionsradius erheblich eingeschränkt. Viele können jedoch für längere Zeit ihren erlernten oder einen durch Umschulung neu gewonnenen Beruf bzw. ihre gewohnte Tätigkeit (Hausarbeit) ganz oder teilweise ausüben. Dies ist für die psychische und soziale Situation besonders wichtig. Es besteht immer die Möglichkeit, dem Patienten Hoffnung zu machen, denn nur in schwersten Fällen (bis zu zehn Prozent) werden die Kranken völlig hilflos, verkrüppelt und gehunfähig.

> In den meisten Fällen ist eine frühzeitige Erkennung und langfristige Behandlung der Erkrankung ausschlaggebend für einen günstigen Verlauf bzw. für die Prognose.

1.2 Spondylitis ankylopoetica (Morbus Bechterew)

Definition

Es handelt sich um eine chronisch-entzündliche Erkrankung, die vorwiegend die **Iliosakralgelenke** (Kreuz-Darmbein-Gelenke) und die **Wirbelsäule** befällt. Es besteht eine ausgesprochene Neigung zur **Versteifung der Wirbelsäule.**

Epidemiologie

Die Erkrankungshäufigkeit beträgt etwa 0,5%, d.h., unter 200 Gesunden findet man einen Fall von Spondylitis ankylopoetica. Die Krankheit tritt bevorzugt zwischen dem 20. und 30. Lebensjahr auf; Männer sind etwa sechs- bis achtmal so oft befallen wie Frauen. Möglicherweise sind jedoch vor allem bei Frauen, aber auch bei

Männern, abortive milde Formen häufiger als bisher bekannt.

Ursachen und Pathogenese

Die Ursache des Leidens ist nicht bekannt. **Erbfaktoren** spielen eine sehr wesentliche Rolle. In bestimmten Familien findet sich eine starke Häufung der Erkrankung. Für die genetische Disposition spricht auch der fast immer positive Nachweis eines bestimmten Oberflächenantigens, des sogenannten HLA-B27 (Histokompatibilitäts-Antigen, s. Kap. 6).

Als krankheitsauslösende Ursache werden **Infektionen** angesehen. Besonders genitale Infektionen wie Prostatitis und Urethritis scheinen dabei eine Rolle zu spielen. Der chronisch-entzündliche Prozeß im Bereich der Wirbelsäule und Gelenke führt zu Verkalkungen und damit zu Versteifungen der Zwischenwirbelscheibe, des Wirbelsäulenbandapparates, der Wirbel- und Rippenwirbelgelenke sowie der Iliosakralgelenke. Auch Extremitätengelenke (z. B. Knie-, Sprung-, Hüftgelenke etc.) werden betroffen.

Symptome

Der Krankheitsverlauf läßt sich in mehrere Stadien unterteilen. Im **Früh-** bzw. **Prodromalstadium** kommt es zu Mono-, Oligo- oder Polyarthritiden vorwiegend der unteren Extremitäten. Auch über Fersenschmerzen (Kalkaneodynie) wird gelegentlich geklagt. Als extraartikuläre Entzündungsmanifestationen finden sich häufig eine Regenbogenhautentzündung (Iritis), Urethritis oder Prostatitis (Abb. 20-5). Diese Be-

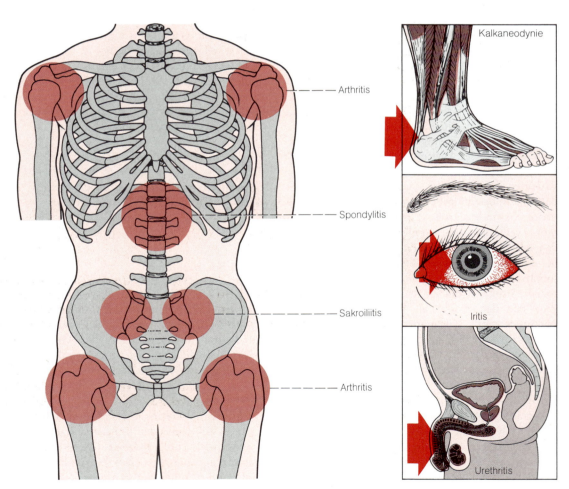

Abb. 20-5. Typische Manifestationen der Spondylitis ankylopoetica im Frühstadium: Sakroiliitis, Arthritis, Iritis, Urethritis und Kalkaneodynie.

schwerden können viele Monate bis mehrere Jahre dem eigentlichen Wirbelsäulenbefall vorausgehen.

Bei den meisten Patienten beginnt die Erkrankung mit einer Sakroiliitis (Stadium der Iliosakralgelenkentzündung; s. Abb. 20-5). Die Beschwerden äußern sich in tiefsitzenden Kreuzschmerzen mit ischiasartiger Ausstrahlung zum Gesäß und in die Rückseite der Oberschenkel. Die Schmerzen sind charakteristischerweise in der zweiten Nachthälfte und den frühen Morgenstunden am stärksten, so daß die Nachtruhe unterbrochen wird. Der Patient steht deshalb häufig auf, verschafft sich Bewegung, bis die Schmerzen zurückgehen und er weiterschlafen kann. Im Verlauf des Tages sind die Schmerzen meist wesentlich geringer und können ganz verschwinden. Mit fortschreitender Erkrankung (**Stadium der Wirbelsäulenentzündung und -versteifung**) treten Beschwerden auch im Bereich der BWS und HWS hinzu. Es entwickelt sich eine von der LWS aufsteigende Versteifung der Wirbelsäule. Gelenkmanifestationen sind jetzt meist stammnah im Bereich der Hüften und Schultern lokalisiert.

Im **Spätstadium** der Erkrankung ist die gesamte Wirbelsäule versteift. Über Schmerzen wird kaum mehr geklagt. Es besteht eine typische Fehlstellung der Wirbelsäule mit Steilstellung der LWS, verstärkter Kyphose der BWS und Hyperlordose der HWS (Abb. 20-6). Der Gang ist kleinschrittig, trippelnd. Das Sehfeld kann infolge der Versteifung der Halswirbelsäule eingeschränkt werden. Der Blick nach seitwärts wird nur noch durch Drehung des ganzen Körpers möglich, und der Blick nach oben kann ganz unmöglich sein. Durch die Mitbeteiligung der Kostovertebralgelenke wird der Thorax starr, und die Respirationsbewegungen sind eingeschränkt. Folge ist eine vorwiegende Abdominalatmung und ein kugelig vorgewölbter Bauch (sog. *Fußballbauch*) (s. Abb. 20-6).

Diagnostik

BSG je nach Aktivität normal bis stark erhöht. Blutbild: geringe Anämie. HLA-B27 in ca. 95% der Fälle positiv. Röntgen: doppelseitige Iliosakralgelenksarthritis (Umbau, Ankylosen) und Syndesmophytenbildung an der Wirbelsäule (Verknöcherung des Randleistenanulus; im Spätstadium: Bild des *Bambusstabes*).

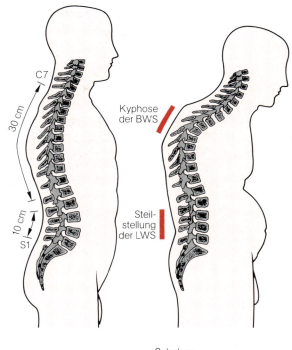

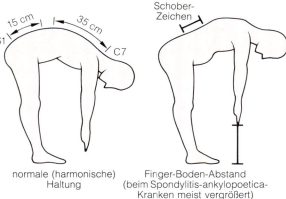

Abb. 20-6. Spätstadium der Spondylitis ankylopoetica mit Steilstellung der LWS, verstärkter Kyphose der BWS, kugelig vorgewölbtem Bauch und Behinderung der Wirbelsäulenbeweglichkeit.

Therapie

> Ziel der Behandlung ist es, soweit wie möglich Schmerzfreiheit zu erzielen und der Wirbelsäulenversteifung vorzubeugen. Falls eine solche doch eintritt, ist das therapeutische Ziel die Ausnutzung des verbliebenen Bewegungsausmaßes.

Um dieses Ziel zu erreichen, haben sich folgende Maßnahmen bewährt:

▷ **Allgemein:** während der Nacht möglichst flache Lagerung auf relativ harter Unterlage (Verhinderung der kyphotischen Deformierung der BWS);

▷ **physikalisch-balneologisch:** krankengymnastische Übungstherapie (Hocker- und Kriechgymnastik), Atemgymnastik, Schwimmen, Hydro- und Elektrotherapie als Wärmeanwendungen;

▷ **medikamentös:** nichtsteroidale Antiphlogistika; Glucocorticoide nur in Ausnahmefällen;

▷ **Strahlentherapie:** Röntgenbestrahlung in kleinen, sog. *analgetischen* (schmerzlindernden) Dosen;

▷ **operativ:** Gelenkersatz bei Hüftversteifung. Aufrichtungsosteotomie bei schwer kyphotisch deformierter Wirbelsäule.

Verlauf und Prognose

Die Krankheit kann in jedem Stadium zur Ruhe kommen. Vom schweren Endstadium mit Invalidität ist nur die Minderzahl der Patienten betroffen. In den meisten Fällen wird die Arbeitsfähigkeit erhalten. Bei Frauen verläuft das Leiden im allgemeinen gutartiger als bei Männern.

Als schwerwiegende Komplikation kann es infolge der Behinderung der Respirationsbewegungen zu Bronchitiden und Pneumonien kommen. Eine seltene Manifestation des Leidens ist eine Herzbeteiligung in Form einer Aorteninsuffizienz.

2 Degenerative Erkrankungen der Gelenke und der Wirbelsäule

Epidemiologie

Die degenerativen Erkrankungen des Bewegungsapparates gehören wegen des Ausfalls an Arbeitstagen und der häufigen Berentung sozialmedizinisch zu den bedeutendsten Leiden. Etwa die Hälfte aller Erwachsenen erleidet im Laufe ihres Lebens Attacken von Rückenschmerzen. Durchschnittlich ist deswegen der Arbeitnehmer einen Tag pro Jahr arbeitsunfähig.

Primärer Ort der Alterungs- und Degenerationsprozesse ist der hyaline Knorpel der Extremitäten- und Wirbelgelenke sowie der Faserknorpel der Zwischenwirbelscheiben. Die Alterungsvorgänge nehmen jenseits des 40. Lebensjahres ständig zu. Pathologisch-anatomisch lassen sich aber bereits in wesentlich jüngeren Jahren degenerative Veränderungen am gesamten Bewegungsapparat nachweisen.

2.1 Arthrose und Polyarthrose

Definition

Die Arthrose ist ein chronischer Gelenkprozeß infolge einer **Gelenkknorpeldegeneration**. An der Entstehung oder Verschlimmerung einer Arthrose können mehrere Faktoren ursächlich beteiligt sein. Sind sie erkennbar, spricht man von **sekundären** Arthrosen. Als **primäre** Arthrosen werden Gelenkknorpeldegenerationen bezeichnet, bei denen die Genese völlig unbekannt ist.

Ursachen und Pathogenese

Vereinfachend läßt sich die Entstehung auf ein **Mißverhältnis zwischen Belastung und Widerstandsfähigkeit** des Knorpels zurückführen. Solche unphysiologischen Belastungen sind z. B. angeborene oder durch Unfälle erworbene **Gelenkfehlstellungen**, einseitige sportliche **Überlastung** und **Schwerarbeit**. **Übergewicht** als *Wohlstandskrankheit* spielt eine zunehmend größere Rolle bei der Entstehung arthrotischer Beschwerden.

Eine Reihe von Störungen kann zu einer gestörten Widerstandsfähigkeit des Knorpels und damit ebenfalls zu Arthrosen führen: Hier sind vor allem **entzündliche Prozesse** (z. B. sekundäre Arthrose nach Arthritis mit Destruktion des Knorpels) und **metabolische Störungen** (z. B. Knorpelschädigung durch Gicht, Ochronose, Chondrokalzinose) zu nennen. Langdauernde **Immobilisation** nach Operationen oder eine Varikosis können **trophische** (ernährungsbedingte) **Störungen** des Knorpelgewebes verursachen. Eine große Rolle spielen auch **hormonelle Fehlregulationen**; deshalb sind Frauen im Klimakterium besonders häufig befallen.

Der normalerweise glatte und glänzende Knorpel wird bei arthrotischen Veränderungen rauh bis körnig, zerfranst und erhält eine gelblichbraune Farbe. Unter Bildung von bis auf den Knochen reichenden Geschwüren tritt ein zunehmender **Knorpelschwund** mit **Verschmälerung des Gelenkspaltes** ein. Als Folge der gestörten Gelenkmechanik und der Überbelastung aller Gelenkstrukturen bilden sich reaktiv randständige

Knochenwülste und -zacken (**Osteophyten**) aus. Weitere Veränderungen sind eine Sklerosierung des subchondralen (unter dem Knorpel gelegenen) Knochens, Deformitäten und Verdickungen sowie eine Verhärtung der Synovialmembran aus. In schweren Fällen kommt es zu einer entzündlichen Reaktion der Synovialis mit Ausbildung von **Gelenkergüssen** (aktivierte Arthrose).

Symptome

Frühsymptome sind **Spannungsgefühle** und **Steifigkeit** sowie **witterungsabhängige Gelenkbeschwerden**. Typisch sind **Anlaufschmerzen** nach längerer Immobilisation und **Belastungsschmerzen**, z. B. beim Treppensteigen. Der bei entzündlichen Prozessen charakteristische Ruheschmerz ist selten und Kennzeichen einer aktivierten Arthrose. Fortgeschrittene Fälle führen zu schmerzhafter **Bewegungseinschränkung**, Gelenkgeräuschen (Knirschen, Knacken), Gelenkauftreibung, Fehlstellungen, **Muskelatrophien** und **Kontrakturen**. Die Arthrose ist eine Lokal- und keine Allgemeinerkrankung, weshalb Allgemeinsymptome wie bei den entzündlich-rheumatischen Erkrankungen fehlen.

Die gewichttragenden Gelenke der unteren Extremitäten wie Hüften (**Coxarthrose**), Knie (**Gonarthrose**) und Fußgelenke sind am häufigsten betroffen. Seltener werden auch Schultern (**Omarthrose**), Ellenbogengelenke und Handgelenke befallen.

Eine Besonderheit stellt die **Polyarthrose** dar. Sie zählt zu den **primären Arthrosen** mit wahrscheinlich hormoneller, vasomotorischer und metabolischer Störung des Gelenkknorpels. Hierfür spricht die auffällige Bevorzugung des weiblichen Geschlechts und das häufige Zusammentreffen des Krankheitsbeginns mit dem Klimakterium. Wegen des multiplen, symmetrischen Befalls der kleinen Gelenke wird sie häufig mit der chronischen Polyarthritis verwechselt. Im Gegensatz zu dieser befällt sie aber nicht die Fingergrundgelenke, sondern bevorzugt die **Fingerendgelenke**. Diese sind verdickt, und es bilden sich schmerzlose, periartikuläre, harte Knötchen (HEBERDEN-Knoten) aus (Abb. 20-7). Auch die Fingermittelgelenke können betroffen sein (BOUCHARD-Knoten) sowie die Daumenwurzelgelenke (**Rhizarthrose**) (Abb. 20-8).

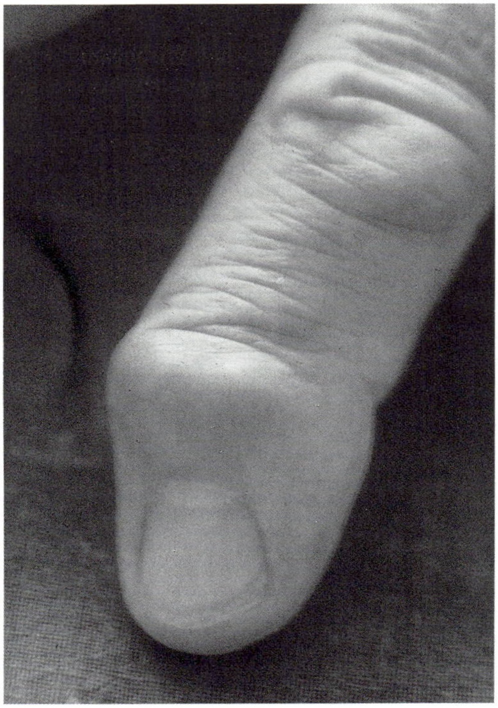

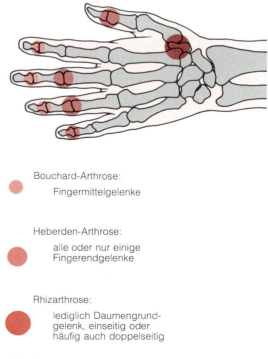

Bouchard-Arthrose:
    Fingermittelgelenke

Heberden-Arthrose:
    alle oder nur einige
    Fingerendgelenke

Rhizarthrose:
    lediglich Daumengrund-
    gelenk, einseitig oder
    häufig auch doppelseitig

Abb. 20-7. Derbe, knotige Verdickung des Fingergelenkes bei Polyarthrose (HEBERDEN-Knoten).

Abb. 20-8.
Befallsmuster der Hände bei Polyarthrose.

Die Polyarthrose kann klinisch stumm sein oder sich in nur uncharakteristischen Beschwerden mit flüchtigen Schmerzen, Steifigkeitsgefühl, Kraftlosigkeit, Parästhesien und Kälteempfindlichkeit äußern. Versteifungen und ernste Funktionsbehinderungen sind im Gegensatz zur chronischen Polyarthritis selten. Hierauf sollte man die Patienten hinweisen, da sie häufig Schlimmeres befürchten.

Diagnostik

Da es sich nicht um eine Allgemeinerkrankung handelt, sind BSG, klinisch-chemische und serologische Untersuchung normal. Die Diagnose stützt sich deshalb auf den **klinischen Befund** und auf das **Röntgenbild**: Typisch sind osteophytäre Randwulstbildungen, subchondrale Sklerosierung, Geröllzystenbildung und Gelenkspaltverschmälerung (Abb. 20-9).

Therapie

Folgende Maßnahmen haben sich bewährt:
▷ **Allgemein:** Gewichtsreduktion, regelmäßiger Wechsel von Bewegung und Ruhigstellung, sinnvolle sportliche Betätigungen (Schwimmen, leichte Gymnastik, Radfahren, Wandern);
▷ **physikalisch-balneologisch:** Wärmeanwendungen in Form von Packungen, Bädern, Ultrakurzwellenbestrahlung und diadynamischen Strömen, Massagen, krankengymnastische Bewegungsübungen;
▷ **medikamentös:** nichtsteroidale Antiphlogistika, sog. Knorpelschutzsubstanzen (Wirksamkeit umstritten), Myotonolytika wegen häufiger sekundärer Muskelverspannungen, gelegentlich intraartikuläre Glucocorticoidinjektionen oder Röntgenbestrahlungen;
▷ **orthopädisch-konservativ:** Gehstock bei Hüft- und Kniegelenksarthrosen, Schuheinlagen und Schuhhöhenausgleich bei Beinlängendifferenzen und statischen Fußdeformitäten;
▷ **operativ:** Korrekturosteotomien bei Fehlstellungen, Gelenkersatz (z.B. Hüftgelenksendoprothese), Gelenkversteifung.

Verlauf und Prognose

Grundsätzlich sind die eingetretenen Knorpelveränderungen nicht reversibel. Für den Verlauf bestimmend ist deshalb die Ausschaltung prädisponierender Faktoren, Entlastung der kranken Gelenke, Schmerzbekämpfung und Funktionserhaltung bzw. -wiederherstellung. So kann in vielen Fällen ein Stillstand erreicht werden.

2.2 Degenerative Wirbelsäulensyndrome

Definitionen

Die verschiedenen Anteile der Wirbelsäule können isoliert oder gemeinsam von dem degenerativen Prozeß betroffen sein. Dementsprechend werden pathologisch-anatomisch und röntgenologisch Veränderungen der Zwischenwirbelscheibe (**Chondrose**), der Zwischenwirbelgelenke (**Spondylarthrose**), der Unkovertebralgelenke der Halswirbelsäule (**Unkovertebralarthrose**), der Zwischenwirbelscheibe und des angrenzenden Wirbelkörpers (**Osteochondrose**) und der Wirbelkörper (**Spondylose**) unterschieden.

Die röntgenologisch-morphologischen Veränderungen als erkennbare Alterungs- und Degenerationszeichen sind nicht unbedingt mit einer klinischen Diagnose gleichzusetzen. Sie verlaufen zu einem großen Teil klinisch stumm. Schon bei 50% aller 40jährigen finden sich entsprechende Veränderungen. Sie nehmen mit dem Alter stark zu, die Häufigkeit der sie begleitenden Schmerzsyndrome geht aber zurück. Dementsprechend wurde für die klinische Krankheitslehre eine Einteilung nach dem Ort und der Art der Krankheitserscheinungen gewählt. Am häufigsten betroffen sind die Lendenwirbelsäule (**LWS-Syn-**

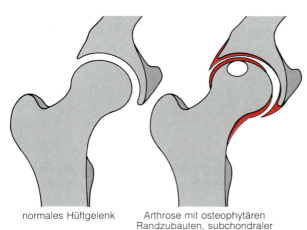

normales Hüftgelenk   Arthrose mit osteophytären Randzubauten, subchondraler Sklerosierung, Geröllzysten- bildung und Gelenkspalt- verschmälerung

Abb. 20-9. Schematische Darstellung der röntgenologischen Veränderung einer Arthrose des Hüftgelenks im Vergleich zu einem normalen Hüftgelenk.

drom) und die Halswirbelsäule (**HWS-Syndrom**). Die Brustwirbelsäule, deren Gefüge am stabilsten und von mechanischer Überbeanspruchung am wenigsten betroffen ist, führt trotz röntgenologisch nachweisbarer Veränderungen seltener zu Beschwerden.

Ursachen und Pathogenese

Ursachen und Bedingungen der Entstehung degenerativer Wirbelsäulenveränderungen entsprechen denen der Arthrose. Besonders zu nennen sind **Übergewicht, genetische Faktoren, Fehlstellungen der Wirbelsäule** (Skoliosen) und **Stoffwechselstörungen** (z. B. Chondrokalzinose, Ochronose). **Berufsbedingte mechanische Überbeanspruchungen** spielen bei der Entstehung degenerativer Wirbelsäulenerkrankungen ebenfalls eine große Rolle.

> Bei Schwestern und Pflegern sind Rückenbeschwerden zu einer Berufskrankheit geworden. Durch die Anwendung richtiger Hebetechniken (s. Lehrbücher der allgemeinen Krankenpflege) ließe sich dies weitgehend vermeiden.

Im Rahmen der Degeneration der Zwischenwirbelscheibe verliert der zentral gelegene Nucleus pulposus seinen natürlichen Spannungszustand (Turgor) und wird trocken. Der weiter aufwärts gelegene Anulus fibrosus wird dadurch brüchig, schlaff und rissig, die Zwischenwirbelscheibe insgesamt verschmälert sich (Chondrose). Infolge der Defekte des Anulus fibrosus kann sich Nukleusmaterial verlagern. Man spricht dann von einem **Bandscheibenvorfall** bzw. **Diskusprolaps**. Erfolgt der Prolaps nach vorn oder seitlich, sind die Folgen gering. Beim Bandscheibenvorfall nach dorsal in den Wirbelkanal oder dorsolateral in die Gegend der Nervenaustrittsstellen kann es entsprechend zu **Rückenmarkskompressionen** oder zu Schäden an den Nervenaustrittswurzeln kommen (**Wurzelkompressions-Syndrom**). Die Druckbelastungen der Wirbelsäule übertragen sich bei Degeneration der Zwischenwirbelscheibe verstärkt auf das vordere Längsband und die seitlichen perivertebralen Bänder. Wegen der guten Innervation der Bänder kommt es dadurch einerseits zu Schmerzen, andererseits entstehen ebenso wie bei der Arthrose durch die verstärkte Knochenbelastung eine Sklerosierung der angrenzenden Knochen und **osteophytäre Randwül-**

ste (Osteochondrose, Spondylose). Unmittelbar bestehende oder infolge der Zwischenwirbelscheibendegeneration vorhandene Verschmälerungen, Fehlstellungen und pathologische Belastungen der Gelenkknorpelflächen der kleinen Wirbelgelenke führen in gleicher Weise wie bei den Vorgängen an den Extremitäten zu arthrotischen Veränderungen (Spondylarthrose, Unkovertebralarthrose).

Symptome

Beschwerden können einerseits **chronisch** und rezidivierend bestehen, andererseits ganz **akut** auftreten und von einem völlig beschwerdefreien Intervall gefolgt sein. Auslösend sind häufig abrupte oder ungewohnte Belastungen, Witterungseinflüsse, Infekte und psychische Störungen mit Angst- und Spannungszuständen und ein daraus resultierender verstärkter Muskeltonus.

Beim **LWS-Syndrom** bestehen chronische oder rezidivierende Kreuzschmerzen bei Bewegungen, bestimmten Haltungen und Dauerbelastungen. Die paravertebrale Muskulatur ist schmerzhaft verspannt, die Beweglichkeit der LWS eingeschränkt. Der akute *Hexenschuß* (**Lumbago**) tritt plötzlich, meist nach akuter Belastung der LWS, auf. Es bestehen eine starke Verspannung der Muskulatur und heftigste **Schmerzen**, die sich bei **Bewegungen** und beim **Husten** verstärken. Der Kranke nimmt eine **Zwangsschonhaltung** im Stehen ein, indem er nach vorne geneigt ist, jede Bewegung vermeidet und oft die Hände wie zur Entlastung auf die Kreuzgegend legt. Neurologische Symptome fehlen. Im Gegensatz dazu ist der **lumbale Bandscheibenvorfall** durch sensible **Reiz- und Ausfallerscheinungen** in einem bestimmten Dermatom (von einer Spinalnervenwurzel versorgter Hautbezirk), **motorische Ausfälle, Reflexstörungen** und eventuell **Blasen- und Mastdarmlähmungen** gekennzeichnet. Neben dieser für die Wurzelkompression typischen Symptomatik bestehen Schmerzen im betreffenden Ausbreitungsgebiet der Wurzel, z. B. bei einem bekannten Krankheitsbild des *Ischias* im Bereich des Dermatoms S_1.

Entsprechend den klinischen Krankheitsbildern an der Lendenwirbelsäule finden sich auch an der Halswirbelsäule chronische oder rezidivierende myalgische Schmerzen (**HWS-Syndrom**), akute Reizzustände (Torticollis acuta, sog. *rheumatischer Schiefhals*) und **zervikale Bandscheibenvorfälle**. Schmerzen, Muskelverspannungen,

Fehlhaltungen und Bewegungsbehinderung sind die Folge. Wegen der engen Nachbarschaft der Knochen und Bänder der Halswirbelsäule zu Gefäßen (A. vertebralis) und dem Grenzstrang des Sympathicus kommt es zu zusätzlichen Störungen: einmal zum **zervikozephalen Syndrom** mit Parästhesien am Hinterkopf, Seh- und Hörstörungen, Schwindel und **migräneartigen Kopfschmerzen**, zum anderen zu **zervikobrachialen Syndromen** (Schulter-Arm-Syndrom) mit Schulter- und Armschmerzen, Schwächegefühl, Parästhesien, Durchblutungsstörungen, Schultersteifen und einem Ödem der Hand.

Diagnostik

Wie bei den Arthrosen sind die Laboruntersuchungen normal. Entscheidend sind die **klinischen Beschwerden**, der **Untersuchungsbefund**, **neurologische Symptome** und die **Röntgenuntersuchung**.

Therapie

Im Prinzip gilt für die Allgemeinbehandlung, die physikalisch-therapeutischen und medikamentösen Maßnahmen das gleiche wie bei den Arthrosen. Bei akuten Zuständen der Lendenwirbelsäule ist Bettruhe auf einer harten **Unterlage** (Brett unter die Matratze) und mit gebeugten Hüft- und Kniegelenken (**Stufenbett**) indiziert. Die Halswirbelsäule kann durch eine SCHANTZ-Krawatte oder einen **Kunststoffkragen** ruhiggestellt werden. Zusätzlich kommen vor allem **manuelle Extensionsbehandlungen**, nur noch selten apparative Extensionen mit dem PERL-Gerät für die LWS und mit der GLISSON-Schlinge für die HWS in Frage. Bei Bandscheibenvorfällen mit ausgeprägter neurologischer Symptomatik ist eine Chemonukleolyse oder operative Behandlung mit Entfernung des betroffenen Diskus indiziert.

Verlauf und Prognose

Die degenerativen Wirbelsäulenerkrankungen haben die gleichen Verlaufskriterien wie die Arthrosen.

3 Weichteilrheumatismus

Definition

Der Weichteilrheumatismus, auch extraartikulärer Rheumatismus genannt, ist kein umschriebenes Krankheitsbild, sondern ein Sammelbegriff für eine Vielzahl von Erkrankungen, die durch das gemeinsame Symptom des akuten, subakuten oder chronischen Schmerzes und durch die gemeinsame Lokalisation in den Weichteilen des Bewegungsapparates (Subkutangewebe, Sehnen, Faszien, Bänder, Muskeln, Nerven, Periost) charakterisiert sind.

Eine Einteilung nach Lokalisationsort und nach entzündlicher und nichtentzündlicher Genese der Erkrankung gibt die Tabelle 20-2.

Tabelle 20-2: Einteilung des Weichteilrheumatismus.

Lokalisation	nicht-entzündlich	entzündlich
subkutanes Binde- und Fettgewebe	Pannikulose	Pannikulitis
Sehne Sehnenscheide Sehnenansätze	Tendinose Tendovaginose Tendoperiostose Tendomyose	Tendinitis Tendovaginitis Tendoperiostitis Tendomyositis
Muskeln Bursen Faszien	Myose Fasziose	Myositis Bursitis Fasziitis
periartikuläres Gewebe	Periarthrose	Periarthritis
Nerven	Neuropathie	Neuritis
lockeres Bindegewebe (z. B. retroperitoneal)	Fibrose	Fibrositis

Epidemiologie

Wegen der Vielschichtigkeit der unter dem Begriff Weichteilrheumatismus vereinigten Krankheitsbilder sind sichere epidemiologische Angaben nicht möglich. Die Häufigkeit beträgt ca. drei bis acht Prozent. In der Allgemeinpraxis macht diese Gruppe 30–50% der Patienten mit rheumatischen Beschwerden aus.

Ursachen und Pathogenese

Die weichteilrheumatischen Erkrankungen können einerseits als **Begleitsymptome** oder sekundäre Folgen entzündlicher und degenerativer rheumatischer Erkrankungen auftreten, andererseits stellen sie selbständige, primär degenerative oder entzündliche Leiden dar. Bei den **primären Formen** kommen mechanische Reize wie Traumen oder Überbeanspruchungen sowie Infekte und psychische Faktoren als auslösende Momente in Frage. Vor allem die Myosen und Tendomyosen haben häufig eine **psychische Genese**.

Symptome

Schmerz, Steifigkeit und Gefühlsstörungen im Sinne von Hyperästhesien, Dysästhesien und Parästhesien sind Hauptsymptome der weichteilrheumatischen Erkrankungen. Es handelt sich meist um einen **Dauerschmerz von wechselnder Intensität** in Abhängigkeit von Wetter, Klima, Kälte, Wärme, körperlichen und psychischen Belastungen. Die zugehörigen Muskelgruppen sind verspannt, Funktionseinschränkungen der an sich nicht befallenen Gelenke können sekundär hinzutreten.

Von der Vielzahl der verschiedenen Krankheiten seien nur einige besonders genannt. Die **Tendoperiostosen** sind die häufigste Form und haben je nach Lokalisation der Beschwerden zu einzelnen speziell bezeichneten Syndromen geführt. Die **Epicondylopathia humeri** *(Tennisellenbogen)* ist durch Schmerzzustände an der Außenseite oder Innenseite des Ellenbogengelenkes gekennzeichnet. Sie tritt vorwiegend bei Menschen auf, die berufsmäßig oder bei sportlicher Betätigung einer chronischen Überbelastung der Muskelursprünge ausgesetzt sind (Handwerker, Mechaniker, Straßen- und Bauarbeiter, Golf- und Tennisspieler).

Auch **Bursitiden** (Schleimbeutelentzündungen) sind meist Folge mechanischer Überbelastung, aber auch traumatischer oder infektiöser Genese. Bevorzugte Stellen sind die Schulterregion, das Becken, die Knie- und Fußgelenke. Kennzeichnend ist eine fluktuierende, schmerzhafte Schwellung mit eventueller Rötung und Überwärmung.

Am Schultergelenk auftretende Schmerzen und Schultersteife werden häufig als **Periarthropathia humeroscapularis** zusammengefaßt, da es im einzelnen schwierig ist, zu unterscheiden, ob es sich um eine Tendopathie, Tendomyose oder Bursopathie handelt. Ein bemerkenswertes röntgenologisches Merkmal sind Verkalkungsherde im periartikulären Gewebe.

Hauptsymptom der Myosen und Tendomyosen ist der Muskelschmerz, die **Myalgie**. Nach körperlicher Ruhe ist er oft am ausgeprägtesten und bessert sich durch Bewegung. Nacken-, Schulter- und Rückenmuskulatur sind wegen ihrer Haltefunktion besonders häufig betroffen. Es finden sich tastbare, flächenhafte oder strangförmige Muskelverhärtungen und umschriebene **Myogelosen** (Muskelhartspann). Meist sind sie im Rahmen degenerativer Erkrankungen der Wirbelsäule reflektorisch ausgelöst. Stehen seelische Momente als Ursache für die Verspannungszustände der willkürlichen Muskulatur im Vordergrund, spricht man auch von **psychogenem Rheumatismus**.

Diagnostik

Die Diagnose stützt sich auf die **klinischen Erscheinungen**. Nur ganz selten sind im Röntgenbild periartikuläre Verkalkungen sichtbar.

Therapie

Ziel der Behandlung ist die Vermeidung auslösender Faktoren, die Beseitigung des Schmerzes, Entspannung der Muskulatur und Lösung eventuell bestehender psychischer Probleme. Hierfür werden eingesetzt:

▷ **Physikalisch-balneologisch**: Wärmetherapie in Form von Hydro- und Elektrotherapie, hyperämisierende Einreibungen, Massagen, Lockerungsgymnastik;

▷ **medikamentös**: nichtsteroidale Antiphlogistika, Myotonolytika, Psychopharmaka (Vorsicht bei muskelentspannenden Tranquilizern: bei längerer Einnahme Suchtgefahr!);

▷ **psychotherapeutisch**: autogenes Training, Gruppentherapie, Einzeltherapie.

Verlauf und Prognose

Es gibt sehr unterschiedliche Krankheitsentwicklungen mit akuten, selbstlimitierenden, subakuten und chronischen Verläufen.

4 Arthropathien bei Stoffwechselerkrankungen und anderen Grundleiden

Definition

Eine Reihe von Erkrankungen führt durch krankhafte Ablagerungen von Stoffwechselprodukten zu akuten oder chronischen Gelenkentzündungen oder degenerativen Veränderungen. Auch verschiedene hämatologische, onkologische und neurologische Erkrankungen gehen mit Gelenkschmerzen, -entzündungen oder -zerstörung einher. Das Bindegewebe der Gelenke und des Knorpels begünstigt wegen seines langsamen Stoffwechsels die dauernde Ablagerung von Substanzen. Häufig zeigt es bei Allgemeinerkrankungen auch einfach eine unspezifische Mitreaktion.

Diagnostik und Therapie

Die Diagnose wird aufgrund der klinischen Erscheinungen und im Zusammenhang mit der Grunderkrankung gestellt, nach der sich auch die Therapie richtet.

4.1 Gicht

Diese Erkrankung wird ausführlich in Kapitel 15 behandelt.

4.2 Chondrokalzinose

Die Chondrokalzinose ist durch die Ablagerung von Calcium-Pyrophosphat-Kristallen im hyalinen und im Faserknorpel von Gelenken und Wirbelsäule gekennzeichnet. Sie verläuft unter dem Bild akuter Gelenkattacken (Pseudogicht), chronischer Polyarthritiden oder einer chronischen, degenerativen Gelenkerkrankung. Typisch sind röntgenologisch nachweisbare Verkalkungen in

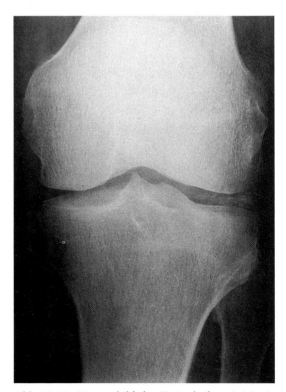

Abb. 20-10. Röntgenbild des Kniegelenks mit Meniskusverkalkungen bei Chondrokalzinose.

den betroffenen Gelenken (Abb. 20-10) sowie Kristalle in der Gelenkflüssigkeit oder im Synovialgewebe.

4.3 Alkaptonurie (Ochronose)

Diese Störung des Aminosäurenstoffwechsels erhielt ihren Namen wegen der braunschwarzen Haut- und Harnverfärbungen. Die Homogentisinsäure, deren Abbau blockiert ist, lagert sich in der Haut, den Skleren, im Nasen- und Ohrknorpel sowie im Gelenkknorpel und den Bandscheiben ab. Dadurch kommt es zu typischen graubraunen Pigmentierungen im Bereich der Ohrmuskeln und Skleren. An den Gelenken besteht das Bild einer Arthrose, an der Wirbelsäule das einer Osteochondrose mit ausgeprägten röntgenologisch nachweisbaren Verkalkungen der Bandscheiben.

4.4 Sonstige

Bei der **Hämophilie** sind Blutungen in die Gelenke sehr häufig. Bei wiederholten Blutungen kommt es zum *chronischen Blutergelenk* mit Deformierungen und erheblichen Bewegungsbehinderungen sowie Ankylosierungen.

Neurologische Erkrankungen wie die Tabes dorsalis, Syringomyelie und diabetische Neuritis führen infolge Nervenschädigung und dadurch bedingtem Ausfall der Schmerzempfindung und des Lagesinns zu einer verstärkten Traumatisierung und zunehmenden Zerstörung von Gelenken.

Im Rahmen von **Tumorerkrankungen** und **Leukosen** treten gelegentlich Gelenkschmerzen und auch Gelenkschwellungen auf, die das Bild einer entzündlichen Gelenkerkrankung nachahmen können.

5 Systemische Knochenerkrankungen

5.1 Osteoporose

Definition

Der Begriff Osteoporose bezeichnet ein Symptom, das bei verschiedenen Grundkrankheiten auftreten kann. Eine gewisse **Osteopenie** (Verlust von Knochensubstanz) ist mit zunehmendem Lebensalter normal. Bei Osteoporose handelt es sich jedoch um eine im Vergleich zur alters- und geschlechtsentsprechenden Norm verstärkte Knochenatrophie, der ein Ungleichgewicht zwischen Knochenneubildung und -resorption zugrunde liegt. Daraus resultiert ein Verlust von Skelettsubstanz, der größer ist als es dem physiologischen Altersabbau entspricht. Der verbleibende Knochen zeigt (im Gegensatz zur Osteomalazie) eine regelrechte Verteilung zwischen Grundsubstanz und Mineralanteil.

Epidemiologie

Die Erkrankungshäufigkeit ist altersabhängig. Etwa sechs Prozent der Gesamtbevölkerung leiden an Osteoporose, der häufigsten Skeletterkrankung. Frauen sind aufgrund ihrer körperlichen Disposition (geringere Skelettmasse, früher einsetzende und stärker ausgeprägte Verminderung der Skelettmasse) häufiger betroffen als Männer. So haben etwa zehn Prozent der Frauen im Alter von 50 Jahren eine Osteoporose. 25% der Frauen im Alter von 60 Jahren, 50% der Frauen im Alter von 65 Jahren und 75% der Frauen im Alter von 70 Jahren leiden an Osteoporose.

Ursachen und Pathogenese

Es werden die primären von den sekundären Formen der Osteoporose unterschieden. Eine andere Unterscheidung kann nach der Art und Weise des Knochenumsatzes vorgenommen werden. Bei einem niedrigen Knochenumbau wird von einer *Low-turnover*-Osteoporose gesprochen, bei einem hohen Knochenumbau von einer *High-turnover*-Osteoporose. Bei 95% handelt es sich um eine **primäre Osteoporose** (auch idiopathische, postklimaterische oder präsenile genannt). Die Ursachen sind weitgehend unbekannt. Ein entscheidender Einfluß wird jedoch hormonellen Faktoren beigemessen. Östrogenmangel bzw. -ausfall wird als ein Faktor diskutiert. So zeigen junge Frauen nach einer Ovarektomie vermehrt Zeichen einer Osteoporose.

Bei den **sekundären Formen** (5%) sind die Ursachen bekannt:

▷ **Endokrin** (Morbus CUSHING, Hyperthyreose, Hypogonadismus);
▷ **gastrointestinal** (Malabsorption und Maldigestion, z. B. bei Sprue, Morbus WHIPPLE, primärer biliärer Leberzirrhose, Pankreasinsuffizienz u. a.);
▷ **renal** (kompensierte terminale Niereninsuffizienz, Hämodialyse, Nierentransplantation);
▷ **alimentär** (Mangel- bzw. Fehlernährung, sog. *Hungerosteopathie*);
▷ **metabolisch** (Diabetes mellitus);
▷ **genetisch** (Osteogenesis imperfecta);
▷ **iatrogen** (langdauernde Corticoidtherapie, Heparin-Langzeittherapie u. a.);
▷ **Immobilisation** (Intensivmedizin; bei absoluter Bettruhe kann es schon nach ca. vier bis sechs Wochen zu einer Demineralisierung bis zu 18% kommen. Patienten über 60 Jahre sind besonders gefährdet. Dieser Abbau ist nur teilweise reversibel. Aus diesem Grund sind eine baldige Mobilisation bzw. krankengymnastische Übungen bei bettlägerigen Patienten unabdingbar!).

Darüber hinaus gibt es seltene Formen der Osteoporose, deren Ursachen unbekannt sind, wie z. B. Osteoporose vor der Pubertät oder während der Schwangerschaft bzw. während der Stillzeit.

Symptome

> Die Veränderungen in der Skelettsubstanz verursachen eine Knochenbrüchigkeit, die schon bei geringer Belastung zu **Frakturen** bzw. Einbrüchen vor allem im Stammskelettbereich (Wirbelkörper der BWS und LWS) führt, aber auch zu Schenkelhals-, Humerus-, Radius- und Ulnarfrakturen.

Akute Schmerzen sind Folge der Wirbelkörpereinbrüche bzw. -frakturen. Bedeutsamer für die Klinik sind jedoch die **chronischen Schmerzen**, deren Ursachen vielfältig sind. So führen die Wirbelkörperdeformationen in Form von *Keilwirbel*- und *Fischwirbelbildung* (akut oder schleichend auftretend) zu lokalen Fehlbelastungen einzelner Wirbelsäulenabschnitte der Muskeln und der Bänder. Resultat der Deformierung ist eine Hyperlordose der Lendenwirbelsäule mit Größenabnahme des Patienten und eine Hyperkyphose der Brustwirbelsäule mit Gibbusbildung. Die Wirbelsäulenstatik ist dadurch gestört, und die Rumpfmuskulatur muß eine verstärkte Halteleistungsarbeit erbringen.

Infolge der notwendigen Mehrarbeit der Muskulatur berichten die Patienten über leichte **Ermüdbarkeit** bei längerem Stehen und Gehen, vor allem gegen Nachmittag. Bei nach vorne gebeugten Tätigkeiten wie z. B. beim Bügeln und Kochen treten Rückenschmerzen auf. Weiter klagen die Patienten über nächtliche ziehende, diffuse, witterungsabhängige Knochenschmerzen, die leicht als „Rheumatismus" mißinterpretiert werden können.

Diagnostik

Röntgenuntersuchungen erfassen die morphologischen Veränderungen (Einbrüche, Frakturen). **Knochendichtemessungen** (Densitometrie, CT-Untersuchung) objektivieren das Ausmaß der Knochenentkalkung. Die **Knochenhistologie** ermöglicht Aussagen über Aktivität, Knochenumsatz *(turnover)* und Differentialdiagnose zu anderen Osteopathien. Weiter sind **Laboruntersuchungen** erforderlich, wie z. B. die Bestimmung von Calcium, Phosphor, alkalischer Phosphatase, BSG sowie eine Blutbild zum differentialdiagnostischen Ausschluß anderer Osteopathien. Ferner werden **Untersuchungen des Urins** auf Calcium, Phosphat und Hydroxyprolin durchgeführt. Bei Vorliegen einer erhöhten BSG ist eine Elektrophorese zum Ausschluß eines Plasmozytoms (vgl. Kap. 6) angezeigt.

Therapie

Im Vordergrund steht die Behandlung der Schmerzen, und zwar:

▷ **Physikalisch-balneologisch:** körperliche Aktivierung mit Gymnastik und Schwimmen, gezielte und behutsame Bewegungstherapie;

▷ **medikamentös:** Analgetika, Antirheumatika, Calcitonin und Anabolika zur Schmerztherapie; zum Aufhalten der Knochenentkalkung und zur Förderung des Knochenanbaus Calcium, Vitamin D, Östrogene und Natriumfluorid; bei sekundären Formen Behandlung des Grundleidens;

▷ **orthopädisch-konservativ:** bei schweren Fällen vorübergehend Stützkorsett.

Verlauf und Prognose

Die Erkrankung verläuft in Schüben. Nach Jahren des Stillstands kann es plötzlich zu einer erneuten Verschlimmerung kommen. Frühzeitige Diagnose und Behandlung verbessern die Prognose.

5.2 Osteomalazie

Definition

Es liegt bei dieser Erkrankung eine Störung der Mineralisierung des Osteoids vor. Der Einbau von Calcium und Phosphat in die neugebildete Knochengrundsubstanz ist gehemmt, während die Matrix selbst in normaler Menge gebildet wird. Das Knochengewebe erhält dadurch nicht seine erforderliche Festigkeit. Es kommt infolgedessen zu einer Verbiegung der Knochen. Bei Kindern und Jugendlichen wird die Osteomalazie als **Rachitis** bezeichnet.

Epidemiologie

Die Osteomalazie tritt bei Mangelernährung, in Hungerzeiten und bei fehlender UV-Bestrahlung, vor allem bei Kindern und alten Menschen, gehäuft auf.

Ursachen und Pathogenese

Aufgrund einer mangelhaften Ernährung kommt es zu einer verminderten Vitamin-D-Aufnahme. Ein gestörter Vitamin-D-Stoffwechsel, der bei verschiedenen Dünndarmerkrankungen, einer chronischen Pankreasinsuffizienz oder einer mangelhaften Gallensekretion beobachtet wird, kann ebenfalls zugrunde liegen. Weitere Ursachen sind renale tubuläre Funktionsstörungen mit vermehrter Calcium- und Phosphatausscheidung (Phosphatdiabetes), Hypophosphatasämie und gesteigerte Osteoidsynthese (nach Nebenschilddrüsenresektion und Fluoridtherapie).

Symptome

Diffuse Knochenschmerzen, Gehunfähigkeit (bis zur Bettlägerigkeit), Adynamie, *Watschelgang* sowie Knochendeformierungen aufgrund der Biegsamkeit der Knochen (X-Beine, O-Beine, Kyphose der Brustwirbelsäule, rachitischer *Glokkenthorax*).

Diagnostik

Blutuntersuchungen: Charakteristisch sind ein verminderter Calciumspiegel und eine deutliche Erhöhung der alkalischen Phosphatase sowie eine Erniedrigung des Vitamins D. Zusatzuntersuchungen sind: Röntgenuntersuchung, Knochendichtemessung, Knochenhistologie.

Therapie

Zufuhr von Vitamin D.

Prognose und Verlauf

Bei rechtzeitiger Behandlung gut.

III Kurzdarstellung weiterer Erkrankungen

1 Rheumatisches Fieber (akute Polyarthritis)

Definition

Akut-entzündliche Systemerkrankung des rheumatischen Formenkreises auf dem Boden einer Streptokokken-A-Infektion.

Epidemiologie

Durch die Verbesserung der Lebensverhältnisse und die Antibiotikabehandlung heute ausgesprochen selten. Vorzugsweise betroffen: Kinder und Jugendliche im Alter von 7–18 Jahren.

Ursachen und Pathogenese

Vorangegangene Infektion mit Beta-hämolysierenden Streptokokken der Gruppe A (z. B. als Tonsillitis, Pharyngitis, Otitis media u. a.), Ausbildung von Antikörpern gegenüber Bestandteilen der Streptokokken. Diese Antikörper richten sich sekundär auch gegen körpereigenes Gewebe.

Symptome

Nach Intervall von einigen Tagen bis mehreren Wochen Beginn meist mit hohem Fieber, Kopfschmerzen, Nachtschweiß. Schmerzhafte Gelenkschwellungen, bevorzugt die großen Gelenke (Knie-, Schulter-, Sprunggelenke). Die Entzündung *springt* von Gelenk zu Gelenk. Prognostisch ungünstig: eine Herzbeteiligung (Endo-, Myo-, Peri- oder Pankarditis), ferner Beteiligung der Haut, Nieren, Lungen und des zentralen Nervensystems.

Diagnostik

BSG beschleunigt, Antistreptolysintiter (AST) erhöht, Leukozytose mit Linksverschiebung, bei Herzbeteiligung im EKG Rhythmusstörungen und Myokarditiszeichen, pathologische Geräusche bei der Auskultation.

Therapie

Penicillin als Rückfallprophylaxe (keine ursächliche Therapie gegen das rheumatische Fieber, da der Infekt nach Ausbruch der Erkrankung bereits abgeklungen ist); entzündungshemmende Medikamente: Salicylsäurepräparate, Corticoide bei Herzbeteiligung.

Prognose

Weitgehend abhängig vom Ausmaß der Herzbeteiligung. (*Das rheumatische Fieber leckt die Gelenke, beißt ins Herz.*)

2 Seronegative Spondylarthritiden

In diese Gruppe fallen eine Reihe von selteneren Erkrankungen, die der Spondylitis ankylopoetica nahe verwandt sind, da sie ebenfalls mit Gelenk- und Wirbelsäulenentzündungen einhergehen, teilweise zur Versteifung der Wirbelsäule führen und familiär gehäuft auftreten. Rheumafaktoren fehlen. In einem hohen Prozentsatz ist aber das HLA-B27 positiv.

2.1 Reaktive Arthritis und Reiter-Syndrom

Definition

Arthritis, die im Anschluß an eine bakterielle Infektion des Darmes oder der Harnwege auftritt. Das REITER-Syndrom ist eine spezielle Form der reaktiven Arthritis, die durch Konjunktivitis, Urethritis und Arthritis gekennzeichnet ist.

Epidemiologie

Häufiger als bisher bekannt, vorwiegend junge Männer befallen, ein bis drei Prozent der Patienten mit unspezifischer Urethritis oder Enteritis erkranken.

Ursachen und Pathogenese

Auslösung vor allem durch Darminfektionen mit Yersinien, Campylobacter, Salmonellen, Shigellen, oder durch Harnwegsinfektionen mit Chlamydien.

Symptome

Vorwiegend Monarthritis und Oligoarthritis, selten Polyarthritis. Beim REITER-Syndrom typische Symptomentrias **Konjunktivitis, Urethritis, Arthritis** (Abb. 20-11). Außerdem mukokutane Manifestationen wie Stomatitis, Balanitis, Keratodermie, sowie extraartikuläre Manifestationen mit Entzündung der Sehnenansätze und Schleimbeutelentzündungen (z. B. Achillobursitis).

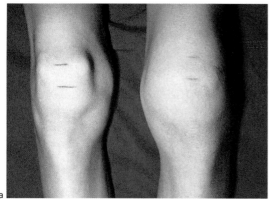

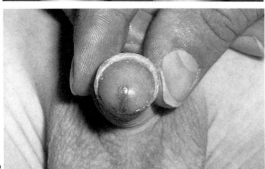

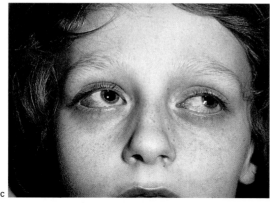

Abb. 20-11. Klassische Trias des REITER-Syndroms mit Monarthritis des Kniegelenks (a), Urethritis (b) und beidseitiger Konjunktivitis (c).

Diagnostik

Klinische Erscheinungen, HLA-B27 positiv, kultureller und serologischer Nachweis der auslösenden infektiösen Erreger.

Therapie

Symptomatisch mit nichtsteroidalen Antiphlogistika, physikalische Therapie, antibiotische Therapie der Chlamydieninfektion mit Tetracyclinen.

Verlauf und Prognose

Akuter Verlauf, in den meisten Fällen folgenloses Abklingen. Selten chronische Gelenk- und Wirbelsäulenentzündung mit Versteifungen.

2.2 Arthropathia psoriatica

Definition

Arthritis in Kombination mit Psoriasis vulgaris.

Epidemiologie

Bei etwa fünf Prozent der Psoriasispatienten.

Ursachen und Pathogenese

Als Komplikation der Psoriasis (s. Lehrbücher der Dermatologie).

Symptome

Oligoarthritis mit asymmetrischem Befall einzelner Finger- und Zehengelenke, Strahlbefall und Endgelenksbefall. Gelegentlich Beteiligung der Iliosakralgelenke und der Wirbelsäule (Spondylitis psoriatica).

Diagnostik

Entzündungsparameter des Blutes, Rheumafaktoren negativ, neben Röntgenzeichen einer Arthritis weitere typische Knochenveränderungen (Periostreaktionen, Knochenproliferationen).

Therapie

Nichtsteroidale Antiphlogistika, physikalische Therapie, Glucocorticoide, Gold, Retinoid, Methotrexat.

Prognose

Sehr unterschiedliche Verlaufsformen (akut rezidivierend, chronisch progredient, mutilierend).

2.3 Intestinale Arthropathien

Im Verlauf der Colitis ulcerosa und des Morbus CROHN werden neben der Darmerkrankung nicht selten auch Arthritiden und eine Iliosakralgelenksarthritis beobachtet (s. Kap. 10).

3 Kollagenosen

Definition

Unter dem Begriff Kollagenosen wird eine Gruppe von Erkrankungen zusammengefaßt, bei denen gleichzeitig das Binde- und Stützgewebe des Bewegungsapparates (Gelenk, Muskulatur), der Haut und lebenswichtiger Organe (Herz, Lunge, Nieren, Gefäßsysteme) betroffen ist. Die Symptomatologie ist entsprechend dem unterschiedlichen Organbefall außerordentlich wechselnd: einerseits findet man gutartige Formen mit Neigung zu Remissionen, andererseits kommen unaufhaltsam chronisch-progrediente Verläufe vor, aber auch perakut rasch letal endende Manifestationen. Der Gelenkbefall ist meist nur flüchtig, nicht deformierend und damit prognostisch günstiger als bei den entzündlich-rheumatischen Erkrankungen. Immunologisch sind die Erkrankungen durch gehäuftes Auftreten antinukleärer Faktoren (d. h. gegen Bestandteile des Zellkerns gerichtete Antikörper), verschiedene Organ-Antiköper und Rheumafaktoren gekennzeichnet. Obwohl vor allen Dingen in den Anfangsstadien eine sichere Abgrenzung häufig nicht möglich ist, lassen sich im einzelnen die folgenden Krankheitsbilder beschreiben.

3.1 Lupus erythematodes visceralis (LE)

Definition

Chronische, meist in Schüben verlaufende Systemkrankheit, die auf gestörten Immunmechanismen beruht.

Epidemiologie

Es treten etwa 15 bis 50 Fälle pro 100 000 Einwohner (USA) auf. Die Erkrankung befällt zu 90% Frauen; Erkrankungsbeginn im zweiten bis fünften Lebensjahrzehnt.

Ursachen und Pathogenese

Bildung von Antikörpern gegen zelluläres Kernmaterial, z. B. Anti-DNS-Antikörper, antinukleäre Antikörper (ANA), Bildung von Antigen-Antikörper-Komplexen. Schädigung des Endothels der Blutgefäße an den Stellen der Ablagerung dieser Immunkomplexe.

Symptome

In 75–90% der Fälle Gelenkschmerzen und Polyarthritiden. Charakteristische symmetrische Hauterscheinungen *(Schmetterlingserythem)* im Bereich der Nase und der Wangen, Fieberschübe, Pleuritis, Endokarditis, Myokarditis und Perikarditis. Nierenbeteiligung (herdförmige Glomerulonephritis), Lymphknoten-, Milz- und Leber-

schwellung, gelegentlich Befall des ZNS mit psychotischen und neurologischen Störungen.

Diagnostik

BSG stark beschleunigt, häufig Anämie, Leukopenie und Thrombopenie. Urin: Proteinurie, Erythrozyturie und Zylindrurie. ANA, Anti-DNS-Antikörper, Antikörper gegen native doppelsträngige DNS, Antikörper gegen Sm-Antigen, Serumkomplement vermindert (CH50, C3, C4).

Therapie

Vermeidung körperlicher und psychischer Belastung, Vermeidung von Sonnenbestrahlung (provoziert Ausbruch der Erkrankung oder Verschlechterung). Medikamentös: leichte Fälle: Behandlung mit nichtsteroidalen Antiphlogistika und Resochin; schwere Fälle: Glucocorticoide und Immunsuppressiva.

Verlauf und Prognose

Nach einer amerikanischen Verlaufsstudie lebten zehn Jahre nach Erkrankungsbeginn noch 60–70% aller Patienten. Verlauf und Prognose werden entscheidend durch die Nierenbeteiligung bestimmt.

3.2 Progressive Sklerodermie

Definition

Generalisierte Erkrankung des Bindegewebes, die zu einer Bindegewebsvermehrung im Bereich der Haut, der Muskulatur und der inneren Organe führt.

Epidemiologie

Selten, ca. zehn Fälle pro eine Million Einwohner. Frauen bevorzugt befallen, Krankheitsbeginn zwischen dem vierten und fünften Lebensjahrzehnt.

Ursachen und Pathogenese

Pathologische Entgleisung der Immunmechanismen mit unbekannter Ursache.

Symptome

Vorstadium oft mit Durchblutungsstörungen der Finger (RAYNAUD-Syndrom). Später Hautveränderungen, vor allem im Gesicht und an den Händen: die Haut wird derb, unverschieblich und trocken, Behaarung schwindet. Rattenbißartige

Geschwürbildung an den Fingern, Ausbildung einer Krallenhand. Gesicht: Erschwerung der Mundöffnung durch die Straffung der Haut, spitzes Hervortreten der Nase *(Maskengesicht)*. Innere Organe: häufig Beteiligung des Ösophagus mit Schluckstörungen. Unterschiedliche Beschwerden in Abhängigkeit von der Organmanifestation (Lungenfunktionsstörungen, Urämie bei Nierenbeteiligung).

Diagnostik

Laboruntersuchung wenig charakteristisch, jedoch in 50–90% der Fälle ANA-positiv (seltener spezifische Antikörper gegen Scl-70-Antigen und gegen Zentromeren).

Therapie

Symptomatisch. Vermeidung von Kälteexpositionen, durchblutungsfördernde Maßnahmen, Bindegewebsmassage, Behandlung von ulzerierenden Hautveränderungen. Medikamentös: Glucocorticoide, D-Penicillamin, Gestagene und Immunsuppressiva.

Prognose

Chronischer Verlauf über viele Jahre, Remissionen kommen vor. Prognostisch ungünstig: Hypotonie, Nierenbeteiligung und Zeichen einer Herzmanifestation.

3.3 Panarteriitis nodosa

Definition

Generalisierte, zur Nekrotisierung neigende Entzündung der kleinen und mittleren Gefäße.

Epidemiologie

Sehr selten, Männer dreimal häufiger als Frauen befallen.

Ursachen und Pathogenese

Unbekannte Ursache, in der Vorgeschichte Allergieneigung, vereinzelt HBs-AG-Nachweis.

Symptome

Allgemeinsymptome (Fieber, starker Gewichtsverlust, Kraftlosigkeit, Übelkeit und Appetitlosigkeit). Gelenkbefall: meist flüchtige Arthralgien, selten Gelenkschwellungen. Wechselnde und uncharakteristische Symptome infolge fortschreitender Durchblutungsstörungen verschiedenster Organgebiete. Am häufigsten befallen: Nieren, Herz, Magen-Darm- und Nervensystem.

Diagnostik

Laborbefund uncharakteristisch, röntgenologischer Nachweis von Mikroaneurysmen der Abdominalgefäße; entscheidend ist die histologische Gewebeuntersuchung.

Therapie

Glucocorticoide, zusätzlich Immunsuppressiva. Bei Verdacht einer allergischen Komponente müssen allergisierende Medikamente vermieden werden!

Verlauf und Prognose

Ohne Behandlung tödlicher Verlauf nach ein bis zwei Jahren, mit Behandlung im allgemeinen nach ca. fünf Jahren. Spontane Remissionen sollen vorkommen.

3.4 Polymyositis und Dermatomyositis

Definition

Schubweise, z. T. mit langen Remissionen einhergehende Erkrankungen der Muskeln (Polymyositis) oder der Muskeln unter Beteiligung von Haut und Schleimhäuten (Dermatomyositis).

Epidemiologie

Selten, etwa fünf Fälle auf 1 000 000 Einwohner. Auftreten meist im höheren Lebensalter, Frauen etwa dreimal häufiger betroffen.

Ursachen und Pathogenese

Unbekannte Ursache (Autoimmunprozesse?, Infektion mit Coxsackie-Viren?)

Symptome

Akuter oder schleichender Krankheitsbeginn. **Allgemeinsymptome:** Fieberschübe, Kopfschmerzen, Erbrechen, Schwindel, Gliederschmerzen, allgemeines Krankheitsgefühl. Rötlich-livides bis lilafarbenes Hauterythem im Gesicht, besonders um die Augen. Schmerzen und Schwäche im Bereich der Muskulatur, teigige Schwellung mit Druck- und Bewegungsschmerzhaftigkeit. Im Spätstadium: Muskelatrophien mit Kontrakturen und manchmal Kalkeinlagerungen.

Innere Organe: Beteiligung der Muskulatur von Herz und Magen-Darm-Trakt. Häufige Kombination mit malignen Tumoren (Tumorsuche!)

Diagnostik

Allgemeine Entzündungszeichen (BSG, Elektrophorese). Enzymbestimmungen: Aldolase, GOT,

CPK, und LDH im Blut, Kreatinin und Kreatin im Urin erhöht, pathologisches EMG. Typischer Muskel- oder Hautbiopsiebefund.

Therapie

Physiotherapeutische Behandlung, medikamentös Glucocorticoide und Immunsuppressiva.

Prognose

Fünf-Jahres-Überlebensrate bis zu 80%, in vielen Fällen vollständige Remission unter der Behandlung.

3.5 Polymyalgia rheumatica

Definition

Chronisch-entzündliche Systemerkrankung mit Muskelschmerzen im Bereich des Schulter- und Beckengürtels. Oft kombiniert mit einer Riesenzellarteriitis der Temporalarterien, aber auch anderer Arterien.

Epidemiologie

Erkrankung älterer Menschen jenseits des 50. Lebensjahres, Erkrankungsmaximum bei 70 Jahren. Häufigkeit: elf Fälle auf 100 000 Einwohner pro Jahr, bei über 70jährigen zwölf Fälle auf 100 000 Einwohner pro Jahr. Frauen erkranken häufiger als Männer.

Ursachen und Pathogenese

Unbekannte Ursache. In 40% der Fälle histopathologisch Nachweis einer Arteriitis mit Ansammlung von Riesenzellen (Riesenzellarteriitis).

Symptome

Myalgie und Steife des Schulter- und Beckengürtels, evtl. mit Ausstrahlung in den Nacken, das Kreuz, die Oberarme und die Oberschenkel. Schmerzen früh morgens verstärkt, im Laufe des Tages Besserung. Evtl. Arthralgien und flüchtige Arthritiden. Störung des Allgemeinbefindens mit erhöhten Temperaturen, Gewichtsverlust, ausgeprägtem Krankheitsgefühl und Depressionen.

Riesenzellarteriitis: Führt zu Schläfenschmerzen und Kopfschmerzen (A. temporalis), Sehstörungen (A. ophthalmica), zerebraler Ischämie (A. subclavia), peripherer arterieller Verschlußkrankheit (A. femoralis etc.).

Diagnostik

Starke allgemeine Entzündungszeichen (BSG, Anämie, Erhöhung der Alpha-2-Globuline in der Elektrophorese). Rheumafaktoren und antinukleäre Faktoren negativ. Muskelenzyme und EMG normal.

Therapie

Langzeitbehandlung mit Glucocorticoiden ist Therapie der Wahl. Reduktions- oder Auslaßversuch nach ein bis zwei Jahren möglich.

Prognose

Durchschnittliche Krankheitsdauer ein bis zwei Jahre, bei Riesenzellarteriitis oft längere Dauer und ohne spontane Remissionstendenz.

Weiterführende Literatur zum medizinischen Teil

Albrecht, H. J.: Rheumatologie für die Praxis. Huber, Bern 1986.

Engel, J. M., G. Ströbel: Rheumatherapie. Edition Medizin, Weinheim 1985.

Hettenkofer, H. J.: Rheumatologie. Diagnostik–Klinik–Therapie. Thieme, Stuttgart – New York 1984.

Mathies, H., P. Schneider: Rheumatische Krankheiten. Kompendium für die Praxis. Deutscher Ärzte Verlag, Köln 1984.

Miehle, W.: Medikamentöse Therapie rheumatischer Krankheiten. Thieme, Stuttgart – New York 1985.

Miehlke, K., D. Wessinghage: Entzündlicher Rheumatismus. Springer, Berlin – Heidelberg – New York 1976.

IV Pflegerischer Teil

M. MISCHO-KELLING

1 Wahrnehmen und Handeln – die Pflege chronisch Kranker

Zu Beginn des Kapitels ist darauf hingewiesen worden, daß ein Ausfall oder eine Einschränkung der Bewegungsfähigkeit bleibende oder vorübergehende körperliche, psychische und soziale Störungen des Individuums nach sich ziehen. Anhand des pflegerischen Fallbeispiels soll verdeutlicht werden, wie diese Störungen vom Individuum erfahren und durchlebt werden. Bevor jedoch auf die an einer chronischen Polyarthritis leidende Frau Klages näher eingegangen wird, sollen einige für die Pflege relevante Aspekte angesprochen werden.

Der Ausbruch einer Polyarthritis stellt für den Betroffenen eine **Unterbrechung der Lebensgewohnheiten** dar. Was bisher gültig war, erfährt eine radikale Störung. So werden bis dahin selbstverständliche Annahmen und Verhaltensweisen in Frage gestellt, was eine **Neuorientierung** im Hinblick auf die eigene Lebensplanung und -gestaltung sowie auf das **Selbst-Konzept** erforderlich macht. Es müssen Kräfte zur Bewältigung der veränderten Situationen mobilisiert werden. Als erschwerendes Moment kommt hinzu, daß der weitere Verlauf der Krankheit nicht vorhersehbar ist und die Situation des Patienten somit von **Unsicherheit** geprägt ist. Dies hat zur Folge, daß der Betroffene von nun an spürbare Lasten zu tragen hat, die von Fall zu Fall sehr unterschiedlich erlebt werden. Hier gilt es, die Last der Erkrankung selbst, die Last des Chronisch-Krankseins und die Last der Situation als Dauerpatient gesondert zu betrachten, sowie schließlich auch den Einfluß, den sie auf das Krankheitsgeschehen haben. Bei den **krankheitsspezifischen Lasten** stehen Schmerzen, Bewegungsbehinderung, Kraftlosigkeit und Gestaltveränderung im Vordergrund. Inwieweit der einzelne hierdurch in der Ausübung der Aktivitäten des Lebens eingeschränkt und damit von anderen abhängig wird, hängt nicht zuletzt von seiner veränderten **Selbstwahrnehmung** und seinem **Selbstkonzept** ab. Von daher ist es für die Pflege der an chronischer Polyarthritis Erkrankten wichtig zu erfahren, wie die Betroffenen ihre Krankheit im Alltag erleben und bewältigen.

Solche Informationen sind für die Gestaltung des pflegerischen Prozesses unabdingbar. Im Rahmen der Pflegeanamnese können gesundheitsrelevante Probleme aufgedeckt und bisherige Bewältigungsstrategien erkannt werden.

In diesem Zusammenhang ist es nicht unwesentlich, wie die Pflegekraft den Patienten und sich selbst sieht. Betrachtet sie den Patienten als *Experten* seines Körpers und seiner Krankheit, nimmt sie seine Äußerungen ernst, so wird sie diese Informationen, also sein Erfahrungswissen, für den pflegerischen und den therapeutischen Prozeß insgesamt nutzbar machen. Aufgrund ihrer ständigen Präsenz kann die Pflegekraft die Situation des Patienten erfassen, auf seine verschiedenen Probleme und Bedürfnisse schnell reagieren und die anderen Angehörigen des interdisziplinären Teams einschalten. In diesem Sinne obliegt der Pflegekraft ein wesentlicher Teil der den Krankheitsverlauf begleitenden Aufklärung, Beratung und Unterstützung *(social support)* des Patienten wie auch seiner Familie.

2 Fallbeispiel: Frau Luise Klages[1]

Frau Luise Klages, 70 Jahre alt, lebt seit dem Tod ihres Mannes vor acht Jahren allein in ihrer Dreizimmerwohnung im dritten Stock eines Miethauses. Ihre beiden verheirateten Töchter leben mit ihren Familien ebenfalls in F. Sie versorgen ihre Mutter gemeinsam, d. h., die Mutter wird täglich besucht.

Vor etwa sieben Jahren fielen Frau Klages zum erstenmal geschwollene und schmerzhafte Handgelenke auf. Bei einer Untersuchung stellte sich heraus, daß die Fingergrundgelenke und einzelne Fingermittelgelenke ebenfalls betroffen waren. Ein Jahr später hatte sie neben den genannten Beschwerden auch noch Schmerzen in den Schultern. Sie wurde von ihrem Hausarzt an den Rheumatologen überwiesen, der erhöhte Rheumafaktoren feststellte und im Röntgenbild eine Zystenbildung in den Hand- und Schultergelenken entdeckte. Die Symptome zeigten insgesamt das Bild einer chronischen Polyarthritis.

Obwohl Frau Klages seither medikamentös mit nichtsteroidalen Antiphlogistika behandelt wurde, schritt die Krankheit fort. So waren ein Jahr später die Knie befallen. Hierdurch wurde ihre Beweglichkeit deutlich eingeschränkt. Seitdem hatte Frau Klages zunehmend Schwierigkeiten beim Treppensteigen. Aufgrund der Morgensteifigkeit kam sie kaum aus dem Bett, und es fiel ihr schwer, ihre täglichen Verrichtungen auszuführen. Verschlimmert wurde ihre Situation dadurch, daß sie die Medikamente nicht vertrug. Im Sommer 1983 entwickelte sich bei ihr ein Magengeschwür, das schlecht abheilte; darüber hinaus wurden ihre Augen in Mitleidenschaft gezogen. Wegen der Medikamentenunverträglichkeit wurden immer wieder neue Medikamente ausprobiert. Mit dem Ausbruch der Krankheit lie-

---

[1] Das Fallbeispiel stellten Prof. Dr. H. ZEIDLER und Frau Dr. E. JULI zur Verfügung.

ßen Frau Klages Aktivitäten allmählich nach, so daß sie immer stärker auf die Hilfe ihrer Töchter angewiesen war.

Zum Zeitpunkt der Aufnahme sind Frau Klages Hände so stark betroffen, daß sie bestimmte Gegenstände wie Besteck, Pfannenstiele, Haarbürste etc. nicht mehr greifen kann, ebensowenig kann sie Knöpfe und Reißverschlüsse schließen. Die Füße sind stark deformiert, die Knie stark befallen. Sie klagt über anhaltende Schmerzen, Kraftlosigkeit und Müdigkeit (u. a. infolge einer konstanten Anämie). Nachts kann sie wegen der Schmerzen schlecht schlafen. Die Einweisung erfolgt wegen einer deutlichen Verschlechterung des Allgemeinzustandes.

Neben den medizinischen und allgemeinen Daten von Frau Klages werden im Aufnahmegespräch (Pflegeanamnese) die nachstehenden Probleme ermittelt und ein erster Pflegeplan erstellt (s. S. 428, 429).

Frau Klages' Befindlichkeit während ihres stationären Aufenthalts wird sowohl von der medizinische Behandlung als auch maßgeblich von der Qualität der Pflege beeinflußt. Der dargestellte Pflegeplan gibt Richtlinien für das pflegeri-sche Handeln. Eine kontinuierliche Dokumentation des Pflegeverlaufs sowie eine ständige Anpassung des Pflegeplans an die aktuelle Situation des Patienten können Pflegefehler vermeiden helfen und die weitgehende Selbständigkeit des Patienten fördern.

Weiterführende Literatur zum pflegerischen Teil

Bury, M.: Chronic illness as biographical disruption. Sociology of Health and Illness 4/2 (1982) 167–182.

Long, B. C., W. J. Phipps: Essentials of Medical-Surgical Nursing. A Nursing Process Approach. Mosby, St. Louis – Toronto – Princeton 1985.

Raspe, H.-H., S. Mattusek, A. Vorbeck, U. Volkhardt: Psychosoziale Probleme im Verlauf einer chronischen Polyarthritis – Diagnostische Konsequenzen. Verhandlungen Deutsche Gesellschaft für Innere Medizin 89 (1983) 563–566.

Raspe, H.-H., H. Zeidler: Mobile Rheumahilfe Hannover. Aktuelle Rheumatologie 6/7 (1982) 219–227.

Thompson, J. M., G. K. McFarland, J. E. Hirsch et al.: Clinical Nursing. Mosby, St. Louis – Toronto – Princeton, 1986.

Patientenerhebungsbogen

Tag der Aufnahme:	*2. 3. 87*
Tag der Erhebung:	*2. 3. 87*

Name:	*Klages, Luise*
Geschlecht:	*weiblich*
Geburtsdatum:	*14. 1. 17*
Alter:	*70 Jahre*
Familienstand:	*verwitwet*
Beschäftigung:	*kein Beruf*
Religion:	*protestantisch*

Anschrift:	*Am Hag 12, Marburg*
Tel.:	*66 59 32*
Art der Wohnung:	*Dreizimmerwhg. 3. Stock, Treppe*
Personen, die dort wohnen:	*keine außer ihr*
Nächste Angehörige:	*2 Töchter, E. Meyers, G. Sandig*
Andere Bezugspersonen:	*Töchter*
Soziale Dienste:	*Essen auf Rädern*

Wie nehmen der/die Patient/Patientin seinen/ihren gegenwärtigen Gesundheitszustand wahr:
klagt über anhaltende Schmerzen, Kraftlosigkeit u. Müdigkeit; kann schlecht schlafen

Gründe der Einweisung/Überweisung:
Verschlechterung des Allgemeinzustandes

Medizinische Diagnose:
chronische Polyarthritis bekannt, schlechter Allgemeinzustand, Magengeschwür bekannt, Medikamentenunverträglichkeit

Krankheitsgeschichte:
1980 rheum. Beschwerden in den Hand- u. Fingergelenken; 1981 Befall der Schulter; 1983 Magengeschwür

Allergien:
keine bekannt

Bedeutsame Lebenskrisen:
Tod des Ehemannes vor acht Jahren

Pflegeanamnese: Frau Klages „Einschätzung der Aktivitäten des Lebens"

		Gewohnheiten im Bereich der Aktivitäten des Lebens (ALs)	Beeinträchtigungen in den ALs	Coping (Bewältigungsstrategien)
1	**Für eine sichere Umgebung sorgen**	ist bis vor 2 Jahren tgl. aus dem Haus gegangen; traut sich nicht mehr alleine die Treppe runterzugehen, seit die Knie stark befallen sind (kein Fahrstuhl); sie kann schlecht laufen und schlecht sehen; sie hat Angst, zu fallen und dann nicht mehr hochzukommen; kann nicht mehr selber kochen, da sie Töpfe schlecht greifen kann und Kochgeräte nur schwer bedienen kann; fühlt sich nur in den „eigenen vier Wänden" sicher	Befall der Knie, dadurch kann sie schlecht laufen; Befall der Hände, dadurch kann sie nicht mehr fest zugreifen; Angst; kann schlecht sehen (Ferne) KH: fremde Umgebung (Menschen, Räumlichkeit)	geht nicht mehr alleine aus der Whg.; Töchter bereiten das Abend brot + richten das Frühstück; mittags kommt Esse auf Rädern
2	**Kommunizieren**	möchte ihre jetzige Situation verstehen; ist besorgt, ihre Whg. aufgrund ihrer Hilfsbedürftigkeit aufgeben zu müssen; sie möchte nicht ins Pflegeheim; kann sich „schwer" daran gewöhnen, auf Hilfe angewiesen zu sein; Pat. versteht nicht, warum Medikamente bei ihr nicht wirken; klagt über Schmerzen vor allem in der Nacht; seit dem Tod ihres Mannes fühlt sie sich einsam; sie lebt sehr zurückgezogen; früher hat sie viel mit dem Mann + den Kindern unternommen	Medikamentenunverträglichkeit; nächtliche Schmerzen; Einsamkeit	nimmt Medikamente unregelmäßig (s. Pkt. 4)
3	**Atmen**	AF: 16/min; Puls 88; RR 160/110		
4	**Essen und Trinken**	kann in der letzten Zeit (ca. 3 Wo.) kaum essen; ißt z. Zt. am liebsten Zwieback; früher konnte sie alles essen, seit dem Magengeschwür ißt sie Diät (Schonkost); Kaffee verträgt sie nicht; trinkt morgens und abends Tee, ansonsten Mineralwasser, ab und zu Bier; nimmt Medikamente bis auf Schmerzmittel unregelmäßig; ihr wird übel davon, + der Appetit vergeht ihr; KH: Pat. ist 163 cm groß; wiegt 60 kg; hat in den letzten Wo. 4 kg abgenommen	Appetitlosigkeit; Rheumamedikamente (Unverträglichkeit)	ißt Zwieback; nimmt Medikamente unre gelmäßig (s. Pkt.2)
5	**Ausscheiden**	führt alle 2 Tage ab; ißt tgl. morgens Kleie und trinkt Tee und Wasser dazu; muß tagsüber häufig Wasser lassen (ca. 10–14×) schafft es nicht immer bis zur Toilette; geht vor dem Schlafengehen nochmal aufs Klo; muß ab und zu nachts Toilette aufsuchen	kann nicht so gut laufen; häufiges Wasserlassen; KH: fremde Umgebung	trägt Vorlagen, geht vor dem Schlafengehe aufs Klo
6	**Für seine persönliche Hygiene sorgen und sich kleiden**	kann sich nur mit Mühe an- und ausziehen; wäscht sich am Waschbecken; hat Mühe, ihr Haar zu kämmen (dickes Haar + Naturkrause); trägt seit 10 J. eine Vollprothese, hat keine Probleme damit; hat bis vor 2 Jahren tgl. geduscht; hat mit zunehmender Bewegungseinschränkung Angst, dabei zu fallen; wird 1× in der Wo. von den Töchtern gebadet; KH: Haut ist leicht trocken, ansonsten unauffällig	Bewegungseinschränkung (Fein- und Grobmotorik), Angst, sich zu verletzen	Töchter übernehmen Pfleg tätigkeiten

Pflegeplan „in bezug auf die ALs"

Probleme es/r Patienten/in	Patienten-/Pflegeziele	Pflegemaßnahmen in bezug auf die ALs	Kontrolle (Bewertung, Evaluation)
fühlt sich aufgrund der körperl. Einschränkung und der fremden Umgebung unsicher hat Angst, sich zu verletzen, daher Gefahr der Selbstverletzung traut sich nicht mehr allein aus der Whg., daher Gefahr der soz. Isolation	– möchte sich im KH sicher fühlen und sich ohne Angst im Krankenzimmer, auf der Station und im Haus bewegen können (bis zum 20. 3.) – Pat. wird Schutzvorrichtungen am Bett, im Zimmer und auf der Station kennenlernen und handhaben können (bis zum 9. 3.) – möchte Gefahren realistisch einschätzen können (bis zum 20. 3.) – möchte Hilfen anwenden können (20. 3.) – möchte während des KH-Aufenthaltes Selbstvertrauen gewinnen	– Pat. Orientierung geben; ihr alle Örtlichkeiten der Stat. zeigen + erklären (z. B. Klingelanlage auf Toilette) – Sicherheitstraining: erste Zeit Pat. überall begleiten, dabei beobachten und Unsicherheitsbereiche herausfinden – Eigenaktivität tgl. steigern, mit KG absprechen – Pat. Schutzvorrichtungen, Hilfen erklären und Anwendung mit ihr üben – Wissen + Fertigkeiten überprüfen – Gespräch mit Töchtern über Schutzvorrichtungen i. d. Whg. planen – Zweitgespräch vereinbaren – mit Sozialarbeiter/in und Ergotherapeut/in Gespräch planen, gemeinsamen Hausbesuch abstimmen	am 2. + 3. 3. tgl. Fortschritte tgl. notieren Fortschritte notieren am 3., 5., 7. 3. am 9. 3. am 9. 3. am 20. 3. am 9. 3.
hat Schmerzen, vor allem nachts ist besorgt bzgl. der weiteren Zukunft ist unsicher bzgl. der Therapie/ Medikamente fühlt sich in ihrer Identität beeinträchtigt (s. auch Pkt. 1) ist aufgrund ihrer Zurückgezogenheit in ihren Kommunikationsmöglichkeiten eingeschränkt, daher Gefahr der soz. Isolation + Vereinsamung (s. Pkt. 1)	– möchte, daß Schmerzen gelindert werden – möchte andere Möglichkeiten der Schmerzbewältigung kennenlernen (bis zum 10. 3.) – möchte Hilfen kennen, die sie bei Problemen in Anspruch nehmen kann (bis zur KH-Entlassung)	– Schmerzanalyse erstellen – Auswirkungen der Schmerzen auf Aktivität und Wohlbefinden beobachten – Auswirkungen der Schmerzen beobachten, wenn Töchter da sind – Med. lt. ärztl. Verordnung verabreichen und Wirkung überprüfen – Pat. andere Möglichkeiten der Schmerzbekämpfung zeigen (z. B. Atemtechnik) und bei Wunsch mit ihr einüben – Gespräch mit Sozialarbeiter/in u. Ergotherapeutin über Hilfen planen (s. auch Pkt. 1) – Info-Material über Rheumaliga, Selbsthilfegruppen (z. B. Graue Panther) geben und auf Wunsch Kontakt vermitteln, mit ihr über diese Gruppen bei Bedarf reden – tgl. auf ihre Ängste und Unsicherheiten eingehen, sie positiv bestärken – Feedback über Ist-Situation geben, dabei Fortschritte hervorheben, Töchter ggf. einbeziehen	tgl. neu einschätzen tgl. Reaktion + Verhalten notieren nach jeder Einnahme am 3. 3. am 5. 3. Verhalten notieren Fortschritte notieren jeden 3. Tag, am 5. 3., 8. 3. . . .
zeigt z. Zt. keine Beeinträchtigung		– Atmung bei Schmerzen beobachten (Rhythmus, Tiefe, Frequenz) (s. Pkt. 2, Schmerzanalyse) – Atemtechnik (s. Pkt. 2)	s. Schmerzanalyse
hat abgenommen und hat „wenig" Appetit, daher Gefahr der – Fehlernährung – ggf. der Austrocknung nimmt Rheumamittel unregelmäßig ein	– möchte nicht weiter an Gewicht verlieren, evtl. 2 Pfd. bis zur KH-Entlassung zunehmen – möchte regelmäßig kl. Mahlzeiten zu sich nehmen (ab sofort) – möchte tgl. 2 l Flüssigkeit zu sich nehmen – Pat. möchte Kenntnisse erwerben, wie Medikamente eingenommen werden, wann und wie sie wirken	– Pat. vor dem Frühstück wiegen – 5 kl. Mahlzeiten geben, Eßverhalten beobachten und notieren – 2 l Flüssigkeit bereitstellen, Pat. zum Trinken und zum Protokollieren der Mengen anhalten – Pat. Art und Zeit der Tabletteneinnahme erklären – Einnahmeverhalten beobachten – Wirkung und Nebenwirkungen erklären – Kenntnisstand über Medikamente überprüfen – abends Kleie und Flüssigkeit anbieten – Diätplan (Essen auf Rädern) einholen, mit Pat. diskutieren (z. B. Unverträglichkeiten) und ggf. Veränderung i. d. Diät mit den Töchtern besprechen	jeden 3. Tag, am 5. 3., 8. 3. . . . Mengen tgl. überprüfen 1× tgl. Flüssigkeitsbilanz am 2. + 3. 3. tgl. n. Absprache mit Arzt, bis zum 3. 3. am 10., 20. 3. + vor der Entlassung tgl. Wirkung überprüfen (s. Pkt. 5) bis zur Entlassung
muß 10–14×/Tag Wasser lassen, daher Gefahr der Inkontinenz und Harnwegsinfektion; führt alle 2 Tage ab, Problem: fremde Umgebung	– möchte im KH nicht inkontinent werden und Häufigkeit des Wasserlassens auf 8×/Tag während des KH-Aufenthaltes reduzieren – kann entsprechend ihrem Rhythmus abführen	– Analyse der Ausscheidung – Toilettentraining entsprechend dem Miktionsrhythmus – Flüssigkeitsbilanz (s. Pkt. 4) – Beckenbodentraining n. Absprache mit KG – Kleie (s. Pkt. 4) – Pat. zur Toilette begleiten, bis sie Sicherheit hat (s. Pkt. 1) – Verdauung erfragen	tgl. Protokoll führen jeden 2. Tag, am 4. 3., 6. 3. . . .
hat aufgrund der rheumat. Beschwerden in den Händen Schwierigkeiten bei der Durchführung der tgl. Körperpflege und beim An- und Ausziehen hat Angst sich zu verletzen (s. auch Pkt. 1)	– Pat. möchte sich weitgehend selber versorgen (tgl.) – möchte lernen, sich ohne sich zu ängstigen zu duschen (bis zur Entlassung) – möchte unterstützende Hilfsmittel anwenden können (bis zur Entlassung)	– Pat. tgl. bei der Körperpflege (z. B. Haarpflege, Eincremen) beobachten u. ggf. unterstützen – Eigenaktivität durch geeignete Hilfsmittel fördern – mit Pat. über Funktionsweise und Handhabung von Hilfsmitteln sprechen (mit Ergotherapeutin) – Anwendung von Hilfsmitteln überprüfen – mit Pat. duschen üben, stufenweise vorgehen, d. h. Eigenaktivität fördern u. Ängste abbauen – tgl. Haut beobachten – Töchter über Grad der Eigenaktivität informieren	tgl. tgl. am 3., 5. + 7. 3. am 9. 3. + vor der Entlassung tgl. Fortschritte notieren und Vorgehen anpassen vor der Entlassung

		Gewohnheiten im Bereich der Aktivitäten des Lebens (ALs)	Beeinträchtigungen in den ALs	Coping (Bewälti- gungsstrategien)
7	**Die Körper- temperatur regulieren**	Temp. 36,4 °C, rektal		
8	**Sich bewegen**	war bis vor 2 Jahren weitgehend unabhängig; mit zu- nehmenden Beschwerden ist sie immer mehr auf die Hilfe der Töchter angewiesen; kommt morgens schwer aus dem Bett (Morgensteifigkeit); ist leicht müde und schnell kraftlos; kann Gegenstände (Töpfe, Besteck, Haarbürste) schwer grei- fen; geht nur mit den Töchtern aus dem Haus; hat bei Bewe- gung Schmerzen, muß Ruhepausen einlegen	eingeschränkte Bewegung in den Händen und Beinen, Müdigkeit/Kraftlosigkeit, Angst (s. Pkt. 1–6), Schmerzen bei Bewegung (s. Pkt. 2)	Töchter nehmen ihr viel Arbeit ab; Ruhepausen; Medikamente
9	**Arbeiten und sich in der Freizeit beschäftigen**	Versorgung (s. Pkt. 1, 3 und 4); grobe Putzarbeiten erledigen die Töchter; Pat. wischt Staub und erledigt Aufräumarbei- ten; fühlt sich nutzlos; kann kaum noch stricken od. andere Handarbeiten mit ihren Händen machen; hat vor der Krank- heit viel gehandarbeitet	braucht viel Zeit, Bewegungseinschränkung	
10	**Seine Geschlecht- lichkeit leben**	gibt an, daß sie unter ihrer körperlichen Veränderung leidet; empfindet sich als verunstaltet	körperliche Veränderungen auf- grund der Krankheit	hat ihre sozialen Kontakte eingeschränkt
11	**Schlafen**	schläft in der letzten Zeit (ca. 8 Wo.) kaum noch eine Nacht vor Schmerzen durch; sonst hat sie etwa 6–7 Std. nachts geschlafen; nimmt jetzt nachts Schlafmittel (Oxazepam); früher hat sie gelesen, wenn sie nicht schlafen konnte; dies ist ihr wegen der Schmerzen jetzt nicht möglich; schläft am Tag unregelmäßig	Schmerzen	früher: abends gelesen; seit ca. 8 Wo.: Schlafmittel schläft am Tag
12	**Sterben**			

Probleme des/r Patienten/in	Patienten-/Pflegeziele	Pflegemaßnahmen in bezug auf die ALs	Kontrolle (Bewertung, Evaluation)
	– ist fieberfrei	– Pat. tgl. beobachten, bei Bedarf Fiebermessen, ansonsten 1× wöchentlich	1× wöchentlich freitags
ist in ihrer Bewegung aufgrund der rheumat. Beschwerden beeinträchtigt (Fein- und Grobmotorik), dadurch Gefahr der vollständigen Abhängigkeit, der Selbstverletzung und Immobilität, d. h. „an die Whg. gebunden sein" hat Schmerzen bei Bewegungen (s. auch Pkt. 2) ist „leicht" müde und „schnell" kraftlos	– möchte Bewegungsfähigkeit weitgehend erhalten (Ist-Zustand nicht verschlechtern) – möchte tgl. einen Aktivitäts- und Ruherhythmus einhalten – möchte sich bis zur Entlassung mehr Aktivität zutrauen – kann bis zur Entlassung Gründe über die Notwendigkeit von Aktivitäten nennen sowie evtl. Probleme benennen	– Funktionsüberprüfung zusammen mit Arzt, KG und Ergotherapeut/in vornehmen – tgl. zu Bewegungs- und Geschicklichkeitsübungen n. Absprache mit Arzt etc. ... anregen – für feste Ruhepausen sorgen, Aktivitäts- und Ruhephasen tgl. neu festlegen, mit KG absprechen, Aktivitätsphasen erhöhen – Pat. während Ruhephasen bequem lagern, betroffene Gelenke n. Bedarf ruhigstellen, Druckentlastung und Schmerzlinderung durch Lagerungsmittel erreichen – mit Pat. über Notwendigkeit der Aktivität sprechen, Wissen überprüfen – Eigenaktivität tgl. fördern; Ängste abbauen (s. auch Pkt. 1, 2, 4 + 6)	am 3. 3. Fortschritte jeden 5. Tag überprüfen erst 1/4 Std., Dauer d. Belastbarkeit erhöhen tgl. Reaktionen notieren am 3., 9. 3. + bei Bedarf v. der Entlassung
fühlt sich in ihrem Selbst-Konzept, in ihrer Identität beeinträchtigt (s. Pkt. 2) ist auf Hilfe angewiesen (s. Pkt. 1, 3, 4 + 5) kann Hobby nicht mehr nachgehen, daher Gefahr der Langeweile, Gefühl der Nutzlosigkeit	– möchte bestehende Selbständigkeit nicht verringern (Ist-Zustand aufrechterhalten) und ggf. erweitern – möchte andere Beschäftigungsmöglichkeiten im KH ausprobieren – möchte Aktivitäten außerhalb des Hauses planen (im KH: kann Wünsche artikulieren)	– Funktionsüberprüfung (s. Pkt. 8) – mit Pat. über Möglichkeiten der Freizeitbeschäftigung sprechen – Pat. tgl. zu Aktivität, z. B. Lesen, anregen – Pat. in ihrer Eigenaktivität fördern, sie positiv bestärken (s. Pkt. 1, 2, 4, 6 + 8) – Pat. Gespräche ermöglichen – Informationsmaterial geben (s. Pkt. 2)	am 3. 3. + bei Bedarf Verlauf und Ergebnis notieren
fühlt sich in ihrem Selbst-Konzept, in ihrer Identität und ihrem Körperbild beeinträchtigt (s. Pkt. 2, 9)	– möchte mit ihrem veränderten Körperbild ins Reine kommen, s. Pkt. 9 – möchte ohne Klagen über ihr verändertes Aussehen sprechen können – möchte bis zur Entlassung Eigenschaften benennen können, die sie trotz der degenerierten Gelenke als „schön" erlebt	– Pat. Gespräche ermöglichen, sie pos. bestärken (s. auch Pkt. 1, 2 + 9), evtl. Gespräch mit Psychologen vermitteln	tgl. 2 Tage vor d. Entlassung
kann wegen der Schmerzen nicht durchschlafen (s. auch Pkt. 2 + 8)	– Schmerzen s. Pkt. 2 – möchte 6 Std./Nacht durchschlafen können	– tgl. Schmerzverhalten i. d. Nacht beobachten – für bequeme Lagerung vor dem Einschlafen sorgen, Gelenke entlasten – bei Bedarf vor dem Schlaf Rückenmassage geben – Schlafverhalten beobachten – Medikamente lt. ärztl. Anordnung	tgl. tgl. bis zum 8. 3. tgl. Verlauf notieren
		– für mögl. Ängste vor dem Sterben bzw. Äußerungen in dieser Richtung offen sein und sie ernst nehmen	Äußerungen dokumentieren

21 Maligne Tumoren

K. Possinger, A. Müller, W. Wilmanns

Das folgende Kapitel informiert über:

▷ die bisher bekannten Ursachen für die Entstehung bösartiger Erkrankungen;
▷ Möglichkeiten und Bedeutung der Krebsvorsorge;
▷ Besonderheiten des Tumorwachstums;
▷ Möglichkeiten und Grenzen der Tumortherapie;
▷ Bedeutung und Durchführung der Selbstuntersuchung der weiblichen Brust als wichtiger Beitrag zur Früherkennung.

I Allgemeiner Teil

1 Einleitung

Unter dem Sammelbegriff *Krebs* werden üblicherweise sämtliche bösartigen Geschwülste, die durch unkontrollierte Zellneubildung entstehen, eingereiht. Das Krankheitsbild des Krebses war schon den Ärzten im Altertum bekannt. Vermutlich geht die Bezeichnung *Krebs* auf den griechischen Arzt Galen (129–199 n. Chr.) zurück. Synonym wird in der Medizin auch häufig die aus dem Griechischen stammende Bezeichnung „Neoplasma" (griech.: Neubildung) verwandt.

Der Begriff „Onkologie", Lehre von den Geschwülsten, geht auf das griechische Wort „onkos" (geschwollen) zurück.

Die deutschen Pathologen J. Müller und vor allem R. Virchow (1821–1902) stellten fest, daß chronische physikalische oder chemische Reize Zellen so verändern können, daß diese ihre normale Funktion verlieren und nicht mehr in der Lage sind, ihre Grenzen im Zellverband zu erkennen: Die Zellen beginnen unkontrolliert destruierend zu wachsen und zerstören schließlich den Wirtsorganismus.

2 Ursachen der Krebsentstehung

Tumoren entstehen wie erwähnt durch unkontrolliertes Wachstum körpereigener Zellen. Die Informationen, wie die Zelle sämtliche Stoffwechselvorgänge und damit auch die Regulation ihres Wachstums zu meistern hat, sind in den **Chromosomen** des Zellkerns enthalten. Hier wiederum ist die gesamte Information der Genen als doppelsträngige, spiralförmige **Desoxyribonukleinsäure (DNS)** gespeichert. Die DNS ihrerseits ist aus Einzelbausteinen, den **Nukleotiden,** zusammengesetzt, die durch ihre unterschiedliche Reihenfolge die genetische Information kodieren (Abb. 21-1, 21-2 u. 21-3).

Durch **energiereiche Strahlen** (radioaktive Teilchen, UV-Strahlung etc.) sowie durch andere physikalische oder chemische Noxen können die Nukleinsäuren in den Chromosomen der Zellkerne beschädigt werden, was schließlich zu einer zellulären *Fehlfunktion* bzw. *Entartung* und zur Entwicklung eines Tumors führen kann: So geht bekanntlich eine vermehrte UV-Strahlen-Einwirkung mit einem erhöhten Tumorrisiko einher: Die Entartung der Pigmentzellen (Melanozyten) führt dann zu **Melanomen,** die Entartung der Basal- oder anderer Deckzellen der Haut zu **Basaliomen** oder **Spinaliomen.** Es ist erstaunlich, daß angesichts der Vielzahl der täglich auftretenden DNS-Schädigungen nur extrem selten maligne Tumoren auftreten. Dies wird durch verschiedene Kontrollsysteme des Organismus ermöglicht: Auf zellulärer Ebene können bestimmte *Reparatur-Enzyme* schadhafte Stellen der DNS erkennen und blitzartig reparieren. Auf der nächsthöheren Ebene, dem Zellverband, sorgt ein komplizierter Kontrollmechanismus dafür, daß die Zellen stets in richtiger Quantität und Qualität nachgebildet werden. Treten bei der täglich notwendigen, enorm großen Zellneuproduktion fehlerhafte Zellen auf, die keine spezielle Funktion mehr im Organismus erfüllen können, so werden sie von speziellen immunologischen Faktoren erkannt und vernichtet.

Gutartige (**benigne**) Geschwülste zeichnen sich dadurch aus, daß sie lokal verdrängend wachsen und so das umgebende Gewebe schädigen. Von einer bösartigen (**malignen**) Geschwulst spricht man, wenn die neugebildeten Zellen in die umgebenden Gewebe infiltrativ einzudringen vermögen und über die Blutbahn oder die Lymphwege Tochtergeschwülste (lat.: Tochter = filia) in andere Organe abzusiedeln vermögen.

> Klinisch, d. h. durch sonographische oder radiologische Methoden, nachweisen lassen sich Tumoren im Körperinneren erst ab einer Größe von 1 cm Durchmesser. Zu diesem Zeitpunkt besteht der Tumor aber bereits aus über einer Milliarde Zellen!

Um eine solche Größe zu erreichen, können je nach Tumorart Monate oder gar Jahre vergehen. Während dieser klinisch noch nicht nachweisbaren Wachstumsphase, in der der Patient noch keine Symptome bemerkt, können sich bereits Zellen von der *Muttergeschwulst* ablösen und über die Blutbahn oder das Lymphsystem in andere Körpergewebe gelangen und dort *Tochtergeschwülste* ausbilden.

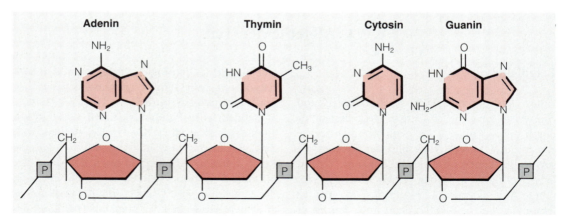

Abb. 21–1. Die DNS (Desoxyribonukleinsäure) als Kettenmolekül. Die Kette entsteht durch die Vernetzung der Fünfer-Zucker (Pentosen) über Phosphodiesterbindungen. Oben: die Basen Adenin, Thymin, Cytosin und Guanin.

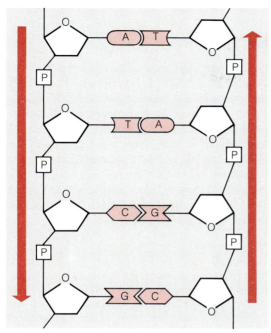

Abb. 21–2. Die DNS als Doppelstrang. Die Bindung erfolgt jeweils zwischen den Basen Adenin und Thymin bzw. Cytosin und Guanin.

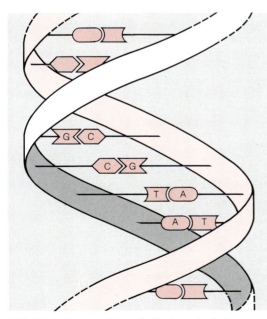

Abb. 21–3. Der zur Doppelhelix (griech.: helix = Schraube) gewundene DNS-Doppelstrang.

Dies bedeutet, daß man auch bei frühzeitigem klinischem Tumornachweis häufig erst die Spätphase des Tumorwachstums erfaßt.

Untersucht man die Wachstumsaktivität von Zellen innerhalb einer bösartigen Geschwulst, so lassen sich drei verschiedene Zellgruppen unterscheiden:

▷ Zellen, die sich nicht weiter vermehren können und schließlich absterben; sie gehören zur *Q-Fraktion* (q = *quiet* = ruhend);

▷ Zellen, die sich zwar momentan nicht teilen, grundsätzlich aber die Fähigkeit zur fortgesetzten Zellteilung besitzen; sie gehören zur *G₀-Fraktion*;

▷ Zellen, die sich fortgesetzt teilen und so das Tumorwachstum bewirken; sie gehören zur *Proliferations-* (lat.: proles = die Nachkommen, lat.: ferre = tragen) oder *Wachstumsfraktion*.

Bezüglich der Nomenklatur wurde die Vereinbarung getroffen, die gutartigen Tumoren nach ihrem Ursprungsgewebe zu benennen und die Endung *-om* anzufügen. Ein Tumor des Deckgewebes (Epithel) wird demnach als **Epitheliom** bezeichnet, ein von Drüsengewebe (griech.: aden = Drüse) abstammender Tumor **Adenom**, eine Fettgeschwulst **Lipom** (griech.: lipos = Fett), eine Bindegewebsgeschwulst **Fibrom** (lat.: fibra = Faser), eine Geschwulst aus Muskelfasern **Myom** (griech.: mys, myos = Muskel).

Definition

Die **bösartigen** Tumoren lassen sich in zwei große Hauptgruppen einteilen, die **Karzinome** und die **Sarkome**.

Als **Karzinome** bezeichnet man alle soliden, bösartigen Tumoren, welche aus epithelialen Geweben hervorgehen. Als **Sarkome** werden bösartige Tumoren des Binde- oder Stützgewebes bezeichnet, z. B. des Bindegewebes, des Knorpels, des Knochens, der Muskulatur und des Fettgewebes. So werden im Gegensatz zu den bereits oben genannten gutartigen Tumoren ihre bösartigen Varianten durch den Zusatz *Sarkom*, z. B. Fibrosarkom, Myosarkom, Liposarkom etc., gekennzeichnet.

Die Leukämien und die malignen Lymphome können als Untergruppen der Sarkome angesehen werden, da sie entwicklungsgeschichtlich ebenfalls wie die oben genannten Gewebe vom *Mesoderm* abstammen.

II Spezieller Teil

1 Kanzerogene Faktoren

Definitionen

Stoffe, von denen bekannt ist, daß sie Krebs auslösen können, werden als *Karzinogene* oder *Kanzerogene* bezeichnet (lat.: cancrum = Krebs, lat.: genere = erzeugen).

1.1 Chemische Faktoren

Bereits 1775 fiel dem Londoner Chirurgen POTT auf, daß Schornsteinfeger überdurchschnittlich häufig an Skrotalkrebs erkrankten. Er führte dies auf die beruflich bedingte vermehrte Einwirkung von Teer und Ruß auf die Genitalregion der Kaminkehrer zurück.

20 Jahre später wiesen die Ärzte SÖMMERING und LORD auf einen möglichen Zusammenhang zwischen Pfeifenrauchen und Lippenkrebs hin. 1890 wurden erstmals Arbeiten publiziert, die einen engen Zusammenhang zwischen dem Auftreten von Lungenkrebs und Rauchen aufzeigten. 1915 gelang es schließlich einer japanischen Ärztegruppe, die kanzerogene Wirkung von Teerprodukten im Tierversuch durch Pinselungen am Kaninchenohr nachzuweisen.

Im Tabakrauch konnten bisher etwa 15 krebsauslösende Stoffe ermittelt werden, wobei dem eigentlichen Genußmittel, dem Nikotin, keine

kanzerogene Wirkung zukommt. Kanzerogen sind vielmehr die **Teerbestandteile** des Rauches.

Die Abbildung 21-4 zeigt den engen Zusammenhang zwischen Zigarettenkonsum und der Sterblichkeit an Lungenkrebs auf. Die über Jahre geführte ärztliche und gesundheitspolitische Kampagne gegen das Rauchen trägt gegenwärtig in den USA erste Früchte: Erstmals sind Erkrankungshäufigkeit und Sterblichkeit am Bronchialkarzinom deutlich rückläufig.

Weitere karzinogene Stoffe:

Teerprodukte
Die wichtigsten karzinogenen Substanzen im Zigarettenrauch sind **Benzpyrene** und **Methylcholanthren**; sie werden zwar scheinbar bei Filterzigaretten aus dem Tabakrauch abgefangen, doch ist die Karzinominzidenz bei Rauchern von Filterzigaretten ebenso hoch wie bei Rauchern, die filterlose Zigaretten bevorzugen. Dieses Phänomen findet möglicherweise darin seine Erklärung, daß Filterzigarettenraucher in der Regel wesentlich tiefer und häufiger inhalieren.

Nitrite
Das in früheren Zeiten zur Erhaltung der frischen roten Farbe von Wurst- und Fleischwaren verwendete Nitrit kann im Körper zur Bildung von **Nitrosaminen** führen, die stark krebserregend sind. So fand man nach vermehrter Nitritaufnahme gehäuft Leber-, Magen- und Speiseröhrenkarzinome. Auch im als „gesund" angepriesenen Rote-Bete-Saft, der sogar als „Krebs-Gegenmittel" empfohlen wird, sind diese Substanzen in hoher Konzentration vorhanden. Die Weltgesundheitsorganisation (WHO) hat deshalb offiziell vom Genuß des Rote-Bete-Saftes abgeraten.

Aniline
Der früher häufig bei Arbeitern der Farbindustrie anzutreffende Blasenkrebs konnte auf die Aufnahme von **Azofarbstoffen** (Anilinabkömmlinge), die bei der Farbherstellung anfielen, zurückgeführt werden.

Benzol
Die Inhalation benzolhaltiger Dämpfe führt nicht nur zu Schädigungen des Knochenmarks mit Störungen der Bildung neuer Blutkörperchen, sondern kann sogar das Auftreten von Leukämien bewirken.

Vinylchlorid
Bei Arbeitern der Kunststoffindustrie wurden in jüngerer Zeit gehäuft Leberhämangiosarkome nachgewiesen; eingehende Untersuchungen ergaben, daß hierfür die Einwirkung von Vinylchlorid verantwortlich war.

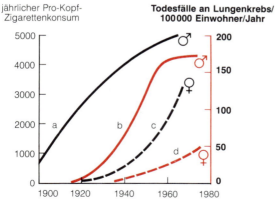

Abb. 21–4. Vergleich von Zigarettenkonsum und Sterblichkeit an Lungenkrebs:
a) Zigarettenkonsum bei Männern;
b) Sterblichkeit an Lungenkrebs bei Männern;
c) Zigarettenkonsum bei Frauen;
d) Sterblichkeit an Lungenkrebs bei Frauen
(nach: Cairns, J.: Sci. Amer. 233 [1975]. 64).

Arsen

Arsen wurde früher von Winzern zur Fässerreinigung verwendet. Jahre später mußte man feststellen, daß hierdurch gerade bei dieser Berufsgruppe gehäuft Haut-, Leber- und Lungenkrebs auftraten.

Asbest

Bei der Herstellung nichtentflammbarer Stoffe und von Bremsbelägen wird Asbest verwendet. Die Inhalation feinster Staubpartikelchen dieser Substanz kann zu **Pleuramesotheliomen** und **Bronchialkarzinomen** führen.

Aflatoxine

Aflatoxine sind Stoffe, die von einem bestimmten Schimmelpilz der Aspergillus-Gruppe produziert werden. Bereits die Aufnahme minimaler Konzentrationen (1 Milliardstel Gramm pro Tag) dieser Substanzen in der Nahrung kann Leber-, Nieren- und Magenkrebs hervorrufen. Vor allem in verschimmeltem Getreide und in Nüssen können Aflatoxine gehäuft auftreten. Aus Afrika wurden einige Erkrankungsfälle durch Genuß verdorbenen Getreides bekannt.

Cadmium/Nickel

Cadmiumexposition ist wahrscheinlich mitverantwortlich für die Entwicklung von Prostata-, Nieren- und Lungenkrebs. Die Aufnahme nickelhaltiger Substanzen kann zum Auftreten von Tumoren des Nasen-Rachen-Raums und der Lunge führen.

Die Schwierigkeit, andere chemische Substanzen als Karzinogene zu entlarven, liegt vor allem darin begründet, daß zwischen der Exposition mit karzinogenen Substanzen und dem Manifestwerden der Tumoren oft Jahre und Jahrzehnte vergehen.

1.2 Physikalische Faktoren

Definition

Physikalische Faktoren, die zur Karzinomentwicklung führen können, sind:
▷ andauernde mechanische Reize;
▷ energiereiche Strahlung, und zwar
  a) UV-Strahlung;
  b) Röntgenstrahlen; γ-Strahlen;
  c) andere energiereiche Strahlung
    (α-Strahlung, β-Strahlung);
  d) hohe lokale Temperaturen.

Bereits vor mehreren Jahrzehnten, stellte man fest, daß Physiker und ärztliches Personal, die mit den damals neu entdeckten Röntgenstrahlen umgingen, gehäuft an Hautkrebs und Leukämien erkrankten. Erschreckend vor Augen geführt wurden die Folgen energiereicher Strahlung schließlich durch die Atombombenabwürfe auf Hiroshima und Nagasaki. So war z.B. die Leuk-

ämierate bei der Bevölkerung, die der radioaktiven Strahlung ausgesetzt war und sie zunächst ohne wesentliche Beschwerden überlebt hatte, sechsmal höher als bei der übrigen japanischen Bevölkerung!

Auch die Exposition gegenüber deutlich schwächerer energetischer Bestrahlung führt zu gehäuftem Auftreten von malignen Tumoren: So ist die vermehrte Inzidenz von malignen Melanomen und von Hautkrebs bei intensiver Sonnenbestrahlung bekannt; trotz dieses Wissens gehört eine intensive Sonnenbräune allerdings zum derzeitigen Schönheitsideal, und Aufrufe zur Meidung zu starker und andauernder Sonnenbestrahlung verhallen ungehört.

1.3 Virale Faktoren

Seit ELLERMANN, BANG und ROUS (1908, 1910) eine virale Übertragung von Leukämien und Sarkomen bei Hühnern nachweisen konnten, wird daran geforscht, inwieweit Viren auch beim Menschen für eine Tumorentwicklung verantwortlich gemacht werden können. Ein enger Zusammenhang zwischen Virusinfektion und späterer Tumorentwicklung scheint bei **Leberzellkarzinomen** (insbesondere nach Hepatitis-B-Virusinfektion und Leberzirrhose) und Tumoren des Nasen-Rachen-Raums zu bestehen. Während in unseren Breitengraden die relativ häufige Infektion mit EPSTEIN-BARR-Viren zum Auftreten des Krankheitsbildes der **infektiösen Mononukleose** (PFEIFFER-Drüsenfieber) führt, ist in Afrika ein Zusammenhang mit der Entwicklung eines malignen Lymphoms (BURKITT-Lymphom) bekannt.

Grundsätzlich muß man allerdings festhalten, daß die Virusgenese einzelner Tumoren nicht so verstanden werden darf, daß Krebs ansteckend sei! Würden Virusinfektionen eine wesentliche Rolle spielen, so müßte insbesondere das medizinische Personal überdurchschnittlich häufig an Malignomen erkranken. Dies ist jedoch nicht der Fall.

1.4 Immunologische Faktoren

Definition

In der Regel sind die Abwehrzellen des lymphatischen Systems in der Lage, fehlerhafte Zellen zu erkennen und zu vernichten. Für diese körpereigene Abwehr ist das **Immunsystem** zuständig.

Die Beobachtung, daß bei Patienten mit ererbten oder erworbenen immunologischen Defekten, d.h. einer Schwäche der körpereigenen Abwehr, überdurchschnittlich häufig bösartige Tumoren auftreten, bestärkt die Hypothese, daß die immunologische Abwehrlage eine wesentliche Rolle bei der Erkennung und frühzeitigen Vernichtung von Tumorzellen spielt. Bekannt ist das im Spätstadium einer AIDS-Infektion auftretende **Kaposi-Sarkom** (s. Kap. 22). In die gleiche Richtung weisen Untersuchungen, die zeigen, daß Patienten nach Nierentransplantationen überdurchschnittlich häufig an malignen Tumoren erkranken: Um eine Organabstoßung zu vermeiden, müssen über lange Zeit *immunsuppressive* Substanzen (Cortison, Zytostatika) eingenommen werden. Diese Unterdrückung (= Suppression) der normalen immunologischen Abwehr verhindert zwar, daß die Zellen des lymphatischen Systems das Fremdgewebe des Transplantates als fremd erkennen und abstoßen, doch scheint ebenso das Erkennen körpereigener fehlerhafter Zellen (Tumorzellen) beeinträchtigt zu werden.

1.5 Genetische Faktoren

Eine Vererbung von Krebs im Sinne der MENDEL-Gesetze kann sicher ausgeschlossen werden. Es scheinen jedoch bestimmte familiäre Faktoren zu bestehen, die das Risiko, an Krebs zu erkranken, deutlich erhöhen. Ein bekanntes Beispiel ist hierfür die Familie Napoleons, in der Magenkarzinome überdurchschnittlich häufig auftraten. Eine ähnliche **Disposition** (Veranlagung) liegt beim Brustkrebs vor:

> Ist die Mutter an Brustkrebs erkrankt, so ist für die Töchter das Risiko, ebenfalls an einem Mammakarzinom zu erkranken, fünfmal so hoch als bei anderen Frauen.

Von dieser *familiären Disposition* abzugrenzen sind andere Erkrankungen, von denen man weiß, daß sie zu irgendeinem Zeitpunkt während des Krankheitsverlaufs in ein bösartiges Tumorwachstum übergehen können: So führt die familiäre **Polyposis coli**, bei der die Dickdarmschleimhaut von unzähligen Polypen übersät ist, bei nahezu allen betroffenen Patienten zu Dickdarmkarzinomen. Als vorbeugende Maßnahme ist deshalb bei diesen Patienten eine operative Entfernung des Dickdarms anzustreben. Nicht zu verwechseln ist diese Erkrankung mit den üblichen Dickdarmpolypen, die bei über 20% aller älteren Menschen zu finden sind. Allerdings müssen auch diese Polypen endoskopisch abgetragen und histologisch untersucht werden, da auch diese primär gutartigen Polypen entarten und Ausgangsort eines Dickdarmkarzinoms werden können.

1.6 Epidemiologische Faktoren

Die Häufigkeit der einzelnen Tumorarten ist von Land zu Land sehr unterschiedlich. So sind beispielsweise im asiatischen Raum Mundhöhlenkrebse wesentlich häufiger als in Europa. Umgekehrt liegt die Zahl der an Brustkrebs Erkrankten in Europa und den USA deutlich höher als in Asien. Magenkrebs ist wiederum in Japan weiter verbreitet als in Europa oder den USA. Interessanterweise geht die Häufigkeit dieses Tumors bei Japanern, die nach Amerika ausgewandert sind, bereits innerhalb der nächsten Generation deutlich zurück. Dickdarmkrebs wiederum kommt in Europa und den USA wesentlich häufiger als in Asien vor; wandern Europäer oder Nordamerikaner nach Asien aus, so nimmt ebenfalls bereits in der nächsten Generation die Dickdarmkarzinomhäufigkeit erheblich ab. Somit dürfte **Umgebungsfaktoren** wie z.B. den Eßgewohnheiten eine erhebliche Bedeutung bei der Krebsentwicklung zukommen.

> Zusammenfassend kann festgestellt werden, daß für die Entstehung eines Karzinoms neben einer gewissen genetischen Disposition auch exogene Einflüsse eine ganz wesentliche Rolle spielen.

2 Vorsorgemöglichkeiten

Derzeit erkranken in der Bundesrepublik Jahr für Jahr etwa 220 000 Bürger an einem bösartigen Tumor.

Abbildung 21-5 zeigt, welche Organe bevorzugt betroffen werden. Beim Mann treten maligne Tumoren der Atemwege am häufigsten auf. Bei der Frau steht das Mammakarzinom neben dem Bronchialkarzinom an erster Stelle der bösartigen Erkrankungen.

> Die größte Heilungschance ist bei allen Tumoren durch ein frühzeitiges Erkennen des Malignoms gegeben. Die wichtigsten

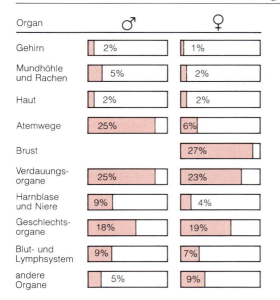

Organ	♂	♀
Gehirn	2%	1%
Mundhöhle und Rachen	5%	2%
Haut	2%	2%
Atemwege	25%	6%
Brust		27%
Verdauungs- organe	25%	23%
Harnblase und Niere	9%	4%
Geschlechts- organe	18%	19%
Blut- und Lymphsystem	9%	7%
andere Organe	5%	9%

Abb. 21–5. Häufigkeit der Krebserkrankung verschiedener Organe bei Mann und Frau.

körperlichen Veränderungen, die auf ein Krebswachstum hinweisen können, sollten jedem genau bekannt sein. Es sind dies:
▷ die Neubildung eines Gewebeknotens oder einer Verhärtung insbesondere in der Brust;
▷ eine nichtheilende Wunde oder eine nicht abklingende Schwellung;
▷ eine auffällige Veränderung einer Warze oder eines Muttermals;
▷ Änderungen der Darm- oder Blasentätigkeit (Wechsel von Durchfall und Verstopfung), Auftreten von blutigem Urin;
▷ Blutungen oder Ausfluß aus einer Körperöffnung;
▷ Blutungen außerhalb der Periode;
▷ chronischer Husten oder andauernde Heiserkeit über mehr als 4 Wochen;
▷ anhaltende Schluckbeschwerden.

Treten solche Warnsignale auf, so ist umgehend ein Arzt aufzusuchen und auf eine Abklärung der Symptome zu drängen. Längeres Abwarten oder Verharmlosen der Symptome kann tödliche Folgen haben oder ein rechtzeitiges Eingreifen, welches die Heilungschancen verbessert hätte, verhindern. Häufig gehen Tumorerkrankungen auch mit völlig unspezifischen Symptomen wie etwa plötzlichem **Gewichtsverlust, Abneigung ge-**

gen **Fleischspeisen, Fieber, Nachtschweiß**, generalisiertem **Juckreiz** oder plötzlicher **Leistungsminderung** einher. Treten solche Krankheitssymptome auf, so sollte umgehend eine medizinische Abklärung erfolgen.

Es ist wichtig zu wissen, daß Tumorkrankheiten in den Anfangsstadien selten mit Schmerzen einhergehen; diese treten erst in weit fortgeschrittenen Erkrankungsstadien auf.

3 Einteilung der Tumoren nach dem TNM-System

Zur Stadieneinteilung der Tumoren wurde von der Internationalen Union gegen den Krebs (lat.: unio internationalis contra cancrum, UICC) ein einheitliches Schema geschaffen, das *TNM-System,* welches eine Art Kurzbeschreibung für Größe und Ausdehnung von Tumoren darstellt.

Tabelle 21-1 gibt einen Überblick über die prinzipielle Form des TNM-Systems; zur genaueren Charakterisierung gibt es für jeden Tumor spezifische TNM-Einteilungen.

Primär wurde diese Einteilung für das präoperative klinische Stadium geschaffen; bei histologischer Einteilung am Operationspräparat existieren *p-Kategorien* für die postoperative Stadieneinteilung des Primärtumors und darüber hinaus eine histologische Gradeinteilung der Malignität durch Abschätzung der Entdifferenzierung der Zellen (GI bis GIII). Je stärker entartete Zellen sich von ursprünglichen, normalen Zellen unterscheiden und ihre speziellen Aufgaben nicht mehr erfüllen, um so stärker sind sie *entdifferenziert.*

4 Tumorwachstum und Therapie

4.1 Allgemeines

Bevor tiefgreifende Behandlungsmaßnahmen eingesetzt werden, muß selbstverständlich immer der Nachweis geführt werden, daß tatsächlich ein maligner Prozeß vorliegt. Dieser Nachweis erfolgt grundsätzlich durch die mikroskopische Untersuchung einer Gewebsprobe. Ist die Diagnose so gesichert, sind Untersuchungen zur Ermittlung der Tumorausbreitung im Körper unbedingt erforderlich.

Tabelle 21-1: TNM-Klassifikation maligner Tumoren (modifiziert nach Harrison).

Primärtumor T	(T = Tumor)
T 0	kein Nachweis eines Primär-tumors
Tis	Carcinoma in situ (sehr frühes Tumorstadium, bei welchem die Tumorzellen noch im Epithel liegen, ohne die Basalmembran durchbrochen zu haben)
T 1, T 2, T 3, T 4	Stadieneinteilung in bezug auf Tumorgröße und Eindringen in die Umgebung (steigende Zahl = gravierendes Stadium)
Regionäre Lymph-knoten N	(N = engl.: node = (lymphatic node; lat.: nodus lymphaticus)
N 0	regionäre Lymphknoten nicht nachweisbar
N 1a; N 2a	regionäre Lymphknoten nach-weisbar a) nicht metastasenverdächtig N 1 = unverwachsene, relativ nahe Lymphknoten-metastase N 2 = wie N 1, jedoch verwach-sen
N 1b; N 2b; N 3	regionäre Lymphknoten nach-weisbar b) metastasenverdächtig
N X	regionäre Lymphknoten können klinisch nicht erfaßt werden
Fernmetastasen M	(M = Metastase)
M 0	kein Hinweis für Fernmetastasen
M 1; M 2; M 3	ansteigende Gradeinteilung des Metastasenbefalls

Aufgrund der Neigung maligner Tumoren zu infiltrierendem Wachstum können Tumorge-websstränge – für das bloße Auge nicht erkenn-bar – weit in die Umgebung hineinreichen; des-halb müssen alle Tumoren *weit im Gesunden* reseziert werden. Besteht die Möglichkeit, daß trotz chirurgischer Tumorentfernung im Opera-tionsbereich erneut Tumoren nachwachsen kön-nen, kann als vorbeugende Maßnahme eine Strahlentherapie angeschlossen werden. Als pri-märe Behandlungsmaßnahme wird diese Thera-pieform in den frühen Erkrankungsstadien ma-ligner lymphatischer Systemerkrankungen mit Erfolg eingesetzt.

Ist es schließlich zu einer ausgedehnten Ab-siedlung von Krebszellen weitab von ihrem Ur-sprungsort, z. B. in der Lunge, der Leber, den Knochen oder dem Knochenmark, gekommen, so kann lediglich eine den Körper als Ganzes er-fassende *(systemische)* Therapie dem Patienten noch eine Beschwerdebesserung, Lebensverlän-gerung oder gar Heilungschance bieten.

4.2 Tumorwachstum und Wirkungsweise der Chemotherapie

Um die Wirkungsweise der Zytostatika besser verständlich werden zu lassen, soll kurz auf das Tumorwachstum eingegangen werden. Wie be-reits erwähnt, kommt es durch noch unbekannte intrazelluläre Funktionsstörungen oder unter Be-teiligung karzinogener Faktoren zur Entstehung einer malignen Zelle.

Durch fortgesetzte Zellteilungen entsteht schließlich ein Tumor, der klinisch frühestens ab einer Größe von ca. 0,5–1 cm Durchmesser nachgewiesen werden kann (Abb. 21-6).

Da sich die Anzahl der Zellen mit jedem Tei-lungsschnitt verdoppelt (2, 4, 8, 16, 32, ... Zel-len), sind von der primären Tumorzelle her rein rechnerisch nur etwa 30 Zellteilungsschritte er-forderlich, um diese Größe zu erreichen. Aller-dings hat sich dabei die Tumormasse bereits auf ca. 10^9 (eine Milliarde) Tumorzellen vergrößert!

Während der gesamten Phase des Tumor-wachstums, die sich bis zum Zeitpunkt der Nachweisbarkeit über Monate, Jahre oder sogar

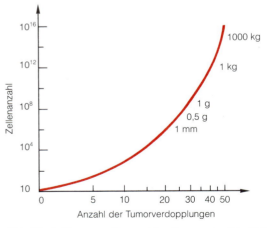

Abb. 21–6. Tumorwachstumskinetik; nach 20 Tei-lungsschritten mißt der Tumor etwa 1 mm im Durch-messer, nach 40 Teilungsschritten wiegt er bereits ca. 1 kg.

Jahrzehnte erstrecken kann, können sich die Zellen von der Muttergeschwulst ablösen und über die Blutbahn oder die Lymphe in andere Körpergewebe gelangen und dort Tochtergeschwülste bilden.

Tödlich ist für den Patienten schließlich eine Tumormasse von etwa 10^{12} bis 10^{13} Zellen. Aus diesen Zahlen wird klar, daß wir auch beim frühesten Tumornachweis in der Regel eigentlich eine Spätphase des Tumorwachstums erfassen.

Untersucht man die funktionelle Aktivität von Zellen in einem Zellverband, so lassen sich die in Abschnitt I, 2 bereits genannten drei Fraktionen finden: die *Q-Fraktion,* die G_0-*Fraktion* und die *Proliferationsfraktion P.* Mit zunehmender Tumorgröße nimmt der Prozentsatz dieser letzteren Fraktion ab, d. h., je größer der Tumor wird, desto langsamer wächst er.

Während durch chirurgisches und radiotherapeutisches Vorgehen sämtliche drei Zellfraktionen eines Tumors geschädigt werden können, wird durch die Chemotherapie im wesentlichen lediglich die Proliferationsfraktion zerstört; dies bedeutet, daß dadurch immer nur ein kleiner Prozentsatz der Krebszellen vernichtet werden kann. Hinzu kommt die bereits erwähnte Tatsache, daß mit zunehmender Größe des Tumors die Proliferationsfraktion kleiner wird.

Genauere Kenntnisse des Wachstums der Tumoren führten in den letzten Jahren folgerichtig dazu, bei chemotherapieempfindlichen Tumoren möglichst frühzeitig mit einer zytostatischen Therapie zu beginnen, teilweise sogar schon dann, wenn nach Entfernung des Primärtumors noch keine weiteren Tumormanifestationen ausgemacht werden konnten. Solche Therapieformen werden als *adjuvant* (lat.: unterstützend) bezeichnet. Sie werden vor allem beim Mammakarzinom und beim osteogenen Sarkom (spezielle Form von Knochenkrebs) eingesetzt.

Besonders wichtige Faktoren für den Erfolg einer Chemotherapie scheinen die jeweils applizierte Dosishöhe und das Dosisintervall darzustellen. Ein optimales *Therapie-Timing* kann zur steten Reduktion der Tumormasse führen, im Idealfall zu deren gänzlichem Verschwinden. Ist der zeitliche Abstand zwischen den einzelnen Therapiestößen zu groß, so kommt es auf längere Sicht zu keiner Minderung der Tumormasse, da zwischen zwei Therapiephasen zu viele Tumorzellen wieder nachwachsen können. Wird der Zeitabstand noch größer gewählt, so kommt es

Tabelle 21-2: Wirkung von Zytostatika.

Heilbare Tumoren
▷ kindliche akute Leukämien
▷ Morbus HODGKIN
▷ Hodenkarzinom
▷ Chorionkarzinom
▷ WILMS-Tumor
▷ EWING-Sarkom

Verlängerung der Lebenszeit um mehr als 1 Jahr
▷ Mammakarzinom
▷ Plasmozytom
▷ kleinzelliges Bronchialkarzinom
▷ chronische myeloische Leukämie
▷ chronische lymphatische Leukämie

ausschließlich palliativer Effekt
▷ HNO-Tumoren
▷ Kolonkarzinom
▷ Magenkarzinom
▷ Nierenkarzinom
▷ Blasenkarzinom
▷ Hirntumoren

sogar zu einem überschießenden Tumorwachstum, obwohl der Tumor eigentlich auf die Chemotherapie anspricht. So ist also nur durch eine zeitlich optimierte und richtig dosierte Chemotherapie eine sichere Reduktion der Tumormasse gewährleistet. Um möglichst viele Tumorzellen bei jedem Chemotherapiestoß zu vernichten, muß in der Regel mehr als ein Zytostatikum, also eine Polychemotherapie bzw. Kombinationschemotherapie angewandt werden, um die proliferierenden Zellen durch verschiedene Angriffspunkte der einzelnen Medikamente in ihren unterschiedlichen Wachstumsphasen zu schädigen.

Tabelle 21-2 zeigt, welche therapeutischen Möglichkeiten bei welchen Organtumoren durch den Einsatz von Zytostatika und Hormonen gegeben sind. Insbesondere bei lymphatischen Systemerkrankungen (Morbus HODGKIN, Non-HODGKIN-Lymphome), bei bestimmten Hodentumoren und weiblichen Eihautkarzinomen (Chorionkarzinomen) können Heilungen und eine normale Lebenserwartung erzielt werden.

Deutliche Verlängerungen der Überlebenszeit sind durch eine Chemotherapie bei Ovarialkarzinomen, Mammakarzinomen, einzelnen Bronchialkarzinomformen und verschiedenen anderen Tumoren möglich. Schlechtere Therapieergebnisse werden in der Regel bei Tumoren des Kopf-Hals-Bereiches und des Magen-Darm-Traktes erzielt.

4.3 Zytostatika und Hormone

4.3.1 Zytostatika

Für eine effektive Chemotherapie stehen heute im wesentlichen fünf Hauptgruppen von Medikamenten zur Verfügung:

▷ alkylierende Substanzen,
▷ Antimetabolite,
▷ zytostatische Antibiotika,
▷ Vinca-Alkaloide,
▷ Hormone und Derivate.

Erste experimentelle Untersuchungen über den zytotoxischen Effekt **alkylierender Substanzen** auf Tumorzellen wurden bereits 1932 in Frankreich durchgeführt. Man fand heraus, daß diese Substanzen mit den Zellkernbestandteilen reagieren und so die Tumorzellen zerstören. Eine systematische Erforschung dieser Substanzgruppe, zu der Medikamente wie Endoxan®, Leukeran® oder Alkeran® gehören, begann erst vor 40 Jahren. Nachdem aufgefallen war, daß das Kampfgas *Gelbkreuz* (Stickstoff-Lost) die Zahl der Leukozyten drastisch vermindert, erkannte man die Möglichkeit, die alkylierenden Substanzen aufgrund ihrer zellschädigenden Eigenschaft zur Krebsbekämpfung einzusetzen.

Bereits wenige Jahre später wurde eine zweite, sehr effektive Medikamentengruppe entdeckt, die **Antimetabolite**. Zu ihnen gehören Substanzen wie Methotrexat, Fluorouracil und Puri-Nethol®. Die Wirksamkeit dieser Stoffe ist darin begründet, daß sie in ihrem chemischen Aufbau spezifischen Substanzen gleichen, die im normalen Zellstoffwechsel wichtige Zellfunktionen erfüllen. Die Zelle vermag das in der chemischen Anordnung lediglich gering von der Normalform des Stoffes abweichende Zytostatikum nicht von den natürlichen Vorbildern zu unterscheiden, baut sie wie die normale Grundsubstanz ein und geht jedoch daran zugrunde, da wesentliche Zellfunktionen blockiert werden.

Zur Gruppe der **zytostatischen Antibiotika** zählen Substanzen wie Adriblastin®, Bleomycin oder Lyovac-Cosmegen®. Diese Stoffe, Stoffwechselprodukte von Schimmel- und Strahlenpilzen, reagieren ebenfalls mit den Kernsubstanzen der Tumorzellen und bewirken so deren Zelltod.

Zu den **Vinca-Alkaloiden** zählen Medikamente wie Velbe®, Vincristin oder Eldisine®. Sie werden aus der Immergrünpflanze Vinca rosea gewonnen und blockieren die Zelle in der Phase der Teilung, wenn die Chromosomen von der Kernspindel zur Vorbereitung der Teilung an die Zellränder positioniert werden *(Spindelgifte)*.

4.3.2 Hormone

Die wachstumshemmende Wirkung von Hormonen auf einzelne Tumoren konnte bereits 1896 nachgewiesen werden. Man fand, daß die Eierstockentfernung bei einer Patientin mit Brustkrebs eine langandauernde Rückbildung des Tumors bewirkte. In späteren Jahren zeigte sich, daß auch andere Tumoren wie z. B. das Prostatakarzinom und das Endometriumkarzinom gut auf hormonelle Maßnahmen ansprechen. Heutzutage unterscheidet man bei der Hormontherapie zwischen *ablativen* und *additiven* Maßnahmen: Unter ablativen Maßnahmen versteht man die Ausschaltung hormonaktiver Organe wie z. B. der Eierstöcke, der Nebennierenrinde, der Hirnanhangsdrüse (Hypophyse) oder der Hoden, während man unter additiven Maßnahmen die medikamentöse Verabreichung gegengeschlechtlicher Hormone (Androgene, Östrogene, Progesteron) oder von antihormonell wirksamen Substanzen (Tamoxifen) versteht.

4.4 Nebenwirkungen der Zytostatika

Ein gravierender Nachteil der medikamentösen Tumortherapie besteht darin, daß die zytostatischen Medikamente auf Tumorzellen gleichermaßen wie auf normales Körpergewebe wirken. Die zytotoxische Wirkung erstreckt sich also nicht nur auf Tumorzellen, sondern betrifft auch normale Zellen, insbesondere rasch wachsende Zellen. Hierzu gehören die Blutzellen, insbesondere die Leukozyten, und die durch ständige Zellerneuerung gekennzeichneten Gewebe wie Haut, Haare und Schleimhäute. Die wichtigsten Nebenwirkungen einer zytostatischen Therapie sind in Tabelle 21-3 wiedergegeben. Diese teilweise sehr schwerwiegenden Nebenwirkungen müssen immer sorgfältig gegen die zu erhoffende und zu erwartende Verbesserung der Lebensqualität und der Lebensdauer abgewogen werden.

Wie bereits erwähnt, wird zur Verbesserung der Therapieeffektivität mit der gleichzeitigen oder aufeinanderfolgenden Gabe mehrerer zytostatisch wirksamer Substanzen nach einem regelmäßigen Therapieplan behandelt. Um ein optimales Behandlungsergebnis zu erreichen, ist der Krankheitsverlauf engmaschig zu kontrollieren.

Tabelle 21-3:
Nebenwirkungen der Zytostatikatherapie.

allgemeine Nebenwirkungen

erhöhtes Infektionsrisiko
(Absinken der Leukozytenzahl)

erhöhtes Blutungsrisiko
(Absinken der Thrombozytenzahl)

Haarausfall
(Schädigung der Haarfollikel)

Schleimhautulzera (Schädigung von Schleim-
hautepithel)

Erbrechen, Übelkeit

Beeinträchtigung des psychischen Wohlbefindens

spezielle Nebenwirkungen

Kardiotoxizität (v. a. Adriblastin)

Neurotoxizität (v. a. Vincristin)

Hepatotoxizität

Nephrotoxizität

Dies ist notwendig, da maligne Tumoren gleicher Histologie und gleicher Lokalisation unterschiedlich auf Zytostatika reagieren können. So kann es zum Beispiel sein, daß die zunächst gewählte Therapieform keinen Effekt zeigt, mit einem anderen Chemotherapieprogramm jedoch eine Tumorremission eintritt.

Eine wesentliche Aufgabe des gesamten medizinischen Personals ist es daher, dem Patienten zu helfen, die Angst vor dem immer wiederkehrenden Klinikbesuch zu bewältigen und ihm aufzuzeigen, daß durch die regelmäßig durchzuführenden Untersuchungen die Möglichkeit geboten wird, frühzeitig Änderungen des Tumorwachstums zu erkennen und eine rechtzeitige Therapieumstellung einzuleiten.

Das diese Patienten betreuende Pflegepersonal hat die wichtige Aufgabe, dem Patienten bis zu seinem Tode hilfreich beizustehen, insbesondere in den schweren Tagen der nebenwirkungsbeladenen Chemotherapiestöße.

4.5 Strahlentherapie

Ziel einer Strahlentherapie maligner Tumoren ist es, eine Vernichtung des Tumormaterials zu bewirken. Ist eine vollständige Zerstörung der Tumorzellen und somit eine Aussicht auf Heilung möglich, handelt es sich um eine **kurative Strahlentherapie;** ist jedoch nur noch eine teilweise

Vernichtung von Tumorgewebe, eine Hemmung des weiteren Tumorwachstums oder lediglich eine Beseitigung von Symptomen gegeben, so handelt es sich um eine **palliative Strahlentherapie.** Scheidet ein operatives Vorgehen, beispielsweise aufgrund allgemeiner Inoperabilität bei hohem Alter oder wegen lokaler Inoperabilität bei zu ausgedehnter Tumorinfiltration, aus, so kann als Alternative eine Radiotherapie erwogen werden.

Zumeist mit kurativer Absicht wird bei zahlreichen Tumorarten eine **Kombination** von chirurgischer **Exzision** des Primärtumors und einer postoperativen oder in selteneren Fällen präoperativen **Bestrahlung** durchgeführt, die eine Verbesserung der Heilungsaussichten bewirkt. Zweck der postoperativen Radiatio ist es, noch vorhandene Resttumorzellen und Mikrometastasen in den lokalen Lymphabflußgebieten zu vernichten. Ziel einer präoperativen Bestrahlung kann es sein, eine Geschwulst durch die der Radiotherapie folgende Verkleinerung, Verhärtung und Vernarbung erst in einen operablen Zustand zu bringen. Darüber hinaus erhofft man sich hiervon eine geringere Aussaat und eine Beeinträchtigung der Proliferationsfähigkeit bereits sich ablösender Tumorzellen beim Herausschneiden der Geschwulst. Auch ein sukzessiver Einsatz von **Strahlen-** und **Chemotherapie** wird in einigen Fällen angewandt.

Zu den besonders **strahlensensiblen** Tumoren, die gut **kurativ** therapiert werden können, gehören das Seminom (Hodentumor der Keimzellen), der Morbus HODGKIN, die Non-HODGKIN-Lymphome sowie wenig fortgeschrittene Karzinome im Hals-Nasen-Ohren-Bereich und bestimmte Formen des Hautkrebses. Eine **palliative** Bestrahlung wird bei primär inoperablen Tumoren durchgeführt oder dient der Vermeidung tumorbedingter Komplikationen, z. B. der Linderung von Schmerzen oder der Verfestigung frakturgefährdeter Bezirke bei Knochenmetastasen, insbesondere bei drohender Querschnittslähmung. Weiterhin wird die palliative Bestrahlung zur Beseitigung der unmittelbaren Gefahr des Hirndrucks bei Hirnmetastasen, zur Eröffnung eines durch einen Tumor stenosierten Bronchus (z. B. beim zentralen Bronchialkarzinom) oder zur Beseitigung einer tumorbedingten, oberen Einflußstauung durchgeführt. Eine Schmerzlinderung kommt primär meist durch die Verkleinerung von auf Nervenbahnen drückenden Tumormassen zustande; es ist jedoch auch bekannt, daß ionisierende Strahlen in niedrigen Dosen für sich bereits analgetisch und antiphlogistisch wirken.

Techniken

Als Strahlenquellen kommen ionisierende Strahlen in Betracht, die in **fraktionierten** Dosen, d. h. portionsweise, bis zu einer Gesamtdosis verabreicht werden, die sich jeweils nach der Tumorart, -masse und -ausdehnung richtet. So kann z. B. eine Gesamtdosis von 40 Gy (1 Gray [Gy] = 1 J/kg; Maßeinheit der Energiedosis; alte Einheit: rd; 1 Gy = 100 rd) fraktioniert mit 2 Gy wöchentlich über 20 Wochen verabreicht werden.

Vor Durchführung einer Bestrahlung kann mit Hilfe eines *Therapiesimulators* und vorher computertomographisch ermittelter Meßdaten das Bestrahlungsfeld genauestens geplant und die erforderliche Dosis berechnet werden, so daß das umgebende Gewebe weitestgehend geschont wird. Insbesondere durch die Technik der Bestrahlung aus verschiedenen Richtungen (z. B. *Pendelbestrahlung, Rotationsbestrahlung* oder *Mehrfeldbestrahlung*) wird das Zentrum des Tumors mehrfach getroffen und erhält ein Vielfaches der Strahlendosis von Haut und gesundem Körpergewebe. Schwere Bestrahlungsfolgen, wie sie aus vergangenen Jahren bekannt sind, sind deshalb heute kaum noch zu befürchten.

Die Einbringung radioaktiver Strahler in Körperhöhlen wird besonders in der Gynäkologie verwandt, wo die intrakavitäre (lat.: caritas = die Höhle) Einlage von Radionukliden wie ^{226}Radium etc. angewandt wird.

Nebenwirkungen

Die Nebenwirkungen einer Strahlentherapie betreffen in erster Linie Gewebe mit **hohem Zellumsatz**, d. h. Gewebe, deren Zellen ständig erneuert werden müssen. Wie ausgeprägt die Nebenwirkungen sind, hängt von der verabreichten Dosis ab. Vor allem werden das **blutbildende System**, die Schleimhäute des **Verdauungstrakts** und die **Keimzellen** betroffen. Im Knochenmark kommt es zum Absinken der Zahl der Stammzellen, im peripheren Blutbild ist zunächst eine Reduktion der Zahl der Lymphozyten, der Granulozyten und dann der übrigen Blutzellen zu beobachten.

Die Folgen sind:

▷ erhöhtes Infektionsrisiko;
▷ hämorrhagische Diathese (bei Thrombopenie);
▷ Übelkeit, Erbrechen;
▷ Diarrhöe;
▷ Störungen des Salz- und Wasserhaushalts;
▷ Strahlenpneumonitis;
▷ Lungenfibrose (als Spätfolge);
▷ Strahlenkatarakt (Linsentrübung);
▷ Schädigung der Keimzellen (bis zur Sterilität).

Da man um diese Gefährdungen weiß, werden entsprechende Vorsichtsmaßnahmen getroffen (z. B. Abdeckung von Augen und Keimdrüsen). Bis zur Erholung des Knochenmarks ist, wie auch in der leukopenischen Phase bei Chemotherapie, eine erhöhte Vorsicht in bezug auf Infektionen geboten.

5 Besondere Aspekte ausgewählter maligner Erkrankungen

Im folgenden werden exemplarisch verschiedene Aspekte des sehr häufig auftretenden Bronchialkarzinoms, die Rolle der palliativen Chemotherapie bei kolorektalen Karzinomen und das Mammakarzinom, das wegen seiner Häufigkeit eine herausragende Rolle spielt, besprochen. Dabei werden einige Besonderheiten der Behandlung maligner Erkrankungen deutlich. Weitere Krankheitsbilder bösartiger Tumoren einzelner Organe werden jeweils in den entsprechenden Kapiteln behandelt (s. Kap. 6, 9, 10 u. 12).

5.1 Bronchialkarzinom

Definition

Das Bronchialkarzinom wird in eine **zentrale Form**, die von den hilusnahen Atemwegen ausgeht, und in eine **periphere Form**, die von den peripheren Atemwegen ausgeht, unterteilt.

Aufgrund ihres feingeweblichen Aufbaus lassen sich folgende Lungentumoren unterscheiden:
▷ verhornende und nichtverhornende Plattenepithelkarzinome (Häufigkeit 35–45%);
▷ Adenokarzinome (Häufigkeit 7–10%) – Sonderform: Alveolarzellkarzinom (echtes Lungenkarzinom);
▷ großzellige Karzinome (Häufigkeit ca. 10%);
▷ kleinzellige Bronchialkarzinome (Häufigkeit ca. 30%– 40%);
▷ seltene Lungentumoren mit geringer Bösartigkeit (Häufigkeit ca. 6%), z. B. Zylindrome, Karzinoide, Sarkome.

Epidemiologie

Die Häufigkeit des Bronchialkarzinoms nimmt in den letzten Jahren kontinuierlich zu. Beim Mann ist es die am häufigsten zum Tode führende bösartige Erkrankung.

Während im Jahre 1952 nur 6000 Patienten in der Bundesrepublik an Bronchialkarzinomen erkrankten und verstarben, lag die Zahl im Jahre 1981 bei 21 000! In jüngerer Zeit hat auch die Erkrankungsrate bei den Frauen ganz erheblich zugenommen (s. Abb. 21-4).

Ursachen und Pathogenese

> Es kann heute als gesichert angenommen werden, daß die wichtigste einen Bronchialkrebs auslösende Noxe das Rauchen ist.

90% aller an Lungenkrebs Erkrankten waren zuvor starke Raucher. Das Erkrankungsrisiko steigt einerseits mit der zeitlichen Dauer des Rauchens und andererseits mit dem täglichen Zigarettenkonsum. Bei Aufgabe des Rauchens sinkt das Erkrankungsrisiko wieder langsam ab und entspricht erst nach 10 Jahren wieder dem Risiko von Nichtrauchern.

Therapie, Prognose und Verlauf

Prognostisch und therapeutisch können die Bronchialkarzinome in zwei Gruppen eingeteilt werden: in **kleinzellige** und **nicht-kleinzellige.**

Die nicht-kleinzelligen Karzinome weisen im krassen Gegensatz zu den kleinzelligen Karzinomen in der Regel ein relativ **langsames Tumorwachstum** auf. Leider sprechen sie auf eine Behandlung mit Zytostatika nur sehr schlecht an. Zur Linderung tumorbedingter Beschwerden sollte deshalb prinzipiell ein operatives oder strahlentherapeutisches Vorgehen bevorzugt werden.

Ganz anders ist die Situation bei Patienten mit kleinzelligen Bronchialkarzinomen: Hier besitzt die zytostatische Polychemotherapie absolute Priorität. Ein operatives Vorgehen kommt höchstens bei sehr kleinen Primärtumoren in Betracht. Die Polychemotherapie führt bei über der Hälfte der Patienten zu sehr raschen Tumorrückbildungen, die allerdings häufig nur wenige Monate anhalten. Bei etwa 15% der Patienten kann jedoch auch im fortgeschrittenen Krankheitsstadium durch die Chemotherapie noch eine Heilung erzielt werden.

5.2 Palliative Behandlungsmöglichkeiten kolorektaler Tumoren

Grundzüge der Therapie maligner Tumoren des Dickdarms wurden bereits in Kapitel 10 erläutert. Ist eine kurative Therapie jedoch nicht möglich oder eine fortgeschrittene Metastasierung eingetreten, kann unter Berücksichtigung von Alter und Allgemeinzustand eine **Chemotherapie** in Erwägung gezogen werden. Die beiden **Hauptziele** sind dabei eine Verlängerung der Überlebenszeit und eine Verbesserung der Lebensqualität.

Ein isoliertes **Lokalrezidiv** sollte zunächst erneut **operiert** werden. Bei schlechter operativer Zugänglichkeit kann auch eine **Strahlentherapie** erwogen werden. Alleinige **isolierte Lebermetastasen** sollten operiert werden, da hiermit Fünf-Jahres-Überlebensraten von ca. 30% erreicht werden können.

Als palliative Maßnahme wird in der Regel zunächst 5-Fluorouracil in verschiedenen Dosierungsschemata gegeben. Zwar konnte man bisher bei einigen Patienten Ansprechraten nachweisen, was zu einer **Besserung der Beschwerden** führen kann, eine echte Verlängerung der Überlebenszeit ist jedoch leider selten möglich.

Als relativ wirksam erwies sich auch die Kombination verschiedener Zytostatika (z. B. Fluorouracil + Dacarbazin + Vincristin + Carmustin oder Methotrexat + 5-Fluorouracil). Bei der Therapie MTX/FU (Methotrexat + Fluorouracil) hat sich speziell die sequentielle, nicht gleichzeitige Verabreichung als wirksam erwiesen. Ein Nachteil der letztgenannten Therapie ist, daß regelmäßig der Methotrexat-Serumspiegel gemessen werden muß. Ebenfalls wirksam ist die Kombination von 5-Fluorouracil und Folinsäure (Leucovorin®). Additive Therapien, bei welchen Medikamente gegeben werden, die den Tumor aufnahmefähiger für die Zytostatika machen sollen, werden zur Zeit erprobt. Einiges deutet darauf hin, daß auf diese Weise bei zwei Drittel der Patienten auch noch nach einer vorhergehenden Chemotherapie ein vorübergehender Krankheitsstillstand erreicht werden kann.

Trotz aller Bemühungen liegt bei den derzeitigen Therapien die Überlebenszeit im Mittel bei etwa sechs Monaten. Dennoch ist die Chemotherapie für viele Patienten wertvoll: Bei guter Verträglichkeit verschiedener Therapieformen kann es zu einer klinischen Besserung kommen. In solchen Fällen kann die Chemotherapie sinnvoll sein, auch wenn keine wesentliche Verlängerung der Überlebenszeit erzielt wird.

Bei alleinigen Vorliegen von Lebermetastasen werden auch lokale Zytostatikaapplikationen über in die A. hepatica implantierbare Pumpensysteme durchgeführt; ein Rückgang der Lebermetastasen ist zwar nachgewiesen, dennoch ist es auch bei dieser Therapieform fraglich, ob die Überlebenszeit verlängert wird. Durch Verkleinerung der Tumormasse tritt oft eine Besserung hinsichtlich Kapselschmerz, Verlegung der Gallenwege und des Allgemeinbefindens ein.

5.3 Mammakarzinom (Brustkrebs)

Definition

Das Mammakarzinom ist eine bösartige Erkrankung der Brustdrüse. Die wichtigsten feingeweblich unterscheidbaren Formen sind das von den Drüsengängen ausgehende **duktale** Karzinom und das von den Drüsenläppchen ausgehende **lobuläre** Karzinom. Darüber hinaus existieren noch seltenere spezielle Formen und Mischtypen.

Obwohl das Mammakarzinom eine gynäkologische Erkrankung im engeren Sinne darstellt, soll es an dieser Stelle besprochen werden, da es eine häufige, auch auf internen Stationen oft anzutreffende Erkrankung von besonderer epidemiologischer Bedeutung darstellt.

Epidemiologie

> Das Mammakarzinom ist in der Bundesrepublik der häufigste maligne Tumor der Frau. Knapp 20% aller Frauen sterben an einem Mammakarzinom. Zwischen dem 35. und 45. Lebensjahr ist es die häufigste Todesursache der Frau überhaupt. Die meisten Frauen erkranken an diesem Tumor zwischen dem 50. und 60. Lebensjahr. Nur in seltenen Fällen treten Mammakarzinome auch bei Männern auf.

Epidemiologische Untersuchungen zeigen, daß das Mammakarzinom in Nordamerika und Europa etwa fünfmal so häufig auftritt wie in Afrika oder Asien. Die Tatsache, daß Asiatinnen zunächst nach Auswanderung in die USA keine höhere Erkrankungsrate als in ihrer Heimat aufweisen, sich jedoch bereits in der zweiten Generation der entsprechenden Erkrankungshäufig-

keit unter den Amerikanerinnen anpassen, zeigt, daß ein Zusammenhang mit **exogenen** (griech.: exo = außerhalb, genes = entstanden aus) **Einflüssen** oder **Lebensgewohnheiten** besteht.

> Das Risiko, an Brustkrebs zu erkranken, ist für Frauen, deren nächste Verwandte an Brustkrebs erkrankt sind, die kinderlos leben, die das erste Kind erst nach dem 30. Lebensjahr geboren haben oder die eine Mastopathie mit proliferativen Drüsenveränderungen und atypischen Zellhyperplasien aufweisen, besonders hoch.

Diagnose

Untersuchungen in den USA zeigten, daß von 70 000 neu erkrankten Patientinnen 90% den Tumor durch „Selbstuntersuchung" erkannt hatten; nur 10% wurden durch eine routinemäßige ärztliche Untersuchung festgestellt.

> Da die Heilungschancen des Brustkrebses um so besser sind, je früher die Krankheit erfaßt wird, ist die regelmäßige monatliche Selbstuntersuchung der Brust eine überaus wichtige Früherkennungsmaßnahme.

Wie diese Untersuchung durchgeführt wird, zeigt Abbildung 21-7. Jede Frau sollte sich in der Selbstuntersuchung (z. B. in Selbsthilfegruppen, Frauengesundheitszentren etc.) anleiten lassen und diese üben.

Über 50% aller Mammakarzinome entwickeln sich im oberen äußeren Quadranten der Brust.

> Alle neu auftretenden Knoten in der Mamma, die größenmäßig unabhängig vom Menstruationszyklus bestehen bleiben oder gar größer werden, müssen, auch wenn sie nicht schmerzhaft sind, dringend ärztlich abgeklärt werden.

Auch Veränderungen der Oberfläche der Mamma wie z. B. das Auftreten einer *Orangenhaut* (franz.: peau d'orange), bei der es zu großporigen Veränderungen an der Brusthaut kommt, oder **Einziehungen der Brusthaut**, die sich insbesondere bei Bewegungen der Arme nachweisen lassen, sind als alarmierende Zeichen für das mögliche Vorliegen eines Mammakarzinoms zu werten.

Die höchste Aussagekraft zur Diagnostizie-

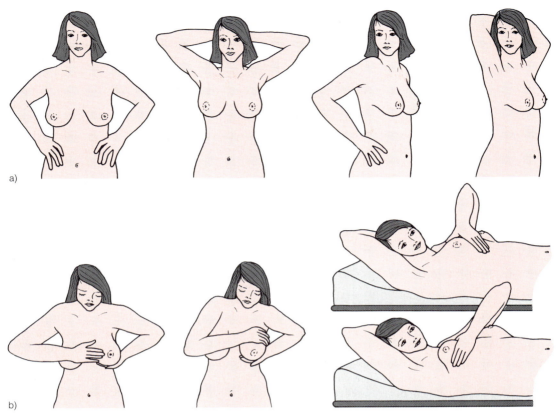

Abb. 21–7. Selbstuntersuchung der Brust:

a) Bei der **Inspektion vor dem Spiegel** wird die Brust jeweils mit in der Hüfte abgestützten und über den Kopf erhobenen Armen von vorn und von der Seite betrachtet. Dabei ist besonders auf Asymmetrien, Hauteinziehungen, Entzündungszeichen und andere Veränderungen zu achten.

b) Die **Palpation** sollte im Stehen und im Liegen und immer nach der Menstruation durchgeführt werden. Der Drüsenkörper wird dabei von der Körperseite her zur Körpermitte hin durchgetastet. Die Achsel sollte nach vergrößerten Lymphknoten abgetastet werden.

rung eines Mammakarzinoms besitzt die Röntgenuntersuchung der Brust (**Mammographie**); allerdings schließen negative Mammographieergebnisse einen Tumor nicht aus. **Sonogramme** der Brust lassen lediglich zwischen zystischen und soliden Prozessen unterscheiden. Besteht der Verdacht auf eine maligne solide Raumforderung, so muß auch bei unauffälliger Mammographie der tumorverdächtige Bezirk operativ freigelegt und histologisch untersucht werden.

Bei Frauen mit erhöhtem Brustkrebsrisiko sollte unbedingt zwischen dem 30. und 35. Lebensjahr eine *Basismammographie* durchgeführt werden, um künftige Veränderungen leichter erkennen und einordnen zu können.

Die Bedeutung der Mammographie als Krebs-Früherkennungsmethode zeigt eine holländische Untersuchung: Frauen, die sich regelmäßig dieser Vorsorgeuntersuchung unterzogen hatten, wiesen schließlich eine fast um die Hälfte niedrigere Sterbequote an Brustkrebs auf als Frauen, die nicht an dieser Untersuchung teilgenommen hatten.

Symptome

Allgemeinsymptome wie Müdigkeit, Abgeschlagenheit, Appetitlosigkeit und Abneigung gegen Fleisch sind in der Regel bereits Ausdruck eines ausufernden Krankheitsgeschehens. **Rückenschmerzen** können Zeichen einer Skelettmetastasierung sein, **Atemnot** und **Reizhusten** Hinweise auf Lungenmetastasen darstellen, **Appetitlosigkeit** und **Müdigkeit** auf Lebermetastasen hindeuten. **Sehstörungen**, **Doppelbilder** oder unerklärliches

Erbrechen können durch Hirnmetastasen hervorgerufen werden.

Sonderformen des Brustkrebses sind das *inflammatorische* Mammakarzinom und das PAGET-Karzinom. Das *inflammatorische* (entzündliche) Mammakarzinom erhielt seinen Namen aufgrund der einer Entzündung der Brustdrüse ähnelnden Erscheinungsform: Die Brust ist hochrot, schmerzhaft und überwärmt. Nicht selten wird deshalb die Diagnose einer Mastitis gestellt, obwohl das scheinbar entzündliche Bild lediglich durch die rasche Ausbreitung des Tumors in den Lymphspalten der Brust und der Haut vorgetäuscht wird. Das inflammatorische Mammakarzinom hat eine äußerst schlechte Prognose.

Das PAGET-Karzinom täuscht oft ein einfaches Ekzem der Brustwarze vor; zugrunde liegt allerdings ein Milchgangskarzinom, das auf die Brustwarze übergegriffen hat.

Therapie

Als Standardoperation bei Brustkrebs gilt heute die *modifizierte radikale Mastektomie* (griech.: mastos = Brust; ektemnein = herausschneiden). Hierbei wird neben dem Drüsenkörper und der Faszie des großen Brustmuskels auch das axilläre Fettgewebe einschließlich der Achsellymphknoten operativ entfernt. Die Entnahme der Achsellymphknoten und ihre histologische Untersuchung sind von besonderer Bedeutung, da hierdurch wertvolle Hinweise auf die Tumorausbreitung und damit Hinweise für notwendige zusätzliche, die Heilung unterstützende (adjuvante) Behandlungsverfahren erhalten werden können.

Weniger eingreifende operative Verfahren mit Brusterhaltung sind nur bei sehr kleinen Tumoren sinnvoll. In diesen Fällen ist allerdings wegen der häufig multizentrischen Tumorentwicklung in der Brust eine zusätzliche **Bestrahlung** der Mamma erforderlich.

Neben der histologischen Untersuchung des Primärtumors und der Achsellymphknoten ist die Ermittlung des **Hormonrezeptorgehalts** der Tumorzellen von wesentlicher Bedeutung. Sie kann für den Fall des Auftretens von Fernmetastasen wichtige Hinweise für die Behandlungsführung geben.

Da man feststellen mußte, daß das Mammakarzinom zum Zeitpunkt der Erstmanifestation häufig bereits als **Systemerkrankung** anzusehen ist, d. h., daß bereits kleinste, klinisch nicht nachweisbare Fernmetastasen angelegt sind, die erst nach Monaten oder Jahren sichtbar werden, ver-

suchte man, durch zusätzliche adjuvante medikamentöse Behandlungsmaßnahmen diese Situation zu verbessern. Es zeigte sich, daß der tumoröse Befall der axillären Lymphknoten gewisse Rückschlüsse auf die Tumorausbreitung im Organismus erlaubt: Bei fehlender axillärer Lymphknoteninfiltration kann man auf eine zusätzliche Behandlungsmaßnahme verzichten; sind nur wenige Lymphknoten befallen und befindet sich die Patientin noch in der Prämenopause, so sollte eine *adjuvante Chemotherapie* über ein halbes Jahr durchgeführt werden, da durch diese Behandlung bei einem Viertel der Patientinnen eine definitive Heilung erzielt werden kann. Sind die meisten Achsellymphknoten tumorös infiltriert, kann zur Vorbeugung eines erneuten lokalen Tumorwachstums eine *lokale Bestrahlung* durchgeführt werden; die systemische Tumorausbreitung wird hiervon nicht beeinflußt. Bei postmenopausalen Patientinnen mit axillärem Lymphknotenbefall und Hormonrezeptor-positiven Tumorzellen kann eine *adjuvante Hormontherapie* das Auftreten eines Tumorrezidivs hinauszögern.

Auch im Stadium der **Fernmetastasierung** ist unter Umständen noch eine Lebensverlängerung um Jahre möglich.

Bei Patientinnen mit günstiger Prognose und positivem Hormonrezeptorstatus können durch wenig belastende Hormontherapien lang anhaltende Tumorrückbildungen erreicht werden. Von einer **günstigen Prognose** und somit von einem langsamen Krankheitsverlauf ist auszugehen, wenn ein langer Zeitraum (mehr als 2 Jahre) zwischen dem Zeitpunkt der Primäroperation und dem erstmaligen Metastasennachweis liegt, wenn die Metastasenabsiedlung nur in die Haut, in Lymphknoten oder das Skelett erfolgt und wenn die Tumorzellen Hormonrezeptoren aufweisen.

Mit einem raschen Krankheitsverlauf (**ungünstige Prognose**) ist bei Patientinnen mit kurzem krankheitsfreiem Intervall (weniger als 2 Jahre), Metastasierung in Lunge, Leber oder Gehirn und mit negativem Hormonrezeptorstatus zu rechnen. Bei diesen Patientinnen kann durch eine aggressive Chemotherapie der schicksalhafte Verlauf der Erkrankung wenigstens vorübergehend aufgehalten und die Lebensqualität gebessert werden.

Prognose und Verlauf

Nur etwa ein Viertel aller Patientinnen, die wegen eines Mammakarzinoms in kurativer (heilender) Absicht operiert werden, sind durch diesen Eingriff auch tatsächlich geheilt. Selbst bei Patientinnen, bei denen zum Zeitpunkt der Operation kein Lymphknotenbefall nachgewiesen werden kann, ist in ca. 30% der Fälle innerhalb der nächsten 10 Jahre mit einem erneuten Auftreten des Tumors zu rechnen. Sind bis zu drei Lymphknoten tumorös infiltriert, so leben nach 5 Jahren ohne adjuvante Chemotherapie nur noch etwa 40% der Patientinnen, sind mehr als 4 Lymphknoten befallen, überleben nach 5 Jahren nur noch weniger als 25% der Frauen.

Kommt es zum Auftreten von Fernmetastasen, ist eine Heilung in der Regel nicht mehr möglich. Allerdings können hormonelle und zytostatische Behandlungsmaßnahmen das Tumorwachstum aufhalten.

Literatur

Becker, N., R. Frentzel-Beyme, G. Wagner: Krebsatlas der Bundesrepublik Deutschland. 2. Aufl., Springer, Berlin–Heidelberg–New York 1984.

Braunwald, E., K. J. Isselbacher et al. (Hrsg.): Harrison's Prinzipien der Inneren Medizin. 2 Bde., Schwabe, Basel–Stuttgart 1986.

Glaus, A., W. F. Jungi, H. J. Senn: Onkologie für Krankenpflegeberufe. 2. Aufl., Thieme, Stuttgart–New York 1985.

Gross, R., C. G. Schmidt: Klinische Onkologie. Thieme, Stuttgart–New York 1985.

Huhn, D.: Zytostatikatherapie maligner Erkrankungen. Fischer, Stuttgart 1986.

22 Infektionskrankheiten

R. Roos

Das vorliegende Kapitel informiert

▷ wie es zu einer Infektionskrankheit kommt, welches die allgemeinen Krankheitszeichen sind
  und wie der Organismus sich dagegen schützt;
▷ über Hospitalinfektionen, die zu vermeiden besonders zu den Aufgaben der Krankenpflege
  gehört;
▷ über die einzelnen Erregertypen, und auf welchen Wegen sie übertragen werden;
▷ über die häufigste Gruppe der Infektionskrankheiten, nämlich die Infektionen des Nasen-
  Rachen-Raumes;
▷ umfassend über unsere derzeitigen Kenntnisse der Infektionskrankheit AIDS mit ihren
  Krankheitsvorstufen, präventiven und pflegerischen Maßnahmen.

I Allgemeiner Teil

Seit Beginn dieses Jahrhunderts ist das Auftreten der Infektionskrankheiten mit dem Einsatz der Antibiotika, verbesserter Hygiene und besserem wirtschaftlichen Status weltweit sehr stark zurückgegangen. Einige Erreger sind in unseren Breiten seit einigen Jahren sogar nicht mehr aufgetreten (Cholera). Doch die zunehmende Reisetätigkeit in ferne Länder und das damit verbundene Auftreten von „exotischen" Krankheiten sowie die schnelle Verbreitung der tödlich verlaufenden Krankheit AIDS geben den Infektionskrankheiten eine neue essentielle Bedeutung.

1 Definitionen

Eine **Infektion** (Ansteckung) ist das Eindringen von Mikroorganismen – Bakterien, Viren, Pilzen, Protozoen (in der Regel einzellige Lebewesen) – in den Organismus, wo sie haften bleiben und sich vermehren.

Nicht jedes Eindringen von Mikroorganismen in den Körper verursacht Krankheit; vielmehr leben und vermehren sich auf den Schleimhäuten des Magen-Darm-Traktes und der oberen Atemwege des Menschen zahlreiche Mikroorganismen. Man spricht dann von einer Besiedelung oder Kolonisation des Körpers durch Mikroorganismen.

Es werden **pathogene** (krankheitserzeugende) und **apathogene** (harmlose, unschädliche, nichtkrankheitserzeugende) Mikroorganismen unterschieden.

Harmlose Keime besiedeln die Haut und die Schleimhäute der Mundhöhle, des Magen-Darm-Traktes und der oberen Atemwege sogleich nach

der Geburt (s. Abschn. I, 3.1). Zum Teil besteht eine echte **Symbiose**, d. h., der Mensch profitiert ebenfalls vom Vorhandensein dieser Mikroorganismen, denn z. B. wird ein Teil des vom Menschen benötigten Vitamin B_{12} durch Darmbakterien gebildet. Ebenso gibt es Mikroorganismen auf der Haut und den Schleimhäuten, die an ihrem typischen Standort unter normalen Bedingungen zu keinen Krankheitserscheinungen führen (**Saprophyten**), aber auch keinen erkennbaren Nutzen für den Wirt haben.

> Harmlos sind diese normalen Schleimhautkeime nur, solange diese Abwehrmechanismen funktionieren – wenn sie versagen, gewinnt ein Teil der Keime die Möglichkeit, in die Schleimhaut einzudringen.

Ändern sich die Abwehrlage des Organismus und/oder die physiologischen Standortbedingungen (wie Temperatur, Feuchtigkeit, pH-Wert etc.), oder gelangen die Keime in ein anderes für sie nicht typisches Organ, können die vorher harmlosen Mikroorganismen zu krankheitserzeugenden Keimen werden. So können sich z. B. bei der Agranulozytose (s. Kap. 6), bei der durch die hochgradige Verminderung der weißen Blutzellen die Abwehrlage des Körpers erheblich reduziert ist, Krankheitskeime im Körper stark vermehren und zu Erkrankungen führen. Schleimhautgeschwüre, vor allem in der Mundschleimhaut, zeigen, daß die ortsständigen Keime pathogen geworden sind.

Ein anderes wichtiges Beispiel sind die nach dem **Katheterisieren** der Harnblase häufig beobachteten Harnwegsinfektionen (s. endogene Infektion). Hierbei können Kolibakterien, die im menschlichen Darm leben, ohne Störungen zu verursachen, durch unsterile Katheterisierung der Harnblase in die Harnwege verschleppt werden und dort Entzündungen dieser Schleimhäute verursachen. Dieselben Keime können, falls sie in die Bauchhöhle gelangen, zu einer lebensgefährlichen Bauchfellentzündung führen.

> Eine **Infektionskrankheit** ist also eine Erkrankung des Organismus mit subjektiven und objektiven Symptomen (Krankheitsgefühl, Fieber, Schmerzen, Schwellung, Blutbildveränderungen, eingeschränkte Organfunktion) entweder nach erfolgter Infektion mit pathogenen Mikroorganismen oder nach Standortwechsel vorher apathogener Keime, wenn zugleich die Möglichkeiten der körpereigenen Abwehr überfordert sind und sich die Mikroorganismen im Körper ungehindert vermehren und ausbreiten können.

Verlauf und Ausbreitung der jeweiligen Infektionskrankheiten sind abhängig von Infektionsweg und Eigenschaften der Erreger:

▷ **Endogene Infektion:** Wenn ein Patient sich durch Keime seiner eigenen Flora infiziert, spricht man von einer endogenen Infektion. Falls ein Schwerkranker oder frisch Operierter, in seiner Abwehrkraft geschwächter Patient beispielsweise nicht abhusten kann und dadurch seine normalen Keime der oberen Luftwege in die tieferen Luftwege geraten, kann eine Bronchopneumonie entstehen. Daß beim Katheterisieren der Harnblase Keime der normal besiedelten Harnröhre in die Blase verschleppt werden können – und dies geschieht nur allzuleicht und allzuoft! –, wurde bereits erwähnt (s. o.). Dies sind gleichzeitig zwei typische Beispiele für *nosokomiale*, d. h. im Krankenhaus erworbene, Infektionen (s. S. 508).

▷ **Endemie:** Einige Mikroorganismen, insbesondere einige Viren, sind, wie man sagt, *endemisch*, d. h., sie sind in einer Bevölkerung ständig vorhanden und führen immer wieder zu Übertragung und Krankheitsfällen. Wenn die Infektiosität eines Erregers sehr groß ist, verursacht er die sog. *Kinderkrankheiten*.

Masern sind nicht etwa deswegen eine Kinderkrankheit, weil nur Kinder nach Infektion mit diesem Virus erkranken, sondern weil das Virus hochinfektiös ist und weil fast jeder Mensch in seinen ersten Lebensjahren mit dem Masernvirus in Kontakt kommt. Nach der Masernerkrankung ist der Betreffende **lebenslänglich** gegen Masern geschützt, weil sein Abwehrsystem gelernt hat, das Masernvirus abzuwehren. Auch Syphilis und Gonorrhö sind endemisch; das gleiche gilt für Salmonellenerkrankungen. Aus einer Endemie kann unter schlechten hygienischen Bedingungen und aus anderen Gründen eine Epidemie entstehen.

▷ **Epidemien:** Massenhaftes Auftreten der Erkrankung in einem begrenzten Gebiet und Zeitraum. Die Erreger werden leicht von Mensch zu Mensch übertragen, dringen schnell in den Organismus ein und vermehren sich dort heftig (**hohe Infektiosität**). Beispiele hierfür sind die alljährlich auftretenden grippalen Infekte, wo die Übertragung leicht durch Anniesen bzw. Anhusten erfolgt, und die großen Choleraepidemien der vergangenen Jahrhunderte, bei denen aufgrund mangelhafter Hygiene mit dem Stuhl ausgeschiedene Erreger ins Trinkwasser gelangten. Auch auf anderen Wegen (Düngung von Gemüse mit Fäkalien, Erkrankte waschen sich nach dem Besuch der Toilette nicht die Hände etc.) können pathogene Keime auf andere Menschen übertragen werden und zu Epidemien führen.

Bei einer **Pandemie** erfaßt die epidemieartig verlaufende Infektionskrankheit den größten Teil der Bevölkerung eines Landes oder gar eines Kontinents. So können die Pest- und Choleraepidemien im Mittelalter auch als Pandemien bezeichnet werden. Auch die Influenza kann pandemisch den größten Teil der Weltbevölkerung befallen. Die letzte Grippe-Pandemie fand in Westeuropa 1956/1957 statt.

Angesichts der weiten Verbreitung von Mikroorganismen ist es oft nicht ohne weiteres klar, ob eine Krankheit, bei der ein Mikroorganismus gefunden wird, tatsächlich durch diesen Mikroorganismus verursacht wurde oder ob der gefundene Mikroorganismus nur mehr oder weniger *zufällig* anwesend war oder lediglich begünstigt durch die bestehende Krankheit eindringen konnte. ROBERT KOCH, bedeutender Mikrobiologe und Pathologe des vergangenen Jahrhunderts, hat wesentliche Bedingungen formuliert, um den infektiösen Charakter einer Erkrankung zu beweisen.

Kochsche Regeln:

▷ Bei entsprechenden Krankheitsfällen muß der betreffende Keim regelmäßig isoliert werden können.

▷ Der Keim muß in Reinkultur gezüchtet werden können.

▷ Durch Injektion dieser Reinkultur in ein Tier muß ein charakteristisches Krankheitsbild erzeugt werden können.

▷ Der Keim muß bei diesem experimentell erzeugten Krankheitsbild wieder isoliert werden können.

Die Beachtung dieser Regeln hat bei der Aufklärung der großen klassischen Infektionskrankheiten eine wesentliche Rolle gespielt, und sie sind im wesentlichen heute noch gültig. Es gibt aber Fälle, in denen man entweder den Erreger nicht züchten kann oder keine Versuchstiere bekannt sind, die gegenüber dem Erreger empfindlich sind, oder der Keim erzeugt bei Versuchstieren ein ganz andersartiges Krankheitsbild. Infolge solcher und anderer Schwierigkeiten ist der infektiöse Charakter verschiedener Krankheiten noch heute unentschieden: Sind einige bösartige Geschwülste des Menschen durch Viren verursacht? Ist die Multiple Sklerose vielleicht Folge einer chronischen Virusinfektion des Zentralnervensystems?

> Bis zum Beginn dieses Jahrhunderts spielte die Bedrohung durch die *klassischen* Infektionskrankheiten wie Tuberkulose, Diphtherie, Typhus, Kinderlähmung die größte Rolle, und insgesamt standen Infektionskrankheiten unter den Todesursachen an erster Stelle; in den Entwicklungsländern ist dies z. T. heute noch der Fall.

In den letzten Jahrzehnten hat sich dieses Bild grundlegend gewandelt. Durch Verbesserung der allgemeinen Hygiene, durch sorgfältige Wasseraufbereitung, Schutzimpfungen, bessere Ernährung und durch die Entdeckung der **Antibiotika** (als Penicillin durch FLEMING 1928 erstmals eingeführt) als einem hochwirksamen Behandlungsprinzip haben diese Krankheiten ihre früheren Schrecken verloren. In der Bedeutung als Todesursache sind die Infektionskrankheiten weit abgefallen. Der Optimismus in früheren Jahren allerdings, daß dem Problem der Infektionskrankheiten über kurz oder lang keine wesentliche Bedeutung mehr zukomme, wurde gründlich gedämpft.

In der Klinik nimmt heutzutage sogar die prozentuale Häufigkeit von Infektionen zu. Dies liegt einerseits daran, daß durch moderne intensivmedizinische Maßnahmen mehr und mehr Patienten schwere, früher tödlich verlaufende Krankheiten überleben können und dann in diesem geschwächten Zustand häufig an endogenen Infektionen erkranken, zum anderen werden – was neuerdings wieder häufiger zu einem Problem wird – infektiöse Erreger im Krankenhaus leicht verschleppt und übertragen, z. T. durch therapeutische oder diagnostische Maßnahmen.

Man nennt solche in der Klinik erworbenen Infektionen *Hospitalinfektionen* oder **nosokomiale**, d. h. mit der Krankenhausbehandlung zusammenhängende Infektionen. Über die Häufigkeit der Hospitalinfektionen gibt es in der Bundesrepublik bisher nur wenig gesicherte Zahlen. In einigen speziell kontrollierten Kliniken zeigte sich, daß zwischen 5 und 8% der stationär behandelten Patienten Infektionen erleiden, die sie in der Klinik erwerben.

Allein schon rein wirtschaftlich gesehen, wachsen sich Hospitalinfektionen zu einem Problem aus, da die Kosten für die Verlängerung des Krankenhausaufenthaltes insgesamt erhebliche Beträge ausmachen.

2 Erreger

Infektionen werden durch Mikroorganismen verursacht, die man in Bakterien, Pilze, Viren und Protozoen unterteilen kann (Tab. 22-1). Wegen ihrer Kleinheit sind sie nur nach entsprechender Vergrößerung mit dem Mikroskop erkennbar. Viren sind so klein, daß man sie nur durch die wesentlich stärkere Vergrößerung des Elektronenmikroskops sichtbar machen kann.

Man unterscheidet **pathogene** von **apathogenen** Keimen. Pathogene Keime erzeugen entweder in jedem Fall (obligat) oder nur unter bestimmten Bedingungen (fakultativ), z. B. bei einem durch eine Vorerkrankung geschwächten Patienten, eine Infektion. Dagegen verursachen apathogene Keime in der Regel keine Erkrankung und finden sich häufig in der Normalflora. Häufig sind die apathogenen Keime mit dem Wirt ein Verhältnis zu gegenseitigem Nutzen – eine **Symbiose** – eingegangen (s. Abschn. I, 1).

Tabelle 22-1: Übersicht über klinisch wichtige Erreger, ihr Vorkommen in der normalen menschlichen Flora und die typischen, durch sie ausgelösten Erkrankungen (zusammengestellt unter Modifikation nach J. POTEL sowie MANDELL et al., 1979).

Erreger	Vorkommen in normaler menschlicher Flora	Typische Erkrankungen	auf folgenden Seiten erwähnt
Bakterien			
Spirochäten			
Borrelia burgdorferi	–	Lyme-Erkrankung Erythema migrans, Meningitis, Enzephalitis, Neuritis	
Leptospira ictero-haemorrhagica	–	WEIL-Erkrankung	
Treponema pallidum	–	Lues	601
Treponema pertenue	–	Frambösie	
Treponema vincenti	–	Angina PLAUT-VINCENTI	534
Gramnegative Stäbchen			
Bordetella pertussis	–	Keuchhusten	
Brucella abortus	–	BANG-Erkrankung	
Brucella melitensis	–	Malta-Fieber	
Campylobacter-Arten	asymptomatische Kolonisation möglich	Enteritis	245
Citrobacter	Darm, Haut	Harnwegsinfektion, selten Sepsis	427
Enterobacter-Arten	Darm, Haut	Sepsis, Harnwegsinfektion	427
Escherichia coli	Darm, Haut	Harnwegsinfektion, Coli-Enteritis u. Meningitis beim Säugling, Sepsis, Tularämie	244, 427
Haemophilus influenzae	Nasen-Rachen-Raum	Pneumonie, Epiglottitis, Meningitis bevorzugt beim Kleinkind	203, 538, 600
Haemophilus para-haemolyticus	–	Pharyngitis	533
Haemophilus vaginalis	Vagina	unspezifische Vaginitis	
Klebsiella-Arten	Darm, Haut	Pneumonie, Harnwegsinfektionen, Sepsis, Meningitis	204, 427
Proteus-Arten	Darm	Harnwegsinfektion, häufig bei Nephrolithiasis	427
Pseudomonas aeruginosa	Darm, Trachea bei beatmeten Patienten	Infektion bei Verbrennungen, Sepsis, Pneumonie, Harnwegsinfektionen bei Intensivpatienten	
Salmonella enteritidis, typhimurium und zahlreiche andere Arten	nicht selten in Darm und Gallenblase gesunder Dauerausscheider	Gastroenteritis, beim Neugeborenen Sepsis und Meningitis, selten Osteomyelitis	245
Salmonella paratyphi-A	–	Paratyphus A	245
Salmonella paratyphi-B	–	Paratyphus B	245
Salmonella typhi	–	Typhus abdominalis	245
Serratia marcescens	im feuchten Milieu	nosokomiale Infektion	
Shigellen-Arten	–	Ruhr (bakterielle)	245
Vibrio cholera	–	Cholera	245
Yersinia enterocolica	asymptomatische Kolonisation möglich	Enteritis	245
Yersinia pestis	–	Pest	
Yersinia pseudotuberculosis	–	Pseudotuberkulose	

Erreger	Vorkommen in normaler menschlicher Flora	Typische Erkrankungen	auf folgenden Seiten erwähnt
Anaerobe gramnegative Stäbchen			
Bacteroides fragilis	Darm, Vagina	postoperative Wundinfektion, Adnexitis, Sepsis	
Bacteroides melanino-genicus	Mundhöhle, Darm, Vagina	Aspirationspneumonie, Adnexitis, Sepsis	
Fusobakterien	Mundhöhle, Darm	Angina PLAUT-VINCENTI	534
Gramnegative Kokken (aerob)			
Branhamella catarrhalis	Haut, Respirationstrakt	Meningitis, Sepsis, Sinusitis (Pneumonie), Konjunktivitis	
Neisseria gonorrhoeae	–	Gonorrhö	
Neisseria meningitidis	Rachen	Meningitis, Sepsis	600
Gramnegative Kokken (anaerob)			
Veillonellen	Mundhöhle, Darm	selten Sepsis	
Grampositive Kokken (anaerob)			
Staphylococcus aureus	Haut, Nase	Wundinfektion, Hautinfektion, Enterokolitis, Sepsis, Pneumonie beim Säugling, selten Meningitis	244, 427
Staphylococcus epidermidis	Haut, Darm	Kathetersepsis, Ventilsepsis	427, 545
Streptococcus pyogenes	Rachen, Haut	Tonsillitis, Scharlach, Wund-infektion, Pneumonie	532, 534 f., 539
Streptococcus agalactiae (Streptokokken Gruppe B)	Vagina, Darm	Sepsis, Meningitis, Osteomyelitis beim Neugeborenen, Pneumonie beim Erwachsenen	534
Streptococcus faecalis	Darm	Harnwegsinfektion, Sepsis, Endokarditis	422, 427
Streptococcus pneumoniae	Rachen	Pneumonie, Meningitis	204, 539
Peptokokken	Rachen, Mund	Wundinfektionen	
Peptostreptokokken	Darm	Infektionen des Urogenital-systems	
Sporenbildende Stäbchen			
Bacillus anthracis	ubiquitär	Milzbrand	
Clostridium botulinum	–	Botulismus	524
Clostridium difficile	Darm	Enterokolitis	244
Clostridium perfringens	Darm	Gasbrand	244
Clostridium tetani	u. U. Darm	Tetanus	524
Grampositive, nicht sporenbildende Stäbchen			
Lactobacillus acidophilus	Darm, Vagina	apathogen	
Listeria monocytogenes	–	Sepsis, Meningitis bei Neugebo-renen und abwehrgeschwächten Patienten, „Grippe" beim Erwachsenen	
Aktinomyzeten			
Aktinomyzeten	Mundhöhle, Haut	Aktinomykose	
Bifidobakterien	Darm, Rachen	apathogen	
Corynebacterium acnes	Haut	Akne	
Corynebacterium diphtheriae	–	Diphtherie	534
Mycobacterium leprae	–	Lepra	
Mycobacterium tuberculosis	–	Tuberkulose	205

Erreger	Vorkommen in normaler menschlicher Flora	Typische Erkrankungen	auf folgenden Seiten erwähnt
Rickettsien, Chlamydien, Mykoplasmen			
Chlamydia psittaci	–	Pneumonie	205
Chlamydia trachomatis	Cervix uteri	Trachom, Urethritis, Konjunktivitis, Pneumonie beim Neugeborenen	428
Coxiella burneti	–	Q-Fieber	
Rickettsia prowazekii	–	Fleckfieber	205
Mycoplasma pneumoniae	–	atypische Pneumonie	205, 534
Ureaplasma	Genitaltrakt	Vaginitis, Urethritis	
Viren			
RNS-Viren			
Corona-Viren	–	„Erkältung", Pneumonie, Gastroenteritis	532, 534
Gelbfiebervirus	–	Gelbfieber	
Influenzaviren	–	echte Grippe	532, 534, 539
Masernvirus	–	Masern, subakute sklerosierende Panenzephalitis	204
Mumpsvirus	–	Mumps, Orchitis, Enzephalitis	601
Parainfluenzaviren	–	Pseudokrupp, Pneumonie, Bronchiolitis, „Erkältung"	532, 534, 537
Picornaviren			
Coxsackie-Viren A	–	Myositis, Enzephalitis	601
Coxsackie-Viren B	–	Pharyngitis, Myokarditis, Enzephalitis	601
Echo-Viren	Darm	respiratorische Infekte, Enzephalitis, Enteritis bei Neugeborenen	601
Enteroviren	Darm	Herpangina, Enteritis	534
Polioviren	Darm	Polio	602
Rhinoviren	–	respiratorische Infekte	532, 534, 539
Rabiesvirus	–	Tollwut	
Rötelnvirus	–	Röteln, Rötelnembryopathie	
Rotavirus	Darm	Gastroenteritis beim Neugeborenen	245
RS-Viren	–	Bronchiolitis, Bronchitis, „Erkältung"	532, 534
Retroviren			
Humanes Immundefizienz-Virus	–	AIDS	540, 602
DNS-Viren			
Adenoviren	–	Pharyngitis, Tracheobronchitis, hämorrhagische Zystitis, Konjunktivitis, Pneumonie	532, 534
Zytomegalie-Virus	–	Sepsis, Hepatitis, Pneumonie	268
EPSTEIN-BARR-Virus	–	Mononukleose	534, 536
Hepatitis-A-Virus	–	Hepatitis A	268
Hepatitis-B-Virus	–	Hepatitis B	268
??	–	Hepatitis Non-A-Non-B	268
??	–	Dreitagefieber	

Erreger	Vorkommen in normaler menschlicher Flora	Typische Erkrankungen	auf folgenden Seiten erwähnt
Herpes-simplex-Virus	–	Herpes, Stomatitis aphthosa, Enzephalitis, Sepsis	534, 601
Papilloma-Virus	–	Warzen	
Variola-Virus	–	Pocken	
Varicella-Zoster-Virus	–	Windpocken, Herpes zoster	601

Pilze

Aspergillus-Arten	ubiquitär	Aspergillom, Aspergillus-Pneumonie und -Sepsis, Aspergillusmeningitis, allergische Pneumonitis	205
Candida-Arten	Haut, Rachen, Darm, Vagina	mukokutane Candidiasis: Ösophagitis, Vaginitis, Windeldermatitis, Intertrigo, Paronychie invasive Candidainfektion: Meningitis, Pneumonie, Kathetersepsis, Endokarditis, Osteomyelitis, Harnwegsinfektion	515, 543
Cryptococcus-Arten	selten in Flora des Menschen	Meningitis (Pneumonie)	
Mucor	ubiquitär	Sinusitis, Pneumonie bei Leukämie und Diabetes mellitus	
Trichophyton, Microsporum, Epidermophyton	Haut	Hautpilzerkrankungen	

Protozoen

Entamoeba histolytica	–	Amöbenruhr, Leberabszeß	245
Giardia lamblia	Dünndarm	Bauchschmerzen	246
Leishmania donovani	–	Kala-Azar	
Leishmania tropica	–	mukokutane Leishmaniose	
Plasmodium-Arten	–	Malaria	
Pneumocystis carinii	?	Pneumonie bei Neugeborenen, Leukämie- und AIDS-Patienten	205, 543
Toxoplasma gondii	–	„Grippe"-ähnliche Erkrankungen, Pneumonie, Enzephalitis, Uveitis	543
Trichomonas vaginalis	Vagina, Urethra	Vaginitis, Balanitis	
Trypanosomen	–	Schlafkrankheit	

Parasiten

Würmer

Askariden	–	Ascariasis	246
Bandwürmer	–	Darmbefall	246
Echinococcus	–	Leberabszeß, Lungenabszeß	246
Filarien	–	Trichinose	246
Hakenwürmer	–	Dünndarmbesiedelung	246
Oxyuren	–	Oxyuriasis	246
Trichuris trichiura	–	Trichuriasis	246

Ektoparasiten

Läuse	–	Pediculosis	
Sarcopta scabiei	–	Skabies	
Wanzen	–	Hautbisse, Hauteiterungen	

2.1 Bakterien

Es gibt die verschiedensten Arten von Bakterien, die alle nach Färbung im Mikroskop sichtbar sind. Ihnen allen gemeinsam ist ein charakteristischer Aufbau. Sie besitzen eine aus verschiedenen Schichten aufgebaute Zellwand, die jeder Art ihre charakteristische äußere Form gibt und wichtige Stoffwechselfunktionen zu erfüllen hat. Sie sorgt für die selektive Aufnahme der benötigten Nährstoffe und andererseits für die Abgabe der nicht mehr benötigten Stoffwechselprodukte. Klinisch wichtig ist, daß die Zellwand für die Resistenz gegenüber manchen Antibiotika (z. B. Aminoglykoside) verantwortlich sein kann, indem sie die Aufnahme des Antibiotikums in die Zelle verhindert.

Die Zellwand (oder Zellmembran) umschließt das Zytoplasma, eine eiweißreiche und salzhaltige Flüssigkeit mit zahlreichen verschieden gestalteten granulären Einschlüssen, die Träger der Stoffwechselvorgänge der Zelle sind.

Charakteristisch für Bakterien ist, daß sie **keinen** Zellkern haben. Die Strukturen, die die Erbinformation beinhalten, bestehen wie bei höheren Lebewesen aus Desoxyribonukleinsäure (DNS) und Ribonukleinsäure (RNS), sie sind jedoch als fädiges Netzwerk über die ganze Zelle verteilt.

Die Größe der Bakterien schwankt zwischen 0,2 μm und 10 μm.

2.1.1 Bakterienformen

Hinsichtlich der Form unterscheidet man Kokken (kugelförmige Bakterien), Stäbchen (Bakterien im engeren Sinne) und Schraubenbakterien (Abb. 22-1).

Kokken: Kokken sind runde Bakterien, die morphologisch nach der Art ihrer Lagerung unterteilt werden. Man unterscheidet **Streptokokken,** bei denen die Kokken kettenartig hintereinander gelagert sind, von **Staphylokokken,** die traubenförmig gelagert sind. Dagegen sind **Sarzinen** paketförmig gelagert (die Art der Lagerung ist durch die Teilungsvorgänge bestimmt).

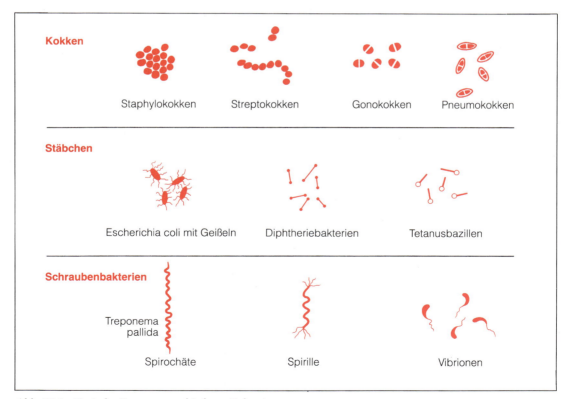

Abb. 22-1. Typische Formen verschiedener Bakterien.

Stäbchenbakterien: Stäbchenbakterien können nach der Lagerung in Einzelstäbchen, Diplostäbchen (parallel gelagerte Stäbchen) und Stäbchenketten unterschieden werden.

Schraubenbakterien: Schraubenbakterien werden je nach der Anzahl ihrer Windungen in Kommabakterien (z. B. **Vibrionen**), **Spirochäten** mit wenigen Windungen (z. B. Spirochaeta pallida – Erreger der Syphilis) oder Spirillen mit vielen Windungen unterschieden.

2.1.2 Färberisches Verhalten

Ein klinisch sehr wichtiges Unterscheidungsmerkmal der Bakterien ist ihr färberisches Verhalten, vor allem ihr Verhalten in der Gramfärbung (GRAM = dänischer Mikrobiologe). Man unterscheidet grampositive von gramnegativen Bakterien. Bei einer Gramfärbung werden zunächst die Bakterien auf einem Objektträger ausgestrichen, fixiert und dann mit einem blauen Farbstoff (Gentianaviolett) blau eingefärbt. Anschließend wird der Farbstoff durch Alkohol wieder entfernt. Grampositive Keime widerstehen dieser Entfärbung und bleiben blau, während gramnegative Keime den blauen Farbstoff verlieren und entfärbt werden. Damit die Entfärbten hinterher im Mikroskop sichtbar werden, wird anschließend noch mit einem roten Farbstoff (Erythrosin) gegengefärbt. **Grampositive** Keime färben sich also **blau**, während **gramnegative** Keime nach der Färbung **rot** sind.

2.2 Viren

Viren sind normalerweise nur mit dem Elektronenmikroskop sichtbar zu machen, d. h., sie sind in der Regel kleiner als 0,3 μm.

> Viren unterscheiden sich von den Bakterien vor allem dadurch, daß sie keinen eigenen Stoffwechsel haben und sich dementsprechend auch nicht selbständig vermehren können. Sie benötigen zur Vermehrung den Enzymapparat einer Wirtszelle, in die sie eindringen.

In der Wirtszelle werden sie stark vermehrt und verlassen die Wirtszelle, meist nach Absterben derselben, wieder (Abb. 22-2). Da sie keinen eigenen Stoffwechsel haben und zur Vermehrung eine Wirtszelle benötigen, hat man auch vom *geborgten Leben der Viren* gesprochen.

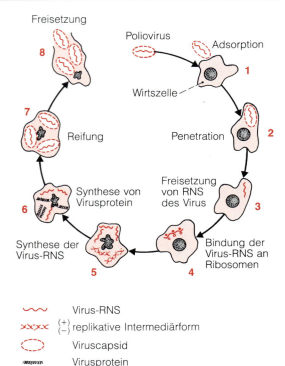

Abb. 22-2. Vermehrung von Viren am Beispiel des Poliovirus, das RNS als Erbinformation enthält (nach: JAWETZ, J. et al. 1977). 1–8 Reihenfolge der Vermehrungsschritte.

In neuerer Zeit hat man erkannt, daß die Erbinformation der Viren (DNS oder RNS) auch in die Erbinformation der Wirtszelle eingebaut werden kann, ohne daß diese abstirbt; sie entartet aber unter Umständen zur Krebszelle. Allerdings ist diese Entstehungsweise bislang nur für einige wenige Krebsarten gesichert.

Ein Virus besteht aus einem Kern, dem **Nukleotid** – das die Erbinformation in Form von

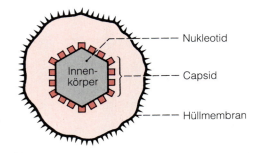

Abb. 22-3. Schematische Darstellung der Bestandteile eines kompletten Viruspartikels (nach: JAWETZ, J. et al., 1977).

RNS oder DNS enthält und das die Reproduktion des Virus in der Wirtszelle veranlaßt –, und einer Kapsel, dem **Capsid**, einem Eiweißmantel, der einerseits das Nukleotid schützt, andererseits für die Anheftung des Virus an der Wirtszelle sorgt (Abb. 22-3). Diese Kapsel ist bei jeder Virusart unterschiedlich gebaut; sie wird vom Immunsystem des Organismus als *körperfremd* erkannt, und es werden gegen diesen speziellen Kapseltyp Antikörper gebildet. Die Kapsel ist für die Antigenität des Virus verantwortlich.

Antigen ist eine Bezeichnung für jede Struktur, gegen die der Organismus Gegengifte (**Antikörper**) bildet.

2.3 Pilze

Pilze sind den Bakterien in vielen Einzelheiten ähnlich, besitzen im Gegensatz zu diesen jedoch einen **Zellkern** mit Zellkernmembran. Sie bilden häufig große Zellverbände mit vielen Verzweigungen, die ein Netzwerk bilden und als **Myzel** bezeichnet werden (dabei fehlt häufig zwischen den einzelnen Zellen eine Zellmembran). Die dadurch entstehenden Pilzfäden bezeichnet man als **Hyphen**. Einige Pilzarten vermehren sich durch Sprossung, d. h., Teile des Zellplasmas einer Zelle stülpen sich aus und bilden eine neue Zelle bzw. *Sporen* (Dauerformen). Der häufigste klinisch relevante Pilz ist der Soorpilz (**Candida albicans**) (Abb. 22-4).

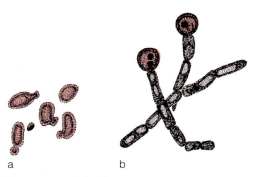

Abb. 22-4. Candida albicans.
a) Knospende Zellen im Sputum;
b) Pseudomyzel- und Chlamydosporen in Kultur.

2.4 Protozoen

Protozoen sind einzellige tierische Lebewesen; sie ernähren sich durch Aufnahme hochmolekularer Stoffe. Sie sind oft zur Bildung von Dauerformen (**Zysten**) fähig, mit denen sie ungünstige Lebensbedingungen überdauern können. Sie besitzen einen **Zellkern.**

2.5 Chlamydien und Rickettsien

Chlamydien und Rickettsien sind sog. Übergangsgruppen, d. h., sie stellen Zwischenformen zwischen Viren und Bakterien bzw. Protozoen dar. Sie haben zwar einen eigenen Stoffwechselapparat, benötigen zur Vermehrung jedoch den Enzymapparat einer Wirtszelle. Man findet sie häufig als intrazytoplasmatische **Einschlußkörper** in den befallenen Zellen. Sie können beim Menschen eine Vielzahl von Infektionen, besonders **Pneumonien,** verursachen.

3 Kolonisation, Dauerausscheider, Infektion

3.1 Kolonisation

Im Einleitungsabschnitt wurde bereits von der normalen Besiedlung der Darmschleimhaut und der Schleimhäute der oberen Atemwege mit Keimen gesprochen. Auch die Haut ist stets mit Bakterien besiedelt. Man bezeichnet diesen Zustand als **Kolonisation,** im Gegensatz zur Infektion, bei der es zu Krankheitserscheinungen kommt. Die Art der Keime, die die Haut und Schleimhäute kolonisieren, ist von der Umgebung abhängig. Schon bald nach der Aufnahme eines Patienten ins Krankenhaus ändert sich die Kolonisation, da dort andere Keime vorherrschen. Auch das Krankenhauspersonal besitzt eine andere Kolonisation. Es überwiegen die sog. gramnegativen Keime, die gegen eine Reihe von Antibiotika weniger empfindlich oder sogar unempfindlich sind.

Eine Behandlung mit **Antibiotika** beeinflußt ebenfalls die Kolonisation der Schleimhäute. Es werden durch eine Antibiotika-Behandlung nicht nur die Krankheitserreger getroffen, die man beseitigen will, sondern auch auf den Schleimhäuten kolonisierende Keime, wenn diese gegenüber dem Antibiotikum empfindlich sind.

Da zwischen verschiedenen Mikroorganismen eine Art Konkurrenzverhältnis besteht, kann die Beseitigung eines Mikroorganismus aus der normalen Kolonisationsflora die Voraussetzung dafür bieten, daß sich andere Mikroorganismen stark vermehren können.

Unter langwieriger Antibiotika-Behandlung kommt es u. U. zu einer Besiedlung der Schleimhäute des Verdauungstraktes mit Pilzen. Ist die Abwehrlage bei einem schwerkranken Patienten schlecht, so können diese Pilze auch in die tieferen Atemwege absteigen und Pilz-Pneumonien verursachen.

3.2 Dauerausscheider

Für die Verbreitung von Krankheitserregern besonders wichtig ist die Möglichkeit der Kolonisation von Krankheitserregern auf der Haut oder den Schleimhäuten von gesunden Menschen. So können von einem Menschen nach einer Typhusinfektion jahrelang Typhuserreger ausgeschieden werden, ohne daß dieser **Dauerausscheider** Krankheitserscheinungen aufweist (manchmal ist auch in der Vorgeschichte keine Krankheitsepisode zu finden; vermutlich hat der Betreffende dann eine ganz leichte Form des Typhus durchgemacht).

Ist ein solcher Dauerausscheider z. B. in einem Küchenbetrieb tätig, dann kann von ihm bereits bei minimaler Vernachlässigung der Hygiene durch Übertragung von Typhuserregern in die Nahrung eine Typhusepidemie ausgehen.

Auch andere Krankheitserreger wie z. B. Meningokokken kolonisieren nicht selten auf der Mund- und Nasenschleimhaut gesunder Personen; wird der Keim dann auf einen anderen Menschen übertragen, der aus irgendeinem Grunde nicht dagegen abwehrfähig ist, entsteht eine Infektionskrankheit.

3.3 Infektion

Erst wenn ein Krankheitserreger in den Organismus eindringt und der Organismus in Form von Krankheitssymptomen (s. u.) darauf reagiert, spricht man von einer Infektionskrankheit (s. Abschn. I, 1). Je nach Grad der Ausbreitung eines Erregers im Organismus unterscheidet man eine Organinfektion von einer systemischen (den ganzen Körper erfassenden) Infektion. Zur medizinischen Bezeichnung der dabei entstehenden Entzündung des jeweiligen Organs wird in der Regel die Endung -itis an den Namen des entsprechenden Organs angehängt. So sprechen wir von Hepatitis = Leberentzündung, Nephritis = Nierenentzündung, Enzephalitis = Gehirnentzündung etc.; Ausnahme: Pneumonie = Lungenentzündung.

3.3.1 Ausbreitung der Infektion im Körper

Ausbreitung „per continuitatem" und kanalikulär: Eine Infektion kann auf benachbarte Gewebe übergreifen – man nennt diese Ausbreitung *per continuitatem* (lat.: kontinuierlich). Die Infektion kann sich aber auch in den normalerweise im Organismus vorhandenen Gängen und Kanälen, *kanalikulär*, ausbreiten, z. B. als **aszendierende** (aufsteigende) Infektion der Harnwege von der Blase über den Harnleiter bis zum Nierenbecken, oder etwa als **deszendierende** (absteigende) Infektion der Atemwege vom Kehlkopf über die Bronchien bis zur Lunge.

Ausbreitung auf dem Lymphweg: Eine Infektion kann sich aber auch auf dem Lymphweg ausbreiten. Im Bereich der kleinsten Blutgefäße tritt laufend etwas Blutflüssigkeit ins Gewebe aus; diese durchströmt das Gewebe und wird dann über zartwandige Lymphgefäße gesammelt und in die Blutbahn zurückgeführt. Die in die Lymphbahnen eingeschalteten Lymphknoten dienen als Filter- und Abwehrstationen, um den Lymphstrom von Erregern aus dem Gewebe zu befreien. Es kann so zu einer Entzündung eines Lymphgefäßstammes bis hin zur nächsten Lymphknotenstation kommen, insbesondere nach infizierten Verletzungen. Dann zieht sich ein roter, schmerzhafter Streifen am Arm oder Bein entlang bis in die Achselhöhle oder Leistenbeuge, und der Lymphknoten ist schmerzhaft geschwollen. Im Volksmund bezeichnet man dies als *Blutvergiftung*, mit einer Vergiftung des Blutes hat dies aber nichts zu tun.

Ausbreitung auf dem Blutweg: Wenn sich Erreger über die Blutbahn in andere Körperregionen ausbreiten, spricht man von einer **hämatogenen Aussaat.** So kann z. B. eine Osteomyelitis (eitrige Entzündung des Knochenmarks) aufgrund einer hämatogenen Ausbreitung von Staphylokokken von einer infizierten Hautwunde in den Knochen entstehen. Gelangen Erreger massenhaft in die Blutbahn – am häufigsten geschieht das beim Einbruch einer eitrigen Entzündung in eine Körpervene –, dann entsteht eine **Sepsis**, ein schweres Krankheitsbild mit hohem, unregelmäßig auftretendem Fieber und Schüttelfrösten im Fieberanstieg.

 Eine Sepsis ist immer eine lebensgefährliche Erkrankung.

Gibt es einen Sepsisherd, von dem die Streuung ausgeht, so sollte er nach Möglichkeit chirurgisch eröffnet und dem Eiter nach außen Abfluß verschafft werden. Immer muß eine antibiotische Behandlung erfolgen.

Können durch eine bakteriologische Kultur Bakterien in der Blutbahn nachgewiesen werden, so bezeichnet man dies als **Bakteriämie** (der Ausdruck wird oft unabhängig davon verwendet, ob dabei Krankheitssymptome vorhanden sind oder nicht).

3.3.2 Ablauf einer Infektionskrankheit

Eine ganze Reihe von Infektionskrankheiten zeigt in ihrem Zyklus einen typischen zeitlichen Ablauf: Zunächst folgt auf die **Exposition** (Ansteckung) eine symptomfreie Zeit, die als **Inkubationszeit** (lat. etwa: Ausbrütungszeit) bezeichnet wird. Die Dauer der Inkubationszeit ist für jede Krankheit meist charakteristisch und liegt bei Virusinfektionen oft um zwei Wochen. Es gibt aber auch einzelne Krankheiten mit sehr viel kürzeren und wesenlich längeren Inkubationszeiten. Danach folgt eine Phase – meist von einigen Tagen Dauer –, in der der Erreger im Blut zu finden ist; es bestehen jetzt meist Fieber und Krankheitsgefühl, aber oft noch keine sehr charakteristischen Krankheitszeichen. In der dritten Phase verschwinden die Erreger wieder aus dem Blut und siedeln sich vorzugsweise in ganz bestimmten Organen an, die für den Erreger charakteristisch sind. So siedeln sich z.B. die Hepatitisviren in der Leber ab, die Meningokokken in der Hirnhaut, das Windpockenvirus in Haut und Schleimhäuten usw. In dieser Phase entstehen die für den Erreger charakteristischen und wiedererkennbaren Krankheitserscheinungen und klinischen Befunde.

4 Epidemiologie

4.1 Übertragungswege

Im Einleitungsabschnitt wurden schon Übertragungswege von Infektionen beispielhaft erwähnt; dieses Thema soll hier noch einmal ausführlicher dargestellt werden, denn nur, wenn man die Übertragungsweise von Erregern genau kennt, ist es möglich, Infektionsketten zu unterbrechen. Es gibt im wesentlichen vier Wege für die Übertragung einer Infektion von einem Individuum zum anderen:

▷ den direkten Kontakt (Schmierinfektion);
▷ Übertragung patienteneigener Flora;
▷ Tröpfcheninfektion;
▷ biologische Überträger (z.B. Tiere).

Ein wichtiger Übertragungsmodus ist der **direkte Kontakt** durch Berührung, auch als **Schmierinfektion** bezeichnet. Durch Schmierinfektion werden auch Hepatitis-B-Viren und das AIDS-Virus übertragen; es kommt durch Blut, Sperma oder Vaginalsekret zur Übertragung dieser Viren, die durch kleinste Wunden oder Hautinzisuren in den Organismus eindringen. In der Klinik spielt dieser Vorgang vor allem bei der Übertragung nosokomialer Infektionen eine Rolle. Die – **ungewaschene!** – Hand des Pflegepersonals ist das wichtigste Übertragungsvehikel von Keimen im Krankenhaus.

Klebsiellen, die durch Anfassen von infiziertem Material auf die Hand gelangen, können mehrere Stunden überleben und dann bei Berührung auf einen anderen Menschen übertragen werden. Weitere wichtige Überträgermedien sind die Kleidung (Arbeitsmäntel), an der pathogene Erreger oft lange überleben und von Bett zu Bett weitergetragen werden können. Staphylokokkeninfektionen, z.B. Furunkel des Pflegepersonals, bilden eine nicht unerhebliche Infektionsquelle für nosokomiale Infektionen.

Einen Sonderfall der Schmierinfektion bilden die Infektionen, die über **Nahrungsmittel** verbreitet werden: Man denke dabei an Salmonelleninfektionen (Typhus, Paratyphus) oder Shigelleninfektionen (Ruhr) durch Trinkwasser oder die Übertragung von Salmonellen über Speiseeis oder Fleischwaren.

Es muß hier aber nochmals betont werden, daß längst nicht alle Infektionskrankheiten durch eine Übertragung von Krankheitserregern auf den Patienten entstehen.

In vielen Fällen, vor allem bei den Infektionen, die bei einer anderen Grundkrankheit im Krankenhaus entstehen, infiziert sich der Patient an seiner eigenen Flora, die häufig genug pathogene Erreger enthält. Dies ist dann eine **endogene Infektion.** So dürfte ein Großteil der Wundinfektionen nach chirurgischen Interventionen durch die patienteneigene Flora ausgelöst werden.

> Die **Tröpfcheninfektion** (Übertragung des Erregers in feinsten Tröpfchen von in der Regel einem Durchmesser von 5 μm) spielt eine wichtige Rolle bei der Übertragung von Virusinfektionen, die vor allem zu Erkältungskrankheiten führen. Durch Husten und Schneuzen können diese Partikel mehrere Meter durch die Luft gewirbelt werden.

Eine Infektion kann auch direkt durch die Luft übertragen werden. Ein Beispiel hierfür ist die Übertragung der Tuberkelbakterien, der Erreger der Tuberkulose. Die infektiösen Partikel sind hier meist kleiner als 5 μm und können dementsprechend durch die Luftströmung und den Wind oft weit getragen werden. So gibt es dokumentierte Fälle, bei denen Tuberkulose von einem Sänger mit Stimmbandtuberkulose auf Zuhörer im Auditorium übertragen wurde.

> Manche Infektionen werden durch einen **biologischen Träger** verbreitet. So wird die **Malaria** durch die Anopheles (Gabelmücke) übertragen. Kenntnisse des Vermehrungszyklus und Brutstätten dieser Mückenart führten zu wirksamen Kontrollmaßnahmen der Malaria. Beispiele für durch biologische Träger übertragene Krankheiten in unseren Breiten sind die **Tollwut,** die durch Zeckenbiß übertragene Frühsommer-Meningoenzephalitis (**FSME**) oder die ebenfalls durch Zeckenbiß übertragene Borreliose (**Lyme-Erkrankung**).

4.2 Endemie, Epidemie, Pandemie

(vgl. Abschn. I, 1)

5 Pathophysiologie der Infektion

5.1 Entzündung

Der Organismus reagiert auf eine krankheitserzeugende Infektion in der Regel mit einer Entzündung im Bereich der eingedrungenen Erreger. Dabei wird die betreffende Region übermäßig durchblutet, und die Blutgefäßwände werden durchlässig für Blutbestandteile.

> Jedermann weiß aus seiner eigenen Erfahrung, daß ein entzündeter Hautbezirk rot gefärbt ist und sich wärmer anfühlt.

Dadurch gelangen die verschiedenen Abwehrfaktoren des Blutes (s. Abschn. I, 6) in den Entzündungsbereich. Die Entzündung ist also eine für den Organismus sehr sinnvolle und nützliche Reaktionsweise zur Infektionsbekämpfung.

5.1.1 Seröse Entzündung

Zunächst kommt es zum Übertritt einer eiweißreichen Flüssigkeit aus den Blutbahnen in das Gewebe oder auf die Schleimhautoberfläche. Man spricht dann von einer serösen Entzündung. Gut bekannt ist diese Erscheinung beispielsweise vom Frühstadium eines **Schnupfens** mit seiner wässerig-schleimigen (serösen) Sekretion nach außen bzw. von einem **Insektenstich,** bei dem die seröse Entzündung zu einer Schwellung des Gewebes führt.

5.1.2 Fibrinöse Entzündung

Auf die seröse Entzündung folgt oft die fibrinöse Entzündung (Abb. 22-5). Es kommt zum Austritt von Plasma aus dem Blut ins Gewebe und dann zur Füllung (Koagulation) des Fibrins (fädiges Protein, neben Erythrozyten der Hauptbestandteil eines Blutgerinnsels). Ein Beispiel hierfür stellt die fibrinöse Pleuritis (Rippenfellentzündung) oder fibrinöse Perikarditis (Herzbeutelentzündung) dar.

5.1.3 Eitrige Entzündung

Das Fibrin wird später in der Regel durch die aus der Blutbahn in Massen austretenden Leukozyten abgebaut. Während das Fibrin den Effekt hat, den Erreger im Gewebe zu fixieren, quasi zu arretieren, nehmen die Leukozyten den Erreger durch Phagozytose (Umfließen) in sich auf (Abb. 22-6), verdauen ihn und führen so zu sei-

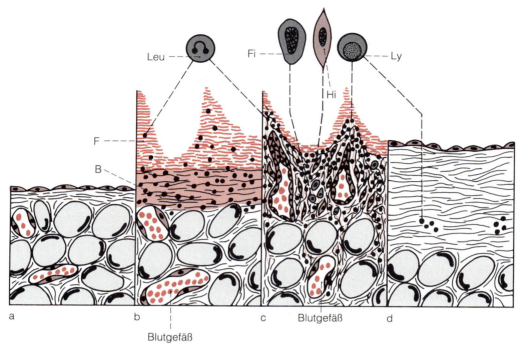

Abb. 22-5. Fibrinöse Entzündung am Beispiel des Perikards (nach: H. U. ZOLLINGER, 1981):
a) Normalzustand mit Mesothel, Bindegewebe, Fettgewebszellen und Kapillaren;
b) **akute** fibrinöse Entzündung: Fibrinauflagerung (F) in Rippenform an der Oberfläche, dazwischen Leukozyten (Leu), ebensolche Zellen in ödematösem Bindegewebe (B), Gefäße erweitert;
c) **subakute** Phase: Einsprossen von Gefäßen, Fibroblasten (Fi), Histiozyten (Hi) und Lymphozyten (Ly), einzelne gelapptkernige Leukozyten noch vorhanden;
d) narbige Verdickung der Bindegewebsschicht mit Restinfiltraten aus Lymphozyten.

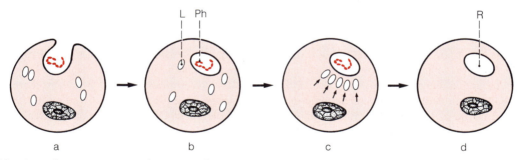

Abb. 22-6. Phagozytose von Bakterien (nach: H. U. ZOLLINGER, 1981):
a) protoplasmatische Umhüllung der Bakterien;
b) völlige Abkapselung = Phagosomenbildung (Ph), L = Lysosomen;
c) Lysosomen treten zum Phagosom (Phagolysosom) und lösen Bakterien auf;
d) Restvakuole (R).

ner Vernichtung. Wenn sich im Entzündungsgebiet zahlreiche Leukozyten befinden, sprechen wir von einer eitrigen Entzündung; Beispiele für eine eitrige Entzündung sind ein eitriger Schnupfen (Rhinitis), eine eitrige Nasennebenhöhlenentzündung (Sinusitis), eine eitrige Mandelentzündung (Angina, Tonsillitis), und eine eitrige Knochen(haut)entzündung (Osteomyelitis). Gefürch-

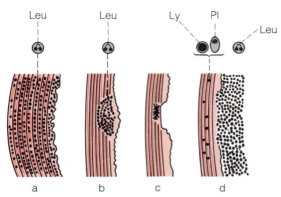

Leu   Leu   Ly   Pl
                                 ╱Leu

a   b   c   d

Abb. 22-7. Einige Entzündungsformen (Leu = Leukozyten) (nach: H. U. ZOLLINGER, 1981):
a) phlegmonöse Entzündung;
b) Abszeßbildung;
c) Narbe;
d) Empyem, d. h. Eiteransammlung, vor allem im Lumen (Gallenblase, Pleura etc.). Wand mit spärlich
Lymphozyten (Ly) und Plasmazellen (Pl).

tet ist die eitrige Gehirnhautentzündung (Meningitis), bei der im Liquor als Folge einer bakteriellen Infektion zahlreiche Leukozyten auftreten.
Besondere Formen der eitrigen Entzündung stellen der Abszeß, die Phlegmone und das Empyem
dar (Abb. 22-7).

Abszeß: Unter einem Abszeß versteht man eine
eitrige Entzündung, die zu einem Gewebezerfall
(Nekrose) und damit zu einem künstlichen Hohl-
raum mit Eiteransammlung geführt hat. Besonders Infektionen durch Staphylokokken führen
häufig zu einer Abszeßbildung.

Liegt ein Abszeß nahe der Körperoberfläche,
dann kann er sich durch Gewebeeinschmelzen
spontan nach außen entleeren; der Chirurg wird
in der Regel mit dem Skalpell nachhelfen und den
Abszeß eröffnen, der danach meist rasch abheilt.

Ein Abszeß kann aber auch an einer *inneren
Oberfläche* durchbrechen, wodurch meist gefährliche Komplikationen entstehen. So führt
z. B. der Durchbruch eines Lungenabszesses in
die Pleurahöhle zu einer eitrigen Pleuritis.

Phlegmone: Von einer Phlegmone sprechen wir,
wenn sich die eitrige Infektion im Gewebe ausgebreitet hat, ohne die normale Gewebsstruktur zu
zerstören. So breitet sich das Erysipel, die Streptokokkeninfektion der Haut, subkutan rasch
aus, führt u. U. zu einer granulozytenreichen Entzündung, die aber die normale Hautarchitektur

nicht zerstört und dementsprechend auch nicht
zu einer Narbe führt.

Empyem: Als Empyem bezeichnet man dagegen
eine Eiteransammlung in einer anatomisch normalerweise schon vorhandenen Höhle, beispielsweise kann in der Gallenblase ein Gallenblasen-
empyem, in der Brusthöhle ein Pleuraempyem
entstehen.

Hämorrhagische Entzündung: Wenn bei der Entzündung durch die Infektion ein starker Gewebszerfall mit nachfolgendem Austritt roter Blutkörperchen entsteht, sprechen wir von einer hämorrhagischen Entzündung. Eine Grippe kann beispielsweise zu einer hämorrhagischen Entzündung der Schleimhaut der Trachea führen, erkennbar am blutig gefärbten Auswurf der Patienten.

Lymphoplasmozytäre Entzündung: Dagegen liegt
eine lymphoplasmozytäre Entzündung vor, wenn
sich in dem Entzündungsgebiet vorwiegend Lymphozyten, Plasmazellen oder Histiozyten befinden, so zum Beispiel beim PFEIFFERschen Drüsenfieber. Solch eine Entzündungsform entsteht
häufig, wenn sie durch autoaggressive Vorgänge
ausgelöst bzw. unterhalten wird.

5.1.4 Heilung, Narbenbildung

Hat eine akute Entzündung nicht zu einer Gewebszerstörung geführt, dann kann sie nach
Überwindung der Erreger ohne bleibende Folgen
abheilen (auch oberflächliche Schleimhautdefekte können sich vollständig regenerieren).

Wenn die Entzündung jedoch längere Zeit anhält, kommt es im Entzündungsbereich zur Aus-
sprossung zahlreicher neuer kleiner Blutgefäße
und zur Vermehrung von Bindegewebszellen,
zwischen denen sich reichlich weiße Blutkörperchen befinden. Dies ist eine typische Reaktionsweise des Organismus bei einer chronischen Entzündung. Durch denselben Mechanismus heilen
Wunden oder entleerte Abszeßhöhlen ab, indem
sie sich mit neuem Gewebe füllen. Man nennt
dieses neue Gewebe wegen seines körnigen Aus-
sehens *Granulationsgewebe* (Abb. 22-8). Ist die
Infektion überwunden oder die Wundheilung abgeschlossen, verschwinden die weißen Blutkörperchen, viele der neu entstandenen kleinen Blutgefäße veröden, die Bindegewebszellen nehmen
ab. Die Bindegewebsfasern aber nehmen zu und
haben eine Neigung zum Schrumpfen: Zurück
bleibt eine **schrumpfende Narbe**.

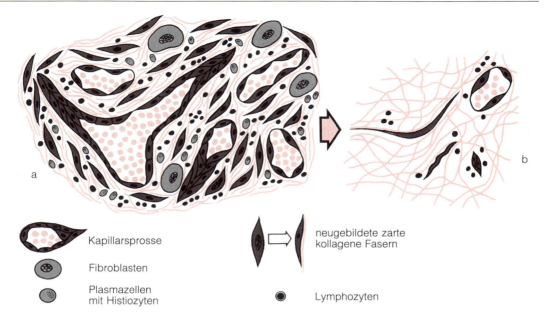

Kapillarsprosse

Fibroblasten

Plasmazellen
mit Histiozyten

neugebildete zarte
kollagene Fasern

Lymphozyten

Abb. 22-8. Granulationsgewebe (a). Übergang in Narbengewebe (b): Verödung vieler Kapillaren. Fibroblasten wandeln sich in Fibrozyten um, die Fasern werden plumper, einzelne lymphozytäre Restinfiltrate (nach H. U. ZOLLINGER, 1981).

Gerade am Beispiel der Wundheilung kann man sehen, daß diese Bildung von schrumpfendem Narbengewebe eine – in der Regel – sehr zweckmäßige Reaktionsweise ist: Das schrumpfende Narbengewebe zieht das funktionstüchtige Gewebe von den Seiten zusammen, und es verbleibt nur ein kleiner Defekt.

In besonderen Fällen ist diese Bildung von schrumpfendem Narbengewebe jedoch sehr nachteilig, z. B. wenn nach einer **Rippfellentzündung** die Lunge mittels einer breiten Schicht derben Narbengewebes mit der Brustwand verwachsen und dadurch in ihrer Ausdehnungsmöglichkeit stark behindert ist. Sehr nachteilig kann sich die Narbenschrumpfung an Hohlorganen auswirken: Nach einer **Verätzung der Speiseröhre** kann es durch die Schrumpfung zu einer erheblichen Enge der Speiseröhre kommen; hat ein Patient immer wieder **Magengeschwüre** in der Gegend des Magenausgangs, dann kann es zu einer Magenausgangsstenose kommen. Bei chronischen Entzündungen der **Leber** oder der **Nieren** kann das schrumpfende Narbengewebe im Laufe der Zeit weitgehend die eigentlichen Gewebe der Organe ersetzen. Die Funktion der Organe kann dadurch nachhaltig gestört sein.

6 Abwehrmechanismen

Dem menschlichen Organismus steht ein ganzes Arsenal von Abwehrmechanismen zur Verfügung, mit denen eine Infektion verhindert, das Eindringen eines Erregers in den Körper erschwert bzw. bei erfolgter Infektion eine Krankheit überwunden werden kann.

6.1 Haut und Schleimhäute

Die intakte Haut bildet eine sehr effektive mechanische Barriere gegenüber dem Eindringen von Mikroorganismen in den Körper. Ihre relative Trockenheit und die saure Reaktion *(Säureschutzmantel)*, auch die normale Hautflora, verhindern die Vermehrung und das Eindringen von pathogenen Erregern. Durch die normale Abschilferung der oberen Hautschichten werden ständig auf der Haut lebende Organismen eliminiert.

Die Schleimhäute stellen weniger einen mechanischen Schutz gegenüber dem Eindringen von Organismen dar, dafür enthalten die von ihnen sezernierten Sekrete eine Reihe antimikrobiell wirksamer Substanzen. Genannt sei das **Lyso-**

zym, das in jedem Sekret zu finden ist und das durch seinen Gehalt an eiweißspaltenden Enzymen zur Zerstörung der Zellwand der Bakterien führt.

Die meisten Sekrete enthalten auch **Immunglobuline,** vornehmlich sekretorisches Immunglobulin A (sIgA) und Immunglobulin G (IgG), die die immunologische Abwehr von Erregern einleiten können. Im Atemwegsbereich bleiben inspirierte Erreger im oberflächlichen **Schleimbelag** hängen und werden durch das **Flimmerepithel** mitsamt dem Schleimbelag eliminiert. Der Salzsäuregehalt des **Magensaftes** sowie die proteolytische (eiweißspaltende) Aktivität des **Dünndarmsekrets** töten verschluckte Keime weitgehend ab. In den ableitenden Harnwegen führt allein die regelmäßige Entleerung der Blase, also der **mechanische Harnstrom,** zur regelmäßigen Ausscheidung evtl. eingedrungener Erreger. Durch noch unerforschte Mechanismen wird das Klebenbleiben (engl.: *attachment*) von Erregern an der Schleimhaut der Harnwege verhindert. Ein Defekt in diesem System mag eine Ursache für rezidivierende Harnwegsinfektionen sein.

6.2 Humorale Immunität und Komplementsystem

(lat.: humor = Feuchtigkeit; humorale Immunität = in der Blutflüssigkeit enthaltene Abwehrstoffe)
Im Serum des Menschen sind Proteine enthalten, die als **Komplement** bezeichnet werden. Komplement liegt im Normalfall als eine ganze Gruppe verschiedener Vorstufen vor, die biologisch inaktiv sind. Durch das Eindringen von Mikroorganismen in die Blutbahn können diese Komplementproteine aktiviert werden und entfalten dann eine Reihe biologischer Funktionen. Die Gefäßpermeabilität wird erhöht, und dadurch werden die biologischen Vorgänge der Entzündung in Gang gesetzt. Komplement aktiviert die neutrophilen Granulozyten und führt zum Anlocken (Chemotaxis) dieser Zellen, d. h., die Zellen wandern in Richtung der zu eliminierenden Mikroorganismen. Komplementfaktoren vermitteln und begünstigen die Phagozytose (s. Abb. 22-6) der Erreger. Diesen Vorgang bezeichnet man als **Opsonisierung.** Durch direkte Einwirkung des Komplements kann es auch zur Lysis (Auflösung) des Krankheitserregers kommen. Alle diese Vorgänge laufen ständig in unserem

Körper ab, ohne daß Krankheitssymptome bemerkbar sein müssen; sie sind ein wichtiger Teil unserer unspezifischen Infektionsabwehr.

Neben diesen unspezifischen Abwehrvorgängen ist der Organismus auch in der Lage, spezifische Abwehrstoffe zu bilden: die Immunglobuline (*spezifisch* bedeutet dabei, daß diese Abwehrstoffe nur gegen einen ganz bestimmten Erreger wirksam sind). Man teilt sie nach ihrer Größe in verschiedene Klassen ein, deren wichtigste die Immunglobuline A, G und M sind. Daneben sind noch die Immunglobuline D und E bekannt.

Die **Immunglobuline** (auch als **Antikörper** bezeichnet) werden nach Kontakt des Organismus mit einem Erreger spezifisch gegen diesen Erreger gebildet. Diese Antikörper bleiben unterschiedlich lange im Serum vorhanden, der Organismus behält aber in der Regel die Fähigkeit, diese spezifischen Antikörper bei erneutem Kontakt mit demselben Erreger in großer Menge zu bilden. Die Antikörper wirken teils direkt auf den Erreger, teils bewirken sie eine Opsonisierung (welche die Phagozytose durch Granulozyten fördert), teils wirken sie durch Aktivierung des Komplementsystems, welches seinerseits die Erreger auflöst.

> Antikörper werden von sog. B-Lymphozyten gebildet (die dabei ihr Aussehen verändern können und dann als **Plasmazellen** bezeichnet werden).

6.3 Zelluläre Immunität

> Neben diesen frei im Serum vorkommenden Antikörpern gibt es auch Antikörper, die fest mit der Membran von Lymphozyten, den sog. **T-Lymphozyten,** verbunden sind. Diese T-Lymphozyten spielen vor allem bei der Abwehr von Pilz- und Virusinfektionen eine wichtige Rolle.

Daneben steuern sie auch die Synthese von Immunglobulinen durch die B-Lymphozyten und Plasmazellen. Ein Teil der T-Lymphozyten (T4-Lymphozyten) wird durch das AIDS-Virus zerstört. Dadurch kommt es bei AIDS-Patienten zu Infektionen durch sonst harmlose Keime.

Hat der Organismus erstmals mit einem bestimmten Erreger Kontakt, so dauert es einige Tage, bis es zur Bildung von Antikörpern kommt. Auch wenn diese Antikörper wieder aus dem Blut verschwunden sind, bleiben doch von beiden Lymphozytentypen, den Antikörper-sezernierenden B-Lymphozyten und den T-Lymphozyten mit zellständigen Antikörpern, Zellen über Jahre oder auch lebenslang erhalten, die die Fähigkeit erworben haben, diesen spezifischen Antikörper zu bilden. Dringt derselbe Erreger zu einem späteren Zeitpunkt wieder in den Organismus ein, so teilen sich diese als *Gedächtniszellen* bezeichneten Zellen mit großer Geschwindigkeit, und alle diese neu entstehenden Lymphozyten bilden die spezifischen, gegen den speziellen Erreger gerichteten Antikörper. Dadurch wird eine **Immunität** gegenüber dem betreffenden Erreger bewirkt, die z. T. lebenslang anhält.

Sämtliche (aktiven) Schutzimpfungen beruhen auf dem Prinzip, die Bildung spezifischer, gegen einen bestimmten Erreger gerichteten Antikörper durch eine ungefährliche Form des Kontaktes mit diesem Erreger zu bewirken; es werden dafür teils abgeschwächte und teils abgetötete Erreger verwendet (s. Abschn. I, 10.4).

6.4 Granulozyten und retikuloendotheliales System

Zum retikuloendothelialen System (RES) gehören sämtliche Gefäßendothelien und bestimmte Zellen der Leber und Milz (Retikulumzellen). Eine wichtige Funktion der Granulozyten und des retikuloendothelialen Systems besteht in der Elimination von eingedrungenen Erregern aus dem Körper durch Phagozytose. Wie schon erwähnt, wird die Phagozytose durch spezifische Antikörper und die unspezifischen Abwehrsysteme begünstigt. Fehlen die zur Phagozytose befähigten Granulozyten (Agranulozytose) oder sind sie quantitativ stark vermindert, z.B. nach Entfernung der Milz (Splenektomie), so kann es zu lebensbedrohlichen Infektionen kommen (z. B. Sepsis durch Pneumokokken). Zur Phagozytose und intrazellulären Abtötung der Erreger gehört eine entsprechende Enzymausstattung der Zellen, deren Fehlen charakteristische Krankheitsbilder hervorruft (z. B. eitrige Staphylokokkeninfektionen bei fehlender Myeloperoxidase der Granulozyten).

7 Infektionsbegünstigende Faktoren

7.1 Unterernährung, Glucocorticoide, Alter

Unterernährung begünstigt das Entstehen von Infektionen und erschwert ihren Verlauf. Entsprechende Erfahrungen wurden auch in den Entwicklungsländern gemacht. Die Tuberkulosemorbidität in Deutschland nahm parallel mit verbesserten wirtschaftlichen Verhältnissen ab, bevor noch die Prävention durch die Impfung in großem Umfang einsetzte. Infektionen spielen eine wichtige Rolle im Endstadium vieler chronischer Erkrankungen wie Krebs, Niereninsuffizienz, Alkoholismus u. a. Vor allem die zelluläre Immunität scheint bei unterernährten Patienten gestört zu sein. Auch ein Mangel an Mineralien wie Zink oder Eisen kann infektionsbegünstigend wirken.

Von den **Glucocorticosteroiden** (Hormonen der Nebennierenrinde), die therapeutisch bei verschiedenen Erkrankungen verwendet werden, ist bekannt, daß sie die Infektionsabwehr des Organismus schwächen. Patienten unter langdauernder Glucocorticoid-Medikation sind vor allem gegenüber bakteriellen und viralen Infektionen gefährdet. Es kann unter diesen Bedingungen auch zu einer Reaktivierung einer längst abgeheilten Tuberkulose kommen.

Das Funktionieren der Infektionsabwehr ist auch altersabhängig. So sind die ganz jungen (vor allem Neugeborene) und ältere Menschen durch Infektionen besonders gefährdet. Während beim Neugeborenen die Immunglobuline quantitativ vermindert sind und auch das Komplement vermindert zu sein scheint, ist bei den sehr alten Patienten eine verminderte zelluläre Immunantwort für die erhöhte Infektanfälligkeit mit verantwortlich.

Neben solchen allgemeinen Bedingungen, die die Infektionsabwehr schwächen, gibt es noch wichtige örtliche Umstände, die Infektionen begünstigen können:

Abflußstörungen und Stauungen von Körpersekreten begünstigen die Vermehrung von Bakterien außerordentlich, so daß es meist in absehbarer Zeit zu einer infektionsbedingten Entzündung kommt.

Dies gilt für Abflußhindernisse in den Harnwegen (z. B. Harnsteine), Entleerungsstörungen der Harnblase (z. B. bei Prostatahypertrophie oder Prostataadenom), bei Abflußstörungen in den Gallenwegen als Folge von Gallensteinen. Wenn ein Patient nach einer Operation für einen längeren Zeitraum nicht kaut und ißt, kommt es zur Sekretstockung in den Speicheldrüsen, und es entwickelt sich u. U. eine Entzündung einer Ohrspeicheldrüse (Parotitis). Bei Frischoperierten oder Bewußtlosen ist die Entleerung der Bronchialsekrete gestört, dadurch kommt es leicht zu Bronchopneumonien.

7.2 Infektiosität, Pathogenität, Virulenz

Ob bei einem Patienten eine Infektionskrankheit entsteht, wird außer vom patienteneigenen Abwehrsystem (s. Abschn. I, 6) ebenso von der Art des Erregers bestimmt. Die meisten Bakterienarten sind für den Menschen harmlos. Um eine Infektionskrankheit hervorzurufen, müssen Mikroorganismen bestimmte Bedingungen erfüllen. Sie müssen die Fähigkeiten besitzen, in den Organismus einzudringen und sich im Organismus zu vermehren, die Abwehrmechanismen des Organismus zu überleben und schließlich dem Organismus Schaden zuzufügen, z. B., indem sie einzelne Zellen zerstören. Manchmal entfaltet ein Bakterium seine krankheitserzeugende Aktivität durch Abgabe von Giften (Toxinen), z. B. die Erreger des Tetanus und des Botulismus.

Diese Eigenschaften kann man mit den Begriffen Infektiosität, Pathogenität und Virulenz beschreiben:

Die **Infektiosität** bezeichnet die Fähigkeit eines Mikroorganismus, in den Wirtsorganismus einzudringen und eine Infektion auszulösen. Ein Erreger ist um so infektiöser, je besser ihm dies gelingt. Dagegen wird die Schwere der Infektion durch die **Pathogenität** (d. h. durch seine Schädlichkeit für den Organismus) des Erregers bestimmt. Es gibt Erreger, die hochinfektiös, aber nur mäßig pathogen sind. So führt Erstkontakt mit dem Masernvirus oder Windpockenvirus praktisch immer zur Infektion – der Erreger ist also hochinfektiös. Die Infektion verläuft aber bei Kindern in der Regel leicht, die Pathogenität ist also gering. Umgekehrt ist beispielsweise die Lepra relativ wenig ansteckend, also wenig infektiös, aber hoch pathogen, da sie beim Infizierten zu schweren Verstümmelungen führen kann.

Virulenz kann als der Überbegriff – im Sinn einer Addition – von Pathogenität und Infektiosität definiert werden. Ein Erreger ist also dann besonders virulent, wenn er gleichzeitig stark infektiös und pathogen ist. Im allgemeinen Sprachgebrauch wird Virulenz aber häufig synonym mit der Pathogenität verwendet.

8 Symptome der Infektionskrankheiten

8.1 Fieber

Der Mensch reagiert auf eine Infektion zumeist mit Fieber.

> Unter **Fieber** versteht man jede Erhöhung der Körperkerntemperatur (Körperkern = Stamm und Kopf) über 38 °C.

Erhöhung der Körpertemperatur über 37,2 °C, aber unter 38,0 °C, bezeichnet man dagegen als **subfebrile Temperaturen**. Die Körperkerntemperatur wird rektal gemessen. Axillär liegt die Temperatur durchschnittlich 0,5 °C unter der Körperkerntemperatur. Je nach dem Fieberverlauf unterscheidet man verschiedene Fiebertypen (Abb. 22-9).

Bei plötzlichem Fieberanstieg kommt es oft zu *Schüttelfrost*. Von einer **Kontinua** spricht man, wenn das Fieber über mehrere Tage gleichbleibend hoch ist. Bei **rekurrierendem** Fieber folgt auf eine Fieberzacke eine fieberfreie Periode. Beim **remittierenden** Fieber treten zwar auch Fieberzacken auf, dazwischen normalisiert sich die Körpertemperatur aber nie ganz. Ein **undulierender** Fieberverlauf liegt vor, wenn die Temperaturen über mehrere Tage langsam ansteigen und dann ebenso langsam wieder abfallen. Dies kann sich wiederholen.

> Die genaue Registrierung des Fieberverlaufes hat diagnostische Bedeutung, weil der Fieberverlauf für eine Reihe von Infektionskrankheiten kennzeichnend ist.

Nicht jedes Fieber wird übrigens durch eine Infektion ausgelöst, z. B. können Krankheitsprozesse im Gehirn auch mit Fieber begleitet sein. Zu einem nicht krankheitsbedingten Temperaturanstieg der Körperkerntemperatur kann es z. B. bei schwerer körperlicher Arbeit kommen.

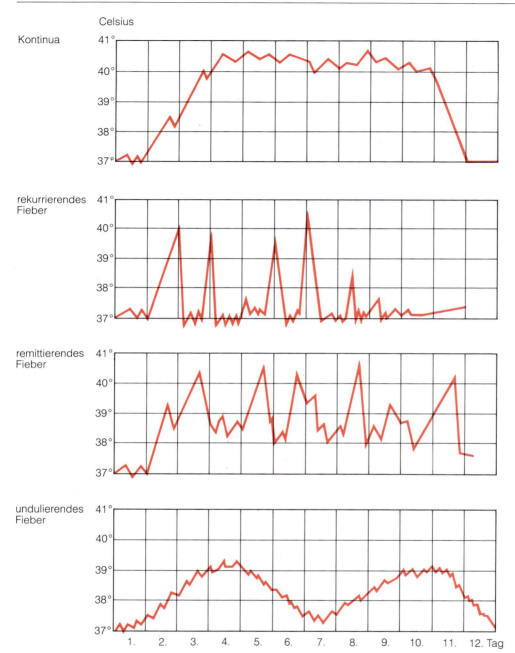

Abb. 22-9. Typische Fieberverläufe.

8.2 Allgemeinsymptome

Für den Patienten am meisten beeinträchtigend wirken sich die allgemeinen Krankheitssymptome wie Müdigkeit, Abgeschlagenheit, eingeschränkte Leistungsfähigkeit aus. Bei Kindern können fehlende Gewichtszunahme und Wachstumsverzögerung auf eine Infektion hindeuten.

8.3 Klinische Entzündungszeichen

Handelt es sich um eine lokalisierte infektionsbedingte Entzündung, finden sich beim Patienten klinisch die schon seit dem Altertum bekannten Kardinalsymptome der Entzündung, die mit folgenden lateinischen Ausdrücken beschrieben werden:

▷ Rubor;

▷ Calor;

▷ Dolor;

▷ Tumor;

▷ Functio laesa.

Mit Rötung (**Rubor**) wird die Hyperämie der infizierten Stelle bezeichnet. Sie führt zur Überwärmung dieses Bezirkes (**Calor**). Dies ist meist durch Tasten fühlbar. Durch die Hyperämie und die im Abschnitt I, 5.1 „Entzündung" beschriebenen pathophysiologischen Vorgänge kommt es zur Schwellung des infizierten Bezirkes – dem **Tumor**. (Dieses Wort wird in diesem Zusammenhang nicht im Sinne einer pathologischen Neubildung verwendet). Die infizierte Stelle schmerzt (**Dolor**), sofern sie mit sensiblen Nervenfasern versorgt ist. Durch die Infektion und die resultierenden Entzündungszeichen werden die normalen physiologischen Stoffwechselvorgänge beeinträchtigt, die Funktion des Organs ist gestört (**Functio laesa**).

8.4 Blutbildveränderungen

Meist hat eine Infektion Auswirkungen auf das Spektrum der weißen Blutkörperchen im Blutbild. Die Zahl der Granulozyten nimmt stark zu (bei Neugeborenen kann die Zahl auch abnehmen), und es werden mehr jugendliche Granulozyten (die Stabkernigen) im peripheren Blut gefunden. Man nennt diese Reaktion eine *Linksverschiebung* (s. Kap. 6). In der Regel ist die Blutkörperchensenkungsgeschwindigkeit bei Infektionen beschleunigt.

8.5 Lymphknotenschwellungen

Häufig finden wir bei der körperlichen Untersuchung infizierter Patienten eine Schwellung der Lymphknoten. Bei Palpation sind sie meist sehr schmerzhaft. Die Lymphknotenschwellung kann lokalisiert (nur in einer Körperregion) oder generalisiert (am ganzen Körper) sein. Über die Lymphknotenschwellungen bei infizierten Verletzungen wurde in Abschnitt I, 3.3.1 gesprochen.

Entsprechend finden sich bei einer Infektion der Tonsillen meist schmerzhafte Schwellungen der Halslymphknoten unterhalb des Kieferwinkels, bei Entzündungen der Brustwand (Brustdrüse) Lymphknotenschwellungen in der Achselhöhle. Aus der Lokalisierung der geschwollenen und zuweilen schmerzhaften Lymphknoten kann auf die infizierte Körperregion geschlossen werden. Bei einer generalisierten Infektion (z. B. häufig bei einer Virusinfektion) können dagegen sämtliche Lymphknoten des Körpers anschwellen.

9 Diagnostik von Infektionskrankheiten

9.1 Klinische Symptomatik

Normalerweise kann eine Infektionskrankheit an ihrer typischen klinischen Symptomatik erkannt werden. So führen Windpocken, Masern u. a. zu einem typischen Exanthem, das ihre Erkennung meist zweifelsfrei erlaubt. Andere Symptome, die auf eine Infektion hinweisen, wurden in den Abschnitten II, 8.1 bis 8.5 ausführlich dargestellt.

9.2 Bakteriologische Untersuchungen

In vielen Fällen, vor allem bei bakteriellen Infektionen, kommt es darauf an, die genaue Ursache der Infektion durch Identifikation des Erregers festzustellen, was dann erst spezifische Gegenmaßnahmen erlaubt. Dazu dienen bakteriologische Kulturen.

So wird man bei Verdacht auf eine Harnwegsinfektion eine Urinkultur anlegen. Es kommt dabei darauf an, eine Kontamination der Kultur durch die Normalflora der Urethra zu vermeiden. Bei Urinkulturen erreicht man das durch die Gewinnung eines Mittelstrahlurins.

Bei den ersten Anzeichen einer Sepsis, Meningitis oder Pneumonie wird eine Blutkultur angelegt. Man entnimmt dazu eine bestimmte Menge Blut vom Patienten und überträgt sie in ein flüssiges Nährmedium, in dem sich die Bakterien vermehren können. Bei Verdacht auf Meningitis wird durch eine Lumbalpunktion Liquor gewonnen, der anhand der Zellzahl, des Blutzucker- und Eiweißgehaltes Aussagen über eine Entzündung der Gehirnhäute zuläßt. Das Anlegen einer Bakterienkultur und die mikroskopische Untersuchung des gramgefärbten Präparates ermöglichen den Nachweis des Erregers. Bei einer Infektion durch Anaerobier ist darauf zu achten, daß das Kulturmaterial unter Luftabschluß entnommen und unter Luftabschluß ins Labor transportiert wird. Dazu gibt es entsprechende Transportmedien.

Die Bakterien werden dann im Labor aufgrund ihres Wachstums, ihrer Stoffwechselleistung, ihres Verhaltens bei Färbungen und aufgrund ihrer Morphologie, evtl. auch ihrer immunologischen Eigenschaften, differenziert und identifiziert. Durch Auflegen von mit Antibiotika getränkten Papierplättchen auf die Kulturmedien kann auch eine Aussage über die Antibiotika-Empfindlichkeit der Bakterien gemacht werden. Prinzipiell gilt: Je größer der Hemmhof um ein Antibiotikaplättchen ist, in dem kein Wachstum der Bakterien zu erkennen ist, desto größer ist die Empfindlichkeit des Bakterienstammes gegen das getestete Antibiotikum.

9.3 Virusisolierung

Der direkte kulturelle Nachweis eines Virus ist technisch wesentlich aufwendiger als bakteriologische Untersuchungen. Viren wachsen nur auf Zellkulturen. Sie entfalten in den Zellkulturen charakteristische morphologisch erkennbare Effekte (zytopathischer Effekt), die zum indirekten Nachweis des Virus dienen, oder das Virus wird in der Gewebekultur immunologisch nachgewiesen. Dabei werden Antikörper, die mit einem fluoreszierenden Farbstoff markiert werden, an das Virus geheftet. Bei der mikroskopischen Untersuchung leuchten dann die von den Viren befallenen Zellen auf (Immunfluoreszenz).

9.4 Serologische Methoden

Viele Infektionskrankheiten lassen sich durch serologische Methoden diagnostizieren. Die am häufigsten angewendeten serologischen Methoden bestehen darin, daß gegen die Erreger gebildete humorale Antikörper im Serum des Patienten nachgewiesen werden. Dazu wird eine stufenweise Verdünnung des Serums vorgenommen und an bekannten, im Laboratorium vorrätigen Erregerstämmen geprüft, ob eine Wirkung auf die getesteten Erreger nachweisbar ist (die Nachweismethoden für die Wirkung auf die getesteten Erreger sind unterschiedlich, sie werden als Agglutinationsreaktionen, Hämagglutination, Komplementbindungsreaktion oder Immunfluoreszenztest durchgeführt). Diese serologischen Methoden werden vor allem zur Diagnostik von Viruserkrankungen, aber auch bakterieller Erkrankungen wie z. B. des Typhus verwendet.

Das Ergebnis der serologischen Tests wird in der Regel als die Verdünnungsstufe (Titer) des Serums angegeben (1/2, 1/4, 1/8 etc.), mit der noch ein positives Resultat zu erzielen war.

> In der Regel muß dieser Antikörpernachweis zweimal im Verlauf einer Erkrankung gemacht werden, und zwar einmal zu Beginn der Erkrankung und das zweite Mal 14 Tage später. Ein Anstieg des Antikörpertiters beweist, daß sich der Organismus mit einem Erreger auseinandergesetzt hat und zeigt damit, daß der Patient an dieser Infektion erkrankt ist.

Eine andere Möglichkeit, die Reaktion zwischen Antikörpern und Erregern diagnostisch auszuwerten, besteht darin, daß man Seren mit bekanntem Antikörpergehalt (Antiseren) verwendet, um mit ihnen einen gesuchten Erreger nachzuweisen. Moderne Methoden gestatten es dabei u. U., Erreger direkt in einer Körperflüssigkeit zu identifizieren, ohne den Keim vorher kulturell angezüchtet zu haben. So kann man z. B. den Erreger einer Meningitis innerhalb kurzer Zeit mit geeigneten Antiseren identifizieren.

Die zelluläre Immunität kann durch Hauttests geprüft werden. Das bekannteste Beispiel hierfür sind die Tuberkulinproben. Durch Auftragen (Frekatest), Einreiben (Morosalbe) oder intrakutane Applikation (Tinetest, Mendel-Mantoux) des Antigens Tuberkulin (eines Extraktes aus Tuberkelbakterien) kann es im positiven Fall zu einer Rötung und Induration (Infiltration), evtl. sogar Bläschen im Bereich der Auftragungsstelle kommen. Diese Reaktion erreicht ihr Maximum erst nach 48 Stunden. Eine positive Reaktion beweist, daß sich der Organismus mit den Tuberkuloseerregern auseinandergesetzt hat. Auch nach der Tuberkuloseschutzimpfung (BCG-Impfung) tritt eine positive Reaktion auf.

9.5 Behandlung von Untersuchungsmaterial

> Wichtig zu bedenken ist: Ein mikrobiologisches Kulturergebnis kann nur so gut sein wie das eingesandte Material. Auf sorgfältige Abnahme und sachgerechten Transport des Kulturmaterials ist also größte Sorgfalt zu verwenden.

Folgende Grundsätze sind dabei zu berücksichtigen:

▷ Schnellster Transport ins Labor ist anzustreben.

▷ Das Kulturmaterial soll vor Austrocknen geschützt werden.

▷ Begleitzettel sollen ausreichend ausgefüllt sein, aus denen die Patientendaten, Art des Materials, Zeitpunkt der Entnahme, klinische Diagnose, derzeitige Therapie hervorgehen.

▷ Blut- und Liquorproben zur bakteriologischen Untersuchung sollen bei 37 °C ins Labor gebracht werden.

▷ Eiter, Abstriche, Sputum und Stuhl können bei Zimmertemperatur versandt werden.

▷ Urin sollte, falls er nicht sofort angesetzt werden kann, gekühlt bis max. 12 Stunden aufbewahrt werden.

▷ Wenn Verdacht auf eine Anaerobierinfektion besteht, muß das Kulturmaterial vor Luftzutritt geschützt werden. Dazu stehen geeignete Transportmedien zur Verfügung.

▷ Viele Viren sterben schon nach wenigen Minuten bei Zimmertemperatur ab. Deswegen ist gerade der schnellstmögliche Transport von Material zur Virusanzüchtung besonders wichtig. Als Alternative bietet sich die Kühlung des Materials in Eis bzw., wenn das Ansetzen innerhalb 24 Stunden nicht möglich ist, das Tiefgefrieren auf minus 70 °C an.

Auf die Frage, welches Untersuchungsmaterial bei welcher Erkrankung abgenommen werden soll und wie dies zu geschehen hat, kann im Rahmen dieser Darstellung nicht eingegangen werden (s. hierzu spezielle Bücher der Laboratoriumsdiagnostik, z. B. Jauk, F. 1982).

9.6 Epidemiologische Untersuchungen

Die Bekämpfung von Infektionskrankheiten darf nicht bei der Erkennung und Behandlung einer Infektion bei einem Patienten stehenbleiben. Fast noch wichtiger ist die **Prävention**. Das gilt in besonderem Maße für die Hospitalinfektionen, also Infektionen, die in der Klinik oder gar durch klinische Maßnahmen übertragen werden. Dazu sind die Erfassung dieser Infektionen und ihre epidemiologische Auswertung erforderlich. In anderen Ländern hat sich dazu die Institution der Hygienefachschwester außerordentlich bewährt. Es handelt sich dabei um Krankenschwestern mit möglichst langjähriger Berufserfahrung, die nach einer Zusatzausbildung ausschließlich in der Hospitalhygiene tätig sind. Nach einheitlichen

Kriterien erfassen sie bei regelmäßigen Visiten die Infektionsrate einer Klinik, nach Möglichkeit die Ursache der Infektion, und arbeiten aufgrund dieser Erkenntnisse pflegerische Vorschläge aus, wie die Infektionsverhütung verbessert werden kann. In der Bundesrepublik setzt sich dieser Berufszweig nach dem erfolgreichen Abschluß einiger Pilotprojekte langsam durch.

10 Therapie von Infektionskrankheiten

10.1 Antibiotika

Antibiotika sind das Rückgrat der Therapie einer bakteriellen Infektion.

Die Effektivität dieser Medikamente hat einen Durchbruch in der Therapie früher so gefürchteter Erkrankungen wie Sepsis, Pneumonie oder Meningitis gebracht. Es wird ständig an der Entwicklung neuer Antibiotika gearbeitet. Während früher nach der Einführung der Sulfonamide und des Penicillins immer neue Antibiotika ganz unterschiedlicher chemischer Struktur entwickelt wurden, beschreitet man heute mehr und mehr den Weg, an bekannten Antibiotika durch Modifikation des Molekülaufbaus neue Eigenschaften zu erschließen, die dann eine bessere therapeutische Wirkung ergeben. Dies kann durch eine höhere antimikrobielle Aktivität, verbesserte Verteilungseigenschaften im Körper (Pharmakokinetik) oder eine größere Stabilität der Moleküle bewirkt werden.

Ein großes und immer neue Schwierigkeiten bereitendes Problem ist die Resistenzentwicklung der Bakterien gegenüber Antibiotika.

So waren die Staphylokokken bei Einführung des Penicillins fast durchweg Penicillin-empfindlich, heute findet man in der Klinik kaum noch Penicillin-empfindliche Staphylokokken. Das Muster der Antibiotikaresistenz wechselt von der einen Klinik zur anderen, ja mitunter von Station zu Station. Durch die antibiotische Therapie kommt es zum Überleben der resistenten Bakterien (Selektion), die sich dann, da ihre Mitkonkurrenten fehlen, stark vermehren können. Dabei können die Faktoren, die die Resistenz bedingen (Resistenzfaktoren), von einem Bakterium zum anderen, ja sogar von einer Bakterienart zur anderen übertragen werden.

Eine den Antibiotika vergleichbare Behandlungsmöglichkeit von Virusinfektionen besteht bisher kaum. Nur für einige wenige Viruserkrankungen (Infektionen durch Herpesviren und Cytomegalieviren) gibt es seit jüngster Zeit einige Medikamente, die eine nachgewiesene virostatische (d. h. die Vermehrung des Virus hemmende) Wirkung haben.

10.2 Allgemeintherapie

Nicht weniger bedeutungsvoll ist die Allgemeintherapie eines Patienten mit einer Infektionskrankheit. Dazu gehören die maßgerechte Zufuhr von Flüssigkeit und Elektrolyten (je nach Ausscheidung) ebenso wie eine entsprechende Ernährung. Bevor Tuberkulostatika (Antibiotika gegen Tuberkelbakterien) bekannt waren, wurde die Tuberkulose hauptsächlich, und nicht ohne Erfolg, durch eine ausgewogene Ernährung und viel körperliche Ruhe behandelt und damit durch eine Aktivierung der körpereigenen Abwehr. Je nach Schwere des Krankheitsbildes muß jedoch auch das ganze Arsenal intensivmedizinischer Maßnahmen eingesetzt werden, um den Erfolg der therapeutischen Maßnahmen zu gewährleisten.

10.3 Chirurgische Maßnahmen

Die alte chirurgische Regel: *Ubi pus, ibi evacua (wo sich Eiter bildet, eröffne)* gilt im wesentlichen auch heute noch unverändert, ja bei einem Abszeß kann nach chirurgischer Drainage oft auf eine weitergehende Therapie verzichtet werden. Bei manchen Infektionen, z. B. Gasbrand einer Extremität, kann auch sogar noch heute die Amputation dieser Gliedmaße als einzige Therapiemöglichkeit in Frage kommen.

10.4 Immunisierung

Mit Hilfe der Schutzimpfungen können die Abwehrmechanismen (s. Abschn. I, 6) des Organismus gestärkt werden (Immunisierung), um ihn für Krankheitserreger relativ unempfänglich zu machen. Man unterscheidet die passive Schutzimpfung von der aktiven Schutzimpfung.

10.4.1 Passive Schutzimpfung

Bei der passiven Schutzimpfung werden dem Patienten synthetisch hergestellte Antikörper oder antikörperhaltiges menschliches Serum übertragen. Angezeigt ist die passive Immunisierung bei akuter Infektionsgefahr oder unmittelbar nach bereits erfolgter Infektion eines nicht ausreichend immunisierten Menschen. So ist es z. B. erforderlich, bei einer Verletzung einem nicht gegen Tetanus geimpften Patienten Tetanus-Antikörper zu verabreichen; oder gelangt z. B. Blut eines an Hepatitis B Erkrankten in eine noch so kleine Wunde einer anderen Person (z. B. Verletzung mit einer Kanüle bei der Blutabnahme), können dem Betroffenen prophylaktisch Hepatitis-B-Antikörper gespritzt werden.

Der **Vorteil** der passiven Schutzimpfung liegt in ihrem schnellen Wirkungseintritt; der **Nachteil** dieser Impfung ist, daß sie nur kurze Zeit – in der Regel nur wenige Wochen – wirksam ist, da die übertragenen Antikörper im Körper des Geimpften relativ schnell abgebaut werden.

10.4.2 Aktive Schutzimpfung

Bei der aktiven Schutzimpfung werden dem Impfling Erregerextrakte oder lebende, aber nicht mehr pathogene Erreger (z. B. Polioviren) übertragen. Der Impfling bildet dann selbständig (aktiv) Antikörper gegen dieses Antigen. Die bekannten Impfungen wie gegen Tetanus, Diphtherie, Pertussis, Polio etc. wirken nach diesem Prinzip.

Impfschutz besteht in einzelnen Fällen lebenslang (Masern, Röteln), in anderen Fällen muß die Impfung nach einigen Jahren wiederholt werden, um einen wirksamen Impfschutz aufrechtzuerhalten (z. B. Tetanus).

Die großen Erfolge in der Bekämpfung von Viruserkrankungen, die früher zu schweren Epidemien führten, wie Pocken, Gelbfieber, Kinderlähmung, gegen die es immer noch keine wirksame Behandlung gibt, sind durch aktive Schutzimpfung erzielt worden. Durch systematische Impfungen der Bevölkerung in Entwicklungsländern gelten heute die Pocken, die noch vor wenigen Jahrzehnten in Epidemien den Tod von Zehntausenden hervorriefen, als endgültig ausgerottet.

11 Prävention (Vorbeugung)

11.1 Hospitalhygiene

Eine Bekämpfung der Hospitalinfektionen setzt eine genaue Kenntnis ihrer Häufigkeit voraus. In der Bundesrepublik erkranken 5–8% der stationären Krankenhauspatienten an nosokomialen (d. h. im Krankenhaus erworbenen Infektionen (s. S. 507). Besonders häufig sind dabei **Harnweg-**, **Wund-** und **Atemwegsinfektionen**. Diese Infektionen gilt es gezielt durch hygienische Maßnahmen zu verhindern. Die Erreger werden meist über direkten Kontakt, also die Hände, übertragen. Die Tröpfcheninfektionen spielen demgegenüber eine untergeordnete Rolle. Die Infektion des Patienten durch seine körpereigene Flora ist ebenfalls nicht selten, läßt sich aber schwerer verhindern als die Übertragung der Keime durch das Personal.

Es läßt sich eine Prioritätenliste aufstellen, wie nosokomiale Infektionen wirksam bekämpft werden können: Ein uralter Grundsatz, der aber nie genug betont werden kann, lautet:

> Händewaschen ist die billigste und effektivste Maßnahme zur Verhinderung von nosokomialen Infektionen.

Dies erfordert eine erhebliche Disziplin und Motivation sämtlicher Personen im Krankenhaus. Die Infektionsschutzkette ist nur so stark wie ihr schwächstes Glied. Sämtliche pflegerischen Techniken wie Infusionstherapie, Beatmung, Absaugen, Inhalation, Blasenkatheterpflege und Verbandswechsel müssen unter dem Gesichtswinkel, ob dabei eine Infektion übertragen werden kann, überdacht, evtl. geändert und standardisiert gehandhabt werden. Dagegen sind viele Maßnahmen, auf die in der Praxis oft viel Wert gelegt wird, wie Schuhsohlen-, Fußboden- und Luftdesinfektion mit UV-Lampen, in ihrer biologischen Wirksamkeit umstritten, sie haben aber einen unbestreitbaren psychologischen Effekt, da sie alle Beteiligten zur erhöhten Aufmerksamkeit in Hygienefragen animieren.

Zur Kontrolle nosokomialer Infektionen gehört auch die sinnvolle Desinfektion und Sterilisation.

11.2 Sterilisation

> Sterilisation bedeutet Abtöten oder Entfernen aller lebensfähigen Mikroorganismen im Sterilisiergut.

An Methoden stehen die Heißluft-, die Dampf- und die Gassterilisation zur Verfügung. Bei der Heißluftsterilisation muß das Material hohen Temperaturen (160–200 °C) für ca. eine Stunde ausgesetzt werden. Schonender kann Material im Autoklaven dampfsterilisiert werden. Dabei wird das Sterilisiergut für ca. 12 Minuten bei einer Atmosphäre Überdruck einer Temperatur von 121 °C ausgesetzt. Der Vorteil dieser Methode liegt also in der materialschonenderen Temperatur und der kürzeren Sterilisierzeit. Noch schonender, aber teurer ist die Gassterilisation, d. h. Sterilisation durch keimtötende Gase. In jedem Fall muß der Erfolg der Sterilisation überprüft werden. Dazu werden dem Sterilisiergut Sporen von Bakterien zugesetzt, die nach Abschluß der Sterilisation und Auftragen auf Nährböden nicht auskeimen dürfen.

11.3 Desinfektion

> Das Ziel von **Desinfektionsmaßnahmen** ist die gezielte Abtötung von pathogenen Erregern an totem oder lebendem Material, um ihm die Infektionsfähigkeit zu nehmen.

Dazu werden meist flüssige Desinfektionsmittel verwendet, die oft auf Alkohol- oder Formalinbasis entwickelt wurden. Es gibt unzählige Desinfektionsmittel, auf deren spezielle Anwendung im Rahmen dieser Darstellung verzichtet werden muß. Wichtig zu beachten ist, daß die Empfindlichkeit der einzelnen Erregerarten gegenüber den Desinfektionsmitteln sehr unterschiedlich sein kann.

Zu einer wirksamen Desinfektion gehört auch eine effektive Scheuerreinigung, die der Desinfektion vorauszugehen hat.

11.4 Isolierung

Zur Prävention von Infektionen gehört auch die wirksame Isolierung von infizierten Patienten, um die Übertragung gefährlicher Erreger auf andere Patienten bzw. auf das Pflegepersonal zu verhindern. Die Art der Isolierungsmaßnahmen hängt davon ab, auf welchen Wegen die jeweiligen Erreger weitergetragen werden können und wer geschützt werden muß: der Patient vor der Übertragung pathogener Keime von der Umgebung oder die Umgebung vor den Erregern, die der Patient ausscheidet.

Strikte Isolierung ist bei allen Patienten erforderlich, die an einer leicht übertragbaren und für die Allgemeinheit gefährlichen Infektion erkrankt sind. Man denke hier an Diphtherie, Pokken, Herpes simplex beim Neugeborenen, unter Umständen auch Staphylokokkeninfektionen bestimmter Typen. Die Patienten müssen isoliert in Einzelzimmern liegen. Das Pflegepersonal und die Besucher müssen sich vor der Übertragung durch entsprechende Schutzkleidung (Mantel, Handschuhe, Gesichtsmasken etc.) schützen. Beim Verlassen der Patientenzimmer ist eine gründliche Desinfektion der Hände zu beachten. Sämtliche Materialien, die aus dem Patientenzimmer kommen, wie Instrumente, Wäsche und Verbandsmaterial, müssen luftdicht verpackt, desinfiziert bzw. sterilisiert oder durch Verbrennung vernichtet werden.

Die **Standardisolierung** entspricht einer gemilderten strikten Isolierung. Sie findet bei den meisten Infektionskrankheiten wie Enteritis, Hepatitis, Masern, Mumps, Salmonellosen oder Windpocken Anwendung. Je nachdem, ob die Infektion auf dem Luftweg (z. B. Windpocken) oder durch Schmierinfektion (z. B. Darminfektion) übertragen wird, muß die Isolierung etwas verschieden gehandhabt werden. Nur bei Infektionen, die durch die Luft übertragen werden, ist ein Einzelzimmer erforderlich. Kittelpflege und gründliche Händedesinfektion beim Verlassen des Zimmers verstehen sich von selbst. Masken müssen nur von empfänglichen Personen, und wenn die Infektion über die Luft übertragen wird, getragen werden. Handschuhe brauchen nur bei direktem Kontakt mit infektiösem Material getragen zu werden (Stuhl, Urin, Sekrete).

Alles, was das Zimmer verläßt, muß verpackt zur Sterilisation bzw. Desinfektion gebracht werden, es sei denn, es handelt sich um ein sehr empfindliches Virus wie das Windpockenvirus. Der wichtigste Unterschied zwischen Isolation bei aerogenen Infektionen und Darminfektionen besteht also darin, daß bei ersteren der Patient im Einzelzimmer untergebracht werden muß und daß Personal und Besucher Masken tragen sollten, was bei einer Isolation wegen einer Darminfektion nicht notwendig ist.

Schutzisolierung bedeutet, daß eine Person zum Schutz vor möglicher Infektion isoliert wird. Schutzisolierung findet ihre Anwendung bei besonders infektionsgefährdeten Patienten, wie bei Agranulozytose, Knochenmarktransplantationen, evtl. Leukämiepatienten, Patienten mit primärer oder sekundärer Immundefizienz, evtl. bei Frühgeborenen und Patienten mit schweren Verbrennungen.

Jede Übertragung von Keimen auf die Patienten ist zu vermeiden; dementsprechend müssen die Patienten in Einzelzimmern liegen oder gar in einer Laminar-air-flow-Einheit. Besucher und Pflegepersonal müssen sterile Kittel, Einmalhandschuhe, Masken und Kopfbedeckung tragen. Gründliches Waschen und Desinfektion der Hände versteht sich von selbst. Ebenso müssen alle Materialien (Instrumente, Verbandsmaterial, Bettwäsche, Patientenwäsche etc.) vor dem Einschleusen sterilisiert werden. Materialien, die aus dem Zimmer herauskommen, bedürfen keiner besonderen Behandlung.

Wichtig ist, daß nicht jeder Patient isoliert werden muß. So ist bei den meisten Pilzinfektionen, Lepra, Malaria, Meningitis 2–3 Tage nach Beginn der antibiotischen Therapie, bei Tetanus, geschlossener Tuberkulose u. a. eine Isolation der Erkrankten nicht erforderlich, da entweder der Patient nicht ansteckend ist, oder weil der Erreger sowieso ubiquitär vorhanden ist, die Infektion bei dem Patienten also nur durch seine reduzierte Abwehrlage zu erklären ist.

II Spezieller Teil

1 Die entzündlichen Erkrankungen von Nase, Rachen, Kehlkopf und Tonsillen

Bei den entzündlichen Erkrankungen der oberen Luftwege handelt es sich zumeist um banale und milde verlaufende Infektionen, die durch Viren, seltener auch durch Bakterien ausgelöst werden.

Obwohl der Krankheitsverlauf in aller Regel milde ist, haben diese Erkrankungen erhebliche sozialmedizinische Bedeutung.

Die allgemeine Umgangssprache ist in der Bezeichnung der entzündlichen Erkrankungen der oberen Luftwege nicht korrekt. Meist spricht man von der sog. *Grippe* und meint damit banale Virusinfekte der oberen Luftwege. Medizinisch ist der Begriff *Grippe* aber auf die echte Influenza durch Influenzaviren beschränkt. Zu unterscheiden sind weitere Infektionen, die im einzelnen detailliert weiter unten besprochen werden. Die typischen Symptome, die bei den entzündlichen Erkrankungen der oberen Luftwege auftreten, sind: allgemeines Krankheitsgefühl, Fieber, Schnupfen, Halsschmerzen, Husten.

1.1 Der „banale Infekt": Erkältungskrankheit

Definition

Je nach Lokalisation unterscheidet man den Nasen-Rachen-Infekt vom grippalen Infekt. Der erstere ist ein erweiterter Schnupfen, der sehr häufig mit *Halskratzen*, also mit einer Pharyngitis beginnt und meist wenig Allgemeinerscheinungen hervorruft, während die Krankheitserscheinungen des grippeartigen Infekts, wie Fieber, Abgeschlagenheit und Husten, durch die Entzündung der Luftröhre (Tracheitis) bedingt sind und somit einer echten Influenza ähneln.

Epidemiologie

Beim banalen Infekt dürfte es sich um die häufigste Erkrankung überhaupt handeln. Bei Kleinkindern und Säuglingen gelten sechs bis acht Infekte pro Jahr als noch normal. Mit zunehmender Widerstandskraft und durch Erkrankung erworbene Immunität werden im späteren Alter diese Erkrankungen seltener, jedoch sind auch beim Erwachsenen grippale Infekte häufig. Sie sind ein wesentlicher Grund für Fehlzeiten in der Schule und am Arbeitsplatz. Obwohl diese Infektionen in aller Regel ohne weitere Therapie abheilen, gehen sie manchmal doch mit erheblichem subjektivem Krankheitsgefühl einher.

Banale Infekte treten besonders häufig in den kälteren Monaten auf. Die Krankheitskurve steigt im September an, zeigt in den Wintermonaten eine Spitze und fällt im Frühjahr wieder ab. Rhinovirusinfektionen treten besonders häufig im Frühherbst und im späten Frühling, auf Coronavirusinfektionen besonders häufig im Januar und Februar.

Die Übertragung der Infektion erfolgt meist durch Tröpfchen beim Husten. Schmierinfektio-

nen spielen demgegenüber eine geringe Rolle. Die Viren werden in besonders hoher Konzentration zum Zeitpunkt der stärksten Sekretion ausgeschieden. Rhinoviren können einige Zeit auf der Haut der Hand überleben und durch Händekontakt auf empfängliche Patienten übertragen werden. Gründliches Händewaschen spielt also eine wichtige Rolle bei der Unterbrechung der Übertragung einer Rhinovirus-Infektion.

Ursachen und Pathogenese

Eine Vielzahl verschiedener Viren können eine banale Erkältung hervorrufen (Tab. 22-2). Adenoviren und Influenzaviren können neben einem banalen Infekt auch schwerwiegendere Infektionen der tieferen Atemwege und Pneumonien verursachen. Streptokokken der Gruppe A können eine milde Pharyngitis (Rachenentzündung) verursachen. Inwieweit eine echte Unterkühlung als Auslöser dieser Erkrankung eine Rolle spielt, ist strittig. Die allgemeine Erfahrung lehrt, daß es Menschen gibt, die gegen jeden kühlen Wind, besonders gegen den fast unterschwelligen Luftzug in Räumen, empfindlich sind und danach *ihre Erkältung*, nämlich den katarrhalischen Infekt, ausbrüten. Diese Unterkühlung kann aber allenfalls den Ausbruch der Erkrankung begünstigen. Fest steht, daß die banalen Infekte der oberen Luftwege durch Kontakt mit einem katarrhalisch Erkrankten entstehen, der seine Krankheitserreger (meist Viren) durch Husten, Niesen oder Schneuzen auf andere empfängliche Menschen überträgt.

So können sich in Familien und Schulklassen ganze Infektketten ausbilden.

Das Eindringen der Viren in die Zellen der Nasen-Rachen-Schleimhaut führt zu einer Schädigung der Schleimhaut und zur wässerigen Sekretion. In dieser Sekretion werden große Mengen von Eiweiß und Immunglobulinen, zusammen

Tabelle 22-2: Erreger einer banalen Erkältung.

Rhinoviren
Corona-Viren
Parainfluenza-Viren
RS-Viren
Influenzaviren
Adenoviren
andere Viren
Streptokokken der Gruppe A

mit Viren, ausgeschieden. Durch Husten, Schneuzen oder Niesen können diese Viren in Form einer *Tröpfcheninfektion* auf andere Menschen übertragen werden.

Sekundär kann aus dem Virusinfekt auch eine eitrige Infektion entstehen, indem sich auf dem durch das Virus geschädigten Epithel Bakterien vermehren. Die Folgen sind dann der eitrige Schnupfen, die eitrige Sinusitis, die eitrige Bronchitis oder auch die Mittelohrentzündung. Besonders bei Kindern kann ein normaler Virusinfekt leicht zu einer bakteriellen Mittelohrentzündung führen.

Symptome

Die Inkubationszeit einer banalen Erkältung liegt zwischen 48 und 72 Stunden. Hauptsymptome sind Sekretion aus der Nase, Kratzen im Hals und Husten. Mäßiges Fieber kann beim Erwachsenen vorkommen, bei Kindern ist es jedoch sehr häufig. Die Dauer dieser Symptome liegt zwischen ein und zwei Wochen. Zigarettenrauchen verlängert die Symptomatik. Aus der klinischen Symptomatik kann keine Diagnose des Erregers abgeleitet werden, d. h., die Symptome sind bei verschiedenen Erregern gleich.

Diagnostik

Da es sich beim banalen Infekt um eine meist selbst limitierte Erkrankung handelt, die auch nur symptomatisch behandelt werden muß, erübrigt sich normalerweise eine weiterführende Diagnostik. Einzig für epidemiologische Untersuchungen kommen ein Virusnachweis im Nasen-Rachen-Sekret bzw. die Untersuchung des Blutes auf Antikörper gegen den Erreger in Frage. Nur bei einer bakteriellen Superinfektion kann es sinnvoll sein, einen Nasen-Rachen-Abstrich bzw. einen Abstrich von den Tonsillen bakteriologisch zu untersuchen.

Therapie

Die Behandlung der banalen Erkältung erfolgt rein symptomatisch.

> Die pflegerisch wichtige Maßnahme bei allen katarrhalischen Entzündungen ist, die entzündeten Schleimhäute feucht zu halten.

Dies ist in der oft sehr trockenen Krankenhausluft nicht so einfach. Dazu dienen Ultraschallver-

nebler und unter Umständen auch der früher gebräuchliche Bronchitis-Kessel. Dabei ist es wichtig, den Ultraschallvernebler regelmäßig zu desinfizieren, weil sich darin Keime (besonders Pseudomonas aeruginosa) ansiedeln und eine bakterielle Infektion beim Patienten bewirken können.

Erleichternd wirken auch Nasentropfen, die zu einer Vasokonstriktion der Gefäße der Schleimhaut und damit zur Reduktion der Sekretion und der Behinderung der Nasenatmung führen. Diese Nasentropfen dürfen aber nicht zu lange angewandt werden, da sie zu einer Schädigung der Schleimhaut führen können. Unter keinen Umständen dürfen Tropfen, die für Erwachsene bestimmt sind, bei Säuglingen angewendet werden, da sie schwerwiegende Vergiftungserscheinungen hervorrufen können. Antibiotika haben absolut keinen Platz bei der Therapie von Erkältungskrankheiten. Die Beschwerden durch Husten können durch einen Hustensaft abgemildert werden. Allgemeinsymptome wie Kopfschmerzen und Fieber sprechen, wenn sie ausgeprägt sind, auf Antipyretika wie z. B. Aspirin® oder Paracetamol® gut an.

Bevor eine wirksame Therapie durch die Entwicklung von gegen Viren wirksamen Medikamenten möglich ist, bleibt als einzige Möglichkeit die Verhinderung der Übertragung der Viren von Patient zu Patient bzw. vom Pflegepersonal auf den Patienten. Eine Schutzmaske für den Erkrankten mag einige Wirkung zur Verhinderung der Ausbreitung via Tröpfeninfektion haben. Sicher ist die Schutzmaske aber nicht. Da Viren auch durch direkten Kontakt verbreitet werden können, ist ein Finger-Nasen- bzw. Finger-Augen-Kontakt nach Möglichkeit zu vermeiden. Ergänzt wird dies durch gründliche Händedesinfektion nach jedem Schneuzen oder Husten.

1.2 Pharyngitis

Definition

Bei einer Pharyngitis handelt es sich um eine Entzündung des Rachenraumes.

Epidemiologie

Eine akute Entzündung des Rachens, die Pharyngitis, kann sowohl durch Viren als auch durch Bakterien hervorgerufen werden. Die Übertragung von Patient zu Patient entspricht weitgehend dem Infektionsweg bei der banalen Erkältung (s. Abschn. II, 1.1), d. h., es handelt sich um eine Tröpfcheninfektion. Die Prognose der Pharyngitis ist im allgemeinen gut.

Ursachen und Pathogenese

Bei der Pharyngitis handelt es sich meist um eine Virusinfektion, und sie tritt dann auch im Rahmen einer banalen Erkältungserkrankung auf. Wichtige bakterielle Erreger sind Streptokokken der Gruppe A und Diphtheriebakterien. Die wichtigsten Erreger der Pharyngitis sind in der Tabelle 22-3 aufgelistet.

Tabelle 22-3: Erreger der Pharyngitis und ihre Begleiterkrankungen.

Viren

Rhinoviren	banale Erkältung
Corona-Viren	banale Erkältung
Adenoviren	Pharyngo-Konjunktivitis
Herpes-simplex-Virus	Stomatitis aphthosa, Pharyngitis
Parainfluenza-Viren	banale Erkältung, Pseudokrupp
Influenzaviren	„echte Grippe"
Coxsackie-Viren	Herpangina
EPSTEIN-BARR-Virus	Mononukleose

Bakterien

Streptokokken	Pharyngitis, Tonsillitis
Anaerobier	Angina PLAUT-VINCENTI
Corynebacterium diphtheriae	Diphtherie

Mykoplasmen | Pharyngitis, Bronchitis, Pneumonie

Symptome und Begleiterkrankungen

Eine Pharyngitis kann im Rahmen einer banalen Erkältung auftreten. Die Pharyngitis steht dann meist nicht im Vordergrund der Beschwerden, sondern der Schnupfen und der Husten. Die klinischen Symptome der Pharyngitis beschränken sich dann auf Kratzen im Rachen, evtl. Heiserkeit und mäßige Schluckbeschwerden. Der Rachen ist gerötet und kann etwas geschwollen sein. Beläge auf der Schleimhaut oder Tonsillen fehlen meist. Die Dauer der Beschwerden beträgt 3-4 Tage.

Die Pharyngitis kann aber auch im Rahmen einer anderen Infektionskrankheit auftreten. Manchmal läßt sich aus der Art der Beschwerden ein bestimmter Erreger vermuten:

▷ **Pharyngitis bei der »echten Grippe« (Influenza):** Zusätzlich zu den typischen Beschwerden der Pharyngitis haben die Patienten oft heftige Muskelschmerzen (Myalgien), Kopfschmerzen und einen quälenden Husten mit oft blutigem Auswurf durch die für die Grippe charakteristische Tracheitis. Die Rachenschleimhaut kann ödematös und gerötet sein. Beläge und Lymphknotenschwellung fehlen. Oft besteht hohes Fieber. Bei unkompliziertem Verlauf ist die Dauer 3-4 Tage, falls keine Lungenentzündung hinzukommt. Die Erreger sind die **Influenzaviren.**

▷ **Pharyngitis mit Konjunktivitis:** Dieses Syndrom wird durch **Adenoviren** hervorgerufen. Die Pharyngitis steht im Vordergrund der Beschwerden. Der Pharynx kann stark gerötet sein und auch Beläge und Eiterstippchen vorweisen, wie bei einer Streptokokken-Pharyngitis. Von der Streptokokken-Pharyngitis läßt sich diese Erkrankung dadurch abgrenzen, daß sie in rund der Hälfte der Fälle von einer Bindehautentzündung mit Rötung, Sekretion, Lichtscheu und Kratzen der Augen begleitet ist. Dazu kommen Allgemeinbeschwerden wie bei einer banalen Erkältung.

▷ **Herpangina:** Diese Form der Pharyngitis ist häufig bei Kindern; sie kommt aber auch bei Erwachsenen vor. Sie ist durch kleine Bläschen charakterisiert, die besonders auf dem weichen Gaumen, aber auch auf der Uvula (Zäpfchen) und den Tonsillen auftreten. Die Bläschen platzen und hinterlassen kleine graue Krater, die nach wenigen Tagen abheilen. Die Beschwerden sind heftig, starke Halsschmerzen und Fieber, und dauern einige Tage. Manchmal finden sich entsprechende Bläschen und Ulzera auch an den Handinnenflächen und den Fußsohlen. Man spricht dann vom *Hand-Fuß-Mund-Syndrom.* Die Erreger sind Coxsackie-Viren.

▷ **Herpes-Pharyngitis (Stomatitis aphthosa):** Auch diese Erkrankung ist für das Kindesalter typisch. Verursacht ist sie durch das Herpes-simplex-Virus. Es gibt alle Übergangsformen, von milden Verläufen, die kaum von einer Pharyngitis bei banaler Erkältung zu unterscheiden sind, bis zu heftig verlaufenden Fällen, die die gesamte Mundschleimhaut, ja sogar die Lippen und das Gesicht betreffen können. Typisch sind Bläschen mit rotem Hof, die außerordentlich schmerzen können, nach kurzer Zeit platzen und ein schmerzhaftes Geschwür, das einen grauen Belag hat, hinterlassen. Kinder verweigern dabei oft jede Nahrungsaufnahme und das Trinken. Die Beschwerden dauern in der

Regel 3-4 Tage, können aber auch eine Woche betragen. Meistens sind dabei auch die Halslymphknoten schmerzhaft angeschwollen, und es besteht Fieber.

Therapie

Da es sich bei der Pharyngitis meist um ein selbstlimitiertes Krankheitsbild handelt und keine spezifische Therapie möglich ist, entspricht die Therapie weitgehend der des banalen Infekts, d. h., wichtig ist die Schonung des Patienten und die Gabe von Antipyretika bei Fieber. Manchmal verweigern Kinder mit Stomatitis aphthosa jegliche Nahrungsaufnahme und auch das Trinken (s. o.). In diesen Fällen ist es erforderlich, das Kind für einige Zeit durch eine Magensonde zu ernähren. Schmerzhafte Ulzera im Mundbereich können mit Kamillenlösung bepinselt werden.

1.3 Tonsillitis (Angina)

Definition

Bei der Tonsillitis (Angina) handelt es sich um eine akute, meist eitrige Mandelentzündung, die durch Bakterien, meist Beta-hämolysierende Streptokokken der Gruppe A, verursacht werden. Im Deutschen ist der Ausdruck Angina (von lat.: angere = beengen) für Tonsillitis gebräuchlich, weil die entzündeten Mandeln durch Schwellung und Schmerzen das Schlucken erschweren.

Epidemiologie

Eine Streptokokken-Angina vor dem 2. Lebensjahr ist ungewöhnlich. Typisches Erkrankungsalter ist das Kindesalter und das jugendliche Erwachsenenalter. Manche Kinder erkranken mehrmals pro Jahr.

Ursachen und Pathogenese

Die Tonsillitis wird durch Beta-hämolysierende Streptokokken der Gruppe A (kugelförmige, grampositive Bakterien) hervorgerufen. Die Übertragung auf den Patienten erfolgt durch eine Tröpfcheninfektion. Es kommt zum Eindringen der Bakterien in die Lymphfollikel der Schleimhaut der Tonsillen und des Rachens. Eine Eiterbildung ist charakteristisch, aber nicht immer gegeben.

Symptome

Charakteristisch für eine **Streptokokken-Tonsillitis** sind plötzlich auftretendes, oft mit Schüttelfrost einhergehendes Fieber und Schluckbeschwerden. Objektiv sieht man geschwollene, mit kleinen Eiterstippchen oder gar mit zusammenhängenden Eiterbelägen bedeckte Tonsillen, die man bei der Racheninspektion leicht erkennen kann. Oft sind die Lymphknoten am Hals, besonders in den Kieferwinkeln, die die erste Abwehrbastion gegen die Eitererreger aus dem Kopfbereich darstellen, schmerzhaft geschwollen.

Beim **Scharlach** handelt es sich auch um eine Angina, bei der die Streptokokken ein Toxin bilden, das zu einem Ausschlag beim Patienten führt. Die Tonsillen und der weiche Gaumen sind dann feuerrot verfärbt *(Himbeerzunge)*. Diese diffuse Rötung der Rachenschleimhaut wird **Enanthem** genannt und ist das Gegenstück zum Scharlachausschlag (**Exanthem**), der 8–24 Stunden nach Beginn der Tonsillitis auf Wangen, Brust und Rücken entsteht. Aber das Kinn und auch die Oberlippe bleiben dabei ausgespart (**weißes Munddreieck**). Sowohl das Enanthem als auch das Exanthem werden durch das *erythrogene Toxin*, das die Streptokokken ausschütten, verursacht. Das Exanthem beginnt an Hals und Schultern, läuft dann über den ganzen Körper und ist am deutlichsten am Unterbauch und Gesäß zu sehen. Da es keine Beschwerden hervorruft, muß eine aufmerksame Schwester nach diesem Exanthem, das sich aus 1–2 mm im Durchmesser ausmachenden, hellroten Flecken zusammensetzt, suchen. Bei Ausheilung des Scharlachs kommt es zu einer Schuppung der Haut, die am Stamm mit feiner Schuppung, an Fingern und Füßen jedoch mit großen Hautlamellen abläuft.

Diagnostik

Da eine Tonsillitis durch Streptokokken der Gruppe A manchmal nicht von einer Adenovirus-Infektion zu unterscheiden ist, sollte in jedem Fall ein Mandelabstrich zur bakteriologischen Untersuchung abgenommen werden. Dies geschieht am besten vor einer Mahlzeit. Nachweis von hämolysierenden Streptokokken entweder durch die bakteriologische Kultur oder durch einen Schnelltest ist die Voraussetzung für eine antibiotische Behandlung meistens mit Penicillin.

Therapie

Die Streptokokken-Tonsillitis und auch der Scharlach werden in den meisten Fällen mit Penicillin für 10 Tage behandelt.

> Wird das Penicillin früher abgesetzt, kann
> es zu Rezidiven kommen.

Durch Penicillin-Behandlung lassen sich Komplikationen wie rheumatisches Fieber und Glomerulonephritis vermeiden.

Die Tonsillektomie bei rezidivierenden Strep-
tokokken-Tonsillitiden ist umstritten. Mit Sicherheit ist die früher übliche und häufig prakti-
zierte Tonsillektomie zur *Herdsanierung* abzulehnen. Diese Indikation entbehrt jeglicher wissenschaftlicher Basis – im Gegenteil, die Tonsillen sind ein wesentlicher Apparat zur Infektionsabwehr von über die Luftwege eindringenden Erregern. Sie sind deswegen so lange wie irgend
möglich zu erhalten. Die Häufigkeit von Infekten
der oberen Luftwege ist vor und nach einer Tonsillektomie nicht unterschiedlich, es sei denn, das
Kleinkind ist im späteren Alter zunehmend stabiler geworden und überwindet Infekte durch Viren oder auch durch Streptokokken der Gruppe
A ohne größere, klinisch erfaßbare Beschwerden,
oder es hat durch frühere Erkrankungen *kleine
Infekte* durchgemacht und einen soliden Schutz
durch die Produktion von Abwehrstoffen (Antikörper) entwickelt. Die Tonsillektomie begünstigt diese Entwicklung nicht positiv.

Dennoch gibt es natürlich auch heute noch
einige wenige anerkannte Indikationen zur Tonsillektomie. Dazu zählen die übergroßen Tonsillen, die zu einer Behinderung der Atmung führen,
sowie eine häufig rezidivierende Tonsillitis durch
Streptokokken der Gruppe A, die aber durch den
kulturellen Nachweis von hämolysierenden
Streptokokken beim entsprechenden Krankheitsbild nachgewiesen sein muß. Alle anderen Indikationen zur Tonsillektomie sind abzulehnen.

Prognose und Komplikationen

Eine Streptokokken-Tonsillitis kann einen komplizierten Verlauf nehmen. Gefürchtet ist vor allem der **Retrotonsillarabszeß**. Neben Streptokokken kann dieser auch durch Staphylokokken und
andere Bakterien hervorgerufen werden. Die Patienten haben dann meist heftigste Halsschmerzen mit Fieber, Lymphknotenschwellungen und
Rötung der Tonsillen. Eitrige Beläge der Tonsillen sind nicht immer zu sehen. Meist tritt der
Retrotonsillarabszeß einseitig auf und führt zur
Schwellung und Verdrängung der Tonsille in die
Mitte. Der Abszeß kann sich auch im Retropha-
ryngealraum ausbreiten. Dies ist an einer Vor-

wölbung der Rachenhinterwand und wiederum
an heftigen Schluckbeschwerden zu erkennen.
Dies kann zu einer Einengung der Atemwege,
Atemnot, pfeifender Atmung (Stridor) führen.
Eine chirurgische Spaltung des Abszeßes ist uner-
läßlich.

Heute seltenere Komplikationen einer Streptokokken-Tonsillitis sind das rheumatische Fieber
und die Glomerulonephritis (s. S. 422).

1.4 Mononukleose

Definition

Die Mononukleose ist eine akute Virusinfektion,
die neben dem lymphoretikulären System auch
die oberen Luftwege (Tonsillen) betrifft. Sie wird
auch als Pfeiffersches Drüsenfieber bezeichnet.
Hauptmanifestationsalter der Mononukleose ist
das jugendliche Erwachsenenalter von 15-25
Jahren. Die Ansteckungsfähigkeit ist gering. Verursacht wird diese Erkrankung durch das Epstein-Barr-Virus.

Ursachen und Pathogenese

Das Virus wird über eine Tröpfcheninfektion
oder Speichelübertragung (z. B. beim Kuß) aufgenommen und dringt wohl über die Schleimhaut
des Oropharynx in den Körper ein. Es vermehrt
sich dann vor allem in den Lymphknoten. Anschließend kommt es zum Übertritt des Virus in
das Blut (zur Virämie). Ist die Infektion überwunden, besteht eine lebenslange Immunität.

Symptome

Die Inkubationszeit beträgt 30–50 Tage. Kürzere
Zeiten sind unter Umständen möglich. Die Mononukleose beginnt meist mit charakteristischen
Beschwerden wie Kopfschmerzen, Mattigkeit,
einem Katarrh und manchmal auch mäßigem
Durchfall. Anschließend kommt es zu Fieber.
Eine Pharyngitis ist sehr häufig. Charakteristisch
ist dabei vor allem ein grauer Belag auf den entzündlich vergrößerten Gaumenmandeln (Tonsillen), der oft mit einem übelriechenden Mundgeruch verbunden ist. Die Schluckbeschwerden
sind meist heftig. Die Lymphdrüsen des ganzen
Körpers sind entzündlich geschwollen, vor allem
jedoch diejenigen entlang des Kopfnickers und
Halses bis hinab zu den Schlüsselbeinen. Auch
die Milz ist meist vergrößert und gut tastbar.
Ebenso sind Leberschwellungen typisch. Sehr
charakteristisch für die infektiöse Mononukleose

ist es, daß sich die Patienten nur sehr langsam von der Infektion erholen. Auch das Fieber kann lange Zeit bestehen. Im gefärbten Blutausstrich finden sich charakteristische Monozyten-ähnliche Zellen mit blauem Zytoplasma, die der Krankheit ihren Namen gegeben haben.

Ernsthafte Komplikationen sind selten. Gefürchtet ist die Milzruptur, die zu schweren Blutverlusten führen kann. Die Enzephalitis und Myokarditis können ebenfalls in der Folge auftreten. Sehr selten endet die Erkrankung tödlich.

Therapie

Die Therapie ist symptomatisch. Eine kausale Therapie der Virusinfektion gibt es nicht. Antibiotika sind nur dann indiziert, wenn es zu seltenen Superinfektionen mit Bakterien kommt.

> Wird eine Mononukleose mit Ampicillin behandelt, so kommt es immer zu einem feinfleckigen Exanthem, das masernähnlich aussieht.

1.5 Stenosierende Laryngitis (Pseudokrupp)

Unter einer stenosierenden Laryngitis, oft auch als Pseudokrupp bezeichnet, versteht man eine akute, durch Viren bedingte Schwellung der Schleimhaut des Larynx, die zu einer Behinderung der Atmung führt.

Epidemiologie

Die stenosierende Laryngitis ist eine typische Erkrankung des Kleinkindalters. Betroffen sind vor allem 1–3jährige Kleinkinder. Der Pseudokrupp tritt am häufigsten in den Wintermonaten von Januar bis Februar auf, kommt aber sporadisch auch während des ganzen Jahres vor. Rezidive bei einzelnen dazu disponierten Patienten sind möglich.

Ursachen und Pathogenese

Die stenosierende Laryngitis wird durch Viren ausgelöst. Meist handelt es sich um Parainfluenzaviren, aber auch andere Viren des Respirationstraktes kommen als Erreger in Frage. Die Viren befallen die Schleimhaut des Pharynx und des Larynx und führen zu einer entzündlichen, ödematösen Schwellung. Aufgrund der Enge des kindlichen Kehlkopfes kann es dabei zur Einengung der oberen Luftwege kommen. Charakteristisch ist diese ödematöse Schwellung der

Schleimhaut zu Beginn der Virusinfektion, vor allem in den frühen Nachtstunden. Eine gewisse Neigung zur stenosierenden Laryngitis ist für manche Patienten typisch. Daraus ist geschlossen worden, daß es sich vielleicht auch um eine allergische Erkrankung handeln könnte. Der häufig vermutete Zusammenhang mit Luftverschmutzung konnte bislang nicht stichhaltig nachgewiesen werden.

Symptome

Charakteristisch ist der Beginn der stenosierenden Laryngitis in den frühen Abend- und Nachtstunden. Die Kinder sind am Vortag meistens noch gesund gewesen, haben allenfalls einen leichten Schnupfen entwickelt. In den Abendstunden kommt es dann zu einem charakteristischen bellenden Husten und einer ziehenden Einatmung (Stridor). Die Kinder haben u. U. erhebliche Atemnot, manche akuten Sauerstoffmangel und blaue Lippen. Das Fieber liegt meist zwischen 38° und 39° C. Das Allgemeinbefinden ist nicht wesentlich beeinträchtigt. Die Kinder trinken, sofern dies ihre Atemnot zuläßt. Die Atemnot führt oft zu erheblichen Angstzuständen sowohl des Kindes als auch der Familie, die die Atemnot dann noch verstärken können.

Diagnostik

Das klinische Bild des Pseudokrupp ist so charakteristisch, daß es keiner Isolierung der Erreger bedarf. Auch der Nachweis von Antikörpern ist unergiebig, da die Antikörper erst dann nachweisbar sind, wenn das Kind längst wieder gesundet ist.

Therapie

Das Wesentlichste ist, das Kind zu beruhigen, da unter Beruhigung die verstärkte Atmung und damit die Atemnot meistens nachläßt. Milde Sedativa sind deswegen indiziert. Günstig ist auch kalte, feuchte Luft, die mit einem Ultraschallvernebler erzeugt werden kann. Bei einigen Patienten wirken Corticosteroide abschwellend auf die Schleimhaut, und damit günstig. Am nächsten Morgen ist die Schleimhautschwellung meistens soweit abgeklungen, daß keine Atemnot mehr besteht. Das Kind hat dann noch einen Katarrh mit Schnupfen und Bronchitis, der den üblichen Krankheitsverlauf nimmt. Ganz selten ist die Schwellung der ödematösen Schleimhaut so stark, daß eine Intubation erforderlich ist.

1.6 Epiglottitis

Definition

Unter einer Epiglottitis versteht man eine akute entzündliche Schwellung der Epiglottis, des Kehlkopfes, die fast immer durch Bakterien, Haemophilus influenzae, verursacht ist.

Epidemiologie

Die Epiglottitis ist wesentlich seltener als die stenosierende Laryngitis. Sie tritt im Kleinkindalter auf. Typisches Erkrankungsalter ist das erste bis sechste Lebensjahr. Eine Häufung zu einer bestimmten Jahreszeit besteht nicht. Sie tritt auch nicht bevorzugt während der Nachtstunden auf, sondern kann zu jeder Tageszeit gesehen werden.

Ursachen und Pathogenese

Meist geht der invasiven Haemophilus-influenzae-Infektion der Epiglottis eine Virusinfektion voraus. Die klinischen Symptome dieser Virusinfektion sind jedoch meist so mild, daß sie vom Patienten bzw. der Familie nicht wahrgenommen werden. Manchmal besteht vorher leichter Schnupfen oder leichter Husten. Es kommt dann zur Invasion des Erregers und zur akuten entzündlichen Schwellung der Epiglottis.

> Die Epiglottis ist dick geschwollen und kirschrot; sie kann bei forcierter Inspiration des Kindes den Kehlkopf von oben verlegen und so zum akuten Herz-Kreislauf-Stillstand aufgrund eines Vagusreflexes führen.

Symptome

Die Symptomatik einer Epiglottitis ist meist sehr dramatisch. Das Fieber steigt plötzlich steil an — bis zu 40° C. Gleichzeitig kommt es zu heftigsten Halsschmerzen, die dazu führen, daß das Kind weder Essen noch Speichel schluckt. Typisch ist also, daß dem Kind der Speichel aus dem Mund läuft. Das Kind hat Atemnot, es ist ein deutlicher, inspiratorischer Stridor zu hören. Die Stimme ist klar. Manchmal hört man ein feines Rasseln, wie wenn ein Ball im Luftstrom schwingt. Der Hals ist submandibulär oft ödematös geschwollen.

Diagnostik

Das klinische Bild der Epiglottitis ist eigentlich charakteristisch. Auf eine Diagnostik muß verzichtet werden, bis die freie Atmung des Kindes gesichert ist. Dazu ist meist die Intubation abzuwarten. Auch das Blutbild ist meist entzündlich verändert und zeigt eine Linksverschiebung. Fast immer läßt sich der Erreger in einer Blutkultur nachweisen. Auch im Rachenabstrich findet sich häufig der Erreger in hoher Zahl.

Therapie

Bei der Epiglottitis kann es zur plötzlichen Verlegung der Atemwege durch die entzündlich geschwollene Epiglottis, vor allem durch starkes Einatmen des Kindes, kommen. Jegliche Erregung des Kindes, die zum Schreien oder zu starkem Luftholen und Einatmen führen könnte, ist deswegen zu unterlassen. Dazu gehört z. B. die Gabe von Medikamenten, die Racheninspektion oder Blutabnahme.

> Vordringlich ist die Sicherung freier Atemwege! Eine Masken- oder Mund-zu-Mund-Beatmung ist im Notfall immer möglich! In der Klinik wird das Kind zuallererst intubiert, um damit freie Luftwege zu sichern. Dies soll unter optimalen Bedingungen in Narkose und in Anwesenheit eines Anästhesisten erfolgen.

Erst danach ist die meist intravenöse Verabreichung von Antibiotika erforderlich. Die Extubation des Kindes ist in aller Regel nach 48 Stunden möglich.

Prognose

Wenn es gelingt, die Luftwege freizuhalten und das Kind zu intubieren, ist die Prognose der Epiglottitis sehr gut. Das Kind ist in der Regel nach 48 Stunden extubiert, nach weiteren 3–4 Tagen entlassungsreif. Akute Atem- und Herzstillstände kommen vor, wenn die Epiglottis den Kehlkopf verlegt. Komplikationen in Form einer Pneumonie oder Meningitis sind selten.

1.7 Akute eitrige Sinusitis

Definition

Unter einer akuten Sinusitis versteht man die Infektion der Nasennebenhöhlen, wie Kiefer-, Stirnhöhlen oder Siebbeinhöhle.

Epidemiologie

Die akute Sinusitis tritt zumeist im Rahmen bzw. als Folge eines Schnupfens auf, der zu einer Verlegung der Abflüsse der Sinus geführt hat. Sie ist im Kindesalter eher selten, häufig tritt sie dagegen im jugendlichen Erwachsenenalter auf.

Ursachen und Pathogenese

Erreger der Sinusitis sind meistens Bakterien wie Pneumokokken, Haemophilus influenzae, Streptokokken oder auch Anaerobier (Tab. 22-4). Staphylokokken spielen entgegen einer weitverbreiteten Meinung dagegen nur eine untergeordnete Rolle. Auch Viren wie z. B. Adenoviren können zu einer Sinusitis führen. Die Infektion führt meistens zu einer Verlegung der normalen Abflüsse der Sinus. Es kommt zum Sekretstau in den Sinus und damit zur bakteriellen Infektion. Durch Infektionen der Zähne oder bei einer allergischen Rhinitis kann ebenfalls eine eitrige Sinusitis entstehen. Auch andere anatomische Verlegungen der Abflüsse der Sinus durch eine Choanalatresie*, durch eine Verbiegung des Septums oder durch Fremdkörper und Tumoren oder Polypen können zur Sinusitis disponieren. Der in dem Sinus entstehende Eiter kann nicht abfließen, die eitrige Infektion greift auf die Umgebung über und ruft akute entzündliche Erscheinungen und Schmerzen hervor.

Tabelle 22-4: Häufige Erreger der Sinusitis.

Viren

Rhinoviren
Influenzaviren
Parainfluenza-Viren

Bakterien

Streptococcus pneumoniae (Pneumokokken)
Haemophilus influenzae
Anaerobier
Streptokokken der Gruppe A (Staphylokokken)

Symptome

Eine Sinusitis entsteht meist erst im Verlauf einer ansonsten banalen Erkältung. Heftige Schmerzen im Bereich der Sinus (Stirn oder Kiefer) können auftreten. Eine *Schleimeiterstraße* an der Rachenhinterwand ist ein typischer Befund. Manchmal beobachtet man über der betroffenen Nasennebenhöhle eine Rötung der Haut oder ein entzündliches Ödem, das auch im Bereich der Augenhöhle zu sehen ist und sogar zum Zuschwel-

len eines Auges führen kann. Da die Kieferhöhlenentzündung auch durch eine Wurzelinfektion eines Zahnes im Oberkiefer entstehen kann, weist die Karies des entsprechenden Zahnes, zusammen mit schmerzhafter Schwellung des Oberkiefer-Zahnbettes, dann auf diese Ursache hin. Fieber tritt nur in der Hälfte der Fälle auf. Charakteristisch für die Nasennebenhöhlen-Entzündung ist der morgendliche Kopfschmerz. Wenn im Verlauf des Vormittags der Eiter ausgeschneuzt werden kann, läßt der Kopfschmerz nach. Bei vielen Patienten entleert sich nachts Eiter in Nase und Rachen und kann bei Schlafenden in die Luftröhre und Bronchien abfließen. Morgendliche Hustenattacken, sogar eine echte Bronchitis, können dann die Folge sein.

Diagnostik

Die früher übliche Röntgenaufnahme der Nasennebenhöhlen ist heute zugunsten einer Ultraschalluntersuchung weitgehend verlassen. Der röntgenologische Befund einer verschatteten Nasennebenhöhle korreliert sehr schlecht mit dem tatsächlichen Bestehen einer Sinusitis und kann auch durch simple Verlegung des Ausführungsganges einer Nasennebenhöhle hervorgerufen werden. Die Erregerdiagnose setzt die Punktion der Nasennebenhöhle voraus.

Therapie

Zur Therapie ist es wichtig, einen Abfluß des Sekretes zu ermöglichen. Dies kann entweder durch abschwellende Nasentropfen oder durch eine Fensterung und Schaffung eines künstlichen Abflusses geschehen. Auch die antibiotische Therapie einer eitrigen Sinusitis ist sinnvoll. Der Patient spürt es sehr schnell an den nachlassenden Schmerzen, wenn der Eiter einen Abfluß gefunden hat.

Prognose

Bei entsprechender Therapie ist die Prognose der Sinusitis günstig. Rezidive bei einzelnen Patienten sind möglich. Gefürchtete Komplikation ist, wenn die bakterielle Infektion ins benachbarte Gewebe durchbricht und eine Osteomyelitis hervorruft. Auch der Durchbruch zur Hirnhaut und die Entstehung einer Meningitis bzw. eines Gehirnabszesses sind möglich.

---

* angeborener, membranöser oder knöcherner Verschluß der hinteren Nasenöffnung

2 AIDS und andere HIV-assoziierte Krankheiten

2.1 AIDS

Das *acquired immunodeficiency syndrome* (AIDS; deutsch: erworbenes Immundefektsyndrom) wurde erstmals 1981 in den USA beschrieben. Primär gesunde Patienten zeigten plötzlich Symptome und Krankheiten, die als das Resultat einer tiefgreifenden Störung der Infektionsabwehr aufgefaßt werden mußten. Sie erkrankten lebensgefährlich an Infektionen mit normalerweise harmlosem Verlauf und an bestimmten malignen Tumoren. Diese Erkrankungen, wie die Pneumocystis-carinii-Pneumonie, Candidainfektionen, Herpes-simplex-Infektionen und auch das Kaposi-Sarkom, traten gehäuft bei jungen Homosexuellen und Drogenabhängigen, vornehmlich in New York und in Kalifornien, auf. Fast alle diese Patienten verstarben innerhalb von zwei Jahren. 1983 ist es dann Virologen in Frankreich und unabhängig davon 1984 auch in den USA gelungen, ein Virus zu identifizieren, das die Ursache für AIDS darstellen könnte. Sie nannten es zunächst HTLV III/LAV. Später einigte man sich auf *human immunodeficiency virus* (HIV, zu deutsch: humanes Immundefizienzvirus). Die Zahl der erkrankten Patienten ist seither sprunghaft angestiegen. Auch in der Bundesrepublik Deutschland hat die Zahl der Neuinfizierten von Jahr zu Jahr stark zugenommen. Eine Heilung dieser HIV-Infektion erscheint bis heute nicht möglich. Zahlreiche Patienten sind an dieser Epidemie schon verstorben. Kaum eine andere Epidemie in den letzten Jahrzehnten hat die Öffentlichkeit derart bewegt und zu solch tiefgreifenden sozialen Veränderungen geführt, wie die HIV-Infektionen. Diese werden in den kommenden Jahren eine zunehmende Bedeutung erlangen, da viele von den heute nur mit HIV infizierten Patienten erst noch das Vollbild AIDS entwickeln werden und mit Sicherheit in Zukunft ganze Stationen in Krankenhäusern eingerichtet werden müssen, die der Versorgung dieser Patienten dienen. Da derzeit noch keine Therapie der HIV-Infektion möglich ist, wird es bei AIDS noch viel mehr als bei anderen Krankheiten darauf ankommen, Patienten psychosozial zu betreuen, da der Krankheitsverlauf Monate und Jahre dauern kann. Wie alle anderen Patienten mit chronischen Erkrankungen, die tödlich enden können, bedürfen sie unserer besonderen Zuwendung und Hilfe.

Definition und Krankheitsstadien

Eine HIV-Infektion ist nicht identisch mit AIDS. Es ist wichtig, diese Krankheitsstadien voneinander zu unterscheiden. Insgesamt teilt man die HIV-Infektionen heute in vier verschiedene Stadien ein (Tab. 22-5; s. a. Abschn. Pathogenese S. 542):

1. **Akute HIV-Infektion:** Kurz nach der Infektion durch das HIV machen manche Patienten ein Mononukleose-ähnliches Krankheitsbild durch mit mäßigem Fieber und Lymphknotenschwellungen, die aber nach wenigen Tagen wieder verschwinden. Manchmal fehlen auch alle Krankheitssymptome. Während dieses ersten Stadiums kann bei manchen Patienten das Virus im Blut nachgewiesen werden. Sie sind dann schon infektiös und könnten durch eine Blutspende die Infektion auf einen Empfänger übertragen. Nach wenigen Wochen bis Monaten erfolgt aber bei den meisten Patienten eine Serokonversion, d. h., sie bilden Antikörper gegen das HIV. Diese Antikörper zeigen, daß sie durch das HIV infiziert wurden.

2. **Stadium:** In den folgenden Wochen, Monaten bis Jahren ist der Patient, der mit dem HIV infiziert ist, völlig beschwerdefrei. Er fühlt sich subjektiv völlig gesund und ist voll arbeitsfähig. Seine HIV-Infektion ist lediglich durch den Nachweis von Antikörpern erkennbar. Patienten in diesem Stadium können das HIV insbesondere durch Sexualverkehr auf ihre Partner übertragen.

3. **Das Lymphadenopathie-Syndrom** ist dadurch charakterisiert, daß ein Patient, der mit HIV infiziert ist, eine generalisierte Lymphknotenschwellung entwickelt. Manchmal hat er subfebrile Temperaturen. In seinem Allgemeinempfinden ist er wenig beeinträchtigt.

4. Von **AIDS** spricht man dagegen dann, wenn infolge der HIV-Infektion Krankheitssymptome auftreten oder durch die Immunsup-

Tabelle 22-5: Klassifikation der durch das HIV verursachten Krankheitsstadien.

Stadium 1: akute Infektion
Stadium 2: asymptomatische Infektion
Stadium 3: Lymphadenopathie-Syndrom
Stadium 4: AIDS

pression opportunistische Infektionen auftreten. Zu den durch das HIV ausgelösten Krankheitssymptomen zählen persistierendes Fieber, Gewichtsverlust, Durchfälle, die längere Zeit andauern, oder auch neurologisch-psychiatrische Erkrankungen wie Persönlichkeitsabbau und Neuropathien. Durch die Immunsuppression können opportunistische Infektionen, wie schwer verlaufende bakterielle Infektionen, Pneumocystis-carinii-Pneumonien. Pilzinfektionen oder Protozoeninfektionen, aber auch Tumoren, wie Hautkrebs in Form des Kaposi-Sarkoms oder andere Tumoren, auftreten.

Epidemiologie

Die ersten Fälle von AIDS wurden 1979 beobachtet und ca. 1981 erstmals publiziert. Es traten bei bislang gesunden, meist jungen Männern schwere Infektionen auf, die auf ein Versagen der normalen Infektionsabwehr hindeuteten. Später wurde erkannt, daß AIDS durch ein neu entdecktes humanpathogenes Retrovirus verursacht wird. Bisher wurden dafür verschiedene Namen gebraucht, wie HTLV-III (human T-cell lymphocyte tropic virus), LAV (lymphadenopathy associated virus), ARV (AIDS-related virus). Nach den Empfehlungen der WHO wird es seit neuestem nur noch **HIV** (humanes Immundefizienzvirus) genannt. Inzwischen wurden aber auch noch weitere Viren entdeckt, die klinisch ähnliche Krankheitsbilder verursachen können.

Es ist nicht ganz geklärt, woher das AIDS-Virus stammt. Anfangs waren fast ausschließlich junge homosexuelle Männer an AIDS erkrankt. Erste klinisch und serologisch gesicherte AIDS-Fälle wurden aber schon 1977 in Zaire in Zentralafrika beobachtet. Serologische Untersuchungen ergaben, daß bereits 1973 in Uganda Infektionen mit HIV vorkamen. So ist es möglich, daß das AIDS-Virus erstmals in Zentralafrika aufgetreten ist. AIDS hat sich dort durch heterosexuellen Geschlechtsverkehr rasch ausgebreitet. Von dort aus ist wohl eine Übertragung nach Haiti anzunehmen. Da Haiti in den 70er Jahren ein beliebtes Ferienziel amerikanischer Homosexueller gewesen ist, ist es nicht ausgeschlossen, daß das Virus durch Prostitution auf amerikanische Homosexuelle übertragen worden ist. Der für einen Teil der homosexuellen Männer typische häufige Partnerwechsel mit zahlreichen Sexualkontakten ist eine hinreichende Erklärung dafür, daß AIDS sich besonders rasch bei den Homose-

xuellen in den USA ausgebreitet hat. Häufig finden sich HIV-Infektionen und AIDS auch bei Drogenabhängigen, die sich durch unsterile Kanülen infiziert haben, außerdem bei Frauen, die Sexualpartner von HIV-Infizierten sind, sowie Empfängern von Bluttransfusionen und Faktor-VIII-Konzentraten. Also auch Hämophile hatten früher ein hohes Risiko, an AIDS zu erkranken. Wie das Hepatitis-B-Virus ist der AIDS-Erreger, das HIV-Virus, im Blut infizierter Personen lange Zeit vorhanden und wird durch Blut und Blutprodukte sowie durch andere Körpersekrete übertragen.

In Europa ist AIDS gehäuft seit 1982/83 aufgetreten. Der überwiegende Anteil der AIDS-Erkrankten fand sich hier ebenfalls unter männlichen Homosexuellen, vor allem bei denjenigen, die in den vorangegangenen Jahren in den USA gewesen waren und dort Sexualkontakte mit amerikanischen Homosexuellen gehabt hatten. Heute beschränkt sich aber die Erkrankung längst nicht mehr auf Homosexuelle allein. Sehr häufig sind heutzutage Bluter, die mit den früher teilweise mit HIV kontaminierten Faktor-VIII-Konzentraten behandelt wurden, und Drogenabhängige mit HIV infiziert. Zur Zeit spielt noch zahlenmäßig die homosexuelle Übertragung zwischen Männern die wichtigste Rolle, jedoch ist die heterosexuelle Übertragung ebensogut möglich. Dadurch besteht die große Gefahr, daß in Zukunft auch mehr Frauen an HIV-Infektionen und AIDS erkranken. Dann ist auch die vertikale Übertragung von der Mutter auf das Kind während der Schwangerschaft, der Geburt oder auch kurze Zeit später beim Stillen möglich. Eine Infizierung des Pflegepersonals in Krankenhäusern durch das Virus bei der Pflege von AIDS-Kranken ist bisher weltweit nur in vier Fällen dokumentiert worden. Bei einer großangelegten Untersuchung an von über tausend Pflegekräften, die sich durch einen *Unfall* bei der Pflege von AIDS-Patienten (Stichverletzung, Schnitt- bzw. Blut- oder Sekretkontakt auf Schleimhaut oder offene Wunde) verletzten, wurden bisher drei Serokonversionen beobachtet, d. h., diese Personen entwickelten HIV-Antikörper, und es steht zu befürchten, daß sie später an AIDS erkranken.

Dagegen ist es ganz wichtig, festzuhalten, daß das Virus weder durch Händedruck, Husten, gemeinsame Benutzung von Eß- und Trinkgeschirr noch durch andere normale soziale oder familiäre Kontakte, noch durch Insektenstiche übertragen werden kann.

Das Risiko einer HIV-Übertragung durch Blutspenden, Blutkonserven oder Blutprodukte ist durch die obligatorische Untersuchung aller Blutspenden auf HIV-Antikörper seit Oktober 1986 drastisch reduziert worden. Durch die Anwendung von wirksamen Virus-Inaktivierungsverfahren sind die Blutplasmaderivate heute mit großer Sicherheit HIV-frei.

Die Weiterverbreitung des Virus erfolgt deswegen vorwiegend durch hetero- oder homosexuelle Kontakte und durch die Übertragung von der Mutter auf das Kind bei Schwangerschaft, Geburt und Stillen, und außerdem durch Verwendung von unsterilem Injektionsmaterial, z. B. bei Drogenabhängigen.

Insgesamt haben die HIV-Infektionen in den letzten Jahren drastisch zugenommen. Weltweit sind bis Dezember 1986 über 36 000 Erkrankungen an AIDS bekanntgeworden. Da HIV-Infektionen und die Vorstadien von AIDS noch weitaus häufiger sind – man schätzt im Verhältnis 1:10 –, wird mit Sicherheit in den nächsten Jahren die Häufigkeit von AIDS weiterhin drastisch ansteigen. AIDS wird damit in den nächsten Jahrzehnten das vorrangige gesundheitspolitische und praktisch-klinische Problem werden.

Pathogenese

Das HIV hat eine besondere Neigung, bestimmte Lymphozyten, die T4-Helferzellen, zu befallen. Diese spielen bei der Infektionsabwehr eine wesentliche Rolle. Das kugelförmige HIV-Virus haftet an der Oberfläche dieser Zellen und schleust seine Erbanlagen, die aus RNS (Ribonukleinsäure) bestehen, in die Zelle ein. Gleichzeitig wird ein Enzym mit in die Zelle eingeschleust, das die Umwandlung der RNS des HIV in DNS (Desoxyribonukleinsäure) bewirkt. Diese DNS wird dann in die Erbinformation der Wirtszelle übertragen.

Enzyme der Wirtszelle produzieren dann aus dieser eingeschleusten DNS Kopien in RNS, die Bausteine für neue Viren. Es bildet sich eine neue Kapsel für die RNS. Die RNS und die Kapsel stülpen sich aus der Zellwand der Wirtszelle aus

und verlassen sie. – Ein neues HIV-Virus ist von der Wirtszelle produziert worden und kann weitere Zellen des Körpers befallen. Diese Vorgänge führen erstens dazu, daß die Infektionsabwehrfunktion dieser T4-Helferzellen gestört wird, und zweitens zu einer allmählichen Zerstörung der Zellen, so daß dann die T4-Zellen bei Patienten mit AIDS deutlich vermindert im Blut nachweisbar sind. Aber nicht nur die T4-Helferzellen sind Ziel des AIDS-Virus, auch andere Zellen des Körpers, wie Makrophagen (Freßzellen), andere Lymphozyten, wie die B-Zellen und auch Zellen des zentralen Nervensystems, können direkt vom Virus befallen werden. Bewirkt wird dadurch eine zunehmende Unfähigkeit des Patienten, mit an sich harmlosen Infektionen fertig zu werden, und zusätzlich besteht durch die chronische Infektion des Gehirns die Gefahr eines allmählichen Persönlichkeitsabbaus mit Demenz und anderen neurologischen Erkrankungen.

Symptome

Wie auf Seite 506 im Abschnitt Definition schon beschrieben, kann das HIV-Virus verschiedene Stadien der Erkrankung bewirken. Die Erstmanifestation einer HIV-Infektion, die meist einige Wochen nach der Ansteckung auftritt, ähnelt einer Mononukleose (s. S. 536). Die Patienten haben etwas erhöhte Temperaturen, ein allgemeines Krankheitsgefühl, einen Leistungsabfall und eine leichte Ermüdbarkeit sowie eine Lymphknotenschwellung. Viele Patienten mit AIDS können sich an dieses Stadium einer HIV-Infektion aber nicht erinnern; es muß wohl nicht in jedem Fall auftreten. Danach ist der HIV-Infizierte über Jahre hinaus vollkommen gesund und arbeitsfähig, wohl aber potentiell infektiös.

Später kann sich nach Wochen bis Monaten, manchmal Jahren, ein Stadium der persistierenden generalisierten Lymphknotenschwellung (**Lymphadenopathie-Syndrom**) anschließen. Die Patienten zeigen einen deutlichen Leistungsabfall. Fieber oder rezidivierende Fieberschübe, Nachtschweiß, eine ungeklärte Gewichtsabnahme von oft mehr als 10% des Körpergewichts, andauernde, oft wäßrige Durchfälle und manchmal Exantheme der Haut und der Schleimhaut. In diesem Stadium treten auch rezidivierende Herpes-simplex-Infektionen, Pyodermien (eitrige Hautinfektionen), Kondylome (Virusinfektionen der Haut) und Pilzinfektionen der Schleimhäute auf. Die Symptomatik ist vermutlich Ausdruck einer Auseinandersetzung des lymphoretikulären Systems mit dem HIV-Virus. Häufig besteht zusätzlich noch eine Leukozytose. Diese Erkrankungsform haben die Amerikaner früher *AIDS-related complex* genannt – ein Ausdruck, der auch bei uns gebräuchlich geworden ist.

Von AIDS spricht man dagegen erst dann, wenn bei einem HIV-Antikörper-positiven Patienten, der bis dahin gesund war, Symptome einer Immunschwäche auftreten, die nicht durch eine Krebserkrankung, durch die Therapie mit Corticosteroiden oder andere Erkrankungen erklärt werden kann. Zusätzlich muß eine Erkrankung aufgetreten sein, die für das Vorliegen eines Defekts im Immunsystem spricht, wie sie in Tabelle 22-6 aufgeführt sind.

Wichtig ist, daß nicht jeder Patient mit diesen klinischen Symptomen Antikörper gegen HIV hat. Trotzdem müssen diese Patienten auch bei negativer Serologie zu den AIDS-Kranken gerechnet werden.

Es ist derzeit nicht ganz klar, wie viele der HIV-Antikörper-positiven Patienten später tatsächlich an AIDS erkranken.

Tabelle 22-6: Erkrankungen, die für das Vorliegen eines Defekts im Immunsystem sprechen.

▷ Kaposi-Sarkom
  (eine bisher seltene Form des Hautkrebses)
▷ Lymphoms im Bereich des zentralen Nervensystems
▷ Meningitis, Enzephalitis oder Pneumonie durch seltene Erreger wie Pneumocystis carinii, Toxoplasmen, Zytomegalie, Kryptokokken, Aspergillen, Nikardien, Candida und andere Pilze
▷ Ösophagitis durch Herpes simplex, Zytomegalie oder Candida
▷ progressive, multifokale Leukoenzephalopathie (eine fortschreitende, mit Entmarkung einhergehende Erkrankung des Gehirns)
▷ Herpes-simplex-Infektion von Haut oder Schleimhaut, die länger als einen Monat besteht
▷ länger als einen Monat bestehende Enterokolitis mit Durchfall, die häufig durch Kryptosporidien verursacht wird
▷ Infektionen durch Kokzydiomykosen oder Histoplasmen
▷ Lungeninfektionen durch Candida
▷ Non-HODGKIN-Lymphom (seltene Form einer malignen Erkrankung der Lymphknoten)
▷ bei Kindern der Nachweis einer chronischen lymphoiden interstitiellen Pneumonie bei positiver HIV-Serologie

---

Die asymptomatische Periode, während der diese Menschen völlig gesund und arbeitsfähig sind, kann viele Jahre dauern. Wahrscheinlich ist aber, daß die Mehrzahl der HIV-Infizierten früher oder später an AIDS erkrankt. Die Zeit von der Ansteckung durch das HIV bis zum Ausbruch der manifesten AIDS-Erkrankung variiert aus nicht ganz geklärten Gründen zwischen wenigen Monaten und vielen Jahren. Deswegen ist eine Prognose für den einzelnen HIV-Infizierten schwer möglich. Es bleibt festzuhalten, daß er während dieser asymptomatischen Phase potentiell ansteckend ist und das HIV auf andere Menschen übertragen kann.

2.2 HIV-assoziierte Krankheiten

Die folgenden Erkrankungen sind bei AIDS relativ häufig.

2.2.1 Erkrankungen des zentralen Nervensystems (progressive multifokale Leukoenzephalopathie)

Die Patienten haben eine über Wochen und Monate zunehmende Beeinträchtigung der Wahrnehmung und auch Bewegungsstörungen, die durch einen Befall des Gehirns durch das HIV erklärt werden können. Eine Erkrankung des Gehirns kann nicht nur durch das HIV selbst verursacht werden, sondern auch durch andere opportunistische Erreger wie Toxoplasmose, durch eine Pilzinfektion mit Kryptokokken und durch eine große Anzahl verschiedener anderer Viren. Klinisch zeigen die Patienten eine zunehmende Demenz, manchmal einhergehend mit Herdsymptomen, wie Krampfanfällen, Lähmungserscheinungen etc. Der Liquor ist typischerweise verändert und besitzt eine mäßige Zellzahl- und Eiweißerhöhung. Manche Patienten zeigen isolierte Hirnnervenausfälle oder periphere Lähmungserscheinungen wie bei einem GUILLAIN-BARRÉ-Syndrom (s. Kap. 23). Auch ein Befall der Augen durch das Cytornegalievirus ist eine besonders schwere Komplikation von AIDS. Da eine HIV-Infektion des Gehirns nicht behandelt werden kann, gelangen einige Patienten im Endzustand in einen Dämmerzustand.

2.2.2 Pneumonien

Die häufigste Lungeninfektion, die bei AIDS auftritt, ist die **Pneumocystis-carinii-Infektion.** Hierbei handelt es sich um einen Erreger, der den

Protozoen, also kleinsten tierischen Lebewesen, zugeordnet wird. Die Pneumonie beginnt meist schleichend, die Patienten haben nur subfebrile Temperaturen, fühlen sich nicht wohl und sind ganz leicht dyspnoisch. Bei Kindern kann der Beginn dramatischer mit sich rasch entwickelnder Dyspnoe sein. Später tritt dann hohes Fieber auf. Die Patienten husten, haben eine beschleunigte Atemfrequenz und Sauerstoffmangel. Sie sind aber nicht in der Lage, Sputum abzuhusten. Bei der Röntgenaufnahme zeigen sich beidseits sog. **interstitielle Infiltrate**. Diese Infiltrationen des Bindegewebes der Lunge durch Pneumozysten und Entzündungszellen erklären die mangelnde Sauerstoffaufnahme des Patienten über die Lunge und damit auch die geringe Belastbarkeit und Atemnot des Patienten. Wenn die Pneumonie unbehandelt fortschreitet, führt sie zum Tod des Patienten. Sie ist jedoch manchmal medikamentös beeinflußbar. Allerdings sind die Nebenwirkungen der Medikamente gegen Pneumocystis carinii oft sehr schwerwiegend.

Auch wenn es gelungen ist, die Pneumocystis-carinii-Pneumonie vorübergehend zu heilen, so sind Rückfälle doch sehr häufig.

Auch das Zytomegalievirus kann bei Patienten mit AIDS zur Pneumonie führen. Ein Drittel der Todesfälle aufgrund einer Pneumonie bei AIDS sind durch **Zytomegalieviren** bedingt. Die Patienten haben Fieber, allgemeines Krankheitsgefühl und Schwellungen der Lymphknoten. Die Zytomegalie-Pneumonie bei AIDS endet meist tödlich, da keine sichere Therapiemöglichkeit besteht.

Weitere Erreger, die bei Patienten mit AIDS zu Lungenentzündungen führen können, sind atypische Tuberkuloseerreger (Mykobakterien), Kryptokokken und auch Legionellen. Selten sind dagegen Pilzinfektionen wie Aspergillus oder Candida beschrieben worden. Besonders bei Kindern treten unerklärliche, interstitielle Pneumonien auf, für die bislang kein Erreger bekannt ist. Es ist möglich, daß diese Lungenentzündungen bei Kindern durch das HIV-Virus oder durch das Epstein-Barr-Virus direkt verursacht werden. Auch dafür besteht keine sichere Therapie, obwohl Glucocorticoide den Verlauf zeitweilig etwas abmildern.

2.2.3 Gastrointestinale Infektionen

Für den Patienten besonders belästigend sind lebensbedrohliche Infektionen des Magen-Darm-Traktes. Viele Erreger können Durchfall bei Patienten mit AIDS hervorrufen. Einer der häufigsten Erreger ist Candida albicans. Candida-Infektionen und Beläge finden sich sehr früh im Bereich der Mundschleimhaut und des Rachens und sind manchmal schwierig zu behandeln. Die Infektion durch Candida kann dann auch die Speiseröhre betreffen und sich durch heftige retrosternale, brennende Schmerzen oder Schmerzen beim Schlucken äußern. Die Candida-Infektion des gastrointestinalen Traktes ist dagegen meist gut zu therapieren. Sie spricht auf eine Therapie mit Pilzmitteln, wie z. B. Nystatin® oder Ketoconazol an. Allerdings ist ein Rückfall der Pilzinfektionen des Gastrointestinaltraktes bei AIDS-Patienten sehr häufig, so daß diese Medikamente oft monatelang genommen werden müssen.

Erreger, die eine Ösophagitis bei Patienten mit AIDS hervorrufen, sind Herpesviren und Zytomegalieviren.

Wäßrige Durchfälle sind eine häufige Erkrankung bei Patienten mit AIDS. Diese Durchfälle können durch Protozoen (kleine tierische Lebewesen) wie Lamblien, Amöben, Kryptosporidien und andere Erreger hervorgerufen werden, aber auch durch bekannte Enteritiserreger wie Salmonellen und Campylobacter. Nur wenige dieser Erreger sind einer sicheren Therapie zugänglich. Insbesondere Kryptosporidien und Protozoen sind praktisch nicht therapierbar. Sie führen zu chronischen, wäßrigen Durchfällen, manchmal auch zu Bauchkrämpfen. Manche Patienten verlieren pro Tag bis zu 10 oder 15 Liter Flüssigkeit über den Stuhl. Dies bewirkt natürlich einen erheblichen Gewichtsverlust, Mangelernährung und schwerste Erkrankung. Enteritiden durch Salmonella typhimurium und Campylobacter gehen nicht selten in eine Sepsis über. Auch diese Infektionen tendieren zum Rückfall, so daß eine langfristige Therapie zur Unterdrückung dieser Erreger erforderlich ist. Manche Patienten entwickeln schmerzhafte perirektale Läsionen, die durch Herpes-simplex-Infektionen hervorgerufen sind. Perianal entstehen schmerzhafte Bläschen, eine Rötung, manchmal eine Erosion.

2.2.4 Hautinfektionen

Neben den schon beschriebenen perirektalen Herpes-simplex-Infektionen treten bei Patienten mit AIDS eine Vielzahl anderer Haut- und Schleimhautinfektionen auf. Herpes-simplex-Infektionen im Bereich der Mundschleimhaut und der Lippen sind besonders häufig. Ein Herpes zoster (Gürtelrose) ist häufig bei AIDS zu sehen.

2.2.5 Systemische Infektionen

Eine Vielzahl von Infektionen, die den gesamten Körper des Patienten betreffen, können unmittelbar zum Tode des AIDS-Patienten führen. Dazu gehören vor allem die atypischen Mykobakterien, Zytomegalie-Virus, EPSTEIN-BARR-Virus (Erreger der Mononukleose) und Histoplasmen. Diese Erreger können sämtliche Organe wie Knochenmark, Leber, Lunge, Milz und Gehirn befallen. Die Patienten zeigen unspezifische Symptome wie Fieber, Müdigkeit, Gewichtsverlust, allgemeines Schwächegefühl. Da sämtliche Erreger parallel alle Organe befallen können, ist es manchmal sehr schwierig, festzustellen, welche Erreger nun unmittelbar zur Erkrankung geführt haben. Die Infektionen zeigen nur, daß der Patient mit AIDS seine Infektionsabwehr durch die HIV-Infektion verloren hat und sich gegen jeglichen Erreger aus seiner Umgebung nicht mehr wehren kann. Teilweise sind diese Infektionen durch Medikamente therapierbar. Da jedoch zum Überwinden einer Infektion immer auch die körpereigene Abwehr erforderlich ist, ist die Therapie oft schwierig und selten erfolgreich. Zudem muß die Therapie der Verhinderung von Rückfällen oft lange Zeit fortgeführt werden. So bleibt es das theoretische Ziel in der Therapie von AIDS, die Immunabwehr des Patienten möglichst lange aufrechtzuerhalten, nach Möglichkeit sogar wiederherzustellen. Dafür besteht jedoch im Augenblick keine große Aussicht. Es wird aber an vielen Stellen mit großem Aufwand und großen Geldmitteln daran gearbeitet, die Vermehrung des HIV im Menschen auch nach einer Infektion zu verhindern. Erste Erfolge konnten durch den Einsatz einer Substanz mit dem Namen Azidothymidin erzielt werden. Diese scheint die Entwicklung des Krankheitsbildes zu bremsen. Doch sind dies derzeit nur therapeutische Ansätze, die vielleicht in Zukunft einmal Früchte tragen können. Es bleibt nur als wichtigstes übergeordnetes Ziel, die Ausbreitung der HIV-Infektion in der Bevölkerung zu reduzieren.

Diagnostik

Für den virologischen Nachweis des HIV-Virus stehen prinzipiell zwei verschiedene Labormethoden zur Verfügung:

▷ der direkte Erregernachweis;
▷ der Nachweis spezifischer Antikörper.

Der direkte Erregernachweis gelingt manchmal nach der Infektion innerhalb der ersten 14 Tage aus Blut oder Lymphozyten. Erst zwei Wochen nach einer Ansteckung ist mit dem Auftreten von spezifischen Antikörpern gegen HIV zu rechnen. Meist tritt bei einer HIV-Infektion der spezifische Antikörper innerhalb der ersten drei Monate, sehr selten auch erst nach sechs Monaten auf. Die Antikörper-Titer steigen dann relativ rasch an. Die HIV-Antikörper können mit verschiedenen Methoden nachgewiesen werden. Gebräuchlich, weil billig und relativ verläßlich, ist der **ELISA-Test;** jedoch gibt es dabei vereinzelt falschpositive Resultate.

> Bevor jemand als HIV-infiziert zu betrachten ist, muß ein positiver ELISA-Test immer mit einer sehr aufwendigen Methode, der sog. **Western-Blot-Methode,** oder dem Immunfluoreszenztest bestätigt werden.

Mit sehr aufwendigen Verfahren ist heute in einzelnen Laboratorien auch der Direktnachweis des HIV-Virus möglich. Dies ist manchmal innerhalb der ersten zwei Wochen aus Blut oder Lymphozyten gelungen. Bei AIDS-Patienten gelingt dies fast immer. Bei Antikörper-positiven Männern kann das Virus in hoher Konzentration auch in der Samenflüssigkeit (Sperma) nachgewiesen werden. Viel seltener gelingt der HIV-Nachweis im Speichel, wo die Viruskonzentration sehr gering ist. Vereinzelt ist ein Virusnachweis auch im Nervengewebe, im Liquor, im Urin, im Vaginalsekret, aus Lymphknoten, in der Muttermilch und den Lymphozyten der Tränenflüssigkeit gelungen.

> Da die Konzentration des Virus in diesen Exkreten wie Speichel, Urin, Stuhl oder Tränenflüssigkeit aber sehr gering und zum Angehen einer Infektion eine hohe Viruszahl erforderlich ist, erscheint die Infektiosität dieser Sekrete sehr gering zu sein.

Für die Verlaufskontrolle von HIV-Infizierten bzw. AIDS-Patienten ist jedoch wesentlich, die Auswirkung des HIV auf die Infektionsabwehr des Patienten zu messen. Dazu dient vor allem die Zählung bestimmter Abwehrzellen unter den Lymphozyten. Die Lymphozyten sind bei AIDS-

Patienten zahlenmäßig vermindert. Besonders wichtig ist es jedoch, die Zahl von Untergruppen der Lymphozyten zu bestimmen. Es gibt nämlich Untergruppen der Lymphozyten, die als T-Helferzellen bzw. T-Suppressorzellen bezeichnet werden. Das HIV-Virus befällt vor allem die T-Helferzellen und führt mit der Zeit zu einer Verminderung dieser Zellen im Blut. Dadurch wird das Verhältnis von T-Helferzellen zu T-Suppressorzellen sehr zugunsten der T-Suppressorzellen verschoben. Der Patient ist wesentlich infektionsanfälliger. Bei Kindern und seltener auch bei Erwachsenen kann es auch zu einer abnormen Steigerung der Aktivität der sog. B-Lymphozyten kommen. Die B-Lymphozyten produzieren die Immunglobuline. Bei den Kindern mit HIV-Infektion produzieren die B-Lymphozyten zwar auch Immunglobulin-ähnliche Eiweiße, die jedoch nicht funktionsfähig sind. Deswegen haben die Kinder trotz sehr hoher Immunglobulinspiegel einen Mangel an spezifischen Antikörpern, die zur Infektionsabwehr erforderlich sind. Es wird deshalb versucht, die Infektionen bei Kindern mit AIDS durch die regelmäßige Gabe von Immunglobulinen zu reduzieren.

Hat der Patient das AIDS-Stadium erreicht, kommt es vor allem darauf an, wie üblich die opportunistischen Infektionen zu diagnostizieren. Meist ist dafür nur ein direkter Erregernachweis sinnvoll, da die AIDS-Patienten nicht in der Lage sind, spezifische Antikörper gegen die infizierenden Erreger zu produzieren.

Therapie

Eine ursächliche Therapie der HIV-Infektion und damit des AIDS mit Wiederherstellung des Immunsystems ist derzeit nicht möglich. Es gibt zwar verschiedene Untersuchungen und Überlegungen, wie die HIV-Infektion direkt behandelt werden könnte. Derzeit zeichnet sich aber noch keine spezifische Therapiemöglichkeit ab. Es muß klar gesagt werden, daß eine Heilung von AIDS heute noch nicht möglich ist, auch wenn der Krankheitsverlauf durch Azidothymidin vielleicht gebremst werden kann. So kommt es darauf an, die Entstehung von opportunistischen Infektionen beim HIV-infizierten Patienten zu verhindern. Sinnvoll ist dazu eine normale Lebensführung mit der Vermeidung von Infektionen jeglicher Art. Auch eine ausgewogene, vernünftige Ernährung mag hilfreich sein. Bei Kindern scheint die regelmäßige intravenöse Gabe von

Immunglobulinen die Häufigkeit von bakteriellen Infektionen bei regelmäßiger Anwendung zu reduzieren. Auch Impfungen von HIV-infizierten Kindern mit Totimpfstoffen sind möglich. Lebendimpfungen sollen nicht durchgeführt werden.

Prävention

Da derzeit noch keine Therapie von AIDS in Sicht ist, bleibt nur die Möglichkeit der Verhinderung einer HIV-Infektion. Das Wichtigste ist wohl eine Änderung der Lebensweise, d. h. kein Geschlechtsverkehr mit vielen wechselnden Partnern, von denen nicht bekannt ist, ob sie evtl. an einer HIV-Infektion erkrankt sind. Es ist allgemein akzeptiert, daß die Verwendung von Kondomen das Risiko einer HIV-Infektion drastisch reduziert. Wichtig ist natürlich vor allem, daß HIV-Drogenabhängige die gemeinsame Verwendung derselben Injektionsnadel unterlassen. Dies scheint jedoch erhebliche Schwierigkeiten zu bereiten, da die Verwendung der gemeinsamen Nadel offensichtlich geradezu rituelle Bedeutung hat. Die Übertragung des HIV-Virus über Blut und Blutprodukte bei Transfusionen ist seit der generellen Testung aller Blutspenden auf HIV-Antikörper bzw. durch die Inaktivierung der Blutprodukte (z. B. Faktor VIII) nur noch ein minimales Risiko. Trotzdem ist es rein theoretisch nicht ausgeschlossen, daß ein Blutspender, der sich vor kurzem infiziert hat und bei dem HIV im Blut zirkuliert, noch keine Antikörper entwickelt hat und daher diesem Antikörpertest entgeht. HIV-seropositive Frauen sollten sich darüber klar sein, daß ein erhebliches Risiko besteht, das HIV auf ihre Kinder zu übertragen. Wie groß die Wahrscheinlichkeit ist, läßt sich derzeit noch nicht abschätzen. Es werden Zahlen zwischen 10 und 70% genannt. An der Entwicklung von Impfstoffen gegen HIV wird gearbeitet. Es ist derzeit noch nicht absehbar, ob sie erfolgreich sein wird.

Da am Arbeitsplatz und bei normalen sozialen Kontakten keine Gefahr einer Übertragung des HIV besteht, brauchen weder Arbeitgeber noch Mitarbeiter von einer HIV-Infektion informiert zu werden. Es ist deswegen auch nicht gerechtfertigt, HIV-Infizierte von Arbeitsstellen jeglicher Art auszuschließen.

Pflegerische Maßnahmen

Wichtig sind die pflegerischen Maßnahmen bei HIV-Infizierten und AIDS-Patienten. Die Gefahr, die von diesen Patienten für das Krankenpflegepersonal ausgeht, ist bei Beachtung relativ einfacher Techniken minimal. Bei allen Verrichtungen, bei denen ein direkter Kontakt mit Blut und Sekreten des Patienten möglich ist, also z. B. bei Blutabnahmen, Legen und Entfernen von Venenkathetern, Verbandwechseln, Absaugen, Drainagewechseln etc., müssen Handschuhe getragen werden. Die Injektionskanülen müssen nach Gebrauch in stichfest verschlossenen Behältern aufbewahrt und desinfiziert werden. Dies sind aber alles Pflegetechniken, die eigentlich auch zur Verhinderung einer Hepatitis-B-Infektion selbstverständlich sind und somit keine Besonderheit darstellen. Auch alle übrigen Pflegetechniken unterscheiden sich nicht von denen bei anderen Patienten.

Zimmer, Wäsche, Eßgeschirr, Abfälle: Da das HIV-Virus außerhalb des Körpers des Menschen nur ganz kurze Zeit überlebensfähig ist, ist grundsätzlich keine Isolierung erforderlich. Auch eine Schlußdesinfektion des Zimmers nach Entlassung des Patienten ist nicht notwendig. Die Wäsche ist wie üblich in die Wäscherei zu geben. Eßgeschirr wird normal abgewaschen. Auch die üblichen Abfälle werden wie normal versorgt.

Instrumente und wiederverwendbares Material: Instrumente, die durch Sekrete oder Blut kontaminiert sein können, müssen in einer geeigneten Desinfektionslösung (Aldehyde, Phenole oder Alkohol) eingelegt und danach gereinigt und sterilisiert werden. Auch eine Sterilisierung durch Hitze ist natürlich möglich.

Laborproben: Selbstverständlich müssen sämtliche Laborproben mit Urin oder Blut für den Transport und beim Zentrifugieren verschlossen werden. Die Richtlinien zur Verhütung einer HIV-Infektion im Labor entsprechen exakt den üblichen hygienischen Maßnahmen, die auch schon früher zur Verhinderung einer Hepatitis-B-Infektion erforderlich waren. HIV stellt deswegen keine Notwendigkeit zur Änderung der Praktiken im Labor dar.

Patiententransport: Besondere Maßnahmen zur Verhinderung der HIV-Übertragung sind nicht erforderlich. Eine Desinfektion von Rollstühlen oder Liegewagen ist nur dann nötig, wenn sie durch Blut oder Sekrete verschmutzt wurden. Alle mit Blut oder anderen Körperflüssigkeiten verschmutzten Oberflächen sollten von Hand gereinigt und anschließend mit Aldehyd- oder Phenolderivaten oder mit 70%igem Alkohol oder anderen Desinfektionsmitteln mit ausreichender Einwirkungszeit desinfiziert werden.

Prognose

Es ist derzeit noch nicht mit absoluter Sicherheit vorherzusagen, wieviel HIV-Antikörper-positive Menschen ein volles AIDS-Bild entwickeln werden. Man schätzt, daß Patienten, die das progressive, generalisierte Lymphadenopathie-Stadium erreicht haben, einem Risiko von etwa 7% pro Jahr unterliegen, manifestes AIDS zu entwickeln. Vorher sind diese Menschen subjektiv und objektiv völlig gesund und arbeitsfähig, wenn natürlich auch potentiell infektiös. Es ist aus diesem Grund nicht gerechtfertigt, diese Menschen sozial in irgendeiner Weise im allgemeinen Leben oder auch am Arbeitsplatz zu diskriminieren. Allerdings muß gleichzeitig von ihnen eine vernünftige Lebensführung und die Vermeidung von ungeschütztem Geschlechtsverkehr erwartet werden. Da die Diagnose einer HIV-Infektion oder gar von AIDS eine erhebliche psychische Belastung bedeutet, bedürfen diese Patienten einer besonderen Zuwendung und psychosozialen Betreuung. In dieser Hinsicht wird in den nächsten Jahren noch viel zu leisten sein.

Weiterführende Literatur zum medizinischen Teil

Jawetz, J., L. Melnik, E. Adelberg: Medizinische Mikrobiologie. 4. Aufl., Springer, Berlin – Heidelberg – New York 1977.

Jauk, F.: Kurze Laboratoriumsdiagnostik. 2. Aufl., Urban & Schwarzenberg, München – Berlin – Wien 1982.

Mandell et al.: Principles and practice of infections diseases, Wiley, New York 1979.

Potel, J.: Klinische Mikrobiologie. Fischer UTB, Stuttgart – New York 1982.

Steuer, W.: Krankenhaushygiene. 2. Aufl., Fischer TB, Stuttgart 1983.

Zollinger, H. U.: Pathologische Anatomie. 5. Aufl., Thieme, Stuttgart – New York 1981.

III Pflegerischer Teil

M. Mischo-Kelling

1 Vom Umgang mit den Tabus: Sexualität und Tod

AIDS geht wie keine andere Krankheit zuvor schon im Vorfeld mit erheblichen psychosozialen Problemen einher und macht eine entsprechende Betreuung der Betroffenen erforderlich. Die größte Gruppe der Erkrankten sind homo- oder bisexuelle Männer (in der BRD bis April 1987 mehr als 75 Prozent), danach folgen die i.v.-Drogenabhängigen, wobei hiervon etwa 60 Prozent Frauen sind. Zu den Betroffenen zählen weiter an Hämophilie Erkrankte und andere Menschen, die durch kontaminiertes Blut infiziert sind. Die von der Krankheit betroffenen Menschen gehören aufgrund ihrer Lebensgestaltung überwiegend gesellschaftlichen Minderheiten an.

Dieser Umstand und die gesellschaftliche Behandlung der Krankheit erzeugen schon im Vorfeld und erst recht bei Ausbruch der Erkrankung Probleme vielfältiger Art. So zwingt AIDS zur Auseinandersetzung mit gesellschaftlich geächteten oder tabuisierten Themen wie *Sexualität* (insbesondere Homosexualität), *Sucht* und *chronische Krankheit* (Behinderung und körperliche Versehrtheit).

Die professionell mit der Krankheit Befaßten werden bei der AIDS-Erkrankung anders als bei der Krebserkrankung mit Patienten konfrontiert, die in der Regel über ihre Krankheit gut Bescheid wissen und die quasi als „Experten" um Hilfe bitten. Dieser Umstand stellt die Pflegekräfte, Ärzte, Psychologen, Sozialarbeiter u.a. vor eine große Herausforderung.

Die Betroffenen wiederum müssen sich zwangsläufig mit den Themen Tod und Sterben, mit der Bedrohung ihrer physischen, psychischen und sozialen Existenz, auseinandersetzen. Wie bei keiner anderen Krankheit verändern das Wissen um die eigene Ansteckung und mehr noch die nach und nach auftretenden Symptome das Bewußtsein der Betroffenen. Die Krankheitssymptome und die sie begleitenden Umstände haben nachhaltigen Einfluß auf die Lebensgestaltung und auf die Ausübung der *Aktivitäten des Lebens.*

Je nach Krankheitsverlauf wird der einzelne in der Ausübung der verschiedenen Aktivitäten wie z.B. *seine Geschlechtlichkeit leben, essen und trinken, ausscheiden, arbeiten* und *sich in der Freizeit beschäftigen* mehr oder weniger stark beeinträchtigt. Schon die HIV-Diagnose kann den Betroffenen in finanzielle Nöte bringen (aufgrund von Kündigung, Nichteinstellung usw.) und in die soziale Isolation drängen, z.B. durch das Verhalten von Freunden und Bekannten, durch körperliche Beeinträchtigungen, Krankenhausaufenthalte usw.

Wie der einzelne die HIV-Diagnose und/oder die Krankheit verarbeitet, hängt von mehreren Faktoren ab — etwa davon, wie er bisher Probleme, Konflikte und Krisen bewältigt hat, oder wie seine nähere und weitere Umgebung auf die Krankheit reagiert. Darüber hinaus bringt es die Unwiderruflichkeit des Krankheitsprozesses mit sich, daß die Betroffenen sich zwangsläufig mehr und mehr mit ihrer Krankheit beschäftigen, so daß die Krankheit und die sie begleitenden Umstände allmählich zum Mittelpunkt ihrer Existenz werden können.

Der Pflegekraft werden daher bei der Betreuung dieser Patientengruppe viele unterschiedliche Fähigkeiten und Fertigkeiten abverlangt. Um den Anforderungen genügen zu können, ist es erforderlich, daß sie ihr biomedizinisches und psychosoziales Wissen ständig aktualisieren. Hierzu gehören auch die rechtlichen und ethischen Aspekte. Die Pflegekraft muß sich mit den Lebensgewohnheiten der Betroffenen auseinandersetzen, insbesondere mit der Sexualität, dem Suchtverhalten und dem Umgang mit dem Tod. Sie wird bei männlichen Homosexuellen und bei Bisexuellen mit tabuisierten und ihr weitgehend unbekannten Sexualpraktiken konfrontiert, sowie bei Drogenabhängigen mit einer Gruppe, die aufgrund ihres Suchtverhaltens ins gesellschaftliche Abseits gedrängt wird. Drogenabhängige sind zudem häufig mit dem Problem der Drogenbeschaffung konfrontiert und in Gefahr, sich zu kriminalisieren. Zudem kann die Beschaffungsprostitution das Risiko, sich anzustecken, vergrößern.

Um den Betroffenen nicht mit Vorurteilen zu begegnen, ist es für die Pflegekraft unerläßlich, sich mit der eigenen Sexualität, mit dem Tod, mit ihren Reaktionen auf die Kranken während verschiedener Krankheitsphasen, mit ihren Ängsten, mit ihrer eigenen körperlichen und psychischen Belastbarkeit zu beschäftigen. Weiter ist es von großer Bedeutung, daß die Pflegekraft den Patienten in seinen Entscheidungen (etwa wer von der Erkrankung erfahren soll) respektiert, daß sie ihn bei der Verarbeitung und Bewältigung der Krankheit unterstützt, z. B. dadurch, daß der Patient seinen Gefühlen Ausdruck verschaffen kann, daß er seine Sorgen und Probleme besprechen kann, und daß sie ihm Perspektiven eröffnet, ohne dabei Entscheidungen zu treffen. Aus

diesen Gründen sollte sie die Möglichkeit haben, ihre Probleme bei der Pflege in Balint-Gruppen oder im Rahmen einer Supervision anzusprechen, nach Lösungen zu suchen und sich so vor der Gefahr des *Burn-out* zu schützen (s. Kap. 6).

Im pflegerischen Teil wird ein Patient vorgestellt, der HIV-positiv und nach dem Klassifikationssystem des *Center for Disease Control* der Gruppe IV C_1 D zuzuordnen ist (Tab. 22-7a und b). Das bedeutet, daß er (IV) ein manifestes Immunmangelsyndrom (AIDS) hat, daß er (C_1) an einer opportunistischen Infektion leidet (Pilzbefall der Speiseröhre und der Mundschleimhäute) sowie, daß er (D) Malignome entwickelt (Kaposi-Sarkom). Aufgrund des Pilzbefalls ist der Patient stationär behandelt worden.

Tabelle 22-7a:
Beratung und HIV-Test: Klassifikation der CDC für Erwachsene.

Vergleich der Klassifikationen CDC	Ältere Bezeichnung	Walter-Reed-Stadium	Frankfurter Stadium
–	–	WR 0	1a
Gruppe I Akute Infektion	–	–	–
Gruppe II Pos. Serologie		WR 1	1b
A Asymptomatisch	Asymptomatisch		
B + path. Laborbefunde	Lesser-AIDS		
(z. B. Thrombopenie,	(bei Thrombopenie)	WR 1 T	
T4/T8-Verminderung u. a.)			
Gruppe III Pos. Serologie			
A Gen. Lymphadenopathie	LAS, Lymphadeno-	WR 2	2a
	pathie-Syndrom		
B + path. Laborbefunde		WR 3	2b
Gruppe IV Pos. Serologie			
A Allgemeinsymptome	ARC	WR 3 B bis	2b
* Gewichtsverlust > 10%	AIDS-Related	WR 6 B	
* Fieber länger als ein Monat	Complex		
* Diarrhö länger als ein Monat			
B Neurol. Symptome		WR 3 ONS bis	3
		WR 6 ONS	
C_1 Opp. Infektionen	AIDS	WR 6	3
C_2 Andere Infektionen			
* Oral hairy leukoplakia	OLP	–	–
* Herpes zoster	Lesser-AIDS		
* Tuberkulose	Lesser-AIDS		
* Candida-Stomatitis	Lesser-AIDS		
D Malignome	AIDS		3
* Kaposi		WR 2 K bis	
		WR 6 K	
* ZNS-Lymphome		WR 3 ONS bis	
		WR 6 ONS E	

Quelle: Jarke, J.: Beratung und HIV-Test. – Arbeitsblätter für Berater und Ärzte – AIDS Beratung. Freie und Hansestadt Hamburg, Gesundheitsbehörde 12/1987.

Tabelle 22-7b: Beratung und HIV-Test: Klassifikation der CDC für Erwachsene (Centers for Disease Control)*.

Die Klassifikation erleichtert
* die vergleichende Analyse von Krankheitsverläufen
* das Meldewesen
* epidemiologische Studien
* Präventions- und Kontrollmaßnahmen
* Gesundheitsplanung und -politik

Sie umfaßt alle Studien der HIV-Infektion, auch die asyptomatischen.

Definition der Infektion
* Als infiziert gelten Personen, bei denen HIV (Antigen) oder Antikörper gegen HIV nachgewiesen sind.

Das Klassifikationssystem

Gruppe I	Akute Infektion
Gruppe II	Asymptomatische Infektion
Gruppe III	Generalisierte Lymphadenopathie
Gruppe IV	Manifestes Immunmangel-Syndrom (AIDS)
	A Allgemeinsymptome
	B Neurologische Symptome
	C_1 Opportunistische Infektion
	C_2 Andere Infektionen
	D Malignome
	E Anderes

Die Gruppen schließen sich gegenseitig aus.

Man stuft keinen Patienten zurück, auch wenn sich die klinischen Symptome bessern. Eine klinische Besserung bedeutet nach bisherigem Wissen keine Besserung der Grundkrankheit.

Ein Patient kann mehreren Untergruppen der Gruppe IV gleichzeitig angehören. Die Klassifikation IV A, B bedeutet zum Beispiel, daß er gleichzeitig Allgemeinsymptome und neurologische Symptome zeigt.

Bei der Einteilung in die Gruppe IV spielt es keine Rolle, ob der Patient eine Lymphodenopathie hat oder nicht.

Die Klassifikation gruppiert Patienten gemäß den bekannten klinischen Manifestationen der HIV-Infektion.

Patienten, die aufgrund ihrer Symptome nicht in die Gruppen I bis IV D gehören, teilt man vorderhand in die Gruppe IV E (anderes) ein, wenn man ihre Erkrankung der HIV-Infektion zuschreiben kann.

* überlassen von: s. Tab. 22-7a.

2 Fallbeispiel: Herr Fred Meyer[1]

Herr Meyer, ein 56jähriger alleinlebender Mann, ließ auf Anraten eines befreundeten Arztes bei sich einen HIV-Antikörper-Test durchführen. Er wußte, daß bei ihm aufgrund seiner Lebensgewohnheiten die Möglichkeit einer AIDS-Erkrankung gegeben war. Herr Meyer ist homosexuell und bekennt sich offen dazu. Er ist nach eigenen Aussagen in seinem Leben viel herumgekommen und hatte zahlreiche sexuelle Kontakte mit unterschiedlichen Partnern. Er lebt in keiner festen Beziehung. So war er nicht verwundert, als er im Mai 1987 von einem positiven Testergebnis erfuhr. Er sagte, daß er nichts anderes erwartet

hätte und daß ihn das Ergebnis nicht berührt habe. Er habe die Einstellung gehabt: „Du wirst nicht krank."

Als er wenige Monate später bei sich erste Krankheitsanzeichen wie vergrößerte Lymphknoten, zunehmendes Schwächegefühl und Müdigkeit entdeckte, war er „wie vom Schlag getroffen". Er hatte große Angst, sofort sterben zu müssen. Er erzählte, daß er die ersten zwei Tage wie auf zwei Ebenen gelebt habe. Tagsüber ging er wie gewohnt seiner Arbeit im Büro nach, erledigte alles mehr oder weniger mechanisch. Gleichzeitig kreisten in seinem Kopf ständig Gedanken, die sich mit seiner Zukunft beschäftigten. Als sich seine Angstzustände verschlimmerten, suchte er Hilfe bei einer AIDS-Beratungsstelle. Seine anfänglich überstarke Angst konnte durch Gespräche mit Fachleuten gemildert werden. Nachts überkamen ihn aber immer wieder

---

[1] Für die Erstellung des Pflegeplans und der Pflegeanamnese danke ich Herrn Fred Meyer (Name geändert) und K. Wittmund.

Angstzustände. Er konnte nur mittels eines Beruhigungsmittels Schlaf finden.

Nach dem Besuch der Beratungsstelle hat er sich an eine Selbsthilfegruppe gewandt, in der er über seine Probleme sprechen kann. Inzwischen hat er auch mit Freunden und Bekannten über seine Krankheit geredet.

Während sich sein körperlicher Zustand aufgrund der medikamentösen Behandlung verbesserte, begann er sein Leben umzustellen. Er stellte einen Großteil seiner bisherigen Aktivitäten ein, zog sich mehr und mehr von seiner Umgebung zurück und beschäftigte sich zunehmend, ja ausschließlich, mit seiner Gesundheit. Nach der Arbeit legte er sich oft erst einmal hin, um wieder frisch zu sein. Er ging nicht mehr zum Sport und zu der Laientheatergruppe, der er seit Jahren angehörte. Auch verspürte er abends keine Lust mehr, Kneipen zu besuchen, was er vorher regelmäßig getan hatte. Er berichtete, daß er seit den ersten Krankheitsanzeichen auch die Lust auf die Sexualität verloren hätte. Seine Eß- und Trinkgewohnheiten änderte er ebenfalls. Er versucht nur mehr gesunde Nahrung zu sich zu nehmen und meidet den Alkohol ganz. Die Selbsthilfegruppe sucht er, soweit es sein körperlicher Zustand erlaubt, regelmäßig auf.

Im Winter zog sich Herr Meyer einen grippalen Infekt zu, der ambulant behandelt werden konnte, so daß er nur wenige Tage krankgeschrieben werden mußte. Im Frühjahr 1988 verschlechterte sich sein allgemeines Befinden, was zu einer erneuten und bis heute bestehenden Krankschreibung führte. Erste Anzeichen eines Kaposi-Sarkoms (Manifestation als Hautkrebs) waren am Körper festzustellen, und sein behandelnder Arzt diagnostizierte einen Pilzbefall der Speiseröhre und der Mundschleimhaut. Da Herr Meyer zudem wieder über Schwäche und Müdigkeit klagte und sich nur erschwert zu Hause versorgen konnte, veranlaßte der Arzt die Krankenhauseinweisung.

Herr Meyer kam in ein Krankenhaus[1], in welchem in den letzten Jahren vermehrt HIV-positive und an AIDS erkrankte Patienten behandelt werden. Hier stand zunächst die Behandlung der Pilzinfektion im Vordergrund. Nach sechs Wochen, als die Infektion abgeklungen war, wurde er nach Hause entlassen. Nach der Entlassung

---

[1] Die Pflegeanamnese und der Pflegeplan beziehen sich auf den Krankenhausaufenthalt im April 1988. Sie sind „rückwirkend" erstellt worden, um den „subjektiven" Aspekt der Krankheit deutlich machen zu können.

Patientenerhebungsbogen

Tag der Aufnahme:	*12. 4. 88*	
Tag der Erhebung:	*12. 4. 88*	

Name:	*Meyer, Fred*
Geschlecht:	*männlich*
Geburtsdatum:	*3. 2. 32*
Alter:	*56 Jahre*
Familienstand:	*ledig*
Beschäftigung:	*Angestellter*
Religion:	*protestantisch*

Anschrift:	*Haberlandstr. 18a, Fliegenbüttel*
Tel.:	–
Art der Wohnung:	*Etagenwhg.*
Personen, die dort wohnen:	*keine*
Nächster Angehöriger:	–
Andere Bezugspersonen:	–
Soziale Dienste:	–

Wie nehmen der Patient/die Patientin seinen/ihren gegenwärtigen Gesundheitszustand wahr:

wollte, daß es mir besser geht; ich konnte es kaum abwarten, ins Krankenhaus zu kommen

Gründe der Einweisung/Überweisung:

Pilzbefall der Speiseröhre; allgemeine körperliche Schwäche

Medizinische Diagnose:

HIV-Infektion

Krankheitsgeschichte:

seit einem Jahr HIV-pos.; Blinddarmoperation 1955

Allergien:

div. Allergien

Bedeutsame Lebenskrisen:

erste Krankheitsanzeichen einer HIV-Infektion; pos. Testbescheid im Sommer 1987

Pflegeanamnese: Herr Meyer „Einschätzung der Aktivitäten des Lebens"

		Gewohnheiten im Bereich der Aktivitäten des Lebens (ALs)	Beeinträchtigungen in den ALs	Coping (Bewältigungsstrategien)
1	**Für eine sichere Umgebung sorgen**	KH: wünscht Telefon, da er gerne den Kontakt zur Außenwelt aufrechterhalten möchte	allgemeine Schwäche	teilt sich Telefonate ein
2	**Kommunizieren**	hat zu Hause viel Besuch; geht seit dem ersten Krankheitsanzeichen nicht mehr so viel aus; Krankheitsanzeichen haben sein Leben verändert; benötigt zum Sehen und Lesen Brille KH: möchte Vertrauen zum Arzt und Pflegepersonal entwickeln, möchte Ansprechpartner aus dem Pflegebereich haben; möchte bei Fragen „sachlich" informiert werden und nur auf Wunsch; möchte im KH viel besucht werden können	allgemeine Schwäche KH: allgemeine Schwäche Mitpatienten	reduziert Aktivitäten, legt sich ins Bett wird Besuch bei Müdigkeit nach Hause schicken
3	**Atmen**	wird bei Anstrengung in den letzten Monaten schnell kurzluftig, bekommt in verräucherten Räumen schlecht Luft; mag keinen Zigaretten- od. Zigarrenrauch, kann ihn nicht vertragen; mag nachts gerne bei offenem Fenster schlafen, kriegt so besser Luft KH: überwiegend Brustatmung; vereinzelt vertiefte Atemzüge AF: 14; Puls: 88; RR: 130/90; Pilzbefall der Speiseröhre u. der Mundschleimhaut	Geruch v. Zigarettenrauch allgemein und besonders in Kleidung; Kurzluftigkeit; KH: nachts – Mitpatient, dieser kann nicht bei offenem Fenster/ Lärm schlafen	meidet n. Möglichkeit „verrauchte" Räume
4	**Essen und Trinken**	hat Vorliebe für Milchspeisen, trinkt tagsüber viel, besonders gerne Milch; frühstückt gegen 7 Uhr, gegen 9 Uhr 2. Frühstück; ißt wenig Wurst; ißt kein Schweinefleisch; sagt: „Was ich mir selber mache, schmeckt uns nicht so recht. Besser ist es, wenn mir das Essen vorgesetzt wird"; hat bis zur KH-Einweisung 5 kg abgenommen; hat seit mehreren Wochen wenig Appetit; versucht, „gesunde" Nahrung zu sich zu nehmen + „meidet seit ersten Krankheitsanzeichen Alkohol" KH: Gewicht 70 kg; Größe 182 cm; hat Pilzbefall der Mundschleimhäute u. Speiseröhre	Krankheitsanzeichen; wenig Appetit	versucht, sich gesund zu ernähren; meidet Alkohol, trinkt viel Tee

Pflegeplan „in bezug auf die ALs"

Probleme des/r Patienten/in	Patienten-/Pflegeziele	Pflegemaßnahmen in bezug auf die ALs	Kontrolle (Bewertung, Evaluation)
ist aufgrund der körperlichen Schwäche in den ALs eingeschränkt (s. auch Pkt. 2) ist aufgrund der Erkrankung anfällig für Infektionen ist bei körperl. Schwäche auf Hilfe angewiesen	– wird n. KH-Aufenthalt notwendige Dienste in Anspruch nehmen können – möchte den Kontakt zur Außenwelt i. KH beibehalten – soll sich während des KH-Aufenthaltes keine zusätzlichen Infektionen zuziehen – wird hygienische Maßnahmen verstehen und akzeptieren lernen – möchte Kenntnisse zur Infektionspropoylaxe während des KH-Aufenthaltes erweitern und anwenden lernen	– mit Pat. über häusl. Versorgung reden, Kontakt zum Sozialarbeiter herstellen – Pat. Telefon besorgen – Pat. über die Notwendigkeit hygienischer Maßnahmen bei pflegerischen Tätigkeiten informieren, Informationsbedürfnis + Aufnahmebereitschaft berücksichtigen – auf Fragen des Pat. sachlich eingehen, Verhalten des Pat. beobachten – Pat. über hygienisches Verhalten zum Eigenschutz informieren, s. oben – über die Anwendung d. Maßnahmen und ggf. Probleme mit Pat. sprechen – Kenntnisse des Pat. überprüfen	am 14. 4. sofort am 13. 4. u. bei Bedarf, Reakt. + Verhalten notieren Reakt. + Verhalten notieren am 13. 4., danach Termin vereinbaren am 13. 4. + bei Bedarf 2 Tage vor d. Entlassung
fühlt sich in seinem Kommunikationsbedürfnis aufgrund seiner körperlichen Schwäche eingeschränkt	– möchte Kontakt zu Freunden u. Bekannten beibehalten können – möchte während des KH-Aufenthaltes Vertrauen zu einer Bezugsperson aus der Pflege entwickeln können – möchte Unterstützung von anderen Pflegekräften akzeptieren – möchte zeigen, daß er Vertrauen zu Pflegekräften hat – möchte Fragen ohne Ängste stellen können	– Telefon (s. Pkt. 1) – mit Pat. Besuchszeiten flexibel regeln; auf Rückzugsmöglichkeiten im Tagesraum und Park hinweisen – Besuchszeiten außerhalb der Ruhephasen planen – Ansprechpartner aus dem Team bestimmen und Pat. vorstellen – Vertrauen des Pat. gewinnen u. erhalten, wenn Bezugsperson nicht im Dienst ist – Pat. entsprechend seinem Informationsbedürfnis u. seiner Aufnahmebereitschaft über Sinn + Zweck aller durchzuführenden Maßnahmen informieren – Pat. Gesprächsbereitschaft signalisieren und bei Wunsch Zeit für Pat. + Gespräche nehmen – Team informieren – bei Bedarf Kontakte zu Psychologen, Sozialarbeiter, Seelsorger vermitteln – Pat. auf Wunsch Informationsmaterial (zu Krankheit/ Selbsthilfegruppen, div. Diensten) geben und darüber sprechen	tgl. abends am 12. 4. bei der Übergabe Verhalten + Reakt. notieren, Intimsphäre wahren!
fühlt sich durch Rauch in Atmung beeinträchtigt wird bei Anstrengung kurzluftig ist aufgrund der Erkrankung anfällig für Infektionen (s. Pkt. 1) kann nachts nicht bei offenem Fenster schlafen	– möchte ALs ohne Beeinträchtigung ausführen können – möchte im KH Möglichkeiten kennenlernen, mit der Kurzluftigkeit umzugehen – möchte im KH Atemtechniken kennen- und anwenden lernen – soll sich keine zusätzl. Infektionen zuziehen (s. Pkt. 1) – möchte sich mit Mitpatient tgl. neu arrangieren	– darauf achten, daß Pflegepersonen „Nichtraucher" sind bzw. Dienstkleidung nicht „verräuchert" ist – Pat. Aufenthaltsmöglichkeiten für Nichtraucher zeigen – Kontrolle der Vitalzeichen (AF, Puls, RR, Temp.) – mit Pat. Ruhe- und Aktivitätsphasen planen; Besuch danach abstimmen (s. Pkt. 2) – mit Pat. über Möglichkeiten der Entspannung i. KH und zu Hause sprechen, Gelegenheit hierzu geben – KG anmelden – Atemtherapie – Pat. zur Durchführung der Atemübungen anhalten, dabei Atmung beobachten – Pat. zur Zwerchfellatmung motivieren; Atmung beobachten – Pat. atemerleichternde Lagerungspositionen zeigen und erklären, Pat. ggf. bei der Lagerung unterstützen – Pat. zu Spaziergängen an der frischen Luft motivieren (s. Pkt. 1) – abends vor dem Schlafen Fenster öffnen; bei Bedarf in der Nacht!	 am 12. 4. 3 × tgl. bis zum 18. 4. Veränderungen Arzt mitteilen jeden Abend, dabei Aktivitätsphasen tgl. je n. Allgemeinzustand vergrößern am 12. 4. 2 × tgl. n. Absprache mit KG 4 × tgl. n. Absprache mit KG Veränderungen notieren am 12. 4., 14. 4. + bei Bedarf tgl.
hat wenig Appetit hat in den letzten Wochen 5 kg abgenommen; Tendenz der weiteren Gewichtsabnahme weiß, daß er ausreichend Flüssigkeit zu sich nehmen soll hat Pilzbefall der Mundschleimhäute u. der Speiseröhre	– möchte tgl. 6 kleine Mahlzeiten zu sich nehmen – möchte Wünsche in bezug auf Essen äußern können – möchte während des KH-Aufenthaltes nicht an Gewicht (unter 70 kg) verlieren, sondern zunehmen (über 70 kg) – will tgl. 2,5 l Flüssigkeit zu sich nehmen – möchte durch Mundhygiene Pilzbefall erfolgreich bekämpfen – möchte Wirkung u. Einnahmeart der Medikamente verstehen u. sie richtig anwenden lernen	– Pat. tgl. 6 kl. Mahlzeiten anbieten, Appetit beobachten – auf Essenswünsche des Pat. eingehen und Essenskarte ggfs. ändern – mit Pat. auf Wunsch Diätberatung planen – Pat. wiegen – Pat. Tees und Getränke seiner Wahl geben – Pat. Notwendigkeit der Mundhygiene (Zähneputzen) n. jeder Nahrungszunahme erklären und Pat. zur Durchführung n. jeder Mahlzeit anhalten (s. Pkt. 1 + 2) – Pat. Mundspülung lt. ärztl. Anordnung erklären, zeigen und dazu tgl. anhalten – Munschleimhaut inspizieren – Medikamente verabreichen – Pat. Wirkung und Einnahmeart der Medikamente erklären – Wissen überprüfen	Veränderungen notieren tgl. 2 × pro Woche montags + freitags vor dem Frühstück am 12. 4. 6 × tgl., Verhalten notieren bis zum 15. 4. n. ärztl. Anordnung 2 × tgl., bis zum 18. 4. am 12. 4. und bei Bedarf am 13. 4., 15. 4.

		Gewohnheiten im Bereich der Aktivitäten des Lebens (ALs)	Beeinträchtigungen in den ALs	Coping (Bewältigungsstrategien)
5	Ausscheiden	hat jeden Tag Stuhlgang und keine Probleme beim Wasserlassen; schwitzt verstärkt in den letzten Wochen, insbesondere nachts	nächtliches Schwitzen	wechselt Nachtzeug
6	Für seine persönliche Hygiene sorgen und sich kleiden	duscht sich tgl. KH: vereinzelte Manifestationen (6) des Kaposi-Sarkoms am ganzen Körper, überwiegend an Händen, Armen und Beinen; hat Angst vor Diskriminierung als AIDS-Kranker; schwitzt verstärkt in der Nacht (s. Pkt. 5); neigt zu allergischen Reaktionen, (z. Zt. keine)	Kaposi-Sarkom (Hautmanifestation); nächtl. Schwitzen	setzt sich mit Krankheit auseinander; s. Pkt. 5
7	Die Körpertemperatur regulieren	schwitzt verstärkt in der Nacht KH: Temp. 36,8 °C	nächtl. Schwitzen	s. Pkt. 5, 6
8	Sich bewegen	geht viel zu Fuß, wohnt zentral; trieb bis zur Entdeckung erster Krankheitsanzeichen Leichtathletik; ist Mitglied eines Gesundheitsclubs; ist leicht angestrengt und wird dabei kurzluftig (s. Pkt. 3)	Krankheit; allgemeine Schwäche; Kurzluftigkeit	hat seine Aktivitäten aufgrund geringer Belastungsfähigkeit eingeschränkt
9	Arbeiten und sich in der Freizeit beschäftigen	arbeitet im Büro; spielt in der Freizeit Theater, treibt Sport; geht abends gerne in die Kneipe; seit HIV-Diagnose und ersten Krankheitsanzeichen hat sich sein Leben geändert; hat seine Aktivitäten eingeschränkt, kümmert sich um „seine Gesundheit"; ist 2× pro Woche zur Selbsthilfegruppe gegangen; ist seit Anfang 1988 krankgeschrieben	psychische Belastung (Virusüberträger) aufgrund der Erkrankung; allgemeine Schwäche; Krankschreibung; Zurückziehen v. Freunden + Bekannten	psychische Verarbeitung d Erkrankung (s. Pkt. 6); be schäftigt sich mit seiner G sundheit; versucht, gesund zu leben; hat seine Aktivit ten eingeschränkt
10	Seine Geschlechtlichkeit leben	steht zu seiner Homosexualität; lebt in keiner festen Beziehung; sieht sexuelle Kontaktaufnahmen seit HIV-Diagnose erschwert, weil er sich selbst als Virusüberträger und als solcher Diskriminierungen ausgesetzt sieht; hat sein Freizeitverhalten geändert (s. Pkt. 9); sagt, daß er sich z. Zt. in der Phase der psychischen Verarbeitung der Erkrankung + der damit einhergehenden gefühlsmäßigen und körperl. Veränderungen befindet	HIV-Diagnose; Krankheitsanzeichen: allgemeine Schwäche Kaposi-Sarkom	psychische Verarbeitung d Erkrankung (s. Pkt. 9)
11	Schlafen	schläft zu Hause bei offenem Fenster; schläft gerne kalt; wenn's zu kalt wird, benutzt er 2. Decke; leidet in den letzten Monaten unter Müdigkeit; hatte bei Entdecken erster Krankheitsanzeichen nachts anfänglich Angstzustände; schwitzt nachts verstärkt (s. Pkt. 5, 6, 7); KH: fühlt sich trotz allgemeiner Müdigkeit nachts eher wach, kann wegen Mitpatient nicht bei offenem Fenster schlafen	Krankheitsanzeichen „Angstzustände", nächtl. Schwitzen; KH: Mitpatient; nächtl. Schwitzen	legt sich tagsüber hin; hat Beruhigungsmittel genommen, um schlafen z können; wechselt Nachtzeug (s. Pk 5, 6, 7)
12	Sterben	sagt, daß er nicht leiden möchte; er hat keine Angst vorm Tod, aber vor langem Leiden; hat sich in der letzten Zeit damit auseinandergesetzt; er wünscht keine lebensverlängernden Maßnahmen, wenn es keine Hoffnung auf Verbesserung gibt; möchte nicht allein im KH-Zimmer liegen: „dies ist zu einsam!"		

robleme des/r atienten/in	Patienten-/Pflegeziele	Pflegemaßnahmen in bezug auf die ALs	Kontrolle (Bewertung, Evaluation)
schwitzt verstärkt i. d. Nacht, daher Gefahr – sich zu erkälten – der Entwicklung von Infektionen	– möchte sich nachts melden und Nachtzeug wechseln können – wird sich keine Erkältung od. Hautinfektionen infolge des Schwitzens zuziehen	– Haut während der Vitalkontrollen (s. Pkt 3) und nachts auf Schweißabsonderung beobachten – Pat. abends frisches Nachthemd anbieten – Bettwäsche bei starker Schweißabsonderung wechseln – bei Frieren ggf. zusätzliche Decken geben – Pat. anhalten, Haut trocken und sauber zu halten (s. Pkt. 6)	tgl. Veränderungen notieren tgl. tgl.
schwitzt verstärkt (s. Pkt. 5) hat Angst vor der weiteren Entwicklung des Kaposi-Sarkoms besonders in sichtbaren Körperbereichen hat Angst vor der Diskriminierung als AIDS-Kranker	– s. Pkt 5 – möchte ALs wie gewohnt nachgehen können – möchte Beobachtungen über Hautveränderungen sachlich mitteilen können – wird das Gefühl haben und zeigen, daß er mit seinen Ängsten, Sorgen und Gefühlen ernst genommen wird (s. auch Pkt. 2)	– Pat. Duschmöglichkeiten zeigen – Pat. über die Notwendigkeit einer gründlichen Körper- und Intimpflege informieren, Informationen den Bedürfnissen des Pat. anpassen (s. Pkt. 1, 2 u. 5) – mit Pat. bei Bedarf über alternative Pflegemittel sprechen – Haut des Pat. auf Veränderungen (Kaposi-Sarkom; Risse, allerg. Reaktionen) inspizieren – auf Fragen und Beobachtungen des Pat. sachlich und anteilnehmend eingehen (s. Pkt. 2) – auf gefühlsmäßige Reaktionen eingehen	am 12. 4. am 13. 4. und bei Bedarf 1× tgl. Veränderungen notieren u. Arzt mitteilen Verhalten u. Reaktionen notieren, Intimsphäre wahren
ist aufgrund der Erkrankung anfällig für Infektionen (s. Pkt. 1, 3, 5, 6) schwitzt nachts verstärkt (s. Pkt. 5, 6)	– s. Pkt. 1, 3, 5 u. 6 – s. Pkt. 5 u. 6	– Temp. kontrollieren (s. Pkt. 3) – Haut beobachten (s. Pkt. 5, 6)	3× tgl., bis zum 18. 4., Veränderungen Arzt mitteilen
ist in seiner Beweglichkeit aufgrund körperl. Schwäche eingeschränkt ist bei Anstrengung kurzluftig (s. Pkt. 3) erlebt körperliche Einschränkung als Einengung	– möchte tgl. körperliche Aktivitäten erhöhen – s. Pkt. 3 – möchte mit seinem Krankheitsverlauf umgehen können, auch wenn eine Verschlechterung eintritt (s. Pkt. 2, 6)	– mit Pat. Ruhe- und Aktivitätsphasen planen (s. Pkt. 3); zu Aktivitäten entspr. seinen Fähigkeiten anhalten – KG-Bewegungsübungen anmelden – Pat. zu aktiven Bewegungsübungen anhalten – Pat. zu Aktivitäten (s. oben) anhalten – mit Pat. mögliche Perspektiven in bezug auf Aktivitäten erkunden – Pat. motivieren, Feedback geben	jeden Abend Fortschritte notieren (s. Pkt. 3) am 12. 4. n. Absprache mit KG tgl. tgl. tgl.
hat seine Freizeitaktivitäten aufgrund der Erkrankung und des Verlaufs verlagert erlebt körperl. Einschränkung als Einengung (s. Pkt. 8) ist seit Wochen krankgeschrieben, fürchtet um seinen Arbeitsplatz erlebt, daß Freunde und Bekannte sich zurückziehen (Verluste)	– s. Pkt. 8 – wird seine Möglichkeiten (Arbeit/Freizeit) realistisch einschätzen können und weiß Beratungs- und Betreuungsangebote (rechtl./soziale und spezielle) zu nutzen – möchte befriedigende Sozialkontakte haben	– tgl. Gesprächsbereitschaft signalisieren – Pat. Informationsmaterial anbieten und auf Wunsch des Pat. mit ihm darüber reden; ggf. erste Kontakte herstellen – Pat. unterstützen, Kontakte zu Freunden etc. aufrechterhalten zu können	Grundstimmung beschreiben, Intimsphäre wahren!
sieht sich z. Zt. in der Ausübung seiner Sexualität eingeschränkt hat Angst vor der weiteren Entwicklung des Kaposi-Sarkoms (s. Pkt. 6) hat Angst vor der Diskriminierung als AIDS-Kranker (s. Pkt. 6) erlebt die Neugestaltung seiner Lebensgewohnheiten als einschneidend	– möchte sich Möglichkeiten erarbeiten, seine Sexualität leben zu können – s. Pkt. 6 – wird seine Möglichkeiten realistisch einschätzen und Veränderung infolge des Krankheitsprozesses akzeptieren können	– Pat. entsprechend seiner Aufnahmebereitschaft und seinem Informationsbedürfnis über Safer-Sex aufklären – auf psych. Sit. eingehen, Perspektiven aufzeigen – Wissen überprüfen und vergewissern, ob Pat. aufgeklärt und Verarbeitung möglich ist – s. Pkt. 6 – tgl. Gesprächsbereitschaft signalisieren, Zeit nehmen für Pat., auf gefühlsmäßige Reaktionen eingehen, (s. Pkt. 2, 6, 9)	am 13. 4. und bei Bedarf Grundstimmung beschreiben Intimsphäre beachten!
schwitzt nachts verstärkt kann z. Zt. nicht bei offenem Fenster schlafen, daher mögliche Probleme mit der Atmung (s. Pkt. 3) fühlt sich nachts eher wach, kann nicht schlafen	– s. Pkt. 5 – möchte sich tgl. neu mit Mitpatient arrangieren (s. Pkt. 3)	– s. Pkt. 5 – abends vor dem Schlafen Fenster öffnen – Schlafverhalten und Atmung beobachten – auf Pat. eingehen (s. z. B. Pkt. 2) – Medikamente verabreichen, Wirkung überprüfen	Beeinträchtigungen notieren n. ärztl. Anordnung
hat Angst vorm Leiden	– möchte selber den Zeitpunkt bestimmen, wann er über Tod und Sterben sprechen möchte	– bei Wunsch des Pat. den Rahmen fürs Gespräch schaffen (z. B. Einzelgespräch, Zeit nehmen) – auf Gespräche vorbereitet sein (Kenntnis über Sterbephasen u. Reaktionsweisen haben)	

verstärkte sich plötzlich das Kaposi-Sarkom, d.h., an verschiedenen Körperoberflächen kam es zu Neubildungen. Ein anderes Problem waren immer wieder neu auftretende Allergien, die zum Teil auf Medikamente zurückzuführen, andererseits aber auch unklarer Herkunft waren. Dazu bekam Herr Meyer eine Nervenentzündung in den Beinen, die zur Folge hatte, daß er nur wenige Stunden am Tag aufstehen konnte, da er die Füße nicht mehr spürte und „wie auf Schwämmen" stand.

Herr Meyer hörte von einer neu eingerichteten interdisziplinären HIV-Ambulanz, in der er sich seit der Entlassung aus dem Krankenhaus medizinisch betreuen läßt. Hier finden regelmäßige Blutkontrollen sowie neurologische und medizinische Untersuchungen statt. Seit ein paar Wochen bekommt er eine AZT-(Azidothymidin-)Behandlung sowie eine Strahlenbehandlung der großen Stelle des Kaposi-Sarkoms an der Hand.

Daneben hat Herr Meyer vor wenigen Wochen mit einer alternativen Therapie (Ayurveda) begonnen. Es ist eigens für ihn ein Programm, bestehend aus Massage, Yoga, Meditation, Kräutertabletten, Atemübungen und Diät, aufgestellt worden. Herr Meyer hofft, daß sich sein Befinden verbessern wird und daß er mit einer guten medizinischen Betreuung noch ein paar Jahre ohne große Leiden leben kann. Er berichtet, daß es ihm insgesamt relativ gutgeht, auch wenn er seinen Gewohnheiten nicht mehr wie sonst nachgehen kann.

Weiterführende Literatur zum pflegerischen Teil

Jäger, H.: AIDS. Psychosoziale Betreuung von AIDS- und AIDS-Vorfeldpatienten. Thieme, Stuttgart – New York 1987.

Jenner, E., A. Levi, D. Houghton: Nursing. In: Miller, D., J. Weber, J. Green (eds.): The Management of AIDS Patients. 5. Aufl. MacMillian Press, Houndsmill – Basingstoke – Hampshire – London 1988.

Mölling, K.: Das AIDS-Virus. VCH Verlags Gesellschaft, edition medizin, Basel – Cambridge – Weinheim 1988.

Thompson, J. M., G. K. McFarland, J. E. Hirsch et al.: Clinical Nursing. Mosby, St. Louis – Toronto – Princeton 1986.

Stilkenboom, B.: Pflege von AIDS-Kranken. „Streicheln kann man auch ohne Handschuhe". In: Dr. med. Mabuse. Zeitschrift im Gesundheitswesen, Nr. 55, 13. Jg., S. 30–32.

Zentrale Arbeitsgruppe AIDS des DBFK: Pflegerische Aspekte bei der Betreuung von AIDS-Patienten. In: Krankheitspflege, Beilage AIDS-Information, Nr. 6, 42. Jg., 1988.

23 Krankheiten des Nervensystems

J. HAAS, J.-P. MALIN

Das folgende Kapitel informiert über:

▷ Störungen der Motorik (zentrale und periphere Lähmungen und sog. extraphyramidale Bewegungsstörungen);

▷ Störungen der Eigen- und Fremdreflexe sowie Beeinträchtigungen der Sensibilität bei verschiedenen neurologischen Syndromen;

▷ Störungen der Koordination (Ataxien) als Folge neurologischer Erkrankungen;

▷ spezielle neuropsychologische Syndrome (Aphasien, Apraxien, hirnorganische Psychosyndrome);

▷ die Bestandteile der klinisch-neurologischen Untersuchung;

▷ die modernen apparativen Zusatzuntersuchungen, die der Beurteilung der Funktionsfähigkeit des zentralen und peripheren Nervensystems dienen;

▷ im speziellen Teil über die wichtigsten neurologischen Erkrankungen.

I Allgemeiner Teil

Neurologie ist die Lehre von den Erkrankungen des Nervensystems. Sie umfaßt Krankheiten des zentralen (Gehirn und Rückenmark), des peripheren und des vegetativen Nervensystems. Auch die neuromuskulären Erkrankungen gehören in das Fachgebiet der Neurologie.

Ein ungestörtes Zusammenspiel der Funktionen des zentralen, peripheren und vegetativen Nervensystems ist Voraussetzung für die Fähigkeit des menschlichen Organismus, aus der Umwelt einwirkende Reize aufzunehmen, sie zu verarbeiten und willkürlich oder unwillkürlich zu agieren bzw. zu reagieren. Dabei erschöpft sich

die Fähigkeit des Nervensystems nicht nur in der einfachen Umwandlung von zuführenden (afferenten) Erregungen in abführende (efferente) Impulse. Die wesentliche Aufgabe des Nervensystems ist die Integration und Koordination der einzelnen Impulse, wobei sich die höchste Leistungsstufe des zentralen Nervensystems in intellektuellen Denkprozessen und seelischen Phänomenen manifestiert. Eine intakte Gehirnfunktion ist z. B. die Voraussetzung für Sprache und Gedächtnis.

Weitere wichtige Funktionen sind die Koordination der Bewegung (motorisches System) und der sensorischen Empfindungen wie Riechen, Hören, Sehen, Temperatur- und Tastempfindung.

1 Motorisches System

Das **motorische System** wird aus didaktischen Gründen von jeher unterteilt in ein *peripher-motorisches* und ein *zentral-motorisches* System. Auch die Begriffe *pyramidale* und *extrapyramidale* Motorik werden aus historischen Gründen beibehalten, obwohl es sich hier um ein komplexes, ineinander wirkendes System handelt, dessen einzelne Komponenten isoliert nicht funktionsfähig sind.

Die Unterscheidung eines peripher-motorischen von einem zentral-motorischen System ist für die klinische Untersuchung und Beurteilung sinnvoll. Es erfolgt hier nur eine Kurzdarstellung der motorischen Nervenbahnen und Hirnnervenkerne. Nähere Ausführungen siehe BARTELS, H. und R. BARTELS, 1987 Kap. 23: „Das Nervensystem«, und spezielle Lehrbücher der Neurologie.

Peripher-motorisches System: Das peripher-motorische System beginnt an der motorischen Vorderhornzelle im Rückenmark (bzw. entsprechende Hirnnervenkerne im Hirnstamm). Es setzt sich über das peripher-motorische Neuron (sog. zweites motorisches Neuron) in die Peripherie über die neuromuskuläre Synapse bis zum Muskel fort.

Zentral-motorisches System: Als zentral-motorisches System bezeichnet man die Verbindung zwischen der Hirnrinde (Cortex cerebri) und

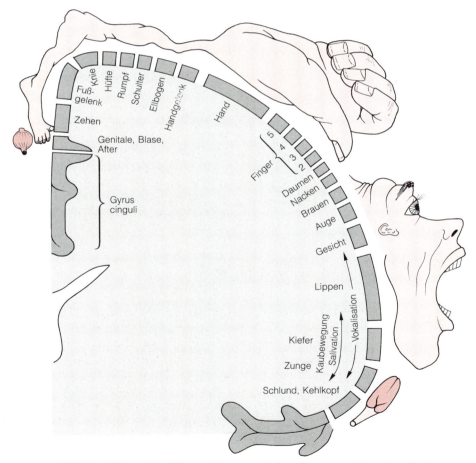

Abb. 23-1. Veranschaulichung der motorischen Repräsentation der einzelnen Körperabschnitte in der vorderen Zentralwindung der Großhirnrinde (motorischer Homunkulus, nach PENFIELD und RASMUSSEN 1950).

dem Rückenmark. Die wichtigste Verbindung ist hier für die Willkürmotorik die sog. *Pyramidenbahn* (Tractus corticospinalis lateralis et anterior). Das Motoneuron wird außer von der Pyramidenbahn noch von anderen Bahnen *(motorische Nebenbahnen)* beeinflußt. Ein Teil dieser Bahnen wird zum extrapyramidal-motorischen System (s. u.) gerechnet.

Im Gyrus praecentralis des Großhirnvorderlappens sind alle motorisch versorgten Körperteile repräsentiert (Abb. 23-1).

Extrapyramidal-motorisches System: Diese Bezeichnung geht auf ältere anatomische Vorstellungen zurück. Man versteht darunter die sog. *Basalganglien* (= Stammganglien), zu denen das Striatum (bestehend aus Putamen und Nucleus caudatus), der Globus pallidus, die Substantia nigra und der Nucleus subtalamicus gehören. Auch Kerne des Kleinhirns sowie des Mittelhirns (Nucleus ruber) werden dazugerechnet.

Innerhalb des motorischen Systems erfüllt das Kleinhirn (Cerebellum) wichtige Steuerungs- und Kontrollfunktionen. Das Kleinhirn wirkt auf sowohl von der Großhirnrinde als auch von subkortikalen Zentren kommende motorische Impulse und verhindert überschießende Bewegungsabläufe bzw. differenziert die Koordination der einzelnen Bewegungsabläufe.

2 Typische Leitsymptome neurologischer Störungen

2.1 Lähmungen und Reflexstörungen

> Das typische Symptom einer gestörten Motorik ist die Lähmung.

Eine Lähmung kann unvollständig (Parese) oder total (Plegie, Paralyse) sein.

> Je nach dem Ausmaß der noch verbliebenen Bewegungsfähigkeit unterscheidet man folgende Lähmungsgrade:
> 6 = normale Kraft
> 5 = Bewegungen gegen starken Widerstand möglich
> 4 = Bewegung nur gegen mäßigen Widerstand möglich
> 3 = Bewegung gegen die Schwerkraft möglich

> 2 = Bewegung nur noch unter Ausschaltung der Schwerkraft möglich
> 1 = kein Bewegungseffekt, jedoch noch mit dem Auge wahrnehmbare Muskelkontraktionen
> 0 = keinerlei Muskelaktivität

Nach dieser Einteilung würden die Lähmungsgrade 0 und 1 eine Plegie (Paralyse) bezeichnen, die Lähmungsgrade 2 bis 5 eine Parese.

> Nach der Verteilung der Lähmungen unterscheidet man:
> ▷ Monoparese bzw. -plegie: eine Extremität (Arm oder Bein) betroffen
> ▷ Hemiparese bzw. -plegie: Lähmung einer Körperhälfte
> ▷ Tetraparese bzw. -plegie: Lähmung aller vier Extremitäten
> ▷ Paraparese bzw. -plegie: Lähmung zweier Extremitäten (z. B. beide Beine, *Querschnittslähmung*)

Je nachdem, ob die Läsion am peripheren oder am zentral-motorischen Neuron angreift, entsteht eine schlaffe oder spastische Lähmung.

> **Kennzeichen der peripheren (schlaffen) Lähmung:**
> ▷ Schwäche der vom betroffenen peripheren Nerv innervierten Muskeln
> ▷ schlaffer Muskeltonus (Hypotonie)
> ▷ Atrophie (Muskelschwund)
> ▷ herabgesetzte oder fehlende Muskeldehnungsreflexe (Hypo- oder Areflexie)

> **Kennzeichen der zentralen (spastischen) Lähmung:**
> ▷ Kraftminderung bzw. Beeinträchtigung der Feinmotorik
> ▷ erhöhter Muskeltonus (Hypertonus, spastische Tonuserhöhung)
> ▷ fehlende oder nur sehr gering (Inaktivität) ausgeprägte Muskelatrophien
> ▷ gesteigerte Muskeldehnungsreflexe (Hyperreflexie), abgeschwächte oder fehlende Fremdreflexe (Bauchhautreflexe), pathologischer Reflex: positives BABINSKI-Zeichen

Wegen der Kreuzung der Pyramidenbahn führt eine Läsion im Bereich der rechte Hirnrinde (Präzentralregion) zu einer linksseitigen Lähmung.

Wegen der somatotopischen Gliederung der Präzentralregion (Gyrus praecentralis) können dabei je nach Ausdehnung des schädigenden Prozesses partielle Lähmungen entstehen (s. Abb. 23-1). Je kleiner bzw. umschriebener der Herd im Bereich der Großhirnrinde ist, desto geringer ist das Ausmaß der zentralen Lähmung. So kann es z. B. zu einer isolierten zentralen Lähmung einer Hand kommen.

2.2 Unwillkürliche Bewegungsstörungen (extrapyramidale Syndrome)

Störungen der Motorik äußern sich nicht nur als zentrale oder periphere Lähmung, sie können sich auch in einem Übermaß oder in einer Verminderung komplexer Bewegungsabläufe bemerkbar machen. Zum extrapyramidalen System (Basalganglien-System) werden Bahnen und Zentren gerechnet, die nicht zur Pyramidenbahn gehören (daher die Bezeichnung *extrapyramidal*), aber wesentlichen Anteil an der Motorik besitzen (s. S. 560).

> Allgemeine Kennzeichen extrapyramidaler Syndrome (Basalganglien-Syndrome):
> ▷ Änderung des Muskeltonus im Sinne eines **Rigors** (besonders Läsionen der Substantia nigra und des Globus pallidus)
> ▷ Störung oder schmerzhafte Fehlfunktion des Bewegungsablaufes (**Dyskinesien**):
> – Überschuß an Spontanmotorik (Hyperkinesie)
> – Defizit der Spontanmotorik (Hypokinesie)

Hyperkinesen können sich in verschiedenen Formen äußern:

Tremor: Damit wird ein rhythmisches, rasches Zittern bezeichnet. Häufigster Tremor ist der **Ruhetremor** bei der PARKINSON-Erkrankung (4 bis 7 Hz). Von einem **Intentionstremor** spricht man dann, wenn der Tremor nur bei zweckgerichteten Bewegungen auftritt. Dagegen ist der Ruhetremor (s. o.) nicht an zweckgerichtete Bewegungen gebunden.

Chorea: Darunter versteht man rasche, regellos ausfahrende, unwillkürliche Bewegungen. Derartige choreatische Bewegungsstörungen können ganz umschrieben sein, sie können aber auch den ganzen Körper einschließlich der Gesichtsmuskulatur erfassen.

Ballismus: Hierbei handelt es sich ebenfalls um rasche, heftig ausfahrende, schleudernde oder schüttelnde Bewegungen von Extremitäten einer Seite. Ist eine ganze Körperhälfte betroffen, spricht man von *Hemiballismus*.

Athetotische Bewegungsstörungen (Athetose): Hierbei treten langsame, unwillkürliche Streck-, Spreiz- und Beugebewegungen (wurmartige Bewegungen), besonders der Finger und Zehen, auf. Diese athetotischen Bewegungsstörungen treten besonders bei der sog. *infantilen Zerebralparese* auf.

Eine selbständige Erkrankung ist die *Athétose double* mit bilateral auftretenden athetotischen Bewegungen.

Torsionsdystonien: Hierbei handelt es sich um eher langsame Bewegungen des Rumpfes und der Extremitäten mit Seit-, Vor- oder Rückwärtsdrehung der betroffenen Körperabschnitte.

2.3 Sensibilitätsstörungen

Oberflächensensibilität: Sie wird über Rezeptoren vermittelt, die durch Umweltreize erregt werden (Exterorezeptoren). Hierzu gehören das Schmerz- und Temperaturempfinden sowie das Berührungsempfinden auf oberflächlichen, leichten Druck.

Tiefensensibilität: Sie wird über Rezeptoren vermittelt, die auf Zustandsänderungen des Bewegungsapparates ansprechen (Proprirorezeptoren). Hierzu gehören der Gelenklage- und der Bewegungssinn, das Vibrations- sowie das Druckempfinden für Tiefendruck bzw. Druckschmerz.

Eingeweidesensibilität: Sie wird über sog. Viszerorezeptoren vermittelt; hierher gehören z. B. das Völlegefühl der Harnblase oder des Mastdarms.

Die Empfindungen des Riechens, Schmeckens, Sehens und Hörens werden als sensorische Empfindungen von der eigentlichen Sensibilität abgegrenzt.

In Analogie zum motorischen System kann man auch hier peripher-sensible von zentral-sensiblen Störungen unterscheiden.

Zentral-sensible Störungen treten z. B. auf bei Läsionen im Bereich des somatosensiblen Großhirnlappens (Gyrus postcentralis). Auch er ist – wie der Gyrus praecentralis (S. 559, 560 und Abb. 23-1) – somatotopisch gegliedert.

Weitere zentrale Sensibilitätsstörungen siehe Lehrbücher der Neurologie.

Die peripher-sensible Versorgung geschieht

durch sensible Fasern der peripheren Nerven sowie durch Fasern der Spinalnerven. Ihr sensibler Anteil entspringt der hinteren Rückenmarkswurzel. Die durch segmentale sensible Innervation versorgten Hautbezirke (**Dermatome;** Darstellung in Abb. 23-2) sind also einer bestimmten Spinalnervenwurzel zuzuordnen. Davon zu unterscheiden ist das sensible Innervationsgebiet der peripheren Nerven. Bei einer Sensibilitätsstörung in einem bestimmten Dermatom kann daher auf die Schädigung der zugehörigen Spinalwurzel geschlossen werden.

Bezeichnungen von Sensibilitätsstörungen:
▷ **Hyp-** bzw. **Analgesie:** herabgesetzte bzw. aufgehobene Schmerzempfindung
▷ **Hyperalgesie:** erhöhte Schmerzempfindung
▷ **Hyp-** bzw. **Anästhesie:** herabgesetzte bzw. aufgehobene Berührungsempfindung
▷ **Parästhesie:** sensible Mißempfindungen wie Kribbeln, Brennen
▷ **Dysästhesie:** schmerzhaft empfundene, nicht spontan, sondern durch Berührung hervorgerufene Mißempfindungen

2.4 Koordinationsstörungen (Ataxien)

Unter Ataxie (griech.: *Unordnung*) versteht man eine Störung der Koordination verschiedener Bewegungsabläufe.

Die einzelnen Bewegungen, insbesondere Zielbewegungen, werden unsicher und ausfahrend ausgeführt. Die Bewegungen schießen entweder über das Ziel hinaus (Hypermetrie), oder sie werden zu kurz (Hypometrie) ausgeführt. Gleichzeitig tritt ein Intentionstremor auf.

Betrifft die Ataxie besonders den Rumpf, so daß der Betroffene nicht mehr frei und gerade sitzen kann, sondern zur Seite fällt, spricht man von *Rumpfataxie*. Im Stehen tritt dann eine entsprechende *Standataxie* auf. Da auch die Koordination der Extremitäten gestört ist, wird der Gang unsicher und breitbeinig *(Gangataxie)*.

Da insbesondere das **Kleinhirn** für die Koordination derartiger Bewegungsabläufe von Bedeutung ist, nennt man Ataxien, die als Folge einer Kleinhirnerkrankung auftreten, auch Kleinhirnataxien (zerebelläre Ataxien).

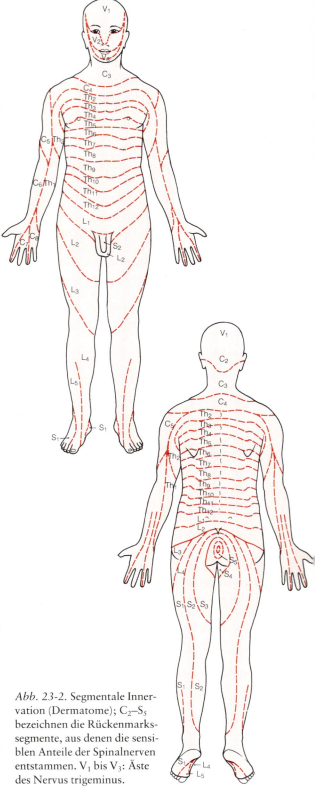

Abb. 23-2. Segmentale Innervation (Dermatome); C_2–S_5 bezeichnen die Rückenmarkssegmente, aus denen die sensiblen Anteile der Spinalnerven entstammen. V_1 bis V_3: Äste des Nervus trigeminus.

Eine Ataxie kann auch bei Funktionsstörungen im Breich des Rückenmarks, insbesondere der Hinterstränge, vorliegen; man spricht dann von *Hinterstrangataxie* bzw. *spinaler Ataxie.*

Im Bereich der oberen Extremitäten macht sich die Ataxie nicht nur in den unsicheren Zielbewegungen bemerkbar, sie führt auch zu einer Veränderung der Schrift, die verwackelt ausfahrend ist. Die Buchstaben werden zu groß geschrieben (**Makrographie**). Außerdem ist die Feinkoordination bei wechselnden Bewegungen der Hände gestört (**Dysdiadochokinese**).

2.5 Vegetative Störungen

Beeinträchtigungen des vegetativen Nervensystems zeigen sich vor allem in Störungen der Blasen- und Mastdarmfunktion, in Kreislaufstörungen (RR, Puls), Störungen der Atmung und der Schweißsekretion. Bei der Beurteilung von Rückenmarksverletzungen spielen besonders Störungen der Blasenentleerung eine wichtige Rolle.

Die Funktion der Harnblase wird über eine zentrale Innervation (sog. *zerebrales Blasenzentrum*) sowie über das Rückenmark gesteuert.

Bei Rückenmarksverletzungen, insbesondere den Querschnittsverletzungen, kommt es daher zu Störungen der Blaseninnervation. Im akuten Verletzungsstadium besteht zunächst eine schlaffe Lähmung aller Muskeln, die für die Blasenentleerung bedeutsam sind. Die Reflexbögen sind unterbrochen, so daß die Harnblase trotz zunehmender Füllung nicht entleert werden kann. Der Blasenausgang wird bei ausreichender Füllung dann schließlich passiv geöffnet, so daß die Blase überläuft, daher die Bezeichnung *Überlaufblase.*

Bei einer Rückenmarkschädigung oberhalb des 12. Thorakalsegments entwickelt sich in diesem akuten Stadium *(Schockstadium)* eine sog. *hypertonische Blasenlähmung* (spastische Blase). Unterhalb der Verletzungsstelle werden die Reflexe wieder tätig, so daß es durch Dehnungsreize reflektorisch wenigstens zu einer unvollständigen Blasenentleerung kommen kann. Bei dieser Art der Schädigung können also durch sensible Reize reflektorisch noch Blasenentleerungen ausgelöst werden. Der Patient spürt jedoch weder den Harndrang der vollen Blase noch hat er ein Gefühl für den Urinabgang.

Bei Schädigung von Sympathikusbahnen, die für die Regulierung der Schweißsekretion verant-

wortlich sind, entstehen Störungen des thermoregulatorischen Schwitzens. Eine Querschnittsläsion des Rückenmarks oberhalb des zweiten Lumbalsegmentes führt zu einer Aufhebung der Schweißsekretion in den darunter liegenden Körperpartien.

Störungen der Schweißsekretion in den oberen Körperregionen findet man bei Grenzstrangläsionen, darüber hinaus auch bei Schädigungen der Nervenplexus und der peripheren Nerven. Dagegen führen Schädigungen einzelner Spinalnervenwurzeln aus anatomischen Gründen nicht zu einer Beeinträchtigung der Schweißsekretion. Die Schweißsekretionsprüfung ist also ein aussagekräftiger Test zur Lokalisation einer Nervenläsion.

2.6 Neuropsychologische Störungen

Neuropsychologische Störungen:
▷ Aphasie (Störung im Sprachsystem)
▷ Apraxie (Störung im geordneten Handlungsablauf)
▷ Agnosie (Störung im Erkennen von Sinneseindrücken)

Beim Rechtshänder führen Schäden der linken sog. dominanten Hemisphäre zu Sprachstörungen. Sprachstörungen oder **Aphasien** sind Störungen im Sprachsystem. Leitsymptome sind Wortfindungsstörungen, Störungen im Bereich der Wortbedeutung, der syntaktischen Verknüpfungen, der Lautstruktur. In gleicher Weise wie die Sprachproduktion sind auch das Sprachverständnis und die Schriftsprache beeinträchtigt.

Ebenfalls eng an die linke Hemisphäre geknüpft ist die Fähigkeit, sinnvolle Handlungsfolgen auszuführen, deren Störung als Apraxie bezeichnet wird. Bei Schäden im Bereich der rechten Hemisphäre können die räumliche Orientierung und das visuelle Gedächtnis beeinträchtigt sein. Auch Störungen im Zeichnen oder Zusammensetzen von Gegenständen treten auf. Neben der Schwierigkeit, Gesichter zu identifizieren, haben diese Kranken auch Probleme mit dem Verstehen des emotionalen Inhalts von Mitteilungen. Dies kann zu schweren Mißverständnissen mit den betreuenden Personen führen.

Bei Schäden im Bereich der Sehrinde kann eine **Rindenblindheit** (**visuelle Agnosie**) auftreten: Der Kranke sieht, kann aber nicht erkennen. Bei

Schäden im Bereich der Hörrinde können Geräusche wahrgenommen, aber nicht erkannt werden. Dies nennt man **Rindentaubheit** oder **akustische Agnosie**.

Als besonders leicht störbare Leistung des Gehirns hat sich die Gedächtnisfähigkeit erwiesen. Im Gefolge verschiedenster Hirnerkrankungen treten Störungen des verbalen und visuellen Kurzzeit- und/oder des Langzeitgedächtnisses auf. Diese Störungen bezeichnet man als **mnestische** Störungen. Erinnerungslücken nennt man **Amnesie**. Als retrograde Amnesie bezeichnet man die Erinnerungslücke vor einem akuten Ereignis.

2.7 Organisches Psychosyndrom

Jede Hirnerkrankung kann akut oder chronisch nicht nur im Bereich der obenerwähnten neuropsychologischen Leistungen zu einer Beeinträchtigung führen, sondern zu einer organisch begründbaren Wesensänderung mit Störungen des Antriebs, der Stimmungen, der emotionalen Ansprechbarkeit, der Kritikfähigkeit.

2.7.1 Chronisches hirnorganisches Psychosyndrom

Es kann sich um einen Defektzustand handeln, z. B. nach einer zeitlich begrenzten Hirnschädigung wie einer Schädelhirnverletzung, einer Hirnblutung, eines Hirninfarkts, einer Meningoenzephalitis, oder aber um die Symptome einer fortschreitenden Hirnerkrankung, z. B. im Rahmen einer zunehmenden Hirnatrophie, einer chronischen Hirnentzündung, einer Stoffwechselstörung oder eines wachsenden Tumors.

Die Änderung der Persönlichkeit wird meist von den Angehörigen stärker wahrgenommen als von den Betroffenen. Der Antrieb ist meistens gemindert, selten gesteigert. Eine vermehrte Reizbarkeit und Affektlabilität erschweren das Zusammenleben. Eine vorzeitige Ermüdbarkeit prägt das Bild mit. Das Ausmaß der Beeinträchtigung der Hirnleistungsfähigkeit ist genau nur mit neuropsychologischen Testverfahren zu erfassen.

> Von einer **Demenz** im engen Sinn spricht man, wenn die Hirnleistungsfähigkeit so eingeschränkt ist, daß sie zu einer sozialen Beeinträchtigung führt und der Kranke sich nicht mehr selbst versorgen kann.

Die Therapie kann in einem Hirnleistungstraining, wie es in speziell ausgestatteten Rehabilitationszentren durchgeführt wird, bestehen.

2.7.2 Dementielle Abbauprozesse

Morbus Alzheimer: Die ALZHEIMER-Erkrankung ist die häufigste Ursache einer Demenz. Innerhalb weniger Jahre kommt es zu einem raschen Nachlassen der Hirnleistungsfähigkeit.

Die ausgeprägte Hirnrindenatrophie und Ventrikelerweiterung ist bereits schon zu Lebzeiten im zerebralen Computertomogramm nachweisbar.

Die Erkrankung beginnt meist mit einem Versagenszustand. Rasch treten Gedächtnisstörungen hinzu. Bei einigen Kranken wird das Bild zunächst durch eine progrediente Aphasie geprägt. Die Kranken verlieren ihre Kritikfähigkeit, neigen zu Unruhe und Erregungszuständen.

Therapieversuche mit Vorstufen von Transmittersubstanzen sind wenig erfolgreich.

Morbus Pick: Klinisch ist die PICK-Demenz nicht sicher von der ALZHEIMER-Demenz abgrenzbar. Man spricht dann von einem Morbus PICK, wenn es vornehmlich zu einer Frontallappenatrophie kommt und die Persönlichkeitsveränderungen mit ethischen Entgleisungen im Vordergrund stehen.

2.7.3 Akutes hirnorganisches Psychosyndrom

Hierunter versteht man eine plötzlich auftretende Beeinträchtigung der psychischen Fähigkeiten, meist einhergehend mit einer Bewußtseinsstörung.

Ursachen können endogene oder exogene Vergiftungen sein, zerebrale Durchblutungsstörungen, Hirnhaut- und Hirnentzündungen oder eine plötzliche Erhöhung des intrakraniellen Druckes.

Leitsymptom ist die mehr oder weniger ausgeprägte **Bewußtseinsbeeinträchtigung**. Der Kranke ist zur Person, zeitlich und situativ nicht oder nicht sicher orientiert, wenn er überhaupt ansprechbar ist. Ist er schläfrig, aber erweckbar durch Schmerzreize, so spricht man von **Somnolenz**, ist er nicht erweckbar, von **Sopor**, kommt es zu Störungen der vitalen Funktionen, nennt man dies **Koma**. Die Therapie besteht in der Aufrechterhaltung der vitalen Funktionen und der Behandlung der häufig zugrundeliegenden internistischen Erkrankung.

2.7.4 Sonderformen des akuten hirnorganischen Psychosyndroms

Delir: Das Delirium tremens ist eine Sonderform des akuten organischen Psychosyndroms.

Ursache ist überwiegend eine Alkoholsucht; aber auch andere Suchtmittel können ein solches Bild hervorrufen. Besonders erwähnt sei die langjährige Einnahme von Tranquilizern (Valium®, Librium®, Lexotanil®). Im plötzlichen Entzug, z. B. durch einen Krankenhausaufenthalt, insbesondere mit einem operativen Eingriff, kann leicht ein Delir provoziert werden.

Der Kranke ist unruhig, hat einen ungerichteten Bewegungsdrang, optische Halluzinationen und hört Stimmen. Daneben fällt eine ausgeprägte vegetative Symptomatik mit Zittern, Schwitzen und Tachykardie auf.

Ein Delir ist ein lebensgefährlicher Zustand, der einer intensiven Behandlung bedarf. Bei oraler Gabe von Distraneurin® muß eine sorgfältige Überwachung der vitalen Funktionen erfolgen. Eine Distraneurin®-Infusionstherapie sollte stets auf einer Intensivstation durchgeführt werden.

Wernicke Enzephalopathie (Encephalopathia haemorrhagica superior): Plötzlich auftretende Hirnstammsymptome, insbesondere Augenmotilitätsstörungen und Pupillenstörungen in Kombination mit einer Polyneuropathie, sprechen für eine WERNICKE-Enzephalopathie. Zugrunde liegen hämorrhagische Veränderungen im Hirnstamm bei Alkoholikern. Die Erkrankten müssen so rasch wie möglich Vitamin B_1 (Thiamin) intravenös erhalten.

Amnestisches Korsakow-Syndrom: Sowohl das Langzeitgedächtnis als auch das Kurzzeitgedächtnis sind vom Eintritt der Amnesie an schwerst gestört. Die häufigste Ursache ist der chronische Alkoholismus; aber auch andere Fehlernährungen, z. B. Vitamin-B_{12}-Mangel, können dazu führen. Neue Informationen können nicht über einen längeren Zeitraum gespeichert werden, aber auch Ereignisse, die weiter zurückliegen, können nicht sicher erinnert werden. Im typischen Fall ist die Intelligenz nicht beeinträchtigt, und die Kranken versuchen, ihre Gedächtnislücken durch Konfabulationen auszugleichen. Die Prognose ist schlecht. Die Störungen sind in der Regel irreversibel. Eine kausale Therapie ist nicht bekannt.

3 Diagnostische Maßnahmen

3.1 Die neurologische Untersuchung

Die neurologische Untersuchung umfaßt:

▷ Die Prüfung der Hirnnervenfunktion, wobei alle zwölf Hirnnervenpaare speziell zu prüfen sind.

▷ Untersuchung der Motorik, des Muskeltonus und der Trophik. Hierbei wird insbesondere geprüft, ob periphere oder zentrale Lähmungen vorliegen, ob eine spastische Tonuserhöhung vorliegt, ob sich Hinweise auf extrapyramidale Bewegungsstörungen ergeben (Rigor, Tremor). Des weiteren wird hier gezielt gesucht nach umschriebenen oder generalisierten Muskelatrophien.

▷ Die Untersuchung der Muskeldehnungsreflexe sowie der Fremdreflexe (Bauchhautreflexe, Kremasterreflex). Insbesondere wird hier gesucht nach pathologischen Reflexen (z. B. BABINSKI-Zeichen als Hinweis auf eine Pyramidenbahnschädigung).

▷ Eingehende Sensibilitätsprüfung mit Untersuchung der Berührungs-, Schmerz-, Temperatur- und Vibrationsempfindung. Aufdeckung zentraler Sensibilitätsstörungen (Hemihypästhesie, Hemihypalgesie), Suche nach dermatombegrenzten Sensibilitätsstörungen oder bei Rückenmarksverletzungen Feststellung eines sensiblen Querschnittssydroms.

▷ Koordinationsprüfungen. Neben der Prüfung des Gehens und Stehens werden hier Zielversuche (Finger-Nase-Versuch, Knie-Hacken-Versuch) geprüft. Feststellung einer Dysdiadochokinese, Prüfung des Rebound-Phänomens. Die Koordinationsprüfung beinhaltet auch eine Beurteilung des Gangbildes, einschließlich des Zehen- und Hackenganges, sowie Seiltänzerganges, ggf. mit geschlossenen Augen.

▷ Beurteilung der Sprache (Hinweise auf eine Aphasie? Dysarthrie?).

▷ Beurteilung des psychischen Befundes (Wachheit, Orientierung, Beurteilung von Antriebsstörungen oder Störungen des Denkens, Beurteilung der Intelligenz [Hinweise auf eine Demenz?]).

Am Ende der neurologischen Untersuchung erfolgt die zusammenfassende Beurteilung in Form einer Syndromdiagnose (z. B. Diagnose einer Polyneuropathie, einer zentralen Halbseitenlähmung, einer Aphasie, eines inkompletten Querschnittssyndroms).

Meist wird es erst nach Durchführung weiterer Untersuchungen (s. u.) möglich sein, auch eine abschließende Diagnose zu stellen, die die Frage nach der Ätiologie beantwortet (z. B. Glioblastom im Bereich des linken Parietallappens, diabetische Polyneuropathie, thorakaler Bandscheibenvorfall, Staphylokokken-Meningitis).

3.2 Liquoruntersuchung

Der Liquor cerebrospinalis *(Nervenwasser)* umgibt Gehirn und Rückenmark innerhalb der Hirnhäute. Wegen seiner besonders engen Beziehung zum zentralen Nervensystem führen Erkrankungen hier zu mehr oder weniger typischen Veränderungen.

Die Entnahme des Liquors erfolgt über die **Lumbalpunktion**, eine ungefährliche und wenig schmerzhafte Untersuchung, wobei mittels einer Lumbalpunktionskanüle unterhalb des 3. Lendenwirbelkörpers der Subarachnoidalraum punktiert wird. Neben einer Untersuchung auf Eiweiß und Liquorzellen (Monozyten, Lymphozyten) werden auch Immunglobuline untersucht; daneben muß bei jedem Verdacht auf eine bakterielle oder virale Entzündung des Liquor auch mikrobiologisch untersucht werden.

> Bei allen entzündlichen Erkrankungen des Nervensystems kommt es zu einer Zellzahlerhöhung im Liquor.

Normalerweise enthält der lumbale Liquor, der wasserklar ist, 1–4 Zellen pro mm^3. Bei bakteriellen Entzündungen kann die Zellzahl z. B. auf 50 000 Zellen pro mm^3 ansteigen. Bei chronischen Entzündungen (z. B. der Multiplen Sklerose) ist die Zellzahlerhöhung wenig ausgeprägt, z. B. findet man 50–300 Zellen pro mm^3.

> Bei Blutungen in die Liquorräume wird der Liquor entsprechend rötlich verfärbt; später wird er durch den Zerfall der Erythrozyten gelblich (xanthochrom).

Eine pathologische Blutung unterscheidet sich von einer örtlichen, kleinen, evtl. durch die Punktion entstandene Blutbeimengung durch den gelben Überstand nach dem Zentrifugieren.

Bei einer mehr als 24 Stunden zurückliegenden Blutung kann man im Liquor auch entsprechende Abräumzellen (Erythrophagen, später Siderophagen) nachweisen.

Kann der Liquor aus technischen oder anatomischen Gründen nicht lumbal entnommen werden, wird eine **Subokzipitalpunktion** durchgeführt, das ist eine Punktion der Cisterna cerebello-medullaris, wobei die Punktionskanüle unterhalb der Hinterhauptsschuppe entlang in den Subarachnoidalraum geführt wird.

Bei bestimmten Fragestellungen (Prüfung eines Hydrozephalus) sind auch **Druckmessungen des Liquors** erforderlich, die durch Implantation von Druckmeßsonden über ein kleines Bohrloch im Bereich der Hirnventrikel erfolgen können. Derartige Druckmessungen können in Zusammenarbeit mit einer neurochirurgischen Klinik erfolgen.

Im Rahmen der Behandlung von Tumormetastasen im ZNS oder Infiltrationen von leukämischen Zellen in das Nervensystem (z. B. bei metastasierenden Bronchial- oder Mammakarzinomen, Leukosen, Lymphosarkomen) dient die zytologische Untersuchung des Liquors nicht nur dem Nachweis pathologischer Zellen bzw. dem Nachweis von Tumorzellen im Nervenwasser, sondern es können auch gleichzeitig mit der Punktion zytostatisch wirkende Medikamente direkt in das Nervenwasser eingegeben werden (sog. intrathekale Applikation).

3.3 Radiologische Untersuchungen

Neben den konventionellen Röntgenuntersuchungen des Schädels und der Wirbelsäule, die Veränderungen der knöchernen Strukturen zeigen, sind besondere, die Strukturen des Nervensystems darstellende Röntgenverfahren entwickelt worden, die in eigens dazu spezialisierten Abteilungen (Neuroradiologie) erfolgen.

3.3.1 Kraniale und spinale Computertomographie

Diese Untersuchungsmethode hat den Vorteil, schmerzfrei und risikoarm zu sein, wobei die Strahlenbelastung deutlich niedriger ist als bei den anderen neuroradiologischen Untersuchungen (z. B. Pneumoenzephalographie, Myelographie etc.).

Mit der kranialen Computertomographie kann man die intrakraniellen Strukturen, z. B. die weiße und die graue Hirnsubstanz, die Ventrikelräume, intrakranielle Verkalkungen und Blutungen darstellen. Durch Verwendung intravenös applizierter Kontrastmittel läßt sich die Aussagekraft und die Qualität der bildlichen Darstellung weiter verbessern. Sie hat daher ihren Schwerpunkt beim Nachweis von Hirntumoren, von Hirnblutungen, von Hirninfarkten, von traumatischen Veränderungen im Bereich des Gehirns. Auch Hirnatrophien und eine Erweiterung der Hirnkammern (Hydrozephalus) lassen sich mit dieser Methode vorzüglich diagnostizieren.

Die spinale Computertomographie ist die Anwendung dieser Untersuchungsmethode auf den Wirbelkanal. Damit lassen sich nicht nur knöcherne Veränderungen der Wirbelsäule (z. B. Wirbelfrakturen) erfassen, sondern auch die Veränderungen der Zwischenwirbelscheiben (z. B. Bandscheibenvorfälle), die Nervenwurzeln und das Rückenmark selbst.

Bei intrathekaler Injektion von Kontrastmittel lassen sich auch komprimierende Prozesse wie Geschwülste des Rückenmarks oder Blutungen sichtbar machen.

3.3.2 Magnetische Resonanztomographie (Kernspintomographie)

Obwohl es sich bei der Kernspintomographie (NMR) nicht um eine Untersuchung mit Röntgenstrahlen handelt, gehört sie im weiteren Sinn schon zu den radiologischen Untersuchungsmethoden.

Das Prinzip besteht darin, daß durch ein Magnetfeld hoher Feldstärke Protonen der Wasser- und Fettbestandteile in den zu untersuchenden Geweben zur Kernspinresonanz (Drehimpuls) angeregt werden. Durch spezifische Aufnahmeverfahren können die verschiedenen Gewebearten anhand ihrer unterschiedlichen Protonenzahl in Grau- oder Farbtonabstufungen dargestellt werden.

Die Methode ist hervorragend geeignet zum Nachweis entzündlicher Prozesse im Bereich des Gehirns und Rückenmarks; auch Hirntumoren lassen sich sehr gut darstellen. Dagegen sind Verkalkungen und strömendes Blut nur indirekt darstellbar.

Im Bereich des Rückenmarks erlaubt die Methode den Nachweis besonders von Tumoren wie auch pathologischen Höhlenbildungen im Bereich des Rückenmarkskanals. Speziell die Darstellung des kranio-zervikalen Übergangs, was mit der Computertomographie aus technischen Gründen nur unvollkommen gelingt, ist ein Anwendungsgebiet für die Kernspintomographie.

Die Methode hat den Vorteil, ohne Röntgenbelastung zu arbeiten. Sie ist jedoch technisch sehr aufwendig und erfordert einen relativ hohen Zeitaufwand, wobei der Patient absolut ruhig liegen muß. Da Magnetfelder großer Stärken verwendet werden, muß vor der Untersuchung geprüft werden, ob entsprechende Metalle im Körper vorhanden sind. So können Patienten mit einem Herzschrittmacher oder mit bestimmten osteosynthetischen Materialien nicht im Kernspintomogramm untersucht werden. Auch im Gehirn liegende Projektile (z. B. nach Schußverletzungen) erlauben diese Untersuchung nicht, da es durch die Einwirkung der Magnetfelder zu einer Verschiebung bzw. Bewegung der betreffenden Metallteile kommen kann.

3.3.3 Zerebrale Angiographie

Bei bestimmten Fragestellungen, z. B. der Suche nach einem Aneurysma (Ausbuchtung der Gefäßwand) oder Angiom (geschwulstartige Gefäßneubildung), ist für die genaue Lokalisation und Darstellung der pathologischen Gefäßveränderungen die Angiographie, d. h. die Darstellung der Hirngefäße durch Einbringung von Kontrastmittel in die Blutgefäße, erforderlich.

Die zerebrale Angiographie wird heute als transfemorale Katheterangiographie durchgeführt, wobei sich die gewünschten Gefäße selektiv darstellen lassen. Dabei wird durch ein spezielles Abbildungsverfahren der Gefäßkontrast so verbessert, daß weniger Kontrastmittel benötigt wird.

Die zerebrale Angiographie dient außer dem Nachweis schon erwähnter Aneurysmen und Angiome vor allen Dingen auch der Feststellung stenosierender Gefäßprozesse bzw. Verschlüsse, insbesondere bei der Suche nach Thrombosen der Hirngefäße.

3.3.4 Myelographie

Hierbei werden über eine Lumbalpunktion Kontrastmittel in den Spinalkanal eingebracht und Röntenaufnahmen in verschiedenen Positionen angefertigt. Trotz der heute weit verbreiteten spinalen Computertomographie ist diese Untersuchungsmethode gelegentlich nicht zu ersetzen. Unter Umständen erfolgt die Myelographie in Kombination mit einer spinalen Computertomographie (Myelo-Computertomographie).

3.3.5 Szintigraphie der Liquorräume

Durch Einbringen einer radioaktiv markierten Substanz in den Liquorraum können Behinderungen oder pathologische Veränderungen der Liquorzirkulation festgestellt werden. Zum Beispiel gelingt mit dieser Methode der Nachweis eines Defekts im Bereich der vorderen Schädelgrube nach entsprechenden Verletzungen (Rhinoliquorrhö, Aufdeckung einer Liquorfistel).

3.4 Dopplersonographie

Anhand der durch Ultraschall registrierten Strömungsgeräusche lassen sich mit dieser nichtinvasiven Methode Stenosen und Verschlüsse der hirnversorgenden Gefäße (besonders im Bereich der Halsgabelung der A. carotis) gut darstellen.

3.5 Elektroenzephalographie

Mit der Elektroenzephalographie (EEG) werden Potentialänderungen registriert, die aus der Aktivität von Nervenzellen bzw. Nervenzellverbänden entstehen. Diese Potentiale lassen sich von der Kopfschwarte ableiten, ohne die äußere Kopfhaut verletzen zu müssen.

Die größte praktische Bedeutung hat das EEG in der Diagnostik von Epilepsien (Registrierung von Krampfpotentialen). Auch liegt in der Beurteilung diffuser metabolischer oder entzündlicher Hirnschädigungen (Enzephalitiden, Intoxikationen) eine Bedeutung des EEG, speziell bei der Beurteilung komatöser Zustände. Es dient außerdem zur Feststellung des Hirntodes.

3.6 Elektromyographie und Elektroneurographie

Bei der Elektromyographie (EMG) werden durch Ableitung mit Nadelelektroden aus bestimmten Muskeln Potentialänderungen (sog. **Muskelströme**) registriert. Aus der Analyse dieser Muskelaktionspotentiale lassen sich Rückschlüsse ziehen, ob eine neurogene Schädigung vorliegt, oder ob die Funktionsstörung auf eine primäre Muskelerkrankung (Myopathie) zurückzuführen ist. Dabei kommt insbesondere der Registrierung sog. pathologischer Spontanaktivität diagnostische Bedeutung zu, da sie auf einen Degenerationsprozeß hinweist. Sie wird aber auch bei entzündlichen Muskelerkrankungen (Polymyositiden) und gelegentlich auch bei dystrophischen Myopathien beobachtet.

Besonders in der Beurteilung des Heilverlaufes nach peripheren Nervenverletzungen liegt die Bedeutung der Elektromyographie, weil es schon vor dem Einsetzen klinischer Reinnervationszeichen gelingen kann, hier sog. **Reinnervationspotentiale** nachzuweisen. Andererseits kann eine ausbleibende Innervation Auskunft darüber geben, daß eine vorangegangene Nerventransplantation bzw. Operation nicht zu dem gewünschten Erfolg geführt hat.

Die Messung der motorischen und sensiblen Nervenleitgeschwindigkeit (NLG) erfolgt mit der Elektroneurographie und ist für die Beurteilung einer peripheren Nervenschädigung von Bedeutung. Insbesondere in der Diagnostik von Polyneuropathien liefert der Nachweis einer verlangsamten motorischen und/oder sensiblen Nervenleitgeschwindigkeit wertvolle Informationen. Darüber hinaus kann der Nachweis eines Leitungsblockes zur exakten Lokalisation einer umschriebenen peripheren Nervenschädigung dienen.

3.7 Evozierte Potentiale

Mit dieser Methode werden reizabhängige EEG-Signale registriert. Je nach auslösendem Reiz unterscheidet man akustisch, optisch oder somatosensibel evozierte Potentiale.

Bei den **akustisch evozierten Potentialen** werden durch standarisierte akustische Reize (Klicklaute) charakteristische Kurven registriert, wobei bestimmte Kurvenabschnitte sich einzelnen Abschnitten der Hörbahn zuordnen lassen.

Bei den **optisch oder visuell evozierten Potentialen** (VEP) werden definierte optische Reize (Schachbrettmuster mit Kontrastumkehr, Lichtblitze) verwendet. Auch hier lassen sich über die Registrierung des Oberflächen-EEGs charakteristische Kurven gewinnen, deren Analyse Hinweise ergibt auf Leitungsverzögerungen im Bereich des optischen Systems, vom Sehnerven bis zu den verschiedenen Abschnitten der Sehbahnen.

Insbesondere in der Diagnose einer entzündlichen Sehnervenentzündung (Optikusneuritis), die häufig Frühsymptom einer Multiplen Sklerose ist, hat diese Methode Verbreitung gefunden.

Bei den **somatosensibel evozierten Potentialen** (SEP) werden als Reize elektrische Impulse auf bestimmte periphere Nerven (z.B. N. medianus, N. tibialis) verwendet. Auch hier erfolgt dann die Registrierung mittels EEG über der kontralateralen sensiblen Area. Die somatosensibel evozierten Potentiale können auch durch spinale Ableitungen registriert werden.

Durch Auswertung der Leitgeschwindigkeit und Berücksichtigung von Seitendifferenzen lassen sich Leitungsverzögerungen der untersuchten langen Bahnen nachweisen. Auch diese Methode hat ihren wesentlichen klinischen Stellenwert in der Diagnostik der multiplen Sklerose.

II Spezieller Teil

1 Zerebrovaskuläre Erkrankungen

1.1 Hirninfarkt

Definitionen

> Kommt es als Folge einer Hirndurchblutungsstörung zum irreversiblen Gewebsschaden von Hirngewebe, spricht man von einem Hirninfarkt.

Der Hirninfarkt besteht im Zentrum aus einer Nekrose (Kolliquationsnekrose) die anfänglich von einem Ödem umgeben ist. Nach Rückbildung dieses Ödems aus der Akutphase kommt es dann zum Resorptionsstadium, schließlich bleibt eine Narbe oder eine gekammerte Zyste zurück (Infarktnarbe).

Ein *hämorrhagischer Infarkt* bezeichnet eine sekundäre Blutung in das ischämisch geschädigte Hirngewebe. Derartige hämorrhagische Infarkte findet man besonders nach Hirnembolien.

Transitorische ischämische Attacke (TIA): Hirndurchblutungsstörungen, bei denen sich die klinisch-neurologischen Symptome innerhalb von 24 Stunden vollständig zurückbilden.

Prolongierter reversibler Insult: Hirndurchblutungsstörungen mit längerdauernden, innerhalb von 7 Tagen doch rückbildungsfähigen neurologischen Symptomen. Verbreitet ist auch die Abkürzung PRIND *(prolonged reversible ischemic neurological deficit).*

Progredienter Hirninsult: Hierbei entwickeln sich die klinischen Symptome nicht wie beim typischen (embolischen) Hirninfarkt akut, sondern machen sich erst im Verlauf von mehreren Stunden bis einigen Tagen bemerkbar. Im englischen Schrifttum werden solche protrahiert verlaufenden Hirndurchblutungsstörungen als *progressive stroke* bezeichnet.

Epidemiologie

Zerebrovaskuläre Erkrankungen sind in der Bundesrepublik Deutschland nach den Herzerkrankungen und den bösartigen Tumoren die dritthäufigste Todesursache. Man rechnet in der Bundesrepublik mit 1,2 Todesfällen pro Jahr auf 1000 Einwohner. Betroffen ist besonders die Altersgruppe der über 60jährigen, noch häufiger die der über 70jährigen.

Von den einzelnen Formen der zerebrovaskulären Erkrankungen ist der Hirninfarkt mit rund 60% am häufigsten, gefolgt von Hirnblutungen mit ca. 16%. Die Subarachnoidalblutungen machen etwa 10–15% und die zerebralen Venen- und Sinusthrombosen etwa 5–10% aus.

Ursachen und Pathogenese

Die wichtigsten Erkrankungen, die als Ursachen zerebraler Arterienverschlüsse in Frage kommen, sind in Tabelle 23-1 zusammengestellt.

> Häufigste Ursache eines ischämischen Hirninfarktes ist eine stenosierende Gefäßwanderkrankung oder eine Embolie auf dem Boden einer Arteriosklerose der Hirngefäße.

Tabelle 23-1: Die wichtigsten Erkrankungen als Ursachen zerebraler Arterienverschlüsse (nach: DORNDORF 1983).

Gefäßwanderkrankungen und Schädigungen der Gefäßwand

Wanderkrankungen und Abscheidungsthrombose
▷ Arteriosklerose
▷ Hypertonie-bedingte Gefäßkrankheit
▷ Arteriitiden
  – spezifisch/unspezifisch
  – Kollagenosen
  – rheumatische Formen
▷ fibromuskuläre Dysplasie
▷ Moyamoya-Krankheit
traumatische Gefäßwandläsionen

Embolische Verschlüsse

Thrombembolien
▷ kardial
▷ nicht-kardial
andere Embolien (atheromatöse Embolisation, Fettembolie etc.)

Veränderungen der Blutzusammensetzung und Störungen der Blutgerinnung

Polyzythämie, Hämoblastose, thrombotische Thrombozytopenie
Koagulopathien
abruptes Absetzen von Antikoagulanzien

Durch die arteriosklerotischen Gefäßwandveränderungen (Atherosklerose, Mediasklerose, hypertonische Arteriolenveränderungen) kommt es
zu einer Einengung des Gefäßvolumens. Die Beschädigungen des Gefäßendothels führen zu
atheromatösen Auflagerungen *(Plaques)* mit
Thrombenbildung, die entweder eine erhebliche
Gefäßeinengung oder gar einen Gefäßverschluß
verursachen können (arterielle Thrombose).
Schließlich kann es von den Plaques zum Ablösen
von Thrombenteilen, von Fibrinplättchen oder
Blutplättchenaggregaten kommen, die dann zu
embolischen Gefäßverschlüssen führt. Solche zerebralen Gefäßverschlüsse können auch durch
Embolien aus dem Aortenbogen oder aus dem
Herzen hervorgerufen werden. So steigt das Risiko einer Hirnembolie z. B. bei einer Mitralstenose deutlich an.

Der häufigste Risikofaktor für die Entstehung
eines Hirninfarktes ist die **arterielle Hypertonie.**
Dabei ist die Rolle des erhöhten Bluthochdruckes
in der Pathogenese des thrombo-embolischen
Hirninfarktes noch nicht endgültig geklärt.

Es besteht heute kein Zweifel daran, daß
ein langfristig erhöhter Bluthochdruck das
Risiko eines thrombo-embolischen Hirninfarktes erhöht.

Folgende Vorerkrankungen des Herzens außer
der Mitralstenose können das Hirninfarktrisiko
erhöhen: die Herzinsuffizienz, die koronare
Herzkrankheit und vor allem Herzrhythmusstörungen (Vorhofflimmern).

Als weitere Risikofaktoren werden diskutiert:
▷ Diabetes mellitus
▷ Hyperlipidämie
▷ Nikotinabusus
▷ ungenügende körperliche Aktivität
▷ erhöhtes Körpergewicht
▷ orale Antikonzeptiva

Symptome

**Der Hirninfarkt im Versorgungsgebiet der A. ce-
rebri media:** Das Versorgungsgebiet der A. cerebri media ist in Abbildung 23-3 dargestellt.

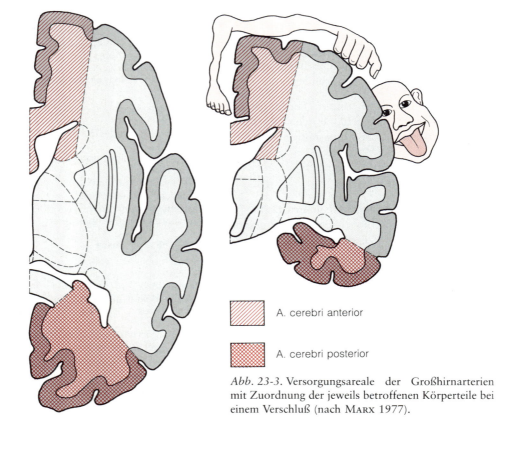

◩ A. cerebri anterior

▦ A. cerebri posterior

Abb. 23-3. Versorgungsareale der Großhirnarterien
mit Zuordnung der jeweils betroffenen Körperteile bei
einem Verschluß (nach Marx 1977).

> Die A. cerebri media ist von allen zerebralen Arterienverschlüsse am häufigsten betroffen.

Entsprechend dem ausgedehnten Versorgungsgebiet der A. cerebri media resultiert bei komplettem Verschluß eine Störung fast der gesamten betroffenen Hemisphäre. Bei solchen ausgedehnten Mediainfarkten mit erheblichen Hirnödemen sind Bewußtseinsstörungen nicht ungewöhnlich. Die Patienten sind in der Regel benommen bzw. **somnolent**. Charakteristisch ist die zentrale, sensomotorische Halbseitenlähmung (**Hemiplegie**), mit entsprechender Halbseitenblindheit (**Hemianopsie**). Ist die sprachdominante Hemisphäre von dem Infarkt betroffen, resultiert auch eine **Aphasie**.

Nicht selten führt der Media-Totalinfarkt zum Tode. Infolge des ausgeprägten Hirnödems kommt es zu einer intrakraniellen Drucksteigerung mit Stauungsblutungen im Mittelhirn. Bei den Media-Teilinfarkten ist die klinische Symptomatik weniger dramatisch.

> Fokale oder sogar generalisierte epileptische Anfälle gehören nicht zum typischen Bild des Hirninfarkts!

Hirninfarkt im Versorgungsgebiet der A. cerebri posterior: Das Versorgungsgebiet der A. cerebri posterior ist ebenfall in Abbildung 23-3 zu erkennen.

Einseitige Infarkte im Strombahngebiet der A. cerebri posterior führen zu einer Ischämie der Sehrinde mit entsprechender homonymer Hemianopsie zur Gegenseite, d. h. zu einer nur rechte oder nur linke Gesichtsfeldabschnitte beider Augen betreffenden Halbseitenblindheit. Eine *kortikale Blindheit* (**Rindenblindheit**) entsteht bei beidseitigen Posterior-Infarkten.

Sind auch die tieferen Äste der A. cerebri posterior betroffen, die neben Teilen des Thalamus auch die Hirnschenkel und den rostralen Anteil des Hirnstammes versorgen, treten außer der kontralateralen homonymen Hemianopsie noch halbseitige Sensibilitätsstörungen auf, unter Umständen ein sog. *Thalamus-Schmerz*, es kommt zur kontralateralen Hemiparese. Bei Ischämien im Basalganglienbereich können auch halbseitige extrapyramidale Hyperkinesen (Hemiballismus, Hemichorea) resultieren.

Infarkt im Versorgungsgebiet der A. basilaris (A. vertebralis): Infarkte im Versorgungsgebiet der A. vertebralis und A. basilaris machen etwa 15 % aller Hirninfarkte aus. Da in den hier versorgten Hirnarealen, insbesondere im Hirnstamm, Fasern der langen Bahnen von und zum Rückenmark sowie Hirnnervenkerne sehr dicht benachbart sind, können schon kleine Infarkte zu eindrucksvollen neurologischen Störungen führen (über die anatomischen Verhältnisse s. LIPPERT 1983).

Eine Thrombose oder Embolie der A. basilaris führt zu einem Infarkt oberhalb der Medulla oblongata. Ist eine Versorgung über den Kollateralkreislauf nicht möglich, resultiert das Bild des massiven Hirnstamminfarktes (Basilarisinfarkt) mit Koma, Tetraplegie, Augenmuskellähmungen, Atem- und Kreislauf- sowie Temperaturregulationsstörungen. Diese ausgedehnten Basilaristhrombosen enden oft **tödlich**.

Von den umgrenzteren Hirnstamminfarkten ist das **dorsolaterale Oblongata-Syndrom (Wallenberg-Syndrom)** am häufigsten zu beobachten. Ihm liegt ein Infarkt im Versorgungsgebiet der A. cerebelli inferior posterior oder A. vertebralis zugrunde. Die typischen Symptome eines solchen Infarktes im lateralen Medulla-oblongata-Gebiet sind: gleichseitiges HORNER-Syndrom, Nystagmus, gleichseitige Trigeminusläsion, gleichseitige Glossopharyngicus- und Vagusparese (Parese des Gaumensegels, Heiserkeit), gleichseitige Hemiataxie. Kontralaterale dissoziierte Sensibilitätsstörung. Dieses Infarktsyndrom der lateralen Medulla oblongata setzt typischerweise mit heftigem **Drehschwindel** ein, begleitet von Übelkeit, Brechreiz und Erbrechen sowie einer Fallneigung zur infarzierten Seite. Nicht ungewöhnlich ist ein sehr hartnäckiger **Schluckauf**. Der ausgeprägte Nystagmus führt in der Frühphase gelegentlich zur subjektiven Wahrnehmung von Doppelbildern, obwohl eigentlich Augenmuskellähmungen nicht vorliegen.

Infarkte im Bereich des Pons entstehen bei Thrombosierungen oder Embolisierungen der A. basilaris bzw. von ihr abzweigender Äste. Solche Infarzierungen im Ponsbereich führen zu einer Tetraplegie und Pseudobulbärparalyse (s. u.), so daß der Betroffene, da das Bewußtsein im allgemeinen erhalten bleibt, sich nur durch Augenbewegungen verständlich machen kann.

Pseudobulbärparalyse: Darunter versteht man eine Kombination von Symptomen, die bei multiplen kleineren Infarkten (sog. Mikroinfarkte), seltener auch bei kleinen Blutungen, im Hirnstamm entsteht. Betroffen sind von kleinen Infarzierungen vor allem die Capsula interna, die Hirnschenkel und der Brückenfuß. Durch Unterbrechung der kortikobulbären Bahnen zu den kaudalen Hirnnervenkernen kommt es zu Beeinträchtigungen des Sprechvermögens (**Dysarthrie**), ferner zu einer **Zungenlähmung** und zu **Lähmungen der Schluckmuskulatur**. Das Sprechen wird sehr undeutlich, mühsam, verwaschen (**bulbäre Sprache**). Das Syndrom der Pseudobulbärparalyse ist häufig verbunden mit gleichzeitigen Schädigungen der Pyramidenbahnen.

Diagnostik

Die Diagnose eines Hirninfarkts und bis zu einem gewissen Grade auch seine Lokalisation (Infarkt im Versorgungsgebiet der A. cerebri media, der A. cerebri posterior, Basilarisinfarkt) ist durch die Analyse der **klinischen Symptomatik** in aller Regel unschwer zu stellen.

Die Untersuchung des lumbal entnommenen **Liquors** hilft bereits differentialdiagnostisch weiter (s. a. Abschn. I, 3.2): Bei einem thrombotischen Hirninfarkt ist der Liquorbefund in aller Regel normal, bei embolischen Hirninfarkten findet man gelegentlich Blutbeimengungen und eine Xanthochromie als Ausdruck der hämorrhagischen Infarzierung. Dagegen ist bei intrazerebralen Massenblutungen (s. Abschn. II, 1.2) der Liquor praktisch immer, d. h. in 80–90% der Fälle, blutig und xanthochrom. Bei Einbruch einer Massenblutung in den Subarachnoidalraum oder in das Ventrikelsystem findet sich ein massiv blutiger Liquor. Ebenso ist der Liquor massiv blutig bei den Subarachnoidalblutungen (s. S. 575). Bei den Hirnvenenthrombosen ist der Liquor eher farblos, evtl. blutig inbibiert oder xanthochrom.

Die kraniale Computertomographie (CCT) ist zur Klärung weiterer differentialdiagnostischer Überlegungen sinnvoll, insbesondere zum Ausschluß eines Tumors bzw. einer Tumorblutung oder eines Angioms. Computertomographisch läßt sich im Verlauf das infarzierte Areal genau bildlich darstellen. Mit der **Kernspintomographie (NMR)** lassen sich Hirninfarkte bereits innerhalb der ersten 24 Stunden erkennen. Allerdings lassen sich kernspintomographisch im akuten Stadium eine Blutung bzw. ein hämorrhagischer Infarkt von einem nicht-hämorrhagischen Infarkt schlechter unterscheiden. Der spezielle Wert der Kernspintomographie liegt in der Darstellung von Hirninfarkten im Bereich des Hirnstammes bzw. der hinteren Schädelgrube, da die Darstellung hier computertomographisch technisch unbefriedigend ist.

Bei der Diagnostik extrakranieller Gefäßprozesse (extrakranielle Karotisstenosen) spielen die **Dopplersonographie** und die **zerebrale Angiographie** einschließlich der **digitalen Subtraktionsangiographie (DSA)** eine wichtige Rolle. Zunehmende Bedeutung erhält hier auch als nicht-invasive Methode die **transkranielle Dopplersonographie**. Eine zerebrale Angiographie wird dann erforderlich, wenn es um den Nachweis eines Angioms, eines Aneurysmas oder einer Venenthrombose geht. Darüber hinaus ist die Angiographie unter Umständen erforderlich bei Verschlußkrankheiten im Bereich der Aortenbogenäste oder der Karotisgabel, wenn die dopplersonographischen Untersuchungen bzw. die DSA hier keine eindeutigen Ergebnisse liefern.

Therapie

Aus der Ätiologie der zerebrovaskulären Erkrankungen (s. Tab. 23-1) ist zu entnehmen, daß die Behandlung sich in erster Linie auf das zugrundeliegende Erkrankungsbild zu konzentrieren hat: die Behandlung eines Bluthochdruckes, einer Herzrhythmusstörung, einer Gerinnungsstörung oder einer entzündlichen Gefäßerkrankung.

In der Akutphase ist für eine ausreichende Respiration zu sorgen, bei bewußtseinsgetrübten oder gar bewußtlosen Patienten ist unter Umständen eine vorübergehende Intubation erforderlich. Eine Aspirationspneumonie muß verhindert werden. Die Kontrolle und Einstellung des Blutdruckes ist von besonderer Wichtigkeit, da ein zu niedriger Blutdruck die Gefahr einer Minderdurchblutung im infarzierten Bezirk mit sich bringt, ein zu hoher Blutdruck mit dem Risiko einer Hirnblutung einhergeht. Die Blutdrucksenkung muß vorsichtig durchgeführt werden. Abrupte Blutdruckschwankungen sollten verhindert werden.

Zur Behandlung des Hirnödems werden Glucocorticoide empfohlen. Ihre Wirksamkeit ist beim Infarktödem jedoch eindeutig geringer als etwa beim Tumorödem oder posttraumatischen Ödem. Zu berücksichtigen ist das mit einer Glucocorticoid-Behandlung verbundene zusätzliche Risiko (Dekompensation eines Diabetes mellitus, Magenulkus).

Die sachgerechte Krankenpflege ist von entscheidender Bedeutung. Dies gilt besonders für die Freihaltung der Atemwege und die Dekubitusprophylaxe. Zur Verhütung von Gelenkkontrakturen sind außer einer sachgerechten Lagerung der gelähmten Körperteile auch passive, evtl. aktive Bewegungsübungen erforderlich. Die **passiven Bewegungsübungen** sollten spätestens am zweiten Tag nach dem Infarkt beginnen.

Beim Vorliegen einer Aphasie ist für eine frühzeitige **logopädische** Behandlung zu sorgen.

Verlauf und Prognose

Der Verlauf des Hirninfarkts hängt von verschiedenen Faktoren ab. In erster Linie spielen natürlich die Ausdehnung und die Lokalisation des Hirninfarkts eine wesentliche Bedeutung, gefolgt von der zugrundeliegenden internistischen Erkrankung und dem Lebensalter.

Die Prognose ist um so besser, je kleiner das infarzierte Areal ist. So ist bei ausgedehnten Media-Infarkten, z. B. beim Media-Totalinfarkt mit massiven Lähmungserscheinungen und vor allen Dingen erheblichen bzw. anhaltenden Bewußtseinsstörungen, die Prognose schlechter als beim Media-Teilinfarkt.

Von den Begleiterkrankungen und Risikofaktoren wirken sich prognostisch am ungünstigsten ein schlecht eingestellter Hypertonus, eine Koronarerkrankung und eine Herzinsuffizienz aus. Nach statistischen Untersuchungen kann man damit rechnen, daß nach 6 Monaten nach dem Infarkt etwa 25% der Patienten verstorben sind, nach 5 Jahren beträgt die Letalitätsrate etwa 50–70%. Die Rezidivgefahr ist erheblich, man kann innerhalb von 4 Jahren mit einer Rezidivrate von etwa 40% rechnen.

Der Verlauf ist bei Infarkten im Vertebralisstrombahngebiet deutlich prolongierter, die Prognose hier nach Überstehen der akuten Phase nicht wesentlich schlechter als bei den Großhirninfarkten.

Für die berufliche Rehabilitation von wesentlicher Bedeutung ist – neben dem Lebensalter – das Ausmaß begleitender psychischer Beeinträchtigungen. So kann bei einer erheblichen spastischen Halbseitenlähmung ohne Sprachstörungen (Betroffensein der nichtdominanten Hemisphäre) und ohne wesentliche psychische Defekte nach entsprechenden Rehabilitationsmaßnahmen durchaus eine berufliche Wiedereingliederung möglich sein.

1.2 Hirnblutung

Definition

Unter Hirnblutung versteht man eine Blutung in das Hirnparenchym nach Gefäßruptur (intrazerebrale Massenblutung).

Epidemiologie

Die intrazerebralen Massenblutungen machen etwa 10–15% der zerebrovaskulären Insulte aus, wobei die hypertoniebedingten Massenblutungen etwa 60% der nichttraumatischen Blutungen darstellen.

Die Prädilektionsstelle der hypertonischen Massenblutungen liegt im Versorgungsgebiet der Aa. lenticulostriatae, d. h. im Bereich Putamen/Claustrum bzw. Striatum. Hier sind etwa 80% aller hypertonischen Massenblutungen lokalisiert. Weniger häufig als die Putamen/Claustrum-Blutung sind Hirnblutungen in das Kleinhirn oder in den Hirnstamm (Ponsblutung).

Tabelle 23-2: Ursachen intrazerebraler Massenblutungen (aus: MARX 1977).

Traumata	
Hypertonus	
Gefäßfehlbildungen	
▷ Aneurysma	
▷ Angiom	
unbekannte Ursache (sog. Spontanblutung)	
sekundäre Blutung	
entzündliche Gefäßerkrankungen	
Venenthrombosen	
Gerinnungsstörungen	selten
Hirntumoren	

Ursachen

Häufigste Ursache einer intrazerebralen Massenblutung ist der chronisch erhöhte arterielle Blutdruck. Meistens liegt ein primärer (essentieller) Hypertonus vor. Entscheidend für das Zustandekommen der Massenblutungen sind Gefäßwandveränderungen als Folge lange bestehenden Bluthochdruckes (Hyalinose, Ausbildung von Mikroaneurysmen, Arterio- oder Arteriolonekrose). Zweithäufigste Ursache sind Blutungen aus arteriovenösen Angiomen und Aneurysmen. Einen Überblick über weitere Ursachen gibt Tabelle 23-2. Speziell bei den atypisch gelegenen Hirnblutungen ist an eine Gerinnungsstörung oder an eine vorangegangene Therapie mit Antikoagulanzien zu denken.

Symptome

Eine chronische Hirnblutung kann ohne Vorboten, gelegentlich nach Angabe von Kopfschmerzen und unbestimmtem Schwindelgefühl oder innerer Unruhe, einsetzen. Die akute Massenblutung ist charakterisiert durch heftige Kopfschmerzen in der Akutphase, Bewußtseinstrübungen bis hin zum Koma, akut einsetzende zerebrale Herdsymptome, gelegentlich auch epileptische Anfälle (Angiome).

Die Bewußtseinsstörung wird bei intrazerebralen Massenblutungen nur ausnahmsweise vermißt. Wegen der Vorzugslokalisation der Massenblutung im Stammganglienbereich und der engen Beziehung zur Capsula interna findet man meistens eine kontralateral zur Blutung gelegene Halbseitenlähmung, meistens eine Hemiplegie. Eine Nackensteifigkeit (Meningismus) tritt bei den intrazerebralen Blutungen ebenfalls häufig auf. Sie ist jedoch im Koma nicht mehr nachweisbar.

Fokale oder generalisierte epileptische Anfälle weisen auf ein Angiom hin.

Komplikationen

Eine typische Komplikation der Hirnblutung ist der **Ventrikeleinbruch** (Einblutung in das Ventrikelsystem). Dies führt zu besonders schweren Krankheitsbildern: In der Regel sind die Patienten komatös, besitzen enge, lichtstarre Pupillen und eine Areflexie mit doppelseitigen Pyramidenbahnzeichen (s. a. BABINSKI-Reflex, S. 565). Die Atmung ist beeinträchtigt, es kommt zu Blutdruckabfall und Temperaturanstieg. Eine derartige Ventrikeleinblutung stellt eine lebensbedrohliche Erkrankung dar. Nicht selten versterben die Patienten innerhalb von 24 bis 48 Stunden.

Bei **Einblutungen in den Hirnstamm** ist der Krankheitsverlauf entsprechend dramatisch mit frühen, zentralen Atemregulationsstörungen. Ausgedehntere Einblutungen in den Hirnstamm werden kaum überlebt.

Eine sehr ernste Komplikation ist die **Kleinhirnblutung**. Etwa ein Viertel der Blutungen verläuft mit massivem Einbruch des Blutes in den 4. Ventrikel, so daß der Tod innerhalb von 24 oder 48 Stunden eintritt. In der Mehrzahl der Fälle ist der Verlauf jedoch nicht so dramatisch und charakterisiert durch Hinterkopfschmerzen

in der Akutphase, durch heftige Übelkeit, Erbrechen, Drehschwindel, eine Gangstörung (Kleinhirnataxie), enge Pupillen, konjugierte Blicklähmung zur Herdseite und frühzeitig unregelmäßige Atmung.

Diagnostik

Die Vermutungsdiagnose ist aufgrund der typischen Anamnese und des **klinisch-neurologischen Befundes** in aller Regel leicht zu stellen. Besonders die **Liquoruntersuchung** stützt die Diagnose der Hirnblutung: In 80–90% der Fälle ist der Liquor blutig.

Von den apparativen Zusatzuntersuchungen ist hier speziell die **kraniale Computertomographie** zu nennen, die die frische Hirnblutung sofort nachweist und darüber hinaus auch Auskunft gibt über die exakte Lokalisation und Ausdehnung sowie evtl. vorhandene Komplikationen (Einbruch der Blutung in das Ventrikelsystem).

Der Nachweis der Blutungsquelle gelingt dann über die **zerebrale Angiographie**, die sowohl arteriovenöse Angiome als auch die Aneurysmen darstellt.

Therapie

In der Akutphase der meist bewußtseinsgetrübten oder gar komatösen Patienten ist die Aufrechterhaltung der **Vitalfunktionen** vorrangig:
▷ Sicherstellung einer ausreichenden Ventilation
▷ Regulierung der Herz-Kreislauf-Funktion
▷ Sedierung psychomotorisch unruhig Kranker
▷ Behandlung evtl. aufgetretener epileptischer Anfälle.

Bei Blutungen mit ausgeprägtem Ödem und entsprechender Hirndrucksteigerung ist die **Senkung des intrakraniellen Druckes** wichtig.

Bei günstigem Sitz der Blutung ist eine neurochirurgische Behandlung möglich, wobei zunächst in der Akutphase die Anlage eines den Hirndruck senkenden Ventils erforderlich sein kann, um dann die Operation unter günstigeren Bedingungen vornehmen zu können.

Arteriovenöse Angiome und Aneurysmen werden, wenn es der Allgemeinzustand des Patienten erlaubt, möglichst frühzeitig operiert. Nur die zuverlässige Ausschaltung der Blutungsquelle bietet Sicherheit vor einer Rezidivblutung.

Verlauf und Prognose

Der Verlauf der intrazerebralen Massenblutung ist immer ernst; es handelt sich um eine lebensbedrohliche Krankheit. Etwa 70% der Hirnmassenblutungen verlaufen stürmisch-akut mit entsprechend ungünstiger Prognose.

Bei den hypertonischen Massenblutungen einschließlich der Ponsblutungen kann mit einer Letalität von etwa 80–90% gerechnet werden, bei Kleinhirnblutungen ist die Letalität mit etwa 60–70% anzunehmen.

Dementsprechend richten sich die Rehabilitationsaussichten bei überlebter Massenblutung nach dem Ausmaß des neurologischen Defekts. Nach Hämatomausräumungen können gelegentlich erstaunliche Rückbildungen beobachtet werden. Das Ausmaß des verbleibenden Defizits ist bei den Massenblutungen geringer als bei Hirninfarkten entsprechender Größe, da es bei letzteren zum irreversiblen Parenchymuntergang kommt, während bei der Massenblutung ein Teil der neurologischen Ausfälle auf die möglicherweise reversible Kompression und nicht den primären Parenchymuntergang zurückzuführen ist. Entscheidend für die berufliche Wiedereingliederung ist auch hier das Ausmaß des hirnorganischen Psychosyndroms. Bei Blutungen in die sprachdominante Hemisphäre erschwert eine Aphasie die Rehabilitation bzw. berufliche Wiedereingliederung.

1.3 Subarachnoidalblutung

Definition

Unter Subarachnoidalblutung (SAB) versteht man eine Blutung in den Subarachnoidalraum, den Liquor enthaltenden Raum zwischen der inneren und äußeren Gehirnhaut.

Ursachen

Die häufigste Ursache nicht-traumatischer Subarachnoidalblutungen sind Blutungen aus **arteriellen Aneurysmen** sowie arteriovenösen **Angiomen**. Neben den angeborenen Blutgefäßerweiterungen können diese aber auch auf dem Boden von arteriosklerotischen Gefäßwandveränderungen entstehen.

Nicht so selten sind auch **traumatische** Subarachnoidalblutungen, z. B. bei Hirnkontusionen und traumatischen Hirngefäßzerreißungen.

Symptome

Die nicht-traumatische Subarachnoidalblutung setzt ein wie *ein Blitz aus heiterem Himmel*. Die Patienten verspüren einen plötzlichen heftigen Kopfschmerz. Der Kopfschmerz strahlt von der Stirn in den Kopf bis in den Nacken aus. Er kann sogar in die Schultern bis in den Rücken ausstrahlen. In etwa der Hälfte der Fälle ist die akute Subarachnoidalblutung von Bewußtseinsstörungen begleitet, die von leichter Somnolenz bis zum Koma reichen können. Auch akute Verwirrtheitszustände kommen vor. Bei der Untersuchung ist ein ausgeprägter Meningismus nachweisbar, der im tiefen Koma verschwindet. Beim komatösen Patienten schließt also ein fehlender Meningismus eine Subarachnoidalblutung nicht aus. Charakteristisch sind auch vegetative Symptome wie Übelkeit, Brechreiz und Erbrechen zu Beginn der Erkrankung. Zerebrale Herdsymptome gehören nicht zum Bild der typischen Subarachnoidalblutung.

Diagnostik

Die typische Symptombeschreibung sowie die körperlich-neurologische Untersuchung geben schon einen deutlichen diagnostischen Hinweis.

Die Liquorpunktion ergibt einen blutigen bzw. xanthochromen Liquor und führt damit schon zur diagnostischen Klärung

Häufig kann computertomographisch die Blutansammlung nachgewiesen werden, allerdings nicht immer.

Aneurysmen und Angiome können dann auch angiographisch sichtbar gemacht werden, aber erst nach Stabilisierung der Vitalfunktionen.

Therapie

Wie bei der zerebralen Massenblutung (s. S. 573) müssen zuerst die Vitalfunktionen aufrechterhalten werden. Gelingt der Nachweis eines Aneurysmas oder eines Angioms, besteht die Möglichkeit einer operativen Stillung der Blutung.

Prognose

Die Letalität der Subarachnoidalblutung ist hoch. Besonders Rezidivblutungen verlaufen oft tödlich. Als Spätkomplikation kann sich ein Hydrozephalus entwickeln. Auch können epileptische Anfälle – besonders nach Operationen – auftreten.

1.4 Sinus- und Hirnvenenthrombosen

Definition

Es handelt sich um den thrombotischen Verschluß von Hirnvenen und bzw. oder Hirnsinus.

Zu unterscheiden sind hier septische (entzünd-liche) von blanden (nicht-entzündlichen) Venen- und Sinusthrombosen.

Ursachen

Erhöhung der Blutviskosität und der Thrombo-sebereitschaft, insbesondere in der Schwanger-schaft bzw. im Wochenbett. Inwiefern ein Zu-sammenhang zwischen Hirnvenenthrombosen und der Einnahme hormoneller Kontrazeptiva besteht, ist noch nicht endgültig geklärt.

Symptome

Akut auftretende Kopfschmerzen, häufig auch psychische Veränderungen; fokale und generali-sierte epileptische Anfälle. Bei den septischen Thrombosen außerdem ein Fieberanstieg, eine Beschleunigung der BKS sowie eine Leukozytose.

Diagnose

Differentialdiagnostisch kann die Abgrenzung von einer Meningoenzephalitis oder einem Hirn-abszeß Schwierigkeiten machen. Die Diagnose wird letztlich gesichert durch die zerebrale An-giographie. Auch das kraniale Computertomo-gramm kann insbesondere bei zusätzlicher Kon-trastmittelgabe eine Hirnvenen- oder Sinus-thrombose nachweisen, bleibt in manchen Fällen aber negativ, so daß zusätzlich die zerebrale An-giographie erforderlich wird.

Therapie

Ähnlich der der arteriellen vaskulären Erkran-kungen. Bei septischen Thrombosen Antibiotika-gabe.

2 Erkrankungen peripherer Nerven

Definitionen

Aus den ventralen Ästen (Rami ventrales) der Spinalnerven werden die Plexus gebildet. Der Armplexus (Plexus brachialis) entsteht aus den Rami ventrales der zervikalen Spinalnerven, der Beinplexus (Plexus lumbosacralis) aus den Rami ventrales der lumbalen und sakralen Spinalner-ven (anatomische Darstellung s. LIPPERT, S. 448 f.). Aus den Plexus differenzieren sich dann die einzelnen peripheren Nerven.

Schädigungen, die im Bereich der Plexus loka-lisiert sind, führen zu sog. Plexuslähmungen (Armplexus-, Beinplexuslähmungen). Weiter di-

stal gelegene Schädigungen, die den einzelnen Nerv irritieren, führen dann zu Lähmungen ein-zelner peripherer Nerven. Im Unterschied zu den Lähmungen einzelner peripherer Nerven (Mono-neuropathien) gibt es Erkrankungen, bei denen mehrere periphere Nerven, mehr oder weniger symmetrisch, betroffen sind: Polyneuropathien.

Charakteristische Merkmale peripherer Nervenlähmungen:
▷ Vorliegen einer Lähmung mit motori-schen oder sensiblen bzw. motorischen und sensiblen Symptomen je nach Zu-sammensetzung des betroffenen Nervs;
▷ Atrophie (Muskelschwund) der gelähm-ten Muskeln;
▷ Abschwächung oder Aufhebung des über den betroffenen Nerv vermittelten Reflexes;
▷ Herabsetzung oder Aufhebung der Schweißsekretion.

Je nach Ausmaß der Schädigung unterscheidet man folgende **Grade** der Läsionen peripherer Nerven:
▷ voll rückbildungsfähige Funktionsstörung, wo-bei keine anatomische Unterbrechung des Nervs vorliegt: **Neurapraxie;**
▷ teilweise reversible Funktionsstörung bei erhal-tenen Hüllen des peripheren Nervs, aber Unter-brechung des Axons (Nervenzylinder): **Axono-tmesis;**
▷ totale Unterbrechung des peripheren Nervs, so-wohl des Hüllgewebes als auch des Axons, mit ausbleibender Erholung: **Neurotmesis.**

Die Neurapraxie ist die häufigste Form einer Läsion peripherer Nerven; hierzu gehören alle Druckschädigungen oder Schädigungen durch Zerrung oder Quetschung, nach denen sich der betroffene Nerv wieder vollständig erholt.

Nach Durchtrennung von Axonen beträgt die Geschwindigkeit, mit der sich der Nerv regenerieren kann, etwa 1 mm pro Tag.

2.1 Plexus brachialis

Armplexuslähmungen können ursächlich entste-hen:
▷ selten bei Säuglingen infolge geburtstraumati-scher Schädigungen;

▷ im Jugend- und Erwachsenenalter durch traumatische Schädigungen mit oder ohne Schulterluxation (besonders Motorradfahrer beim Sturz auf die Schulter);

▷ jenseits des 40. Lebensjahres infolge Infiltration der Plexus durch Tumoren (Bronchialkarzinom, Mammakarzinom).

> Als Ursache selten, doch nicht zu vergessen sind Plexusläsionen infolge falscher **Armlagerung in Narkose** und bei Lastendruck auf den Schultern *(Rucksacklähmung)*.

Obere Armplexuslähmung (Erb-Duchenne-Lähmung): Es fallen vor allem die proximalen Schulter-Armmuskeln aus: M. deltoideus, M. teres minor, M. bizeps brachii, M. infra- und supraspinatus. Der Bizepsreflex fehlt. Die Sensibilitätsstörungen sind diskret und betreffen das Areal des N. axillaris und des N. cutaneus antebrachii radialis.

Untere Armplexuslähmung (Klumpke-Lähmung): Lähmung der kleinen Handmuskeln sowie der Hand- und Fingerbeuger. Sensibilitätsstörungen im Bereich der Handkante, des kleinen und Ringfingers sowie der ulnaren Unterarmseite.

Bei der **neuralgischen Schulteramyotrophie** handelt es sich um eine akut auftretende Armplexusparese mit initial heftigen Schmerzen. Nach Abklingen der Schmerzen bilden sich dann die Lähmungen aus. Betroffen sind vor allen Dingen Muskeln, die vom oberen Armplexus innerviert werden. Sensible Ausfälle können dabei fehlen. Die Prognose der Lähmungen bei dieser wahrscheinlich entzündlichen Armplexusaffektion ist gut, die Erkrankung dauert aber lange. Insbesondere die Lähmung des M. serratus anterior bildet sich nur zögernd zurück.

2.2 Nervus radialis

Ursachen

Druckläsionen im Bereich der Achselhöhle (Krücken), im Bereich des Oberarmes, besonders nach Oberarmfrakturen (Gips). Drucklähmung bei falscher Lagerung *(Schlaflähmung, Parkbanklähmung)*. Am Unterarm durch Frakturen oder Luxationen des Radiusköpfchens.

Symptome

Bei der (**seltenen**) **oberen** Radialislähmung ist der M. triceps brachii gelähmt, der Triceps-brachii-

Reflex abgeschwächt oder aufgehoben. Weiterhin sind die Streckmuskeln am Unterarm gelähmt. Es resultiert die sog. *Fallhand* (Abb. 23-4a). Die Sensibilitätsstörung findet sich hauptsächlich im Hautgebiet zwischen Daumen und Zeigefinger und an der radialen Streckseite des Unterarms (Abb. 23-4b).

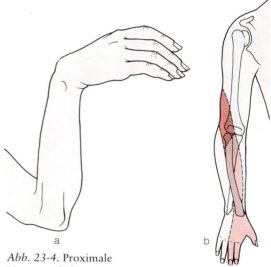

Abb. 23-4. Proximale Nervus-radialis-Läsion.
a) Ausfall der Strecker am Unterarm: *Fallhand.*
b) Sensibilitätsstörung im stärker rot gefärbten Bereich.

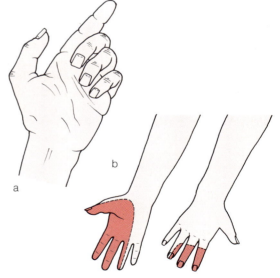

Abb. 23-5. Nervus-medianus-Läsion.
a) Durch Ausfall der Beuger der Endglieder des Zeige- und Mittelfingers entsteht beim Beugeversuch die *Schwurhand.*
b) Sensibilitätsstörung im dunkelroten Bereich.

Bei der **häufigeren mittleren Radialislähmung** wird der Nerv nach Abgang des Astes zum M. triceps brachii geschädigt, so daß die Funktion des M. triceps erhalten bleibt; auch der entsprechende Muskeldehnungsreflex ist nicht betroffen.

Bei der **unteren Radialislähmung (Supinatorlogensyndrom)** liegt die Läsion hinter dem Abgang des Astes für den M. brachioradialis und den M. extensor carpi radialis sowie dem sensiblen Ramus superficialis, so daß die Funktion der von diesen Ästen innervierten Muskeln bzw. Hautareale erhalten bleibt. Gelähmt sind nur die Strecker der Fingergrundgelenke.

Therapie

Drucklähmungen heilen spontan aus, wichtig ist eine unterstützende krankengymnastische Übungsbehandlung, bei traumatischen Schädigungen operative Versorgung.

2.3 Nervus medianus

Ursachen

Druckläsion am Oberarm oder in der Ellenbeuge. Die Läsion des N. medianus ist auch möglich bei ungeschickten Punktionsversuchen von Arterien oder Venen. Schnittverletzungen im Bereich des Handgelenkes (Suizidversuch!).

Symptome

Durch Ausfall der Handbeuger kommt es zu einer Lähmung vor allem der Handbeugung, außerdem zur Beeinträchtigung der Pronation. Insbesondere ist die Beugung der Endglieder des Zeige- und Mittelfingers ausgefallen. Beim Versuch, die Finger zu beugen, entsteht daher die sog. *Schwurhand* (Abb. 23-5a). Es kommt zur Atrophie der Beugemuskeln, vor allen Dingen der Daumenballenmuskulatur.

Der Sensibilitätsausfall betrifft das in Abbildung 23-5b dargestellte Areal.

Therapie

Die Therapie entspricht der der Nervus-radialis-Lähmung (s. S. 577).

2.3.1 Karpaltunnelsyndrom

Das Karpaltunnelsyndrom bezeichnet die chronische Kompression des N. medianus im Handgelenkbereich, und zwar im Karpalkanal unterhalb des dort verlaufenden Querbandes (Retinaculum carpi volare). Es tritt bei Frauen deutlich häufiger auf als bei Männern. Oft doppelseitig.

Ursachen

Auftreten nach Knochenbrüchen mit Deformitätsheilung sowie bei Ödembildung infolge entzündlicher Veränderungen des Gewebes im Handgelenksbereich.

Symptome

Besonders nächtliche schmerzhafte Mißempfindungen *(Kribbeln, Ameisenlaufen)*. Diese nächtlichen schmerzhaften Mißempfindungen sind so erheblich, daß die Patienten davon erwachen. Nach Bewegen der Hand (Schütteln) Nachlassen der Beschwerden. Später dann auch tagsüber Schmerzen. Bei anhaltendem Druck Ausbildung einer distalen Medianusparese mit entsprechenden motorischen und sensiblen Ausfällen.

Therapie

Operative Dekompression.

2.4 Nervus ulnaris

Ursachen

Direkte Verletzungen im Bereich des Oberarmes, Druckläsion im Ellenbogenbereich am **Sulcus nervi ulnaris** (häufigste Läsionsstelle). Luxationen und Frakturen im Ellenbogengelenk. Am Unterarm eher selten bei Frakturen des distalen Radiusendes. Am Handgelenk durch Schnittverletzungen (Suizidversuch!). Isolierte Drucklähmung des Raumus profundus möglich (sog. *Radfahrerlähmung)*.

Symptome

Durch Lähmung des M. flexor carpi ulnaris Schwächung der Handbeugung. Der Kleinfinger kann schlecht abduziert werden (Lähmung des M. abductor digiti quinti). Schwächung der Daumenadduktion (Ausfall des M. adductor pollicis), Beugung im Grundgelenk der Finger III, IV und V gestört. Durch den Muskelschwund entstehendes Bild der sog. *Krallenhand* (Abb. 23-6a). Sensibilitätsstörung an der Handkante, am Klein- und halben Ringfinger (Abb. 23–6b).

Therapie

Die Therapie richtet sich nach der Art der zugrundeliegenden Schädigung; bei direkten Ner-

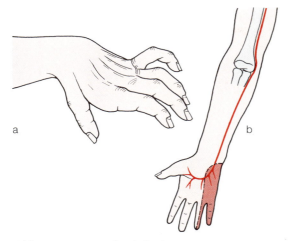

Abb. 23-6. Nervus-ulnaris-Läsion.
a) *Krallenhand*, entstehend durch die Parese
  der Mm. interossei.
b) Sensibilitätsstörung im dunkelroten Bereich.

venverletzungen ist auch hier eine operative Versorgung möglich. Bei erheblichen Druckschädigungen und Irritationen im Sulcus nervi ulnaris kann eine Verlagerungsoperation des Nerven nach ventral erforderlich werden.

2.5 Plexus lumbosacralis

Der Beinplexus (Plexus lumbosacralis) wird gebildet von den vorderen Ästen (Rami ventrales) der Spinalnerven L1 bis S4. Man unterscheidet einen **Plexus lumbalis** (L1–L4) von einem **Plexus sacralis** (L5–S4). Aus dem Plexus sacralis entspringt der stärkste Nerv des Menschen, der **N. ischiadicus**. Man spricht deshalb auch vom *Plexus ischiadicus* des Plexus sacralis. Aus einem anderen Anteil des Plexus sacralis (sog. *Plexus pudendus*) entspringen die Nerven, die für die Innervation der Beckenbodenmuskulatur zuständig sind sowie für die Innervation der Haut am Damm und am äußeren Genitale (anatomische Darstellung s. Lehrbücher der Anatomie).

Ursachen

Häufigste Ursache von Lähmungen des Beinplexus sind Tumoren, insbesondere maligne Geschwülste: Rektumkarzinom, Ovarialkarzinom, Metastasierungen in die inguinalen und paraaortalen Lymphknoten. Druckläsionen durch retroperitoneale Hämatome (Antikoagulantientherapie). Auch infektiöse Prozesse im Retroperito-

nealraum (paranephritischer Abszeß) können zu einer Beinplexusschädigung führen.

Traumatische Schädigungen sind wesentlich seltener als am Armplexus. Zu Schädigungen des Beinplexus kann es jedoch im Rahmen von Beckenfrakturen durch begleitende Hämatome oder Knochenfragmente kommen, später durch Kallusbildung. Auch nach Hüftgelenksluxationen und -operationen sind Schädigungen des Plexus lumbosacralis möglich.

Symptome

Bei einer Lähmung des **Plexus lumbalis** finden sich Ausfälle der Hüftbeugung; die Kniestreckung ist beeinträchtigt, außerdem die Adduktion und Außenrotation im Hüftgelenk. Abschwächung bzw. Aufhebung des Patellarsehnenreflexes.

Bei einer Läsion des Plexus sacralis treten Lähmungen der vom N. ischiadicus versorgten Hüftstrecker und Kniebeuger auf (s. Abschnitt II, 2.6). Bei Schädigungen im Versorgungsgebiet des Plexus pudendus kommt es zu Blasen- und Mastdarmentleerungsstörungen sowie zu Sensibilitätsstörungen im analen und genitalen Bereich.

Therapie und Prognose

Die Behandlung richtet sich nach der zugrundeliegenden Erkrankung. Da die häufigste Ursache eine Tumorinfiltration ist, ist die Prognose einer Beinplexuslähmung in der Regel nicht sehr günstig. Die selteneren Beinplexusläsionen infolge Druckschäden, z. B. durch Hämatome im Iliopsoasbereich nach Traumata oder Antikoagulantientherapie, dürfen nicht übersehen werden, da sie gut kausal zu behandeln sind.

2.6 Nervus ischiadicus

Ursachen

Traumatisch entweder indirekt oder direkt bei Beckenfrakturen oder Femurfrakturen, auch bei distalen Femurfrakturen. Im Rahmen von Hüftgelenksluxationen, auch nach Hüftgelenksoperationen durch Druck oder Zerrung. **Spritzenlähmung** (fehlerhafte intramuskuläre Injektion!).

Symptome

Bei einer Schädigung des N. ischiadicus ist die Außenrotation des Oberschenkels behindert; die Muskeln, die das Knie beugen, sind gelähmt

(M. biceps femoris). Schließlich sind alle Muskeln abwärts vom Knie gelähmt (Ausfall des N. peronaeus communis und des N. tibialis).

Die Sensibilität ist gestört an der Beugeseite des Oberschenkels bei proximalen Läsionen (vor Abgang des N. cutaneus femoris posterior). Am Unterschenkel ist nur die vom N. saphenus versorgte Haut (mediale Unterschenkelseite) erhalten; sonst fällt die Sensibilität komplett aus. Da die Gefühlsstörung auch die Fußsohle betrifft, besteht die Gefahr schmerzloser Verletzungen und Ausbildung trophischer Geschwüre.

Der Achillessehnenreflex ist ausgefallen, ebenso der Tibialis-posterior-Reflex.

Prognose

Bei direkter traumatischer Schädigung, bei schwerer einwirkenden Druck- oder Zerrungsschädigungen und auch bei Spritzenlähmungen ist die Prognose eher ungünstig, da die Regenerationsstrecke des N. ischiadicus sehr lang ist.

2.7 Nervus peronaeus

Ursachen

Traumatisch bei Frakturen der Fibula und der Tibia sowie bei Kniegelenksluxationen. Auch stumpfe Traumen am Unterschenkel können den N. peronaeus treffen. Häufigste Ursache ist aber die Peronaeusdruckläsion, insbesondere bei schlecht sitzenden Gipsverbänden und unaufmerksamer Lagerung in einer Schiene.

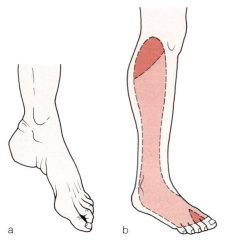

Abb. 23-7. Nervus-peronaeus-Läsion.
a) Typisches Gangbild: *Steppergang.*
b) Sensibilitätsstörung im stärker rot gefärbten Bereich.

Symptome

Fußheberlähmung, auch die Pronation und Abduktion des Fußes sind gestört. Typisches Gangbild: *Steppergang* (Abb. 23-7a).

Es zeigen sich Sensibilitätsstörungen im Bereich des Fußrückens und der Unterschenkelaußenseite (Abb. 23-7b).

Therapie und Prognose

Bei Druckläsionen konservative Behandlung, aktive Innervationsübungen. Die Prognose ist bei Druckläsionen grundsätzlich günstig; der Regenerationsprozeß kann aber sehr lange dauern.

2.8 Nervus tibialis

Ursachen

Lähmungen des N. tibialis sind deutlich seltener als des N. peronaeus. Traumatisch kann der Nerv geschädigt werden bei Tibiafrakturen, bei Kniegelenksluxationen sowie bei suprakondylären Femurfrakturen.

Seltenes distales Lähmungsbild ist das **Tarsaltunnelsyndrom**: Schädigung des N. tibialis unter dem Ligamentum lancinatum (entspricht dem Karpaltunnelsyndrom, S. 578).

Symptome

Fußbeugung gestört durch Lähmung des M. triceps surae. Beim Gehen kann der Fuß nicht abgerollt werden. Der Zehengang ist behindert, der Patient kann nicht auf den Zehenspitzen stehen. Der Achillessehnenreflex fällt aus.

Die Sensibilitätsstörung umfaßt die Fußsohle und einen Streifen an der Rückseite der Wade (Abb. 23-8).

Bei Belastungen der Fußsohle, Druck- bzw. Schnittverletzungen kann es zu schmerzlosen Druckulzera mit den daraus resultierenden Komplikationsmöglichkeiten (Infektion) kommen.

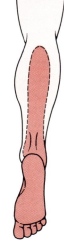

Abb. 23-8. Nervus-tibialis-Läsion.
Sensibilitätsstörung im dunkelroten Bereich.

Therapie und Prognose

Die Behandlung richtet sich nach der zugrunde-liegenden Primärschädigung. Sensibilitätsstörun-gen des N. tibialis sind wegen der damit verbun-denen Vertaubung der Fußsohle ernster zu beur-teilen als die des N. peronaeus.

2.9 Nervus femoralis

Der N. femoralis entspringt aus Anteilen des Ple-xus lumbalis (L2–L4). Er innerviert insbesondere den M. quadriceps femoris (Oberschenkelstrek-ker). Sein sensibler Ast ist der N. saphenus, der die mediale Vorderseite des Unterschenkels in-nerviert.

Ursachen

Insbesondere Tumoren im Retroperitonealraum, Psoashämatome oder -abszesse, traumatisch im Rahmen von Beckenringfrakturen oder bei plötz-lichen Überstreckungen des Hüftgelenkes. Druckläsionen bei gynäkologischen operativen Eingriffen durch die Vagina. Psoashämatome bei Antikoagulantienbehandlungen oder bei Hämo-philen.

Symptome

Bei einer Schädigung des Nervs im Becken kommt es zur Störung der Hüftbeugung (Läh-mung des M. iliopsoas). Das Treppensteigen ist dabei insbesondere behindert, weil das Bein nicht in der Hüfte angehoben werden kann. Außerdem führt die Lähmung des M. quadriceps femoris zu einem Ausfall der Kniegelenksstreckung, die Pa-tienten knicken beim Gehen im Kniegelenk ein. Ausfall des Patellarsehnenreflexes. Der Sensibili-tätsausfall entspricht dem des N. saphenus.

Therapie

Die Behandlung richtet sich nach der zugrunde-liegenden Erkrankung.

3 Erkrankungen der Hirnnerven

Eine systematische Darstellung der Erkrankun-gen der einzelnen Hirnnerven würde den hier ge-botenen Rahmen sprengen. Wir beschränken uns daher auf die Nennung der wichtigsten Sym-ptome der Läsionen einzelner Hirnnerven. Insge-samt gibt es zwölf Hirnnervenpaare, die mit rö-mischen Zahlen (I–XII) gekennzeichnet werden.

3.1 Nervus olfactorius (N. I)

Akute Störungen des N. olfactorius (Riechnerv) werden rasch bemerkt, z. B. nach traumatischen Verletzungen des Riechnerven. Bei allmählichem, besonders einseitigem Ausfall des Riechnervs wird die Riechstörung allerdings oft von dem Be-troffenen nicht registriert und muß gezielt mit Riechstoffen geprüft werden.

Riechstörungen treten nach Schädelhirntrau-men, besonders nach frontobasalen Verletzun-gen, auf sowie bei Tumoren in der vorderen Schädelgrube; besonders wichtig das Olfakto-riusmeningeom.

3.2 Nervus opticus (N. II)

Im Rahmen neurologischer Erkrankungen inter-essieren insbesondere ein- oder beidseitige Läsio-nen des N. opticus, die Schädigungen in der Nähe des Chiasmas (z. B. bei Hypophysentumoren) so-wie die zentralen Sehstörungen.

Eine einseitige, entzündliche Sehnervenerkran-kung ist die **Retrobulbärneuritis (Optikusneuritis)**, die isoliert, aber auch als Frühsymptom einer Multiplen Sklerose auftreten kann.

Von den Gesichtsfeldausfällen weist die bi-temporale Hemianopsie (Halbseitenblindheit) auf eine Läsion im Chiasmabereich hin und läßt deshalb den Verdacht auf einen Hypophysen-tumor bzw. einen vaskulären raumfordernden Prozeß (Aneurysma) zu.

3.3 Nervus oculomotorius (N. III),
Nervus trochlearis (N. IV),
Nervus abducens (N. VI)

Die drei Augenmuskelnerven innervieren die ein-zelnen Augenmuskeln, wobei Anteile des N. ocu-lomotorius auch für die Pupilleninnervation ver-antwortlich sind.

Als Ursache für Augenmuskellähmungen kom-men neben Tumoren der Schädelbasis und Hirn-stammtumoren entzündliche Erkrankungen in Frage (insbesondere multiple Sklerose); auch Aneurysmen und Hirndrucksteigerungen können zu Augenmuskellähmungen führen. Die einsei-tige Okulomotoriuslähmung mit weiter, licht-starrer Pupille kann Symptom einer beginnenden Einklemmung bei Hirndruck (**Klivuskanten-Syn-drom**) sein.

Augenmuskellähmungen machen sich als **Dop-**

pelsehen (Diplopie) bemerkbar. Durch Analyse der Bewegungsstörung und der Stellung der angegebenen Doppelbilder zueinander läßt sich auf die betroffenen Augenmuskelnerven schließen. Eine eingehendere Prüfung erfolgt durch den Augenarzt.

Bei Okulomotoriuslähmungen kommt es darüber hinaus zu einem Herabhängen der Augenlider (**Ptosis**) als Folge einer Lähmung der Lidhebermuskeln.

3.4 Nervus trigeminus (N. V)

Der N. trigeminus ist mit seinen drei Ästen (N. ophthalmicus, N. maxillaris, N. mandibularis) für die sensible Innervation der Gesichtshaut verantwortlich (Abb. 23-9). Über seinen Ramus mandibularis innerviert er außerdem die Kaumuskulatur (M. masseter, M. temporalis superficialis) und einen Teil der Zungenmuskulatur.

Entsprechend der vorwiegend sensiblen Funktion führen Schädigungen des N. trigeminus zu charakteristisch angeordneten Sensibilitätsstörungen im Gesicht. Außerdem kann die Geschmacksempfindung in den vorderen Teilen der Zunge beeinträchtigt sein.

Von der eigentlichen peripheren Trigeminusschädigung (**Trigeminus-Neuropathie**) ist die Trigeminus-Neuralgie (s. S. 593) abzugrenzen.

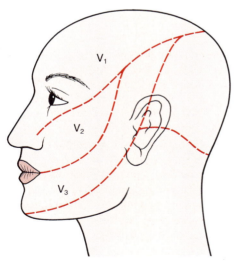

Abb. 23-9. Versorgungsgebiete der einzelnen Trigeminusäste.
V_1 = N. ophthalmicus
V_2 = N. maxillaris
V_3 = N. mandibularis

Zu einem Befall einzelner Trigeminusäste kann es bei der Herpes-zoster-Infektion *(Gürtelrose)*, einer entzündlichen Erkrankung der Spinalnervenwurzeln, kommen. Man spricht dann auch von *Kopfrose*. Da der erste Ast des N. trigeminus auch die Kornea des Auges versorgt, ist bei der Zoster-Erkrankung des N. ophthalmicus eine frühzeitige und sorgfältige Behandlung und Überwachung erforderlich, einschließlich einer augenfachärztlichen Mitbetreuung (Messung des Augendruckes).

3.5 Nervus facialis (N. VII)

Von den peripheren Hirnnervenerkrankungen ist die Fazialisparese *(Gesichtslähmung)* wohl die häufigste. Wegen ihrer Häufigkeit, und da eine einseitige Gesichtslähmung den Betroffenen sehr beeinträchtigt, soll das Krankheitsbild der peripheren Fazialisparese hier etwas ausführlicher dargestellt werden.

Ursachen

In der Mehrzahl der Fälle läßt sich eine bestimmte Ursache nicht aufdecken, man spricht daher von **idiopathischer Fazialisparese**. Es wird angenommen, daß es durch eine Schwellung des Nervs im Knochenkanal im Felsenbein zu einer Druckschädigung kommt.

Daneben gibt es symptomatische Fazialislähmungen, die durch Tumoren, entzündliche Mittelohrerkrankungen oder traumatische Verletzungen (Felsenbeinfrakturen) entstehen können. Die Fazialislähmungen können auch im Rahmen allgemeiner Nervenerkrankungen (Polyneuropathien) auftreten. Bevor eine idiopathische Fazialislähmung diagnostiziert wird, ist daher eine Reihe von Untersuchungen zum Ausschluß der genannten Ursachen vorzunehmen.

Symptome

Die Lähmung entsteht innerhalb von Stunden, manchmal über Nacht. Die Patienten bemerken ein *schiefes Gesicht*: Die Stirn kann nicht gerunzelt werden (Lähmung des Stirnastes), das Auge kann nicht fest geschlossen werden (Lähmung des Augenastes), und der gleichseitige Mundwinkel kann nicht angehoben werden, beim Backenaufblasen entweicht die Luft: Lähmung des Mundastes.

Die Diagnose ist bei einer komplett ausgebildeten Fazialisparese anhand des klinischen Bildes

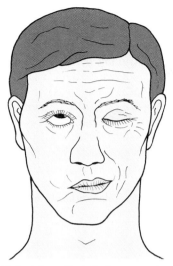

Abb. 23-10. Periphere Facialispharese rechts.

leicht zu stellen. Bei inkompletten Lähmungen, wobei die einzelnen Äste des N. facialis unterschiedlich stark betroffen sein können, deckt die Funktionsprüfung die Lähmung auf, bei Aufforderung zum Stirnrunzeln (Innervation des M. frontalis), bei Aufforderung zum Augenzukneifen (Innervation des M. orbicularis oculi) und bei Aufforderung zum Zähnezeigen (Innervation des M. levator anguli oris) fällt dann die Lähmung auf.

Die periphere Fazialisparese ist in Abbildung 23-10 dargestellt.

Spasmus facialis: Darunter versteht man einseitige, auf das Innervationsgebiet des N. facialis beschränkte, plötzlich auftretende krampfartige Verziehungen der Gesichtsmuskulatur. Dies kann kosmetisch so beeinträchtigend sein, daß eine operative Behandlung erforderlich wird.

Therapie

Die idiopathische Fazialisparese heilt in 75 bis 80% der Fälle spontan, d. h. ohne medikamentöse Behandlung, aus; es kann mit einer Rückbildung der Lähmung innerhalb von 6 Wochen gerechnet werden; in etwa 20% der Fälle ist mit Defektheilungen zu rechnen, d. h. mit dem Zurückbleiben leichter Lähmungserscheinungen, von Kontrakturen oder von pathologischen Mitbewegungen. Der Nutzen einer Cortisonbehandlung bei der akuten idiopathischen Fazialislähmung ist nicht erwiesen.

Die Behandlung der peripheren Fazialislähmung ist abhängig von der Schädigungsursache.

3.6 Nervus vestibulocochlearis (N. VIII)

Der achte Hirnnerv enthält zwei Anteile: den eigentlichen Hörnerv (N. cochlearis) und den Gleichgewichtsnerv (N. vestibularis); er wird auch als Nervus statoacusticus bezeichnet.

Erkrankungen dieser Hirnnerven machen sich durch **Hörstörungen** oder **Schwindelgefühle** bemerkbar. Dabei ist für die genauere Analyse von Ausfällen dieses Hirnnerven eine spezielle Hals-Nasen-Ohren-ärztliche Untersuchung erforderlich (Hörprüfung, Vestibularisprüfung). Wichtiges klinisches Symptom bei Schädigungen des N. vestibularis ist der **Nystagmus**, ein unwillkürliches Augenrucken.

3.7 Nervus glossopharyngeus (N. IX), Nervus vagus (N. X), Nervus accessorius (N. XI)

Diese drei Hirnnerven werden als **kaudale Hirnnervengruppe** bzw. als *Jugularisgruppe* zusammengefaßt, weil alle drei Hirnnerven gemeinsam durch das Foramen jugulare die Schädelkalotte verlassen. Sie können an dieser Stelle gemeinsam geschädigt werden.

Der **N. glossopharyngeus** versorgt sensibel das hintere Zungendrittel, die Gaumenbögen, die Tonsillen, die Rachenwand und die Paukenhöhle. Er ist auch für die Vermittlung von Geschmacksempfindungen aus dem hinteren Zungendrittel verantwortlich.

Der **N. vagus** versorgt sensibel den Pharynx, Kehlkopf, äußeren Gehörgang und motorisch die Schluckmuskeln: Gaumensegelmuskulatur, Schlundmuskulatur und Kehlkopfmuskulatur.

Der **N. accessorius** innerviert den M. sternocleidomastoideus und den M. trapezius.

Ursachen

Die kaudalen Hirnnerven erkranken besonders bei destruierenden Tumoren im Bereich der Schädelbasis. Auch nach ausgedehnten Schädelbasisfrakturen, die das Foramen jugulare erreichen, ist eine Lähmung dieser Hirnnerven möglich. Der N. vagus führt auch Fasern zu den Organen des Brust- und Bauchraums und kann so auch weiter peripher geschädigt werden, z. B. bei Bronchialkarzinomen, Schilddrüsenkarzinomen.

Symptome

Bei einer Schädigung des N. glossopharyngeus kommt es zu Gefühlsstörungen im Bereich der

Rachenhinterwand sowie zu Geschmacksstörungen im hinteren Zungendrittel.

Eine Läsion des N. vagus zeigt sich klinisch durch Heiserkeit (Lähmung des N. recurrens, der aus dem N. vagus hervorgeht). Weiterhin sind Schluckstörungen vorhanden.

Eine Lähmung des N. accessorius macht sich bemerkbar in einem Schulterschiefstand, die gelähmte Seite hängt etwas herab, die betroffene Schulterpartie kann nicht angehoben werden, außerdem ist die Kopfdrehung zur Seite gestört. Der N. accessorius liegt relativ oberflächlich im lateralen Halsdreieck und kann hier leicht durch chirurgische Manipulationen bei Exstirpation von Lymphknoten geschädigt werden.

3.8 Nervus hypoglossus (N. XII)

Der N. hypoglossus innerviert die Muskulatur der Zunge, er ist rein motorisch. Bei einer Schädigung des N. hypoglossus kommt es zu einer Zungenlähmung mit Atrophie auf der betroffenen Seite. Beim Versuch, die Zunge herauszustrecken, weicht diese zur Seite der Lähmung ab (Abb. 23-11).

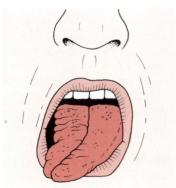

Abb. 23-11.
Nervus-hypoglossus-Lähmung rechts.

Der N. hypoglossus kann ebenfalls durch Tumoren im Bereich der Schädelbasis geschädigt werden; besonders nach ausgedehnten Schädelbasisfrakturen sowie Frakturen im Bereich des Condylus occipitalis oder des Atlas kann es zu einseitigen oder doppelseitigen Hypoglossuslähmungen kommen. Weiter peripher kann der N. hypoglossus bei der Exstirpation von Lymphknoten bzw. der submandibulären Speicheldrüsen geschädigt werden.

4 Motorische Systemerkrankungen

Definition und Klassifikation

Mit der Bezeichnung *motorische Systemerkrankungen* faßt man eine Gruppe neurologischer Erkrankungen zusammen, die durch den bevorzugten Befall des motorischen Systems, d. h. der Pyramidenbahn, der motorischen Vorderhornzellen im Rückenmark oder des peripheren motorischen Neurons (peripherer Nerv), charakterisiert sind. Gemeinsames Merkmal dieser Gruppe von Erkrankungen ist ihre mehr oder weniger langsame Progredienz, das klinisch (und auch neuropathologisch) vorwiegende Betroffensein des motorischen Systems und das Fehlen von Sensibilitätsstörungen.

Die Ursache dieser Erkrankungen ist im einzelnen nicht bekannt, einige Erkrankungen sind vererbbar. Da es eine kausale Behandlungsmöglichkeit nicht gibt, ist man hier in besonderem Maße auf die pflegerische und psychologische Betreuung der Patienten angewiesen, da alle diese Erkrankungen zu fortschreitenden schlaffen oder spastischen Lähmungen und entsprechenden erheblichen Behinderungen führen.

Abhängig vom betroffenen Neuron teilt man die motorischen Systemerkrankungen in drei Gruppen ein:

▷ das zentrale motorische Neuron ist betroffen (z. B. spastische Spinalparalyse);
▷ das periphere motorische Neuron ist betroffen (z. B. spinale Muskelatrophien);
▷ sowohl das zentrale als auch das periphere motorische Neuron ist betroffen (z. B. amyotrophe Lateralsklerose, ALS).

4.1 Amyotrophe Lateralsklerose (ALS)

Definition

Die amyotrophe Lateralsklerose (ALS) ist die häufigste motorische Systemerkrankung. Sie ist charakterisiert durch den degenerativen Befall sowohl des zentralen als auch des peripheren motorischen Neurons und führt daher zu spastischen und schlaffen, atrophisierenden Lähmungen.

Epidemiologie

In der Bundesrepublik Deutschland kann man mit einer Erkrankungshäufigkeit von 3–7 auf 100 000 Einwohner rechnen, wobei Männer deutlich häufiger als Frauen betroffen sind, etwa im Verhältnis 2:1. Die Erkrankung beginnt typischerweise im mittleren bis höheren Lebensalter, d. h. vom 4. bis 6. Lebensjahrzehnt. Selten (etwa in 5–10% der Fälle) tritt die Erkrankung auch familiär gehäuft auf. Es sind wenige Familien mit einem autosomal-dominanten Erbgang bekannt geworden.

Symptome

Die Erkrankung beginnt schleichend, meist mit zunächst schlaffen, atrophisierenden Lähmungen. Häufig wird zunächst an eine periphere Nervenerkrankung (z. B. Ulnarislähmung oder Peronaeuslähmung) gedacht. Bei der Untersuchung fallen dann die lebhaft bzw. gesteigert auslösbaren Muskeldehnungsreflexe auf, und es lassen sich auch Pyramidenbahnzeichen (positives BABINSKI-Zeichen) nachweisen. Weniger häufig beginnt die Erkrankung mit spastischen Lähmungen, z. B. einer spastischen Paraparese der Beine. Charakteristisch ist dann schließlich das gleichzeitige Vorkommen von spastischen Lähmungen (Reflexsteigerungen, positives BABINSKI-Zeichen) und atrophisierenden Lähmungen. Recht häufig ist Muskelfaszikulieren zu beobachten. Störungen der Oberflächen- und Tiefensensibilität fehlen, gelegentlich kann eine gewisse Beeinträchtigung des Vibrationsempfindens zu finden sein. Störungen der Blasen- und Mastdarmfunktion fehlen ebenfalls. In aller Regel sind die Augenmuskeln ausgespart.

Eine besondere Verlaufsform beginnt mit Lähmungen im Bereich der Zungen-, Schluck- und Kaumuskulatur. Es entwickelt sich dann eine atrophisierende Lähmung der Zunge, so daß die Zunge schließlich nur noch mühsam im Munde bewegt werden kann; auch das Schlucken ist erschwert, und es kommt zu einer Lähmung der Kaumuskeln. Diese Form wird als **Bulbärparalyse** bezeichnet. Hierbei ist an der Zunge lebhaftes Fibrillieren zu beobachten. Die Erkrankung verläuft ohne wesentliche Beeinträchtigung der Intelligenz, bei den bulbärparalytischen Verlaufsformen kann eine gewisse Affektlabilität bzw. Affektinkontinenz (Zwangslachen, Zwangsweinen) auftreten.

Diagnostik

Die Diagnose ist durch die charakteristischen klinischen Symptome leicht zu stellen, nur in der Frühphase können sich nicht unerhebliche differentialdiagnostische Schwierigkeiten in der Abgrenzung zu peripheren Nervenschädigungen, zu einem Rückenmarktumor oder zu einer zervikalen Myelopathie ergeben. Spezifische neuroradiologische Kennzeichen der Erkrankung gibt es nicht; die meisten durchgeführten Untersuchungen (Kernspintomographie des Rückenmarks, Myelographie, Computertomographie) erfolgen aus differentialdiagnostischen Gründen, um einen evtl. operablen Rückenmarkstumor oder eine zervikale Myelopathie nicht zu übersehen. Auch der Liquor zeigt keine charakteristischen Veränderungen.

Hilfreich kann in der Frühphase die elektromyographische Untersuchung sein, die klinisch noch nicht erkennbare Schädigungszeichen in anscheinend gesunden Muskeln nachweist (generalisierte peripher-neurogene Schädigung).

Therapie

Eine kausale Behandlung ist nicht bekannt. Man muß sich in erster Linie auf pflegerische Maßnahmen konzentrieren. Dabei ist eine wohldosierte und regelmäßige krankengymnastische Übungsbehandlung von besonderer Wichtigkeit zur Verhinderung von Sekundärkomplikationen (Gelenkkontrakturen). Bei bulbärparalytischen Verlaufsformen ist eine sorgfältige Überwachung der Ernährung erforderlich; unter Umständen muß eine hochkalorische Zusatzkost gegeben werden, gelegentlich wird das Anlegen einer Magensonde nicht zu vermeiden sein. Vorübergehend kann durch die Gabe von Mestinon® eine Kräftigung der Muskulatur erreicht werden, was von manchen Patienten besonders vor dem Essen zur Erleichterung des Kauens oder Schluckens als angenehm empfunden wird.

Prognose und Verlauf

Die Erkrankung verläuft unaufhaltsam progredient, unerbittlich bis zum Tode. Durchschnittlich beträgt die Erkrankungsdauer drei bis sechs Jahre, es kommen aber auch wesentlich kürzere oder längere Verläufe vor, so daß die Prognose im Einzelfall immer nur sehr vorsichtig und behutsam gestellt werden darf.

Sehr viele Jahre nach einer in der Kindheit oder Jugend durchgemachten Poliomyelitis kann es zum Auftreten einer progredienten Erkrankung kommen, die klinisch-neurologisch von der amyotrophen Lateralsklerose kaum zu unterscheiden ist und als **postpoliomyelitische progres-**

sive **Muskelatrophie** bezeichnet wird. Die Ätiologie und Pathogenese dieser Erkrankung ist im einzelnen noch nicht geklärt, sie wurde bisher nur nach durchgemachter Poliomyelitis beobachtet. Dabei kommt es nicht nur zu progredienten, peripher-motorischen Störungen, gelegentlich auch zu einer Beteiligung des ersten motorischen Neurons mit Pyramidenbahnzeichen. Die Erkrankung verläuft jedoch sehr viel langsamer progredient und hat eine bessere Prognose als die genuine amyotrophe Lateralsklerose.

4.2 Kurzdarstellung weiterer motorischer Systemerkrankungen

Progressive spinale Muskelatrophien: Bei dieser Gruppe von Erkrankungen kommt es durch den Untergang der Motoneurone einschließlich der motorischen Vorderhornzellen im Rückenmark zu fortschreitenden schlaffen Lähmungen mit ausgeprägten Muskelatrophien.

Progressive spinale Muskelatrophie (Typ DUCHENNE-Aran): Erkrankungsbeginn im Erwachsenenalter, zwischen dem 30. und 40. Lebensjahr. Diese häufigste Form der progressiven spinalen Muskelatrophie beginnt mit Atrophien der kleinen Handmuskeln, meistens symmetrisch an beiden Händen, eine Seite kann aber auch vorausgehen. Langsam fortschreitend (über Jahre) breiten sich dann die Muskelatrophien auch auf die Unter- und Oberarmmuskulatur oder die Schultermuskulatur aus. Es kommt zu einer Abschwächung bzw. zu einem Verlust der Muskeldehnungsreflexe. Häufig ist Faszikulieren zu beobachten. In fortgeschrittenem Krankheitsstadium Behinderungen durch die ausgeprägten Lähmungen im Bereich der Hände und der Armmuskeln.

Infantile spinale Muskelatrophie (Typ Werdnig-Hoffmann): Diese Form der spinalen Muskelatrophie setzt bereits vor dem ersten Lebensjahr ein. Schon bei den Säuglingen fällt eine mangelnde Spontanbewegung auf sowie ein schlaffer Muskeltonus *(floppy infant)*. Die Erkrankung wird autosomal-rezessiv vererbt. Wegen des gut ausgeprägten Fettpolsters im Säuglings- und Kleinkindesalter sind die Muskelatrophien oft nicht gut zu sehen. Die Muskeldehnungsreflexe fehlen. Die Kinder versterben meistens schon in den ersten Lebensjahren an Sekundärkomplikationen (Ateminsuffizienz mit daraus resultierenden Lungenkomplikationen).

Juvenile spinale Muskelatrophie (Typ Kugelberg-Welander): Typischerweise beginnt die Erkrankung zwischen dem 10. und 15. Lebensjahr, es

kann jedoch auch ein wesentlich früherer Beginn einsetzen, so daß man dann die Erkrankung kaum vom WERDNIG-HOFFMANN-Typ unterscheiden kann. Der Erbgang ist auch hier autosomal-rezessiv. Betroffen ist bei diesem Typ der spinalen Muskelatrophie vor allen Dingen die Beckengürtelmuskulatur, so daß die Jugendlichen durch ihren eigentümlichen Gang (Watscheln, Hinken) auffallen. Im weiteren, sehr langsamen Verlauf werden dann auch Oberarm- und Schultermuskulatur betroffen. Die Prognose ist wegen des sich über Jahrzehnte hinziehenden Verlaufes relativ günstig. Wegen des primären Befalls proximaler Muskelgruppen wird oft zunächst eine Muskelerkrankung (Myopathie) angenommen, daher auch die Bezeichnung *pseudomyopathische Form.*

Spastische Spinalparalyse: Sehr seltene, erbliche Erkrankung mit rezessivem und dominantem Erbgang. Betroffen ist hier fast nur das erste motorische Neuron (Pyramidenbahn), so daß die Patienten eine isolierte spastische Paraparese zeigen mit Reflexsteigerung und positivem BABINSKI-Zeichen. Sensibilitätsstörungen fehlen, ebenso Beeinträchtigungen der Blasen- und Mastdarmfunktion. Bei rezessiv vererbten Formen treten dann auch Schädigungen des zweiten motorischen Neurons auf, mit atrophisierenden Paresen besonders der Hand- und Unterarmmuskeln. Diese Formen unterscheiden sich von der amyotrophen Lateralsklerose nur durch den sehr langsamen (20 bis 40 Jahre) und daher relativ gutartigen Verlauf. Die Gehfähigkeit ist bei diesen Patienten oft bis ins höhere Lebensalter (50. bis 60. Lebensjahr) erhalten, wenn auch mit Krücken.

Therapie

Eine kausale Behandlungsmöglichkeit existiert für die Erkrankungen aus dieser Gruppe nicht. Wichtigste Maßnahmen sind hier die krankengymnastischen Übungsbehandlungen und die Verhütung von Sekundärkomplikationen, auch die Versorgung mit zweckdienlichen orthopädischen Hilfsmitteln.

4.3 Polyneuropathie

Definition

Die Polyneuropathie ist eine Erkrankung des zweiten motorischen Neurons. Das periphere Nervensystem erkrankt gleichsam als Organ.

Tabelle 23-3: Ursachen von Polyneuropathien.

endogen toxisch

Diabetes mellitus, Urämie, Porphyrie, Amyloidose, Glykogenosen, metachromatische Leukodystrophie

exogen toxisch

Alkohol, Medikamente (Vincristin, Thalidomid, Nitrofurantoin, INH, Lösungsmittel (Schnüffelsucht), Insektizide, Blei, Arsen, Gold

entzündlich

akute Polyneuritis Typ GUILLAIN-BARRÉ, chronische Cortison-abhängige Polyneuritis, Lepra, Lues, Borreliose, HIV, FSME

postinfektiös

Diphtherie, Typhus

bei Vaskulitis

Panarteriitis nodosa, Lupus erythematodes, WEGENER-Granulomatose, Sklerodermie

paraneoplastisch

Tumorleiden, Sarkoidose, Paraproteinosen (Plasmozytom, M. WALDENSTRÖM)

Mangelzustände

Vitamin B_1, B_6, B_{12}, Folsäure
gastroenterogene Malabsorption

erblich

neurale Muskelatrophie
hypertrophische Neuritis

Polyneuropathien treten sehr häufig in Begleitung internistischer Erkrankungen auf.

Ursachen

Tabelle 23-3 informiert über die wichtigsten Ursachen von Polyneuropathien. Im Rahmen von Stoffwechselerkrankungen oder durch exogen toxische Substanzen (Gifte, Medikamente) tritt eine Zerstörung des Nervenzylinders (Axon) und/oder der Nervenscheiden (Myelinscheiden) auf. Kommt es zu einer entzündlichen Infiltration des peripheren Nervensystems, spricht man von einer Polyneuritis.

Symptome

Leitsymptome sind symmetrisch ausgeprägte sensible Störungen und schlaffe Lähmungen, die in Händen und Füßen beginnen. Auch die Hirnnerven können mit betroffen sein. Die Muskel-eigenreflexe fehlen, der Tonus der Muskulatur ist herabgesetzt, und die Muskeln atrophieren. Begleitend können durch Schädigung der vegetativen Fasern Störungen der Schweißsekretion, der Durchblutung, trophische Störungen der Haut und Nägel sowie Blasen- und Mastdarmstörungen auftreten.

Diagnostik

Wesentlich sind neben der internistischen Untersuchung die Messung der Nervenleitgeschwindigkeit, die Liquoruntersuchung und gegebenenfalls eine Nervenbiopsie mit licht- und elektronenmikroskopischer Beurteilung. Bei den erblichen Polyneuropathien helfen Familienanamnese bzw. genetische Untersuchungen zur Diagnosefindung weiter.

4.3.1 Diabetische Polyneuropathie

70% der Kranken mit einer diabetischen Stoffwechselstörung haben eine Polyneuropathie. Bei der häufigen sensomotorischen Form klagen die Betroffenen über besonders nächtlich auftretende brennende Mißempfindungen (**Parästhesien**) meist in den Füßen. Diese sind begleitet von fehlenden Beineigenreflexen, einer strumpfförmigen Beeinträchtigung des Oberflächengefühls und Störung des Vibrationsempfindens, die zu einer Gangunsicherheit führen kann (**Pseudotabes diabetica**). Seltener sind distale Lähmungen und Muskelatrophien.

Weiterhin gibt es die diabetische Neuropathie, bei der unter akut einsetzenden, heftigsten Schmerzen Lähmungen schwerpunktmäßig im Beckengürtelbereich, selten auch den Schultergürtel betreffend, auftreten.

Die Schädigung des vegetativen Nervensystems wird als **autonome Neuropathie** bezeichnet. Es kommt zu Blasenentleerungsstörungen, Potenzstörungen, selten auch zu Herzrythmusstörungen.

Die Therapie besteht in der Regulierung der Zuckerstoffwechselstörung und der Gabe von Thioctacid®.

4.3.2 Alkoholtoxische Neuropathie

Alkohol ist nach dem Diabetes mellitus die zweithäufigste Ursache einer chronischen Polyneuropathie. Das Auftreten wird begünstigt durch eine Fehlernährung mit Vitaminmangel. Im Vordergrund stehen quälende Mißempfindungen, strumpfförmige sensible Störungen einschließlich des Vibrationsempfindens und deutliche Muskel-atrophien.

Die Therapie besteht in der Gabe von B-Vitaminen und Alkoholabstinenz.

4.3.3 Akute Polyneuritis Typ Guillain-Barré (Landry-Paralyse)

Hier führen im Sinne einer Autoimmunerkrankung Antikörper gegen das periphere Nervensystem aus völligem Wohlbefinden heraus zu rasch aufsteigenden schweren Lähmungen. Diese sind von mehr oder weniger ausgeprägten sensiblen Störungen begleitet. Atemstörungen und Schluckstörungen bedrohen das Leben des Kranken. Die Prognose der Erkrankung ist zwar gut, gefährdet ist der Patient aber durch die Komplikationen, die bei langfristiger Bettruhe eintreten.

Neben dem typischen klinischen Verlauf ist der Liquorbefund charakteristisch. Wenige Tage nach Beginn der Symptome findet sich im Liquor eine massive Eiweißvermehrung ohne Zellzahlerhöhung. Die Nervenleitgeschwindigkeit ist anfänglich noch normal, in späteren Stadien verzögert.

Solange die Lähmungen noch aufsteigen, ist ein Behandlungsversuch durch eine Plasmapherese sinnvoll. Corticosteroide auch in hohen Dosen sind nur wenig erfolgreich. Ganz im Vordergrund steht die Pflege des Kranken: Pneumonie- und Thromboseprophylaxe, verhüten von Aspiration und Dekubitalulzera.

4.3.4 Sonderformen der Polyneuritis

Chronische Cortison-abhängige Polyneuritis: Außer dem akuten GUILLAIN-BARRÉ-Syndrom gibt es auch eine chronische Polyneuritis, die mit einer Liquoreiweißvermehrung einhergeht und sehr gut auf die Gabe von Corticosteroiden anspricht. Diese Behandlung ist aber oft über viele Jahre nötig, mit all ihren Nebenwirkungen. Man nennt dieses Krankheitsbild daher auch chronische Cortison-abhängige Polyneuritis.

Mononeuritis multiplex: Im Rahmen von Vaskulitiden, insbesondere bei der Panarteriitis nodosa, kommt es unter heftigen Schmerzen zu asymmetrisch verteilten Lähmungen. Sensible und motorische Ausfälle halten sich streng an das Versorgungsgebiet einzelner peripherer Nerven. Die neurologischen Ausfälle sprechen ebenso wie die Grunderkrankung gut auf Corticosteroide und Immunsuppressiva an.

5 Myopathien

Definition

Bei den Myopathien (Muskelkrankheiten) sind nicht die Neurone primär erkrankt, sondern an der Muskelfaser selbst oder an der motorischen Endplatte (s. BARTELS 1987) liegt die Störung vor.

Ursachen

Erkrankungen der Skelettmuskulatur treten als eigenständige Krankheitsbilder oder als Begleitmyopathie bei internistischen Erkrankungen auf. Besonders ist an eine Medikamenteneinnahme (Steroidmyopathie), eine chronische Intoxikation (Alkoholmyopathie), ein Tumorleiden (paraneoplastische Myopathie), Erkrankungen der Schilddrüse (endokrine Myopathie) sowie an Resorptionsstörungen und Speicherkrankheiten zu denken. Einige Myopathien sind erblich.

Symptome

> Leitsymptome aller Muskelkrankheiten sind Lähmungen.

Sie können akut auftreten, episodisch oder chronisch progredient sein.

Weitere Symptome können Muskelschmerzen in Ruhe oder bei Anstrengung sein, abnorme Er-

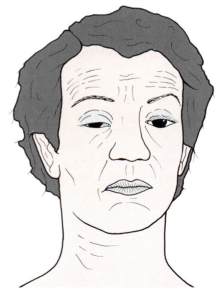

Abb. 23-12. Myasthenia gravis. Facies myopathica mit Ptose.

müdbarkeit und myotone Reaktionen. Vornehmlich betroffen sind die proximalen Muskelgruppen, aber auch die äußeren Augenmuskeln und die mimische Muskulatur. Man spricht von einer **Facies myopathica** (Abb. 23-12), *Sphinxgesicht*, mit schlaffem, müdem Gesichtsausdruck. Die Lähmungen gehen nicht mit Sensibilitätsstörungen einher.

Diagnostik

Zur Klärung der Grundfrage, ob überhaupt eine Muskelerkrankung vorliegt, dient die **Elektromyographie**. Wegweisende Untersuchungen sind darüber hinaus die Bestimmung der BKS, der muskelspezifischen Creatininkinase (CK mm) und die licht- und elektronenmikroskopischen Untersuchungen der Muskelbiopsie.

Grundsätzlich werden zwei Gruppen von Muskelkrankheiten unterschieden: Strukturmyopathien und Funktionsmyopathien.

5.1 Funktionsmyopathien

Den Funktionsmyopathien liegt eine Übertragungsstörung im Bereich der neuromuskulären Endplatte zugrunde. Bei der Muskelbiopsie findet man keine Strukturveränderungen. Es kommt zu keinem Muskelschwund.

5.1.1 Myasthenia gravis

> Die selten vorkommende Myasthenia gravis ist durch eine abnorme Ermüdbarkeit der Muskulatur geprägt.

Ursachen

Die Myasthenia gravis ist eine Autoimmunerkrankung. Im Serum der Betroffenen sind Antikörper gegen Acetylcholinrezeptoren nachweisbar, die wahrscheinlich die Rezeptoren blockieren. Die Autoantikörperbildung wird wahrscheinlich vom Thymus ausgehend getriggert, der bei 70% der Erkrankten aktiv ist.

Symptome

Die Ermüdungserscheinungen treten besonders beim Treppensteigen, Arbeiten mit erhobenen Armen, beim Kauen und beim Sprechen auf. Bei der rein okulären Myasthenie ist das Bild von einer wechselnd ausgeprägten Ptose und Doppelbildern gekennzeichnet (Abb. 23-12). Weiterhin unterscheidet man eine generalisierte Form und einen bulbären Typ mit Schluck- und Atemstörungen.

Diagnostik

Die charakteristischen Beschwerden erlauben häufig schon die Diagnose. Liegen zum Zeitpunkt der Untersuchung eindeutige Lähmungen vor, liefert der Tensilon®-Test den Beweis. Nach Gabe von 10 mg Edrophoniumchlorid, einem Cholinesterasehemmer, kommt es zu einer eindeutigen Besserung. Bei 90% der Kranken mit generalisierter Myasthenie sind zudem die oben erwähnten Antikörper gegen die Acetylcholinrezeptoren im Serum nachweisbar und beweisen die Erkrankung. Auch das Elektromyogramm kann hilfreich sein, wenn es gelingt den typischen Amplitudenabfall zu erfassen.

Therapie

Grundlagen der Therapie sind die Gabe von Cholinesterasehemmern (Mestinon®), Corticosteroiden, Immunsuppressiva und gegebenenfalls die Thymektomie, die bei Nachweis eines Thymoms in jedem Alter notwendig ist. Wegen der abnormen Empfindlichkeit der neuromuskulären Endplatte gegenüber depolarisierenden Substanzen, muß jede andere Medikation sorgfältig überlegt werden. Fatal können sich Curare-ähnliche Substanzen, Magnesium, Benzodiazepine auswirken. In der lebensbedrohlichen myasthenen Krise mit drohender Beatmung ist die Plasmapherese angezeigt.

Prognose und Komplikationen

Die Prognose der Erkrankung ist im Prinzip gut. Bedroht sind die Kranken jedoch durch Schluck- und Atemstörungen. Diesbezügliche Klagen der Patienten, die oft sehr ängstlich sind und psychisch alteriert wirken, müssen immer ernst genommen werden! Der Tod kann sonst rasch durch Aspiration und/oder versagende Atmung auftreten.

5.1.2 Lambert-Eaton-Syndrom

Paraneoplastisch tritt eine Schwäche der Schultergürtel- und Beckengürtelmuskulatur auf. Zugrunde liegt eine präsynaptische pathologische Immunreaktion. Die Erkrankung ist sehr selten.

5.1.3 Myotonia congenita

Das Charakteristische ist die myotone Reaktion. Die Muskeln können nach aktiver Anspannung nur verzögert erschlaffen. Bei Beklopfen kommt es zu Wulstbildungen. Das EMG zeigt ein typisches Entladungsmuster. Die Erkrankung ist autosomal dominant erblich.

5.2 Strukturmyopathien

Die Strukturmyopathien sind durch Atrophien der betroffenen Muskelpartien und entsprechende histologische Veränderungen gekennzeichnet. Oft werden sie begleitet von Pseudohypertrophien, die durch Wucherungen von Fett- und Bindegewebe entstehen.

5.2.1 Progressive Muskeldystrophie

Die progressive Muskeldystrophie ist eine genetisch bedingte primäre Degeneration des Muskelgewebes. Es gibt einen bösartigen, rasch progredienten Verlauf, aber auch sehr langsam fortschreitende Formen. Das Manifestationsalter ist je nach Verlaufsform verschieden, ebenso der Vererbungsmodus.

Ätiologie und Pathogenese der erblichen Muskeldystrophien sind noch ungeklärt. Bei einzelnen Formen ist es gelungen, den genetischen Enzymdefekt zu lokalisieren. Eine kausale Therapie ist aber nicht bekannt. Der Krankheitsverlauf läßt sich durch aktive und passive Bewegungstherapie günstig beeinflussen. Ein forciertes Muskeltraining (z. B. Bodybuilding) wirkt sich aber ungünstig aus. Man unterscheidet den Gliedergürteltyp, den facioskapulo-humeralen Typ und den distalen Typ. Am häufigsten ist die bösartige rezessiv X-chromosomale progressive Muskeldystrophie, die ausschließlich Knaben befällt. Die weiteren gutartigen Muskeldystrophien lassen sich anhand der klinischen Daten und des Vererbungsmodus differenzieren.

5.2.2 Myotone Muskeldystrophie

Myotone Muskeldystrophien sind autosomal-dominant erblich. Myotone Reaktionen und Muskeldystrophien treten kombiniert auf. Darüber hinaus finden sich zahlreiche weitere Auffälligkeiten: Stirnglatze, Kataraktbildung, Hypogenitalismus, Intelligenzstörung, Kardiomyopathie, Diabetes mellitus.

5.2.3 Polymyositis

Die Polymyositis ist eine keineswegs seltene Entzündung der Skelettmuskulatur. Sie zählt zu den Autoimmunerkrankungen. Bei der akuten Verlaufsform mit Hautbeteiligung (Dermatomyositis) begleiten oft schwerste entzündliche Allgemeinsymptome wie Fieber, BKS-Beschleunigung, die unter diffusen Schmerzen sich rasch entwickelnden Lähmungen. Die Creatininkinase ist massiv erhöht.

Bei der chronischen Polymyositis kommt es zu einem schleichend fortschreitenden Muskelzerfall. Allgemeinsymptome können fehlen. Beide Formen sprechen ausgezeichnet auf Corticosteroide an, die allerdings oft langfristig notwendig sind.

5.2.4 Okuläre Myopathien

Augenmuskellähmungen können eine generalisierte Muskeldystrophie begleiten oder als chronisch-progressive externe Ophthalmoplegie ganz im Vordergrund stehen. Die okuläre Myopathie kann aber auch im Rahmen einer Systemdegeneration zunächst das Bild beherrschen. Eine reine Augenmuskelmyositis kann einseitig einen Orbitatumor vortäuschen.

6 Unwillkürliche Bewegungsstörungen

Automatische und halbautomatische Bewegungen unterliegen der Kontrolle des extrapyramidalen Systems.

Corpus striatum, Nucleus lentiformus, Corpus Lysi, Substantia nigra und Nucleus ruber sind im Sinne von Regelkreisen mit dem Thalamus und der Hirnrinde verbunden. Versagt in diesen Regelkreisen die Reizübertragung, ergeben sich zwei Arten von Störungen der Bewegung:
▷ Hypokinese – Folge einer zu geringen Reizübertragung
▷ Hyperkinese – Folge des Fehlens hemmender Reizimpulse

6.1 Parkinson-Syndrom

Definition

Die 1817 von J. PARKINSON beschriebene Erkrankung bezog sich primär auf die dominant vererbte degenerative Form und wird mit Morbus PARKINSON bzw. PARKINSON-Krankheit bezeichnet. Das PARKINSON-Syndrom im weiteren Sinne beschreibt jedoch alle aufgrund verschiedener Ursachen entstandenen Erkrankungen, die die Symptomatik der erst beschriebenen PARKINSON-Krankheit zeigen.

Epidemiologie

Die PARKINSON-Krankheit tritt mit einer Häufigkeit von 1% bei den über 60jährigen in der BRD auf.

Ursachen und Pathogenese

Neben der genetisch bedingten degenerativen PARKINSON-Krankheit (sporadischer, selten familiärer Morbus PARKINSON) kann das PARKINSON-Syndrom Folge einer abgelaufenen Enzephalitis sein oder toxisch, vaskulär, medikamentös (Neuroleptika!) hervorgerufen werden.

> Zugrunde liegt immer ein Mangel an Überträgersubstanz im ZNS. Die entscheidende Überträgersubstanz, die hier fehlt, ist Dopamin.

Symptome

> Die Verarmung an spontanen Ausdrucksbewegungen und die fehlende Mimik prägen das Bild.

Die Bewegungsabläufe sind steif und hölzern (*Holzpuppen*). Die typische Körperhaltung zeigt Abbildung 23-13. Der Tonus in den Extremitäten ist erhöht (*Zahnradphänomen* beim Durchbewegen). Die Kranken gehen vornübergebeugt, kleinschrittig, auch die Mitbewegung der Arme fehlt. Daneben kann ein rhythmischer regelmäßiger Ruhetremor (sog. *Pillendrehen, Geldzählen*)

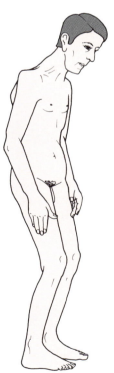

Abb. 23-13.
Typische Körperhaltung beim PARKINSON-Syndrom.

bestehen. Die Sprache ist leise bis zur Aphonie. Die Kranken sind häufig depressiv verstimmt. Bei einem Teil tritt ein Abbau der Hirnleistungsfähigkeit ein (PARKINSON-Demenz-Komplex).

Therapie

Der Mangel an Dopamin in der Substantia nigra und im Striatum kann anfänglich mit großem Erfolg durch die Gabe von L-Dopa® ausgeglichen werden. Ähnliche Effekte kann man mit Bromocriptin erzielen. Problematisch ist jedoch die Dosierung, da als Nebenwirkungen Hyperkinesen und psychotische Zustände auftreten können. Die Wirksamkeit der Behandlung läßt im Laufe der Jahre nach.

Entscheidend ist die Betreuung der Kranken, die durch ihre Bewegungsverarmung völlig unselbstständig werden können. Besonders feinmotorische Bewegungen wie Knöpfen und Schreiben sind schon früh beeinträchtigt.

Das durch Neuroleptika (Haldol®, Imap®) erzeugte akinetische PARKINSON-Syndrom klingt bei nicht zu langer Behandlung nach Absetzen der Medikation wieder ab.

6.2 Chorea major (Chorea Huntington)

Definition

Chorea bedeutet *Veitstanz*. Der Name wurde aufgrund der typischen Bewegungsform gewählt.

Epidemiologie und Prognose

Die Erkrankung beginnt zwischen dem 30. und 50. Lebensjahr. Die Prognose der nur symptomatisch zu behandelnden Krankheit ist schlecht, denn sie führt unaufhaltsam zum Tode.

Ursachen und Pathogenese

Die Chorea HUNTINGTON wird autosomal-dominant vererbt. Das verantwortliche Chromosom wurde inzwischen identifiziert, so daß bei Kinderwunsch eine genetische Untersuchung anzuraten ist.

Durch Veränderungen im Corpus striatum kommt es infolge eines Dopamin-Übergewichts zum Wegfall hemmender Impulse bei der Koordination der Bewegungen.

Symptome

Plötzlich einschießende, unwillkürlich ausfahrende Bewegungen prägen das klinische Bild. Die Hyperkinesen entwickeln sich zuerst allmählich und sind im fortgeschrittenen Stadium von einer Demenz begleitet. Die in Spätstadien quälende, ständige Bewegungsunruhe führt rasch zu einem körperlichen Verfall.

6.3 Weitere hyperkinetische Syndrome

Chorea minor: Im Zusammenhang mit Streptokokkeninfekten (Angina tonsillaris) und rheumatischen Erkrankungen als Folgeerkrankungen nach Streptokokkeninfekt kann es bei Kindern im Schulalter zu einer unwillkürlichen Bewegungsstörung kommen, die oft als *Zappeligkeit* fehlgedeutet wird. Die Prognose der Erkrankung ist gut, die Rückbildung erfolgt spontan innerhalb weniger Monate.

Seltene auslösende Ursachen einer Chorea können sein: hormonelle Einflüsse (Schwangerschaft, Ovulationshemmer), des weiteren Hirninfarkte, Hirntumoren oder Lupus erythematodes mit Hirnbeteiligung.

Athetose: Hiermit bezeichnet man langsame, gequält wirkende, unwillkürliche Drehbewegungen, die die ganze Körperachse erfassen können.

Die häufigste Ursache ist eine frühkindliche Hirnschädigung, früher ganz besonders der Kernikterus bei der Rhesusfaktor-Unverträglichkeit, heute oft nur leichte hypoxische Hirnschäden.

Hemiballismus: Meist als Folge von Ischämien im Corpus Lysii treten Schleuderbewegungen auf.

Torsionsdystonie: Die Bewegungsabläufe sind durch lang anhaltende, unwillkürliche Drehbewegungen beeinträchtigt. Die Betroffenen verharren scheinbar fixiert in bizarr anmutenden Stellungen. Zu diesen Störungen gehören auch der **Torticollis spasticus** (Schiefhals) und weitere lokalisierte dystone Symptome: Schreibkrampf, dystone Kiefer- und Lippenbewegungen, Blinzel-Tic (Blepharospasmus). Alle diese Störungen können leicht als psychogen verkannt werden.

Therapie

Die Therapie der bisher aufgeführten Hyperkinesen kann z. B. mit Haloperidol® versucht werden. Auch stereotaktische Eingriffe werden mancherorts erprobt.

Essentieller Tremor: Bei den Kranken tritt schon in der Kindheit ein Ruhezittern der Hände auf, das später auch von einem Kopftremor begleitet wird. Ähnlich ist der senile Tremor, der ebenfalls Hände, Kopf und Unterkiefer ergreift. Diese Tremorformen reagieren gut auf Beta-Rezeptorenblocker.

Tic-Krankheit: Rasche, nicht-rhythmische Zuckungen einzelner Muskelgruppen, besonders im Hals- und Gesichtsbereich, werden als *Tic* bezeichnet. Treten diese Zuckungen kombiniert mit Zwangshandlungen und dem Ausstoßen unanständiger Redewendungen auf, handelt es sich um ein GILLES-DE-LA-TOURETTE-Syndrom. Ursächlich soll vermutlich eine Störung im Serotoninstoffwechsel zugrunde liegen. Die Therapie z. B. mit Haloperidol® ist in der Regel erfolgreich.

Myoklonien: Unwillkürliche Bewegungen, die nicht rhythmisch auftreten, und bei denen sich ganze Muskelgruppen mit einem beträchtlichen Bewegungsausmaß kontrahieren, nennt man Myoklonien. Bedeutsam ist heute das LANCE-ADAMS-Syndrom. Hier treten bevorzugt nach hypoxischen Hirnschädigungen bei Willkürbewegungen heftige Myoklonien auf (Aktionsmyoklonus). Solche Zustände sieht man heute besonders nach erfolgreicher Reanimation als Folge der doch zu lange stattgehabten Hypoxie des Gehirns.

Spätdyskinesien: Hyperkinesen, die nach langjähriger Einnahme von Neuroleptika auftreten und sich nicht wieder zurückbilden, bezeichnet man als Spätdyskinesien.

Zungenschlundsyndrom: Das akute Zungenschlundsyndrom tritt häufig nach der Gabe von Antiemetika und Antivertiginosa, aber auch nach der Gabe von hochpotenten Neuroleptika zu Beginn der Therapie, sogar manchmal nach einmaliger Gabe auf. Das wirksame Antidot ist Akineton®. Die Prognose ist gut.

7 Kopfschmerzen

Die schmerzempfindlichen Strukturen im Bereich des Kopfes sind die weiche Hirnhaut, die harte Hirnhaut, die Schmerzrezeptoren im Bereich der Kopfhaut und der Gefäße.

Das Gehirn selbst hat keine Schmerzrezeptoren.

Chronische Kopfschmerzen sind meist gefäßabhängig. Insbesondere bei akut auftretenden Kopfschmerzen muß aber immer eine hirnorganische Ursache ausgeschlossen werden. Ursächlich zugrunde liegen kann ein Hirntumor, eine Hirnblutung, eine Hirnentzündung oder eine Erhöhung des intrakraniellen Druckes. Des weiteren kann eine Schmerzmittelabhängigkeit Kopfschmerzen als Entzugssymptom verursachen. Kopfschmerzen können bei Gabe vasoaktiver Medikamente auftreten (Wehenmittel, Nitropräparate). Auch internistische Allgemeinerkrankungen werden nicht selten von Kopfschmerzen begleitet, z. B. ein exzessiver Hypertonus, langjährige Niereninsuffizienz usw. Sorgfältig muß auch eine Nasennebenhöhlenerkrankung ausgeschlossen werden, ebenso ein erhöhter Augendruck (Glaukom).

7.1 Gefäßabhängige Kopfschmerzen

Vasomotorischer Kopfschmerz: Der typische Spannungskopfschmerz entsteht im Tagesverlauf und verschwindet im Schlaf. Die Betroffenen klagen über ein Reifen- und Druckgefühl. Verstärkt werden die Beschwerden durch Streß, Hypoglykämie, Alkohol und hormonelle Einflüsse. Bei Bedarf empfiehlt sich die seltene Einnahme von Aspirin®. Langfristiger Schmerzmittelgebrauch ist zu vermeiden. Eine Prophylaxe kann mit Ergotaminderivaten bei Patienten mit niedrigem Blutdruck durchgeführt werden.

Migräne: Es handelt sich um einen anfallsweisen auftretenden Halbseitenkopfschmerz, der sich periodisch wiederholt. Lichtscheu, Übelkeit und Erbrechen begleiten häufig den Anfall. Flimmern vor den Augen und Sehstörungen können auftreten (ophthalmische Migräne), aber auch Sprachstörungen, Halbseitenlähmungen und eine Hemianästhesie (Migraine accompagnée). Die Ursache der Migräne ist bis heute ungeklärt. Störungen im Serotoninstoffwechsel sollen eine Rolle spielen.

Im Anfall möglichst schon bei Auftreten der ersten Symptome Aspirin® einnehmen. Bei dem Vollbild der Migräne helfen Ergotamine und in schweren Fällen Aspirin® und Hydergin® intravenös. Die Prophylaxe ist wie beim vasomotorischen Kopfschmerz bei hypotonen Patienten mit Ergotaminen durchführbar, ferner bieten sich Pizotifen und Lisurid an.

Bing-Horton-Kopfschmerz: Diese streng einseitig auftretenden Schmerzzustände der Schläfenregion treten bevorzugt in der Nacht auf. Es handelt sich um schwerste, nahezu unerträgliche Schmerzen, begleitet von einer Rötung und Tränen des Auges. Die Anfälle dauern 10–20 Minuten. Die Behandlung ist schwierig, am besten bewährt hat sich Deseril®.

7.2 Neuralgien

Trigeminusneuralgie: Bei der idiopathischen Trigeminusneuralgie *(Tic douloureux)* handelt es sich um blitzartig einschießende Schmerzen im Oberkiefer- und Unterkieferbereich, die einseitig auftreten. Die Erkrankung kommt überwiegend jenseits des 50. Lebensjahres vor.

Die Ursache ist meistens unbekannt, dennoch muß sorgfältig, besonders bei jüngeren Personen, nach einer Hirnerkrankung gefahndet werden (Kleinhirnbrückenwinkeltumor, Multiple Sklerose). Liegt eine solche vor, spricht man von **symptomatischer Trigeminusneuralgie.**

Die Behandlung besteht in jedem Fall in der Gabe von Carbamazepin. Die Betroffenen sind in der Regel rasch beschwerdefrei. In seltenen therapieresistenten Fällen ist jedoch ein operatives Vorgehen notwendig.

Folgende Gesichtsneuralgien sollen wegen ihrer Seltenheit nur namentlich erwähnt werden: Nasociliarisneuralgie, Glossopharyngeusneuralgie, Auricularis-magnus-Neuralgie.

8 Epilepsien

Definitionen

Von einer Epilepsie wird gesprochen, wenn bei einem Patienten wiederholt epileptische Anfälle auftreten. Der epileptische Anfall ist die Folge abnormer elektrischer Entladungsvorgänge von Nervenzellverbänden im Gehirn.

Eine solche abnorme Entladung und damit einen epileptischen Anfall kann man grundsätzlich bei jedem Menschen durch geeignete Manipulationen, die die sog. Krampfschwelle ausreichend senken, hervorrufen. Derartige vereinzelte epileptische Anfälle müssen sorgfältig von einer Epilepsie unterschieden werden.

Ist die Epilepsie Folge einer Erkrankung des Nervensystems oder einer das Gehirn betreffenden Allgemeinerkrankung, spricht man von *sym-*

ptomatischer Epilepsie. Läßt sich trotz eingehender Untersuchungen keine Ursache für die epileptischen Anfälle aufdecken, spricht man von *idiopathischer Epilepsie.*

Fokale Epilepsie bedeutet, daß an einer umschriebenen Stelle des Gehirns eine Störung vorliegt (Fokus), die zu epileptischen Anfällen führt.

Von einer **generalisierten Epilepsie** spricht man, wenn das gesamte Gehirn (beide Großhirnhemisphären) beteiligt ist.

Tabelle 23-4: Internationale Klassifikation epileptischer Anfälle (ausführliche Fassung nach JANZ 1972).

I. Fokale (partielle) Anfälle (lokal beginnende Anfälle)

A. Fokale Anfälle mit elementarer Symptomatologie (im allgemeinen ohne Beeinträchtigung des Bewußtseins)
   1. mit motorischen Symptomen (inkl. JACKSON-Anfälle)
   2. mit speziellen sensorischen oder somatosensorischen (sensiblen) Symptomen
   3. mit autonomen (vegetativen) Symptomen
   4. zusammengesetzte Formen

B. Fokale Anfälle mit komplexer Symptomatologie (psychomotorische Anfälle oder Temporallappenanfälle)
   (im allgemeinen mit Beeinträchtigung des Bewußtseins)
   1. lediglich mit beeinträchtigtem Bewußtsein
   2. mit kognitiver (d. h. das Erkennen betreffender) Symptomatologie
   3. mit affektiver Symptomatologie
   4. mit „psychosensorischer" Symptomatologie
   5. mit „psychomotorischer" Symptomatologie (Automatismen)
   6. zusammengesetzte Formen

C. Sekundär generalisierte fokale Anfälle

II. Generalisierte Anfälle (bilateral-symmetrisch, ohne lokalen Beginn)
   1. Absencen (Petit mal)
   2. Bilaterale massive epileptische Myoklonien (inkl. Impulsiv-Petit mal)
   3. Infantile Krämpfe (infantile spasms, d. h. BNS-Krämpfe)
   4. Klonische Anfälle
   5. Tonische Anfälle
   6. Tonisch-klonische Anfälle (Grand mal)
   7. Atonische Anfälle (inkl. myoklonisch-atonische Anfälle)
   8. Akinetische Anfälle (Bewegungsverlust ohne Atonie)

III. Unilaterale (oder vorwiegend unilaterale) **Anfälle**

IV. Unklassifizierbare epileptische Anfälle (wegen unvollständiger Daten)

Es gibt verschiedene Möglichkeiten, epileptische Anfälle zu klassifizieren. Die internationale Klassifikation epileptischer Anfälle ist in Tabelle 23-4 wiedergegeben.

Diagnostik

Grundsätzlich muß bei jedem erstmals aufgetretenen epileptischen Anfall, besonders im Erwachsenenalter, die Suche nach einer auslösenden Grunderkrankung einsetzen.

Dazu gehört neben der neurologischen Untersuchung heute die Durchführung einer **kranialen Computertomographie.** Dabei sind je nach Anfallstyp bestimmte Schwerpunkte zu setzen. So wird man bei Epilepsien mit psychomotorischen Anfällen (Temporallappenanfälle, S. 597) besonders den Temporallappen in dünnen Schichten untersuchen.

Ergibt die kraniale Computertomographie keinen pathologischen Befund bzw. keine befriedigende Erklärung für die Epilepsie, ist heute als weitere Untersuchungsmethode die **kraniale Kernspintomographie** (s. Abschn. I, 3.3.2) heranzuziehen.

Bei Verdacht auf Gefäßmißbildungen (kleine Angiome) als Ursache epileptischer Anfälle ist eine **zerebrale Angiographie** (s. Abschn. I, 3.3.3) durchzuführen.

Besteht der Verdacht auf eine entzündliche Erkrankung des zentralen Nervensystems (Meningoenzephalitis) ist natürlich auch der Liquor zu prüfen (s. Abschn. I, 3.2).

Bestandteil einer derartigen Untersuchung ist auch eine eingehende internistische Klärung (Elektrolytstörungen, Blutzuckerregulationsstörungen).

Eine besondere Rolle in der Diagnostik und Kontrolle der Epilepsien spielt das **Elektroenzephalogramm (EEG).** Mit dem EEG gelingt es, spezielle Zeichen einer erhöhten Krampfbereitschaft (**sog. Krampfpotentiale**) nachzuweisen, die auch als *Anfallspotentiale* oder *epileptische Potentiale* bezeichnet werden. Solche anfallsweise (paroxysmal) auftretenden EEG-Veränderungen sind: rasche hoch gespannte Entladungen in Form von isolierten Spitzen *(spikes)*, steile oder scharfe Wellen *(sharp waves)*, spitze Welle-Komplexe *(spikes and waves)* oder Kombinationen (z. B. *slow spikes and waves)* (Abb. 23-14).

Der besondere Wert des EEG in der Diagnostik der Epilepsie liegt darin, daß man

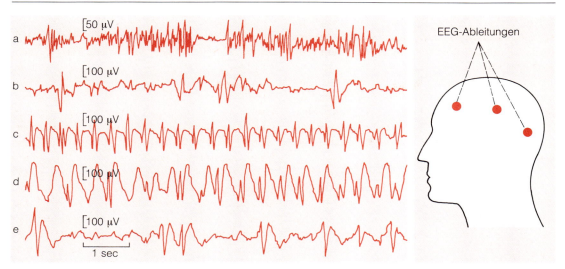

Abb. 23-14. Typische EEG-Ableitungen bei Epilepsien (aus: CHRISTIAN 1968).
a) Isolierte oder gruppierte Spitzen *(spikes);*
b) steile oder scharfe Welle *(sharp waves);*
c) Spitze-Welle-Komplex *(spikes and waves);*
d) langsame Spike-Wave-Komplexe *(slow spikes and waves);*
e) sharp waves mit langsamen Wellen *(Sharp-and-slow-wave-Komplex).*

diese eine erhöhte Anfallsbereitschaft beweisenden Potentiale nicht nur während des Anfalls, sondern auch im anfallsfreien Intervall registrieren kann.

Unter Hinzuziehung von **Provokationsmethoden** (Hyperventilation, Photostimulation) lassen sich bei einer großen Zahl von Epileptikern pathologische EEG-Befunde registrieren. Allerdings schließt ein normales EEG eine Epilepsie nicht aus. Bei etwa 25% der Fälle mit klinisch gesicherter Epilepsie ist das EEG im anfallsfreien Intervall normal.

Andererseits ist es nicht erlaubt, bei der zufälligen Registrierung von epileptischen Potentialen, ohne daß es klinisch je zum Auftreten epileptischer Anfälle gekommen ist, eine Epilepsie zu diagnostizieren.

Isolierte EEG-Veränderungen sind kein Grund für eine antiepileptische Therapie.

Epidemiologie

Epilepsien kommen bei etwa 1% der Bevölkerung vor, ohne rassische und geschlechtliche Unterschiede. In der Bundesrepublik Deutschland kann man also davon ausgehen, daß etwa 600 000 Menschen an Epilepsie erkrankt sind.

Dagegen sind epileptische Anfälle wesentlich häufiger: Etwa bei 5% der Bevölkerung tritt irgendwann im Laufe des Lebens einmal ein epileptischer Anfall auf. Häufigste Auslöser für diese sog. *Gelegenheitsanfälle* sind Alkoholentzug bei chronischem Alkoholismus, Medikamenten- oder Drogeneinwirkung (Drogenentzugsanfall), hohes Fieber, besonders bei Säuglingen (Fieberkrampf). Nur 20% der Menschen, die einen derartigen Gelegenheitsanfall im Laufe ihres Lebens haben, entwickeln eine Epilepsie.

Kinder, bei denen ein Elternteil eine Epilepsie hat, haben ein größeres Risiko, an einer Epilepsie zu erkranken, als Kinder von nicht-epileptischen Eltern. Das Risiko steigt weiter an, wenn beide Eltern Epileptiker sind. Dabei wird die Disposition zu Krampfanfällen vererbt, nicht jedoch die Art der epileptischen Anfälle.

Ursachen und Pathogenese

Bei etwa 50% der Epilepsien läßt sich eine Ursache nicht aufdecken (idiopathische Epilepsien). Häufige Ursache für epileptische Anfälle sind Hirntumoren, einschließlich arteriovenöser Gefäßmißbildungen (Angiome). Auch Gehirnentzündungen (Enzephalitiden) sowie Durchblutungsstörungen des Gehirns, insbesondere die intrazerebralen Hämatome, können zu epileptischen Anfällen führen. Nur ausnahmsweise sind Schlaganfälle Ursache für epileptische Anfälle. Nach Gehirnverletzungen, insbesondere den sog. offenen Gehirnverletzungen (mit Verletzung der Dura), hier wiederum speziell nach Schußverletzungen des Gehirns, können epileptische Anfälle auftreten (**posttraumatische Epilepsie**). Schließlich können Vergiftungen und Stoffwechselerkrankungen (abrupter Abfall des Blutzuckers) einen epileptischen Anfall auslösen.

Der epileptische Anfall ist der Ausdruck einer abnormen elektrischen Entladung von Nervenzellverbänden im Gehirn. Er stellt letztlich eine unspezifische Allgemeinreaktion des Gehirns dar. Diese abnormen elektrischen Entladungsvorgänge beruhen einmal auf Störungen der intrazellulären, für die elektrische Aktivität erforderlichen Energieproduktion, zum anderen kommt es zu Störungen des biochemischen Gleichgewichts zwischen Substanzen, die hemmend und erregend auf die Übertragungsstellen der elektrischen Nervenimpulse wirken.

8.1 Der große epileptische Anfall (Grand mal)

Der Grand-mal-Anfall gehört zu den generalisierten Anfällen.

Symptome

Der große epileptische Anfall (Grand mal) ist durch folgende Merkmale charakterisiert:
▷ Akut einsetzende Bewußtlosigkeit.
▷ **Tonische Krampfphase:** Steifwerden von Armen und Beinen sowie der Rumpfmuskulatur.
▷ **Klonische Krampfphase:** Zuckungen der Muskulatur der Arme, der Beine und des Rumpfes.
▷ Die Versteifung der tonischen Phase und die Zuckungen der klonischen Phase sind beim großen epileptischen Anfall immer am gesamten Körper, d. h. an beiden Armen und Beinen, zu beobachten. Die tonische Phase geht der klonischen voran.
▷ Bei jedem großen epileptischen Anfall kommt es zu einem kurz dauernden (einige Sekunden) Atemstillstand. Dieser ist die Ursache für das *Blauwerden* des Gesichtes im Anfall.
Unwillkürlicher Urinabgang und Einkoten kommen bei großen epileptischen Anfällen vor, sind aber kein obligates Symptom.

Geht dem großen Anfall ein fokaler Anfall voraus, spricht man von einem fokal eingeleiteten großen Anfall. Eine **Aura** kann (muß nicht)

einem großen Anfall vorausgehen. Unter Aura werden Empfindungen wie Sprachstörungen, Blickwendungen, Lichtblitzen, Übelkeit u. a. verstanden, die zu Beginn eines Anfalls einsetzen und von dem Betroffenen noch selbst wahrgenommen werden. Eine solche Aura geht meist einem Grand-mal-oder einem psychomotorischen Anfall voraus. Sie kann aber auch ohne nachfolgenden Anfall auftreten. Sehr häufig ist die *epigastrische Aura*, bei der von den Patienten merkwürdige, vom Magen aufsteigende Gefühle angegeben werden. Auch Gerüche oder das Gefühl, eine neue Situation bzw. fremde Umgebung bereits zu kennen, können als Aura imponieren. Die Feststellung einer Aura hat insofern praktische Bedeutung, als sie in aller Regel auf einen fokalen Anfallsursprung deutet.

Postkonvulsive Phase: Ist der klonische Anteil des Krampfanfalls beendet, bleiben die Patienten in der Regel noch einige Minuten bewußtlos. Es setzt dann die Atmung wieder ein, meistens mit einigen zunächst tiefen, regelmäßigen Zügen. In dieser postkonvulsiven Phase sind die Muskeldehnungsreflexe meistens nicht auslösbar, das BABINSKI-Zeichen kann positiv sein. Die Pupillen können noch weit sein und verzögert auf Licht reagieren.

Gelegentlich schließt sich dann eine **Schlafphase** an, die bis zu mehreren Stunden dauern kann. Nach dem Erwachen aus diesem Schlaf fühlen sich die Patienten meistens abgeschlagen, klagen über Kopf- und Gliederschmerzen (Muskelkatergefühl).

Es kann sich aber auch nach der postkonvulsiven Phase ein sog. **Dämmerzustand** entwickeln, in dem die Patienten verwirrt sind (örtlich, zeitlich, zur Person und Situation nicht orientiert); sie zeigen motorische Unruhe, laufen umher, sind nicht lenkbar. Unter Umständen treten auch Sprachstörungen auf. Die Patienten erkennen in dieser Phase Angehörige oder Bekannte nicht.

Ist das klare Bewußtsein zurückgekehrt, besteht für den gesamten Krampfanfall eine Erinnerungslücke (**Amnesie**).

Komplikationen

Relativ häufig kommt es zu Bißverletzungen der Zunge oder der Wangenschleimhaut. Auch kann es durch die erhöhte Venenstauung im Kopfbereich zu subkonjunktivalen Einblutungen kommen.

Verletzungen des Kopfschwarte bzw. Platz-
wunden im Gesicht oder am Schädel oder Riß-
Quetsch-Wunden bzw. Prellmarken am Körper
sind ebenfalls relativ häufig. Gelegentlich treten
in der tonisch/klonischen Phase auch Wirbelfrakturen, meist im Bereich der Lendenwirbelsäule,
auf.

Nur bei entsprechenden Stürzen zu Beginn des
Anfalls mit gröberer Gewalteinwirkung kann es
zu Schädelfrakturen oder zu Schädelhirntraumen
mit Kontusion kommen. In diesem Rahmen treten gelegentlich auch subdurale Hämatome auf.
Bei parietal lokalisierten Schädelfrakturen ist
auch an die Möglichkeit eines epiduralen Häma-
toms als Komplikation zu denken.

Ein Herz- oder Atemstillstand mit tödlichem
Ausgang ist eine Rarität. Eher kommt es, besonders bei nächtlichen, unbeobachteten Anfällen,
zum Ersticken als Folge einer Aspiration.

Therapie

Grand-mal-Epilepsien (mit generalisierten EEG-
Veränderungen) behandelt man primär mit Phenytoin. Üblicherweise beträgt die Dosierung
5 mg/kg Körpergewicht. Gute Wirkung hat auch
das Carbamazepin.

Bezüglich der Einzelheiten der medikamentösen Therapie, der Dosierung, der Interaktion verschiedener Antiepileptika und der Nebenwirkungen wird auf die Spe-
zialliteratur verwiesen.

8.1.1 Grand-mal-Serie und Grand-mal-Status

Treten die Grand-mal-Anfälle gehäuft auf, wobei
der Patient zwischen den einzelnen Anfällen aber
das Bewußtsein wiedererlangt, spricht man von
einer **Grand-mal-Serie.**

Der Grand-mal-Status (**Status epilepticus**) beschreibt das rasche Aufeinanderfolgen von großen Anfällen, so daß der Patient zwischen den
einzelnen Anfällen das Bewußtsein nicht wiedererlangt.

Eine Serie von Anfällen kann einen Status an-
kündigen und ist deshalb immer ein Alarmzeichen.

> Der Status epilepticus ist ein lebensbedroh-
> licher Zustand. Er gehört zu den neurolo-
> gischen Notfallsituationen und verlangt
> sofortige stationäre, unter Umständen in-
> tensiv-medizinische Behandlung. Tödliche

> Ausgänge kommen immer wieder vor, ins-
> besondere durch zentrale Atemlähmungen
> oder Herzstillstand.

Als Komplikationen können Hirnödem und
Aspiration mit darauffolgender Bronchopneumonie auftreten. Nach einem Status epilepticus
kann es (muß nicht) zu reversiblen oder irreversiblen neurologischen bzw. psychischen Störungen
kommen.

Therapie des Grand-mal-Status

Ziel der Akuttherapie ist es, die Anfälle zu unterbrechen. In der Regel wird man mit der intravenösen Injektion von Diazepam oder Clonazepam
beginnen.

Da Phenytoin nicht so rasch wirkt, gibt man es
zusätzlich zu Diazepam oder Clonazepam. Als
Applikationsform ist auch die Phenytoin-Kurz-
infusion möglich.

Treten die Anfälle erneut auf, müssen die intravenösen Gaben von Diazepam bzw. Clonazepam wiederholt werden.

Gelingt es auch damit nicht, die Anfälle zu unterbrechen, muß im Extemfall unter Kontrolle
eines Anästhesisten eine Vollnarkose eingeleitet
werden. Dabei dürfen zusätzliche Maßnahmen
(internistische Intensivüberwachung und -thera-
pie) nicht vergessen werden.

Zur Bekämpfung des Hirnödems ist eine Os-
motherapie (Infusionstherapie mit hochmolekularen Zuckern) durchzuführen, bei Fieber müssen die Temperaturen entsprechend gesenkt werden, bei Exsikkose muß ausreichende Flüssigkeitszufuhr erfolgen, vorhandene Elektrolytstörungen müssen ausgeglichen werden, Blutdruck,
Atmung und Urinausscheidung müssen ständig
kontrolliert werden.

8.2 Psychomotorische Anfälle (komplex-fokaler Anfall, Temporallappenanfall)

Definition

Da die psychomotorischen Anfälle von Strukturen des Temporallappens des Gehirns ausgelöst
werden, spricht man hier auch von Temporallap-
penanfällen. Sie gehören zu den fokalen Anfällen
(komplex-fokale Anfälle).

Nach den Grand-mal-Anfällen handelt es sich
hier um die zweithäufigste Form epileptischer
Anfälle.

Epidemiologie

Psychomotorische Anfälle können in jedem Lebensalter auftreten, sie sind gehäuft zwischen dem 3. und 5. Lebensjahrzehnt zu beobachten. Epilepsien mit psychomotorischen Anfällen gehören zu den häufigsten Epilepsien des Erwachsenenalters.

In etwa der Hälfte der Fälle ist damit zu rechnen, daß im Laufe der folgenden Jahre nach dem ersten psychomotorischen Anfall Grand-mal-Anfälle hinzukommen.

Ursachen und Pathogenese

Epilepsien mit psychomotorischen Anfällen werden häufig durch Schädigungen im Temporallappen ausgelöst. Neben Tumoren und Gefäßmißbildungen spielen hier auch geburtstraumatische Schädigungen und hypoxische Läsionen eine wichtige Rolle. Durch Sauerstoffmangel kommt es zum Untergang von Ganglienzellen im Hippocampusbereich. Bei der Suche nach der Ursache ist das Lebensalter zu berücksichtigen: Während im Kindesalter postenzephalitische und perinatal-hypoxische Schäden überwiegen, ist bei Erwachsenen (nach dem 30. Lebensjahr) besonders an Hirntumoren und Gefäßmißbildungen zu denken. In etwa der Hälfte der Fälle ist eine eindeutige Aufdeckung der Ursache nicht möglich.

Symptome

Psychomotorische Anfälle sind durch folgende Merkmale charakterisiert:

▷ **Bewußtseinsbeeinträchtigung.**
▷ **Automatismen:** unwillkürlich-automatisch ablaufende Bewegungen wie Schmatz-, Kau- oder Leckbewegungen. Auch Schnüffeln kommt vor (**orale** Automatismen). Mit den Händen werden oft sinnlose Nesteleien und Reibebewegungen ausgeführt, besonders an der Kleidung, mit den Füßen unsinniges Scharren oder Strampeln. Von *komplexen Automatismen* spricht man, wenn die ablaufenden Bewegungen zu einer Handlung führen, z. B. sinnloses An- und Auskleiden. Sprachliche Automatismen äußern sich in sinnlos stereotyp ausgestoßenen Lauten oder Worten, auch in unzusammenhängendem Gerede.
▷ Den oben geschilderten Automatismen können unter Umständen **tonische** Verkrampfungen vorausgehen oder **Adversivbewegungen** wie Drehbewegungen des Kopfes, des Rumpfes

oder auch nur der Augen. Im Rahmen derartiger komplexer Bewegungsabläufe können die Patienten auch hinstürzen.

> Klonische Zuckungen gehören **nicht** zum psychomotorischen Anfall (Unterscheidung zum Grand-mal-Anfall).

▷ **Vegetative Symptome:** Gesichtsrötung, blasse Gesichtsfarbe, Schweißausbrüche, vermehrte Speichelsekretion, Erbrechen, auch Blutdruckanstieg und Beschleunigung des Pulses sind zu beobachten.

In etwa der Hälfte der Fälle geht dem psychomotorischen Anfall eine **Aura** voraus (s. a. S. 596). Diese Aura wird von dem Betroffenen wie ein traumartiges Erlebnis empfunden *(dreamy state)*. Eine fremde Umgebung gewinnt in diesem Zustand den Eindruck des Bekannten oder Vertrauten. Die Umgebung kann aber auch bedrohlich und unheimlich auf den Patienten wirken.

Die psychomotorischen Anfälle beginnen fast unmerklich und enden allmählich. Am Ende des Anfalls wird das Bewußtsein wieder klar. Der Patient kann sich an den Anfall nicht erinnern (**Amnesie**). Die Dauer der Anfälle beträgt mehr als eine halbe Minute bis zu zwei oder drei Minuten. Als **Status epilepticus** können psychomotorische Anfälle aber erheblich länger dauern, unter Umständen Stunden.

Therapie

Als Mittel der ersten Wahl wird Carbamazepin angesehen. In bestimmten Fällen ist eine neurochirurgische Behandlung möglich bzw. erforderlich.

8.3 Jackson-Anfall

Definition

Wir wollen uns hier auf den einfach fokalen Anfall mit motorischen Symptomen (**Jackson-Anfall**) beschränken. Weitere einfach fokale Anfälle sind in Tabelle 23-4, Seite 591 aufgeführt.

Die JACKSON-Anfälle sind nach dem englischen Neurologen JOHN HUGHLINGS JACKSON benannt, der von 1834 bis 1911 in London lebte und sie zum ersten Mal beschrieb.

Die JACKSON-Anfälle sind normalerweise auf eine Körperseite beschränkt, sie können jedoch auch in generalisierte Anfälle übergehen (Grand-mal-Anfälle); dann kommt es meist zum Bewußt-seinsverlust.

Ursachen

JACKSON-Anfälle sind – wie alle fokalen Anfälle – besonders verdächtig auf eine symptomatische Epilepsie, d. h., es ist hier besonders sorgfältig und eingehend nach einer Grunderkrankung zu suchen. Man kann davon ausgehen, daß sich in etwa einem Drittel der Fälle ein Hirntumor als Ursache nachweisen läßt.

Symptome

> Der **Jackson-Anfall** ist durch folgende Merkmale charakterisiert:
> ▷ streng einseitig,
> ▷ erhaltenes Bewußtsein,
> ▷ Ausbreitung in Form eines *march of convulsions.*

Die **motorischen Jackson-Anfälle** äußern sich in klonischen Zuckungen oder Myoklonien. Die Zuckungen breiten sich z. B. von einem Finger über die Hand zum Arm und zur Schulter, schließlich zur gleichseitigen Gesichtshälfte aus (deswegen *march* = Marsch).

Bei **sensiblen Jackson-Anfällen** kommt es nicht zu sichtbaren Zuckungen, sondern zu Mißempfindungen (Prickeln, Brennen, Schmerzen).

Treten motorische und sensible Erscheinungen in Kombination auf, spricht man von **sensomotorischen Jackson-Anfällen**.

Die Dauer der Anfälle ist sehr variabel, sie können nur Sekunden (10–20 Sekunden) oder Minuten dauern. Auch hier ist ein Status möglich. Man spricht dann von einem Status fokaler Anfälle, wobei das Bewußtsein aber nicht gestört ist.

Therapie

Von den Antiepileptika sollen Phenytoin, Carbamazepin und Primidon etwa gleich wirksame Mittel der ersten Wahl bei einfach fokalen Anfällen sein.

8.4 Besonders im Kindes- und Jugendalter auftretende Anfallsformen

Epilepsien mit Absencen: Obwohl Absencen grundsätzlich in jedem Lebensalter auftreten können, sind sie bei Kindern und Jugendlichen wesentlich häufiger als bei Erwachsenen. Bei der **einfachen Absence** kommt es zu einer ganz abrupt beginnenden und ebenso abrupt endenden Bewußtseinsstörung, die höchstens 5–10 Sekunden dauert. Dabei zeigt der Patient einen starren Blick ohne zusätzliche motorische Entäußerungen. Die Patienten stürzen nicht hin, in der Hand befindliche Gegenstände fallen nicht zu Boden. Tritt die Absence während des Sprechens auf, so wird das Sprechen kurz unterbrochen. Für die Absence besteht anschließend eine Erinnerungslücke (Amnesie). Diese Absencen können so kurz sein, daß sie der Beobachtung entgehen. Daneben gibt es **Absencen mit automatischen Bewegungsabläufen**, z. B. orale Automatismen wie Schluck-, Kau-, Schmatzbewegungen oder Nesteln am Körper und an den Kleidern. Die Unterscheidung von einem psychomotorischen Anfall kann dann durch die Beobachtung allein sehr schwierig sein, sie gelingt jedoch durch das EEG.

Myoklonisch-astatische Anfälle: Bei diesen myoklonisch-astatischen Anfällen kommt es zu sehr komplexen myoklonischen Zuckungen, wobei bei kurzen Anfällen das Bewußtsein erhalten bleiben kann, bei länger dauernden Anfällen tritt meistens eine Bewußtseinstrübung ein. Beschränken sich die Myoklonien nur auf die Augen bzw. auf die Lider, so entsteht der Eindruck eines kurzen Blinzelns (*Blinzelanfälle*). Ist die Nackenmuskulatur betroffen, so kommt es zu mehreren Bewegungen, die wie Nicken wirken (*Nickanfälle*). Bei intensiveren Formen der Myoklonien kommt es infolge der Beeinträchtigung des Haltetonus zu einem abrupten Sturz entweder nach hinten oder nach vorn (*Sturzanfälle*).

Eine bei Säuglingen auftretende Epilepsieform sind die **BNS-Krämpfe** (Blitz-, Nick-, Salaam-Krämpfe), die häufig aufgrund prä- oder perinataler Hirnschädigungen, zerebraler Mißbildungen oder angeborener Stoffwechselerkrankungen entstehen. Der Name ist auf das Erscheinungsbild einer plötzlichen ruckartigen nach vorne gebeugten Bewegung zurückzuführen, die der orientalischen Begrüßungsgeste ähnelt.

8.5 Weitere anfallsartig auftretende nicht-epileptische Störungen

Narkolepsie: Die Narkolepsie ist durch folgende Merkmale charakterisiert:
▷ **Schlafanfälle**, d. h., anfallsweise auftretendes unwi-

derstehliches Schlafbedürfnis, das auch bei ausgeruhten Patienten auftritt. Diese Schlafanfälle können willentlich nicht beherrscht werden. Dauer: 10 bis 15 Minuten, selten länger. Die Patienten bleiben dabei weckbar.

▷ **Affektiver Tonusverlust** (kataplektischer Anfall). Plötzliche Erschlaffung der Körpermuskulatur für einige Sekunden je nach Ausmaß der betroffenen Muskelpartien bis zum Hinstürzen. Kurzdauernde Unfähigkeit, die schlaffen Körperabschnitte zu bewegen. Als Auslöser wirken Gemütsbewegungen (plötzliches Lachen: *Lachschlag*, ebenso Erschrecken oder unerwartetes Ansprechen oder Anrufen). Während dieser affektiven Tonusverluste sind diese Patienten nicht bewußtlos.

▷ **Wachanfälle bzw. Schlaflähmung:** In der Aufwachphase sind die Patienten, obwohl bei klarem Bewußtsein, nicht in der Lage, sich willkürlich zu bewegen. Dauer: einige Sekunden bis Minuten. Dieser Zustand kann unterbrochen werden durch Berühren oder Ansprechen.

▷ Seltenere Symptome: hypnagoge Halluzinationen, das sind traumähnliche Erlebnisse in halbwachem Zustand.

Die Ursache der Narkolepsie ist unbekannt; selten tritt sie symptomatisch auf, besonders nach Enzephalitiden. Raritäten sind Tumoren, eine multiple Sklerose oder eine Syphilis mit Beteiligung des Nervensystems. Vor der Behandlung mit Weckaminen (z. B. Amphetaminen) kann oft ein guter Erfolg mit Imipramin oder Clomipramin (Antidepressiva) erreicht werden. Merkwürdigerweise werden Narkoleptiker trotz längerfristiger Einnahme von Weckaminen (Amphetaminen) kaum je süchtig.

Pickwick-Syndrom: Dieses Syndrom wird zur Gruppe der *Schlaf-Apnoe-Syndrome* gerechnet. Es tritt bei übermäßig adipösen Personen auf, ist von phasenweise auftretenden pathologischem Schlafbedürfnis (Hypersomnie) gekennzeichnet und geht mit unregelmäßiger Atmung bei Atemstillstand einher. Meistens findet man die Ventilationsstörung vom obstruktiven Typ. Die Patienten sind im Schlaf erheblich unruhig, schnarchen meistens sehr laut, sind schwer weckbar; die Atmung kann bis zu einer Minute oder länger aussetzen.

9 Entzündliche Erkrankungen des zentralen Nervensystems

Entzündungen des zentralen Nervensystems können durch Bakterien, Viren, Protozoen, Pilze und Parasiten hervorgerufen werden. Daneben gibt es chronische entzündliche Erkrankungen ohne bekannte Erreger als postvakzinale oder allergische Reaktionen.

Diagnostisch wegweisend und unverzichtbar ist die Untersuchung des lumbalen Liquors.

> **Begriffsbestimmung**
> Meningitis: Entzündung der Hirnhaut
> Enzephalitis: Entzündung des Gehirns
> Myelitis: Entzündung des Rückenmarks

9.1 Bakterielle Erkrankungen

9.1.1 Eitrige Meningitis

Die bakterielle Entzündung der Hirnhäute ist ein schweres, lebensbedrohliches Krankheitsbild. Die häufigsten Erreger sind Pneumokokken, Meningokokken und Haemophilus influenzae (s. a. Kap. 22). Die Erreger gelangen entweder auf dem Blutweg in das Zentralnervensystem oder werden auf direktem Weg fortgeleitet bei Nasennebenhöhlenaffektionen, Otitis media oder offenen Schädelhirnverletzungen.

Heftigste Kopfschmerzen, hohes Fieber, Nackensteifigkeit und oft ein akutes organisches Psychosyndrom prägen das klinische Bild. Bei jedem Verdacht muß unverzüglich der lumbale Liquor untersucht werden, der im typischen Fall trübe ist, eine erhöhte Zellzahl (bis 20 000 pro mm³) und Eiweißgehalt aufweist. Der Erregernachweis ist im Ausstrich oder der Kultur zu führen.

Die Behandlung muß auch bei initial meist unbekanntem Erreger unverzüglich mit einem Breitspektrum-Antibiotikum erfolgen. Besteht der Verdacht einer Meningitis tuberculosa, die heute selten geworden ist, müssen Tuberkulostatika hinzugegeben werden.

Die Prognose ist im Prinzip gut, mit Ausnahme der auch heute noch oft tödlich verlaufenden Meningokokkenmeningitis.

> Die Meningokokkenmeningitis ist eine meldepflichtige Erkrankung und ist bis zur Gabe des Antibiotikums hoch infektiös. Kontaktpersonen müssen eine Penicillinprophylaxe durchführen.

9.1.2 Lues cerebri

Der Erreger der Lues, Spirochaeta pallida, erreicht zum Zeitpunkt des Primäraffektes das Gehirn. Er kann initial eine leichte Meningitis verursachen. Im weiteren Verlauf kommt es bei unbehandelten Personen in ungefähr 30% der Fälle zu einer Lues cerebrospinalis (Tertiärstadium der

Lues). Der Verlauf ist individuell sehr unterschiedlich. Das klinische Bild bunt. Die klassischen Verlaufsformen wie Tabes dorsalis, bei der die Rückenmarkssymptomatik im Vordergrund steht, oder die progressive Paralyse, bei der ein hirnorganisches Psychosyndrom mit Pseudologia phantastica (krankhafte Neigung zu Wahrheitsfälschung) das Bild prägt, sieht man heute kaum noch.

9.1.3 Hirnabszeß

Hirnabszesse sind in unseren Breitengraden seltene Erkrankungen. Sie entstehen meist im Rahmen septischer Krankheitsbilder (bakterielle Pneumonie, Urosepsis). Eine Sonderform ist die sog. Herdenzephalitis bei Endocarditis lenta, wobei es zu multiplen kleinen embolischen Eiterabszedierungen im Gehirn kommt. Hirnabszesse verlaufen unter dem Bild eines raumfordernden intrakraniellen Prozesses, mit Hirndruck und Stauungspapillen. Häufig bringt lediglich die operative Therapie Heilung.

9.2 Viruserkrankungen

9.2.1 Virusmeningitis

Bei zahlreichen Virusinfekten kommt es zu einer leichten Mitbeteiligung des Nervensystems. Mumps-, Röteln-, Coxsackie- und Echoviren sind die häufigsten Erreger einer gutartig verlaufenden Virusmeningitis. Im Liquor findet sich meist nur eine mäßige Pleozytose (erhöhte Zellzahl). Der Virusnachweis erfolgt in der Regel nur indirekt durch den Nachweis von Antikörpern im Serum. Die Prognose ist im allgemeinen gut. Bei schweren Verläufen empfiehlt sich der Einsatz von Virustatika.

9.2.2 Herpes-Enzephalitis

Die durch Herpes-simplex-Viren hervorgerufene hämorrhagische Enzephalitis beginnt apoplektiform mit hirnlokalen Symptomen (Sprachstörungen, Halbseitenlähmungen) und rasenden Kopfschmerzen. Die begleitende Meningitis ist oft nur gering ausgeprägt. Im EEG findet sich schon früh eine deutliche Herdstörung. Die zerebrale Computertomographie zeigt einen raumfordernden Prozeß, meist im Temporalbereich. Die Erkrankungen verliefen früher in der Mehrzahl tödlich oder endeten mit einem schweren Defektzustand. Heute ist die Prognose durch die Einführung von Aciclovir wesentlich günstiger geworden, in Ab-

hängigkeit davon, wie früh die Behandlung einsetzt.

9.2.3 Herpes zoster

Ursache und Pathogenese

Gürtelrose und Windpocken werden durch dasselbe Virus verursacht. Im Rahmen der Erstinfektion im Kindesalter gelangen die Varizella-Zoster-Viren in das Zentralnervensystem und können in den hinteren Nervenwurzeln des Rückenmarks verharren. Eine Aktivierung des Virus kann dann Jahre oder Jahrzehnte später durch eine immunschwächende Allgemeinerkrankung geschehen. Das aktivierte Virus gelangt dann in die Rückenmarksflüssigkeit und wandert entlang eines Spinalnervs in die Peripherie.

Symptome

Häufig geht dem Auftreten der radikulären Schmerzen ein allgemeines Krankheitsgefühl voran. Auch ein leichter meningealer Reizzu-

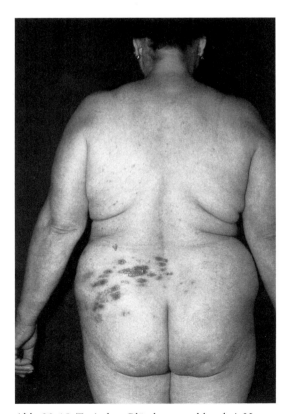

Abb. 23-15. Typischer Bläschenausschlag bei Herpes zoster (aus: RASSNER, G.: Atlas der Dermatologie. Urban & Schwarzenberg 1983).

stand ist nicht selten. Im Liquor findet man eine Zellvermehrung. Am 3. bis 5. Tag nachdem die unangenehmen ziehenden Schmerzen sich manifestiert haben, kommt es zu dem bekannten typischen Bläschenausschlag (Abb. 23-15). Die Hautveränderungen können bei einigen Kranken ganz gering ausgeprägt sein, bei anderen zu tiefen Nekrosen Anlaß geben. Besonders gefürchtet ist der Zoster ophthalmicus, weil es hier gleichzeitig zu einer granulomatösen Entzündung des Augeninhaltes mit Augenmuskelparesen und einem Sekundärglaukom kommen kann (s. a. Abschn. II, 3,4).

Therapie

Die Therapie mit Virustatika ist nur dann sinnvoll, solange noch frische Bläschen auftreten. Sie kann den Verlauf der Erkrankung günstig beeinflussen, insbesondere die gefürchtete Zosterneuralgie tritt dann seltener auf.

Prognose

Insgesamt ist aber auch die Spontanprognose des Krankheitsbildes gut. Bei jüngeren Personen ist ein rezidivierender Zoster allerdings verdächtig auf einen erworbenen Immundefekt.

9.2.4 HIV-Enzephalitis

Das HIV dringt im Rahmen der Erstinfektion in das Zentralnervensystem ein und kann akut eine Meningitis hervorrufen. Daneben gibt es Verlaufsformen mit chronischer Meningitis und eine chronische Meningoenzephalitis, die eng mit dem Begriff der sog. *AIDS-Demenz* verknüpft sind. Komplizierend führt der hier erworbene Immundefekt aber auch zu zahlreichen anderen, schweren ZNS-Infektionen, die in ihrer diagnostischen Einordnung große Probleme bereiten. Die Erreger sind mannigfaltig: Toxoplasmen, Zytomegalie-Viren, Pilze, Tuberkel-Bakterien, Papova-Viren u. a. Die durch diese Erreger hervorgerufenen Erkrankungen können auch gemeinsam auftreten. Sie kommen heute praktisch nur bei Patienten mit erworbenem Immundefekt vor. Hierzu zählen auch Kranke, die massiv immunsuppressiv, z. B. im Rahmen von Transplantationen, behandelt werden.

9.2.5 Poliomyelitis anterior acuta

Die Poliomyelitis anterior acuta ist heute in den Ländern, in welchen eine aktive Schutzimpfung durchgeführt wird, extrem selten geworden.

Sie geht mit fortschreitenden asymmetrisch ausgeprägten schlaffen Lähmungen einher, die meist über Nacht auftreten. Der Ausbildung der Lähmung ist in der Regel eine unspezifische febrile Reaktion vorangegangen.

Die asymmetrischen Lähmungen, die sich innerhalb weniger Stunden einstellen und nicht von sensiblen Störungen begleitet sind, können die Atemmuskulatur mit betreffen. In diesen Fällen ist die Prognose schlecht, ansonsten bilden sich die Lähmungen in Anschluß an den Höhepunkt der Erkrankung relativ rasch zurück. Die Restparesen führen zu Muskelatrophien und einer Wachstumshemmung der betroffenen Extremität, wenn sie in typischer Weise im frühen Kindesalter aufgetreten sind.

Die Diagnose ist initial aus dem Liquor zu stellen. Neben einer Zellzahlerhöhung und leichten Eiweißvermehrung gelingt es, aus der Rückenmarksflüssigkeit die Viren anzuzüchten. Des weiteren erlaubt ein Antikörpertiteranstieg im Blut und Liquor die Diagnose.

9.3 Entzündliche ZNS-Erkrankungen ohne Erregernachweis

9.3.1 Multiple Sklerose

Definition

Die multiple Sklerose oder Encephalomyelitis disseminata ist eine durch Schübe und Remissionen geprägte chronisch-entzündliche Erkrankung des Gehirns und des Rückenmarks.

Epidemiologie

Frauen sind häufiger betroffen als Männer. Die Erkrankung manifestiert sich um das 30. Lebensjahr herum. Sie ist zur Zeit in unseren Breitengraden die häufigste Erkrankung des Nervensystems. Die Häufigkeit ist mit 1:1000 errechnet worden.

Ursache

Die Ursache ist bis heute ungeklärt. Man vermutet eine in früher Kindheit erworbene Virusinfektion, die lebenslang die immer wieder auftretenden Entzündungserscheinungen triggert.

Diagnostik

Die Diagnose kann häufig schon aufgrund der typischen Vorgeschichte mit Schüben und multilokulären Symptomen gestellt werden. Darüber hinaus ist der Liquorbefund diagnostisch entscheidend. Hier findet man in 70% der Fälle eine leichte Zellzahlerhöhung und in 97% eine abnorme IgG-Produktion im ZNS. Charakteristische Befunde liefert auch die zerebrale Kernspintomographie.

Symptome

Der disseminierte Befall des ZNS führt zu individuell ganz unterschiedlichen Funktionsstörungen. In 30% der Fälle beginnt aber die Erkrankung mit einer Sehnervenentzündung. Mißempfindungen, Gangstörungen, Schwindel, plötzlich auftretende Sprach- und Blasenstörungen prägen das klinische Bild.

Therapie

Die Behandlung im akuten Schub erfolgt mit Corticosteroiden oder ACTH. Langfristig begünstigt eine immunsuppressive Therapie den Verlauf. Das Mittel der ersten Wahl ist heute noch das Imurek®. In neuester Zeit werden auch Sandimmun® oder in ungünstig verlaufenden Fällen Endoxan® eingesetzt.

Prognose

Die Prognose der Erkrankung ist insgesamt nicht ungünstig. In 20% der Fälle ist der Verlauf gutartig. Die Krankheitsschübe bilden sich ohne funktionellen Defekt wieder zurück. In 70% der Fälle ist der Verlauf schubförmig progredient. Immer-

hin sind auch hier 60% der Kranken nach Jahren noch gehfähig ohne Hilfsmittel. In 10% der Fälle ist der Verlauf primär chronisch-progredient ohne erkennbare Schübe.

9.3.2 Creutzfeld-Jakob-Erkrankung

Diese rasch tödlich endende Hirnerkrankung verläuft zunächst unter dem Bild eines dementiellen Abbaus mit ausgeprägten Sprech- und Sprachstörungen. Sie ist übertragbar, heute insbesondere bei Organtransplantationen. Die Inkubationszeit kann bis zu 30 Jahre betragen. Der Erreger ist noch nicht identifiziert. Die Diagnose kann nur durch die Untersuchung von Hirngewebe gestellt werden.

Literatur

Bartels, H., R. Bartels: Physiologie. Lehrbuch und Atlas. 3. Aufl., Urban & Schwarzenberg, München – Wien – Baltimore 1987.

Christian, W.: Klinische Elektroenzephalographie. Thieme, Stuttgart – New York 1968.

Dorndorf, W.: Schlaganfälle. 2. Aufl., Thieme, Stuttgart – New York 1983.

Lippert, H.: Anatomie. Text und Atlas. 4. Aufl., Urban & Schwarzenberg, München – Wien – Baltimore 1983.

Marx, P.: Die Gefäßerkrankungen von Hirn und Rückenmark. Fischer, Stuttgart 1977.

Schmidt, D.: Behandlung der Epilepsien. 2. Aufl., Thieme, Stuttgart – New York 1984.

24 Psychosomatische Krankheiten

A. Drees

Das vorliegende Kapitel informiert über:

▷ die theoretischen Grundlagen zur Entstehung psychosomatischer Erkrankungen anhand des psychoanalytischen Erklärungsmodells;
▷ die Psychophysiologie der Ulkusentstehung und therapeutische Maßnahmen;
▷ die Leib-Seele-Problematik des Colitis-ulcerosa-Patienten und die Besonderheiten bei seiner stationären Behandlung und Betreuung;
▷ die Regression mit ihren verschiedenen Stufen als wirksamer Schutzmechanismus des kranken Menschen, insbesondere des chronisch schwerkranken bzw. sterbenden Patienten;
▷ Probleme bei der Verwirklichung psychosomatischer Behandlungsmodelle im Krankenhaus;
▷ psychosomatisch orientierte Aus- und Weiterbildung für Pflegepersonen.

I Allgemeiner Teil

Der allgemeine Teil dieses Kapitels soll eine Übersicht und einen ersten Einblick in die theoretischen Grundlagen der Psychosomatik vermitteln. Die Darstellung wird sich vor allem auf den tiefenpsychologischen Erklärungsansatz von Krankheit beziehen.

1 Definition

Was heißt „Psychosomatik", und was ist ihr Anliegen?

In dem Begriff „Psychosomatik" werden Psyche (Seele) und Soma (Körper), also seelisches und körperliches Erleben und Kranksein, miteinander verknüpft.

> Das Anliegen der Psychosomatik ist, Zusammenhänge zwischen seelischen und körperlichen Vorgängen zu erkennen, um damit Funktionsstörungen und Erkrankungen des Menschen ganzheitlich behandeln zu können.

Ziel ist es, das psychische Erleben des Menschen, seine Gefühle und sein Wahrnehmen, seine Hoffnungen und seine Ängste, sein Handeln und sein Versagen ebenso wie seine leiblichen Empfindungen und Schmerzen in einem Sinnzusammenhang zu sehen und ihre Bezogenheit aufeinander zu verstehen, um sich damit besser dem ganzen kranken Menschen zuwenden zu können und nicht nur die kranken Organe bzw. kranken Zellsysteme isoliert zu betrachten. Hieraus ergibt sich eine besondere Form des Umganges mit kranken Menschen, die an das alte Selbstverständnis des Pflegens anknüpft und die auch

neueren Vorstellungen vom Beruf der Krankenschwester/des Krankenpflegers entspricht. Im Abschnitt I, 4 wird auf diese Fragen im Zusammenhang mit spezifischen Therapieverfahren bei psychosomatischen Erkrankungen näher eingegangen.

2 Psychosomatische Erkrankungen

Aus psychosomatischer Sicht lassen sich fünf Patientengruppen unterscheiden:

▷ Patienten mit Organbeschwerden bzw. Schmerzzuständen ohne nachweisbare organische Schädigung. Dazu gehört wohl die Mehrzahl aller Patienten. Wir selbst zählen dazu, wenn wir uns z. B. aufgrund von Kopfschmerzen, Verdauungsbeschwerden, Schlaflosigkeit, aufgrund unterschiedlicher Schmerzen und Funktionseinschränkungen krank fühlen, ohne daß ein ersichtlicher Grund dafür vorliegt. Wir sprechen hier von funktionellen Störungen. Im Falle der Chronifizierung dieser funktionellen Beschwerden kommt es zu einer Störung der Persönlichkeitsentfaltung. Die funktionellen Beschwerden sind als noch nicht verstehbare Signale für ungelöste Konflikte anzusehen. Die Therapie scheitert häufig an der Schwierigkeit, die Ursachen dieser Konflikte im Lebenslauf des Menschen zu erkennen und dann die geeignete Konfliktlösung zu finden. Die persönliche Entwicklung eines Menschen hat zu bestimmten Charaktereigenschaften, zu einem bestimmten Beruf und zu einer bestimmten Lebensform geführt. Treten in diesen Bereichen für ihn nicht lösbare Konflikte auf, so entwikkelt sich die Angst, daß eine Aufdeckung dieser Konflikte zu einer Infragestellung seiner Lebenssicherheit, seiner Berufs- und Partnerrolle führt. Werden diese Konflikte nicht gelöst, kann es dafür zu funktionellen Beschwerden kommen. Diese Vorgänge entziehen sich jedoch dem bewußten Erleben des Menschen; sie sind Teil des unbewußten Geschehens (s. Abschn. I, 5.1).

▷ Psychosomatische Erkrankungen im engeren Sinne sind u. a.: Asthma bronchiale, Colitis ulcerosa, Morbus CROHN, peptisches Ulkus, Anorexia nervosa, Neurodermitis, Adipositas, rheumatoide Arthritis, essentielle Hypertonie, Hyperventilationssyndrom, Thyreotoxikose. Bei Patienten mit diesen Erkrankungen konnten zu der jeweiligen Organerkrankung übereinstimmende Persönlichkeitseigentümlichkeiten und spezifische Konfliktverarbeitungsweisen beobachtet werden, die als psychische Ursache bzw. Mitursache für die organische Erkrankung und für das Auftreten erneuter Krankheitsschübe gelten. Anhand der Krankheitsbilder des Ulcus duodeni und der Colitis ulcerosa werden beispielhaft für diese Gruppe im Abschnitt II, 1 und II, 2 tiefenpsychologische Grundvorstellungen der Psychosomatik und therapeutische Möglichkeiten dargelegt.

▷ Eine weitere Gruppe umfaßt Patienten, die organisch erkrankt sind an Abbau- und Verschleißerscheinungen bzw. an Organ- und Organsystemstörungen, bei denen der weitere Krankheitsverlauf und die Prognose wesentlich durch psychische Faktoren mitbestimmt werden. Psychosoziale Überforderung, Streß, ungesunde Eß-, Trink- und andere Lebensgewohnheiten, schädigendes Rauchen vertiefen bestehende Erkrankungen, wie z. B. Herz- und Kreislauferkrankungen, beschleunigen den Altersabbau und behindern rehabilitative Bemühungen. Die psychotherapeutische Hilfe besteht bei diesen Patienten darin, die Hintergründe ihres psychischen Fehlverhaltens zu beleuchten und zu verstehen. Ohne ein solches Verständnis bleibt man angewiesen auf eine meist unwirksame allgemeine Aufklärung des Patienten über psychosomatische Zusammenhänge und auf Ratschläge, die den Charakter von Vorwürfen annehmen. Zum Beispiel erweist sich der Rat an einen adipösen Patienten, weniger zu essen, verbunden mit der Warnung vor drohenden Gesundheitsschäden, als thera-

peutisch unzureichend, wenn nicht deutlich gemacht wurde, warum dieser Patient so unkontrolliert ißt.

Psychisches Fehlverhalten ist ähnlich den geschilderten funktionellen Beschwerden als wortloses, noch nicht verstandenes Signal für ungelöste Probleme zu verstehen.

▷ In einer weiteren Patientengruppe, bei der psychosomatische Faktoren wirksam werden, handelt es sich um eine schwere organische Behinderung bzw. lebensbedrohliche Zustände. Hier werden psychisches Verhalten und psychosoziale Behinderungen überwiegend durch das organische Geschehen bestimmt, so daß man von *somatopsychischen Faktoren* sprechen kann. Bei Dialyse- und Transplantationspatienten, bei Tumorkranken, bei chronisch Kranken und bei Sterbenden ist das Verhalten in erster Linie als seelische Antwort auf das somatische Geschehen zu verstehen. Lebenslange Abhängigkeit, z. B. von einer Dialysemaschine, sowie ständige Abwehr von Todesängsten bedeuten einen kräftezehrenden Kampf, in dessen Verlauf es zu typischen psychischen Störungen kommt, denen die heutige Medizin noch weitgehend ratlos gegenübersteht. Vor allem dem Sterbenden eine menschenwürdige Betreuung zu gewähren, wird von Angehörigen wie von Ärzten und Schwestern nicht selten als Überforderung erlebt. Hier sollten Einsichten und Einstellungen wiedergewonnen werden, die einst in der Medizin selbstverständlich waren.

▷ Außerdem gibt es organische Erkrankungen, bei denen psychosomatische wie somatopsychische Faktoren vordergründig nicht in Erscheinung treten, deren Beachtung jedoch zum Heilungsprozeß beiträgt. Hierzu zählt der unauffällige Krankenhauspatient, der mit seiner organischen Erkrankung nicht nur einer körperlichen, sondern auch seelischen Betreuung bedarf. Vor allem vor und nach operativen Eingriffen kann die Beachtung auch der psychischen Patientenwünsche und die eigene Bereitschaft, darauf einzugehen, den Therapieerfolg verbessern und die Komplikationsrate senken.

3 Geschichtlicher Rückblick

Die psychosomatische Medizin erscheint wie ein neu entwickeltes Fach. Psychosomatische Abteilungen werden erst seit wenigen Jahren einge-richtet. Auch in Lehrplänen von Medizinstuden-ten und Auszubildenden in der Krankenpflege tritt neuerdings das Fach Psychosomatik auf. Doch ist die Vorstellung von der gegenseitigen Bedingtheit seelischer und körperlicher Vorgänge sowie die Abhängigkeit körperlicher Erkrankun-gen von seelischen Befindlichkeiten sehr alt. Die Medizin hat eigentlich magisch-religiöse Ur-sprünge. Kranksein bedeutete *Herausgefallensein aus dem harmonischen Gefüge einer alles bestim-menden Gemeinschaft.* Die Ursache von Krank-heit wurde in persönlicher Schuld, in Verstrik-kung oder in der Abhängigkeit von Schicksals-mächten gesehen. Die Behandlung bestand aus Opfern und Gebeten und war mit magischen Ri-tualen darauf ausgerichtet, das Böse, das Ge-meinschaftsstörende, auszutreiben und den Kranken, so gereinigt, an seinen Platz in der Ge-meinschaft zurückzubringen. Die Priester-Arzt-Funktion der frühen Therapeuten läßt sich noch gut an Schamanen und Medizinmännern überle-bender Naturvölker studieren. Das in unserer Zeit zunehmende Interesse an naturheilkundli-chen Behandlungsverfahren sowie an fernöstlich geprägten geistigen Versenkungsübungen zeigt jedoch auch die auf magische Heilung ausgerich-tete Glaubensbereitschaft des heutigen Mitteleu-ropäers.

Die Techniken europäischer Gurus (geistig-re-ligiöse Führer) und Heilpraktiker sind im Unter-schied zu den Behandlungsritualen der Naturvöl-ker aus dem kulturellen Bezugsrahmen herausge-fallen. Sie setzen deshalb eine größere Glaubens-bereitschaft beim Kranken voraus, was den Um-fang der Behandlungserfolge einschränkt. Aus psychosomatischer Sicht läßt sich außerdem sa-gen, daß bei diesen modernen magisch getrage-nen Techniken altes Wissen um die Zusammen-hänge von körperlichem Kranksein und seeli-schen Konflikten weitgehend verlorengegangen ist.

Eine zweite Entwicklungslinie in der Medizin läßt sich über mehr als 2000 Jahre zurückverfol-gen. Sie beginnt im griechischen Altertum und mündet über unterschiedliche Schulrichtungen in die heutige naturwissenschaftlich orientierte Me-dizin. Sie erzielte die Beherrschung der Infektio-nen, die Schmerzbekämpfung sowie atemberau-bende Operationstechniken bis hin zum Aus-tausch erkrankter lebenswichtiger Organe. Die großen Erfolge dieser Medizin in den letzten 150

Jahren sind das Ergebnis naturwissenschaftlich-biologischer Forschungsorientierungen. Im Ver-ständnis dieser naturwissenschaftlich begründe-ten Medizin ist Krankheit als Ergebnis krankhaf-ter Vorgänge in Zellen oder Zellsystemen anzu-sehen, deren Ursachen erblich angelegt sind oder das Ergebnis einer von außen kommenden Schä-digung darstellen. Die gewissenhafte Suche nach dem jeweiligen Krankheitserreger, nach kranken Zellen oder nach einem gestörten Hormon- oder Funktionssystem hat viele Erkrankungen in ih-rem organischen Beziehungsgefüge verständlich gemacht und damit eine gezielte Behandlung erst ermöglicht.

4 Organmedizin versus Ganzheitsmedizin

Trotz dieser medizinischen Erfolge müssen einige Schattenseiten dieses Weges beleuchtet werden, um Krankheiten, die bisher unzureichend ver-standen wurden, und um kranken Menschen, die von der naturwissenschaftlichen Medizin unzu-reichend betreut werden, besser gerecht werden zu können. Es ist dabei notwendig, den eigenen Blick kritisch zu schulen, um die Schattenseiten wahrnehmen zu können. Das bedeutet, unser bis-heriges medizinisches Wissen zu problematisie-ren und vor allem unser naturwissenschaftlich fundiertes Selbstverständnis neu zu überdenken.

Folgende Aspekte in der naturwissen-schaftlichen Medizin verlangen nach kriti-scher Betrachtung:
▷ das mechanisch-biologische Krankheits-verständnis;
▷ die zunehmende Spezialisierung von Ärzten und Schwestern;
▷ die zunehmende Entfremdung zwischen Behandelnden und Kranken.

Die negativen Auswirkungen dieser drei Aspekte bedingen und verschärfen sich gegenseitig, was besonders in den Großkrankenhäusern zu An-onymität führt und dem Patienten als unpersön-liche Apparatemedizin imponiert.

Wie oben erwähnt gelang es dank des natur-wissenschaftlich orientierten Forschens, bei vie-len Erkrankungen den Ort der Schädigung und die auslösenden Ursachen zu entdecken und da-mit eine gezielte Therapie zu ermöglichen. Doch hat diese erfolgreiche Denk-, Forschungs- und

Therapiemethode zugleich ganz erhebliche Schattenseiten: Der kranke Mensch wird im heutigen medizinischen Krankheitsverständnis weitgehend als ein mechanisch-biologisches System gesehen, dessen Teile im Arbeits- und Lebensprozeß beschädigt wurden, Verschleißerscheinungen zeigen und, falls möglich, ausgewechselt oder sonstwie repariert oder abgestützt werden müssen, um wieder funktionsfähig zu sein. Die Ursachen der verschiedenen Verschleißerscheinungen werden nach diesem Krankheitsverständnis in den unterschiedlichen, erblich bedingten Belastbarkeiten der Einzelteile des Menschen gesehen. Außerdem werden häufig ein schicksalhafter Faktor und vor allem das schuldhafte Fehlverhalten des Patienten selbst für sein Kranksein verantwortlich gemacht. Ungesunde Lebensführung und übermäßiger Streß, Rauchen und Alkoholmißbrauch liegen hiernach weitgehend in der Selbstverantwortung des Menschen. Die Bedeutung von Sozialisationsprozessen in den Wachstumsphasen eines später kranken Menschen findet in diesem Krankheitsverständnis noch kaum Berücksichtigung. Noch schwieriger lassen sich in dem organpathologischen Denkmodell Vorstellungen einbringen, nach denen Krankheit u. a. als Ausdruck gestörter und unzureichender Kommunikation gesehen wird, als Ergebnis der spezifischen Weise, in der heute Menschen miteinander leben und arbeiten müssen.

Entsprechende wissenschaftliche Ergebnisse aus den Bereichen der Soziologie, Psychologie, der Gruppen- und Kommunikationsforschung finden faktisch noch wenig Eingang in das medizinische Lehrgebäude. Die einseitige Betrachtung von Krankheit aus naturwissenschaftlicher Sicht deckt sich mit vorherrschenden Grundüberzeugungen des modernen Menschen über sein Leben, über sein Funktionieren und über den Sinn seines Lebens.

> In diesem naturwissenschaftlichen Weltbild ist kein Platz für emotionale Aspekte wie z. B. Angst oder Sterben, so daß Patienten und Angehörige ebenso wie Pflegekräfte und Ärzte in eine gemeinsame Hilflosigkeit fallen, wenn sie mit diesen Bereichen eines Patienten konfrontiert werden.

Die zunehmende Spezialisierung in der Medizin – sinnvoll im Hinblick auf eine bessere Erforschung und Behandlung spezifischer Krankheits-

bilder – verschärft die Beziehungsstörung zum Patienten. Sie eröffnet einen Fluchtweg für Pflegekräfte und Ärzte wie für Patienten und Angehörige, um unangenehmen Fragen und Problemen aus dem Weg zu gehen und um eine *gesicherte* technisch-apparative Beziehung zu einem kranken Organ bzw. Organsystem zu finden. Die Entfremdung zwischen Patienten und Behandelnden muß dabei – so scheint es – in Kauf genommen werden. Eine soziologische Studie in amerikanischen Krankenhäusern zeigte zum Beispiel, daß beruhigende Gespräche mit den Patienten am ehesten von den Putzfrauen geführt wurden. Die Entwicklung der verschiedenen psychologischen Spezialschulen trägt dazu bei, daß das überwiegend organpathologisch ausgebildeten Pflegepersonal und Ärzte sich ein normales therapeutisches Gespräch mit Patienten zunehmend weniger zutrauen und nach dem *Psycho-Spezialisten* rufen.

Von diesen kritischen Aspekten der heutigen Medizin ausgehend, soll zum Anliegen der Psychosomatik übergeleitet werden, daß Schwestern und Ärzte, unabhängig von ihrer jeweiligen Spezialisierung, die Betreuungs- und Behandlungskompetenzen für ihren *ganzen* Patienten wieder voll übernehmen.

Eine ganzheitliche Betrachtung des kranken Menschen existiert, solange es medizinisches Handeln überhaupt gibt. Für Jahrtausende war jedoch die nichtkörperliche Seite des kranken Menschen ein theologischer bzw. magischer Bereich. Es gab immer wieder Versuche, wie z.B. durch PARACELSUS im Mittelalter, die Medizin auf den ganzen Menschen hin zu orientieren. Erst am Beginn unseres Jahrhunderts wurden durch die Entdeckungen SIGMUND FREUDS über die unbewußten Bereiche des Menschen wissenschaftlich begründbare Fragestellungen möglich, die uns die seelische Seite des Krankseins verstehen ließen. Inzwischen hat sich die psychoanalytische Theorie FREUDS in eine Vielzahl von Schulen aufgegliedert und entwickelt. Das Bild des Menschen hat sich durch die Vorstellung von den unbewußten Kräften und Vorgängen entscheidend gewandelt. Und doch haben diese am kranken Menschen gewonnenen Einsichten stärkeren Eingang in die Literatur, Philosophie, Soziologie und Pädagogik gefunden als in die Medizin. Selbst bei der Behandlung der Neurosen blieb die psychoanalytische Theorie weitgehend außerhalb des medizinischen Lehrbetriebes in privaten Gesell-

schaften angesiedelt. Heute, obwohl Krankenkassen psychoanalytische Behandlungsverfahren
finanzieren, sind Psychoanalytiker in den medizinischen Hochschulen noch immer eine Rarität.
Ärzte müssen sich weiterhin privat ihre psychoanalytische Ausbildung erwerben. Die Kenntnis
dieser Umstände ist wichtig, um die Vorherr-
schaft der organpathologischen Grundauffas-
sung in der Medizin und das relativ späte Auftreten der Psychosomatik im medizinischen Lehrsy-
stem zu verstehen.

5 Theoretische Grundvorstellungen

In dem folgenden Abschnitt sollen die wichtigsten Grundvorstellungen der Psychosomatik angesprochen werden. Eine eingehende Beschäftigung mit diesen Theorien kann hier nur angeregt
werden. Im Mittelpunkt der theoretischen Erörterung steht die psychoanalytische Theorie —
nach einem Ausspruch des Begründers der Ganz-
heitsmedizin im deutschen Sprachraum, *Victor
v. Weizsäcker*: „Die psychosomatische Medizin
muß eine tiefenpsychologische sein, oder sie wird
nicht sein." Wir können in diesem Rahmen nur
auf ausgewählte Forschungsergebnisse und Begriffe eingehen, die für das Verständnis psychosomatischen Krankseins wichtig sind. Vertieft
wird die folgende Darstellung durch die im Abschnitt II ausführlicher beschriebenen Krankheitsbilder. Hieran lassen sich dann auch andere
psychotherapeutische Therapieverfahren, wie
lerntheoretische, balneologische u. a., darstellen.

5.1 Tiefenpsychologie im Überblick

Mit Hilfe tiefenpsychologischer Methoden, die
auf der von Sigmund Freud entwickelten **Psychoanalyse** gründen, wurde es erstmals möglich,
die unterschiedlichen Gefühlsäußerungen, Haltungen und Handlungen des Menschen, seien sie
liebevoller oder aggressiver Natur, seine Ängste
ebenso wie seinen Mut und seine Kreativität, zu
analysieren und zu verstehen. Bis zu den Entdek-
kungen von Freud konnte das Handeln des
Menschen nur als Ausdruck seines als angeboren
verstandenen Charakters gewertet werden. Mit
Hilfe der Psychoanalyse gelang es, Eigenschaften
eines Menschen als Ergebnis von Wachstums-
und Lebensprozessen zu verstehen. Damit gelang

es der Medizin erstmals, Verständnis für psychische Störungen, psychisches Fehlverhalten und
psychisch bedingte Erkrankungen zu gewinnen,
mit deren Hilfe gezielte therapeutische Maßnahmen möglich wurden. Auf diesem Wege konnte
schließlich der Einfluß psychischer Faktoren für
das Entstehen und für die Chronifizierung auch
von organischen Erkrankungen verstanden werden.

Die Untersuchungsverfahren zur Aufdeckung
der psychischen Dimension von Krankheit sind
komplex und zeitaufwendig. Der größte Teil des
psychischen Hintergrundes von Verhalten und
Krankheit des Menschen ist vergessen, das heißt
in der Fachsprache: **ins Unbewußte verdrängt.** Die
Psyche des Menschen wendet sogar Energie auf,
um die Aufdeckung verdrängter Erinnerungen
und Erlebnisse zu verhindern, obwohl gerade
diese verdrängten psychischen Komplexe Quelle
psychischer wie psychosomatischer Krankheiten
sind. Mit Hilfe der psychoanalytischen Methode
können verdrängte Erlebnisse und die damit verknüpften Gefühle wieder in das bewußte Erleben
des Menschen zurückgerufen werden. Sie stehen
damit dem Patienten für bewußtes eigenes Handeln wieder zur Verfügung und befreien ihn von
quälenden, unverständlichen — weil unbewußten
— seelischen Ängsten und körperlichen Symptomen, die aus psychischen Quellen gespeist werden.

> Die psychischen Quellen des Krankseins
> liegen somit im **Unbewußten** eines Men-
> schen verborgen. Sie lassen sich auf Erleb-
> niskomplexe aus der frühen Kindheit zu-
> rückführen, deren Wiedererinnern starke
> Unlust- und Angstgefühle hervorrufen und
> die deshalb verdrängt werden.

Diese verdrängten Erlebniskomplexe lassen sich
bestimmten Reifungsschritten der kindlichen
Entwicklung zuordnen. Sie entsprechen nach
Form und Inhalt den Bedürfnissen und Möglichkeiten des Kindes in diesen Phasen. Wichtig ist
hierbei folgende Beobachtung: Gerät ein Mensch
unter den Druck traumatisierender psychischer
Belastungen, so gibt er bestimmte Anteile seiner
Erwachsenenhaltung auf und fällt zurück in
kindliche Verhaltensweisen. Diesen Vorgang
nennen wir eine **Regression.** Der Betreffende regrediert dabei auf *die* Stufe seiner kindlichen Entwicklung, die besonders problemträchtig war

und die deshalb auch den größten Anteil seiner verdrängten Erlebniskomplexe ausmacht.

Da psychosomatische Erkrankungen aus tiefenpsychologischer Sicht sich vor allem auf Entwicklungsbehinderungen der ersten Lebensphase zurückführen lassen, werden wir uns hier auf diese *primäre Sozialisationsphase* beschränken.

5.2 Primärsozialisation

Primärsozialisation wird der Vorgang der Entwicklung und Entfaltung von Eigenschaften und Fähigkeiten eines Säuglings und Kleinkindes in den Interaktionen mit seinen ersten Beziehungspersonen, vor allem mit der Mutter, genannt.

In späteren Lebensphasen auftretende Gefühls- und Kommunikationsstörungen in Form von asozialem Verhalten bei *Psychopathen* und Kriminellen ebenso wie von krankhaftem Verhalten bei neurotisch und psychosomatisch gestörten Personen lassen sich aus psychoanalytischer Sicht als Ergebnis von Störungen der Primärsozialisation verstehen.

Von Geburt an entsteht ein enges Beziehungsgefüge zwischen Mutter und Säugling, in dem jeder Gebender und Nehmender zugleich ist. Diese entstehende Beziehung ist für den Säugling Grundlage und Lernfeld erster Schritte sozialen Verhaltens. Der sogenannte *Charakter* eines Menschen, das heißt die Summe seiner spezifischen Eigenschaften, mit denen er sich in der Welt bewegt und auseinandersetzt, also auch seine spezifischen Kränkbarkeiten, seine neurotischen und psychosomatisch kranken Verhaltensweisen, werden hier geprägt und erhalten in dieser Zeit ihre Grundmuster.

In Filmaufzeichnungen von Interaktionen zwischen Mutter und Säugling konnte gezeigt werden, wie die zunehmenden Fertigkeiten eines Säuglings (gezielte Bewegungen, Blickkontakt, Lächeln, Spielversuche) vom jeweiligen Verhalten der Mutter abhängig sind.

Auf der anderen Seite kann nur ein Säugling, der adäquat auf die Angebote der Mutter zu reagieren vermag, deren weitere Zuwendung aufrechterhalten. Angeborene organische oder funktionelle Reaktionseinschränkungen des Säuglings beeinträchtigen adäquates Verhalten der Mutter und führen so in einem Teufelskreis zu einer zunehmenden Behinderung der Primärsozialisation.

Eine Mutter vermag durch die Art ihres Agierens und Reagierens auf den Säugling seine zunehmend bewußter und gezielter ablaufenden Lebensäußerungen zu fördern oder zu hemmen, wenn sie das richtige Maß findet, das den Bedürfnissen und dem Entwicklungsstand des Säuglings entspricht. So werden ihre liebevolle Zuwendung wie die durch sie hervorgerufenen notwendigen Frustrationen (Abwesenheit, Hungergefühl) das Selbstgefühl des Säuglings entfalten helfen. Übermäßige Härte läßt ebenso wie Verwöhnung das notwendige Grundvertrauen und damit das Selbstgefühl des Säuglings nicht oder nur unzureichend entfalten, wenn sie für ihn in abruptem, für ihn unverständlichem Wechsel folgen.

Ein Säugling, dessen Versuche zu lächeln, zu trinken, sich erschöpft oder gesättigt zurückfallen zu lassen, nicht wahrgenommen werden, erhält keine Bestätigung für sein eigenständiges Tun. Er weiß damit nichts von einem eigenständigen Tun. Er weiß damit nichts von sich. Wir alle haben in einem langwierigen Prozeß gelernt, uns selbst über das Reagieren des anderen wahrzunehmen und kennenzulernen (dieser Prozeß des Sich-selbst-Kennenlernens findet wohl erst mit dem Tode sein Ende).

Nur wenn es der Mutter gelingt, die Wünsche und Reaktionen ihres Säuglings wahrzunehmen und darauf adäquat einzugehen, also auf sein Lächeln, sein Sich-nähern-Wollen, sein Gewiegt-werden-Wollen, aber auch auf sein Sattsein und Sich-Abwenden, vermag sie dem Säugling Vertrauen in die eigenen körperlichen und geistigen Funktionen zu geben und erste Lernschritte zur Lebensbewältigung zu ermöglichen. Auch notwendige Frustrationen, die ein Säugling erfahren muß, wenn Mutter, Wärme und Nahrung nicht sofort zur Stelle sind, lassen sich dann ohne pathologische Verarbeitung ertragen.

5.2.1 Hospitalismus

Bei der Trennung des Säuglings von der Mutter in den ersten acht Lebensmonaten, z. B. aus Krankheitsgründen durch die Einweisung in ein hygienisch einwandfreies, aber gefühlssteriles Krankenhaus, lassen sich die Folgen des Abbruchs von liebevoller Zuwendung studieren. Der Säugling magert ab, verweigert die Nahrung, scheut den Blickkontakt, zeigt kein Lächeln mehr und liegt adynamisch, mit schwachsinnig wirkendem Gesicht, in seinem Bett. Wir sprechen hier von einer **anaklitischen Depression**.

Beim Fortbestehen dieses kommunikationsarmen Zustandes über einen Zeitraum von mehr als sechs Monaten kann trotz bester medizinischer Betreuung die Störung irreversibel werden und der Säugling wird, falls er es überlebt, nicht selten als Schwachsinniger eingestuft. Die primäre Sozialisation ist nicht geglückt, weil keine Mutterperson die vitalen Bedürfnisse des Säuglings nach persönlicher liebevoller Zuwendung in einer entscheidenden Prägungszeit wahrzunehmen vermochte.

Entdeckt wurden diese Zusammenhänge durch Untersuchungen in Heimen für Findel- und Waisenkinder, u. a. durch die bekannten Untersuchungen des Amerikaners Spitz seit Mitte der vierziger Jahre. In solchen Heimen bestanden trotz verbesserter Hygiene und ärztlicher Betreuung eine ungewöhnlich hohe Krankheitsanfälligkeit und Sterblichkeit und eine seelische und intellektuelle Verkümmerung bis hin zum Erscheinungsbild des ausgeprägten Schwachsinns. Es zeigte sich, daß dieser körperliche und seelische *Hospitalismus* im Fehlen einer festen Bezugsperson (Mutter oder Ersatzmutter) und deren liebevoller Zuwendung seine Ursache hatte.

Derart extremer Hospitalismus findet sich heute in Kinderheimen nur noch selten, nachdem die Zusammenhänge erkannt und verschiedentlich Anstrengungen gemacht worden sind, die Heimsituation zu verbessern. Graduell abgestuft finden wir unzureichende Gefühlskontaktangebote jedoch noch immer in Krankenhäusern, Säuglings- und Kinderheimen sowie gestörten Familiensituationen.

(Der hier verwendete Ausdruck *Hospitalismus* – auch als *Deprivation* bezeichnet – darf nicht verwechselt werden mit dem krankenhaushygienischen Begriff Hospitalismus, der die Gefahr der Verseuchung moderner Krankenhäuser durch antibiotikaresistente Bakterien bezeichnet, vgl. Kap. 22.)

5.2.2 Tierexperimentelle Sozialisationsforschungen

Tierexperimentelle Sozialisationsforschungen bestätigen weitgehend die Ergebnisse gestörter menschlicher Primärsozialisation. Aus der Vielzahl der vorliegenden Untersuchungen auch hier nur drei Ergebnisse:
▷ Ratten, die täglich eine bestimmte Zeit gestreichelt

werden, zeigen größere Überlebenschancen, zeigen sich weniger erregt bei emotionalen Belastungen und sind deutlich erfolgreicher in experimentellen Lernversuchen als Ratten ohne diese *Streicheleinheiten*.
▷ Affen, die ohne Mütter aufwachsen und die ihre Milch aus einem Drahtgestell erhalten, das von den Konturen Ähnlichkeit mit einem Affen hat, aber unbehaart ist, klammern sich beim Spiel und besonders bei Gefahr an ein Drahtgestell, das mit einem Affenfell umkleidet ist. Diese Affenfellattrappe hat also für das Affenbaby mehr Mutterfunktion als die kalte nahrungsspendende Affen-Drahtattrappe.
▷ Isoliert und mutterlos aufwachsende Affen zeigen sich als erwachsene Tiere hochgradig emotions- und sozialgestört. Sie sind unfähig zur Paarung und verhalten sich – für Affen untypisch – kalt bis aggressiv gegen Affenkinder.

Bei einer Isolierung der Affenbabys zwischen ihrem sechsten und zwölften Lebensmonat fanden sich ähnliche pathologische Wirkungen, wie wir sie als anaklitische Depression bei menschlichen Säuglingen beschrieben haben. Auffallend war hier besonders, daß sie eine ausgesprochene Scheu zeigten, körperlichen Hautkontakt zu anderen Affen zu suchen, was die Ursache für ihre weitere bzw. endgültige Isolierung war.

5.2.3 Bedeutung der Sozialisation der Mutter

Für die spätere Entwicklung psychosomatischer Erkrankungen sind diejenigen Störungen der primären Sozialisation, bei denen die Familiensituation äußerlich intakt ist, zahlenmäßig bedeutsamer als die Fälle, bei denen durch äußere Umstände jegliche Mutterbeziehung fehlt.

> Das Verhalten der Mutter zum Säugling ist abhängig von ihrer eigenen Sozialisation. Sie kann z. B. nur die Wärme und Zärtlichkeit ihrem Kind geben, die sie selbst erleben, in sich wahrnehmen und entfalten konnte.

Zusätzlich werden die prägenden Belastungen und Frustrationen, die sie in ihrer Rolle als Ehefrau wie in ihrer Berufsrolle auf sich nimmt, die Einstellungen und Haltungen zu ihrem Kind entscheidend mitbestimmen. Allein die zeitlichen Möglichkeiten, die eine Mutter für ihr Kind hat, beeinflußt das entstehende Beziehungsgefüge.

Es ist zu erwarten, daß eine besonders gefühlskalte, rationalistisch organisierte Arbeitswelt, in der sich die Mutter behaupten und in der sie ihre eigenen Gefühlswünsche unterdrücken muß, zunehmend ihr Gesamtverhalten beeinflußt und damit auch das Verhalten zu ihrem Kind bestimmt. Die ständige Unterdrückung z. B. von Zärtlichkeitsbedürfnissen eines Menschen in seiner (unserer) Welt führt dazu, daß er auch in der Interaktion mit seinem Kind nur einen begrenzten Spielraum für seine gefühlhaften Bedürfnisse hat. Der Säugling wird einerseits somit früh Zärtlichkeit entbehren lernen müssen oder andererseits in überschießender, *verbotener Weise* – weil *draußen* nicht erlaubt – damit überschüttet. Die sozialen, gesellschaftlichen Bedingungen, in die ein Mensch hineinwächst, beginnen also bereits von der Geburt an, vermittelt über das Verhalten der Mutter, später auch des Vaters und anderer naher Bezugspersonen, auf den Säugling einzuwirken, ihn zu prägen und ihn damit auf diese Welt mit ihren Entfaltungsmöglichkeiten und ihren krankhaften Einengungen zu *programmieren*. Beim Vorherrschen manifest neurotischer, psychotischer oder auch psychosomatischer Reaktionsweisen naher Bezugspersonen ist zu erwarten, daß die in diesem Verhalten fixierte pathogene Emotionalität die Interaktionen mit dem Säugling und dem Kleinkind entscheidend beeinflußt. Auch hier zeigt sich die ganz frühe Beziehung zwischen Mutter und Säugling als entscheidend, weil in dieser Zeit die Mutter die erste und alleinige Beziehungsperson darstellt und weil in dieser Beziehung das **Urvertrauen** des Kindes zur Welt aufgebaut oder – im pathogenen Fall – unzureichend entwickelt wird.

Eine Störung der frühen Interaktion zwischen Mutter und Kind kann auch von einer primären Erkrankung des Säuglings ausgehen. Vor allem bei bestehendem Hirnschaden, aber auch bei noch nicht ausreichend geklärten Störungen im emotionalen Reaktionsverhalten des Säuglings kann sich die Mutter z. B. bei ausbleibendem Antwortlächeln ihres Kindes zurückziehen und den Aufbau einer tragenden Beziehung verweigern. Im Falle einer ausgesprochen emotionalen Störung bei Mutter *und* Kind ist es schwierig zu entscheiden, ob die seelische Entwicklungshemmung des Kindes ausschließlich der Erkrankung der Mutter anzulasten ist.

5.2.4 Typische Folgen gestörter Primärsozialisation

Insgesamt zeigen diese Untersuchungen über die primäre Sozialisation von Mensch und Tier, daß die Mutter-Kind-Beziehung in der ersten Lebensphase entscheidend für den Aufbau und die Entwicklung von emotional getragenen, gesunden

körperlichen, geistigen und sozialen Fähigkeiten ist. Bei nicht geglückter oder massiv gestörter Primärsozialisation sind Entwicklungshemmungen und in ihrem Gefolge Krankheit und Unfähigkeit zu adäquatem Sozialverhalten zu erwarten. Im Vordergrund steht hierbei die unzureichende Entwicklung des **Selbstgefühls**.

> In einer gesunden harmonischen Beziehung zwischen Mutter und Säugling entwickelt sich bereits in den ersten Lebensmonaten im Säugling ein Gefühl von **Grundvertrauen** zur Mutter. Dieses wird die Basis für die zunehmende Entwicklung des Selbstgefühls.

Nur wenn ein ausreichendes Selbstgefühl sich zu entfalten vermochte, können die anderen Menschen als andere wahrgenommen und mit ihnen in adäquater Weise Beziehungen aufgebaut werden. Bei unzureichender Entwicklung dieses Selbstgefühls sind der Aus- und Aufbau von menschlichen Beziehungen in folgender Weise gestört:

▷ Der andere (Mutter, Freund, Ehepartner) wird nicht ausreichend als Andersseiender wahrgenommen.

▷ Aufgrund des unzureichenden Selbstgefühls bleibt ein sehr starkes Anklammerungsbedürfnis bestehen.

▷ Der Betroffene bleibt an die Mutter in pathogen-infantiler Weise bis ins Erwachsenenalter fixiert. Die Wahrnehmung eigener Gefühle sowie die Wahrnehmung von Gefühlsbeziehungen der Eltern untereinander, später auch anderer naher Bezugspersonen, wird dadurch behindert.

▷ Entstehende eigene Gefühle werden verdrängt, d. h. als unsinnig, bedrohlich oder beängstigend erlebt und deshalb für das bewußte Erleben nicht zugelassen. Es erscheint, als ob eine innere, unbewußte Stimme ständig warnend ruft: Du darfst keine eigenen Gefühle entwickeln, sonst verlierst Du die für Dich wichtige Vertrauensbeziehung zur Mutter. Unter diesem inneren Zwang vermag bereits das Kind nur unzureichend eine eigene Haltung und Meinung gegenüber den Eltern zu entwickeln. Eine Trotzphase wird deshalb kaum ausgebildet. Auch scheint die magische und phantasievolle Bewältigung von Problemen bereits in der Kindheit behindert zu sein.

▷ Als Ergebnis ist der Betroffene in seinem Durchsetzungsvermögen gehemmt. Er zeigt unter anderem folgende Eigenschaften: Er ist überzogen opfer- und hilfsbereit. Er vermag die eigenen Interessen kaum wahrzunehmen und durchzusetzen. Er wird selten ärgerlich oder wütend, und wenn, dann mit starken Schuldgefühlen. Wir nennen ein solches Verhalten: **aggressionsgehemmt.**

▷ Die von einem Patienten gesuchte dauerhafte *Ruhe-Beziehung* zu bestimmten Personen und Dingen versucht er möglichst störungs- und emotionsfrei zu halten. Damit jedoch ist er permanent gefährdet. Geringste Spannungen in der Beziehung verstärken seine psychosomatischen Beschwerden. Verlust oder drohender Abbruch einer Beziehung löst in der Regel einen erneuten psychosomatischen Schub aus.

5.2.5 Die Bedeutung des Vaters als notwendigem Dritten bei der frühen Sozialisation

Während bis vor etwa 15 Jahren in psychoanalytischen Veröffentlichungen die Bedeutung der Mutter bzw. der ersten Kontaktperson in den ersten Lebensjahren eines Kindes für die Entfaltung des Grundvertrauens und der gelungenen bzw. gestörten primären Sozialisation ganz im Vordergrund stand, wurde in den letzten Jahren zunehmend die Rolle des Vaters als notwendigem Dritten verstanden. Was ist damit gemeint? Die wichtige enge Beziehung zwischen Mutter und Kind vor allem in den ersten 18 Monaten, in der sich die Mutter bis hin zur *Babysprache* auf die Bedürfnisse ihres Kindes einzustellen vermag, enthält eine notwendigerweise symbiotische Beziehungsform, in der der Säugling seine Bedürfnisbefriedigung und Unlust, sein psychoorganisches Funktionieren als Teil seines Selbst in der Mutter untergebracht erlebt, die Mutter quasi als Teil seines Selbst erlebt. Die schrittweise Wahrnehmung der eigenen Identität und die damit verknüpfte Wahrnehmung der Mutter als ein von ihm getrenntes Wesen wird über die nicht zu vermeidenden Frustrationen gebahnt. Die Mutter vermag das paradiesische Gemeinsamkeitserleben aufgrund eigener Bedürfnisse und Notwendigkeiten nicht aufrechtzuerhalten. Der Prozeß dieser schrittweisen Ich-Werdung, der Individuation des Säuglings und Kleinkindes über Frustrationen, wird aber noch entscheidend über einen weiteren Mechanismus vorangetrieben.

Gezielte Filmstudien von Reaktionen des Säuglings auf Gesichtsausdruck, Sprache und emotionaler Äußerungen beider Elternteile zeigen, daß der Säugling bereits sehr früh in jeweils unterschiedlicher Weise auf den Vater bzw. auf die Mutter zu reagieren vermag. Die beiden Elternteile werden also sehr früh in ihrer Unterschiedlichkeit wahrgenommen. Die Wahrnehmung und Reaktion auf unterschiedlich reagierende Eltern bildet die Grundlage, sich selbst als unterschiedlich von der Mutter zu erleben und darüber ein wachsendes Identitätsgefühl zu gewinnen. In anderen Worten: Das Anderssein des Vaters schafft die Voraussetzung dafür, die Mutter als eigenständige Person wahrzunehmen, und erst darüber lassen sich symbiotische Gemeinsamkeitsgefühle mit der Mutter schrittweise auflösen (Triangulierungsfunktion des Vaters). Die vielfältigen Störungsmöglichkeiten dieser Selbstwerdung können hier nicht vertieft werden. In diesem Rahmen ist es nur möglich, im Hinblick auf die psychosomatischen Krankheitsanfälligkeiten die zentrale Bedeutung dieser Differenzierung der Eltern als unterschiedliche Personen für die Selbstwerdung aufzuzeigen.

> Bei Patienten mit schweren chronischen psychosomatischen Beschwerden finden sich regelhaft spezifische psychische Verhaltensauffälligkeiten, welche sich in der psychoanalytischen Aufarbeitung als Ergebnis einer bis ins Erwachsenenalter reichenden unzureichenden Lösung von der Gefühlswelt der Primärperson, also meist der Mutter, darstellen.

Es zeigt sich, daß über eine unzureichende Differenzierung der Eltern voneinander die Entwicklung eigenständiger differenter Gefühle und Phantasien, ein als eigenständig erlebtes Seelenleben, erschwert bzw. verhindert wird. Praktisch wird in *psychosomatische Störungen produzierenden Familien* vor allem die Gefühls- und Phantasiewelt tabuiert, verdrängt, nicht zugelassen und somit für den späteren psychosomatischen Patienten bereits in der frühen Kindheit nicht erlebbar. Der psychosomatische Patient ist somit in seinem Gefühlsleben unzureichend entwickelt, behindert. Der Vater spielt für diesen Prozeß zunehmender Selbstwerdung des Kindes eine ebenso entscheidende Rolle wie die Mutter. Als Ergebnis der unzureichenden Entwicklung einer eigenen Gefühls- und Phantasiewelt ist sowohl das Kind als auch der spätere Erwachsene unzureichend befähigt, auf emotionale- und Streßsituationen adäquat zu reagieren. Seine Körpersymptome werden die Funktion nicht erlebter Gefühle zu übernehmen haben.

5.3 Die Bedeutung der Familie als Spannungsregulator

Die Familie als Quelle und Träger von neurotischen und psychosomatischen Störungen wurde schon sehr früh von Kinderärzten wahrgenommen, von der Psychoanalyse weiter untersucht und inzwischen mit zahlreichen unterschiedlichen familientherapeutischen Methoden als Untersuchungs- und Behandlungsrahmen für psychosomatische Patienten weiterentwickelt. Aus der psychoanalytischen Familientheorie und -therapie haben sich inzwischen eigenständige familientherapeutische Schulen herausgebildet. Ganz im Vordergrund stehen hierbei die systemischen Familientherapien. In diesem Rahmen kann nur eine kurze Zusammenfassung dieses systemischen Denkansatzes wiedergegeben werden, mit dem Verständnis und Behandlungsmethoden für psychosomatisch kranke Patienten entscheidend verbessert werden konnten.

Wie im letzten Abschnitt bereits angesprochen, läßt sich das körperliche Symptom einer psychosomatischen Erkrankung als Verdichtung nicht erlebbarer Gefühle und Phantasien verstehen, und der Ausbruch der Erkrankung als Ergebnis einer unzureichenden gefühlsmäßigen Verarbeitung von Konflikten. Die Eltern spielen hierbei für die Herausbildung gefühls- und phantasiegetragener Reaktionsbereitschaften und -fähigkeiten des Kindes die entscheidende Rolle.

Die **Systemtheorie** geht über diesen Denkansatz hinaus. Sie versucht die Familie als ein System zu verstehen, in dem jeder Teilnehmer mit seinem Erleben und Handeln auf das Erleben und Handelns des jeweils anderen einwirkt und davon wiederum beeinflußt wird, und zwar in einem weit höheren Maße, als es mit den bisherigen Denkansätzen vorstellbar war. Die Familie als System hat die Aufgabe, weitgehend unbewußte Wünsche, Ängste, Hoffnungen und Leidensformen der einzelnen Familienmitglieder so aufeinander abzustimmen bzw. miteinander so zu verzahnen, daß für den einzelnen wie für die Familie ein einmal gewonnener Gleichgewichtszustand

möglichst erhalten bleibt. Die inneren Regeln, mit denen dieser Gleichgewichtszustand in der Familie aufrechterhalten bzw. immer wieder hergestellt wird, sind den Familienmitgliedern – auch in gesunden Familien – nicht bewußt. Diese unbewußten Systemregeln, welche den Gleichgewichtszustand einer Familie steuern, werden vor allem aus zwei Quellen gespeist: Erstens bringen die Eltern ihre jeweils eigenen unbewußten Wünsche, Ängste, Hoffnungen und Leidenszustände aus ihrer jeweiligen Primärsozialisation, ihrer Erziehung und aus den weiteren Lebenserfahrungen in die Partnerschaft ein. Sie suchen beide weitgehend unbewußt mit ihren Grundeinstellungen und Haltungen Partner, die ihren wiederum unbewußten Erwartungssystemen entsprechen. Hierüber werden zum Teil bis zu einem hohen Ausmaß Verhaltensweisen und Partnerbeziehungsformen über Generationen weitergereicht und immer wieder neu stabilisiert.

Die zweite Quelle, welche die unbewußten Regeln eines Familiensystems unterhält, sind Störeinflüsse, welche den bestehenden Gleichgewichtszustand gefährden, ihn unter Spannung setzen.

Zu den spannungserhöhenden Störungen der unbewußten Systemregeln einer Familie lassen sich alle Ereignisse zusammenfassen, die zu einer Veränderung bestehender Regeln führen könnten – also beispielsweise zum einen Verkleinerungen oder Vergrößerungen der Familie durch Geburt, Trennung oder Tod, durch Einzug oder Auszug der Schwiegereltern, aber auch Rollenwechsel der Partner durch Krankheit oder Arbeitsplatzverlust, durch Wachstum, Verselbständigung, Erfolg oder Mißerfolg der Kinder, durch beruflichen Aufstieg oder Abstieg. Auf der anderen Seite bringen die einzelnen Familienmitglieder streßbedingte Spannungen aus ihren jeweils außerfamiliären Berufs-, Schul- und Freizeitbereichen in die Familie und gefährden damit die Gleichgewichtssystemregeln.

Reaktionsvermögen und Flexibilität einer Familie auf Veränderungen, auf inneren oder äußeren Streß, werden durch das Ausmaß rigider Persönlichkeitsstrukturanteile der einzelnen Mitglieder und darüber hinaus durch die so entstandenen unbewußten Systemregeln der Familie bestimmt. In *psychosomatische Störungen produzierenden Familien*, bei denen die Eltern bereits vor der Familiengründung durch eine geringe emotionale Offenheit und Beweglichkeit, durch

Harmonisierungszwänge und Aggressionshemmung, durch Tabuisierung und Verdrängung von Spannungen, durch Hemmung der Verselbständigungsbestrebungen bestimmt sind, gewinnen auch die unbewußten Familienregeln eine entsprechende Rigidität.

> In diesen Familien kann die körperliche Erkrankung dazu dienen, bedrohlich erlebte Konflikte und Spannungen abzuführen, nicht akzeptierbare bzw. nicht erlebbare Emotionen in Krankheitssymptomen zu binden.

Der psychosomatische Patient gewinnt damit für die Familie die Funktion eines *Spannungsverzehrers*, eines Ventils, durch das unlösbare Konflikte des Familiensystems entlastend abgeführt werden, ohne in das Bewußtsein zu dringen. Der Satz des Psychoanalytikers HORST EBERHARD RICHTER: „Der Patient ist eigentlich nur das Symptom einer kranken Familie", wird erst hierüber verstehbar.

Der Kranke wie die Krankheit werden damit als Teil eines Systems verstanden, in dem alle Teilnehmer, alle Elemente des Systems sich gegenseitig bedingen. Der Kranke läßt sich damit als Bedingung der Gesundheit der anderen verstehen, und umgekehrt. Dieser Denkansatz geht über das System Familie hinaus. So kann an einem Arbeitsplatz das Leiden bzw. die Erkrankung eines Mitarbeiters den anderen am gleichen Arbeitsplatz relative Gesundheit erhalten helfen.

In epidemiologischen Untersuchungen konnte nachgewiesen werden, wie soziale Belastungen, vor allem Desintegrationsprozesse, z.B. bei Flüchtlingen, die Anzahl psychosomatischer Erkrankungen ansteigen läßt. Darüber hinaus läßt sich anhand der jeweiligen Lebensgeschichte der erkrankten Patienten belegen, warum gerade diese psychosomatisch dekompensieren. Die systemisch-gesellschaftlichen Aspekte von Krankheit, die Funktion des Kranken für die relative Gesundheit der anderen, ist beobachtet und beschrieben worden, bedarf jedoch noch weiterer wissenschaftlicher Erforschung.

5.4 Psychosomatische Zusammenhänge in sprachlichen Wendungen

Ehe wir den Weg von der gestörten Entwicklung des Kindes bis zum Ausbruch einer psychosoma-

tischen Erkrankung weiterverfolgen, wollen wir uns darauf besinnen, daß auch in normaler und gesunder Weise Gemütsbewegungen in körperlichen Reaktionen Ausdruck finden können. Unsere Alltagssprache spiegelt diesen Zusammenhang in vielfältiger Weise wider:

Erröten vor Scham, Schwitzen vor Aufregung, Speichelfluß beim Anblick appetitlicher Speisen, Pulsanstieg vor Freude, Gallestau bei unterdrückter Wut, Herzjagen und Atemnot, die Hosen voll haben vor Angst.

In Abbildung 24-1 bringen wir ungeordnet eine Anzahl von Sätzen und Ausdrücken, die den Charakter von volkstümlichem Symbolwissen über psychosomatische Erkrankungen haben. Sie sind in ähnlicher Form in allen darauf untersuchten Sprachen zu finden.

Aus der Vielfalt der sprachlichen Wendungen mit psycho-somatischen Inhalten lassen sich unterschiedliche psychosomatische Erkrankungen zusammenstellen: funktionelle Herzbeschwerden, Kreislaufstörungen, Magen- und Darmstörungen, Hauterkrankungen, rheumatische Erkrankungen, Gallekoliken, Kopfschmerzen, essentieller Hochdruck, Adipositas.

Die Art und Weise, in der ein Patient seine körperlichen Beschwerden in Worte faßt, kann uns wichtige Hinweise auf die seelischen Konfliktbereiche seiner Krankheit geben. Zum Beispiel lohnt es sich bei Klagen über Kreuzschmerzen, danach zu fahnden, was der Patient für eine Lebenslast zu tragen hat, an welches Kreuz er — symbolisch — geschlagen wurde, was oder wer ihn in der freien Beweglichkeit seiner oberen Extremitäten behindert, ob er unter Umständen ein Kreuz sucht und auf sich nehmen will, um inneren Schuldgefühlen oder Sühnebedürfnissen zu entsprechen, ob er schon immer derjenige war, der das Kreuz zu tragen hatte, wer in seiner Kindheit der *Kreuzträger* war. Das Erfragen des Leidenshintergrundes und die Erfassung der psychosozialen Situation eines Patienten über diese seine Begriffsbildungen werden vom Patienten nicht selten mit dem Satz honoriert: „Endlich versteht mich einer."

5.5 Psychophysiologie der Bereitstellungskrankheiten

Psychophysiologische Forschung vermochte zu zeigen, daß es nachweisbare Zusammenhänge zwischen äußeren Bedingungen, Erlebnisweisen des Menschen und funktionellen Veränderungen bis hin zur Entstehung

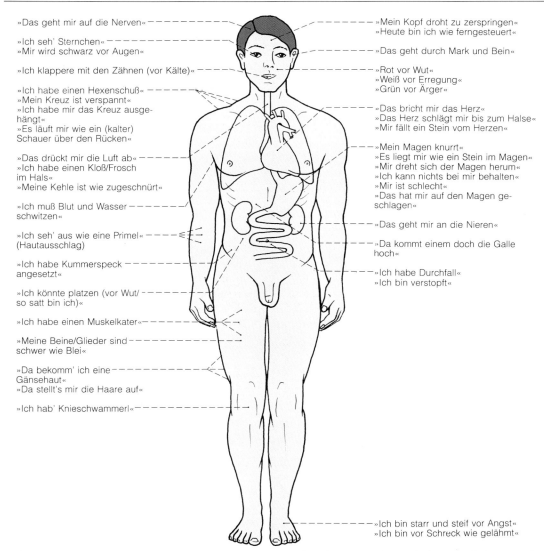

»Das geht mir auf die Nerven«

»Ich seh' Sternchen«
»Mir wird schwarz vor Augen«

»Ich klappere mit den Zähnen (vor Kälte)«

»Ich habe einen Hexenschuß«
»Mein Kreuz ist verspannt«
»Ich habe mir das Kreuz ausge-
hängt«
»Es läuft mir wie ein (kalter)
Schauer über den Rücken«

»Das drückt mir die Luft ab«
»Ich habe einen Kloß/Frosch
im Hals«
»Meine Kehle ist wie zugeschnürt«

»Ich muß Blut und Wasser
schwitzen«

»Ich seh' aus wie eine Primel«
(Hautausschlag)

»Ich habe Kummerspeck
angesetzt«

»Ich könnte platzen (vor Wut/
so satt bin ich)«

»Ich habe einen Muskelkater«

»Meine Beine/Glieder sind
schwer wie Blei«

»Da bekomm' ich eine
Gänsehaut«
»Da stellt's mir die Haare auf«

»Ich hab' Knieschwammerl«

»Mein Kopf droht zu zerspringen«
»Heute bin ich wie ferngesteuert«

»Das geht durch Mark und Bein«

»Rot vor Wut«
»Weiß vor Erregung«
»Grün vor Ärger«

»Das bricht mir das Herz«
»Das Herz schlägt mir bis zum Halse«
»Mir fällt ein Stein vom Herzen«

»Mein Magen knurrt«
»Es liegt mir wie ein Stein im Magen«
»Mir dreht sich der Magen herum«
»Ich kann nichts bei mir behalten«
»Mir ist schlecht«
»Das hat mir auf den Magen ge-
schlagen«

»Das geht mir an die Nieren«

»Da kommt einem doch die Galle
hoch«

»Ich habe Durchfall«
»Ich bin verstopft«

»Ich bin starr und steif vor Angst«
»Ich bin vor Schreck wie gelähmt«

Abb. 24-1. Auswahl von Sätzen und Ausdrücken, die den Charakter von volkstümlichem Symbolwissen über psychosomatische Erkrankungen haben. Versuchen Sie beim Lesen der den jeweiligen Körperteilen zugeordneten Beispielen den Doppelaspekt jeder Aussage, d. h. die in ihr enthaltene Botschaft über seelische wie über körperliche Befindlichkeiten zu erkennen.

von Organläsionen gibt. Der russische Physiologe PAWLOW hatte bereits um die Jahrhundertwende die Zusammenhänge von äußeren Reizen und Reizantworten im vegetativen Nervensystem in Form bedingter und unbedingter Reflexe beschrieben. Der amerikanische Physiologe CANNON hat in den zwanziger Jahren von uniform ablaufenden hormonalen und nervösen Prozessen berichtet, die bei Schreck und Angst auftreten, und die er sinnvolle *Bereitstellungsreaktionen* des Organismus genannt hat. Sie befähigen das Individuum, Flucht oder Angriffsaktionen im Notfall rasch vollziehen zu können.

Der Internist und Psychosomatiker THURE VON UEXKÜLL hat auf diesen Befunden aufbauend *Bereitstellungskrankheiten* als eine Form psychosomatischer Dekompensation beschrieben. Er hat anhand der Lebensgeschichte psychosomatisch erkrankter Patienten nachweisen können, daß sie in ihrer Kindheit nur unzureichend differente Beziehungs- und Handlungsmuster entwickeln konnten und daß sie unter Belastungen in ihrem späteren Leben körperliche Symptome produzieren. Er konnte nachweisen, daß diese Patienten bei Spannungen, Ängsten, Wünschen und Kränkungen nur körperlich zu reagieren vermögen.

So zeigte zum Beispiel ein Patient seine nicht erlebbaren Zorn- und Wutimpulse nur in Form einer essentiellen Hypertonie. Der Vater dieses Patienten war jähzornig. Der Patient jedoch hatte diese Impulse bereits in der frühen Kindheit soweit verdrängt, daß er sich gar nicht vorstellen konnte, selbst jemals wütend gewesen zu sein bzw. werden zu können. Bei entsprechenden psychischen Belastungen, bei Kränkungen sowie auch bei Erinnerungen an bestimmte Erlebnisse, die im ärztlichen Gespräch wachgerufen wurden, schnellten jedoch seine Blutdruckwerte bedrohlich in die Höhe, ohne daß der Patient entsprechende psychische Gefühlsanteile dabei zu erleben vermochte.

Es hängt von den in der Primärsozialisation gewonnenen und hierauf aufbauend von der weiteren Ausdifferenzierung psychischer Anpassungs- und Reaktionsbefähigungen eines Menschen ab, in welchem Ausmaß er Streßsituationen sinnvoll zu nutzen vermag bzw. wie rasch die hierbei auftretenden physiologischen Antworten seines Körpers wieder abklingen können.

THURE VON UEXKÜLL hat hierbei der Stimmung, der Gestimmtheit eines Menschen, in die dieser durch eine jeweilige Belastung gerät, entscheidende Transformationsfunktion zugeschrieben. In der Stimmung, dem *Eingestimmtsein* auf eine bestehende oder zu erwartende Situation, sind potentiell psychische wie körperliche Reaktionsformen enthalten. Sie bedürfen jedoch erworbener Handlungsmuster, um sinnvoll umgesetzt werden zu können, z.B. die Fähigkeit, in einer ärgerlichen Situation ärgerlich werden zu können und dabei erworbene akzeptable Handlungsmuster einsetzen zu können. Psychosomatische Patienten können Bereitstellungen bzw. das Eingestimmtsein psychisch nicht bzw. nicht ausreichend nutzbar machen, sie können die Spannungen psychisch nicht abführen. Äußere und innere Belastungen, Stimmungen und körperliche Symptome bilden so bei psychosomatischen Patienten einen Circulus vitiosus, in dem generalisierend zunehmend mehr Belastungsformen eingebunden werden, die die körperliche Symptomatik fixieren und verstärken.

5.6 Zusammenfassung des psychosomatischen Denkansatzes

Aus psychoanalytischer Sicht sind drei miteinander verzahnte Faktorenbündel für den Ausbruch und für die Fixierung einer psychosomatischen Erkrankung verantwortlich:

▷ eine spezifische Organbereitschaft,
▷ eine spezifische Persönlichkeitsstörung und
▷ psychisch nicht zu bewältigende Situationen.

Die spezifische Organbereitschaft, also die Organwahl einer spezifischen psychosomatischen Erkrankung, bedeutet, daß sich die Abfuhr psychisch nicht kompensierbarer Spannungen in einem ganz bestimmten Organ manifestiert, z.B. in den Bronchien in Form eines Asthma bronchiale oder im Darm in Form einer Colitis ulcerosa. Die **Organwahl** wird dabei bestimmt durch

▷ eine genetisch bedingte Organanfälligkeit;
▷ familiäre Gewohnheiten (z.B. tritt die gleiche Erkrankung bei einem Elternteil auf, oder die Erfahrung, daß emotionale Spannungen z.B. mit Kopf- oder Magenbeschwerden abreagiert werden, ist familiär gehäuft). Hierüber wird auch die Symbolsprache eines kranken Organs als Ausdrucksorgan von bestimmten Gefühlen festgelegt.
▷ Hat sich ein krankes Organ zur Abfuhr und zum Ausdruck von inneren Ängsten *bewährt*, so ist es psychophysiologisch konditioniert und im Sinne eines bedingten Reflexes mit zunehmenden Krankheitsschüben rascher und krankheitswertiger betroffen.

Die **Persönlichkeitsstörung** ist das Ergebnis einer mißlungenen Primärsozialisation und der damit verknüpften unzureichenden Herausbildung von psychosozialen Handlungsmustern mit folgenden Ausprägungen:

▷ Infantilität im emotionalen und Phantasiebereich auf dem Boden von Unselbständigkeit und dauerhafter Abhängigkeit von Eltern bzw. Elternersatzfiguren;
▷ übergroße Verletzbarkeit, vor allem bei jeder Art von Trennung oder Verlusterlebnissen;
▷ ausgesprochene Hemmung eigenständiger und aggressiver Impulse.

Psychisch nicht zu bewältigende Situationen erzeugen bei psychosomatischen Patienten Stimmungen und Bereitstellungsreaktionen auf äußeren oder inneren Streß, die aufgrund unzureichender, fehlender bzw. verdrängter psychischer Handlungsmuster sich nur in körperlichen Symptomen niederschlagen können. Verdrängte, nicht steuerbare angstbesetzte Erlebnisinhalte der frühen Kindheit werden so daran gehindert, in das bewußte Erleben des Patienten erneut einzudringen. Kränkungen und vor allem Verlust- und Trennungserlebnisse, sogenannte Objektverluste, werden bei diesen Patienten in Form von Organsymptomen abgebaut, da die heftig erlebten Ängste und Aggressionsimpulse des Patienten, die bei Objektverlustsituationen wieder wach werden, ihn zu überschwemmen drohen, und er keine andere Möglichkeit zur Bewältigung dieser Gefühle besitzt.

Die psychoanalytische Therapie versucht die verdrängten Erlebnisinhalte dem psychosomatischen Patienten wieder bewußt

zu machen und ihm hierbei Handlungsmuster zu ermöglichen, mit denen er psychisch adäquat auf innere wie äußere Belastungen zu reagieren vermag.

Nähere Einzelheiten hierzu sowie weitere Therapieansätze für die Gruppe psychosomatischer Patienten werden in den nachfolgenden Einzelfalldarstellungen ausgeführt.

II Spezieller Teil

Im nachfolgenden Teil werden drei psychosomatische Krankheitsgruppen dargestellt, an denen die im ersten Teil dargestellten Überlegungen zur Psychosomatik vertieft und veranschaulicht werden. Grundprobleme der Psychodynamik und Psychotherapie bei weiteren psychosomatischen Krankheitsbildern lassen sich – ausgehend von dem geschilderten – beispielhaft verstehen.

Psychisch bedingte Magenerkrankungen sind das häufigste psychosomatische Leiden. An diesem Krankheitsbild gelingt es am ehesten, eigenes Erleben für das Verständnis psychosomatischer Zusammenhänge zu mobilisieren.

Die **Colitis ulcerosa** ist eine psychosomatische Erkrankung mit schwerwiegenden organischen und vitalen Gefährdungen. Der Versuch, die Zusammenhänge zwischen dem organischen Leiden und den psychischen Ursachenfaktoren sichtbar zu machen, wird erschwert durch die Unfähigkeit des Kolitispatienten, diese Zusammenhänge in sich wahrnehmen zu können.

Das Verständnis schwerkranker Patienten soll beispielhaft mit den Problemen vertraut machen, die in der stationären Betreuung von Sterbenden sowie von chronisch Schwerkranken und vom medizinischen Personal abhängigen Patienten auftreten.

1 Der Magenpatient

1.1 Epidemiologie und Ätiologie

Das Zwölffingerdarm- und das Magenulkus sind die häufigsten psychosomatischen Erkrankungen. Man schätzt, daß etwa jeder sechste Bundesbürger im Laufe seines Lebens an einem Ulkus erkrankt. Noch häufiger ist die Erkrankung an

chronisch rezidivierenden Magenverstimmungen, an Magenschleimhautentzündungen, an Magenschmerzen und -beschwerden.

Die relative Häufigkeit des Magenulkus in bestimmten Berufsgruppen (bei Ärzten, Vorarbeitern, Manager der mittleren Stufe) und sein Auftreten nach bestimmten Krisensituationen (bei Geschiedenen, Gastarbeitern und Heimatvertriebenen) lassen folgende ätiologische Hypothese zu: Der Verlust bzw. unzureichendes Eingebundensein in eine Halt und Sicherheit gebende Gemeinschaft sind für die Ulkusgenese mit entscheidend.

Eine besonders interessante prospektive Studie von MIRSKY aus dem Jahre 1952 belegt die **multifaktorielle Genese des Magenulkus**. Er konnte nachweisen, daß der Pepsinogengehalt bei Säuglingen unterschiedlich hoch und daß bei Ulkuspatienten ebenfalls ein erhöhter Pepsinogenspiegel nachweisbar ist. MIRSKY hat mit seiner Arbeitsgruppe frisch eingezogene Soldaten mit organmedizinischen und tiefenpsychologischen Methoden untersucht. Er fand dabei eine Gruppe von 36 Soldaten mit erhöhtem Pepsinogenspiegel, die er „Hypersekretoren" nannte. Aus dieser Gruppe wählte er 10 Probanden aus, die in psychologischer Sicht besonders intensive Wünsche nach Abhängigkeit und Anlehnung erkennen ließen. Er sagte voraus, daß bei diesen 10 Soldaten sich im Laufe der Ausbildung ein Ulkus herausbilden würde. Seine Vorhersage traf bei 7 Probanden zu. Diese Untersuchungen erklären verschiedene Wirkfaktoren, die zu einem Ulcus duodeni führen:

▷ konstitutionell anlagebedingte Faktoren (hier als erhöhter Pepsinogenspiegel, s. Abschn. 1.2);
▷ Persönlichkeits- und familiäre Faktoren (hier in

Form des nicht gelösten Konfliktes von Ab-
hängigkeits-Unabhängigkeitswünschen, s. Abschn. 1.4);

▷ auslösende soziale Streßfaktoren (hier in Form
des für diese Personengruppe starken Frustra-
tionsdruckes der permanenten Zurückweisung
von Abhängigkeits- und Anlehnungsbedürfnis-
sen in der militärischen Grundausbildung, bei
traumatisch erlebter Trennung aus dem Elternhaus, s. Abschn. 1.5, 1.6).

1.2 Pathophysiologie

Die Schädigungsvorgänge, die sich primär an der
Schleimhaut von Magen und Duodenum abspielen, lassen sich physiologisch als Ergebnis eines
pathologischen Zusammenspiels von zwei Funk-
tionskreisen verstehen:
1. der Säureproduktion;
2. der Schleimhaut-Schutzmechanismen.
Eine Läsion der Magenschleimhaut ist das Ergebnis einer durch Vagusüberaktivität hervorgerufenen Säureschädigung des Magens bei unzureichender sympathikoton geregelter Durchblutung
der Magenschleimhaut. Meist steht eine überschießende Säureproduktion, also die Vagusüberaktivität, im Vordergrund des pathologischen Geschehens. (Näheres siehe auch Kapitel
10, Krankheiten des Verdauungskanals und der
Bauchhöhle.)

In der Sprache der Streßphysiologie könnte
man von gleichzeitiger Überaktivität ergotropher
wie tropotropher Mechanismen sprechen, oder
auch: Stimulierung von Verdauungsvorgängen
bei gleichzeitiger Hemmung.

> Die Magenschleimhaut wird – symbolisch
> gesehen – gleichzeitig von entgegengesetz-
> ten Impulsen hin und her gerissen.

Dieses physiologische Geschehen entspricht weitgehend den noch zu besprechenden psychischen
Vorgängen. Der Magenpatient möchte nehmen,
essen und verdauen, aber er kann es sich nicht
erlauben. Er muß sich gegen die eigenen Wünsche abschirmen.

1.3 Psychophysiologie

Langjährige Studien an Patienten mit einer Magenfistel haben gute Aufschlüsse über zahlreiche
psychische Faktoren gegeben, die für pathologi-

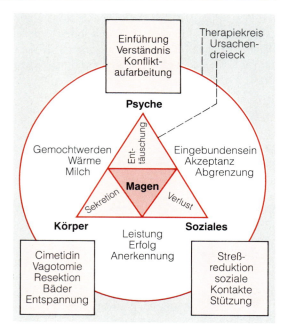

Abb. 24-2. Modell zur psychosomatischen Erklärung
der Pathogenese des Magengeschwürs sowie der therapeutischen Einflußmöglichkeiten.

sche Organveränderungen verantwortlich sind
(Abb. 24-2). An der Magenfistel läßt sich die Magenschleimhaut in unterschiedlichen Ruhe- und
Arbeitsphasen direkt beobachten und das Funktionieren der Magenschleimhaut unter verschiedenen psychischen Streßbedingungen analysieren. Es fanden sich folgende Ergebnisse:

> ▷ Die Durchblutung der Magenschleim-
> haut wie ihre Säureproduktion sind
> stark abhängig vom psychischen Erleben
> eines Menschen. Vor allem Frustratio-
> nen (seelische Kränkungen) verschiede-
> ner Art mit den Reaktionen von unter-
> drückter Wut und Trauer beeinflussen
> ihre Funktionen.
> ▷ Die Art und das Ausmaß der Reaktionen
> von Magenschleimhaut auf eine äußere
> Kränkung sind nicht nur individuell sehr
> verschieden, sondern auch abhängig von
> der jeweiligen seelischen Gesamtsitua-
> tion eines Menschen. Im Zustand von
> allgemeiner Traurigkeit wirkt eine Krän-
> kung anders als im Zustand allgemein
> gehobener Stimmung.

1.4 Persönlichkeitsmerkmale

Obwohl sich wissenschaftlich keine spezifische *Ulkuspersönlichkeit* nachweisen läßt, hat es sich klinisch bewährt, zwei unterschiedliche Persönlichkeitsausformungen bei Ulkuspatienten zu beachten:

▷ kontaktfreudig-abhängige Patienten
▷ kontaktarme, pseudo-unabhängige Patienten.

Abhängige Ulkuspatienten, auch als *manifest-abhängige* oder als *passiver Ulkus-Typ* bezeichnet, zeigen folgende Eigenschaften: kontaktoffen, dabei ausgeprägt nachgiebig, haltsuchend, passiv anklammernd, depressiv und stimmungslabil. Man findet sie häufig unter der Gruppe von Alkoholikern und Tablettensüchtigen. In ausgeprägtester Form werden sie als *offen parasitär* bezeichnet.

Kontaktarme, pseudo-unabhängige Patienten bilden die klassische Gruppe des typischen Magenpatienten. Sie werden auch als *konstitutionelle Individualisten* bezeichnet und zeigen folgende Eigenschaften: im Arbeitsbereich ausgesprochen gewissenhaft, leistungsorientiert, aktiv und verantwortungsvoll. Eigene Wünschen treten dabei weitgehend zurück. Mit dieser Eigenschaft sind sie der Idealtypus eines bedürfnisarmen und auf Leistung orientierten Mitgliedes unserer Gesellschaft. Sie sind dabei jedoch leicht verletzbar, wenn ihre Leistung nicht ausreichend akzeptiert wird und wenn sie nicht die notwendige Beachtung finden. Mit ihrer Kontaktschwierigkeit, mit ihrer häufig spröden Einzelgängerrolle stehen sie den eigenen unbewußten Wünschen nach Wärme und Akzeptanz im Wege.

> Für beide Persönlichkeitsausformungen ist jedoch die gleiche Konfliktlage krankheitsauslösend: Verlust von Akzeptanz und vor allem Verlust von Zugehörigkeit zu einer bestimmten sozialen Gruppe.

1.5 Intrapsychische Konfliktkonstellation

Psychoanalytische Behandlungen von Ulkuspatienten erbrachten regelhaft eine **unzureichende Nestwärme** in der frühen Kindheit. Die Primärsozialisation (s. S. 611) sowie die anschließenden Kindheitsphasen waren in der Weise gestört, daß sich kein ausreichendes Grundvertrauen über die Mutter zu den übrigen Familienmitgliedern und später zu anderen Menschen entwickeln konnte. Bedürfnisse des späteren Magenpatienten nach körperlicher Nähe, nach Wärme, insgesamt nach gefühlvollem Angenommensein, wurden nur unzureichend erfüllt. Gleichzeitig lernte der spätere Magenpatient an dem Verhalten und den Einstellungen der Eltern, daß die Wahrnehmung und die Äußerung von Gefühlen nach Zärtlichkeit und vertrauensvollem Getragensein sowie nach freudigem Nehmen nicht erlaubt sind, daß sie sogar eine Gefährdung für das Selbstwertgefühl jedes einzelnen in der Familie darstellen.

Die dabei entstehende Wut und der Ärger über die Verletzung eigener Gefühle und Wünsche werden dabei ebensowenig zugelassen, weil sie das pseudo-stabile Gleichgewicht einer solchen Familie gefährden könnten.

> Der Magenpatient lernte in seiner Kindheit an seinen Eltern und älteren Geschwistern, daß Liebesbedürfnisse sowie generelle Wünsche nach Habenwollen ebenso wie die Gefühle, die aus der Ablehnung dieser Bedürfnisse resultieren, also, daß Wut und Ärger nicht gezeigt werden dürfen. Sie können sich bei den meisten Patienten in Form *gierigen Essens* und in Form von *Magenbeschwerden* ausleben.

Bei der **Analyse der Elternfamilien** von Magenpatienten finden sich mehr oder weniger ausgeprägt folgende Besonderheiten:

▷ **Ein emotionsarmes Klima**
Die Beziehungen untereinander lassen Freude und gemeinsames spielerisches Entspanntsein sowie gefühlvolles Aufeinanderzugehen weitgehend vermissen.

▷ **Eine leistungsorientierte Familiennorm**
Anerkennung und Akzeptiertwerden in der Familie ist nur über das Zurückstellen eigener Gefühlswünsche und über erfolgreiche Leistungen in Schule und Beruf zu erhalten.

▷ **Eine gierige Eßkultur**
Magenpatienten und deren Eltern zeigen mehr oder weniger ausgeprägte, gierig anmutende Eßgewohnheiten. Die Freude am genußvollen Essen tritt zurück. Es wirkt so, als wenn die *Magenfamilie* auch beim Essen ständig unter Zeitdruck steht und rasch alles hinunterschlingen muß. Der Eindruck, daß jeder Angst hat, zu wenig zu bekommen, ist vor allem bei den Kindern in diesen Familien ausgeprägt.

In der sog. *Magenfamilie* wachsen häufig folgende Eigenschaften bei den Kindern:
▷ Eigene Wünsche und Gefühle haben keine Geltung. Sie sind zu gefährlich.
▷ Nur durch Wohlverhalten und Leistung ist etwas zu bekommen.
▷ Gierige Eßgewohnheiten.
▷ Gefühle werden mit dem Magen erlebt.

Aus **psychoanalytischer** Sicht lassen sich diese Einstellungen und Verhaltensweisen der Magenpatienten und der Magenfamilie als **oral-fixiert** bezeichnen (oral = Mundbereich).

Die Magenfamilie verharrt mit ihren Gefühlen auf der Stufe oraler Abhängigkeit, d.h. auf der Stufe der Ein- bis Zweijährigen. Die Ausdifferenzierung von Gefühlen zu reifen Erwachsenenbeziehungen wird damit blockiert. Auf Kosten dieser Gefühlsblockade vermögen Magenpatienten leistungsorientiert erfolgreich zu sein. Die Ursachen der Gefühlsstörungen sind dem Magenpatienten nicht bewußt. Er bringt aus seiner Kindheit die unbewußt gewordene Angst mit: „Wenn ich meine Wünsche und Gefühle herauslassen würde, gäbe es eine Katastrophe, denn meine geheimen Wünsche sind so groß, daß ich in hilflose Abhängigkeit geraten würde. Die angesammelte Wut würde bedrohlich für mich und für die anderen werden."

Der Magenpatient hat deshalb Angst, sich seinen unbewußten Wünschen zu stellen. Er kann sich Entspannungshaltungen und Wünsche nach Getragensein deshalb ebensowenig wie Gefühle von Wut und Ärger erlauben. Sie bleiben ihm weitgehend unbewußt. Nur manchmal können durchbruchartig innere Bedürfnisse hervortreten. Meist werden sie jedoch in Form von Magenbeschwerden umgesetzt und erlebt.

Der **pseudo-unabhängige** Ulkuspatient versucht also eher in Form einer leistungsorientierten distanzierten Unabhängigkeitshaltung seine verdrängten Abhängigkeits- und Anerkennungswünsche zu verbergen. Der **passive** Ulkuspatient hingegen wird vielmehr von seinen unbewußten Wünschen nach Hilfe und Getragensein überschwemmt.

Er gerät dadurch in zunehmende Abhängigkeit von Eltern, Ehepartner oder Suchtmitteln.

1.6 Auslösefaktoren

In der Regel verlaufen psychosomatische Erkrankungen in chronisch-rezidivierenden Schüben, so auch beim Magenpatienten. Unter typischen äußeren Belastungen, Frustrationen oder Kränkungen wird ein erneuter Schub ausgelöst. Das Gleichgewicht zwischen intrapsychischen und unbewußten Wünschen und dem durch Leistung erreichten Status respektvoller Anerkennung vermag einem Magenpatienten zu jahrelanger Symptomfreiheit zu verhelfen. Er fühlt sich in diesem Zustand aber nicht geliebt und gemocht. Er sieht sich beruflich überfordert, weiß, daß er „sonst nichts vom Leben hat, daß er nur für die Arbeit lebt". Solange jedoch seine Tätigkeit vom Ehepartner, von Vereinskollegen und vor allem von Vorgesetzten bzw. Untergebenen anerkannt wird, vermag er sein pseudo-stabiles Gleichgewicht aufrecht zu erhalten.

In dem Maße jedoch, in dem ihm Anerkennung versagt wird und in dem er sich psychisch und physisch überfordern läßt, bricht dieses mühsam errichtete System zusammen. In der Regel verschärfen sich beim Auftreten von Frustrationen in einem Lebensbereich in Form eines Teufelskreis die Probleme auf allen anderen Ebenen. Zum Beispiel können Ehekrisen und zunehmend geringschätzige Bemerkungen durch den Ehepartner oder die Kinder zu verstärkten Leistungsanstrengungen im Beruf bei gleichzeitig erhöhter Sensibilität gegen jede Form von Kritik führen. Die Schwelle für Frustrationen wird damit herabgesetzt. Die leichte Kränkbarkeit verstärkt die *Unleidlichkeit* und damit die Kontaktproblematik zu Freunden, Verwandten und Arbeitskollegen. Damit geht die respektvolle Anerkennung zunehmend verloren, und das pseudo-stabile System leistungsorientierter Unabhängigkeit bricht zusammen. Kurzzeitig aufflammende Impulse von Hilflosigkeit sowie Wutanfälle müssen jetzt in gewohnter Weise abgeleitet werden: Magenschmerzen stellen sich ein.

Das Leiden an sich selbst und an der Welt kann so als körperlicher Schmerz seinen Ausdruck finden. Über diesen Schmerz wird die Frustrationsproblematik als Kranksein legitimiert. Über das Akzeptiertwerden seines Leidens und Überfordertseins findet er als Patient erneut Anerkennung.

In den letzten Jahren gehören zunehmend Probleme der Überforderung und Verunsicherung am Arbeitsplatz zu den vorrangigen Auslösefaktoren von Magenerkrankungen. Bereits bei Schülern treten unter zunehmendem Leistungsdruck gehäuft Magenbeschwerden auf.

1.7 Verhalten im Krankenhaus

Der typische Ulkuspatient ist in der Anfangsphase seiner Behandlung auf einer internistischen Station in der Regel ein dankbarer, sich bereitwillig und kritiklos den jeweiligen Krankenhausritualen unterwerfender Patient. Er kommt mit Schmerzen und dem starken Wunsch, aus den Konfliktfeldern Arbeitsplatz und Familie auf Zeit herausgenommen zu werden. Er möchte für eine Zeitlang von allen Pflichten und Aufgaben entbunden sein.

Der Schmerz und das Wissen um die zeitliche Begrenzung seiner Behandlung ermöglichen es ihm, sich seine unbewußten Wünsche nach liebevollem Getragensein zu gestatten und seine Leistungshaltung vorübergehend abzulegen. Sollte das Behandlungsklima jedoch zu kalt und regressionsfeindlich sein, so entwickelt er trotzig-protestierend eine eher fordernde Haltung.

Während der passive Ulkuspatient weinerlich-quengelig und depressiv erscheint und nach drei Wochen die Behandlung noch zu verlängern trachtet, wird der pseudo-unabhängige Ulkuspatient je nach Schweregrad seiner Erkrankung bereits nach 6-10 Tagen aus seiner *braven* Krankenhaltung aufzutauchen versuchen. Alle Behandlungsmaßnahmen erscheinen ihm dann zu langwierig. Er zieht sein *distanzierendes Leistungshemd* wieder an und spricht zunehmend über die auf ihn wartenden Aufgaben im Betrieb oder zu Hause. Er drängt auf Entlassung.

1.8 Stationäre Behandlung und Betreuung

Die Behandlung und Betreuung des akut erkrankten Ulkuspatienten auf einer internistischen Station ist aus den oben genannten Gründen in der Regel komplikationsfrei und wird von Ärzten und Schwestern wie von den Patienten als erfolgreich erlebt.

Als entscheidender Faktor der Behandlung akuter Magenbeschwerden wurde das altbewährte System aufpäppelnder Fürsorge wiederentdeckt: Bettruhe, Reizabschirmung, liebevoll pflegerische Zuwendung, begütigender Zuspruch: „Laß mal für kurze Zeit alle Sorgen, Spannungen und Verpflichtungen draußen, du bist jetzt krank, ich sorge für dich."

1.9 Therapeutische Maßnahmen nach dem Abklingen akuter Beschwerden

Behandlungsmaßnahmen nach dem Abklingen akuter Beschwerden dienen dazu, den Ausheilungsprozeß zu vertiefen und den Patienten zu bewegen, die zu erwartenden Streßbedingungen besser bewältigen zu können. Sie verfolgen also das Ziel, beim Patienten die Frustrationsschwelle anzuheben, Bewältigungsmechanismen zu erlernen oder auch den zugrundeliegenden psychischen Konflikt zu bearbeiten, um ein erneutes Rezidiv möglichst zu vermeiden. Die Anwendung unterschiedlicher therapeutischer Maßnahmen ist abhängig von der Persönlichkeit, d. h. der Ich-Stabilität und der Wandlungsfähigkeit eines Patienten ebenso wie von den in der jeweiligen Region vorhandenen therapeutischen Angeboten und der therapeutischen Einstellung des zuständigen Hausarztes.

Folgende Behandlungsverfahren lassen sich unterscheiden:
▷ balneologische und Kurheilverfahren;
▷ Entspannungsübungen und suggestive Verfahren;
▷ supportiv-stützende Gespräche;
▷ sozialpädagogische und psychagogische Gespräche und Maßnahmen;
▷ verhaltenstherapeutische Verfahren;
▷ psychoanalytische und andere konfliktzentrierte, aufdeckende Verfahren.

1.9.1 Kurheilverfahren und balneologische Maßnahmen

Diese Methoden der physikalischen Therapie dienen dazu, den Ausheilungsprozeß des Magenleidens zu vertiefen. Hierbei wird dem Patienten eine partielle Regression ermöglicht. Er fühlt sich über die körperbetonte Therapie angenommen, ohne eine Selbststeuerung einbüßen zu müssen. Er lernt dabei aktiv den Wechsel von Spannungs- und Entspannungszuständen zu erleben und zu steuern. Kuren in ein- bis zweijährigem Abstand und zeitweilige Bäder bzw. Massagebehandlungen vermögen prophylaktisch das schmerzfreie Intervall zu verlängern. Vor allem dem pseudo-unabhängigen Ulkuspatienten kommt diese Behandlungsform entgegen.

1.9.2 Suggestive Verfahren

Suggestive Verfahren sind das Feld psychotherapeutisch wirksamer Behandlung, vor allem für den passiven Ulkuspatienten, in dem ein Therapeut bewußt suggestiven Einfluß auf angstbesetzte Unruhezustände des Patienten nimmt. Das theoretische Verständnis basiert hierbei auf Kenntnissen psychophysiologischer Zusammenhänge und auf Erfahrungen über den nachweislichen Einfluß dieser Methoden auf Psyche und Vegetativum (s. S. 626). Beim Magenpatienten werden mit diesen Methoden Vagusaktivität und Säureproduktion reduziert sowie andrängende Wunsch-, Angst- und Schuldgefühle unterhalb der Bewußtseinsschwelle beruhigt. Diese Therapieform läßt sich auch als *magisch* bezeichnen, weil sie an übermächtige magische Heilserwartungen des Patienten anknüpft. Hierzu gehören Hypnose und autogenes Training sowie alle anderen meditativen Techniken. Auch Homöopathie und Akupunktur bedienen sich teilweise einer versteckten Suggestion.

Placebo-Effekte sowie bestimmte Wirkungen des ärztlichen Gespräches lassen sich ebenfalls hier einordnen.

Mit all diesen Methoden läßt sich gleichermaßen eine nachweisbare vegetative Beruhigung mit generalisierendem Effekt auf ängstliche Verspannungszustände erreichen. Der Grad der Wirksamkeit ist abhängig von der Suggestibilität des Patienten, von der Glaubwürdigkeit der jeweiligen Methode für den jeweiligen Patienten sowie auf dieser Basis von der Suggestivkraft des Therapeuten.

Das Autogene Training wie die meditativen Techniken werden nur von wenigen Patienten über längere Zeit autogen, d.h. im Alleingang, angewandt. Der Therapeut und auch die trainierende Gruppe scheinen für die meisten Patienten hierbei wichtigste Stütze zu sein.

1.9.3 Supportiv-stützende Gespräche

Supportiv-stützende Gespräche sind die typische Form des psychotherapeutisch orientierten ärztlichen Gespräches. Sie haben die Funktion, zum Patienten eine stabile, tragende Beziehung aufzubauen und ihm damit einen konfliktfreien Ge-sprächsraum anzubieten, der auch als positive Übertragung bezeichnet wird. Auf dem Boden dieser positiven Übertragung ist es dem Magenpatienten möglich, Gefühl, Ängste und Wünsche zu äußern sowie Rat und stützenden Zuspruch durch den Arzt zu akzeptieren. Der pseudo-unabhängige Magenpatient wird dabei eher eine partnerschaftliche Gesprächsebene, der passive Ulkustyp eine eher anhängliche Beziehungsform suchen.

1.9.4 Sozialpädagogische und psychagogische Gespräche

Diese Gespräche dienen dazu, die äußeren Konfliktfelder, in die ein Magenpatient verstrickt ist, deutlicher sichtbar werden zu lassen und ihm zu helfen, am Arbeitsplatz wie in der Familie gesundheitsökonomischer zurechtzukommen.

Beispielsweise kann ein neugewonnenes Verständnis für die Probleme des Sohnes oder das Aufgebenkönnen einer unhaltbaren Konkurrenzsituation im Betrieb bei ausreichender Stützung durch den Therapeuten für den Magenpatienten spannungslösend und damit als Rezidivprophylaxe wirksam werden. Sozialarbeiter, Psychagogen sowie entsprechend trainierte Schwestern und Pfleger vermögen diese Gespräche zu führen.

1.9.5 Verhaltenstherapeutische Verfahren

Diese können eingesetzt werden, um krankmachende Arbeits-, Eß- und andere Lebensgewohnheiten genauer zu analysieren und um neue, weniger *magenschädigende Lebensformen* einzuüben. Diese gezielten verhaltenstherapeutischen Techniken lassen sich nur durch entsprechend ausgebildete Fachkräfte, meist Psychologen bewerkstelligen.

1.9.6 Psychoanalytische Verfahren

Psychoanalytische Verfahren haben einen weitergehenden und aufdeckenden Anspruch als die bisher genannten Verfahren. In ihnen wird versucht, die Konflikte des Patienten auf dem Boden der psychoanalytischen Theorie (s. S. 610) zu deuten, damit dem Patienten die Grundstörung und sein aktuelles Fehlverhalten bewußt werden. Mit Hilfe dieser spezifischen, mehrjährig laufenden Behandlungsmethode wird erreicht, daß der Magenpatient seine unbewußten Ängste und seine Bedürfnisse nach mehr Anerkennung und Zuwendung verstehen und akzeptieren lernt und daß er seine leistungsorientierten Ich-Idealvorstellungen mit seinen jetzt bewußten Wünschen in einen erträglichen Kompromiß zur Lebensbewältigung verknüpfen lernt.

Diese auf Persönlichkeitsumstrukturierung ausgerichtete aufdeckende Methode ist eine besonders zeitintensive Behandlung von 160 bis 400 Therapiestunden. Die dabei anfallenden Kosten lassen sich rechtfertigen, wenn die sonst zu erwartenden weit höheren Aufwendungen für Medikamente, Arbeitsausfälle und Krankenhausaufenthalte zum Vergleich herangezogen werden. Voraussetzung für eine psychoanalytische Behandlung ist, daß eine ausreichende innere Wandlungsfähigkeit, Introspektionsfähigkeit, beim Patienten vorhanden sein muß. Man schätzt, daß etwa 10% der pseudo-unabhängigen Ulkuspatienten auf diese Weise therapierbar wären. Der passive Ulkustyp ist aufgrund unzureichender Ich-Stabilität mit dieser Methode noch schwieriger behandelbar. Jedoch läßt sich aufgrund des Mangels an psychoanalytisch ausgebildeten Psychotherapeuten nur ein Bruchteil von den genannten behandelbaren Patienten psychoanalytisch therapieren.

Die psychoanalytische Methode spielt deshalb zahlenmäßig in der Behandlung des Magenpatienten eine untergeordnete Rolle. Ihre Bedeutung liegt nicht nur darin, daß sie intrapsychische Vorgänge beim Magenpatienten aufzudecken vermag, sondern auch, daß sie wichtige Einsichten in die intrapsychische Konfliktsituation des Magenpatienten als Grundlage für andere Behandlungsverfahren vermitteln kann.

Inzwischen wurden zahlreiche Kurzformen und Gruppenmethoden als Ableitung vom analytischen Grundverfahren entwickelt. Beispielsweise wird versucht, mit Hilfe des **Psychodramas** verdrängte, gefühlsbesetzte Erlebnisinhalte erneut erlebbar zu machen, um damit bestimmte psychische und somatische Fixierungen zu lösen. In **gestalttherapeutischen Gruppen** wird versucht, die Lokalisation des organischen Schmerzes sowie körperlich erfahrbare Ausdrucks- und Empfindungseinschränkungen bewußt werden zu lassen.

> Mit allen psychotherapeutischen Therapieverfahren wird versucht, verschüttete Sensibilität, Emotionalität und phantasievolle Kreativität zu wecken und sie dem Patienten nutzbar zu machen, um ihm damit Ich-stärkenden Halt gegen die Streßbe-

lastungen seines Lebens und für die andrängenden unbewußten Wünsche akzeptable Bewältigungsformen zu geben.

Diese Behandlung ist besonders für den Magenpatienten, der Ich-stärkende Anerkennung nur über emotionsentleerte Leistung zu gewinnen vermag, angezeigt. Leider finden sich Behandlungsangebote dieser Art noch zu selten.

2 Der Colitis-ulcerosa-Patient

2.1 Allgemeine Gesichtspunkte

Die Colitis ulcerosa ist eine schwerwiegende Erkrankung, zu der aus psychosomatischer Sicht drei Gesichtspunkte von Bedeutung sind:
▷ die multifaktorielle Pathogenese,
▷ das Leib-Seele-Problem,
▷ die Ich-Schwäche.

Die **Pathogenese** der Colitis ulcerosa ist multifaktoriell, d. h. von mehreren unterschiedlichen Ursachenfaktoren abhängig. Neben den zu besprechenden psychogenetischen Ursachen und Auslösefaktoren bestimmen erbgenetische und andere organisch wirksame Faktoren das Krankheitsbild (s. Kap. 10).

Die **Leib-Seele-Problematik** ist bei diesem Krankheitsbild ausgesprochen schwierig zu erfassen, da der Abgang von schleimig-blutigen Stühlen und die auslösenden psychischen Faktoren vom Bewußtsein des Patienten nicht oder erst nach langer analytischer Therapie als voneinander abhängig akzeptiert werden können. Auch psychosomatisches Spruchwissen wie „die Hosen voll haben", „auf etwas scheißen" oder „Durchfall haben" treffen das intrapsychische Erleben des Kolitispatienten nicht in dem Maße wie Aussagen z. B. beim Magenpatienten: „Es liegt mir wie Blei im Magen", oder „Ich fresse alles in mich hinein".

Die **Ich-Schwäche** der Kolitispatienten ist als Ergebnis einer sehr frühen Mutter-Kind-Störung zu verstehen. Sie ist gleichzeitig der Grund für die Schwierigkeit, psychoanalytische, d. h. konfliktzentrierte aufdeckende Therapieverfahren einsetzen zu können.

Das klinische Bild der Erkrankung wird im gastroenterologischen Kapitel (s. Kap. 10) dargestellt. Zusammengefaßt handelt es sich bei der Colitis ulcerosa um eine meist akut beginnende, in Schüben verlaufende, rezidivierend entzündliche Erkrankung des Dickdarmes mit schleimig-blutigen Durchfällen. In den allermeisten Fällen ist der erste Lokalisationsabschnitt das Rektum; von dort kann die Entzündung bei zunehmendem Schweregrad aufsteigen. Die Schleimhaut atrophiert, und der Darm erscheint im Röntgenbild als erweitertes starres Rohr.

In fortgeschrittenen Stadien können aufgrund von Fistelbildungen die operative Entfernung des erkrankten Darmteiles und die Anlage eines Anus praeter notwendig werden. Die Gefahr karzinomatöser Entartung kann nach häufigen Schüben ebenfalls die Entscheidung zur Operation nahelegen. Der Psychosomatiker muß in diesen Fällen mit dem Chirurgen zusammenarbeiten. Er vermag hier lediglich Hilfestellung zu geben, um den Patienten auf den schweren Eingriff vorzubereiten. Bei der Schwere des Krankheitsbildes und der relativ häufigen Notwendigkeit zur Anlage eines Anus praeter bei einem Teil der Patienten (in den USA bis zu 20%) sollte den psychotherapeutischen Möglichkeiten größere Beachtung geschenkt werden, da die psychotherapeutische Behandlung bei der Bewältigung der Erkrankung sehr hilfreich ist und zum Teil erneute Entzündungsschübe verhindert.

2.2 Psychophysiologie

Für die psychophysische Korrelation sind Untersuchungen am Patienten mit Kolonprolaps und Fisteln besonders aufschlußreich. Es konnte gezeigt werden, wie Kolonschleimhaut bei emotionalen Belastungen mit Veränderung der Durchblutung, der Motilität, der Sekretion und der Widerstandskraft zu reagieren vermag. Unter fortgesetzten seelischen Belastungen ließen sich in rektoskopischen Serienuntersuchungen Hyperämie, vermehrte Schleimdrüsensekretion und schließlich kapilläre Rupturen und Hämorrhagien nachweisen. Im Prinzip spielen sich also im unteren Darmabschnitt ähnliche pathophysiologische Vorgänge ab, wie sie als krankhaftes Zusammenspiel von Vagus und Sympathikus bei der Entstehung des Magenulkus beschrieben wurden (s. S. 620).

2.3 Persönlichkeitsmerkmale

Kolitispatienten wirken in der Regel liebenswürdig und anhänglich. Sie sind meist sorgfältig gekleidet. Sie zeigen in allen Lebenssituationen Wohlverhalten, haben ein starkes Anpassungsbedürfnis und sind in der Regel für jede Zuwendung dankbar. In ihrer Arbeit sind sie ausgesprochen sorgfältig und gewissenhaft. Klagsamkeit und Depressivität werden meist nicht lärmend oder agitiert vorgetragen, sondern eher wie nach innen weinend ausgedrückt. Bei einigen finden sich zeitweise jedoch ausgesprochen depressive oder wahnhafte psychotische Krisen.

Beziehungen zu anderen Menschen erweisen sich bei Kolitispatienten als unausgereift und infantil. Man findet eine eigenartig emotionsleere Pseudobeziehung bei gleichzeitig starken Anklammerungsbedürfnissen. Verheiratet zeigen sie nicht selten weiterhin ein starkes Mutter-Kind-Abhängigkeitsverhältnis. Sie wirken in ihren Beziehungen ausgesprochen unselbständig und inaktiv, obwohl sie im beruflichen Bereich durchaus erfolgreich sein können.

Im Vordergrund der Beziehungsprobleme steht die übergroße Sensibilität und Verletzbarkeit der Kolitispatienten bei Kränkungen jeder Art.

Die Kolitiskranken sind unfähig, mit Ärger oder Wut auf erlittenes Unrecht zu antworten. Trennungs- und Verlusterlebnisse scheinen in der Regel vom Kolitispatienten bewußt nicht wahrgenommen zu werden, denn er zeigt weder Betroffenheit oder Trauer noch Ärger oder Wut. Nicht selten wird jedoch nach traumatisierenden Verlusterlebnissen ein Kolitisschub ausgelöst.

Zusammengefaßt lassen sich drei Persönlichkeitsmerkmale bei Kolitispatienten herausstellen:
▷ Infantilität im emotionalen Bereich auf dem Boden von Unselbständigkeit und Abhängigkeit von bestimmenden Elternfiguren;
▷ übergroße Verletzlichkeit bei Trennungs- und Verlusterlebnissen, die jedoch bewußt nicht erlebt, sondern mit dem Darm erlitten werden;
▷ ausgesprochene Hemmung aggressiver Triebimpulse.

2.4 Auslösefaktoren

Eindrucksvoll wird die psychogenetische Seite des Krankheitsgeschehens beleuchtet durch die

Tatsache, daß sich häufig zu einem Kolitisschub ein entsprechend traumatisch erlebter Verlust nachweisen läßt. Besonders traumatisierend wird der Verlust – ob Tod oder Trennung – von engen Beziehungspersonen wie Eltern, Geschwister oder Freunden erlebt. Aber auch geringere Anlässe wie das Herunterfallen eines geliebten Bildes, ein Arbeitsplatz- oder Wohnungswechsel, aber auch die zufällige Nichtbeachtung des Patienten durch die vorbeieilende Schwester oder den Arzt vermögen einen erneuten Kolitisschub auszulösen. Wichtig ist dabei, daß der Patient den Zusammenhang zwischen dem Trauma und dem Krankheitsschub nicht bewußt zu erleben vermag, da er in der Regel stark frustrierende Ereignisse sofort verdrängt oder verleugnet.

Bei der Anamneseerhebung ist es manchmal verblüffend, wie häufig sich bereits im ersten Gespräch traumatisierende Verlusterlebnisse zu den Krankheitsschüben finden lassen, ohne daß der Patient, der diese Angaben vorher gemacht hat, die Zusammenhänge wahrzunehmen vermöchte. Dabei ist auffällig, daß selbst die Schilderung über den Verlust einer sehr nahen Bezugsperson in der bereits beschriebenen gefühlsleeren Weise vorgetragen wird.

2.5 Intrapsychische Konfliktkonstellation

Im Verlauf einer psychoanalytischen Behandlung lassen sich bei den Colitis-ulcerosa-Patienten verdrängte Wunsch- und Gefühlsregungen bewußt machen, die uns das typische psychopathologische Verhalten erklären. Mit Hilfe des im folgenden dargestellten psychoanalytischen Erklärungsmodells (s. Abschn. I, 5.1) läßt sich verstehen, warum ein Verlusterlebnis beim Kolitispatienten einen Kolitisschub auslöst, warum der Patient lieber ein Stück seines Darmes opfert als sich mit der Trauer und dem Ärger über den Verlust auseinanderzusetzen.

Aus psychoanalytischen Behandlungen von Kolitispatienten und aus Beobachtungen von Säuglingsverhalten läßt sich schließen, daß bei Kolitispatienten die Primärsozialisation (s. S. 611) in spezifischer Weise gestört verlaufen sein muß.

Die ersten Versuche des Säuglings, eigenständige Lebensäußerungen mit und gegen die Mutter zu entfalten, z. B. sich gesättigt oder ermüdet von der Mutter abzuwenden, zu sich zu kommen, wurden erschwert bzw. angstvoll erlebt.

Mutter und Säugling lernten aneinander, daß eigenständige Gefühle nur Spannungen und Unbehagen hervorrufen. Gleichzeitig verstärkte sich die Erfahrung, daß nur *gemeinsam* erlebte Gefühle bei beiden Wohlbehagen auszulösen vermögen. Die Entfaltung gemeinsam erlebten Wohlbehagens ist für die Normalentwicklung eines Säuglings notwendig. Sie wird jedoch pathologisch, wenn sie weitgehend oder gänzlich vorherrscht. In einem solchen Fall spielt die Mutter für den Säugling die Rolle des Gefühlsträgers. Er hat dann keine eigenen Gefühle zu haben. Die Mutter fühlt für ihn. Auch die Mutter scheint einen Gewinn in dieser Rolle als gemeinsamer Gefühlsträger zu haben. Erst in späteren Jahren wird sie unter Umständen verstehen, welche belastende Lebensaufgabe sie damit auf sich genommen hat.

Dieses Grundmuster einer symbiosehaften Beziehung zwischen Mutter und Kind wird bestimmend für weitere Beziehungen, für die Persönlichkeitsentfaltung und für die Erkrankung des Kolitispatienten. Man könnte bildlich von einem primär entstandenen Webfehler in der Persönlichkeitsstruktur eines Kolitispatienten sprechen und sich vorstellen, daß jeder weitere Entwicklungsschritt von diesem gestörten Grundmuster bestimmt wird.

Der Kolitispatient scheint in seinem emotionalen Erleben, d. h. in seinem Interaktionsvermögen, auf der Stufe seiner ersten Lebensjahre verhaftet. Er gerät in einen Zustand absoluter Hilflosigkeit, wenn der Kontakt zur Mutter gefährdet wird.

Jeder Versuch, sich von der Mutter abzuwenden, eigene und von der Mutter divergierende Gefühle in sich wahrzunehmen und zu entfalten, kann er nur als Bedrohung seiner als lebensnotwendig erlebten Harmoniewünsche verstehen.

Gleichzeitig wachsen in ihm – mit jedem Lebensjahr vermehrt – Fähigkeiten der Eigenwahrnehmung und des Sich-auseinandersetzen-Wollens mit der ihn umgebenden Welt. Er gerät dadurch in einen permanenten inneren Konflikt zwischen seinen Wünschen nach Selbstwerdung und den symbiosehaften Bindungswünschen an die Mutter. Die dabei entstehende Wut über seine emotionale Hilflosigkeit und Abhängigkeit von der Mutter, die seine Selbstwerdung behindert, kann er sich nicht eingestehen. Die aggressiven Impulse werden deshalb in seine unbewußten Erlebnisbereiche verdrängt. Ebenso ergeht es ihm mit den Gefühlen des Verletztseins bei einer Kränkung und besonders bei einer eingetretenen oder drohenden Trennung von der Mutter, später auch bei Mutterersatzfiguren.

Der Patient lernt in seiner Kindheit, allen Spannungen und gefühlsbesetzten Situationen aus dem Weg zu gehen bzw. sie bewußt nicht wahrzunehmen, um sein pseudostabiles inneres Gleichgewicht aufrechterhalten zu können. Er nimmt damit in Kauf, daß er die ihn umgebende Welt nur sehr unscharf zu erleben vermag. Unterschiedliche Gefühle, die er bei anderen Menschen wahrnimmt, drohen seine eigenen verdrängten Gefühle ans Tageslicht zu bringen. Deshalb *verzichtet* er darauf, die ihn umgebenden Menschen in ihrer emotionalen Unterschiedlichkeit wahrzunehmen. Für ihn sind deshalb die Mitmenschen, vor allem seine Eltern und Geschwister, „alle gleich liebenswert und hilfsbereit". Das erklärt das Fehlen einer Trotzphase in der Kindheit ebenso wie die beschriebene liebenswürdige und emotionsarme Persönlichkeitsstruktur des Kolitispatienten.

Die Kenntnis der intrapsychischen Prozesse in einem Kolitispatienten ermöglicht uns jetzt, zu verstehen, warum Trennungs- und Verlustängste den Patienten in einen Zustand absoluter Hilflosigkeit versetzen. Er erlebt seine gegensätzlichen Wünsche: „Ich will selbst werden" – und: „Ich muß mich festhalten", als unlösbaren Konflikt. Er kann deshalb die Gefühle von Trauer und Wut nicht ertragen, und er benutzt zunehmend seinen Darm als Austragungsort konflikthafter, verdrängter Gefühle.

Wenn wir die unbewußten Probleme des Patienten, die im analytischen Prozeß zutage treten, in eine verstehbare Sprache umsetzen könnten, so würde uns der Patient etwa folgendes sagen: „Ich bin sehr abhängig von den Menschen und Dingen, an denen ich hänge. Ich wage nicht, mich von ihnen zu trennen. Ich darf mir nicht erlauben, sie zu kränken oder gar zu verärgern. Wird mir etwas genommen oder werde ich gekränkt, so darf ich das Gefühl von Trauer und besonders das Gefühl von Ärger und Wut in mir nicht zulassen, denn es steigt sofort das Gefühl von Angst und absoluter Hilflosigkeit in mir auf. Ich bespreche deshalb lieber alles mit meinem Darm. Hier können sich die Gefühle austoben. Es ist für mich leichter, Bauchgrimmen und Darmbluten zu ertragen als Gefühle von Trauer und Wut. Ich ergrimme mit dem Bauch und blute, weil ich traurig bin und Wut habe. Ich kann es nur so ausdrükken. Für diese Gefühle habe ich keine andere Ausdrucksform."

Für das Verständnis der interaktionellen Gestörtheit des Kolitispatienten ist die Persönlichkeitsstruktur vor allem der Mütter dieser Patienten aufschlußreich. In eindrucksvoller Übereinstimmung wird die **bestimmende Rolle der Mutter** im Erleben des Kolitispatienten beschrieben. Sie wird als dominierend, perfektionistisch und leistungsorientiert mit masochistischen Aufopferungshaltungen erlebt, dabei als schwermütig, gehetzt und ohne echte Lebensfreude. Man findet nicht selten neurotische, besonders zwanghafte, aber auch psychotische Charakterzüge bei diesen Müttern. Die Väter spielen im Erleben der Patienten eine untergeordnete Rolle. Sie haben in ihrer Triangulierungsfunktion (s. Abschn. I, 5.2.5) versagt.

Bei zahlreichen Müttern von Kolitispatienten findet man ein typisches kontrollierend-perfektionistisches Verhalten bei emotionaler Kälte, gepaart mit dem Verlangen nach übermäßiger Hingabe und Unterwerfung von ihren Kindern. Jedes offen aggressive Benehmen der Kinder wird unterdrückt, jedes Zeichen von Unabhängigkeit wird entmutigt. Relativ häufig findet sich bei diesen Müttern ein Bedürfnis, die Darmfunktionen ihrer Kinder, häufig bis in die Pubertät hinein, zu kontrollieren, zu inspizieren und zum Beispiel mit Klistieren zu traktieren. Wenn wir die unbewußten Bilder des Kolitispatienten erneut in eine verstehbare Sprache übersetzen, so können wir ihn jetzt sagen lassen: „Ich konnte schon als kleines Kind nichts behalten, und ich konnte keine Wut zeigen. Meine Darmfunktion wurde von meiner Mutter kontrolliert, reguliert. Meine Mutter war für mich wütend und traurig. Mein Darm reagiert für mich wie meine Mutter."

2.6 Verhalten im Krankenhaus

Der idealtypische Kolitispatient zeigt im Krankenhaus ähnliche Verhaltensweisen wie in der Alltagssituation. Er wirkt lieb, still, bescheiden und freundlich. Da die stationäre Behandlung in der Regel mehrere Wochen umfaßt, werden jedoch zunehmend sein ausgesprochenes Anklammerungsbedürfnis und seine Suche nach Halt, nach einer starken Mutterbindung, vor allem vom Pflegepersonal als Überforderung erlebt (Abb. 24-3).

Der Patient reagiert dabei sehr empfindlich auf Zurückweisungen durch die Schwester oder den Arzt, aber auch auf als beängstigend erlebte Verhaltensweisen von Mitpatienten. Bereits eine neutral-sachliche Haltung einer Pflegekraft, zu der der Patient glaubte, bereits ein inneres Vertrauensverhältnis zu besitzen, vermag ihn in den für ihn typischen bedrohlichen Zustand von Hilflosigkeit zu versetzen und einen erneuten Kolitisschub auszulösen. Äußerlich wirkt der Patient dabei nicht wesentlich verändert. Er scheint nur noch schweigsamer und in sich zurückgezogen zu

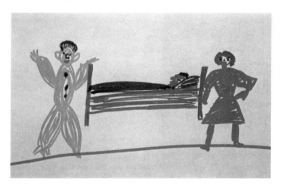

Abb. 24-3. Zeichnung einer 25jährigen Patientin mit Colitis ulcerosa: Die Kranke stellt ihre eigenen bisher abgewehrten Versorgungswünsche dar (aus: KÖHLE, K., P. JORASCHKY: Die Institutionalisierung der Psychosomatischen Medizin im klinischen Bereich. In: ADLER, R., ET AL. (Hrsg.): v. UEXKÜLL: Psychosomatische Medizin. 3. Aufl. Urban & Schwarzenberg 1986).

sein. Bei genauer Betrachtung zeigt sich, daß seine Gedanken noch mehr auf Probleme seines Darms reduziert sind und daß Gefühle, Phantasien und Überlegungen, die darüber hinausgehen, noch stärker ausgeblendet werden. Er ist noch kontaktärmer geworden.

2.7 Stationäre Behandlung und Betreuung

Im Vordergrund der stationären Behandlung stehen pharmakologisch **Corticoide** und **Sulfasalazin** (z. B. Azufildine®) sowie ein stufenweise aufgebauter **Diätplan** über parenterale Ernährung und Sonderkost (s. Kap. 10). Der Patient erlebt in der Regel dankbar alle Untersuchungs- und Behandlungsprozeduren. Alles dreht sich dabei ja um seinen gefühls- und angstbesetzten Darm. Die durch die Behandlung erzielte Beruhigung seiner Darmrevolten verringert seine diffusen unbewußten Angstzustände. Die Verringerung der Angstzustände wiederum führt zu weiterer Beruhigung der Darmmotilität.

Die psychotherapeutische Behandlung und Betreuung sollte diesem **psychosomatischen Angstkreis** gerecht werden. Der Erfolg der pharmakologischen und Diätbehandlung kann durch regelmäßige entängstigende, stützende sowie halt- und mutgebende Gespräche wesentlich verstärkt werden. Sog. *sachgerechte Aufklärung,* z. B. über das bedrohliche Krankheitsbild, ist in akuten und subakuten Stadien der Colitis ulcerosa nicht angebracht, denn sie führt zu weiterer Verängsti-

gung und damit zu erneuter Provokation eines entzündlichen Schubs. Der Patient kann in diesen Stadien keine erwachsene Haltung entwickeln. Er ist voll infantiler, hilfloser Angst und sucht den Anblick und den beruhigenden Zuspruch von Pflegepersonal und Ärzten. Nicht selten berichten Pflegekräfte von den saugenden, anklammernden Augen dieser Patienten. Wenn es ihnen gelingt, sich für kurze Zeit an das Bett des Patienten zu setzen, erleben sie: „wie wenig der Patient zu sagen hat", aber sie spüren sein starkes Verlangen nach ihrer Nähe. Nicht selten resultiert hieraus eine neutrale, distanzierende Haltung, die den Patienten in seiner Angst allein läßt.

Das Wissen um die intrapsychischen Konflikte und die Persönlichkeitsstruktur (s. S. 621) kann zu einer veränderten Betreuungseinstellung führen. Jedoch erst das positive Erleben stützender, beruhigender und **haltgebender Gespräche** vermag diese neue Einstellung zum Patienten zu stabilisieren.

Diese Gespräche mit den Patienten müssen nicht zeitaufwendig sein. Sie sollten regelmäßig, täglich etwa 15 Minuten und ungefähr zur gleichen Zeit, stattfinden. Sie könnten z. B. die Zeit der Sondenernährung ausfüllen. Für den Patienten haben sie vertrauensstiftende, haltgebende und beruhigende Funktion. Den Schwestern und Pflegern gelingt es auf dieser Basis besser, eine distanzierende und zurückweisende Haltung, die nach längerer Behandlung einzutreten pflegt, zu vermeiden. Sollte ein Psychotherapeut oder entsprechend ausgebildete Fachkräfte in dem Krankenhaus tätig sein, so läßt sich mit Hilfe der supportiven Psychotherapie das gesamte Behandlungsklima verbessern. Aufdeckende und konfliktzentrierte Therapieverfahren sind in diesen Behandlungsstadien nicht angezeigt.

Psychopharmakologisch läßt sich mit antidepressiven und neuroleptisch wirksamen Medikamenten der Prozeß vegetativer und intrapsychischer Beruhigung beschleunigen.

2.8 Psychotherapeutische Möglichkeiten nach Abklingen akuter Beschwerden

Auf Grund der vorher dargestellten Ich-Schwäche des Kolitispatienten sind der psychotherapeutischen Beeinflussung des organischen Grundleidens und der damit verknüpften psychopathologischen Grundstörung enge Grenzen gesetzt. Der intrapsychische Konflikt (s. S. 621) zwischen den Selbstwerdungswünschen und den Abhängigkeitswünschen ist bei den meisten Patienten als nicht lösbar zu bezeichnen. Das pseudostabile Gleichgewicht der Kolitispatienten beruht unter anderem auf nicht bewußten infantilen Abhängigkeitswünschen. Jedes Aufdecken und Analysieren dieser pathologischen Bindungswünsche erschüttert das nach einem Kolitisschub wiedergewonnene Gleichgewicht. Die dabei auftretende Verunsicherung und Angst schlägt häufig sofort auf den Darm durch. Beim Auftreten erneuter Darmsymptomatik setzt der konditionierte Teufelskreis ein: weiterer Rückzug emotionaler Erlebens- und Äußerungsmöglichkeiten – zunehmende innere Angst – Zunahme der *Darmrevolte*.

Psychoanalytische Behandlungen von Kolitispatienten sind aus diesem Grunde nur selten und bei ausgesuchten Patienten durchgeführt worden. Diese Behandlung hat zum Ziel, den Patienten seine Grundstörung bewußt erleben zu lassen und verdrängte, bisher nicht erlaubte Gefühle zur Entfaltung zu bringen. Hiermit kann der Patient unabhängig von seinen symbiotischen Bindungswünschen werden und damit erst Frustrationen und vor allem Verlust- und Verlassenheitsängste ertragen lernen. Diese Behandlung ist zeitaufwendig, über zwei bis sechs Jahre verlaufend und nicht selten von Kolitisschüben und in einigen Fällen von psychotischen Krisen bedroht.

Durch die psychoanalytischen Behandlungen konnten Erkenntnisse über die intrapsychischen Prozesse der Kolitispatienten gewonnen werden.

Tiefenpsychologisch orientierte Gruppentherapien mit Colitis-ulcerosa-Patientengruppen als Abwandlungen der psychoanalytischen Methode werden seit einigen Jahren zunehmend angewandt. Sie scheinen dem Bedürfnis des Kolitispatienten nach emotionalem Rückzug bei Gefährdung seiner Pseudostabilität entgegenzukommen und ihm gleichzeitig über Identifikationen mit den übrigen Gruppenmitgliedern ein langsames Aufweichen seiner starren Abwehrhaltungen zu ermöglichen. Es bedarf noch weiterer Erfahrungen und eines größeren Angebotes durch entsprechend qualifizierte Gruppentherapeuten, um den Erfolg dieser Methode beurteilen zu können.

Die **supportive**, d. h. haltgebende, stützende, **Psychotherapie** ist vorläufig weiterhin die **Therapie der Wahl** in der psychotherapeutischen Behandlung von Kolitispatienten. Ihr erklärtes Ziel ist nicht die Beseitigung der psychischen Grundstörung des Patienten. Sie dient auch nicht der Ich-Stärkung des Patienten über ein Erkennen und Nutzbarmachen eigener Gefühle. Ihr Hauptanliegen ist es, dem Patienten eine vertrauensspendende und haltgebende Übertragungsbeziehung anzubieten. Auf dem Boden dieser **positiven Übertragung** vermag ein Kolitispatient die Ereignisse seines Lebens besser durchzustehen. Die nicht ausbleibenden Frustrationen in seinem Leben, denen er hilflos gegenübersteht, weil ihm normale emotionale Verarbeitungsweisen nicht zur Verfügung stehen, kann er mit Hilfe der positiven Übertragung zu seinem Therapeuten besser ertragen.

Verblüffend hierbei ist, daß der Patient häufig belastende Probleme seinem Therapeuten nicht mitzuteilen braucht. Allein die Präsenz des Therapeuten und seine beruhigenden und mutgebenden Worte vermögen dem Patienten das Gefühl von Sicherheit und Vertrauen zurückzugeben. Diese therapeutisch wirksame Beziehung erinnert stark an die symbiotische Mutter-Kind-Beziehung des ersten Lebensjahres, in der die Mutter der Gefühlsträger war und in der beide in harmonischer Verschränkung existierten. Inwieweit das Wiederholen der Mutter-Kind-Beziehung in der Therapeuten-Patienten-Beziehung zu einer zunehmenden Besserung der Grundstörung führt, hängt von der Länge der Behandlung, der Arbeitsweise des Therapeuten und vor allem von der Tiefe der Grundstörung des Patienten ab. Auch diese Frage bedarf noch weiterer Erforschung.

Vorläufig muß noch mit einer lebenslangen Betreuung durch einen supportiv arbeitenden Therapeuten gerechnet werden. Die Behandlungszwischenräume können in ruhigen Phasen mehr als vier Wochen betragen. Für den Patienten ist dabei jedoch die Gewißheit wichtig, daß er zu jeder Zeit seinen Therapeuten ansprechen oder anrufen kann. Tatsächlich kann ein 10-Minuten-Telefongespräch eine drohende Kolitiskrise verringern oder abwenden.

Die supportive Gesprächstherapie ist nicht den Psychotherapeuten im engeren Sinne vorbehalten. Außerhalb der Klinik können praktische Ärzte, Gemeindeschwestern und Sozialarbeiter diese Technik in entsprechenden Übungsgruppen, z. B. BALINT-Gruppe, erlernen.

3 Der chronisch schwerkranke und der sterbende Patient

3.1 Grundsätzliche Überlegungen

Diese Gruppe von Patienten fordert den behandelnden Arzt, die betreuende Pflegekraft und die Versorgung im Krankenhaus in besonderer Weise. Es handelt sich um Krankheitszustände, deren tödlicher Ausgang nicht zu verhindern ist, oder um Erkrankungen, die potentiell lebensbedrohlich sind und bei denen nur pharmakologische bzw. technisch-apparative Dauerhilfen das Leben zu erhalten vermögen, z.B. Tumor- und Dialysepatienten und Patienten in Intensiveinrichtungen.

Aus psychosomatischer Sicht lassen sich die dabei auftretenden psychischen Auffälligkeiten als Reaktion auf die eingetretene Lebensbedrohung und auf die unauflösbare vitale Abhängigkeit von Geräten und Betreuern verstehen.

> Das veränderte Verhalten der schwerkranken Patienten ist zu verstehen als ein Versuch zur Lebensbewältigung unter den Bedingungen vitaler Abhängigkeit und tödlicher Bedrohung.

Idealtypisch zeigt sich auf einer Station mit langfristig zu behandelnden schwerkranken Patienten (Beispiel: Dialysestation) eine eigenartige familiäre Atmosphäre mit zum Teil offen ausgetragenen Konflikten sowohl untereinander als auch zwischen Patienten und Pflegepersonal. Die auftretenden Konflikte sind Interaktionskonflikte zwischen Betreuern und Betreuten unter emotionalen Streßbedingungen. Die Patienten wirken dabei entweder weinerlich-anklammernd, trotzig-protestierend oder emotionsverarmt-angepaßt. Das Pflegepersonal erscheint, als wenn es auf der Bruder-Schwester-Ebene mit den Patienten konkurriert oder ungewollte Vater- bzw. Mutterrollen zu spielen hat. Tatsächlich ist dieses Klima nicht nur für den Patienten belastend. Auch das Pflegepersonal wird in überdurchschnittlicher Weise emotional gefordert. Es kann sich nur unzureichend hinter einer klaren Rolle, z.B. der einer medizinisch-technisch versierten Pflegekraft, zurückziehen.

> Diese Interaktionsprobleme bedeuten für die Pflegekräfte wie für Patienten einen emotionalen Dauerstreß. Sie erschweren die rehabilitativen Maßnahmen, indem sie Eigenleistungen und Verselbständigungsprozesse bei den Patienten blockieren.

Für das Pflegepersonal bedeuten sie eine Verschlechterung des Arbeitsklimas. Gruppenfehden innerhalb des Pflegepersonals und hierarchische Konflikte, z.B. mit den Ärzten und der Verwaltung, treten hier vermehrt auf. Sie sind oft ein notwendiges Ventil für angestaute Aggressionen, die ungelöst zu privaten Problemen und eigenen psychosomatischen Beschwerden führen können.

3.2 Regressionsformen

Aus psychoanalytischer Sicht lassen sich die Interaktionsprobleme bei Schwerkranken in folgender Weise dem Verständnis näherbringen:

▷ Unter der Einwirkung von überforderndem körperlichem, sozialem oder psychischem Streß, z.B. durch eine länger andauernde körperliche Erkrankung, durch den Verlust der Berufsrolle oder durch den Verlust des Ehepartners, kommt es zu einem typischen Rückzug des Menschen aus seinen bisherigen psychischen und sozialen Aktivitäten. In der psychoanalytischen Fachsprache nennen wir diesen Vorgang eine **Regression**. Ein regredierter Mensch versucht, mit Hilfe dieses Rückzugs aus äußeren Aktivitäten auf einer weniger anspruchsvollen Stufe neuen Halt zu finden.

▷ Das Ausmaß und der Umfang der aufgetretenen Behinderung, die Anzahl möglicher Kompensationsfelder und die jeweilige Persönlichkeitsstruktur bestimmen die Tiefe und das Ausmaß der Regression. Beispielsweise wird bei einem Patienten der Verlust des Ehepartners weniger folgenschwer verarbeitet, wenn er im beruflichen wie privaten Bereich tragende emotionale Beziehungen besitzt. Eine schwere Körperbehinderung wird durch verständnisvolle Angehörige ebenso wie durch die Möglichkeit, mit der Behinderung wieder voll berufstätig sein zu können, von einem Patienten schneller akzeptiert werden können.

▷ Eine anhaltende tödliche Bedrohung oder der plötzliche Verlust aller bisherigen Lebensformen und Möglichkeiten, z.B. durch einen Unfall mit irreparablen Schäden oder durch den Verlust der Nierenfunktion sowie die daraus resultierende Abhängigkeit von zahlreichen medizinischen und anderen Betreuern, wird in der Regel von den Betroffenen als Katastrophe mit den Gefühlen von absoluter Hilflosigkeit erlebt. In einer solchen Situation regrediert ein Patient primär auf die früheste Stufe seiner menschlichen Existenz. Sein Verhalten ist dem eines Säuglings oder Kleinkindes vergleichbar, das von der Mutter gänzlich abhängig und zu eigenständigem Handeln noch nicht befähigt ist.

▷ Diese Regressionsstufe der Hilflosigkeit ist mit den Gefühlen von Verzweiflung, Bedrücktsein und Hoffnungslosigkeit verbunden. Der Pflegende soll aus der Sicht des Patienten hier die Funktion der nährenden, beschützenden und mutspendenden Mutter übernehmen. Diese Funktion wird vom Pflegepersonal in der Regel bereitwillig, zum Teil auch mit Opferbereitschaft übernommen, wenn die klagsame Haltung der Patienten nicht zu ausgeprägt ist und vor allem, wenn der Behandlungszeitraum nicht zu lang ist. Die Behandlung regressiver, also hilflos sich anklammernder Patienten ist traditionell gewachsen und Grundbestandteil der Berufsidentität des Krankenpflegepersonals. Die zunehmende medizinisch-technische Spezialisierung sowie die Struktur des heutigen Krankenhauses behindern jedoch zunehmend diese betreuende Funktion. Sie führen zu inneren Konflikten zwischen dem pflegenden Selbstverständnis und dem technisch versierten Können bei der Krankenschwester und dem Krankenpfleger. Sie entsprechen den inneren Konflikten, denen auch der Arzt heute ausgesetzt ist.

Die Regression ist grundsätzlich als ein sinnvoller Mechanismus anzusehen. Sie beinhaltet ein vorübergehendes Aufgeben von gewohnter aktiver Lebensbewältigung mit dem Ziel, kraftsparend den Gesundungsprozeß zu beschleunigen. Wie sinnvoll diese Regression ist, vermag jeder nachzuempfinden, der sich an eigene Erkrankungen und an die dabei dankbar erlebte *aufpäppelnde* Fürsorge erinnert. Bei der Behandlung des Magenpatienten (s. S. 623) wurde sie als therapeutisch wirksam beschrieben.

Bei einem chronisch schwerkranken Patienten ist jedoch die Hoffnung auf Genesung geringer. Die Rehabilitation ist mit sehr viel Mühe verbunden und mit für den Patienten noch fragwürdigen, neu zu erlernenden Lebensformen und Abhängigkeiten. Der Mut, weiter zu leben und trotz

Abhängigkeiten bzw. tödlicher Bedrohung die Selbststeuerung seines Lebens wieder in die Hand zu nehmen, ist gesunken. Ein Patient wird in dieser Situation nur zögernd, zum Teil widerstrebend, Anstrengungen zur Selbststeuerung seines Lebens übernehmen. Er wird bei Mißerfolgen leichter zurückfallen und erneut tiefer regredieren. Er schwankt damit zwischen seinen Versuchen, sich erneut zu verselbständigen, und denen, sich anklammernd wieder ganz den Betreuern auszuliefern.

Um das Arbeitsklima zu verbessern und um die Rehabilitationschancen des Patienten zu verbessern, ist es notwendig, die verschiedenen Regressionsstufen, in die sich ein Patient zurückzuziehen vermag, wie die damit verknüpften Gegenhaltungen der Betreuer zu verstehen. Diese Überlegungen haben die gleiche Bedeutung für den unheilbar Kranken und den Sterbenden.

Auch hier gilt es, die verschiedenen Rückzugsstufen zu verstehen, um die zunehmende Isolierung aufbrechen zu können, und um damit dem Leidenden das Gefühl des Angenommenseins und dem Sterbenden das Gefühl des Menschseins und der Würde zu vermitteln.

Es werden folgende vier Entwicklungsstufen, die mehr oder weniger regelhaft auf dem Weg von weitgehender Abhängigkeit bis zu weitgehender Selbststeuerung durchlaufen werden, unterschieden:

Regressions- und Bewältigungsstufen
1. Hilflosigkeit
2. Protest
3. Verleugnung
4. Reife

Die tiefste Stufe der Regression mit den Gefühlen des Ausgeliefertseins, der Hilflosigkeit und der Abhängigkeit von Betreuern läßt sich in der Anfangsphase der Behandlung auf Stationen mit schwerkranken Patienten, vor allem in Dialyse- und in Intensiveinrichtungen, beobachten. Auch bei Sterbenden ist sie eine Durchgangsphase, nachdem die Realität des drohenden Todes akzeptiert werden konnte. Die Patienten liegen depressiv, hilflos und ängstlich in ihren Betten. Sie wirken weinerlich, klagsam und scheinen sich aufgegeben zu haben. Von einigen werden offen suizidale Tendenzen angegeben. Die Patienten suchen den Blick und das tröstende Wort von Schwestern und Pflegern und Ärzten. Nichtbeachtung oder Versachlichung der Beziehungen vertiefen ihre Verzweiflung. Sie sind in dieser Phase sehr anhänglich und dankbar für jede menschliche Geste.

Die folgende Stufe neuer Lebensbewältigung ist die des kindlich-trotzigen Protestes gegen Schicksal und Krankheit, gegen den drohenden Tod, gegen die eingetretene Unselbständigkeit und Behinderung und damit auch gegen die Betreuer. Diese Stufe läßt sich mit der ersten Trotzphase der Kindheit vergleichen. In der stationären Behandlung wird diese Phase regelhaft nach etwa vier bis acht Wochen Behandlungszeit erreicht.

Bei Dialysepatienten kann diese Stufe erst nach sechs Monaten oder später eintreten. Die Patienten beginnen, mit allem unzufrieden zu sein. Sie sind nörglerisch, mäkeln über das Essen und über die Behandlung. Sie bestehen hartnäckig auf irgendwelchen Sonderrechten. Sie wirken insgesamt wie störrische, trotzige Kinder. Pflegepersonal und übrige Bezugspersonen fühlen sich in dieser Phase am stärksten belastet. Sie reagieren — ohne entsprechende Hilfe — abweisend und zurechtweisend auf den quengeligen oder, wie es heute noch heißt, *renitenten* Patienten.

Das Verständnis für die Tatsache, daß der Patient in der Protestphase eine größere Rehabilitationschance hat als auf der tieferen Regressionsstufe der Hilflosigkeit, kann sich nur schwer einstellen, weil der durch den Patienten provozierte Ärger den eigenen Blick verstellt. Der Patient sucht mit Hilfe seines Protestes neuen Lebenshalt. Es hängt vom Grad der Belastbarkeit des Pflegepersonals wie des Patienten ab, ob er die Protestphase erfolgreich überwindet, ob er in ihr verharrt, oder ob er endgültig kapitulierend in die kindliche Phase der Hilflosigkeit zurückfällt. In einigen, bewußt versachlichenden Behandlungseinrichtungen schwerkranker Patienten läßt sich studieren, in welchem Ausmaß diese regressionsvertiefenden Funktionen zu einem allgemeinen Regressionsklima von Hilflosigkeit und Abhängigkeit führen können, in das lediglich die kindlich-bizarre Protesthaltung einiger Patienten Farbe hineinträgt.

Die dritte Regressionsstufe wird von den Patienten erreicht, die ihre Proteststufe erfolgreich überwinden konnten und die nicht dem verärgerten Gegendruck ihrer Betreuer nachgeben mußten. Wir nennen sie **Verleugnungsphase**, weil der Patient in dieser Zeit noch nicht in der Lage ist,

seine Erkrankung und Behinderung sowie die weiterbestehende Abhängigkeit zu akzeptieren, und er deshalb diese Realität verleugnen muß. Bei unheilbar Kranken, z. B. bei Tumorpatienten, finden wir diese Haltung häufig in ausgeprägter Form. Die Patienten haben gelernt, daß ihre Umwelt — Angehörige ebenso wie Pflegekräfte und Ärzte — sich verängstigt und hilflos zurückzieht, wenn Probleme des Todes angesprochen werden. Diese Patienten müssen also die eigenen Ängste vor den Ängsten ihrer Umwelt verbergen, um weiterhin menschlichen Kontakt zu behalten. In dieser Verleugnungsphase wirken die Patienten schweigsamer, sachlicher und kooperativ. Fragen über die Zukunft, über die Behinderung wie über persönliche Probleme werden jedoch ausgeklammert. Der Patient hat seine Klagsamkeit wie seinen Protest scheinbar *überwunden* und scheint alle Ängste und Bedrückungen vergessen oder verdrängt zu haben. Patienten in der Verleugnungsphase werden vom Pflegepersonal wieder gemocht. Sie werden gern als gutes Beispiel für andere gewählt. Erst bei genauerer Beobachtung dieses Regressionsverhaltens zeigen sich die emotionale Leere und die Isolierung, in denen sich diese Menschen befinden. Unerwartete Selbstmordversuche und plötzliche somatische Komplikationen geben nicht selten erste Hinweise auf die wirkliche seelische Not, in der sich diese Patienten befanden.

Die vierte und höchste Stufe der Lebensbewältigung ist die der reifen erwachsenen Haltung. Sie ist in Krankenhäusern kaum oder nur partiell zu erreichen. Die Realität weitgehender Abhängigkeit, das Aufgebenmüssen einer Vielzahl im Laufe eines Lebens gewachsener individueller Eigenarten ohne Hoffnung auf eine menschenwürdigere Lösung in den zunehmend emotionsentleerten Krankenhäusern zwingt den Patienten zur Verleugnung seiner Realität oder in noch tiefere infantilere Regressionsstufen. Die Tatsache, unwiderruflich abhängig zu sein, hat bereits infantilisierende und lähmende Wirkungen.

Das Pflegepersonal steht hierbei nicht selten vor einer paradoxen Aufgabe: In dem Maße, wie es den Behandlungs- und Betreuungserfordernissen der Patienten gerecht zu werden versucht, hindert es die Patienten an notwendigen Eigenleistungen und Verselbständigungsversuchen. Die Problematik wird dadurch verschärft, daß vom gleichen Patienten nicht selten gleichzeitig ein doppeltes Signal ausgeht: „Hilf mir, ich komme allein nicht mehr zurecht", und: „ich will nicht, daß du mir hilfst, ich will es allein schaffen". Die emotionale Verhakung zwischen Betreuern und Betreuten auf dieser Stufe hat hier ihre Quelle. Sie ist in dem Maße nicht lösbar, wie institutionelle Zwänge und Personalmangel eine größere Toleranz gegenüber den Eigenleistungen und Eigenwilligkeiten der Patienten nicht erlauben, und indem psychische Probleme in der Behandlung von Patienten als randständig und unbedeutend angesehen werden. Überlegungen zum weiteren Verständnis dieser Probleme werden im folgenden Teil III vorgestellt.

III Psychosomatik und heutiges Krankenhaus

1 Probleme der Verwirklichung psychosomatischer Behandlung im Krankenhaus

In den vorangegangenen Kapiteln dieses Lehrbuches wurde die Erkennung und Behandlung von Krankheiten unter körperlich-organischen Gesichtspunkten besprochen. Die gesamte Struktur des modernen Krankenhauses ist darauf eingerichtet, die Behandlungsaufgaben unter diesen organpathologischen Gesichtspunkten optimal zu bewältigen.

Für die psychosomatische Orientierung sind zusätzliche Überlegungen wichtig. In der vorangegangenen Erörterung der Probleme chronisch Kranker und Sterbender wurde gezeigt, daß die moderne Krankenhausstruktur und die darin herrschende Rollenverteilung ein Hindernis darstellen können für eine sinnvolle Bewältigung der Aufgaben, die hier von Pflegekräften und Ärzten zu erfüllen sind.

> Die Erörterung der Bewältigung psychosomatischer Behandlungsaufgaben im Krankenhaus verlangt deshalb eine kritische Auseinandersetzung mit der geistigen, sozialen und organisatorischen Struktur der modernen Krankenhausmedizin.

Dies ist jedoch ein sich immer wiederholender Vorgang. Als die Medizin ihre heutige naturwissenschaftliche Fundierung entwickelte, mußten die bestehende Arbeitsweise und Arbeitsteilung sowie das Rollenverständnis in der Krankenpflege und -behandlung von Grund auf umstrukturiert werden, um den neuen Anforderungen genügen zu können. Da aber die naturwissenschaftlich-organbezogene Ausrichtung der Medizin mit ihren großen Erfolgen nur ein unzureichendes Verständnis für das Leiden, Kranksein und Sterben des Menschen entwickeln konnte, kann es nicht überraschen, daß die Bewältigung der Aufgaben, die sich damit neu stellen, auch eine neue Struktur des Handelns erfordert.

> Psychosomatische Medizin, die dem Patienten nicht nur als Träger eines kranken Organs, sondern als krankem Menschen gerecht zu werden sucht, kann und darf nicht als Gegenposition zur naturwissenschaftlichen Medizin im Sinne gegenseitiger Ausschließung gesucht und verwirklicht werden, sondern sie muß die Errungenschaften der Organmedizin mit einschließen.

Es geht also um ein weitergehendes Verständnis des kranken Menschen. Zur organpathologischen Orientierung tritt das Verstehen der aus der Lebensgeschichte und aus dem Verhalten des Patienten gewonnenen Einsichten zur Beurteilung und Behandlung seines Krankseins hinzu.

In der Lösung dieser schwierigen Synthese stehen wir erst in den Anfängen. Die Leserinnen und Leser dieses Lehrbuches, die am Anfang ihres beruflichen Lebensweges stehen, werden diese neue Entwicklung und Neustrukturierung mitzutragen und zu verwirklichen haben. Es ist daher wohl angebracht, zum Abschluß dieses Kapitels einige der dabei anstehenden Probleme näher anzusprechen. Die kritisch gehaltene Darstellung zielt darauf ab, die Entwicklung eines Problembewußtseins anzuregen.

1.1 Entfremdungsprozesse im Krankenhaus

Kritische Untersuchungen über eine zunehmende Versachlichung und Verfremdung in unseren Krankenhäusern lassen sich besonders gut bei der Behandlung und Betreuung chronisch schwerkranker und sterbender Patienten durchführen. Die Unterdrückung von Emotionalität und die versachlichende Atmosphäre, die den Patienten in seinem Leiden allein läßt, ebenso wie das Unbehagen von Schwestern, Pflegern und Ärzten über die eigene Ratlosigkeit und den weiteren Rückzug in noch mehr technisch-apparative Distanz, lassen sich hier am schmerzhaftesten verstehen. In dieser brennpunkthaften Verdichtung werden jedoch allgemeine Probleme des heutigen Krankenhauses sichtbar.

Die Probleme sind nicht lösbar, solange sie von den Betroffenen mit schuldhaftem Unbehagen registriert werden, solange es Schwestern, Pflegern und Ärzten nicht gelingt, das System der hilflos machenden Überforderung zu verstehen, die historisch gewachsenen Einstellungen und Rollenzwänge in Frage zu stellen und neue Verhaltensweisen zueinander und zum Patienten zu suchen. Nachfolgend werden diese Fragen, in vier Problembereiche unterteilt, überblickhaft dargestellt:

▷ versachlichende Umwelt
▷ biologisch orientierte Organmedizin
▷ traditionelle Rollenzwänge
▷ Neuorientierungen

1.2 Versachlichende Umwelt

Vorausgesetzt werden soll folgende These: Versachlichende, emotionsentleerte Beziehungen sind angestrebte Interaktionsmuster der heutigen Gesellschaft. Ungestört von der Suche vor allem von Teilen der jüngeren Generation nach Beziehungsformen, die von mehr Emotionalität und menschlicher Wärme getragen werden, läßt sich ein Trend nicht übersehen, die Arbeits- und Lebensform weiter zu versachlichen. Wohngemeinschaften werden von Jugendlichen mit dem Ziel gegründet, dem rationalisierten und gefühlskalten Alltag in der elterlichen Familie zu entgehen. Architekten und Politiker diskutieren die Kommunikationsfeindlichkeit unserer Städte. Unternehmer beschäftigen Psychospezialisten für Emotionstraining ihrer Führungskräfte. Und doch wird das Gesicht der Städte weiterhin mit *klaren, kühlen Fassaden* bestückt und der *isolierte Zwei- bis Dreipersonenhaushalt*, die heutige Familie, bestimmt mit seiner Arbeitsteilung und Funktionalität das Klima der Hochhäuser und die Erziehung der Kinder. Vor allem werden an den Arbeitsplätzen weiterhin und zunehmend Rationalisierung und Versachlichung zum wichtigsten Prinzip der Leistungssteigerung. Tatsächlich scheinen Funktionsabläufe, ob in Verwaltungen, Fabriken oder Krankenhäusern, durch Gefühlsbeziehungen der Beschäftigten beeinträchtigt zu werden.

Auch im Krankenhaus läuft der Routinebetrieb scheinbar reibungsloser, wenn Gefühle und persönliche Wünsche bei den Betreuern, Verwaltungsangestellten und Patienten möglichst ausgeklammert werden.

Diese emotionsentleerten Beziehungen zugunsten von reibungslosen Funktionsabläufen sind jedoch Quelle vielfacher Störungen und psychosomatischer Erkrankungen, wie bereits beschrieben. Sie werden an dieser Stelle erneut angesprochen, um aufzuzeigen, daß die emotionsarmen Funktionsabläufe in einem Krankenhaus nicht aus dem üblichen Rahmen heutiger Wert- und Normvorstellungen herausfallen.

1.3 Biologisch orientierte Organmedizin

Die Medizin mit ihren großartigen Erfolgen in der Bekämpfung von Schmerzen und Infektionen, der Beherrschung hormoneller Störungen und der Entwicklung lebenserhaltender Prothesenoperationen und ihre Schattenseiten, die zunehmende technisch-apparative Entfremdung zum kranken Menschen, wurden bereits dargestellt.

Ohne grundsätzliche Änderung der bis heute massiv vorherrschenden organbiologischen Orientierung innerhalb der medizinischen Forschungs- und Behandlungsstrategien wird mit einer Zunahme von Entfremdungsprozessen im Krankenhaus zu rechnen sein, und psychosomatisch verstehbare Störungen und Erkrankungen werden nicht behandelbar sein.

1.4 Traditionelle Rollenzwänge

Das Krankenhaus ist eine Institution, in der sich im Laufe von Jahrhunderten ein spezifisches Rollenverhalten für Mitarbeiter wie Patienten herausgebildet hat. So ist die Rolle des Patienten, des Arztes, des Chefarztes, der Schwester, der Stationsschwester und der Pflegedienstleitung traditionell gewachsen und festgelegt. Auch die Rolle des Studenten und der Schwesternschülerinnen entwickelt sich in einem spezifischen Erwartungsrahmen. So finden sich trotz unterschiedlicher Arbeitsbedingungen in den einzelnen Krankenhäusern ein ähnliches Rollenverhalten und ähnliche Rollenkonflikte in allen Krankenhäusern.

In den letzten 20 Jahren haben sich durch die zunehmende technisch-apparative und damit verbunden aufgrund der hohen Patientenzahlen durch die bürokratisch-administrative Entwicklung in den Krankenhäusern die Aufgabenschwerpunkte des Pflegepersonals entscheidend verlagert. Stationsschwestern werden in diesem Geschehen zu Buchhaltern für Krankenakten und Kontrolleure des reibungslosen Funktionsablaufes auf der Station. Der pflegerisch-betreuende Aspekt der

Krankenbehandlung kommt hierbei zwangsmäßig zu kurz.

Gleichzeitig brachte die Entwicklung differenzierter Untersuchungs- und Behandlungstechniken dem Pflegepersonal neue Möglichkeiten zur beruflichen Spezialisierung, z. B. in der Intensivpflege oder im Dialysebereich. Diese Entwicklung brachte ein neues Selbstverständnis und Selbstbewußtsein für den einzelnen mit sich. Der Arzt als der traditionell Anweisende und Verordnende, verlor hierbei einen Teil seiner alten Rollenidentität. Die Dialyseschwester beispielsweise ist in der Regel fachlich qualifizierter in der Bedienung der künstlichen Niere als der zuständige Stationsarzt. Sie kann deshalb nicht mehr in ungebrochener Weise die traditionelle Rolle der ausschließlich Anweisungen ausführenden Schwester ausüben und beginnt zunehmend zu einem Behandlungspartner des Arztes zu werden. Prinzipiell läßt sich diese Entwicklung in allen Bereichen des Krankenhauses wahrnehmen. Dieser angelaufene Prozeß kann jedoch nicht konfliktfrei ablaufen. Der Arzt wird unter Umständen verunsichert und verärgert, die Pflegeleitung zieht sich in administrative Bereiche zurück, und die einzelne Pflegekraft suchen die eigene Verunsicherung aufzufangen, indem sie weitere fachliche Spezialisierung anstreben und sich noch stärker vom Patienten zurückziehen.

Der derzeit angelaufene Veränderungsprozeß im Krankenhaus mit dem Ziel neuer Rollenfindung trägt damit zur weiteren Versachlichung und Entfremdung im Krankenhaus bei. Die infantilisierenden Beziehungsprobleme, die im Kapitel über die Betreuung von Schwerkranken und Sterbenden beschrieben wurden, werden hierdurch verschärft. In diesem Beziehungsgefüge des Krankenhauses ist es meist schwierig, vorherrschende emotionale Spannungen, Verleugnungshaltungen und Gefühlskälte als Ergebnis abgewehrter Patientenprobleme oder als Ergebnis abgewehrter Rollenkonflikte des Behandlungsteams zu verstehen. Erschwerend kommt hinzu, daß sich diese unterschiedlichen Problemkreise gegenseitig bedingen und verstärken. Nur die Aufarbeitung dieser Probleme in regelmäßigen Teamgesprächen vermag die entstandenen Spannungen zu lösen und versachlichende Verleugnungsmechanismen zu verringern.

2 Neuorientierungen

Die in den vorangegangenen Abschnitten angestellten sozialmedizinischen Überlegungen zur Struktur des heutigen Krankenhauses und zum Krankheitsverständnis der derzeitigen Medizin sind Voraussetzung für eine mögliche Einstellungsänderung in der Betreuung und Behandlung von kranken Menschen. Im Vordergrund der psychosomatischen Neuorientierung steht also die Problematisierung der vorherrschenden Situation. Ist diese Neuorientierung für das Pflegepersonal zu erwarten und anzustreben?

Das Unbehagen über den augenblicklichen Zustand wächst. Andererseits ist nicht zu übersehen, daß das versachlichende Funktionsklima auf den Stationen dem allgemeinen Zeittrend entspricht und dem Pflegepersonal in seinen Wünschen nach mehr Eigenständigkeit entgegenzukommen scheint. Spezialisierungsmöglichkeiten in technisch-apparativer Medizin verstärken diese Orientierung. Der damit verbundene Verlust von einfühlender Nähe zum Patienten führt bei einem Teil des Pflegepersonals zu spezifischer Berufsmüdigkeit und zum Überwechseln in Berufe, die mehr mitmenschliches und sozialpädagogisches Engagement versprechen. Inzwischen werden modellhaft erste psychosomatische Abteilungen eingerichtet. Außerdem beginnen vereinzelt Stationen mit emotional belastendem Arbeitsklima psychodynamisch orientierte Trainingsformen einzuführen. Es zeichnen sich damit unterschiedliche Entwicklungsrichtungen des Krankenpflegeberufes ab.

2.1 Modellstationen

Nachfolgend werden erste Erfahrungen aus psychodynamisch orientierten Modellstationen skizziert: Im Mittelpunkt der Neuorientierung stehen die emotionalen Prozesse auf der Station. Hierbei zeigt sich, daß die Bereitschaft und Motivation für vermehrte und vertiefte Patientenkontakte ausgesprochen groß sind. Gleichzeitig ist in der Anfangsphase die Unsicherheit und Ratlosigkeit bei den Pflegekräften, die in neuer Weise auf den Patienten einzugehen versuchten, groß. Es zeigt sich, daß es vor allem die dabei ins Spiel kommenden eigenen Gefühle sind, die diese Unsicherheit und Ratlosigkeit auszulösen vermögen.

Bei der Bearbeitung dieser Probleme zeigt sich folgender aufschlußreicher intrapsychischer Mechanismus: Die alte Rollenidentität der hilfsbereiten, immer freundlichen und liebenswerten Schwester ist hinter ihrer sachlich-distanzierenden Haltung verborgen. Die neutrale Sachlichkeitshaltung stellt sich als eine Schutzform heraus, mit der eigene Gefühle, die bei näheren Kontakten mit Patienten auftreten, überspielt werden können. Durch den inneren Zwang, immer freundlich, hilfsbereit und aufopfernd für den Patienten da zu sein, gerät die Pflegeperson in einen permanenten Zustand der Überforderung.

Je größer die emotional getragenen Erwartungen der Patienten sind, um so stärker ist dann der Rückzug der Pflegekraft und des Arztes in distanzierende Sachlichkeit.

Es wird hiermit verständlich, warum chronisch schwerkranke und sterbende Patienten, die das ganze Spektrum menschlicher Anteilnahme erwarten, bei Pflegekräften und Ärzten Hilflosigkeit und Distanzierungsbedürfnisse auszulösen vermögen. Der innere Anspruch, „immer freundlich, opferbereit und erfolgreich helfend zu sein", ist hier am wenigsten zu verwirklichen. Die durch den Patienten hervorgerufenen eigenen Ängste und vor allem die nicht zu vermeidenden Reaktionen von Ärger, Wut und Ablehnung gegenüber den Patienten können weder mit der alten noch mit der neuen Rollenidentität zur Deckung gebracht werden. Die eigenen Gefühle werden deshalb verleugnet, so wie der Patient das Verleugnen seiner Ängste und Wünsche im Krankenhaus lernen mußte.

Ein Auszubildener in der Krankenpflege beispielsweise, der sich an das Bett eines Patienten setzt und der dann mit dem stereotypen Satz von der Stationsschwester zurückgepfiffen wird: „Sie haben wohl nichts zu tun", wird von dem gleichen inneren Anspruch wie die Stationsschwester bewegt. Er ist nur noch nicht ausreichend verunsichert worden, hat sich den Systemzwängen noch nicht unterworfen und hat noch nicht den rettenden Rückzug in sachorientierte Neutralität angetreten. Damit ergibt sich eine paradoxe Situation: Die innere Anspruchshaltung von Hilfs- und Opferbereitschaft ist eine Ursache für den Rückzug vom Patienten.

Auf psychodynamisch orientierten Modellstationen ist die Basis psychotherapeutisch wirksamer Maßnahmen das Zulassen von Emotionen. Schwestern und Pfleger stehen dabei vor der Aufgabe, in neuer Weise auf den Patienten einzugehen. Sie suchen aktiv und von sich selbst aus das Gespräch mit dem Patienten. Sie versuchen ihn dazu anzuregen, sich über seine Schwierigkeiten und Ängste, über seine Hoffnungen und Wünsche wie über seinen Ärger und seine Verzweiflung auszusprechen. Sie erleben dabei seine zum Teil maßlosen infantilen Forderungen und Anklammerungsbedürfnisse, seine ängstlichen oder trotzigen Abwehrhaltungen und seine Hilflosigkeit und Todesängste. Hierbei geraten eigene Ängste vor dem Sterben, die latenten Zweifel über die Beständigkeit der eigenen Gesundheit und der eigenen Ich-Stabilität in Bewegung. Zorn und Ärger über besonders aufdringliche und überfordernde Patienten stellen sich ein. Das Selbstverständnis der *pflegenden Schwestern* ist

in Frage gestellt, und oft gewinnt die Flucht in Halt und Sicherheit gebende organmedizinische Verrichtungen die Oberhand. Aufgrund des hohen emotionalen Forderungsdruckes der Patienten wird auf psychosomatischen Stationen zu Beginn immer wieder das Somatisieren von psychischen Problemen in den Vordergrund treten. Hierbei treffen sich dann die Ängste und die somatisierende Abwehr von Patient und Betreuern. Der Patient mit seinen unzureichenden Fähigkeiten, seine psychischen Probleme wahrzunehmen und verbal, d.h. mit Worten, ausdrücken zu können, benutzt seine somatischen Beschwerden als Aufmerksamkeitssignal für inneres Leiden und als klagend-anklagenden Appell: „Helft mir endlich". Es scheint dann häufig keine andere Wahl zu bestehen, als auf der Ebene der Organsprache, *Magenbeschwerden* mit Paspertintropfen zu beantworten. Ebenso zwingt nicht selten der Zeitfaktor zu häufigen *Paspertin-Antworten*, was den eigentlichen zugrundeliegenden Konflikt immer stärker zudeckt.

Die Rollenverunsicherung, die durch das Auftauchen und Gewahrwerden eigener Gefühle bei Schwestern und Pflegern wie bei Ärzten entsteht, führt zu Gefühlen von therapeutischer und pflegerischer Ohnmacht. Dies verstärkt die Verunsicherung des Patienten und damit seine Organsymptomatik. Das wiederum zwingt zu organmedizinischem Eingreifen, d.h. zu erneuten therapeutisch-apparativen Untersuchungsserien und pharmakologischen Maßnahmen. Dieser Teufelskreis kann nur durchbrochen werden, wenn Ausbildungs- bzw. Weiterbildungsmöglichkeiten angeboten werden, die es ermöglichen, die entstehende Verunsicherung zu verstehen und aufzuarbeiten.

Im Vordergrund der psychosomatisch orientierten Aus- und Weiterbildung stehen folgende drei Verfahren:

▷ Theorieseminare
▷ BALINT-Gruppen
▷ Teamgespräche.

2.2 Theorieseminare

In Theorieseminaren sollte praxisnah, d.h. anhand von Krankheitsbildern und Verhaltensauffälligkeiten, wie sie bei den behandelten Patienten beobachtet werden, psychosomatisch relevantes Grundlagenwissen erarbeitet werden.

Folgende Grundvorstellungen sollten hierbei vermittelt werden: psychophysiologische und psychosomatische Zusammenhänge, sozio-kulturelle Faktoren für Gesundheit und Krankheit, lerntheoretische Aspekte und Neurosenlehre, entwicklungspsychologische Faktoren und ihr bestimmender Einfluß auf das Verhalten bzw. Fehlverhalten des Menschen, Funktionen unbewußter seelischer Vorgänge, familiendynamische Aspekte, Probleme der Kommunikation und Interaktion, Problematisierung der Rolle und Funktion der heutigen Medizin, der heutigen Krankheitsvorstellung und der eigenen Berufsidentität, theoretisch unterschiedliche Konzepte zum Verständnis psychodynamischer Zusammenhänge und psychotherapeutischer Verfahren.

Diese Aufzählung mag umfangreich erscheinen; die Grundkenntnisse lassen sich jedoch anhand lebensnaher Patientenschicksale vermitteln.

Im Vordergrund von Lernzielen steht hierbei nicht die Vermittlung von abhakbarem Wissen, sondern die Stimulierung von Problembewußtsein und Sensibilität für zwischenmenschliche Beziehungen, für eigenes und fremdes Erleben sowie für Norm- und Rollenprobleme im privaten wie im beruflichen Bereich, das Sich-Öffnen für Denkmöglichkeiten, mit denen das Erfahren und das Erfassen der Komplexität von Lebensvorgängen erleichtert wird.

2.3 BALINT-Gruppen

Der BALINT-Gruppe kommt in dieser Neuorientierung eine besondere Bedeutung zu. Entsprechend den von dem Psychoanalytiker MICHAEL BALINT (1896–1970) ins Leben gerufenen Weiterbildungsgruppen von Ärzten, die zum Ziel haben, die *Droge Arzt* über das Verstehen und Erleben der Arzt-Patient-Beziehung therapeutisch wirksam einsetzen zu können, können in der BALINT-Gruppe der Pflegepersonen einer Station folgende Lernziele gesetzt werden:

▷ Verbesserung der Eigenwahrnehmung,
▷ Akzeptieren-Können eigener Gefühle in der Arbeit mit Patienten,
▷ bewußtes Einsetzen der eigenen Gefühle in den Interaktionen mit Patienten.

Idealtypisch – und von den Pflegepersonen als entlastend und lehrreich erlebt – verläuft eine Gruppenstunde nach folgendem Muster:

Eine Schwester berichtet beispielsweise von ihrem Ärger über einen bestimmten Patienten. Der Gruppenleiter versucht die Schwester zu motivieren, das Problem auf eine erlebte Szene zu fokussieren. Die Schwester

versucht, sich eine bestimmte Begebenheit mit ihrem *Problempatienten* erneut zu vergegenwärtigen und szenisch darzustellen. Hierbei können Elemente des Rollenspiels eingesetzt werden, um die Situation besonders erlebnisnah zu gestalten. Bereits jetzt werden der darstellenden Schwester eigene Gefühlsanteile deutlicher bewußt.

Für die übrigen Gruppenteilnehmer wirkt die dargestellte Szene bzw. die gefühlsnah vorgetragene Darstellung stimulierend in dem Sinne, daß jeweils eigene Gefühle angesprochen werden und Lösungen für die *hilflosmachende Situation* gesucht werden. In dieser zweiten Phase hat der Gruppenleiter die Funktion, vor allem die unterschiedlichen Empfindungen der einzelnen Teilnehmer persönlichkeitsnah zu Wort kommen zu lassen. Die Gruppenteilnehmer lernen, daß ein bestimmtes Verhalten eines Patienten von ihnen jeweils als unterschiedliches Signal wahrgenommen werden kann, daß jeder in persönlichkeitsspezifischer Weise darauf zu reagieren versucht. Kenntnisse über das familiäre Beziehungsfeld des Patienten erleichtern es, die unterschiedlichen *Gefühlsantworten* der Gruppenteilnehmer als unterschiedliche, vom Patienten konstellierte Beziehungsangebote zu verstehen: Väterlich wohlwollende oder konkurrierende, mütterlich tragende oder zurückweisende, brüderlich bzw. schwesterlich teilende, helfende, mitleidende oder ablehnende Haltungen können so wahrgenommen werden. Das Verständnis der erlebten Gefühle als Formen familiärer Grundmuster erleichtert Wahrnehmen, Verstehen und Akzeptieren eigener Gefühle.

In einer BALINT-Gruppenstunde lassen sich zusammengefaßt folgende Lernerfahrungen machen:

▷ „Ich brauche meinen Ärger hier nicht zu verstecken. Das geht anderen ja genauso. Ich habe nichts zu befürchten, wenn ich offen über meinen Zorn über einen Patienten berichte."
▷ „Einige Gruppenteilnehmer zeigen unterschiedliche Gefühle in der gleichen Situation. Wo ich wütend werde, werden sie mütterlich, helfend."
▷ „Ich verstehe jetzt, was der Patient mit seinem Verhalten hervorrufen will. Ich verstehe ihn besser."
▷ „Ich verstehe auch mich selber besser, weil ich jetzt weiß, wie ich in bestimmten Situationen auf bestimmte Patienten zu reagieren pflege."
▷ „Es hat mich erleichtert, über meinen Ärger hier zu sprechen. Ich kann dem Patienten jetzt wieder gelassener gegenübertreten."
▷ „Die Lösungsversuche einiger Gruppenmitglieder waren für mich sehr hilfreich. Das könnte ich auch einmal versuchen."

2.4 Teamgespräche

Regelmäßige Teamgespräche sind eine weitere Voraussetzung für patientennahe Arbeit im Krankenhaus. Unausgetragene Konflikte in der Pflegegruppe, zwischen den Ärzten sowie zwischen Krankenpflegepersonal und Ärzten sind häufig eine zusätzliche Quelle für den Rückzug vom Patienten, für die Verleugnung von eigenen Gefühlen, für die Kälte des Arbeitsklimas auf einer Station oder auch für psychosomatische Beschwerden der Mitarbeiter. Wir haben Gründe hierfür im Abschnitt III, 1.4: „Traditionelle Rollenzwänge", dargelegt. Die Erfahrungen vor allem auf emotional belasteten Stationen mit chronisch Schwerkranken und Sterbenden hat gezeigt, daß es gelingt, entstandene Spannungen zwischen den Mitarbeitern zu verringern, wenn in regelmäßig stattfindenden Teamgesprächen Sachentscheidungen in gemeinsamen Gesprächen mit allen Beteiligten besprochen werden können und wenn Unmut und Unbehagen über unsinnige bzw. kränkende Vorgänge geäußert werden können. Nach regelmäßigen Teamgesprächen ist zu erwarten, daß die aktive Mitarbeit mit Mitverantwortung aller Mitarbeiter ebenso wie die Arbeitsfreude wieder zunimmt.

Die geschilderten psychosomatisch orientierten Fort- und Weiterbildungselemente sollten zunehmend in der Grundausbildung des Krankenpflegeberufes Eingang finden. Dabei wird die Bereitschaft von Lehrern und Auszubildenden, auch das eigene Erleben im Umgang und Handeln mit Patienten zum Bestandteil der Ausbildung zu machen, den Krankenpflegeberuf mit mehr Leben und Freude erfüllen, den Patienten eine größere Chance ganzheitlicher Akzeptanz ermöglichen und dem Krankenhaus Patienten-gerechtere Behandlungsbedingungen schaffen.

Weiterführende Literatur zum medizinischen Teil

Adler, R., J. M. Herrmann, K. Köhle, O. W. Schonecke, Th. v. Uexküll, W. Wesiack (Hrsg.): v. Uexküll: Psychosomatische Medizin. 3. Aufl., Urban & Schwarzenberg, München–Wien–Baltimore 1986.

Brede, K.: Einführung in die Psychosomatische Medizin. Fischer-Tb 1974.

v. Uexküll, Th.: Grundfragen der Psychosomatischen Medizin. Rororo-Tb 1976.

IV Pflegerischer Teil

M. Mischo-Kelling

1 Somatisierung bei Frauen infolge ungelöster Rollenkonflikte

Die Erkrankung von Frau Hertzog, die im nachfolgenden pflegerischen Fallbeispiel beschrieben wird, zählt entsprechend der im medizinischen Teil vorgenommenen Einteilung psychosomatischer Erkrankungen eher zu den sog. funktionellen Krankheiten.

Es wird immer wieder beschrieben und anhand von epidemiologischen Daten untermauert, daß Frauen häufiger als Männer über körperliche und psychische Beschwerden klagen und weniger mit ihrer Gesundheit zufrieden sind. So klagen sie vermehrt über Befindlichkeitsstörungen wie Kopfschmerzen, Schlafstörungen, Verstopfung, Herzjagen etc. und suchen aufgrund dieser Störungen häufiger den Arzt auf. Männer leiden offenbar mit Ausnahme von wenigen vor allem den Magen betreffenden Symptomen (wie Sodbrennen, Aufstoßen usw.) seltener an solchen funktionellen Krankheiten. Im Gegensatz zu Männern bringen Frauen ihre körperlichen Beschwerden häufiger mit ihrer psychischen Befindlichkeit in Verbindung, also mit ihren täglichen Problemen und Konflikten. Sie haben überwiegend, wenn man der Literatur folgt, ein *seelisches Krankheitsverständnis*, ein Konzept von ihren Leiden, welches der wissenschaftlichen Theorie der Somatisierung psychischer Konflikte nahesteht. Darunter versteht man im engeren Sinn unbewältigte Konflikte, die Beschwerden und sogar Erkrankungen verursachen können. Auf die Frauen bezogen, muß dieser Begriff jedoch weiter gefaßt werden, und zwar in dem Sinn, daß körperliche Beschwerden auch durch bewußt erlebte

Frustrationen im Alltag entstehen können und keineswegs nur durch abgewehrte Triebimpulse, die ins Unterbewußte verdrängt wurden.

Das hier beschriebene gesundheitliche Verhalten der Frauen wird gerne vor dem Hintergrund des traditionellen Rollenverständnisses der Frau interpretiert. Danach steht das Klagen über Beschwerden in Einklang mit der Rolle der Frau, nicht aber mit der des Mannes. Eine solche Betrachtung ist jedoch lückenhaft, wenn sie den jeweiligen Lebenszusammenhang außer acht läßt, mit dem diese Beschwerden zusammenhängen. Es wird hier übersehen, daß die Wert- und Normvorstellungen, die die Gesellschaft für die Frauen bereithält, diesen nahelegt, die Quelle ihrer Probleme zuerst in ihrem Körper und ihrer Psyche zu suchen.

In der Berufs-/Erwerbsarbeit und in der Haus-/Reproduktionsarbeit werden jeweils unterschiedliche Erwartungen an die Frau herangetragen, die sich zum Teil auch noch widersprechen. So wird die Arbeit der Frauen in beiden Bereichen verschieden bewertet. Die erfahrbaren Widersprüche und das Zusammenfallen unterschiedlichster Belastungen können dabei nicht ohne Einfluß auf die gesundheitliche Situation der Frauen bleiben und finden unter anderem ihren Ausdruck in den genannten körperlichen und psychischen Beschwerden. Dieser Zusammenhang ist in verschiedenen Untersuchungen herausgearbeitet worden, während die vielfältigen sozialen Beziehungen selbst, die von den Frauen in der Familie und in der Arbeitswelt eingegangen werden, bislang wenig beachtet werden.

Im Rahmen des Pflegeprozesses muß es deshalb vor allem darum gehen, gemeinsam mit der Patientin (bzw. mit dem Patienten) die belastenden und krankmachenden Zusammenhänge zu identifizieren sowie nach den jeweiligen aktiven Bewältigungsstrategien zu suchen.

2 Fallbeispiel: Frau Emilie Hertzog[1]

Die 55jährige Frau Hertzog wurde mit dem Verdacht eines Herzinfarktes ins Krankenhaus eingewiesen, wo sie zur Beobachtung auf die Intensivstation kam. Vier Tage später wurde sie nach Ausschluß des Herzinfarktes auf eine periphere internistische Station verlegt.

Hier wurde wenig später mit Frau Hertzog ein Pflegegespräch durchgeführt, wobei man ihr den Sinn dieses Gesprächs und den Tagesablauf auf Station erklärte. Frau Hertzog war froh darüber, daß jemand mit ihr sprach, und ging ausführlich auf die Fragen der Pflegekraft ein. In dem Gespräch kam sie immer wieder auf ihren Mann zu sprechen, darauf, wie sehr er sie benötige, und daß sie aber am Ende ihrer Kraft sei. Auf Nachfrage erzählte sie, daß ihr Mann vor fünf Jahren einen Schlaganfall erlitten habe und daß sie ihn

---

[1] Die Pflegeanamnese und der Pflegeplan sind von Frau NICOLE BRÄUTIGAM erstellt worden.

Pflegeanamnese: Frau Hertzog „Einschätzung der Aktivitäten des Lebens"

		Gewohnheiten im Bereich der Aktivitäten des Lebens (ALs)	Beeinträchtigungen in den ALs	Coping (Bewältigungsstrategien)
1	**Für eine sichere Umgebung sorgen**	lebt seit 2 Jahren allein in ihrem Haus; hat einen Hund, damit sie sich nicht allein fühlt; braucht tgl. den telefonischen Kontakt zur jüngsten Tochter; hat Angst, größere Einkäufe aufgrund ihrer schlechten Gesundheit allein zu erledigen; KH: fühlt sich allgemein „schwach" und hat Angst vorm Aufstehen	lebt alleine: Einsamkeit; „beeinträchtigte" Gesundheit; Angst, zu fallen; Schwächegefühl	Hund gibt ihr gewisse Sicherheit; Telefon; fährt mit Taxi od. öffentl. Verkehrsmittel; gr. Einkäufe erledigen Töchter
2	**Kommunizieren**	besucht ihren Ehemann tgl. im Pflegeheim; lebt seit der Krankheit des Mannes zurückgezogen; hat wenig Freunde; hat engen Kontakt mit ihren Töchtern; engster Kontakt besteht zur jüngeren Tochter; zur älteren, die nebenan wohnt, geht sie ab und zu zum Mittagessen; KH: betont im Gespräch; daß sie nie gelernt hat, nein zu sagen; wolle es jetzt aber lernen; darf ihrem Mann gegenüber „keine Schwächen" zeigen od. über „ihre Beschwerden" klagen; benötigt zum Lesen eine Brille	hatte keine Zeit, sich um Freunde zu kümmern, da sie ihren Mann gepflegt hat u. ihn jetzt tgl. besucht; Schuldgefühl gegenüber Ehemann, ihn abgeschoben zu haben; KH: kann Ehemann nicht besuchen; darf ihm ihre Probleme nicht schildern; Augenschwäche	„besucht ihn tgl."; KH: Telefon; Buch „Positiv denken" Brille

Patientenerhebungsbogen

Tag der Aufnahme:	*15. 1. 88*		
Tag der Erhebung:	*19. 1. 88*		

Name:	*Hertzog, Emilie*
Geschlecht:	*weibl.*
Geburtsdatum:	*20. 10. 33*
Alter:	*55 Jahre*
Familienstand:	*verh.*
Beschäftigung:	*Hausfrau*
Religion:	*katholisch*

Anschrift:	*Langer Stieg 83, Ulm*
Tel.:	*53 51 43*
Art der Wohnung:	*Haus mit gr. Garten*
Personen, die dort wohnen:	*lebt alleine*
Nächster Angehöriger:	*Ehemann, F. Hertzog, lebt seit 2 Jahren im Pflegeheim*
Andere Bezugspersonen:	*2 Töchter*
Soziale Dienste:	*–*

Wie nehmen der Patient/die Patientin seinen/ihren gegenwärtigen Gesundheitszustand wahr:

„fühlt sich krank und elendig, nicht belastbar"

Gründe der Einweisung/Überweisung:

Verdacht auf Herzinfarkt, ausstrahlende Schmerzen in der li. Schulter, Luftnot, nächtliche Beklemmungsgefühle

Medizinische Diagnose:

Ausschluß eines Herzinfarkt

Krankheitsgeschichte:

seit zwei Jahren ständig Herzbeschwerden, deutliches Spüren des Herzschlages; weiche Knie; allgemeines Schwächegefühl

Allergien:

keine

Bedeutsame Lebenskrisen:

Ehemann hatte vor 5 J. Schlaganfall, ist nach Verschlechterung des Zustandes vor 2 J. ins Pflegeheim gekommen.

---

zunächst zu Hause gepflegt habe. Als sich vor zwei Jahren sein Zustand verschlechtert habe, sei ihr Mann in ein Pflegeheim verlegt worden. Seitdem werfe er ihr vor, daß sie ihn loswerden wollte, während sie, wie sie angibt, ihn jeden Tag besuche, wobei sie sehr darauf achte, immer pünktlich zu sein, „sonst werde er ungeduldig". Schließlich bittet sie um ein Telefon, da sie sich um ihren Mann Sorgen mache.

Frau Hertzog leidet erkennbar unter Schuldgefühlen. Sie erzählt, daß sie nie gelernt habe, nein zu sagen oder für sich selbst zu sorgen. Sie be-

Pflegeplan „in bezug auf die ALs"

Probleme des/r Patienten/in	Patienten- und Pflegeziele	Pflegemaßnahmen in bezug auf die ALs	Kontrolle (Bewertung, Evaluation)
fühlt sich allein hat Angst, zu fallen, traut sich daher wenig zu hat jetzt schon Angst vorm Aufstehen aufgrund ihrer körperlichen Schwäche	– möchte den telefonischen sowie den persönl. zu beiden Töchtern beibehalten – möchte besprechen, wie sie ihre soz. Kontakte ausweiten kann – möchte Selbstvertrauen während des KH-Aufenthaltes gewinnen – soll sich im KH keine Verletzungen, z. B. durch Sturz, zuziehen – möchte ohne Angst aufstehen	– Pat. Telefon besorgen – Besuchszeiten mit Pat. tgl. absprechen und gemäß ihrer gesundheitl. Verfassung ausrichten – Pat. Infomaterial über Selbsthilfegruppen (z. B. Graue Panther) anbieten – mit Pat. über soz. Kontakte sprechen – Pat. Örtlichkeiten der Station erklären und n. Aufheben der Bettruhe zeigen – Pat. über alle Pflegemaßnahmen informieren und sie in ihrer Eigenaktivität fördern, dabei tgl. neue Ziele setzen – Pat. Sicherheit vermitteln, tgl. Fortschritte mit ihr besprechen und über ihre „Ängste" sprechen	sofort jeden Morgen am 20. 1. bei Bedarf sofort und n. Aufheben d. Bettruhe tgl. Fortschritte dokumentieren tgl. anbieten, Verhalten + Reaktionen dokumentieren
hat keine Zeit, soz. Kontakte zu pflegen (s. auch Pkt. 1) kann ihre Bedürfnisse und Probleme nicht äußern hat ihrem Mann gegenüber Schuldgefühle	– möchte soz. Kontakte erweitern – möchte im KH lernen, ihre Bedürfnisse zu äußern – möchte Selbstvertrauen gewinnen (s. Pkt. 1) – möchte mit ihren Schuldgefühlen umgehen lernen – möchte tgl. Kontakt zum Ehemann haben können	– s. Pkt. 1 – Pat. über alle Pflegemaßnahmen informieren (s. Pkt. 1) – mit Pat. tgl. Tagesablauf besprechen – sie motivieren, ihre momentanen Bedürfnisse zu äußern (schriftlich/mündlich); Plan danach ausrichten – Pat. Gelegenheit geben, über Probleme zu sprechen – ggf. Kontakt zum KH-Seelsorger, Psychologen vermitteln – Telefon (s. Pkt. 1)	 morgens + abends tgl. Reakt. + Verhalten notieren bei Bedarf

		Gewohnheiten im Bereich der Aktivitäten des Lebens (ALs)	Beeinträchtigungen in den ALs	Coping (Bewältigungsstrategien)
3	**Atmen**	sagt, daß sie nach Aufregungen und bei Herzbeklemmung schnell atmet; KH: AF 20/min; Puls 112; RR160/100; atmet schnell und im Brustbereich; teilweise vertiefte Atmung	bei Aufregung Herzbeklemmung	„muß dann besonders schnell atmen"
4	**Essen und Trinken**	ißt gerne ballastreiche und ausgewogene Kost, insbesondere Gemüse; kocht für sich selber, wenn sie nicht bei der Tochter ißt; hat zu Hause immer 5 Mahlzeiten eingenommen; hat nachmittags immer mit Ehemann Kaffee (Kaffee + Kekse) getrunken; versucht dies im Pflegeheim aufrechtzuerhalten, gelingt ihr nicht immer; trinkt ca. 1,5 l über den Tag verteilt; KH: wünscht 5 kl. Mahlzeiten, mag keine Suppe; möchte Quark + Joghurt; wiegt 56 kg; 168 cm groß, trägt eine Teilprothese, die sie n. d. Mahlzeiten reinigt	Probleme mit Ehemann KH: Bettruhe	ißt dann wenig
5	**Ausscheiden**	führt tgl. 1× ab; KH: muß 2× nachts Wasser lassen; ihr ist es unangenehm, auf das Steckbecken zu müssen	nächtl. Wasserlassen (Medikamente/Diuretika); Bettruhe	
6	**Für seine persönliche Hygiene sorgen und sich kleiden**	duscht zu Hause tgl.; benutzt gerne Kosmetika; achtet auf „gepflegtes" Aussehen; trägt gerne Kleidung, die „bequem und gut" sitzt; sagt, daß sie schön aussehen möchte; geht 1× die Woche zum Friseur; Teilprothese behält sie nachts im Mund; KH: kann sich momentan nicht wie gewohnt u. alleine pflegen; darf sich z. Zt. nur Gesicht u. Oberkörper waschen; möchte nicht von Pfleger gewaschen werden	KH: Bettruhe, ist auf Hilfe angewiesen	
7	**Die Körpertemperatur regulieren**	neigt zum Frieren; KH: Temp. 36,5	Frieren	zieht Jacke an
8	**Sich bewegen**	geht 1× tgl. mit Hund spazieren und ab und zu mit Freundin; macht leichte Gartenarbeit; schwere Arbeiten erledigen Töchter; KH: hat Bettruhe, liegt überwiegend auf dem Rücken; hat Angst vorm Aufstehen (s. Pkt. 1)	körperl. Schwäche; KH: Bettruhe, Angst (s. Pkt. 1)	
9	**Arbeiten und sich in der Freizeit beschäftigen**	versorgt den Haushalt selber, hat für grobe Arbeiten Putzfrau; besucht tgl. ihren Ehemann (s. Pkt. 2); macht keine größeren Einkäufe mehr (s. Pkt. 1); sagt, daß sie „nie Freizeit hat, immer arbeiten muß"; KH: möchte endlich ihr Buch lesen	hat Angst zu fallen (s. Pkt. 1); keine Zeit	benutzt Taxi od. öffentl. Verkehrsmittel
10	**Seine Geschlechtlichkeit leben**	erwähnt, daß sie sich nicht in der Vordergrund stellen durfte, mußte und muß immer für ihren Mann (Familie) da sein (s. auch Pkt. 2); sagt, daß ihr ihr „Äußeres" wichtig sei (s. Pkt. 6); KH: möchte nicht von Pfleger gewaschen werden	Sorge um Mann (s. Pkt. 2); KH: Bettruhe ist auf Hilfe angewiesen (s. Pkt. 6)	
11	**Schlafen**	seit der Krankheit ihres Mannes kann sie nicht mehr durchschlafen, und seitdem er im Pflegeheim ist, wacht sie nachts gegen 2.00 Uhr mit Herzklopfen und Unruhegefühlen auf; KH: muß 2× nachts Wasserlassen	Herzklopfen, Unruhegefühle; nächtl. Wasserlassen; Medikamente/Diuretika	
12	**Sterben**			

Probleme des/r Patienten/in	Patienten- und Pflegeziele	Pflegemaßnahmen in bezug auf die ALs	Kontrolle (Bewertung, Evaluation)
atmet n. Aufregung und bei Herzbeklemmung schnell, daher Gefahr der Hyperventilation	– möchte sich bei Aufregung od. Herzbeklemmung melden dürfen – möchte Atemtechnik lernen, um ihre Atmung beeinflussen zu können (bis zum Ende des KH-Aufenthaltes)	– auf Sit. der Pat. eingehen, ruhig mit ihr reden und sie zum tiefen Ein- und Ausatmen anhalten – KG anmelden – Atemübung n. Absprache mit KG 2× tgl. durchführen – 3× tgl. Kontrolle der Vitalzeichen	Sit. beobachten + dokumentieren bis zum 22. 1. tgl. am 19. 1. tgl. tgl.
ißt bei Problemen wenig; sorgt sich jetzt um Ehemann benötigt aufgrund der Bettruhe Hilfe bei der Reinigung der Teilprothese	– möchte 5 Mahlzeiten am Tag einnehmen – möchte Essenswünsche äußern (s. a. Pkt. 2) – möchte Wirkung, Nebenwirkung und Einnahmeart der Medikamente verstehen – möchte n. j. Mahlzeit Teilprothese reinigen können	– Pat. 1× wöchtl. wiegen – Essensplan auf Wunsch der Pat. ändern – Pat. vor den Mahlzeiten in bequeme Sitzposition bringen – Pat. 5 Mahlzeiten geben, Eßverhalten beobachten (Menge), Flüssigkeitszufuhr protokollieren – Med. n. ärztl. Anordnung verabreichen – Pat. Medikamente und Einnahmeart erklären und nachfragen, ob Sie es verstanden hat – Pat n. j. Mahlzeit Zahnputzzeug reichen und Gelegenheit zum Händewaschen geben	vor dem Frühstück tgl. erfragen bei j. Mahlzeit Auffälligkeiten notieren tgl. am 19. 1. + bei Bedarf 5× tgl. bis zum Ende der Bettruhe
muß nachts 2× zur Toilette	– möchte nächtl. Wasserlassen auf 1×/Nacht reduzieren (bis zum 26. 1.)	– Pat. Zusammenhang zwischen Trinken, Ausscheidung + Medikamenten erklären; Pat. anhalten, bis 20.00 Uhr letzte Flüssigkeit zu sich zu nehmen – Miktionsverhalten dokumentieren (Zeit, Häufigkeit)	am 19. + 20. 1., bis zum 22. 1. bis zum 22. 1.
ist bei der Körperpflege auf Hilfe angewiesen	– möchte Körperpflege entspr. ihren körperl. Kräften selber durchführen (ca. ab 22. 1. in der Waschecke, je. n. Mobilität, später Dusche) – möchte nicht von Pfleger gewaschen werden	– mit Pat. tgl. Zeit des „Waschens" absprechen, Wunsch der Pat. bezügl. des Waschens berücksichtigen (s. Pkt. 2) – Eigenaktivität der Pat. schrittweise fördern (s. Pkt. 1) – n. Aufheben der Bettruhe Pat. beim Waschen in der Waschecke (Dusche) unterstützen – Pat. Zahnputzzeug etc. reichen (s. Pkt. 4) – Pat. bei der Haarpflege behilflich sein – Pat. Haarewaschen anbieten (1× Wo.)	morgens Fortschritte tgl. notieren bis ca. 22. 1. tgl. am 24. 1.
friert leicht, daher Gefahr, sich zu erkälten bzw. zu unterkühlen	– soll sich bei Frieren melden – soll keine erhöhte Temp. bekommen	– 2. Decke anbieten bzw. Wärmflasche od. warmes Getränk – 1× tgl. Temp. messen, dabei Haut auf Veränderungen beobachten	bis zum 25. 1.
ist in ihrer Beweglichkeit aufgrund der Bettruhe eingeschränkt hat Angst vorm Aufstehen	– möchte während der Bettruhe aktive Bewegungsübungen durchführen (bis ca. 22. 1.) – s. Pkt. 1	– KG anmelden (s. Pkt. 3) – Pat. n. Absprache mit KG zur aktiven Bewegungsübung i. Bett anregen – Pat. positiv bestärken – Heparinisierung n. ärztl. Anordnung	Verhalten notieren, tgl. Programm steigern tgl. überprüfen
kann ihre Bedürfnisse nicht äußern (s. Pkt. 2)	– s. Pkt. 2 – wird im KH nicht unter Langeweile leiden	– Pat. bei ihrem Vorhaben, ein Buch zu lesen, unterstützen – mit ihr über das Buch reden	tgl. bei Bedarf
kann ihre Bedürfnisse nicht äußern, sich nicht abgrenzen (s. Pkt. 2, 9) ist bei der Körperpflege auf Hilfe angewiesen (s. Pkt. 6)	– s. Pkt. 2 – möchte nicht v. Pfleger gewaschen werden (s. Pkt. 6)	– s. Pkt. 2 – s. Pkt. 6	
klagt über nächtl. Herzklopfen und Unruhegefühle muß 2× nachts Wasserlassen (s. Pkt. 5)	– soll sich bei Herzklopfen und Unruhegefühl melden – s. Pkt. 5	– Schlafverhalten beobachten, bei Unruhe etc. . . . auf Pat. ruhig eingehen, sie zur tiefen Ein- und Ausatmung anhalten – ggf. Körper mit Pfefferminztee waschen – Medikamente lt. Anordnung des Arztes	Situation u. Verhalten der Pat. dokumentieren

richtet, daß ihre Tochter, eine Psychiaterin, ihr gesagt habe, sie müsse lernen, ihre Bedürfnisse anzumelden, weshalb sie jetzt das Buch „Positiv denken" lese. Auf Vorschlag der Pflegekraft wird verabredet, daß sie schon während ihres Krankenhausaufenthaltes versuchen solle, an diesem Problem zu arbeiten, und es wird ihr zugesichert, daß man entsprechend darauf eingehen werde.

In diesem Zusammenhang war bemerkenswert, daß sich bei Frau Hertzog im EKG keinerlei pathologische Auffälligkeiten diagnostizieren ließen.

Im weiteren Verlauf ihres Krankenhausaufenthaltes wurde beobachtet, daß Frau Hertzog nach jedem Telefonat mit ihrem Mann Anzeichen von Erregung zeigte. Sie klagte dann häufig über Herzschmerzen und Herzbeklemmungen und mußte sich vor Erschöpfung hinlegen. Sobald sie das Bett verlassen sollte, entwickelte sie Ängste vor einem Herzanfall, sie klagte wiederholt über Schwäche in den Beinen, und es war insgesamt schwierig, sie zu mobilisieren. Trotz des Vorsatzes, ihre Bedürfnisse direkt zu äußern, beschränkte sie sich weitgehend darauf, ihre Probleme nur mittelbar auszudrücken, etwa, indem sie auf die entsprechenden Symptome hinwies.

Nach vier Wochen wurde Frau Hertzog entlassen. Aber noch zwei Tage vorher äußerte Sie einer Pflegekraft gegenüber, daß sie sich noch gar nicht wieder gesund fühle und noch immer so schlapp sei.

Weiterführende Literatur um pflegerischen Teil

Beckmann, D.: Paardynamik und Gesundheitsverhalten. In: Richter, E., H. Strotzka, J. Willi (Hrsg.): Familie und seelische Krankheit. Rowohlt, Reinbek 1976.

Connors, D. D.: Women's „sickness": A case of secondary gains or primary losses. In: Advances in Nursing Science. Vol. 7, No. 3 (1985) 1–17.

Scneider, U. (Hrsg.): Was macht Frauen krank? Ansätze zu einer frauenspezifischen Gesundheitsforschung. Campus, Frankfurt/Main 1981.

Rodenstein, M.: Somatische Kultur und Gebärpolitik – Tendenzen in der Gesundheitspolitik für Frauen. In: Kickbusch, I., B. Riedmüller (Hrsg.): Die armen Frauen. Frauen und Sozialpolitik. Suhrkamp 1984.

25 Geriatrie

F. W. Elstermann von Elster

Das folgende Kapitel informiert über:

▷ die mit der Alterung einhergehenden Veränderungen beim Gesunden, z. B. Änderungen von
  Organfunktionen oder in der Ernährung;
▷ im Alter häufig vorkommende Krankheiten und Symptome;
▷ Besonderheiten im Verlauf von Krankheiten im Alter;
▷ die Besonderheiten bei der medikamentösen Behandlung im Alter;
▷ die Rehabilitation alter Menschen;
▷ soziale Aspekte, die Versorgung alter Menschen zu Hause oder im Heim;
▷ spezielle Probleme bei der Pflege von alten, kranken Menschen;
▷ die Betreuung und Begleitung von Sterbenden.

I Allgemeiner Teil

Durch den Anstieg der Lebenserwartung nimmt die Zahl der alternden Menschen stetig zu. Mit dem Alter ergeben sich zahlreiche Besonderheiten, welche schon für den Gesunden, um so mehr aber für den alten, kranken Menschen bedeutsam sind.

1 Definition

Die **Geriatrie** beschäftigt sich mit den Krankheiten des älteren Menschen, wobei die Altersgrenze etwas willkürlich mit 65 Jahren angegeben wird.

Hiervon abzugrenzen ist die **Gerontologie**, die Lehre vom Altern.

2 Aufgabenstellungen in der Geriatrie

Die Geriatrie ist eine noch junge Spezialdisziplin, welche sich aus der Inneren Medizin entwickelt hat, andererseits aber starke Beziehungen auch zur Neurologie, zur Psychiatrie, zur Urologie, Gynäkologie und anderen Disziplinen aufweist.

Im Gegensatz zu anderen Spezialgebieten in der Inneren Medizin wie Kardiologie, Rheumatologie oder Nephrologie handelt es sich bei der Geriatrie nicht um die Beschäftigung mit einem speziellen Organsystem oder einer Krankheit, sondern vielmehr um die Behandlung des ganzen alten, kranken Menschen. Alte Menschen leiden oft nicht nur an einer einzelnen Krankheit, sondern an mehreren gleichzeitig; dies wird als **Multimorbidität** bezeichnet.

Hieraus ergeben sich folgende Konsequenzen:

▷ Statt mehrerer Spezialisten, die nur ihre Krankheit behandeln, bemüht sich der Arzt für Geriatrie um den ganzen Menschen mit allen seinen Krankheiten, ggf. unter Zuziehung von Konsiliarärzten.

▷ Mehrere Krankheiten beeinflussen sich oft gegenseitig und verändern den typischen Krankheitsverlauf. Es werden oft verschiedene Medikamente gegeben, die sich gegenseitig beeinflussen können.

Bei der Behandlung alter Menschen müssen physiologische Veränderungen des Alters berück-

sichtigt werden, z. B. eine Einschränkung der Nierenfunktion, ein herabgesetztes Durstgefühl oder ein verminderter Kalorienbedarf. Dabei ergeben sich fließende Übergänge zu krankhaften Zuständen.

> Unter den Krankheiten, die in der Geriatrie behandelt werden, kommt der Hemiplegie, dem Schlaganfall, eine hervorragende Bedeutung zu. Die Kenntnis des Krankheitsverlaufes, die richtige Behandlung mit einem spezialisierten therapeutischen Team ist für die optimale Rehabilitation des Patienten entscheidend.

Die Arbeit eines *interdisziplinären Teams* ist gerade in der Geriatrie für die Behandlung der Patienten entscheidend. Beispiele für die große Bedeutung einer optimalen Pflege sind ausreichende **Flüssigkeitszufuhr, sachgemäße Lagerung** von immobilen Patienten, vor allem zur Dekubitus- und Kontrakturprophylaxe, oder Behandlung von urin- und stuhlinkontinenten Patienten. Neben der Krankenpflege sind in der Geriatrie Krankengymnastik, physikalische Therapie, Ergotherapie und Sprachtherapie unverzichtbare Bestandteile einer umfassenden Behandlung. Dem therapeutischen Team schließen sich Psychologen und Seelsorger an. Auch auf die Mitarbeit eines Sozialarbeiters kann auf keinen Fall verzichtet werden.

> Höchstes Ziel muß es sein, den Patienten in seiner Selbständigkeit zu fördern, ihm die Hilfe zur Selbsthilfe zu geben. Obwohl es oft einfacher ist und schneller geht, einen behinderten alten Menschen anzukleiden oder zu füttern, ist es für die Erhaltung seiner Selbständigkeit besser, mitunter auch länger zu warten bis der Patient es selber geschafft hat. Denn durch die vermeintliche Hilfe wird er nur zur Unselbständigkeit geführt.

3 Altersaufbau

Der Anteil der alten Menschen an der Bevölkerung in der Bundesrepublik steigt überproportional gegenüber dem Anteil der unter 60jährigen. Das Verhältnis von Jugend zu Alter lag 1950 noch bei 15,5 Millionen Kindern und Jugendlichen unter 20 Jahren gegenüber 7,1 Millionen Älteren (60 Jahre und älter). Zur Zeit sind Jugend und Alter etwa gleichgewichtig vertreten, wohingegen sich die Waage in der Zukunft auf die Seite des Alters senken wird. Im Jahr 2030 werden nach Modellrechnungen etwa 6,4 Millionen Kinder und Jugendliche 15,4 Millionen älte-

ren Menschen gegenüberstehen. Schon jetzt zeichnen sich erste Probleme dieser demographischen Entwicklung ab. So beanspruchen die über 60jährigen, die zur Zeit rund 1/5 der Bevölkerung ausmachen, die Hälfte der jährlichen Krankenhaustage. Sie sind zunehmend auf Hilfe und Pflege angewiesen. Es wird angenommen, daß heute etwa 7% der 60- bis 80jährigen auf Pflege angewiesen sind; bei den 80jährigen wird dieser Anteil auf 30% geschätzt (Abb. 25-1).

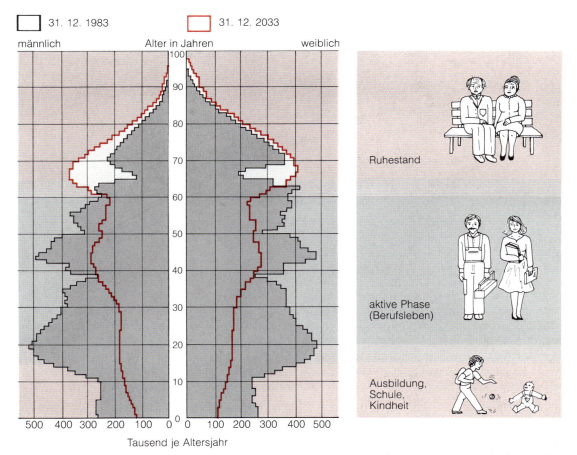

Abb. 25-1. Altersaufbau der deutschen Bevölkerung am 31. 12. 1983 und am 31. 12. 2033 (geschätzt). Der Anteil der 10- bis 35jährigen wird bis zum Jahr 2033 stark zurückgehen, jener der über 65jährigen im Verhältnis dazu deutlich ansteigen.

II Spezieller Teil

1 Physiologische Besonderheiten im Alter

Altern ist keine Krankheit. Allerdings kommt es mit zunehmendem Alter häufig zu krankhaften

Veränderungen, so daß physiologische von krankhaften Alterungsprozessen, insbesondere an den Blutgefäßen in Form der Arteriosklerose, kaum zu trennen sind.

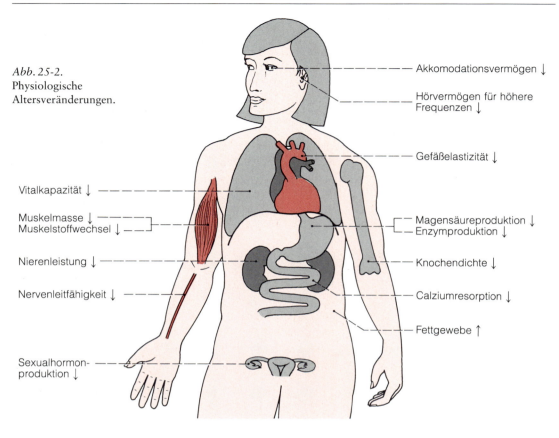

Abb. 25-2.
Physiologische
Altersveränderungen.

Akkomodationsvermögen ↓

Hörvermögen für höhere
Frequenzen ↓

Gefäßelastizität ↓

Vitalkapazität ↓

Muskelmasse ↓
Muskelstoffwechsel ↓

Magensäureproduktion ↓
Enzymproduktion ↓

Nierenleistung ↓

Knochendichte ↓

Nervenleitfähigkeit ↓

Calciumresorption ↓

Fettgewebe ↑

Sexualhormon-
produktion ↓

Selbstverständlich beginnen die Alterserscheinungen nicht schlagartig mit dem 65. Lebensjahr, vielmehr setzen die Alterungsvorgänge kaum merklich, wesentlich früher, etwa ab dem 30. Lebensjahr, ein. Die wesentlichen physiologischen Veränderungen des Alters zeigt Abbildung 25-2.

Während Muskelmasse und Knochendichte mit zunehmendem Alter zurückgehen, nimmt der Fettanteil des Organismus zu; die Vitalkapazität als Ausdruck der Lungenfunktion sinkt, und durch eine Elastizitätsverminderung der Arterien steigt der systolische Blutdruck. Die altersphysiologische Abnahme der Nierenleistung läßt sich ausschließlich anhand der Creatinin-Clearance messen, während der Serum-Creatininwert infolge eines verminderten Gesamtmuskelstoffwechsels konstant bleiben kann. Im Verdauungstrakt ist ein Rückgang der Magensäure- und Enzymproduktion bei weitgehend gleichbleibender Leberleistung zu beobachten, ohne daß faßbare Ernährungsstörungen auftreten müssen. Besonders bei Frauen ist häufig die Calciumaufnahme im Darm reduziert. Mit der Menopause

(Ende der Regelblutungen) um das 50. Lebensjahr sinkt bei der Frau der Östrogenspiegel relativ rasch ab, während der Testosteronspiegel beim Mann langsamer abfällt. Die Leitfähigkeit der Nerven verringert sich. Ein typischer Alterungsvorgang ist das Nachlassen des Akkommodationsvermögens (Presbyopie, Alterssichtigkeit).

2 Ernährung im Alter

Vor allem durch die Abnahme der Muskelmasse nimmt mit dem Alter der Grundumsatz und somit der Kalorienbedarf ab, etwa um 10% pro Dekade ab dem 50. Lebensjahr. Somit benötigt ein 80jähriger etwa 30% weniger Kalorien als ein jüngerer Erwachsener. In der Mehrzahl der Fälle ist eine Reglementierung der Ernährung nicht notwendig; eine spezielle Diät für das Alter gibt es ohnehin nicht, sie wäre auch nicht sinnvoll. Zu achten ist auf eine wohlschmeckende, abwechslungsreiche, optisch ansprechende Kost, speziell auch im Krankenhaus.

Einem evtl. behinderten Kauvermögen muß durch weiche, gegebenenfalls passierte Kost Rechnung getragen werden, die möglichst appetitlich angerichtet werden sollte.

In der Nahrung sollte der **Eiweißgehalt** ausreichend sein, etwa 1 g/kg und Tag, jedoch auch nicht zu hoch liegen. Der **Fettgehalt** sollte etwa 1 bis 1,2 g/kg betragen, entsprechend etwa 30–35% der aufgenommenen Kalorienmenge. Etwa 55% der Nährstoffe sollen aus Kohlenhydraten stammen, wobei auf **schlackenreiche Substanzen** großer Wert zu legen ist. Mit einer gemischten Kost sollten genügend **Vitamine** aufgenommen werden. Wichtig ist ein ausreichendes Angebot an **Mineralstoffen** wie Eisen, Magnesium und vor allem Calcium, das reichlich in Milch und Käse enthalten ist. Bei Patienten, die nicht mehr ins Freie kommen, kann die fehlende Sonneneinstrahlung über einen Vitamin-D-Mangel zu einer Calciumresorptionsstörung führen.

Leider zeigt die Praxis häufig, daß sich alte Menschen, vor allem Alleinstehende, unzureichend ernähren. Gründe dafür können eingeschränktes Kauvermögen oder Sehstörungen, soziale Faktoren wie Einsamkeit, Schwierigkeiten bei der Zubereitung der Mahlzeiten oder auch Bequemlichkeit sein. Dabei werden gelegentlich ausgesprochen einseitige Kostformen beobachtet, z. B. die Ernährung ausschließlich mit Weißbrot und Kaffee.

Eine ausreichende Flüssigkeitszufuhr ist extrem wichtig. Das Durstgefühl nimmt mit dem zunehmenden Alter ab und ist beim hochbetagten Menschen oft aufgehoben. Da gleichzeitig weniger Flüssigkeitsreserven vorhanden sind, kommt es bei ungenügender Trinkmenge rasch zu einer lebensgefährlichen **Exsikkose**. Zu fordern ist eine Mindesttrinkmenge von ca. 1500 ml (Ausnahme bei bestimmten Herz- oder Nierenkrankheiten); auf keinen Fall dürfen 1000 ml unterschritten werden.

3 Häufige Krankheiten und Symptome im Alter

3.1 Hemiplegie

Die Hemiplegie stellt eine der großen Herausforderungen an die Geriatrie dar. Das Krankheits-

bild wurde in Kapitel 23 dargestellt. Da sowohl die akute als auch besonders die längerfristige Behandlung, die Rehabilitation, in geriatrischen Kliniken erfolgen, soll auf einige praktische wichtige Aspekte hingewiesen werden, die für Behandlung und Pflege entscheidend sind.

Der Schlaganfall-Patient nimmt die befallene Seite nicht wahr, er sieht von ihr weg. Der Tonus der betroffenen Körperhälfte ist von dem der nicht betroffenen verschieden. Während anfangs die hemiplegische Seite schlaff erscheinen kann, kommt es dort nach unterschiedlich langer Zeit zu einer Tonuserhöhung, einer **Spastizität**. Dabei finden sich bestimmte Muster, so an der oberen Extremität Neigung zu Beugung und Retraktion (Zurückhängen) der Schulter, an der unteren Extremität Außenrotation der Hüfte und Beugung des Beines, alternativ Entwicklung einer Streckerspastik im Bein. Im weiteren Verlauf kann sich der Kranke oft nicht richtig bewegen, er kann selbst dann, wenn sich scheinbar Lähmungen zurückgebildet haben, die betroffene Seite nicht normal gebrauchen, beim Stehen oder Gehen besteht ständig die Angst, auf die hemiplegische Seite zu fallen. Während **Sprachstörungen** beim linkshirnigen Insult auffallen, kommt es beim rechtshirnigen Insult mit Linksseitenlähmungen zu schweren Störungen der Körperempfindungen bis zu einer totalen Ablehnung der linken Körperhälfte.

Um die Körperschemastörung mit Vernachlässigung der befallenen Körperhälfte günstig zu beeinflussen, müssen einfache Tricks den Patienten teils bewußt, teils unbewußt dazu bringen, die befallene Seite in das alltägliche Leben einzubeziehen.

Die betroffene Seite des Patienten sollte grundsätzlich der interessanteren Seite des Krankenzimmers zugewandt sein. Der Nachttisch sollte auf der Seite der Lähmung stehen, Pflegekräfte und Arzt sollten immer von der gelähmten Seite an den Patienten treten.

Da der Patient in der Akutphase viel Zeit im Bett verbringen wird, ist die Art der **Lagerung** von entscheidender Bedeutung. Es empfiehlt sich, den Patienten so schnell wie möglich zu mobilisieren, so daß er einige Stunden außerhalb des Bettes verbringen kann. Gerade bei älteren Menschen kann eine längere Ruhigstellung zu ernsten Kom-

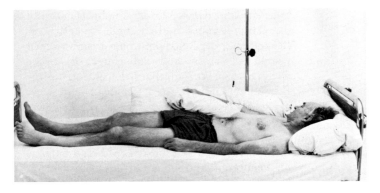

Abb. 25-3. Rückenlage des hemiplegischen Patienten. Die Kissen unter der hemiplegischen Gesäßhälfte und der hemiplegischen Skapula halten die gesamte Körperseite vorn und sorgen für eine korrekte Stellung der Extremitäten. Der Kopf ist zur betroffenen Seite gewandt (aus: Davis, P. M.: Hemiplegie. Springer, 1986).

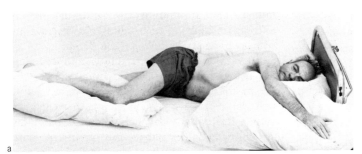

a

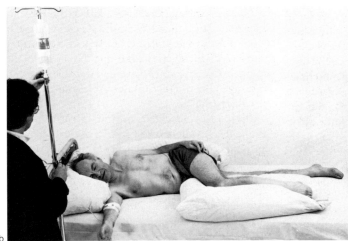

b

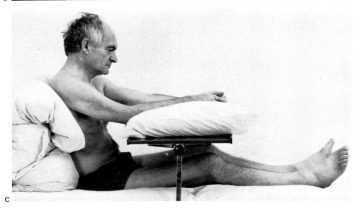

c

Abb. 25-4. Lagerung hemiplegischer Patienten (aus: Davies, P. M.: Hemiplegie. Springer, 1986).
a) Seitenlage auf der gesunden Seite.
b) Seitenlage auf der betroffenen Seite.
c) Der Patient sitzt. Bei älteren Betten, deren Kopfteil nicht steil genug gestellt werden kann, wird die Liegefläche ganz flach gestellt und der Patient im Rücken durch eine ausreichende Kissenpolsterung gestützt.

plikationen wie Dekubitalgeschwüren, Kontrakturen, Thrombosen und hypostatischen Pneumonien führen.

Die Rückenlage sollte wegen der Gefahr eines Druckgeschwürs am Kreuzbein oder an der Außenseite der Ferse und am Außenknöchel so selten wie möglich eingenommen werden. Als Alternativstellung kann die Rückenlage dennoch sinnvoll sein, vor allem bei Patienten, die anfänglich Probleme mit der Seitenlagerung haben. Zur Verhinderung einer Retraktion der Schulter sollte das betroffene Schulterblatt mit einem Kissen unterpolstert werden (Abb. 25-3). Arm und Finger werden gestreckt und nach Möglichkeit erhöht.

> Der oft zur Greifübung in die Hand gelegte Ball oder andere Gegenstände sind kontraindiziert, da sie eine Flexorspastizität begünstigen.

Bei einer Beugetendenz der unteren Extremität soll auf eine Streckung im Hüftgelenk und Kniegelenk geachtet werden. Unter das Becken muß ein Kissen so gelegt werden, daß das Bein gerade liegt und eine Außenrotation verhindert wird. Die Beine sind gestreckt, und es sollten weder Knierollen noch Kissen unter die Knie oder Waden gelegt werden. Eine solche Unterpolsterung der Knie führt leicht zu einer unerwünschten Flexion, durch Kissen unter den Waden werden die Knie stark überstreckt. Der oft gebrauchte Bettkasten ist ebenfalls nicht empfehlenswert, da er die Spastizität des Fußes fördert. Er sollte daher nicht mehr benutzt werden (weitere Lagerungsmöglichkeiten s. Abb. 25-4). Der Patient sollte in der Anfangsphase nach Möglichkeit zwei- bis dreistündlich umgelagert werden.

In der weiteren Behandlung muß gerade bei alten Patienten rechtzeitig eine **krankengymnastische** und **ergotherapeutische** Behandlung begonnen werden, ggf. ergänzt durch eine Sprachtherapie. Ein bewährtes Behandlungskonzept wurde von BERTA BOBATH erarbeitet und hat sich in geriatrischen Kliniken überaus erfolgreich durchgesetzt. Grundlage war die Beobachtung, daß bei bestimmten Bewegungen die Spastizität zunimmt; dies wird als **assoziierte Reaktion** bezeichnet. Mit dem BOBATH-Prinzip wird die Spastik durch gezielte Bewegungen und Haltungen, z. B. symmetrische Armstreckung mit gefalteten Händen, reduziert. Gleichzeitig wird grundsätzlich der ganze Mensch unter Einbeziehung der ge-

lähmten Seite behandelt. Für die „Rund-um-die-Uhr-Behandlung" von Hemiplegikern muß das Pflegepersonal das Konzept kennen und ständig anwenden, z. B. beim Lagern im Bett, beim Reichen des Steckbeckens oder beim Aufsetzen.

> Hilfsmittel wie Handstöcke und Gehböcke sollten nicht zu früh eingesetzt werden, da sich der Patient rasch an sie gewöhnen kann und so ein eventuell mögliches besseres Behandlungsergebnis, nämlich selbständiges Gehen, erschwert wird.

Bei stärkeren Ausfallserscheinungen können Hilfsmittel durchaus sinnvoll sein. Gelegentlich gelingt es nur, dem Patienten ein Leben im Rollstuhl zu ermöglichen. Dadurch wird, anders als bei dauernder Bettlägerigkeit, eine zumindest teilweise Wiedereingliederung in das gesellschaftliche Leben möglich.

Neben der medizinischen Betreuung ist die psychische Begleitung eines Schlaganfall-Patienten extrem wichtig, bedeutet ein Schlaganfall doch einen tiefen Einschnitt im Leben des Betroffenen. Oft verliert der Patient die vorher geübte Selbständigkeit und wird von Angehörigen oder fremden Hilfspersonen abhängig.

3.2 Verwirrtheit

Definition

Verwirrtheit ist ein im Alter häufig vorkommender Zustand zeitlicher oder räumlicher Desorientiertheit, der zur Verkennung der Situation führen kann und oft mit Halluzinationen und Illusionen einhergeht.

> Verwirrtheit selbst ist keine eigentliche Krankheit, sondern stets Symptom einer bestimmten Grunderkrankung, wobei gerade beim alten Patienten das Zusammentreffen mehrerer Ursachen zum Vollbild der Verwirrtheit führen kann.

Ursachen und Pathogenese

Ursächlich liegt dem Verwirrtheitszustand eine Funktionsstörung des Gehirns zugrunde, das oft durch schon länger bestehende chronische Durchblutungsstörungen oder andere Abbauvorgänge vorgeschädigt ist.

Folgende Ursachen kommen in Frage:

▷ **akute Entzündungen,** z. B. Pneumonien oder zunächst unkomplizierte fieberhafte Infekte;

▷ **Sauerstoffmangel** des Gehirns durch schwere Herzinsuffizienz, Anämie oder Lungen- bzw. Bronchialerkrankungen, wobei diese auch durch Erhöhung des CO_2-Gehaltes des Blutes zu Verwirrtheit führen können;

▷ **unzureichende Blutversorgung** bei ischämischem Insult;

▷ **Störungen des Elektrolyt- und Wasserhaushalts.** Insbesondere durch eine Exsikkose kommt es beim alten Menschen sehr häufig zu einer Beeinträchtigung der Hirnfunktion. Eine Exsikkose kann sich bei Infekten besonders schnell einstellen. Eine dann eintretende Verwirrtheit führt zu weiteren Störungen der Flüssigkeitsaufnahme, zumal Durstgefühl kaum verspürt wird. Auch Erbrechen oder Durchfallerkrankungen können diesen Zustand begleiten;

▷ **endokrine Krankheiten** wie entgleister Diabetes, daneben auch Schilddrüsenfunktionsstörungen, sowohl Unter- wie auch Überfunktion;

▷ **Störungen von Organfunktionen** wie Niereninsuffizienz oder, seltener, schwere Leberschädigungen. Akut kann auch eine Harnverhaltung zu einem erheblichen Unruhezustand führen;

▷ **Hirnerkrankungen im eigentlichen Sinn** wie Tumoren, Morbus PARKINSON oder eine Enzephalitis;

▷ **Medikamente** wie Sedativa, z. B. Valium®, Psychopharmaka, Parkinsonmittel oder Digitalis;

▷ **toxische Substanzen,** z. B. Alkohol;

▷ **Schädeltraumen;** ein Verwirrtheitszustand kann auch nach einem Sturz auf den Kopf durch ein subdurales Hämatom (Bluterguß unter der harten Hirnhaut) hervorgerufen worden sein. Es ist deshalb immer sehr wichtig, bei verwirrten Patienten auch nach Schädelprellungen oder Unfällen zu fahnden;

▷ **psychosoziale Faktoren,** z. B. Todesfälle oder Trennung von der gewohnten Umgebung. Gelegentlich kann allein die Aufnahme ins Krankenhaus oder Pflegeheim mit unbekannter Umgebung dazu führen, daß die gerade noch kompensierte geistige Aufnahmefähigkeit plötzlich zusammenbricht.

Diese noch nicht vollständige Liste zeigt bereits, wie vielfältig die Ursachen sein können.

Symptome

Das Gedächtnis ist stark beeinträchtigt, vor allem das Kurzzeitgedächtnis. Der Kranke verliert die Kontrolle und Übersicht über alltägliche Dinge wie Kleidung, Nahrungsaufnahme, Aufenthaltsort oder auch Stuhl- und Urinabgang in adäquater Weise. Die Patienten werden unruhig, verlassen häufig die Wohnung oder das Krankenzimmer und können sich später nicht wieder zurechtfinden. Bisweilen sind die Kranken aggressiv und fühlen sich angegriffen oder bedroht.

Immer muß auf eine **Exsikkose** geachtet werden, die man an trockener Haut und Zunge erkennen kann. Dabei sind die Werte für Natrium, Creatinin und Hämatokrit erhöht.

Therapie

Durch die bei einer Exsikkose häufig notwendige Infusionstherapie klart der Patient meist rasch auf. Weitere Behandlungsansätze ergeben sich aus den in Frage kommenden Grunderkrankungen.

> Eine Psychopharmakotherapie sollte nicht an erster Stelle stehen. Oft kann dem unruhigen Patienten durch ein beruhigendes Gespräch geholfen werden.

Eine Fixierung verstärkt fast immer die Unruhe oder Verwirrtheit des Patienten. Wenn eine medikamentöse Behandlung nötig ist, werden oft Neuroleptika angewandt, wobei eine niedrige Dosierung zu wählen ist, z. B. 3 × 5 bis 8 Tropfen Haldol®. Bei nächtlicher Unruhe haben sich schwächere Neuroleptika, z. B. Eunerpan® oder Dipiperon® in Saftform bewährt. Auch Distraneurin® (1–2 Tabletten) wird beim verwirrten Alterspatienten erfolgreich eingesetzt. Stark wirkende Sedativa oder gar Barbiturate sind zu meiden, ebenso sollten lang wirkende Benzodiazepane, z. B. Valium® nicht gegeben werden.

Verlauf und Prognose

Akut auftretende Verwirrtheitszustände sind meist nach Ausschaltung der Ursachen **rückbildungsfähig.** Lang anhaltende Verwirrtheitszustände leiten über zum Krankheitsbild der Demenz (s. u.).

3.3 Demenz

Definition

Mit **Demenz** wird eine Minderung intellektueller Leistungen bezeichnet, wobei der deutsche Begriff *Schwachsinn* das Krankheitsbild der Demenz im Alter, die **senile Demenz**, nicht treffend bezeichnet. Auch hier handelt es sich nicht um eine einzige Krankheit; es können mehrere Grunderkrankungen vorliegen, die wichtigsten sind der **Morbus Alzheimer** und die **Multi-Infarkt-Demenz.**

Epidemiologie

Der Morbus ALZHEIMER kann als präsenile Demenz schon ab dem 50. Lebensjahr auftreten, meist sind die Patienten über 65 Jahre alt. Die Multi-Infarkt-Demenz entwickelt sich in der Regel erst im höheren Lebensalter.

Ursachen und Pathogenese

Die Ursache für den Morbus ALZHEIMER liegt in einer Degeneration von Hirnzellen; in Einzelfällen kommen familiäre Häufungen vor, jedoch bleibt der Ursprung der Krankheit bislang unklar.

Bei der Multi-Infarkt-Demenz führen Durchblutungsstörungen des Gehirns zum Absterben von Hirnzellen.

Symptome

Erstes Krankheitssymptom der senilen Demenz ist bei beiden Formen eine Störung des **Kurzzeitgedächtnisses**, d. h., der Patient weiß nicht mehr, was er gerade getan oder gegessen hat, kann aber noch sagen, wie sein Lehrer in der ersten Schulklasse hieß. Beim Fortschreiten der Erkrankung ist der Patient zunehmend desorientiert: Er kennt nicht die Zeit, den Ort, die Personen um ihn herum, und die Situation. Dies führt schließlich dazu, daß sich der Patient nicht mehr selbständig versorgen kann. Bei günstigen familiären Bedingungen kann der Patient mit viel Geduld zu Hause behandelt werden, andernfalls ist eine Heimunterbringung nicht zu umgehen.

> Psychische Belastungen wie Krankenhauseinweisung oder Heimunterbringung, verschlimmern oft die Symptome einer Demenz.

Im Endstadium sind die Kranken völlig hilflos. Sie wissen nicht, ob sie gerade gegessen haben, und verlieren die Kontrolle über Stuhl- und Urinabgang.

Therapie

Eine Therapie im Sinne einer direkten Krankheitsbehandlung gibt es nicht, vor allem keine medikamentösen Möglichkeiten. Durch eine geduldige Übungsbehandlung, Hirnleistungstraining und aktivierende Pflege gelingt es manchmal, den immer weiter fortschreitenden Abbauprozeß etwas aufzuhalten.

3.4 Fallneigung

Stürze sind bei alten Menschen recht häufig und oft folgenschwer. Viele alte Patienten leiden an einer Knochenentkalkung (**Osteoporose**); dadurch erhöht sich das Risiko, beim Sturz Frakturen zu erleiden (Schenkelhalsfraktur!).

Ursachen und Pathogenese

Die Ursachen für eine Fallneigung können sehr unterschiedlich sein.

▷ **Äußere Ursachen** sind verborgene Stolperschwellen, glatter, rutschiger Fußboden oder Glatteis. Während ein gesunder jüngerer Mensch einen Sturz durch eine Ausgleichsbewegung verhindert, kann der ältere Patient, der langsamer reagiert und weniger gut beweglich ist, schon gestürzt sein.

Krankheitsbedingte Ursachen:

▷ Gleichgewichtsstörungen nach einer Hirn- bzw. Kleinhirnschädigung, meist infolge Durchblutungsstörungen;
▷ Krankheiten des Gleichgewichtsorgans im Innenohr;
▷ Sehstörungen, z. B. grauer Star, eine falsche oder eine fehlende Brille;
▷ Herzerkrankungen, z. B. Herzrhythmusstörungen, ADAMS-STOKES-Anfälle oder Aortenklappenstenosen;
▷ erniedrigter Blutdruck, vor allem als orthostatische Hypotonie;
▷ seltener Krampfleiden;
▷ Krankheiten des Skelettsystems, z. B. schwere Arthrosen oder Verschleiß der Wirbelsäule;
▷ Lähmungen oder Muskelerkrankungen, die zu einem Kraftverlust im Bein führen können, z. B. Störung der Kniestreckmuskeln bei Bandscheibenschäden oder bei Diabetes.

Therapie

Oft treffen mehrere Gründe bei einem Patienten zusammen. Wichtigste Aufgabe ist es, nach Ursachen zu suchen und sie möglichst kausal zu behandeln. Daneben sind symptomatische Maßnahmen, wie Verordnung von Handstöcken oder Gehböcken sinnvoll. Durch Anbringen von Haltegriffen in der Wohnung oder auf der Krankenhausstation kann die Sicherheit beim Gehen erhöht werden.

3.5 Schlafstörungen im Alter

Schlafstörungen sind beim älteren Patienten häufig und fallen besonders während einer Krankenhausbehandlung auf. Zunächst muß abgeklärt werden, ob ein geringer Nachtschlaf von nur fünf bis sechs Stunden überhaupt krankhaft ist; oft fühlen sich die Patienten am folgenden Tag gar nicht müde. Eine Therapie ist dann natürlich nicht nötig; leider wird trotzdem allzuoft ein Schlafmittel verordnet.

Therapie

Bei Patienten mit zerebralen Durchblutungsstörungen kommt es oft zu einer Umkehr des Tag-Nacht-Rhythmus. Der Patient schläft am Tage und ist nachts unruhig. Hier kann unter Umständen eine Tasse Bohnenkaffee vor dem Einschlafen helfen. Medikamentös kann mit niedrigen Dosen eines schwach wirkenden Neuroleptikums, wie Eunerpan® und Dipiperon® oder mit Distraneurin® ein Erfolg erzielt werden.

> Als Regel soll gelten, daß im Krankenhaus Schlafmittel nur nach Abstimmung im Behandlungsteam und auf ausdrückliche ärztliche Anweisung gegeben werden dürfen. Mancher Patient hat durch unkritischen Einsatz z. B. von Valium®, das wegen einer langen Wirkungsdauer bei alten Patienten ohnehin ungeeignet wäre, sich eine Gewöhnung oder Sucht zugezogen. Über die Gewöhnung hinaus können Unfälle (Sturzgefahr!), Verwirrtheitszustände und Aktivitätsverlust die Folgen einer solchen Fehlindikation sein.

3.6 Urininkontinenz

Definition

Patienten, die an einer Urininkontinenz leiden, sind nicht oder nur eingeschränkt dazu in der Lage, ihre Blase kontrolliert zu entleeren. Die Urininkontinenz ist eines der häufigsten Symptome beim alten Menschen. Sie stellt keine Diagnose, sondern nur das Symptom einer oder mehrerer Grundkrankheiten dar. Ursachen können sein:

▷ **Streßinkontinenz:** Sie tritt bei Belastungen auf. Bei Erhöhung des Bauchinnendrucks, z. B. beim Lachen oder Husten, kommt es zu unwillkürlichem Harnabgang. Ursachen können bei der Frau eine Blasensenkung mit Schließmuskelschwäche, beim Mann der Zustand nach Prostataoperation sein. Therapeutisch kann bei der Frau versucht werden, lokal mit Östrogensalben zu behandeln; außerdem ist eine Beckenbodengymnastik sinnvoll. Unter Umständen hilft eine operative Therapie der Senkung.

▷ **Inkontinenz vom dringlichen Typ** (*Urge-Inkontinenz*): Es kommt zu einem sehr starken, plötzlichen Harndrang, wobei meist nicht mehr rechtzeitig die Toilette aufgesucht werden kann, so daß der Patient einnäßt. Begünstigend wirken hier Harnwegsinfekte, auch zentrale Störungen wie Zustand nach Schlaganfall oder Demenz. Manchmal kommt es nur zum Einnässen, weil der Patient wegen Gehbehinderung oder Verwirrtheit die Toilette nicht rechtzeitig erreicht. Eine Therapie mit blasenentspannenden Medikamenten wie Spasuret® oder Uro-Ripirin® bringt hier manchmal Erfolge.

> Die Behandlung mit einem Blasenkatheter ist bei der Urge-Inkontinenz nicht angezeigt. Hierdurch wird ein Blaseninfekt vorprogrammiert!

Sinnvoll kann die Verordnung von Inkontinenzmaterial wie Höschenwindeln oder Einlagen sein. Zu einer optimalen Betreuung gehört außerdem das rechtzeitige Absetzen, möglichst nach Plan. Der Patient sollte etwa zweistündlich, anfangs eventuell noch häufiger, zur Toilette oder auf den Nachtstuhl geführt werden.

▷ **Inkontinenz bei voller Blase** (*Überlaufblase*): Die Überlaufblase entsteht, wenn die Blase nicht richtig entleert werden kann. Ursächlich kann eine Nervenschädigung vorliegen, z. B. bei diabetischer Neuropathie. Zu einer mechanischen Erschwerung der Blasenentleerung kann es bei Prostatavergrößerung oder Harnröhrenenge kommen.

> Die Entleerungsstörung bei Prostatavergrößerung oder Harnröhrenenge kann

durch Medikamente vom Atropintyp, z. B. Spasmolytika (Buscopan®), Psychopharmaka oder Parkinsonmittel noch verstärkt werden.

Auch ein voller Enddarm mit Kotsteinbildung kann eine Blasenentleerungsstörung bedingen.

Es sollte immer versucht werden, die Ursache zu beseitigen. Manchmal kann in diesen besonderen Fällen ein Blasenkatheter nicht zu umgehen sein; eine dauerhafte Harnableitung sollte allerdings bevorzugt über einen suprapubischen Blasenkatheter erfolgen. Hierbei wird der Katheter durch die Bauchwand oberhalb der Symphyse in die Harnblase eingelegt.

3.7 Stuhlinkontinenz

Die Stuhlinkontinenz ist glücklicherweise seltener als die Harninkontinenz.

Ursachen und Pathogenese

Ursächlich kommen hier direkte Schädigungen des Schließmuskels nach Operationen, durch Entzündungen oder durch Tumoren in Frage. Auch bei vorbestehender Obstipation, oft verbunden mit Abführmittelmißbrauch, tritt trotz stark stuhlgefülltem Dickdarm weicher Stuhl als *Überlaufstuhl* aus. Bei Durchfallerkrankungen unterschiedlicher Genese kann ebenfalls eine Stuhlinkontinenz auftreten, welche bei festem Stuhl nicht vorhanden wäre. Schließlich ist bei zerebralen Schädigungen mit einer Stuhlinkontinenz zu rechnen, vor allem in der Endphase einer Demenz, wobei der Patient seine Inkontinenz nicht mehr bemerkt.

Therapie

Hier kann versucht werden, den Patienten sauber zu halten, indem man ihn regelmäßig auf die Toilette oder den Nachtstuhl führt. Die Versorgung mit Windeln ist oft die letzte Möglichkeit. Zuvor muß aber immer eine organische Ursache im Bereich des Dickdarms sicher ausgeschlossen werden.

3.8 Dekubitus

Definition

Der Dekubitus ist ein durch das Aufliegen bedingtes **Druckgeschwür**, welches bevorzugt an besonders gefährdeten Körperstellen auftritt. Diese

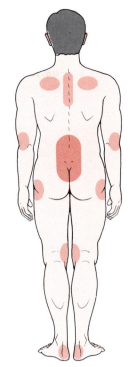

Abb. 25-5.
Dekubitus: besonders gefährdete Körperpartien.

Stellen sind die **Gesäßgegend** vor dem Kreuzbein (präsakral), die **seitliche Hüftpartie** über dem Trochanter major, die **Fersen**, besonders bei bereits einseitig beinamputierten Patienten, die **Rückenpartie** über den Schulterblättern und über den Dornfortsätzen (Abb. 25-5.).

Ursachen und Pathogenese

Ursache ist eine durch Druck bedingte Durchblutungsstörung mit mangelnder Sauerstoffversorgung der Haut. Diese wird hervorgerufen durch das Körpergewicht, das die Haut über der Auflagefläche unter Druck setzt. Der Druck von außen ist dann höher als der Druck in den Kapillargefäßen, so daß die Durchblutung zum Stillstand kommt. Überdauert der örtliche Druck eine kritische Zeit, d. h., liegt der Patient lange Zeit auf derselben Stelle, kommt es zur Ischämie und schließlich zum Absterben des Gewebes.

Durch ständige Lageänderung, wie es beim Gesunden und den meisten Patienten der Fall ist, wird die kritische Auflagezeit stets unterschritten. Dagegen besteht bei bestimmten Krankheiten oder Zuständen eine erhöhte Dekubitusgefahr. Einen Überblick über die Faktoren, die die

Tabelle 25-1: Faktoren, die die Entstehung von Druckgeschwüren begünstigen.

Bewußtlosigkeit	bei zerebralen Funktionsstörungen, äußeren Vergiftungen, innerlichen Vergiftungen (z. B. Urämie, Coma diabeticum), Narkose
Bewegungsstörungen bei neurologischen Erkrankungen	apoplektischer Insult multiple Sklerose Morbus PARKINSON andere neurologische Erkrankungen
schmerzbedingte Bewegungsarmut	postoperativ bei Bandscheibenvorfall bei Knie- und Hüftleiden bei anderen degenerativen Erkrankungen
mechanische Faktoren	Druckstellen von Gipsverbänden, Korsetts o. ä., Unebenheiten der Liegefläche (Falten im Bettuch!), besonders bei Nässe

Entstehung eines Druckgeschwürs begünstigen gibt Tabelle 25-1.

Zusätzliche **Risikofaktoren** sind: Durchblutungs- oder Ernährungsstörungen der Haut bei Allgemeinerkrankungen wie Anämien, Herzinsuffizienz mit Anasarka oder Ödemerkrankungen anderer Ursache, insbesondere bei Eiweißmangelzuständen.

Prophylaxe

> Beim Vorhandensein eines oder mehrerer Risikofaktoren müssen intensive Maßnahmen zur **Dekubitusprophylaxe** ergriffen werden.

Die Auflagefläche sollte sehr weich sein und dadurch den Auflagedruck auf ein größeres Körperareal verteilen. Ideal sind *superweiche* Matratzen. Zur Anwendung kommen auch Felle, Wasserkissen oder -matratzen und verschiedene Schaumgummiauflagen. Ein technisch relativ aufwendiges Hilfsmittel ist die luftgefüllte Unterlage, bei der benachbarte Luftpolster wechselnd aufgeblasen und abgelassen werden. Dafür wird ein strombetriebener Kompressor benötigt. Inzwischen gibt es schon ziemlich geräuscharme Geräte.

Die Vielzahl der Hilfsmittel zeigt, daß es kein allgemein bewährtes Verfahren gibt. Um so wichtiger ist es, die Dekubitusprophylaxe gewissenhaft durchzuführen. Regelmäßiges Umlagern in etwa zweistündigem Rhythmus ist zu fordern, wobei ein Wechsel von Rückenlage zu einer etwa 30-Grad-Seitenlage am günstigsten ist. Eine strenge Seitenlage ist wegen der Nekrosegefahr über dem Trochanter major nicht empfehlenswert. Man muß ferner auf eine Druckentlastung der Fersen und Knöchel achten, insbesondere bei Durchblutungsstörungen der Beine.

Symptome

> Wichtig bei der Dekubitusprophylaxe ist ständige Kontrolle der gefährdeten Stellen!

Eine Hautrötung zeigt einen drohenden Dekubitus an. Bei weiterem Fortschreiten bildet die Haut Blasen, es kommt zum Hautdefekt, zum Absterben des Unterhautgewebes und schließlich auch der Muskulatur.

Therapie

Die Therapie muß alle bei der Prophylaxe besprochenen Prinzipien wie weiche Unterlage und Umlagerung berücksichtigen. Zwar werden viele Medikamente angeboten, eine einfache Kochsalzkompresse hat allerdings oft den gleichen Effekt. Wichtig ist es, abgestorbenes Gewebe abzutragen, damit sich keine Eitertaschen bilden können. Auch bei konsequenter Druckentlastung und Wundsäuberung dauert es meist sehr lang, bis eine Abheilung erreicht werden kann. Die Behandlung der **Grundkrankheit,** welche zum Dekubitus geführt hat, darf nicht vergessen werden.

4 Besonderheiten innerer Krankheiten im Alter

Es soll hier nicht nochmals auf alle inneren Krankheiten eingegangen werden. Vielmehr sollen nur die Besonderheiten aufgeführt werden, die im Alter zu Abweichungen von Symptomen, Krankheitsverläufen oder der Therapie führen.

4.1 Herz-Kreislauf-Erkrankungen

4.1.1 Herzerkrankungen

Symptome

Herzerkrankungen, insbesondere die koronare Herzkrankheit, sind im Alter häufig, unterscheiden sich aber nicht wesentlich von ihrem Erscheinungsbild in anderen Altersgruppen. Die Symptome eines Herzinfarktes können durch Fehlen der typischen Angina-pectoris-Beschwerden verschleiert sein, so daß Verwirrtheit, Luftnot, niedriger Blutdruck bei früherem Hypertonus Ausdruck eines Herzinfarktes sein können.

Therapie

Auch therapeutisch ergeben sich keine prinzipiellen Abweichungen. Digitalispräparate sollten besonders kritisch nur bei eindeutiger Herzinsuffizienz eingesetzt werden, wobei beim Digoxin die altersabhängige Einschränkung der Nierenfunktion zu einer Dosisreduktion zwingt. Auch Digitoxin sollte entsprechend einer verringerten fettfreien Körpermasse relativ niedriger dosiert werden als im Erwachsenenalter üblich.

Zeichen einer **Digitalisüberdosierung** können neben Bradykardie oder Herzrhythmusstörungen auch Übelkeit, Erbrechen oder Verwirrtheit sein.

4.1.2 Hypertonie

Ursachen und Pathogenese

Der systolische **Blutdruck** ist im Alter, bedingt durch Elastizitätsverlust der Aorta und der großen Gefäße, meist erhöht, während der diastolische Wert normal oder leicht erniedrigt sein kann. Blutdrucksenkende Medikamente sollten dann nicht gegeben werden.

Therapie

Zur Blutdrucksenkung bei Hypertonus, etwa über 24 kPa (180 mm Hg), hat sich besonders Nifedipin (Adalat®) bewährt; prinzipiell kommen die auch sonst bewährten Präparate zum Einsatz. Man sollte besonders darauf achten, daß die Blutdruckwerte nicht zu tief absinken, besonders nachts und beim Aufstehen.

4.1.3 Hypotonie

Zu **niedriger Blutdruck**, insbesondere die orthostatische Hypotonie, stellt eine Gefährdung des alten Menschen dar; es drohen vor allem Schwindel und Stürze.

Ursachen und Pathogenese

Ursachen können Medikamentennebenwirkungen sein; neben Blutdruckmitteln kommen vor allem Psychopharmaka oder Parkinsonpräparate in Frage, weiter müssen virale oder bakterielle Infekte, Flüssigkeitsmangel oder neurologische Störungen mit Beteiligung des autonomen Nervensystems, etwa bei einer diabetischen Polyneuropathie, berücksichtigt werden.

Therapie

Therapeutische Möglichkeiten sind hier begrenzt, einerseits wird sich der Patient an diese Störung gewöhnen, z. B. durch langsames Aufstehen, andererseits kann mit einer Kompressionsbehandlung der Beine durch Kompressionsstrümpfe oder elastische Binden ein Blutdruckabfall abgemildert werden (nicht bei arteriellen Durchblutungsstörungen anwendbar!).

4.2 Lungenkrankheiten im Alter

Die Elastizität der Lungen nimmt mit dem Alter ab, es kommt zu einem allein noch nicht als Krankheit zu wertenden **Altersemphysem**. Pneumonien sind im Alter häufig, dabei können die Symptome oft verschleiert sein; so kann Fieber fehlen, ebenso der Husten. Dies darf nicht dazu führen, eine effektive Behandlung zu unterlassen.

Im Alter muß immer an die Möglichkeit einer Lungentuberkulose gedacht werden; hierbei sind die Symptome oft atypisch, die Patienten klagen eventuell nur über Schlappheit und Gewichtsabnahme.

Oft besteht eine andere Grundkrankheit, welche zu einer Schwächung der Abwehrlage führt.

4.3 Krankheiten der Nieren und Harnwege

Neben dem alterstypischen Rückgang der Nierenleistung, meßbar an der Creatinin-Clearance, können im Alter Arteriosklerosefolgen zu einer Einschränkung der Nierenfunktion führen. Harnwegsinfekte bei Blasenentleerungsstörungen sind häufig, z. B. bei Prostataadenom oder Blasensenkung.

Ein unkritisch gelegter Blasenkatheter stellt eine große Infektionsgefahr dar, im Krankenhaus besonders durch Hospitalkeime.

4.4 Krankheiten des Verdauungstraktes

Die Mehrzahl der älteren Patienten verfügt nicht mehr über ein kaufähiges Gebiß und ist auf Zahnprothesen angewiesen. Häufig allerdings wird eine schlecht sitzende Prothese nicht benutzt, anstatt sie korrigieren zu lassen; in anderen Fällen unterbleibt eine notwendige Reparatur, einige Patienten lassen sich überhaupt keine Prothese anfertigen.

> Der Verzicht auf die Benutzung einer Prothese führt auf Dauer zu einer Rückbildung des Kiefers und schließlich zur dauerhaften Unmöglichkeit, eine Prothese noch zu gebrauchen. Aus pflegerischer Sicht ist deshalb zu fordern, daß die Patienten zumindest tagsüber ständig die Zahnprothese tragen.

Bei exsikkierten Patienten kommt es häufig zu einer Austrocknung der Zunge mit Borkenbildungen, ggf. zu einer Soorinfektion. Auf ausreichende symptomatische **Mundpflege** ist hier zu achten.

> Das Schluckvermögen ist bei alten Menschen oftmals behindert, insbesondere bei neurologischen Störungen droht bei Schluckstörungen Aspirationsgefahr!

Infolge Störungen des Schluckvorganges, vor allem bei liegenden Patienten, könnten unter Umständen Tabletten in der Speiseröhre verbleiben und dort zu örtlichen Schäden, zu **Ösophagusulzera**, führen. Dies sollte durch die Tabletteneinnahme in sitzender Stellung mit reichlich Flüssigkeit verhindert werden.

Bei alten Patienten wird oft eine Atrophie der Magenschleimhaut beobachtet, die mit einer unzureichenden Bildung an Intrinsic-Faktor einhergeht und eine **perniziöse Anämie** nach sich ziehen kann. Magengeschwüre im Alter sind nicht selten und müssen immer an ein **Karzinom** denken lassen.

Ein häufiges Symptom im Alter ist die **Obstipation**, der oft ein jahrzehntelanger Laxantienabusus vorausging. Therapeutisch sollte versucht werden, eine schlackenreiche Kost mit ausreichend Flüssigkeit zu geben, was aber oft nicht toleriert wird. Unter Umständen können salinische Abführmittel, z.B. Magnesium sulfuricum, notwendig werden; auch nichtresorbierbare

Zuckerstoffe wie die Lactulose (Bifiteral®) haben sich bewährt. Zu bedenken ist immer, daß sich hinter einer hartnäckigen Obstipation ein Dickdarmkarzinom verbergen kann, das auch im Alter bei rechtzeitiger Diagnosestellung operativ gut zu behandeln ist.

4.5 Krankheiten des Blutes

Eisenmangelanämien sind im höheren Alter häufig. Vor Einleitung einer Behandlung muß eine exakte Diagnose gestellt werden. Als Ursache für mögliche Blutverluste im Magen-Darm-Trakt ist an Hiatushernien, Ulzera sowie an Karzinome des Magens und vor allem des Dickdarms zu denken. Berücksichtigt werden müssen auch Resorptionsstörungen für Eisen bei chronischen Erkrankungen des Dünndarms. Bei einseitigen Kostformen können gelegentlich ernährungsbedingte Eisenmangelzustände auftreten.

Eine typische Anämieform des höheren Lebensalters stellt die **perniziöse Anämie** dar. Bei entsprechendem Verdacht, nämlich bei einer hyperchromen, megaloblastären Anämie, wird der SCHILLING-Test bzw. die Vitamin-B$_{12}$-Spiegelbestimmung im Serum auf die richtige Fährte führen. Gastroskopisch ist dann die chronisch-atrophische Gastritis nachzuweisen.

Bezüglich Erkrankungen der Leukozyten ergeben sich keine altersabhängigen Besonderheiten, wenn man davon absieht, daß eine **reaktive Leukozytose**, z.B. im Rahmen einer Appendizitis oder einer Pneumonie, nur abgemildert oder überhaupt nicht zu beobachten ist.

4.6 Krankheiten der Schilddrüse
   (s. a. Kap. 17)

4.6.1 Hyperthyreose

Symptome

Die Schilddrüsenüberfunktion (**Hyperthyreose**) im Alter zeigt zumeist nicht die typischen Symptome. Gelegentlich finden sich nur Herzrhythmusstörungen, z.B. Vorhofflimmern, eine Tachykardie kann dabei fehlen. Oft bestehen auch nur psychische Auffälligkeiten, z.B. eine Apathie.

Ursachen und Pathogenese

Ursache der Schilddrüsenüberfunktion im Alter ist zumeist eine Jodbelastung bei einem vorbestehenden autonomen Adenom der Schilddrüse, welches seinerseits wiederum auf längerfristigem Jodmangel beruht. Die Jodbelastung kann durch Röntgenkonstrastmittel, gelegentlich auch durch jodhaltige Tabletten, ausgelöst werden.

Therapie

Die Therapie unterliegt gleichen Regeln wie beim jüngeren Erwachsenen, wobei die Radiojodtherapie zumeist bevorzugt wird.

4.6.2 Hypothyreose

Eine Schilddrüsenunterfunktion (**Hypothyreose**) ist eine typische Erkrankung des höheren Lebensalters.

Symptome

Zunehmende Antriebsarmut, Desinteresse, trockene, kühle Haut, auffallend tiefe Stimme sowie Neigung zu Obstipation sind typische Symptome. Ursächlich kommen zurückliegende Schilddrüsenentzündungen, Operationen oder Radio-Jod-Behandlung in Frage; gelegentlich ist die Ursache nicht zu ermitteln.

Diagnose

Die Stellung der Diagnose erfolgt durch Bestimmung der Schilddrüsenhormonkonzentration im Blut, untermauert durch einen überschießenden TRH-Test.

Therapie

Ist die Diagnose gesichert, erfolgt die Einleitung einer lebenslangen Substitutionsbehandlung mit Schilddrüsenhormon, dem L-Thyroxin. Die Anfangsdosis muß niedrig gewählt werden, z.B. ½ Tablette L-Thyroxin 25®, und darf nur langsam, etwa in 14tägigen Abständen, bis zum Erreichen der Erhaltungsdosis von 75–100 µg/d, bei alten Menschen selten höher, gesteigert werden. Bei zu rascher Steigerung und zu hoher Dosierung droht die Gefahr einer Angina pectoris; das zuvor mit herabgesetztem Stoffwechsel arbeitende Herz würde bei zu schneller Normalisierung des Stoffwechsels unter Umständen überfordert.

4.7 Krankheiten des Stoffwechsels und Ernährungsstörungen

4.7.1 Diabetes mellitus
(s. a. Kap. 16)

Epidemiologie

Im Alter werden ganz überwiegend Typ-II-Diabetiker angetroffen, wesentlich seltener solche vom Typ I.

Therapie

Die Behandlung entspricht grundsätzlich der des jüngeren Erwachsenen; die Therapieziele erhalten andere Akzente, so liegt der Schwerpunkt nun auf dem Erreichen eines aktuellen Wohlbefindens unter Vermeiden von Therapienebenwirkungen, während das Verhindern von Spätschäden je nach aktuellem Alter eine geringere Rolle spielt. Daher werden auch etwas höhere Blutzuckerwerte toleriert; Nüchternblutzucker über 11 mmol/l (200 mg/dl) machen in der Regel eine Insulintherapie erforderlich.

> Bei Alterspatienten mit Neigung zur Verwirrtheit muß bei der Therapie mit oralen Antidiabetika sowie bei der Insulinbehandlung die regelmäßige Nahrungsaufnahme stets sichergestellt sein, da sonst lebensgefährliche Hypoglykämien drohen können.

Erfahrungsgemäß ist die Schulung des alten Diabetikers schwierig und oftmals unergiebig. Dennoch sollten zumindest die wichtigsten Grundlagen der Diät unter Berücksichtigung der Bedürfnisse des Patienten vermittelt werden. Gegenstand der Unterrichtung müssen auch Regeln der Fußpflege sein, um die Entstehung einer diabetischen Gangrän zu verhindern (s. Kap. 16).

4.7.2 Fettstoffwechselstörungen

Die Bestimmung der Blutfette im hohen Lebensalter ist fragwürdig, denn es ergeben sich kaum sinnvolle therapeutische Konsequenzen. Allenfalls bei extrem stark erhöhten Neutralfetten kann gelegentlich eine primär diätetische Behandlung in Frage kommen.

4.7.3 Adipositas

Übergewicht im Alter ist nicht selten; wenn sonstige Krankheiten oder Beschwerden fehlen, sind Bemühungen zur Gewichtsreduktion nicht zwingend. Anders ist es bei gleichzeitigen Beeinträchtigungen des Wohlbefindens mit Symptomen wie Hochdruck, Herzinsuffizienz oder degenerativen Skelettveränderungen im Wirbelsäulen-, Hüft- oder Kniebereich. Durch eine Senkung des Körpergewichtes ist bei diesen Patienten oftmals eine deutliche Verbesserung der Lebensqualität zu erzielen.

4.7.4 Untergewicht

Bei neu aufgetretener Gewichtsabnahme muß immer eine schwere Allgemeinerkrankung, insbesondere ein **Tumorleiden**, ausgeschlossen werden. Auch psychische Faktoren, insbesondere Depressionen, können zu Untergewicht führen. Solange bei untergewichtigen alten Patienten keine weiteren Beschwerden bestehen und auch keine Mangelerscheinungen vorliegen, kann ein Untergewicht toleriert werden. Der Kalorienbedarf untergewichtiger alter Menschen ist oft erstaunlich niedrig.

4.7.5 Fehl- und Mangelernährung

Infolge einseitiger Ernährung, vornehmlich aus Bequemlichkeit oder Gleichgültigkeit, können bei alten Menschen Mangelerscheinungen auftreten. Kritisch ist die Versorgung mit Calcium und Eisen. Vitaminmangelerscheinungen sind selten, dennoch kann, etwa bei ausschließlicher Tee-Zwieback-Ernährung, ein Vitamin-C-Mangel manifest werden. Auch ein Mangel an fettlöslichen Vitaminen, z.B. A oder D, ist eher selten. Im Gegensatz zu jüngeren Menschen wird eine unterkalorische Kost relativ gut toleriert. Echte Eiweißmangelzustände, allein aufgrund einer Fehlernährung, werden kaum beobachtet.

4.8 Krankheiten des Skelettsystems

Im Vordergrund stehen degenerative Veränderungen der Gelenke; betroffen sind meist die Wirbelsäule oder periphere Gelenke wie Schulter-, Hüft-, Knie- oder Fingergelenke. Die Behandlung erfolgt nach den üblichen Richtlinien (s. Kap. 20). Arthrosen im Hüft- und Kniegelenk können zu einer starken Beeinträchtigung der Lebensqualität führen, so daß besonders bei der Hüftgelenksarthrose auch im höheren Alter eine operative Behandlung mit Einsatz von künstlichen Gelenken erwogen werden muß.

Häufig ist bei alten Menschen ein Rückgang der Knochenmasse (**Osteoporose**) zu beobachten. Diese führt dann zu Knocheneinbrüchen, vor allem in der Wirbelsäule, was mit erheblichen Beschwerden einhergehen kann. Wo es eben vertretbar ist, soll in diesen Fällen nicht mit Bettruhe, Gipsbett oder Korsett behandelt werden, da hierdurch die Knochenentkalkung nur begünstigt würde; vielmehr kommt es darauf an, durch eine Übungsbehandlung mit Kräftigung der Rückenmuskulatur die Krankheit aufzuhalten.

Die Osteoporose stellt daneben ein erhebliches Risiko für Knochenbrüche der Extremitäten, vor allem des Schenkelhalses, dar.

Bei bereits eingetretener Knochenentkalkung ist die Behandlung schwierig und sehr langwierig. Therapieversuche mit Calcitonin-Injektionen, Fluor und Calcium brachten bisher eher mäßige Erfolge.

Auf eine ausreichende Calciumzufuhr sollte unabhängig vom Vorliegen einer Osteoporose bei jedem alten Menschen geachtet werden. Sehr wichtig ist eine frühzeitige **Prophylaxe** der Osteoporose. Bei Frauen sollte dazu mit Einsetzen der Menopause eine Östrogensubstitution durchgeführt werden, zumindest bei Risikopatienten, wie hageren Frauen oder solchen mit positiver Familienanamnese.

5 Besonderheiten der medikamentösen Therapie im Alter

Da bei älteren Patienten sehr häufig mehrere Krankheiten gleichzeitig bestehen (**Multimorbidität**), besteht auch die Notwendigkeit einer gleichzeitigen Therapie mehrerer Erkrankungen. Dabei können sich die Medikamente in ihren Wirkungen unter Umständen gegenseitig beeinflussen (**Interaktion**). Die Notwendigkeit, mehrere Krankheiten zu behandeln, führt dazu, daß in der Therapie Prioritäten gesetzt werden, so daß weniger wichtige Symptome unter Umständen medikamentös unbehandelt bleiben müssen.

> Oberstes Ziel muß es sein, so wenig Medikamente wie möglich zu verabreichen, da mit steigender Tablettenzahl die Einnahmezuverlässigkeit nachläßt und das Auftreten unerwünschter Nebenwirkungen begünstigt wird.

Die medikamentöse Behandlung im Alter muß eine physiologisch nachlassende Nierenleistung auch bei gesunden alten Menschen berücksichtigen. So müssen Medikamente, die über die Nieren ausgeschieden werden, in der Regel niedriger dosiert werden. Dieses gilt z. B. für Digoxin-Präparate wie Lanitop® oder Novodigal®. Ferner muß berücksichtigt werden, daß im Alter der Flüssigkeitsgehalt des Organismus bei gleichzeitig steigendem relativen Fettgehalt abnimmt. Die Muskelmasse geht ebenfalls zurück. Dies bedeutet, daß sich bestimmte Medikamente anders im Körper verteilen und unter Umständen rasch **Überdosierungserscheinungen** auftreten können.

Durch abweichenden **Arzneimittelstoffwechsel** ändern sich häufig auch die Wirkverläufe der Medikamente. Zum Beispiel können sich Schlaf- oder Beruhigungsmittel vom Typ des Diazepam durch eine Verlängerung der Halbwertzeit im Körper anreichern und zu einer Dauersedierung mit möglicher Kreislaufwirkung führen. Dies kann dann Ursache für eine Sturzneigung des alten Menschen sein. Daher ist besonders die Gabe von Psychopharmaka sorgfältig abzuwägen.

Ein weiteres Problem stellt die **Applikationsform** dar. Die Verordnung von Medikamenten in Tropfenform ist bei Patienten, die schlecht sehen können oder stark zittern, nicht zweckmäßig, wenn die Patienten sich selbst versorgen. Bestehen andererseits diese Probleme nicht, können Medikamente in Tropfenform günstig sein, da sie sich leichter schlucken lassen als feste Arzneizubereitungen.

6 Rehabilitation im Alter

Definition

Rehabilitation bedeutet Wiederherstellung und Wiedereingliederung des Patienten in sein soziales Umfeld.

Dies kann insbesondere bei Patienten mit Hemiplegie sehr schwierig und langwierig sein, vornehmlich im höheren Lebensalter. Behandlungsziele sind oftmals niedriger anzusetzen; so kann unter Umständen das Überführen eines bettlägerigen Patienten in den Rollstuhl einen großen Gewinn darstellen.

Wichtig ist, dem Patienten ein maximales Maß an Selbständigkeit zu geben, z. B. beim Ankleiden, beim Essen oder beim Toilettengang. Wir bezeichnen dies als *Hilfe zur Selbsthilfe;* diese erfordert den Einsatz des gesamten obenerwähnten therapeutischen Teams, vom Pflegepersonal über Krankengymnasten, Ergotherapeuten bis zum Arzt.

7 Soziale Aspekte

Die wesentliche Frage bei der Behandlung eines alten Menschen im Krankenhaus stellt seine weitere Versorgung nach der Entlassung aus der Klinik dar. Ziel der Behandlung muß, wie oben erwähnt, die Selbständigkeit des Patienten sein, damit dieser sich unabhängig von fremder Hilfe weiter versorgen kann. Leider ist dieses Behandlungsziel nicht immer zu erreichen, und der Patient bleibt pflegebedürftig. Solange die Pflege von Angehörigen übernommen wird, ist die Weiterversorgung einfacher. Wenn diese fehlen oder nicht bereit sind, die Pflege zu übernehmen, muß überlegt werden, ob ein Patient im Pflegeheim weiter versorgt werden muß oder ob eine ambulante Versorgung möglich ist. Hier ist die Mithilfe von Sozialarbeitern im Krankenhaus oftmals unerläßlich. Möglichkeiten der ambulanten Versorgung zeigt Tabelle 25-2.

Oft ist es schwierig, bewußtseinsklare Patienten gegen ihren Willen in einem Pflegeheim unterzubringen.

Tabelle 25-2: Möglichkeiten der vor- und nachstationären Versorgung.

Teilhospitalisierung	Tagesklinik
	Nachtklinik
	Krankenwohnung
	Entlassung auf Probe
	Kurzzeitwohnen im Pflegeheim
Hilfe bei täglichen Verrichtungen	kirchliche Dienste
	Sozialarbeiter
	Nachbarschaftshilfe
	Essen auf Rädern
	Haushilfedienste
	Zivildienstleistende
Hauskrankenpflege	kirchliche Dienste
	Sozialstationen
	Hilfsorganisationen (DRK, ASB, Johanniter, Malteser)
	Laienhilfe
	Krankenpflegevereine
	Zivildienstleistende
	Gemeindekrankenpflege
	ambulante Krankengymnastik
	ambulante Ergotherapie
	ärztliche Hausbesuche

Vom Pflegeheim abzugrenzen ist die **Altenwohnung,** in welcher der Patient seine Selbständigkeit behält, jedoch je nach örtlichem Angebot Hilfen, vor allem auch eine Beaufsichtigung, erhalten kann.

8 Betreuung von Sterbenden

Die Geriatrie beschäftigt sich naturgemäß oft mit Sterbenden. Häufig sind Ärzte und Pflegepersonal im Umgang mit Sterbenden nicht erfahren und gehen dem Problem aus dem Weg.

Überwiegend **ärztliche Aufgabe** ist die **Aufklärung** des Kranken über seinen Krankheitszustand. Während in früheren Jahren oft dem Kranken falsche und hinhaltende Auskünfte über die Diagnose gegeben wurden und lediglich die Angehörigen über den wahren Charakter schwerer Krankheiten aufgeklärt wurden, wird in der Mehrzahl der Fälle heute der verantwortungsvolle Arzt auch den Patienten seine Diagnose wissen lassen. So ist es für den Kranken oftmals viel schlimmer, auf Umwegen oder zufällig von einer schwerwiegenden Diagnose zu erfahren und gleichzeitig erkennen zu müssen, vom behandelnden Arzt nicht wahrheitsgemäß informiert worden zu sein. Auch krebskranken Patienten sollte nach Möglichkeit die Wahrheit gesagt werden, wobei immer auch in unheilbaren Krankheitsfällen dem Kranken **Mut** und **Trost** zugesprochen werden muß. Vor allem ist ihm zu versichern, daß ihm auch in schwierigen Situationen geholfen werden kann, z. B. durch Linderung von Schmerzen, Atemnot, Durst usw.

Die Erfahrung hat in der letzten Zeit gezeigt, daß der Umgang mit Patienten, die wahrheitsgemäß über ihre Krankheit Bescheid wissen, viel leichter ist. Sowohl Ärzte als auch Pflegekräfte und Angehörige können dem Patienten viel offener entgegentreten als es im Falle einer Verheimlichung der wahren Diagnose der Fall wäre.

In diesem Zusammenhang ist die sorgfältige **Absprache** zwischen Ärzten, Krankenschwestern und weiteren Mitarbeitern auf den Krankenstationen unerläßlich; vor allem müssen alle Beteiligten Bescheid wissen, wieweit der Patient aufgeklärt wurde.

Wichtig ist es, rechtzeitig zu erkennen, wann die Grenzen einer sinnvollen Therapie für den alten, kranken Menschen erreicht sind. Es kommt darauf an, Schmerz und Leiden mit den zur Verfügung stehenden Mitteln angemessen zu behandeln. Bei starken Schmerzen, etwa bei Tumorkranken, sollte mit Schmerzmitteln nicht gespart werden. Kein Kranker sollte Durst leiden, so daß ggf. Flüssigkeitsinfusionen sinnvoll sind. Lebensverlängernde Maßnahmen um jeden Preis müssen als unärztlich abgelehnt werden.

Anzustreben ist es, dem Sterbenden Beistand zu leisten. Er sollte auf keinen Fall allein bleiben. Im günstigsten Fall sind Familienangehörige anwesend, anderenfalls sollen Ärzte und Schwestern einen Sterbenden nicht allein liegenlassen.

Beim plötzlichen, unerwarteten Tod aktiver Patienten sollten auch im Alter die bekannten Reanimationsmaßnahmen unverzüglich durchgeführt werden.

9 Schlußbemerkung

Das komplexe Gebiet der Geriatrie konnte durch diese Ausführungen nur in den wesentlichen Problemen andiskutiert werden, eine erschöpfende Behandlung ist innerhalb dieses Lehrbuches nicht möglich. Zur Vertiefung des für die meisten Krankenschwestern sehr wichtigen Kapitels der Geriatrie wird deshalb auf weiterführende Lehrbücher verwiesen.

Weiterführende Literatur zum medizinischen Teil

Bobath, B.: Die Hemiplegie Erwachsener. 3. Aufl., Thieme, Stuttgart-New York 1983.

Brocklehurst, J. C., Th. Hanley, M. Martin: Geriatrie für Studenten. UTB Steinkopff, Stuttgart 1980.

Füsgen, I., J. Summa: Geriatrie. Kohlhammer, Stuttgart 1984.

Martin, E., J.-P. Junod (Hrsg.): Lehrbuch der Geriatrie. 2. Aufl., Huber, Bern 1986.

Schiefele, J., I. Staudt: Praxis der Altenpflege. 4. Aufl., Urban & Schwarzenberg, München–Wien–Baltimore 1984.

III Pflegerischer Teil

M. Mischo-Kelling

1 Hilfe zur Selbsthilfe – die Pflege von Schlaganfall-Patienten

Wie im medizinischen Teil bereits erwähnt, stellt die Hemiplegie oder das Krankheitsbild „Schlaganfall" (apoplektischer Insult) eine der großen Herausforderungen in der Geriatrie dar. Dies gilt gleichermaßen für viele Stationen der Inneren Medizin in Akutkrankenhäusern, für den ambulanten Bereich (Sozialstationen) und für Alters- und Pflegeheime. Jährlich erleiden über 250 000 Bundesbürger einen Schlaganfall. Hiervon versterben etwa ein Viertel in der Akutphase. Etwa 95% der Betroffenen sind über 60 Jahre alt. Die Inzidenz steigt mit zunehmendem Alter. Für Frauen und Männer wird die Überlebenschance als etwa gleich angegeben.

Ein Schlaganfall ist ein einschneidendes Ereignis im Leben eines Menschen. Der Betroffene muß sich danach mit *einer* oder *mehreren* der folgenden Schwierigkeiten auseinandersetzen:

▷ einseitige Körperlähmung (**Hemiplegie**) oder Kraftverlust in einem Arm oder Bein (**Hemiparese**);

▷ **Verlust der Sensibilität** in der betroffenen Körperseite;

▷ Schwäche auf einer Gesichtsseite;

▷ **Störungen im Gesichtsfeld** beider Augen nach einer Seite;

▷ Schwierigkeiten im **Sprachverständnis** und beim **Sprechen**;

▷ **Schluckbeschwerden.**

▷ **Inkontinenz** von Darm oder Blase

Diese Beeinträchtigungen werden oft als massive Bedrohung des eigenen Lebens und als Angriff auf das eigene Selbst bzw. **Selbst-Konzept** und **Körperbild** *(body-image)* erlebt, was zum Teil dahin führt, daß die betroffenen Körperregionen entweder gar nicht mehr wahrgenommen werden können, oder daß sie *links liegengelassen,* also ignoriert werden. Die Krankheit bringt also Verluste sowohl physischer wie psychischer und sozialer Art unterschiedlichen Ausmaßes mit sich. Je nachdem wie stark das Ausmaß der verschiedenen Beeinträchtigungen ist, werden die Selbständigkeit, die Freiheit, Aktivitäten zu planen und durchzuführen, wird der Aktionsradius insgesamt eingeschränkt und die Abhängigkeit von anderen in der Ausübung der Aktivitäten des Lebens erhöht.

Die pflegerischen Aktivitäten sollten deshalb primär darauf abzielen, die Fähigkeiten des Patienten zur **Selbstversorgung** bzw. **Selbständigkeit** zu verbessern, um ihn so in der Ausübung der Aktivitäten des Lebens weitgehend von Dritten unabhängig zu machen. Dazu empfiehlt es sich, das hier zugrunde gelegte Pflegemodell mit dem Bobath-Konzept zu kombinieren. Letzteres erfaßt den gesamten Menschen und ist insbesondere geeignet, das Zusammenspiel der gesunden und betroffenen Körperhälfte neu zu organisieren. Dabei wird auf Funktionen und Gegenstände aus dem früheren Alltag des Patienten zurückgegriffen, womit Ereignisse seiner Erfahrungswelt für den therapeutischen Prozeß nutzbar gemacht werden. Es handelt sich also nicht um ein rigides Konzept, sondern um eines, das sich an dem Patienten und seinen individuellen Möglichkeiten orientiert. Nach Bobath arbeiten heißt nicht nur, richtig zu lagern, sondern die Behandlungsprinzipien bei allen Aktivitäten des Lebens richtig anzuwenden. Allerdings muß, damit die Selbständigkeit des Patienten rundum gefördert wird, dieses Konzept von allen mit der Versorgung des Patienten befaßten Berufsgruppen verstanden, akzeptiert und in ihren jeweiligen Arbeitsbereichen durchgängig angewandt werden.

Die Art und Weise, wie der betroffene Mensch die durch den Schlaganfall hervorgerufenen Störungen bewältigt, kann nur vor dem Hintergrund seiner Biographie und seines bisherigen Umgangs mit Belastungen verstanden werden. Insofern ist es für das Pflegepersonal unerläßlich, in Erfahrung zu bringen, wie der Patient vorher gelebt und seine Schwierigkeiten gemeistert hat. Wie problematisch gerade die **Verarbeitung** der mit einem Schlaganfall einhergehenden Verluste ist, zeigen Untersuchungen, nach denen ein großer Teil der Patienten in eine Art von Perspektivlosigkeit geraten. Der drohende bzw. eingetretene Verlust von Kompetenz stellt neben dem Fehlen einer Zukunfts- bzw. Lebensperspektive eine zusätzliche Belastung dar. Die Betroffenen erfahren ihre Situation als wenig gestaltbar, fühlen sich buchstäblich *in ihrem Körper gefangen* und ihrer

Freiheit beraubt. Sie fühlen sich ausgeliefert und äußern Angst, *anderen zur Last zu fallen*. Dies führt im Alltag oft dazu, daß sie sich von Freunden und sozialen oder gesellschaftlichen Aktivitäten zurückziehen. Gleichzeitig beklagen viele Betroffene die soziale Isolation, in welche sie sich so hineinmanövriert haben.

Aber nicht nur für den Patienten, auch für die **Familie** bzw. die **Angehörigen** und **Lebensgefährten** bringt die Krankheit Probleme mit sich. So muß ein großer Teil der Patienten im Anschluß an eine stationäre und rehabilitative Behandlung von den Angehörigen weiter gepflegt werden. Damit die relative Abhängigkeit und das Gefühl der Kompetenzlosigkeit nicht noch zusätzlich verstärkt werden, sollten wichtige Bezugspersonen von Beginn der Behandlung an mit **in die Pflege einbezogen** werden, damit sie all das erlernen können, was zur Unabhängigkeit des Patienten in den Aktivitäten des Lebens beiträgt.

Die professionelle Pflege ist bei diesem Krankheitsbild in allen Phasen der Versorgung in starkem Maße gefordert. Das pflegerische Fallbeispiel zeigt Herrn Plötzke, der *wie vom Schlag getroffen* aus seinem gewohnten Lebenszusammenhang gerissen worden ist und sich mit den Folgen eines Schlaganfalls auseinandersetzen muß.

2 Fallbeispiel: Herr Plötzke[1]

Herr Plötzke, ein 75jähriger verheirateter Mann, war bis zu seiner Erkrankung sehr aktiv. Trotz

---

[1] Die Pflegeanamnese und der Pflegeplan wurden von Frau URSULA RIECKMANN erstellt.

Pflegeanamnese: Herr Plötzke „Einschätzung der Aktivitäten des Lebens"

		Gewohnheiten im Bereich der Aktivitäten des Lebens (ALs)	Beeinträchtigungen in den ALs	Coping (Bewältigungsstrategien)
1	**Für eine sichere Umgebung sorgen**	fühlt sich mit Ehefrau im eigenen Haus „sehr wohl"; braucht seine eigenen vier Wände und den eigenen Garten; KH: hat Angst, daß beim Bewegen des re. Arms, die Vene durchstochen wird	KH: fremde Umgebung; Zimmer mit 2 Patienten; Parese im re. Arm und Bein, Bewegungseinschränkung im re. Arm, verstärkt durch Braunüle	gibt an, daß er, soweit es geht, alles allein machen möchte
2	**Kommunizieren**	berichtet, daß er gern mit Freunden u. Bekannten zusammen ist; hat gr. Freundeskreis; Kontakt zur Schwägerin ist „recht eng"; hat selber keine Geschwister; benötigt zwei Brillen; eine zum Lesen, die andere zum Sehen; hört gerne Radio und sieht mit Vorliebe Fußball + Tennis im Fernsehen; hat Aussagen zufolge keine Hörprobleme; KH: spricht verwaschen + langsam; Sprache ist dennoch verstehbar; re. Mundwinkel hängt leicht herunter, kann Zunge nur langsam hin- und herbewegen	hat „zu wenig Zeit", da er noch arbeitet (s. Pkt. 9) KH: verwaschene Sprache aufgrund Bewegungseinschränkung der Zunge	
3	**Atmen**	wird lt. Aussagen bei Aufregung schnell kurzatmig; raucht tgl. bis zu 30 Zigaretten; hat morgens ab und zu Reizhusten insb. bei trockener Luft; KH: atmet vermehrt auf der li. Seite und mehr i. Brustraum; unregelmäßige Atemzüge AF: 18; Puls 96; RR 200/120	ab und zu Reizhusten (trockene Luft) KH: Bettruhe und eingeschränkte Beweglichkeit	trinkt viel Flüssigkeit, um Schleim besser abhusten zu können (s. Pkt. 4)

Berentung ging er immer noch teilberuflich seiner Arbeit als Fliesenleger nach. Er half bei Freunden und Bekannten und fühlte sich ausgelastet. Darüber hinaus versorgte er mit seiner Frau den Garten und erledigte die anfallenden Reparaturen im eigenen Haus.

In der Nacht vor der Krankenhauseinweisung konnte er schlecht schlafen. Er hatte schmerzhafte Wadenkrämpfe. Am Morgen bemerkte seine Frau, daß sein rechter Mundwinkel leicht herabhing, und als er aufstehen wollte, stellte Herr Plötzke fest, daß er im rechten Arm und im rechten Bein kaum noch Kraft hatte. Ein Arzt wurde gerufen. Dieser äußerte den Verdacht auf einen leichten Schlaganfall und wies Herrn Plötzke ins Krankenhaus ein.

Bei der Aufnahmeuntersuchung kann Herr Plötzke den rechten Arm nicht mehr bewegen, das rechte Bein aber ohne Hilfe anheben. Außerdem hat er Schwierigkeiten, zu sprechen. Er kann seine Zunge nicht wie gewohnt bewegen, sie ist *wie betäubt*. Er macht dennoch, so gut es geht, Angaben zu seiner Person, zeigt sich optimistisch und meint, es werde wohl alles wieder werden.

Nach der medizinischen Erstversorgung auf der Aufnahmestation wird er am späten Nachmittag auf eine medizinische Station verlegt. Da Herr Plötzke sehr erschöpft und müde ist, werden die Pflegeanamnese und ein erster Pflegeplan am folgenden Tag erhoben.

Dabei gibt er bereitwillig Auskunft und zeigt sich sehr an seiner Pflege interessiert. Er äußert immer wieder, daß er so schnell wie möglich seinen alten Zustand wieder erlangen, wieder alleine gehen und sich unbeschwert bewegen können will. Er habe noch viel vor und könne sich

Pflegeplan „in bezug auf die ALs"

robleme es/r Patienten/in	Patienten- und Pflegeziele	Pflegemaßnahmen in bezug auf die ALs	Kontrolle (Bewertung, Evaluation)
ist aufgrund der Paresen im re. Arm und Bein auf Hilfe angewiesen hat Angst, daß beim Bewegen des re. Arms die Vene durchstochen wird	– möchte Hilfe akzeptieren + entsprechend seiner Möglichkeiten alle Pflegeverrichtung alleine ausführen und tgl. steigern – möchte das Bobath-Konzept verstehen und umsetzen lernen (während des KH-Aufenthalts) – möchte Probleme in bezug auf das Bobath-Konzept aussprechen können (bei Bedarf) – möchte, solange die Braunüle liegt, sich nicht verletzen	– Termin mit KG zur gemeinsamen Funktionsanalyse + Besprechen des Bobath-Konzepts vereinbaren – Pat. Sinn und Zweck des Bobath-Konzepts erläutern – Wissensstand und Fähigkeit der Umsetzung tgl. überprüfen + Programm entsprechend anpassen – Pat. Gelegenheit bieten, über Probleme zu sprechen – Ehefrau in die Pflege einbeziehen und Bobath-Konzept erläutern, Hemdling zeigen – Nachttisch rechts neben das Bett plazieren, ebenso Klingel rechts in gut erreichbarer Nähe plazieren – alle Verrichtungen von der rechten Seite durchführen – Besucher anhalten sich an die rechte Seite des Bettes zu setzen – Pflege der Braunüle und Inspektion der Haut auf Verletzung	am 9. 11. Verlaufsprotokoll führen + Grad der Eigenaktivität tgl. festlegen tgl. am 8. 11., tgl. neu absprechen, tgl. ab sofort; tgl. überprüfen tgl. bei der Besuchszeit tgl.
spricht verwaschen und langsam	– möchte sich soweit es geht wieder „normal" verständigen können (bis Ende KH-Aufenthalt) – möchte die Ursachen seiner Sprachbeeinträchtigung verstehen und damit umgehen können – möchte seine Gewohnheiten (Radio/Fernsehen) im KH beibehalten	– Termin mit Logopädin vereinbaren – mit Pat. über seine Sprachstörung reden – langsam + deutlich sprechen; kurze Sätze (von rechts ansprechen) – Pat. zum Sprechen und zur Kommunikation insgesamt motivieren, dabei Fertigkeiten hervorheben + trainieren – Pat. auffordern, seine Gefühle auszudrücken; ihm dabei das Gefühl der Sicherheit vermitteln – dem Pat. tgl. unterstützen, sich seiner Stärken und Schwächen in der Kommunikation mit anderen bewußt zu werden (z. B. Ehefrau, Ärzten, Besuchern, Mitpatienten) – das Selbst-Konzept des Pat. positiv bestärken, ihn auf Fortschritte aufmerksam machen – n. Absprache mit Mitpatienten Fernsehen ermöglichen bzw. Radiohören	am 9. 11. am 8. 11. + bei Bedarf Reaktionen protokollieren; Verhalten danach ausrichten jeden 3. Tag Verlauf protokollieren tgl., Verh. beschreiben tgl.
– hustet ab und zu bei trockener Luft – hat Bettruhe und ist in seiner Beweglichkeit aufgrund des Apoplexes eingeschränkt, daher Gefahr der Pneumonie	– wird sich bei Atembeschwerden (z. B. Husten) melden – wird aufgrund der Bettruhe (ca. bis zum 12. 11.) keine Pneumonie entwickeln – möchte den Sinn, die Wirkung und Technik der Atemübungen verstehen (bis zum 16. 11.) – möchte Atemtechnik selbständig anwenden können (bis 16. 11.)	– Pat. beobachten, wann und wie häufig er hustet und in welchen Positionen – Fenster mehrmals öffnen, und Zimmertemperatur zwischen 18 + 20 °C halten – Termin mit KG vereinbaren und Atemtherapie absprechen (s. auch Pkt. 1), z. B. aktive Zwerchfellatmung und Berücksichtigung der Atmung bei d. Bobath-Lagerung – Pat. n. Absprache mit KG 2× tgl. zum Durchführen der Atemtechnik anhalten, ggfs. häufiger – Wissensstand + Fertigkeiten mit KG überprüfen – Pat. zum Abhusten auffordern – Pat. zum Trinken anhalten s. Pkt. 4 – 4× tgl. Kontrolle der Vitalzeichen	tgl. tgl. am 9. 11. morgens + abends am 16. 11. 2× tgl. tgl. bis zum 12. 11.

		Gewohnheiten im Bereich der Aktivitäten des Lebens (ALs)	Beeinträchtigungen in den ALs	Coping (Bewältigungsstrategien)
4	Essen und Trinken	„mag im Prinzip alles"; Frühstück: 2 Brote mit Marmelade + Aufschnitt; Zwischenmahlzeit: 1 Brot mit Aufschnitt; mittags: warm; mag gerne deftige Speisen und ein gr. Stück Fleisch dazu; abends: 3 Brote mit Aufschnitt; trinkt viel Kaffee und Tee; ansonsten Mineralwasser und Bier ca. 2 l oder mehr am Tag ist wetter- und stimmungsabhängig; Größe: 1,84 m; 90 kg; trägt Teilprothese, oben und unten; hat keine Schwierigkeiten mit dem Kauen; KH: kann nicht wie gewohnt „schlucken und kauen; es geht nur langsam; ist sehr unangenehm	ab und zu Sodbrennen KH: Bewegungseinschränkung im re. Arm; verlangsamtes Kau- und Schluckvermögen; re. Mundwinkel hängt leicht runter; Sodbrennen	KH: versucht trotz Einschränkung allein zu essen benutzt dafür li. Arm, braucht lange zum Essen
5	Ausscheiden	hat zu Hause tgl. Stuhlgang; muß entsprechend der Trinkmenge Wasserlassen; nachts bisher keine Probleme; steht vielleicht 1× auf; KH: „kann hier schlecht abführen wegen Mitpatienten, und im Liegen ist es schwierig"	KH: Bettruhe; Mitpatienten; Bewegungseinschränkung re. Arm	KH: äußert den Wunsch, beim gr. Geschäft alleine sein zu können, benutzt li. Hand um Urinflasche anzulegen
6	Für die persönliche Hygiene sorgen und sich kleiden	duscht zu Hause tgl.; rasiert sich morgens naß; trägt Teilprothese tagsüber, nachts ist sie draußen	KH: Bewegungseinschränkung; Bettruhe	möchte sich mit li. Hand trocken rasieren
7	Die Körpertemperatur regulieren	Temp. 36,5 °C		
8	Sich bewegen	geht gern mit Ehefrau spazieren; wandert im Urlaub viel (See oder Heide) KH: hat Angst re. Arm zu bewegen s. Pkt. 1	KH: Hemiparese re.; Bettruhe; Braunüle re. Arm	möchte wieder laufen können; hofft, daß Parese sich zurückbildet
9	Arbeiten und sich in der Freizeit beschäftigen	arbeitet auch nach der Berentung noch als Fliesenleger für ca. 6 Std./Tag; hat vollen Terminkalender; geht gern spazieren s. Pkt. 8	KH: Hemiparese	
10	Seine Geschlechtlichkeit leben	KH: hat Probleme, die Hilfe durch die Schwestern anzunehmen; „ich war nie auf Hilfe angewiesen", mag sich nicht vom Pflegepersonal waschen lassen	KH: Angewiesensein auf Hilfe	möchte das Ehefrau in die Pflege einbezogen wird; sie kenne ihn genau
11	Schlafen	hat zu Hause hin- und wieder Durchschlafprobleme; geht ca. um 23.00 Uhr schlafen, da er morgens zwischen 6.00 und 7.00 Uhr aufsteht; nachts vor KH-einweisung hat er „gräßliche" Wadenkrämpfe gehabt; diese hat er jetzt nachts auch	Durchschlafprobleme KH: Wadenkrämpfe i. d. Beinen; kann nicht durchschlafen	Schlaftablette; „Schlaftablette, möchte sich nicht daran gewöhnen"
12	Sterben	hat Angst vor einen zweiten Schlaganfall; möchte noch nicht sterben	Angst vorm zweiten Schlaganfall	

Probleme des/r Patienten/in	Patienten- und Pflegeziele	Pflegemaßnahmen in bezug auf die ALs	Kontrolle (Bewertung, Evaluation)
ist aufgrund der Bewegungsbeeinträchtigung im re. Arm (Parese/Braunüle) in der Nahrungsaufnahme beeinträchtigt kann nur langsam kauen und schlucken kann die Lippen aufgrund des hängenden Mundwinkels nicht ganz schließen hat Braunüle im re. Arm; hat Angst sich zu verletzen (s. Pkt. 1)	– möchte alle Mahlzeiten nach Möglichkeit allein zu sich nehmen, bis zum 12. 11. im Bett; danach entsprechend der Mobilisation am Tisch – möchte mit d. Kau- und Schluckstörungen bis zum Ende des KH-Aufenthaltes umgehen lernen – möchte 2 l Flüssigkeit tgl. zu sich nehmen – möchte sich nicht mit Braunüle verletzen (s. Pkt. 1) – möchte Einnahmeart, -zeit und Wirkung der Medikamente verstehen (bis zum 10. 11.) – möchte, daß Ehefrau i. d. Pflege einbezogen wird	– Pat. zu den 5 Mahlzeiten in aufrechter Sitzposition bringen; Oberkörper und Arme lagern – Pat. nach Absprache mit KG und entsprechend der Mobilisation zu den Mahlzeiten an den Tisch setzen; dabei lagern (stufenweise) – Teller, Besteck und Becher so plazieren; daß sie gut erreichbar sind – Nahrungs- + Flüssigkeitsaufnahme beobachten – Hilfestellung bei der Nahrungs- + Flüssigkeitsaufnahme den Schwierigkeiten anpassen; mit Logopädin absprechen – 5× tgl. gezieltes Schluck- und Eßtraining n. Absprache mit Logopädin (ab 9. 11.) – Pat. Zeit zum Essen geben, ihm Angst nehmen – Eigenaktivität bei der Nahrungsaufnahme fördern – tgl. Pflege der Braunüle s. Pkt. 1 – Trinkmenge protokollieren – Infusion lt. ärztl. Anordnung – Medikamente verabreichen; Wirkung etc. . . . erläutern – Kenntnisse des Pat. in bezug auf Medikamente überprüfen – Ehefrau in Schluck- und Eßtraining anleiten	tgl. bis zum 12. 11. Oberkörperhaltung beobachten ab 12. 11. Analyse der Schwierigkeiten am 9. 11. Reaktionen + Fortschritte tgl. dokumentieren tgl. tgl. Bilanz 1× tgl. am 10. 11. + vor der Entlassung ab 10. 11.
hat Probleme im KH aufgrund der Bettruhe und Mitpatienten abzuführen kann aufgrund der Hemiparese nicht auf die Toilette gehen, daher Gefahr der Inkontinenz	– möchte tgl. in Ruhe abführen können – möchte keinen Dauerkatheter bekommen – möchte n. der Bettruhe, den Toilettenstuhl benutzen	– Pat. entsprechend seines Rhythmus „ungestörtes Abführen" ermöglichen – Intimpflege n. jeder Ausscheidung – Analyse der Ausscheidung – Blasenklopftraining alle 2 Std. – alle 2 Std. Anlegen der Urinflasche; Pat. zur Eigenaktivität auffordern (Urinflasche re. Bettseite!) – Toilettentraining entsprechend dem Miktionsrhythmus – Flüssigkeitsbilanz s. Pkt. 4 – Beckenbodentraining n. Absprache mit KG	 8. und 9. 11. tgl. Wirkung notieren 8. und 9. 11. tgl. Protokoll führen ab 10. 11. 1× tgl.
ist aufgrund der Bewegungseinschränkung in der Körperpflege eingeschränkt (Parese re. Arm/Braunüle)	– möchte Körperpflege während der Bettruhe (bis zum 12. 11.) soweit es geht (Oberkörper waschen, Trockenrasur) alleine übernehmen – möchte, daß Ehefrau i. d. Pflege einbezogen wird (sofort) – möchte sich in der Waschecke oben herum alleine waschen können (bis zum 15. 11.)	– Ganzkörperwäsche unter Berücksichtigung der Eigenaktivität des Pat. (Förderung der re. Seite s. Pkt. 1) – Intimpflege n. jeder Ausscheidung s. Pkt. 5 – Ehefrau das Handling bei der Körperpflege erklären und sie in d. Pflege einbeziehen – Waschtraining i. Waschecke entsprechend der Mobilisation (Absprache mit KG) – Trockenrasur, Eigenaktivität re. Hand fördern – Mundpflege n. jeder Mahlzeit – Pflege der Teilprothese abends – vor u. n. Mahlzeit Möglichkeit des Hände- und Gesichtswaschens geben – Beobachtung des Aussehens der Haut und der Schweißabsonderung bei den verschiedenen Pflegemaßnahmen – bei Veränderung Temp. kontrollieren	Zeit tgl. neu vereinbaren ab 10. 11. ab 12. 11. 1× tgl. 5× tgl. tgl.
kann sich aufgrund der Hemiparese i. re. Arm und re. Bein nicht voll selbständig bewegen, daher Gefahr: der Pneumonie (s. Pkt. 3), des Durchlegens aufgrund der Bettruhe, der Kontrakturen	– wird sich während der Bettruhe nicht durchlegen und keine Atemprobleme zuziehen – möchte wieder laufen können; im KH im Zimmer zur Waschecke und zum Tisch (bis zum 25. 11.) – wird sich keine Verletzung durch Braunüle zuziehen s. Pkt. 1	– alle 2 Std. n. Bobath lagern; dabei Zeit für's Essen, Körperpflege und Ruhe berücksichtigen – Inspektion der gefährdeten Körperregionen – 2× tgl. passive Bewegungsübungen n. Absprache mit KG – Lagerung und Mobilisation neu mit KG abstimmen – Atemtherapie s. Pkt. 3, s. Pkt. 1	Reaktionen dokumentieren bis zum 12. 11. 3× tgl. ab 12. 11.
befürchtet, nicht mehr arbeiten zu können	– möchte i. KH seinen re. Arm und sein re. Bein wieder alleine bewegen können	– Pat. Gelegenheit geben, über Probleme, Ängste und Befürchtungen zu sprechen – Pat. pos. bestärken s. Pkt. 2 – Bewegungsübungen + Selbständigkeitstraining s. Pkt. 2, 4, 5, 6, 8	tgl. Verhalten dokumentieren
kann Hilfe der Schwestern schwer akzeptieren Scham	– möchte, daß Ehefrau i. d. Pflege einbezogen wird – möchte Hilfe durch Fremde akzeptieren lernen (während des KH-Aufenthaltes)	– Ehefrau i. d. Pflege und Pflegekonzept einbeziehen, sie anleiten und unterstützen s. Pkt. 1 – Pat. alle Verrichtungen erklären; seine Selbständigkeit fördern; ihm pos. verstärken	ab 10. 10.
hat Krämpfe in den Beinen kann nicht durchschlafen	– möchte sich bei Krämpfen melden – möchte durchschlafen können – möchte auf Schlaftabletten verzichten lernen (bis zum 16. 11.)	– beobachten und dokumentieren des Krampfgeschehens – Schlafverhalten dokumentieren – n. Analyse der Schlafstörungen Veränderung i. der Lagerung (z. B. Schräglagerung) vornehmen bzw. Einreibungen od. andere schlaffördernde Maßnahmen ergreifen – Schlafmeditation	bis zum 12. 11. bis zum 10. 11. tgl. n. ärztl. Absprache
möchte noch nicht sterben äußert Ängste in bezug auf einen 2. Schlaganfall	– möchte seine Befürchtungen (Sterben (Schlaganfall) ansprechen dürfen)	– Pat. Gelegenheit zum Gespräch s. Pkt. 2 – ggfs. Gespräch mit Seelsorger oder Psychologen vermitteln	tgl. Verhalten + Reaktionen dokumentieren

Patientenerhebungsbogen

Tag der Aufnahme:	*7. 11. 87*
Tag der Erhebung:	*8. 11. 87*

Name:	*Plötzke, Herbert*
Geschlecht:	*männl.*
Geburtsdatum:	*5. 12. 11*
Alter:	*75 Jahre*
Familienstand:	*verheiratet*
Beschäftigung:	*Rentner, früher Fliesenleger*
Religion:	*protestantisch*

Anschrift:	*Idastr. 13, Coburg*
Tel.:	*63 19 48*
Art der Wohnung:	*Einfamilienhaus*
Personen, die dort wohnen:	*Ehefrau*
Nächste Angehörige:	*Ehefrau, Klara Plötzke*
Andere Bezugspersonen:	*Ehefrau, Schwägerin*
Soziale Dienste:	*–*

Wie nehmen der/die Patient/Patientin seinen/ihren gegenwärtigen Gesundheitszustand wahr:

möchte so schnell wie mögl. gesund werden, d. h. seinen rechten Arm u. sein rechtes Bein wieder bewegen können

Gründe der Einweisung/Überweisung:

Notaufnahme; Verdacht auf Schlaganfall

Medizinische Diagnose:

linksseitiger Apoplex, Bluthochdruck, Übergewicht

Krankheitsgeschichte:

Kriegsverletzung am linken Arm (Schußverletzung), bekannter Bluthochdruck

Allergien:

nicht bekannt

Bedeutsame Lebenskrisen:

jetzige Erkrankung

---

nicht vorstellen, von seiner Frau oder Fremden abhängig zu sein. Er erzählt, daß er bisher nur im Krieg mit einer Schußverletzung des Armes im Krankenhaus gelegen habe und ansonsten alle Krankheiten zu Hause auskuriert habe. Er sei von seiner Frau immer gut versorgt worden. Er fragt, ob es möglich sei, daß seine Frau ihn waschen könne, da sie ihn doch genau kenne.

In der auf die Einweisung folgenden Woche bilden sich die Symptome teilweise zurück, und es kommt zu einer Verbesserung des Gesamtzustands von Herrn Plötzke. Er macht Fortschritte in den Aktivitäten *kommunizieren, essen und trinken, für seine persönliche Hygiene sorgen, sich kleiden* und *sich bewegen*. Er ist mit sich und den täglichen Fortschritten zufrieden und hofft, in wenigen Wochen weitgehend wiederhergestellt das Krankenhaus verlassen zu können. In der zweiten Woche kommt es zu einem erneuten Schlaganfall. Diesmal ist die rechte Seite vollständig gelähmt, und die Schluckstörungen sind so schwer, daß Herr Plötzke mit der Sonde ernährt werden muß. Diesen Rückschlag erlebt er als so niederschmetternd, daß er zunächst kaum noch zur aktiven Mitarbeit zu bewegen ist. Vorübergehend gibt er sich buchstäblich auf. Mit Hilfe der Ehefrau gelingt es jedoch, ihn nach und nach wieder etwas zu motivieren.

Weiterführende Literatur zum pflegerischen Teil

Anderson, R.: Zur Entstehung, Behandlung und Rehabilitation von Schlaganfall. In: Badura, B. (Hrsg.): Soziale Unterstützung und chronische Krankheit. Zum Stand sozialepidemiologischer Forschung. Suhrkamp, Frankfurt am Main 1981.

Buttkus, L.: Rehabilitation hemiplegischer Patienten nach Bobath. Dtsch. Krankenpflegezeitschr. 40/3 (1987) 144–149.

Davies, P. M.: Hemiplegie. Springer, Berlin–Heidelberg–New York–Toronto 1986.

Kruse, A.: Der Schlaganfallpatient und seine Familie. Zeitschr. f. Gerontologie 17 (1984) 359–366.

Kruse, A.: Ganzheitlich orientierte Hilfestellungen, Chronisch Kranke und ihre Angehörigen (2). Altenpflege 13/5 (1988) 339–342.

Meier-Baumgartner, H. P.: Behandlung von Schlaganfallpatienten nach dem Bobath-Konzept. In: Schütz, R.-M. (Hrsg.): Praktische Geriatrie 6. Bericht über die 6. Fortbildungstage in Travemünde vom 8. bis 10. Mai 1986. Graphische Werkstätten, Lübeck 1986.

Sprung-Ostermann, B.: Bewältigung der psychosozialen Situation nach dem Schlaganfall. In: Schütz, R.-M. (Hrsg.): Praktische Geriatrie 6. Bericht über die 6. Fortbildungstage in Travemünde vom 8.–10. Mai 1986. Graphische Werkstätten, Lübeck 1986.

Register

Die Zahlenangaben beziehen sich auf die Seitenzahlen; fette Ziffern zeigen die Hauptfundstelle.
Die Buchstaben A und T hinter einer Seitenzahl bedeuten Abbildung bzw. Tabelle.

Bildnachweis

Kapitel 15

Abb. 15-3: Renaissance einer vergessenen Krankheit. Diatonschau Deutsche Wellcome, Burgwedel 1974. (Ohrtophi)

Kapitel 16

Abb. 16-2: Novopen®. Mit freundlicher Genehmigung der Fa. Novo, Mainz.
Abb. 16-3: Betatron® II. Mit freundlicher Genehmigung der Fa. Lilly, Bad Homburg.